# DIAGNOSTIK DER KINDERKRANKHEITEN

## MIT BESONDERER BERÜCKSICHTIGUNG DES SÄUGLINGS

EINE WEGLEITUNG FÜR
PRAKTISCHE ÄRZTE UND STUDIERENDE

VON

PROFESSOR Dr. E. FEER

ZÜRICH

SECHSTE VERBESSERTE UND ERGÄNZTE AUFLAGE

MIT 285 ZUM TEIL FARBIGEN ABBILDUNGEN

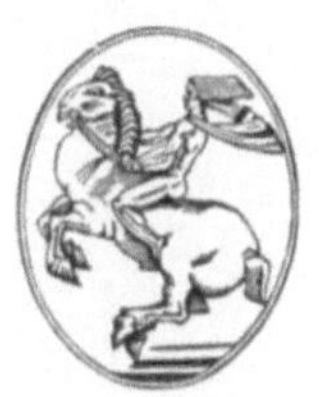

WIEN
SPRINGER-VERLAG
1951

ISBN-13: 978-3-7091-7784-6     e-ISBN-13: 978-3-7091-7783-9

DOI: 10.1007/978-3-7091-7783-9

MEINER LIEBEN FRAU
UND TREUEN LEBENSGEFÄHRTIN

# Vorwort zur sechsten Auflage.

Trotz der sehr großen fünften Auflage und der Abtrennung Österreichs von Deutschland ist schon nach drei Jahren eine neue Auflage nötig geworden. Die außerordentlichen Schwierigkeiten und Hindernisse, die dem Verleger und dem Verfasser im Druck und in den Korrekturen der fünften Auflage schwere Störungen verursacht hatten, sind hier ganz weggefallen.

Die vorliegende Auflage bringt manche Änderungen und Ergänzungen, dabei die Aufnahme einer größeren Anzahl von Krankheiten, die selten sind, aber allgemein oder differentialdiagnostisch Interesse bieten, oder erst kürzlich bekannt geworden sind. Ich hoffe, die richtige Auswahl getroffen zu haben und auch meinen Fachkollegen Neues zu bieten.

Das Bildermaterial ist wesentlich verändert und verbessert. Die Röntgenbilder und die farbigen Bilder stammen von anderen Fällen als diejenigen der früheren Auflagen. Alle übrigen Abbildungen sind neu angefertigt worden.

Dem Verlage danke ich für die bereitwillige Erfüllung meiner Wünsche und für die hervorragende Herstellung des Buches in Papier und Druck.

Eine vierte spanische und eine portugiesische Übersetzung sind in Vorbereitung.

Zürich, November 1950.                                                E. Feer.

# Vorwort zur fünften Auflage (1947).

In der vorliegenden Auflage ist die Anordnung des Stoffes mehrfach umgestellt und verbessert worden. Die semiotische Darstellungsweise, die sich in den früheren Auflagen sehr bewährt hat, ist beibehalten worden, soweit sie Vorteile bietet. Sie bringt in der Praxis zwei große Vorzüge. Der Mangel an Sprache in den ersten Jahren führt fast mit Notwendigkeit dazu. Sodann zieht die Erkrankung eines Organs beim Säugling und noch später viele andere Systeme in Mitleidenschaft — man denke nur an die Magendarmstörungen —, so daß der Arzt genötigt ist, aus verschiedenen weit auseinander liegenden Symptomen das kranke Organ herauszufinden.

Das Buch ist in erster Linie als Einführung in die Kinderheilkunde geschrieben für Studierende und Ärzte, die das Bedürfnis empfinden, sich über eines der wichtigsten Gebiete ihrer Tätigkeit eingehender zu orientieren, als es der obligatorische Unterricht auf der Universität ermöglicht. Durch viele Ergänzungen und Erweiterungen hoffe ich, auch den Fachkollegen eine willkommene Hilfe bieten zu können. Neu zugefügt ist eine gedrängte Übersicht über einige Hauptpunkte des Stoffwechsels, der endokrinen Organe, der Vitamine und deren Störungen.

Auf Schrifttumhinweise wurde verzichtet. Namen von Autoren sind nur angeführt, wo die Benennung einer Krankheit damit verknüpft ist. Therapeutische Hinweise finden sich bloß, wenn sie zur Diagnose helfen oder wo die dringende Therapie eine rasche Diagnose erfordert.

Wesentlich erweitert wurde das Sachregister. Die Abbildungen sind um einige wichtige Klischees vermehrt worden. Dem Verleger ist es gelungen, trotz der großen Schwierigkeiten und Hindernisse der Kriegszeit, das Buch in schöner Ausstattung herzustellen, wofür ich ihm zu ganz besonderem Danke verpflichtet bin.

Zürich, im Juni 1946.                                                  E. Feer.

# Inhaltsverzeichnis.

# Einleitung.

*„Nur wer das Ganze kennt,*
*kann das Einzelne verstehen.“*

*Hippokrates-Platon.*

Die großen Fortschritte der Kinderheilkunde in den letzten Jahrzehnten sind nur zum kleinen Teil Allgemeingut der Ärzte geworden, weil die Ausbildung in diesem Fache vielfach noch unzulänglich ist und ihr klinisches Denken auf der Universität nicht genügend ausgebildet werden konnte. Die ins Leben hinaustretenden jungen Ärzte, die nicht eine besondere Fachausbildung erworben haben, machen regelmäßig die Erfahrung, daß ihre auf der Universität erworbenen Kenntnisse den Anforderungen der Praxis nicht entsprechen. So erklärt sich das Bedürfnis vieler Ärzte, die in der Studienzeit unbefriedigend gebliebene Ausbildung im *Selbstunterrichte* nachzuholen, wozu in erster Linie die Erwerbung einer *sicheren Diagnostik* nötig ist.

Der Wunsch der Herausgeber der Enzyklopädie der klinischen Medizin, eine Diagnostik der Kinderkrankheiten in den Rahmen ihrer Bücher aufzunehmen, erschien danach wohl berechtigt. Ich entsprach ihrer Aufforderung gerne, da ich persönlich von dem Nutzen einer solchen, nach gewissen Gesichtspunkten gerichteten Darstellung als Ergänzung der Lehrbücher, überzeugt bin. Aus einer 15jährigen Hauspraxis, aus langjährigem Unterricht an den großen Kinderkliniken in Heidelberg und Zürich und aus meiner Konsiliartätigkeit glaube ich mit den Schwierigkeiten wohl vertraut zu sein, die dem Studierenden und dem praktischen Arzte hier Schritt auf Tritt begegnen.

Soll das vorliegende Buch seine Berechtigung erhalten, so darf es nicht der Stoffanordnung der systematischen Lehrbücher folgen. Diese stellen eine bestimmte Krankheit in den Vordergrund und reihen die zugehörigen Symptome an. *Hier wollen wir vorzugsweise gewisse Symptome voranstellen und die Krankheiten aufführen, bei denen sie vorkommen oder vorkommen können.*

*Es ist also hier im allgemeinen die semiotische Betrachtungsweise gewählt*, die schon wegen des Mangels an Sprache und eigenem Urteil in den ersten Jahren weit stärkere Bedeutung erlangt als beim älteren Kinde und Erwachsenen. Sie bietet in der Praxis den großen Vorteil, daß sie dem natürlichen diagnostischen Gang der Krankenuntersuchung folgt, die von Symptomen ausgeht und von diesen auf die Krankheit schließt. Sodann reagiert das Kleinkind und vorab der Säugling mehr mit dem *ganzen Organismus*, mit vielen Systemen, wogegen beim älteren Kinde und beim Erwachsenen das *erkrankte Organ* mehr direkt reagiert. So bildet diese Betrachtungsweise die gegebene Ergänzung zu den systematischen Lehrbüchern für den selbständigen Fortbildungsunterricht. Grundsätzlich überall nur diese Betrachtungsweise anzuwenden, erweist sich als unpraktisch und wäre nur auf Kosten der Brauchbarkeit des Ganzen möglich gewesen.

*Es ist wohl überflüssig zu bemerken, daß eine solche Diagnostik die gewöhnlichen systematischen Lehrbücher nicht entbehrlich macht, ja die Kenntnisse solcher und der allgemeinen Untersuchungsmethoden geradezu voraussetzt*[1]. Wir haben viele besondere Angaben über die Art und Technik der Untersuchung eingeschoben, um die Eigenheiten des Kindes und seine Reaktionsart dem Arzt vertraut zu machen. Sollen wir von einem vorliegenden Symptom, z. B. Krämpfen, einen Schluß auf die Grundkrankheit ziehen können, so müssen wir alle oder doch die wichtigsten Krankheiten kennen und an unserem Geiste vorbeiziehen lassen, die Krämpfe machen können. Es müssen also am Krankenbette mehr oder weniger alle in Betracht fallenden Krankheiten uns *nebeneinander* gegenwärtig sein, eine Schwierigkeit, die der wenig Erfahrene vielfach empfindet und wobei das vorliegende Buch ihm bei den Aufgaben der täglichen Praxis einen verläßlichen Ratgeber bieten will.

Im klinischen Unterrichte fand ich es stets fruchtbar, ein *hervorstechendes Symptom* zum Ausgangspunkt für die Diagnose herauszugreifen, auch besonders lehrreich für den Zuhörer, weil so aus der verwirrenden Vielheit der Erscheinungen heraus eine starke Stütze zum Aufbau der Diagnose gewonnen werden kann, und besonders anregend, weil diese Betrachtungsweise am Krankenbett von einem anderen Gesichtspunkte aus eine wertvolle Ergänzung zu den systematischen Lehrbüchern schafft.

Diese Art des diagnostischen Vorgehens zwingt uns geradezu zu einer *scharfen Beobachtung* und zu einem sofortigen Abwägen der einzelnen Symptome. So übt und verfeinert sie unseren Blick. Ebenso wirkt es ungemein belehrend, wenn wir nach festgestellter Diagnose wieder auf ein einzelnes Symptom zurückgreifen und uns fragen: Kann ich aus diesem Symptom die Krankheit diagnostizieren, z. B. aus einer Auftreibung der Tibien Lues tarda, aus einem vorhandenen Facialisphänomen Spasmophilie, aus diesem Exanthem Scharlach usw. ?

Die großen Fortschritte der Medizin haben in den letzten Jahrzehnten der einfachen Beobachtung durch Auge, Ohr und Finger Eintrag getan, so daß viele Ärzte auf sie von vornherein verzichten, wo feinere Hilfsmittel zur Verfügung stehen (die man gerne anderen überläßt). Liegt ein Verdacht auf Lues vor, so bemüht man sich nicht weiter, sondern schickt etwas Blut zur WASSERMANNschen Probe. Man verzichtet auf eine genaue und wiederholte Untersuchung der Lungen, wenn sich leicht eine Röntgenuntersuchung machen läßt usf. Ein solches Vorgehen ist nicht gut und verleitet zur Vernachlässigung einer sorgfältigen Beobachtung. *Es kann nicht genug empfohlen werden, den Kranken erst gründlich mit den einfachen klinischen Hilfsmitteln zu untersuchen*, auf welche der Praktiker auf dem Lande sowieso in der Hauptsache angewiesen ist, und erst nachher das Laboratorium heranzuziehen. Auf diesem Prinzip ist auch unsere Diagnostik aufgebaut. Sie nimmt in erster Linie Rücksicht auf die Verhältnisse draußen in der Praxis und rückt die *Laboratoriumsdiagnose*, die auch irreführen kann (z. B. WASSERMANNsche Probe, Untersuchung auf Diphtheriebacillen), *soviel als möglich in zweite Linie*. Der praktische Arzt kann diese Laboratoriumsdiagnosen großenteils nicht selbst ausführen. Er muß aber Kenntnisse von ihnen haben, um sie im gegebenen Falle von anderer Seite vornehmen zu lassen. Und wir dürfen sagen, daß die einfache klinische Diagnosenstellung dem tüchtigen, aufmerksamen Arzte meist genügen wird und ihn mehr befriedigt als die Diagnose, die er durch fremde Mithilfe stellen läßt.

---

[1] Letztere finden sich ausgezeichnet geschildert im Taschenbuch der medizinischklinischen Diagnostik von MÜLLER-SEIFERT.

Seit vielen Jahren machte ich es mir und meinen Assistenten zur Pflicht, die feineren Methoden und das Laboratorium erst nachträglich heranzuziehen, zum großen Nutzen der diagnostischen Leistungsfähigkeit und der Schärfung der Beobachtung. Besteht z. B. *Verdacht auf beginnende Bronchialdrüsentuberkulose,* so nehme man nicht sofort eine Röntgenaufnahme vor, sondern versuche vorher durch sorgfältige klinische Untersuchung (auch Drüsen, Haut, Blut, Temperatur usw.) sich ein Urteil zu bilden, schon vor dem Ergebnis der Tuberkulinprobe. Ebenso schiebe man bei vielen Krankheitszuständen die Pleurapunktion, die WASSERMANNsche Probe u. a. hinaus, bis die klinische Untersuchung ergänzt und erschöpft ist. Wo aber eine rasche Therapie als nötig in Frage kommt, ist natürlich *sofort* die entscheidende Laboratoriumsdiagnose zu Hilfe zu ziehen, so die Röntgenaufnahme bei Pneumonieverdacht, die Lumbalpunktion bei Verdacht auf Meningitis, von denen jetzt bei vielen Arten Heilung möglich ist (durch Sulfonamide, Penicillin, Streptomycin). Die *Schilderung der Laboratoriumsmethoden* ist hier als überflüssig weggelassen, soweit sie sich decken mit denjenigen beim Erwachsenen.

Wer zur Regel macht, die einfachen klinischen Beobachtungsmittel voranzustellen, die feineren Methoden nicht als bequemen Ersatz, sondern als nachträgliche Ergänzung und Kontrolle anzuwenden, wird in seinem Können und Wissen nie stillestehen. Die *intuitive Erkenntnis* eines vorliegenden Krankheitszustandes und die rasche Erfassung des Wesentlichen fällt nur wenigen mühelos zu. Aber die meisten Ärzte können die unentbehrliche Eigenschaft der sicheren Diagnosestellung mit der Zeit durch genaue Beobachtung und stete Bereicherung ihrer Erfahrungen in genügendem Maße erwerben.

Ich glaube annehmen zu dürfen, daß die von mir gewählte Darstellung viele Vorzüge besitzt, obschon sie gewisse Schwierigkeiten mit sich bringt. Sie ist zum Teil auch in dem ausgezeichneten Werke von MATTHES angewendet[1]. Beim Kinde gewinnt sie aber noch weit mehr Berechtigung als beim Erwachsenen, da wir durch den Mangel an Sprache in den ersten Jahren und durch die oft irreführenden Angaben in den folgenden Jahren notgedrungen ganz oder vorwiegend auf die objektiven Symptome angewiesen sind.

Es sind vor allem die häufigsten und wichtigsten Krankheiten berücksichtigt, wobei die heilbaren, auch wenn sie selten sind (z. B. BARLOWsche Krankheit), in erster Linie hervorgehoben werden. Selbstverständliche Dinge sind übergangen. Hauptsächlich das vom Erwachsenen Abweichende ist in den Kreis der Betrachtung gezogen. Ganz seltene Krankheitsbilder, sofern sie nicht von allgemeiner Bedeutung sind oder deren Diagnose differentiell oder therapeutisch Wichtigkeit hat, sind nur mit Auswahl aufgenommen, in der vorliegenden Auflage wesentlich mehr als früher. *Besonders berücksichtigt sind naturgemäß die Krankheiten des Säuglingsalters, darunter die so wichtigen Ernährungsstörungen.*

Bei der Besprechung eines Symptomes haben wir uns meist begnügt, die verschiedenen Krankheiten aufzuzählen, welche in den Bereich der Möglichkeiten fallen, ohne alle weiteren *differentialdiagnostischen Punkte* anzureihen, da damit die Differentialdiagnose schon weitgehend Berücksichtigung findet. Ist z. B. die Diagnose Scharlach nicht ganz sicher, so weisen die verschiedenen Krankheiten, die unter „kleinfleckige scharlachartige Ausschläge" aufgeführt sind, auf die weiteren Möglichkeiten hin. Der Leser wird die übrigen Symptome, welche oft erst zur abschließenden Diagnose führen, an anderen Stellen finden, bzw. sobald er einmal an die verschiedenen Möglichkeiten erinnert worden ist, aus seinem

---

[1] Lehrbuch der Differentialdiagnose innerer Krankheiten.

Wissen die Diagnose feststellen oder auf Grund der Darstellung der fraglichen Krankheiten in einem systematischen größeren Lehrbuch der Kinderkrankheiten. Wenn z. B. als Ursache des Caput natiforme Rachitis und Lues angeführt werden, so wird die Differentialdiagnose sich auf Grund der übrigen Symptome dieser Krankheiten leicht ergeben. Daneben sind an geeigneter Stelle die wichtigsten diagnostischen Punkte einer Krankheit zusammengestellt. Im *Sachverzeichnis* ist die betreffende Stelle durch *Fettdruck* hervorgehoben.

Der *Gang unserer Darstellung* ist ungefähr so gewählt, wie er meist am Krankenbette geschieht. Dabei sind gewisse Willkürlichkeiten nicht zu vermeiden. Die Art der Schilderung, welche die einzelnen Krankheiten an verschiedenen Stellen berücksichtigen muß, bringt es mit sich, daß Wiederholungen nicht ganz vermeidbar sind. Bei den einzelnen Organen sind die wichtigsten in Betracht fallenden *anatomisch-physiologischen Eigenheiten* des Kindes vorausgeschickt, auch einige *technische Hinweise* zur Untersuchung, wo solche erwünscht erscheinen, also fast immer nur da, wo die Verhältnisse vom Erwachsenen abweichen.

Eine zuverlässige *allgemeine Morbiditätsstatistik* wäre eine nützliche Unterstützung zur Diagnosestellung in der Medizin überhaupt. Sie würde uns erlauben, die Häufigkeit im voraus zu erwägen, mit der uns bestimmte Krankheiten im Leben begegnen werden. Infektionskrankheiten, die dauernde Immunität erzeugen, werden mehr und mehr zu Kinderkrankheiten. Eine solche Statistik gibt es noch nicht, so daß wir sonst versuchen müssen, die Wahrscheinlichkeit zu ermessen, die im Vorkommen der einzelnen Krankheiten besteht. Haben wir gewissermaßen die Wahl zwischen zwei Krankheiten, so ist es eine bewährte Regel, diejenige Krankheit anzunehmen, die häufiger vorkommt, bis bestimmte Gründe dagegen sprechen. In der folgenden Darstellung habe ich mich bemüht, soweit meine persönlichen Erfahrungen und meine Kenntnisse reichen, jeweilen die Wahrscheinlichkeit für eine bestimmte Krankheit durch ein Beiwort: in der Regel — oft — bisweilen — selten — zu kennzeichnen. Diese Art primitiver *Wahrscheinlichkeitsrechnung* ist recht brauchbar. Tritt z. B. bei einem 1—2 Monate alten Kinde eine Meningitis auf, so läßt sich von vornherein eine Tuberkulose sozusagen ausschließen, da Tuberkulose im 1. Quartal zu den allergrößten Seltenheiten gehört, eitrige und cerebrospinale Meningitis aber oft vorkommt bei jüngeren Säuglingen. Entsteht ein Ikterus in der 4. Lebenswoche, so ist ein epidemischer fast sicher auszuschließen, da er in dieser Altersstufe fast ganz unbekannt ist. Choreatische Zuckungen unter 3 Jahren werden wir kaum auf Chorea minor beziehen wollen, ebenso gegen multiple Sklerose unter 10 Jahren äußerst skeptisch sein, da erfahrungsgemäß diese Krankheiten vor der genannten Altersstufe kaum je vorkommen, usw.

Es sind demnach besonders *Kenntnisse der Altersdisposition*, die uns wertvolle Behelfe für die Diagnose bieten können. Dies gilt vor allem auch für die akuten Infektionskrankheiten. *Scharlach* ist in den ersten Monaten so ungemein selten, daß man bei scharlachartiger Haut des Neugeborenen mit nachfolgender Schuppung kaum je Scharlach vor sich hat, sondern vermutlich Erythema neonatorum. *Masern* kommen kaum vor in den ersten 3 Lebensmonaten. In dieser Zeit erkranken nur Säuglinge von nicht durchmaserten Müttern daran, so daß man unter gewöhnlichen Verhältnissen damit nicht zu rechnen hat. *Variola* befällt selten jüngere Säuglinge. *Varicellen* sind in den ersten Monaten ebenso ungewöhnlich. Für *Keuchhusten* sind schon Neugeborene empfänglich. *Diphtherie* ist nach den ersten zwei bis drei Lebensmonaten sehr häufig, fast stets als Nasendiphtherie mit Freibleiben des Rachens usw.

Im allgemeinen zeigt es sich, daß viele ansteckende Krankheiten um so jüngere Altersstufen ergreifen, je enger und massenhafter die Bevölkerung lebt, so daß sie in den Städten schon die Kleinkinder befallen, auf dem Lande oft erst Schulkinder und Erwachsene. Immunität, die durch latente Infektion eintritt, so häufig bei Diphtherie, Scharlach und Poliomyelitis, nennt man *stille Feiung* (v. PFAUNDLER). *Viele Infektionskrankheiten* schaffen durch ihre Überstehung eine *dauernde Immunität*. Da diese Krankheiten ganz überwiegend in der Kindheit durchgemacht werden, nennt man sie *Kinderkrankheiten*. Zu diesen Krankheiten gehören hauptsächlich Masern, Varizellen, Keuchhusten, Scharlach, Diphtherie, Kinderlähmung. Dabei sind aber früher oder später seltene Zweiterkrankungen nicht ausgeschlossen.

Das kleine Werk entspringt jahrzehntelanger klinischer Tätigkeit in der Leitung großer Kinderkliniken und fußt überwiegend auf meinen persönlichen Erfahrungen, die ich zum vorliegenden Zwecke sorgfältig notiert habe. Wo diese gegenüber der mir bekannten Literatur neu oder abweichend erscheinen oder wo die Verhältnisse von mir anders gewertet werden als von anderen Autoren, habe ich meinen subjektiven Standpunkt oft als solchen gekennzeichnet. Ich hoffe so auch meinen Fachgenossen einiges Neues bieten zu können.

Die Kinderheilkunde ist das einzige Fach, in dem der Studierende noch den *ganzen Menschen* vorgestellt erhält, während dieser in den anderen Fächern nur stückweise behandelt wird. Dadurch verlangt die Kinderheilkunde vielfältige Kenntnisse, die auch das Gebiet der Chirurgie, der Augen, Ohren, der Haut u. a. umfassen und so unsere Aufgabe erweitern und erschweren, aber gleichzeitig besonders reizvoll und befriedigend gestalten. Damit gleicht die Tätigkeit des Kinderarztes stark derjenigen des allgemeinen Praktikers, dem auch die Aufgabe zufällt, den Kranken als Ganzheit, als individuelle Persönlichkeit zu beurteilen. So sind die Anforderungen an einen tüchtigen Allgemeinarzt ohne Zweifel umfassender als an einen Spezialarzt.

Ich habe mich bemüht, zur Unterstützung der Darstellung eine größere Reihe guter *Abbildungen* zu bringen, die alle, soweit sie nicht farbig sind, von selbsterlebten, fast ohne Ausnahme selbst aufgenommenen Fällen stammen. Gerne benütze ich den Anlaß, dem Verleger für die ausgezeichnete Wiedergabe den besten Dank auszusprechen.

Möge das Buch dazu beitragen, Studierenden und Ärzten die Einführung in die Kinderkrankheiten und die Weiterbildung darin zu erleichtern und bei ihnen die Fähigkeit zu klinischer Beobachtung und die Freude an unserem erhabenen Berufe erhöhen.

# Anamnese.

Zuerst ist die Anamnese über die gegenwärtige Krankheit zu erheben. Die richtige Durchführung der Krankenvorgeschichte erfordert *Takt, Geschick, Geduld, dazu reiche Erfahrung und gute allgemeine medizinische Kenntnisse.* Man soll sie deshalb nicht einem Unterassistenten überlassen. Es gilt dies noch mehr beim Kinde als beim Erwachsenen, da die Angaben der meisten Mütter und Pflegerinnen sich mehr auf ihre Vermutungen und auf willkürliche Auslegung stützen als auf Beobachtungen. Allgemeingültige Leitsätze lassen sich nicht aufstellen. Hier seien nur wenige wichtige Punkte hervorgehoben, die mehr Beachtung verdienen

als beim Erwachsenen, mit Anführung einiger Krankheiten, die besonders in
Betracht fallen. Vor Aufnahme der Anamnese erkundige sich der Arzt nach dem
Hauptgrund seiner Inanspruchnahme. Zweckmäßig frägt er zuerst nach den
Einzelheiten der gegenwärtigen Krankheit: Beginn plötzlich oder schleichend?,
vermeintliche Ursache? Es ist wichtig, bei Kindern jenseits des Säuglingsalters die Anamnese *nicht* in Anwesenheit des Patienten vorzunehmen, vor
allem nicht bei Neuropathen. Fragen, die man nachher direkt an das Kind
richtet, sind dann in ihrem Ergebnis besonders wertvoll.

Die *hereditären Verhältnisse* besitzen große Bedeutung. Sorgfältig ist nach
*Tuberkulose* der Eltern und der weiteren Familienglieder (hustende Großeltern!)
zu forschen, die je Berührung mit dem Kinde hatten, auch der sonstigen Umgebung (Kindermädchen, Nachbarsfrauen, Lehrer). Die Nachforschung nach
*Lues* der Eltern erfordert viel Takt, da in den guten Familien die Frau oft ahnungs-
los ist und nicht durch unbedachte Fragen erschreckt werden darf. Von Wichtigkeit sind die Rasse (amaurotische Idiotie), Neuropathie, erbliche Nervenleiden
(Muskeldystrophie), Alkoholismus (Idiotie), Diabetes, Adipositas, Gicht der
Eltern (exsudative Diathese). Um einen möglichen Einfluß der *Blutsverwandt-
schaft* festzustellen, ist es nötig, bei jedem Fall darnach zu fragen, nicht nur
bei Nervenleiden. Gesundheitsverhältnisse der Geschwister?

Eingehend sind die Verhältnisse der *Schwangerschaft* (Erbrechen, Trauma,
Verlauf) und der *Geburt* zu erforschen. Wievieltes Kind? Einziges Kind? Frühgeburten? Aborte? (Solche in der zweiten Hälfte der Schwangerschaft sind
verdächtig auf Lues.) Verlauf der Schwangerschaft? Geburtsgewicht? Ehelich?
Geburt rechtzeitig? Normal? Dauer? Zu früh? Künstlich beendet? Asphyxie
und schwere Geburt? (LITTLEsche Krankheit, Krämpfe, Idiotie, Entbindungslähmung.) Nabelabheilung? Blennorrhoea neonatorum?

Sorgfältig ist bei *Säuglingen* nach der *Ernährung* zu fragen: *Frauenmilch?*
Wie oft? Jeweilen beide Brüste? Wie lange? Allaitement mixte? *Kuhmilch?*
Wie gekocht? Wie viele Mahlzeiten? Auch des Nachts? Wie lange Pausen?
Zugaben von Zucker, Mehl, Gemüse usw.? Genau ist die *Menge der Nahrung*
festzustellen. Die Mütter machen hierüber oft ungenügende Angaben, so daß
man sich die Flasche zeigen lassen muß, ebenso die Menge des verabreichten
Mehles, Zuckers, die Größe des Löffels, der zum Abmessen diente, bestimmen
muß. Viele Mütter vergessen den Zucker in der Nahrungsmischung anzugeben,
da sie ihn nur als angenehmes Genußmittel, nicht als Nahrungsmittel bewerten.

*Ernährungsstörungen*, das Säuglingsalter betreffend: Appetit, Reaktion auf
die verschiedenen Nahrungsarten und -gemische. Erbrechen? wie oft? wie
lange nach der Mahlzeit? Heftig, im Bogen? (Pylorusstenose). Zahl und
Charakter der Stühle?

*Entwicklung:* Gewichtsverhältnisse im 1. Jahr und später? Zeitpunkt des
Durchbruchs der ersten Zähne? des Laufenlernens? (Rachitis), des Sprechens?
der Bettreinheit? (Oligophrenie).

*Frühere Krankheiten: Verdauungsstörungen* nach dem ersten Jahre, bei
welchem Nahrungsgemisch? Wieviel Milch, Gemüse, Eßzwang usf.? Er-
brechen? Diarrhöen? Verstopfung? Würmer? Leibschmerzen? *Urin:* Häufig?
Mit Drang? Trübe? (Pyelitis). Von stechendem Geruch? (Rachitis). Bettnässen?
Onanie? Ausfluß aus den Genitalien? (Gonorrhöe). *Atmungsorgane:* Häufiger
Schnupfen und Husten? Husten anfallsweise, auch in der Nacht? (Keuchhusten).
Ausfluß aus den Ohren? Schwerhörigkeit? Verstopfte Nase? Schnarchen oder
offener Mund im Schlafe? (Adenoide). Blutiger oder eitriger Nasenfluß? (Diph-

therie, Lues, Fremdkörper). Öftere Halsentzündungen? (exsudative Diathese).
Heiserkeit mit bellendem Husten? (Pseudocroup), zunehmende Aphonie mit
Dyspnoe? (diphtherischer Croup). Husten mit anfallsweiser Engigkeit? (Asthma),
Auswurf in den ersten Jahren? (Keuchhusten). Eitriger Auswurf? Maulvoll?
(Bronchiektasien, Durchbruch eines Empyems). *Kreislauforgane:* Cyanose seit
Geburt oder beim Husten? (angeborener Herzfehler). Dyspnoe? Herzklopfen?
Nasenbluten? *Haut:* Schuppende, nässende und juckende Ausschläge? (Ekzem,
Scabies). Von Zeit zu Zeit nesselartige Ausschläge? (Strophulus), starkes Schwitzen?
(Rachitis, Neuropathie, Akrodynie). Neigung zu Farbwechsel? (Vasolabilität),
Anschwellung der seitlichen *Halsdrüsen*? (akut: Angina, Mumps, Drüsenfieber;
chronisch: Tuberkulose, Lymphogranulomatose). *Knochensystem:* Deformitäten?
(Rachitis), Gelenkschwellungen? (Rheuma, Tuberkulose), Hinken? (Coxitis,
angeborene Luxation, Perthes). *Nervensystem:* Unruhiger Schlaf? (Rachitis,
Neuropathie), Schreckhaftigkeit? (amaurotische Idiotie), Schreien? (Lues congenita, Barlow, Otitis, Phlegmone), Kopfschmerz? (Meningitis, Nebenhöhlen-
erkrankung), Augenentzündungen? Schielen? (Tumor? Meningitis), allgemeine
Krämpfe? (schwerer Infekt), Stimmritzenkrampf? (Spasmophilie, Gehirnaffektion), Intelligenz? Sprache? Ermüdbarkeit? Temperament? Charakter? Schule?

*Frühere Infektionskrankheiten:* Masern? (Tuberkulose), Keuchhusten? (Bronchitis), Diphtherie? (Lähmung des Gaumens), Scharlach? (Nephritis). Vaccination? Sind Epidemien gegenwärtig vorhanden? *Allgemeinbefinden:* Öfteres
leichtes Fieber? (Tuberkulose, Adenoiditis), Abmagerung? (Tuberkulose, Darmleiden), Schlaflosigkeit beim älteren Kinde? (Encephalitis epidemica) usf. usf.,
Seruminjektionen? Wann? Frühere Traumen, Spitalbehandlung?

Das Kind wird von seiner *Umgebung* in weit höherem Maße beeinflußt als
der Erwachsene, so daß die Lage und Größe der Wohnung, das Maß der Pflege,
der Reinlichkeit, des Aufenthaltes im Freien, Nebenbeschäftigung der Mutter usf.
Berücksichtigung erheischen. Beachtung verdient neben den Vermögens-
verhältnissen der Beruf der Eltern, die Anzahl und das Alter der Kinder,
eventuelles Potatorium und besonders das *psychische Verhalten der Eltern.*
Außer den Familiengliedern kommen natürlich auch die Pflegerinnen in Frage.
Von Bedeutung ist die Stellung zu den Geschwistern, zu Altersgenossen, zum
Lehrer. Wichtig ist das Verhalten in der Schule und deren Einfluß.

Beachtung verdient der *Genius loci,* die Erforschung von gleichzeitigen
(Grippe) oder vorangegangenen Fällen von ansteckenden Krankheiten in der
Familie, bei Nachbarn, in der Schule. Atypische Fälle von Scharlach, Windpocken, Keuchhusten werden eher erkannt, wenn sichere Fälle in der Familie
oder Umgebung vorliegen. Pflegefrauen oder Mütter, die ein Kind ins Spital
geben wollen, verschweigen oft absichtlich das Vorkommen von ansteckenden
Krankheiten in ihrer Familie.

Eine *klare Anamnese* erhält man im allgemeinen am besten, indem man
die Fragen so stellt, daß die Mutter einfach mit *ja* oder *nein* oder mit einer Zahl
antworten muß. Erhebt man bei älteren Kindern die Anamnese direkt, so muß
man sorgfältig *vermeiden, der Fragestellung eine suggestive Färbung zu verleihen.*
Sonst veranlaßt man nur zu leicht die Antwort, die man wünscht oder erwartet.
Ältere Kinder *simulieren* gerne, wenn sie z. B. nicht in die Schule wollen, sie
*dissimulieren* aber auch häufig Beschwerden oder Schmerzen, wenn sie eine
Mundbesichtigung abwenden wollen oder wenn sie fürchten, im Bett bleiben
oder ins Spital gehen zu müssen, einer Operation (Appendicitis) unterzogen
zu werden usw.

# Allgemeines zur Untersuchung.

In erster Linie müssen wir darauf bedacht sein, *das Kind nicht zu beunruhigen oder zu erschrecken,* da durch Widerstreben und Geschrei die Untersuchung erschwert und auch unser Urteil irregeleitet werden kann. Wichtig ist für den Arzt, das Vertrauen der Kinder zu erwerben, um ihre Eigenart kennenzulernen und um in ihr Seelenleben einzudringen. Bei älteren Kindern kann taktvolle Besprechung unter vier Augen wertvollen Aufschluß bringen. Das *Vertrauen der Mutter* zum Arzt im allgemeinen hängt in der Hauptsache von seinem Verhalten zum Kinde ab, von seiner Geschicklichkeit im Umgang mit dem Kinde und der Kenntnis von dessen Besonderheiten.

Trifft der Arzt das Kind bei seinem ersten Besuche *wach,* so hält er sich am besten in respektvoller Entfernung und läßt sich von der Mutter die Anamnese geben. Ein freundliches Wort dazwischen, ein Scherz, das Reichen eines Spielzeuges hilft die Furcht überwinden und die spätere Annäherung erleichtern.

Trifft der Arzt das Kind *schlafend,* so läßt er es nicht sogleich wecken, sondern benützt den günstigen Umstand zur Beobachtung der Lage, der Atmung, des Pulses, der Haut usw. Ein langsamer Puls läßt mit großer Wahrscheinlichkeit eine fieberhafte Krankheit ausschließen. Eine ruhige Atmung zeigt fast stets die Abwesenheit von ernstlichen Krankheiten der Respirationsorgane, wogegen nach dem Erwachen eines furchtsamen Kindes Atmung und Puls so verändert und beschleunigt werden, daß das Urteil recht erschwert ist.

Kinder unter 3—4 Monaten werden durch die Erscheinung des Arztes nicht beunruhigt („*sie fremden noch nicht*“), so daß die Untersuchung hier keine besonderen Vorsichtsmaßregeln erheischt. Bei neuropathischen und verwöhnten Individuen (einziges Kind!) jenseits dieser Altersgrenze wird eine Untersuchung oft geradezu zu einem Kunststück und setzt die Geduld und Selbstbeherrschung des Arztes auf eine harte Probe. Schreiende Säuglinge lassen sich durch die Flasche oder einen (Zucker-) Lutscher beruhigen, ebenso durch die Belassung auf dem Arm der Mutter.

Zum *Beginn der Untersuchung* läßt man jüngere und ängstliche Kinder *am besten noch im Bett,* ohne sie auszukleiden. So gelingt es meist, sie noch ruhig zu halten und sich ein Urteil zu verschaffen über die bevorzugte Lage, Gesichtsfarbe, Fontanelle, Atmung, Puls, Konjunktiven, Nackenstarre, Facialisphänomen usw., alles Dinge, die durch Geschrei und Unruhe verändert und entstellt werden. Eine *aufmerksame, sorgfältige, allgemeine Beobachtung* hat besonders in den ersten Jahren der Organuntersuchung vorauszugehen und kann oft falsche Diagnosen verhüten.

Erst nachher läßt man das Kind aus dem Bette herausnehmen und auskleiden (durch die Mutter!). Zur Untersuchung verschaffe man sich im Winter *warme Hände,* am besten durch Waschen mit warmem Wasser. Auch sonst werden besorgte und anspruchsvolle Mütter dem Arzte Dank wissen, wenn er sich vor der Berührung ihres Kindes die Hände wäscht, was übrigens ein Gebot der Hygiene ist.

*Während der Untersuchung* erweist es sich als vorteilhaft, wenn der Arzt an jüngere Kinder ein freundliches Wort richtet, mit älteren ein Gespräch unterhält. Sehr nützlich ist es meist, wenn man dem Kinde nach Beginn der Untersuchung ein Lob über sein gutes Betragen erteilt, sobald es sich ordentlich benimmt, wenn man ihm auch erklärt, was man jetzt machen will („jetzt will ich sehen, ob du kitzlig bist“, wenn man auf Babinski prüft) usw. Oft hilft auch eine Scheinerklärung, z. B. wenn man zu einem ängstlichen Kinde vor dem Ausziehen sagt: „So, jetzt wollen wir sehen, wie groß du bist.“ Man verschafft sich gutes Licht zur Untersuchung, was hauptsächlich für die Haut und den Rachen Erfordernis ist. Häufig wird man darum das Bett oder den Untersuchungstisch in die Nähe des Fensters rücken müssen, so daß das Licht voll auf den Patienten fällt, dem Arzt aber nicht ins Gesicht scheint. Zur Beurteilung von Hautaffektionen ist schräg, besser noch *direkt tangential auffallendes Licht* vorteilhaft, da man so noch Erhabenheit von Efflorescenzen erkennt, die man sonst nicht sieht.

*Der Gang der Untersuchung* kann nicht so systematisch geschehen wie beim Erwachsenen, obschon das Innehalten einer gewissen Reihenfolge nach Möglichkeit auch hier zu empfehlen ist. Unangenehme Eingriffe, wie die Besichtigung des Rachens, das Betasten schmerzhafter Körperteile, Blut-, Röntgen-, elektrische Untersuchung, die Temperaturmessung werden auf den Schluß verschoben. So haftet naturgemäß der Einteilung unserer Darstellung etwas Willkürliches an. Soweit es möglich ist, folgt sie dem gewöhnlichen Gang der Untersuchung beim Erwachsenen.

*Die Untersuchung des Kindes* muß immer eine *vollständige* sein mit Einschluß der Haut. Es bietet dies in den ersten 10 Jahren auch keine Schwierigkeit, da wir noch wenig mit der Verletzung des Schamgefühles zu rechnen haben. Streng sind *Unwahrheiten* oder gar direkte Lügen gegenüber dem Kinde zu vermeiden, die das Vertrauen auf viele Jahre hinaus zerstören können. Bei einer Blutprobe versichert man, daß der kleine „Pix" rasch vorübergeht und daß brave Kinder darüber nicht klagen.

Die Widerspenstigkeit älterer Kinder verschwindet gewöhnlich mit einem Schlage, sobald die Eltern das Sprechzimmer verlassen haben.

Die Instrumente zur Untersuchung müssen von vorneherein bereitliegen, um das Kind nicht mißtrauisch zu machen.

*Die Führung einer sorgfältigen Krankengeschichte* ist unerläßlich. Zu eingehender Diagnose und erfolgreicher Behandlung der Ernährungsstörungen des Säuglings ist eine *kurvenmäßige Darstellung* notwendig, welche Temperatur, Puls, Gewicht, Tagesmengen der einzelnen Nahrungsstoffe (Milch, Mehl, Zucker, Wasser), Anzahl und Charakter der täglichen Stühle übersichtlich zur Anschauung bringt. Je nach der Schwere des Falles kann eine solche Kurve 10 oder 30 Tage umfassen (s. S. 290).

# Bewußtsein.

Beim Herantreten ans Krankenbett wenden wir unsere Aufmerksamkeit zuerst dem *Gesichte des Patienten* zu. Schon der erste Eindruck ist oft bestimmend oder doch wegleitend für die Diagnose. Der sorgfältige Arzt wird keine Blitz- oder einfachen Blickdiagnosen machen. Doch sagt schon das bloße Aussehen oft außerordentlich viel und gestattet dem Geübten häufig wirklich auf einen Blick die vorliegende Krankheit, z. B. Mongoloid, zu erkennen und auch die Prognose quoad vitam. Die tägliche außerberufliche Übung in der menschlichen Physiognomie zu lesen und mit dem Auge Farben und Formen zu prüfen, führt dazu, daß unter den zur Verfügung stehenden Methoden der optischen die sicherste Fähigkeit im Erkennen zukommt.

Zuerst vergewissern wir uns, *ob der Patient schläft oder wach ist,* **ob bei Bewußtsein oder bewußtlos.** Bei älteren Kindern fällt dies leicht. Im ersten Lebensjahre bietet es oft Schwierigkeiten, das Bewußtsein genau zu beurteilen. Bei älteren Säuglingen gibt das Fehlen oder Vorhandensein der Mimik und der willkürlichen Bewegungen einen guten Maßstab. Vom 4.—6. Monat an macht das Kind Greifbewegungen nach vorgehaltenen Gegenständen. Auffallende

Gegenstände verfolgt es vom 3.—4. Monat an mit den Augen. Dabei erregt die vorgehaltene Hand mit rascher Fingerbewegung (nach Art des Klavierspielens) besonders leicht die Aufmerksamkeit. Am ehesten aber wird eine im dunkeln Zimmer vorgehaltene und bewegte Lichtquelle (elektrische Taschenlampe) verfolgt. Vom 3.—4. Monat an dreht das Kind den Kopf in die Richtung des Schalles. Alle diese Funktionen können aber auch unter normalen Verhältnissen zeitlich erst später auftreten oder infolge von Schwäche und mangelnder Aufmerksamkeit vorübergehend versagen. Zu ihrer Entwicklung setzen sie intakten Sinnesapparat und ordentliche Intelligenz voraus. Bei großer Schwäche fehlen Greifbewegungen, während Augenbewegungen noch vorhanden sein können. Unser Urteil über den Bewußtseinszustand beim Säugling stößt demnach oft auf Schwierigkeiten und verlangt wiederholte Prüfung.

Sicherer orientiert uns hier die *Prüfung mit Sinnesreizen und diejenige der Reflexe*, obschon sie nur gröbere Störungen erkennen lassen. Sie ist aber höchst wichtig, da *in den ersten Wochen* keine anderen Mittel zur Verfügung stehen. Bei heftigen *Schalleindrücken* (Klatschen mit der Hand) fährt schon das neugeborene Kind in den ersten Tagen zusammen, zuckt mit den Augenlidern oder schlägt sie auf, runzelt die Stirne oder fährt mit den Armen in die Höhe. Selbst der schlafende Säugling, der nicht bewußtlos ist, reagiert auf irgendeine erkennbare Weise.

Die *Berührung des Lidrandes, der Bindehaut oder der Cornea* veranlaßt einen reflektorischen Schluß der Lider. Am meisten empfindlich ist die Berührung der Hornhaut, deren Reflex bekanntlich weniger leicht erlischt als derjenige der Bindehaut. Im Koma löst selbst die Berührung der Cornea keinen Lidschluß mehr aus, im Sopor bewirkt sie, weniger die Berührung der Conjunctiva, einen trägen Lidschluß. Zur Prüfung des Corneal- und Conjunktivalreflexes benütze man den Kopf einer großen Stecknadel. Der *Pupillenreflex* bietet kein sicheres Urteil. Beim *Blasen gegen die Augen* erfolgt regelmäßig ein Lidschluß, bei Neugeborenen langsam, bei älteren Säuglingen rasch, ein Reflex, der aber oft bei Bewußtlosen sich noch einstellt und somit hier ohne Wert ist. Der *optische* (*Blinzel-*) *Reflex:* Schluß des Lides auf starke rasche Annäherung eines Fingers gegen das Auge findet sich erst vom 3. Monat an bei vollem Bewußtsein und guter Intelligenz, er ist darum vorher wenig zu gebrauchen. Auf *taktile Reize* reagiert der Neugeborene deutlich. Die Berührung der Hohlhand führt zu einer Umklammerung, die Berührung der Fußsohle verursacht eine Spreizung der Zehen oder ein Zurückziehen des Fußes, Reflexe, die aber selbst bei Bewußtlosigkeit noch bestehen können.

Einen wertvollen Maßstab liefert die *Schmerzempfindung*. Sie erlischt mit dem Bewußtsein. Schon Neugeborene reagieren auf leichte Nadelstiche mit Unruhe oder Schreien, Zurückziehen des betreffenden Gliedes, wenn auch die Empfindung hier noch etwas weniger deutlich ist als später. Die ausbleibende Reaktion auf schmerzende Injektionen (z. B. Campher) liefert den Beweis einer vorhandenen Bewußtseinsstörung.

Wir besitzen somit eine große Reihe von Untersuchungsmethoden, die uns auch in den ersten Lebenswochen gestatten, ein Urteil über das Bewußtsein zu erhalten. Allerdings werden nur gröbere Störungen kenntlich. Es ist dies begreiflich, da ja selbst unter normalen Verhältnissen in den ersten Wochen es sich eher um einen Dämmerzustand als um eigentliches Bewußtsein handelt.

**Bewußtseinsstörungen** jeden Grades finden sich in den ersten Monaten besonders häufig und sind wichtig bei *toxischen Zuständen*. Die frühzeitige Erkennung ist hier von höchster Wichtigkeit, weil sie die richtige und oft lebensrettende Therapie veranlassen wird (starke Nahrungseinschränkung oder vorübergehender Nahrungsentzug).

Der Geübte wird die vorgenannten Methoden oft nur zur Vervollständigung und Bestätigung seines Urteiles gebrauchen. Die allgemeine Bewegungslosigkeit, das starre Gesicht, die matten, halb geöffneten Augen mit seltenem, trägem Lidschlage bei völligem Mangel an Aufmerksamkeit verraten schon im 2.—3. Monat eine bestehende Bewußtlosigkeit, selbst wenn sich Zeichen schwerer Jaktation dazugesellen (Abb. 1). Er wird auch die leichten Grade nicht verkennen, die im Beginn der **alimentären Intoxikation** beim Säugling häufig sich einstellen: der Ausdruck ist gleichgültig, die Mimik matt und müde, das Interesse an der Umgebung verringert. Das Kind ist wie in Gedanken versunken und wird durch Aufrütteln oder durch die Untersuchung vorübergehend aus seiner Apathie aufgestört, um sofort wieder in dieselbe zurückzusinken, sobald man es in Ruhe läßt. Häufig besteht dabei eine charakteristische Fechterstellung der Arme (Abb. 2). Bei starkem Wasserverlust ist der Augapfel zurückgesunken und seine Grenze durch einen Graben im Ober- und Unterlid be-

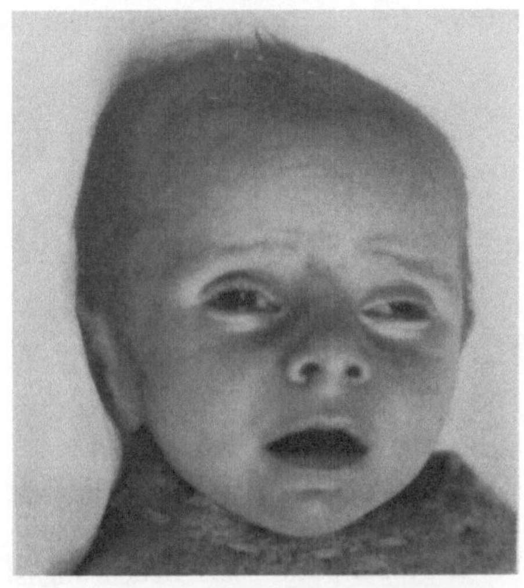

Abb. 1. Schwere Intoxikation bei Colipyelitis. 2 Tage vor dem Tode. Bewußtlosigkeit mit Jaktation. Cornealreflex erloschen. 4 Monate alt.

schattet. Die große Bedeutung dieses Zustandes wird leider oft verkannt und nur der schwere Grad der Bewußtlosigkeit beachtet, bei dem das Kind ganz bewegungslos mit maskenartigem Gesicht daliegt und aus der Betäubung kaum zu wecken ist,

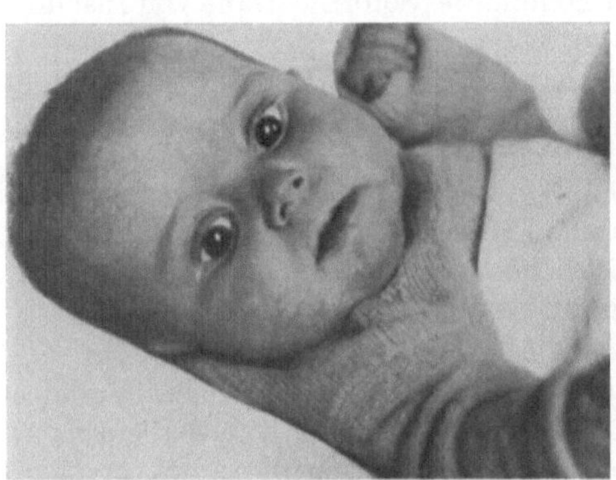

Abb. 2. Alimentäre Intoxikation mittleren Grades. 4 Monate alt. Somnolenz, starrer Blick. „Fechterstellung".

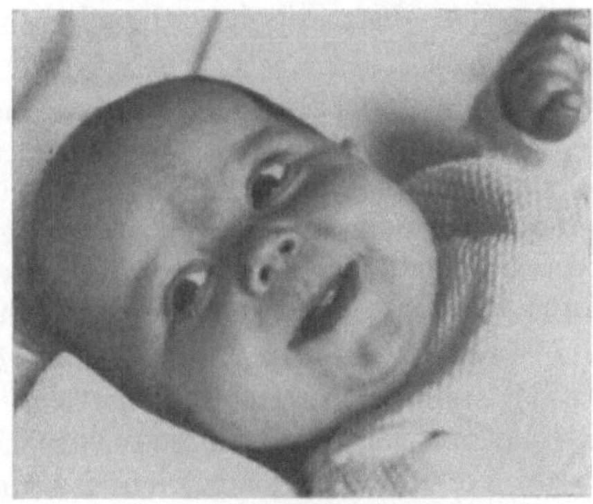

Abb. 3. Geheilte alimentäre Intoxikation. Das gleiche Kind wie auf Abb. 2 8 Tage später. (Feuermal der Stirne).

wenn auch heftige Erregung, gellendes Geschrei und Krämpfe die Ruhe unterbrechen können. Wer sein Auge einmal für diese Zustände geschärft hat, wird sie nicht mehr leicht verkennen. Man beachte Abb. 1 und 2. Abb. 2 zeigt deutliche Bewußtseinsstörung, besonders deutlich, wenn man vergleicht mit Abb. 3, wo der gleiche Säugling wenige Tage später (nach der Entgiftung) aufgenommen ist.

In jedem Alter sind auch *externe Vergiftungen* zu erwägen, die oft gleichzeitig Krämpfe verursachen (s. S. 378f.). Selten sind *Arzneivergiftungen* die

Ursache: Opiate (kleine Pupillen), Atropin (gerötetes Gesicht, weite Pupillen), wozu auch der Genuß von Tollkirschen führen kann.

*Cerebrospinale Reizerscheinungen* (Meningismus s. S. 404), *Meningitis usw. und Entzündungen, schwere Infektionen* der verschiedensten Art führen besonders beim Kleinkinde, wiederum am meisten beim Säugling, häufig zum Zustande der Bewußtlosigkeit, so toxischer Scharlach, Masern, Dysenterie usw., selten nur Diphtherie, Asphyxie, Laryngospasmus. Da-

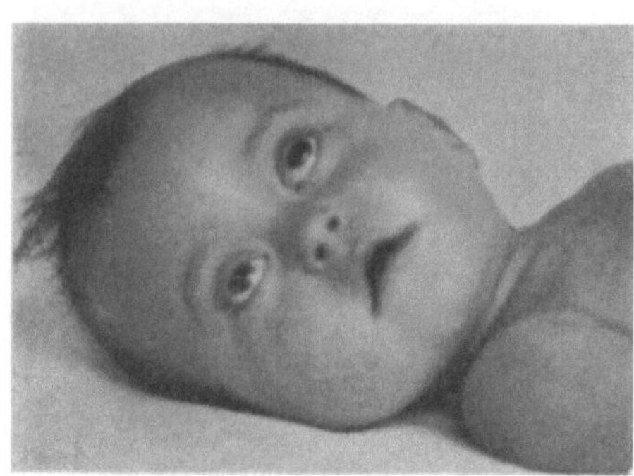

Abb. 4. Starrer Blick bei tuberkulöser Meningitis. Strabismus. Koma. 11 Monate alt.

bei sei die **tuberkulöse Meningitis** (vom Ende des 1. Jahres an vorkommend) hervorgehoben (s. S. 406). Der starre, in die Ferne gerichtete Blick mit seltenem Lidschlag (Abb. 4) läßt uns schon an die gefürchtete Krankheit denken. Der Verdacht wird durch einen bestehenden Strabismus oder gar eine Lähmung im Bereich des Auges oder im Facialisgebiet verstärkt, ebenso durch eine gespannte Fontanelle.

Bei der **Meningokokkenmeningitis** dagegen, abgesehen vom Beginn und von foudroyanten Fällen, ist das Bewußtsein oft erhalten.

Von großer praktischer Bedeutung ist das *Koma bei Diabetes* (S. 355), bei *Hypoglykämie durch Überdosierung des Insulins, acetonämischem Erbrechen, bei Urämie.*

Das *diabetische Koma* setzt oft plötzlich nach Anorexie ein mit Erbrechen, heftigem Leibschmerz, selbst Muskelabwehr, Acetongeruch, sinkendem Blutdruck, Kreislaufschwäche, Tachykardie, KUSSMAULscher Atmung, diese oft schon im Praecoma. Die Reflexe verschwinden, der Turgor sinkt (weiche Augäpfel), Koma, *keine Krämpfe.* Auslösend wirken Fieber, Magenstörung, Aufregung. Am Anfang denkt man vielleicht an Appendicitis oder Meningitis. Sofortige Gabe von Insulin, Excitantien und Flüssigkeiten sind nötig.

Das *hypoglykämische Koma bei Diabetes* auf zu große Dosen Insulin zeigt sich am ehesten beim Kleinkind, wobei noch etwas Zucker im Urin sein kann. Heißhunger, Kopfweh, Schweiße stellen sich ein, Untertemperaturen, Schwäche, Verwirrtheit, dann selbst Koma und häufig tonisch-klonische Krämpfe. Die Atmung ist normal, der Puls verlangsamt. Erbrechen fehlt. Sofortige Zufuhr von Traubenzucker hilft rasch. Die gefährliche Verwechslung mit diabetischem Koma ist durch Blutzuckeruntersuchung zu vermeiden.

*Hypoglykämisches Koma (Hungerkoma) bei acetonämischem Erbrechen* (s. S. 272) stellt sich ein in schweren Fällen. Starker Acetongeruch, Verfall, Exsiccation, Somnolenz, KUSSMAULsche Atmung, also ähnlich dem diabetischen Koma, von dem es aber leicht zu unterscheiden ist durch die abweichenden Verhältnisse des Zuckers im Blut und Urin. Verwechslung ist am Anfang möglich auch mit Peritonitis, Meningitis, Invagination. Zuckerzufuhr per Rectum, Luminal bringen Heilung. Ähnlich ist die wichtige spontane Hypoglykämie (S. 335). Siehe auch Coma pyloricum (hypochloraemicum), S. 257, und Coma dyspepticum (S. 273).

Das *Coma uraemicum* verläuft mit Krämpfen, Muskelhypertonien, erhöhtem Blutdruck (s. S. 349). Urinöser Geruch. Endlich sind viele andersartig bedingte Krämpfe mit Bewußtlosigkeit zu berücksichtigen (s. S. 375f.).

Über *Ohnmachten* s. S. 50, 355.

Ein *Schädeltrauma* ist meist leicht als primäre Ursache zu erkennen, doch kann es auch sekundär bei Epilepsie die Ursache einer Bewußtlosigkeit sein.

# Physiognomie und Mimik.

Allergrößte Beachtung verdient das *Mienenspiel der Kinder, die wortlose Sprache der ersten Jahre.* Erlaubt es doch weitgehende Schlüsse auf den Zustand, das Befinden und auf eingetretene Änderungen. Es ist immer wahr, da das junge Kind sich nicht verstellt. Ein Erwachsener kann seinen Angehörigen zuliebe sich im Schmerze und noch auf dem Totenbette zu einem Lächeln zwingen. Ein Säugling, der schwer krank ist, macht stets ein leidendes, ernstes

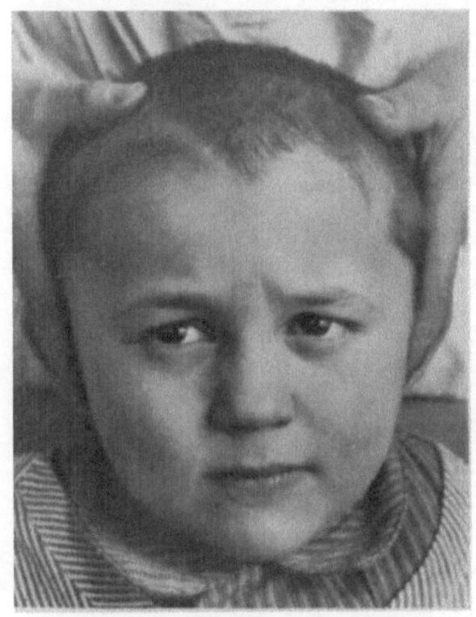

Abb. 5. Phantasielügner.
Lauernder Blick. 7 Jahre alt.

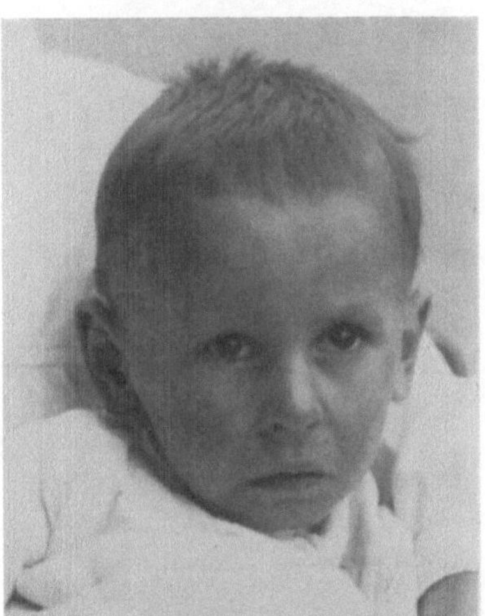

Abb. 6. Depressive Psychose nach
Pneumonie. 3 Jahre alt.

Gesicht und hat sein Lachen verloren. Wenn er zu Äußerungen der Lust bereit ist, sich durch freundliche Ansprache zum Lächeln oder Lachen bewegen läßt, fühlt er sich auch entsprechend wohl.

Die **Ausdrucksbewegungen** lassen sich beim kleinen Kind noch weniger leicht beschreiben als beim Erwachsenen. Sie sind uns aber aus dem täglichen Leben geläufig, so daß wir hier nur auf wenige eingehen.

Zur Beurteilung des Allgemeinzustandes ist uns der *Gesichtsausdruck beim Säugling und Kleinkind* noch wichtiger als später, da er uns hier die mangelnde Sprache ersetzen muß. Die aufmerksame Betrachtung des Gesichtes beim täglichen Besuche gestattet uns auch Veränderungen, Verbesserungen und Verschlimmerungen untrüglich zu erkennen.

*Rasch einsetzende Blässe* findet sich bei schwerer Verschlimmerung vieler Zustände, so im *Beginn einer Bronchopneumonie* oder einer schweren *Cystopyelitis* des Säuglings. Sehr ominös ist es, wenn die rosige Gesichtsfarbe eines *Frühgeborenen* rasch einer wachsartigen Blässe mit eingesunkenen Augen Platz macht. Es ist dies das bedrohliche Zeichen einer schweren Ernährungsstörung oder von Sepsis.

*Auffallende andauernde Blässe* in den ersten Monaten erweckt den Verdacht auf *Lues* oder *Sepsis* oder *schwere Anämie.* Im 2. Halbjahre kommt eine schwere *Ernährungsstörung* (besonders Milchnährschaden) oder eine *Bluterkrankung* (Leukämie oder Jaksch-Hayem) in Betracht. Im übrigen beachte man, daß die Blässe des Gesichts auch beim Säugling oft nur Folge von *Scheinanämie* ist (s. S. 51 u. 324).

Bei der *Darmkolik* des Säuglings bietet das Gesicht einen schmerzhaften Ausdruck. Gleichzeitig werden die Beine heftig angezogen und abgestoßen. Bei der *croupösen Pneumonie* ist das Gesicht gerötet, es besteht Nasenflügelatmen; *Herzkranke* reißen die Augen angstvoll auf, Lippen und Ohren sind cyanotisch. Das Gesicht *chronisch magendarmkranker, atrophischer Säuglinge*

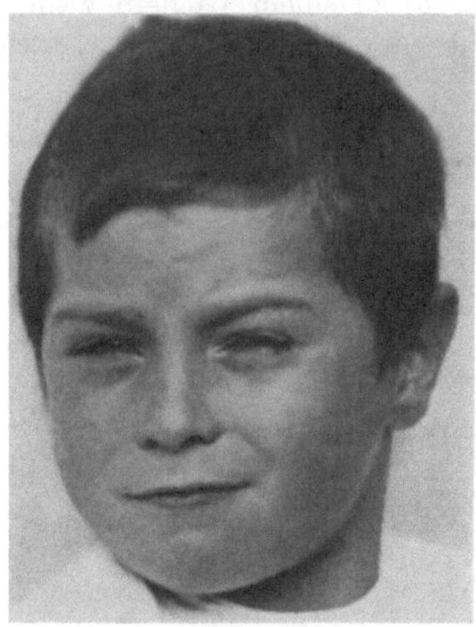
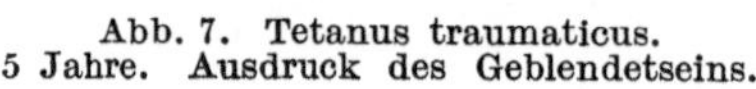
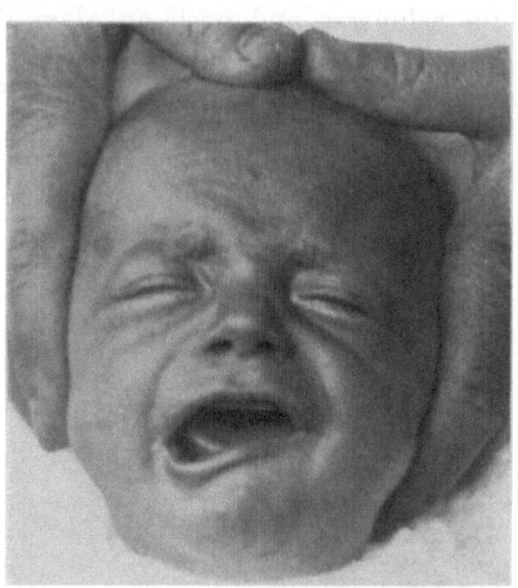

Abb. 7. Tetanus traumaticus.
5 Jahre. Ausdruck des Geblendetseins.

Abb. 8. Angeborener Hemispasmus der rechten Unterlippe. 8 Wochen alt.

sieht greisenhaft und verdrießlich aus. *Masern-, Influenza- und Grippekranke* zeigen Conjunctivitis und Lichtscheu, Tränenfluß und Rhinitis in fast pathognomonischer Art, auch wenn man vom Exanthem absieht. Lichtscheu zeigt sich oft bei *Akrodynie* (FEERsche *Krankheit*, s. S. 400). Gedunsenheit des Gesichtes mit Injektion der Bindehaut läßt an *Keuchhusten* denken, besonders wenn noch Blutungen auf der Bindehaut oder in der Umgebung des Auges dazukommen. Bei schwerer Diphtherie (toxisch) ist das Gesicht ängstlich, blaßcyanotisch, oft gedunsen.

Die **Physiognomie des Kindes** bietet meist weitgehend ein getreues Spiegelbild der Intelligenz und des Temperamentes. Dabei muß man berücksichtigen, daß da, wo das Gesicht durch einen bleibenden Kontrakturzustand steif und ausdruckslos gestaltet wird, wie bei der LITTLEschen *Krankheit*, man leicht die Intelligenz unterschätzt, wenn man sie nach dem Ausdruck beurteilt.

Gewisse *dauernde oder vorübergehende Veränderungen der Psyche* prägen einen entsprechenden Ausdruck. So gibt Abb. 5 einen Phantasielügner wieder, Abb. 6 einen melancholieartigen Depressionszustand nach Pneumonie.

In charakteristischer Weise verändern andauernde *Krämpfe und Lähmungen* das Gesicht. Bei der **Tetanie der Säuglinge** besteht ein eigenartiger gespannter Ausdruck mit leichtem oder selbst karpfenartigem Zuspitzen des Mundes (Abb. 263). Schwere tonische Kontrakturen des ganzen Gesichtes, beginnend mit Kiefersperre (Schwierigkeit, die Warze oder den Sauger zu fassen), starke Runzelung der Stirne finden wir beim *Tetanus der Neugeborenen* (s. Abb. 261). Bei *älteren Kindern* bietet der **Tetanus** des Gesichtes den Ausdruck des Geblendetseins bei zugekniffenem Munde (s. Abb. 7).

**Einseitige Facialislähmung** bei Neugeborenen ist gewöhnlich Folge eines Geburtstraumas und verschwindet meist bald. Später auftretende Facialislähmungen sind gleich zu bewerten wie beim Erwachsenen. Rheumatische Formen sind aber zum mindesten außerordentlich viel seltener wie dort, wenn sie überhaupt vorkommen. Viel häufiger führt die *epidemische Kinderlähmung*

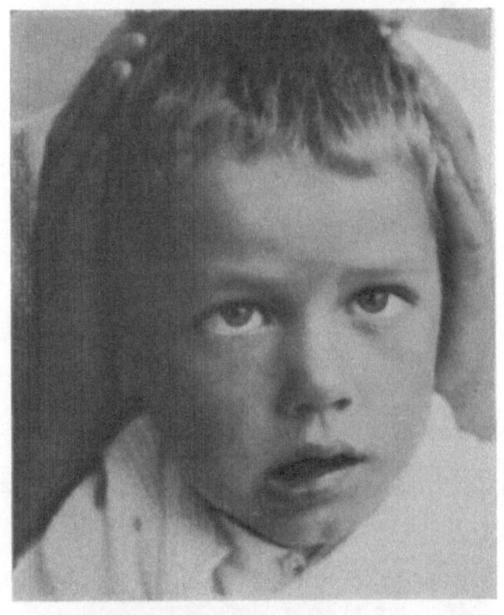

Abb. 9. Diphth. Lähmung des Muscul. triangularis oris und der Abducenten. Schlaffheit des ganzen Gesichtes. 4 Jahre.

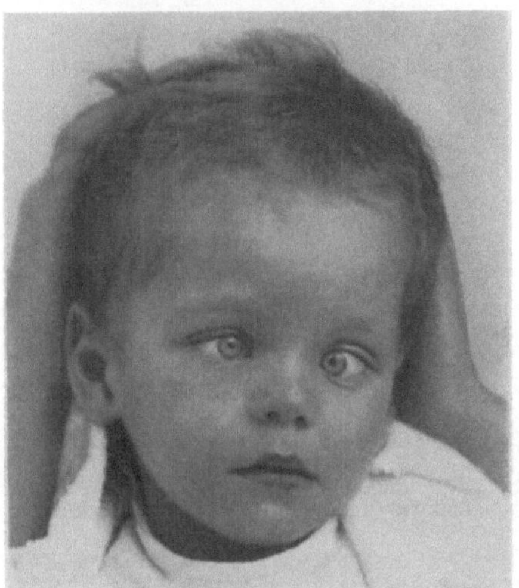

Abb. 10. Gehirntumor. 2½ Jahre. Stupor, Strabismus.

zu Facialislähmung als einzigem Symptom, bis zu 10% aller Fälle. Häufig ist *Caries des Felsenbeines* die Ursache einer vollständigen peripheren Facialislähmung (Abb. 273). Familiär sieht man Schiefstand eines Mundwinkels und Hemispasmus der Unterlippe (Herabziehen eines Mundwinkels beim Schreien und Außenkrempelung der betreffenden Unterlippenseite) (Abb. 8).

Eine eigenartige Physiognomie entsteht bei **diphtherischer Lähmung.** Neben einer Gaumensegellähmung (zweite Woche) besteht ein leichter paralytischer Strabismus convergens (durch Lähmung der Abducenten), daneben eine Schlaffheit der ganzen Gesichtsmuskulatur, die leicht übersehen wird, aber doch ein typisches Gepräge verleiht (Abb. 9).

Auffallend häufig findet man bei **Pylorusstenose** starkes Stirnrunzeln, schon in der Ruhe, dabei zurückgebogenen Kopf, und dies so ausgeprägt, daß ich an einen tieferen Zusammenhang glaube (Abb. 11). Der Ausdruck ist dabei scharf und böse.

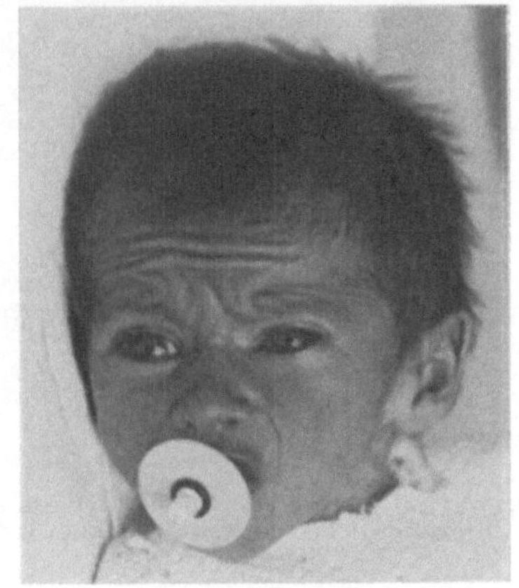

Abb. 11. Stirnrunzeln bei Pylorusstenose. Starke Behaarung. 2 Monate.

Der **Gehirntumor** verleiht dem Gesicht manchmal einen eigenartigen Ausdruck, so daß man mit einem gewissen Recht vom Tumorgesicht gesprochen hat. Es besteht mangelnde Mimik mit Stupor und Strabismus (Abb. 10) bei gutem Ernährungszustande.

Die **Encephalitis epidemica** verrät sich durch ein unbewegtes, starres, maskenartiges Gesicht. Der offene Mund läßt Speichel ausfließen. Besonders

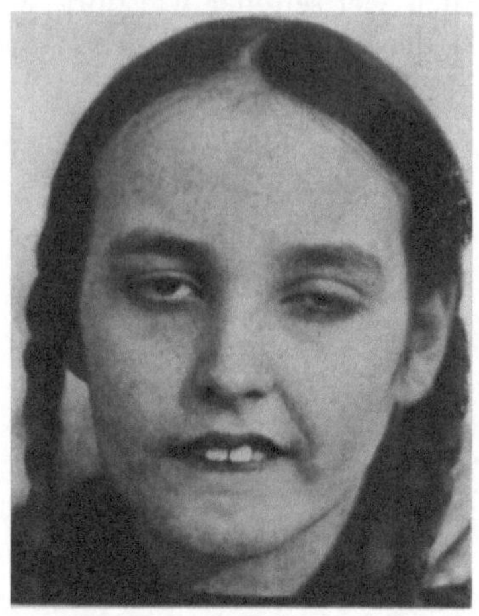

Abb. 12. Encephalitis epidemica. 10 Jahre. Ptosis, Facialisparese rechts, Strabismus divergens.

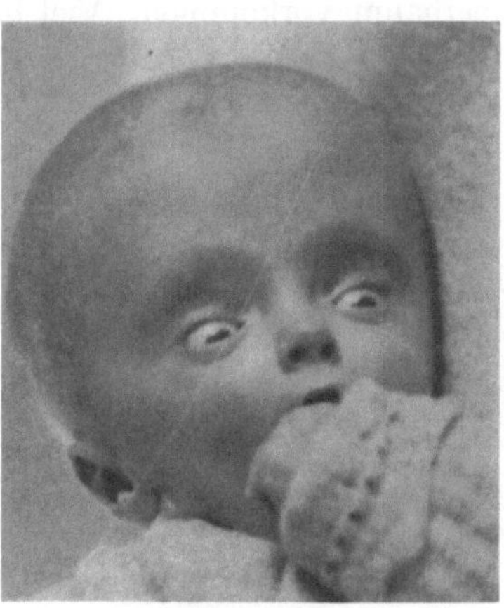

Abb. 13. Hydrocephalus chron. internus. 4 Monate Kopfumfang 52 cm.

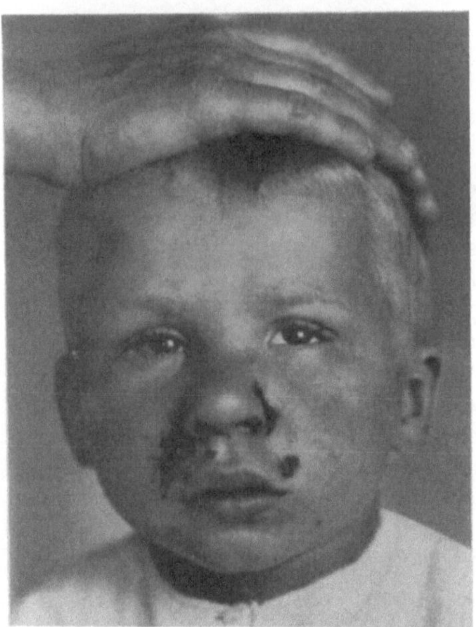

Abb. 14. Skrofulose. 3½ Jahre. Nase und Oberlippe verdickt. Ekzem um Mund und Nase. Conjunctivitis.

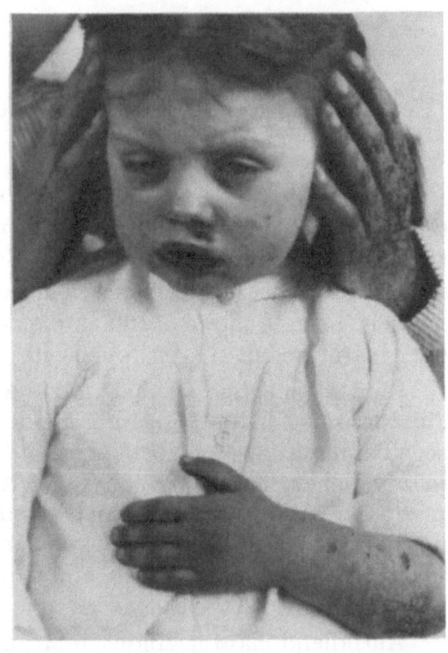

Abb. 15. Skrofulose. 3½ Jahre. Aufgeworfene Lippe. Lichtscheu bei Phlyktäne des rechten Auges, starke PIRQUETsche Reaktion am Arm.

typisch ist ein- oder beidseitige Ptosis. Nicht selten findet sich noch Pupillendifferenz oder Facialisparese (Abb. 12).

Der **chronische Hydrocephalus** charakterisiert sich durch den kleinen Gesichtsschädel neben dem aufgetriebenen Hirnschädel und durch die nach unten gerichteten vorgetriebenen Bulbi (Abb. 13). Diese Augenstellung, welche die Sklera über der Cornea sichtbar macht, verrät den Wasserkopf schon im Beginn.

In einer Reihe von Krankheiten erlaubt uns die Physiognomie mit Sicherheit die Diagnose des Leidens zu stellen. Es seien erwähnt:

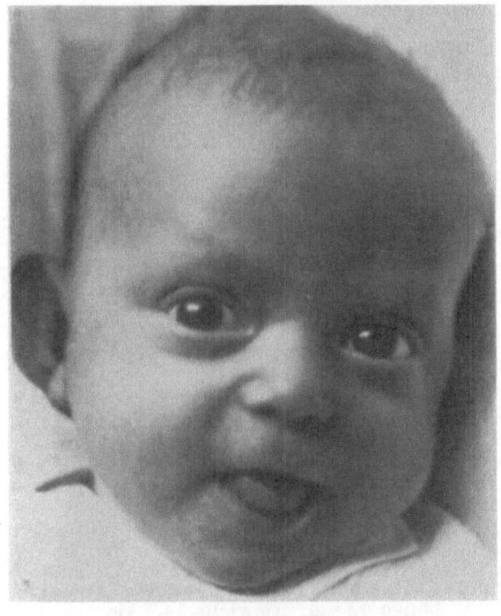

Abb. 16. Glotz- und Glanzauge bei kongenitaler Lues. 4 Monate alt.

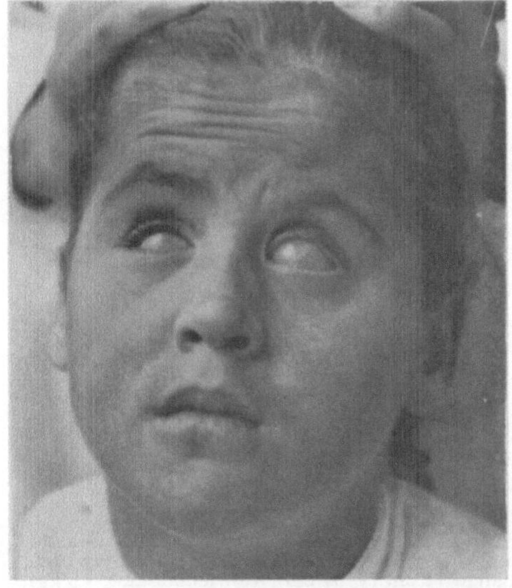

Abb. 17. Lues tarda. Keratitis parenchymatosa, Periostitis hyperplastica der Stirne. Radiäre Narben am Munde. 12 Jahre.

**Das skrofulöse Gesicht.** Die Oberlippe in dem pastösen Gesicht ist rüsselförmig aufgeworfen, die Nasenausgänge verdickt, erodiert durch chronischen Nasenkatarrh. Die Wangen sind fleckig (Skrofulide), so daß Ähnlichkeit mit dem Maserngesicht entsteht. Vor allem charakteristisch, ja direkte pathognomonisch ist eine starke, oft einseitige Conjunctivitis mit pericornealer Injektion und einer oder mehreren *Randphlyktänen* bei starker Lichtscheu und Blepharitis. Dieses wohlbekannte Bild (Abb. 14 u. 15) sagt uns, daß der Träger mit exsudativer Diathese behaftet und dabei gleichzeitig mit Tuberkulose infiziert ist. Die Skrofulose ist in den letzten Jahrzehnten selten geworden seit der Besserung der sozialen Verhältnisse (Reinlichkeit, Wohnung, Ernährung).

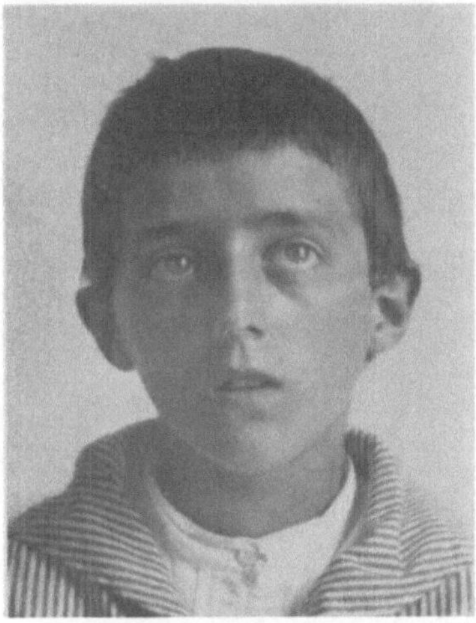

Abb. 18. Adenoide Vegetationen. 10 Jahre. Schmale Nase. Mundatmer. Vorstehende Augen.

**Das luetische Gesicht bei Säuglingen.** Auffallende Blässe der Lippen bei gutem Ernährungszustande. Gelbliche, milchkaffeeartige Farbe der Wangen (diffuses Syphilid der Oberhaut) bei glänzenden, etwas glotzenden Augen sind sehr verdächtig (Abb. 16). Finden sich noch Rhagaden am Munde, an Nase oder Auge, so steht die Diagnose fest, auch ohne daß man einzelne maculopapulöse Efflorescenzen an Stirne oder Wange wahrnimmt.

**Gesicht bei Lues tarda.** Eine doppelseitige Keratitis parenchymatosa ist an sich schon fast beweisend. Kommen dazu noch radiäre Narben am Munde, so ist die Diagnose gesichert. Daneben findet man nicht selten die charakteristische periostitische Verdickung der Stirnhöcker, die auf Abb. 17 deutlich ist. Beim Öffnen des Mundes treffen wir häufig die HUTCHINSONschen Zähne (Abb. 177).

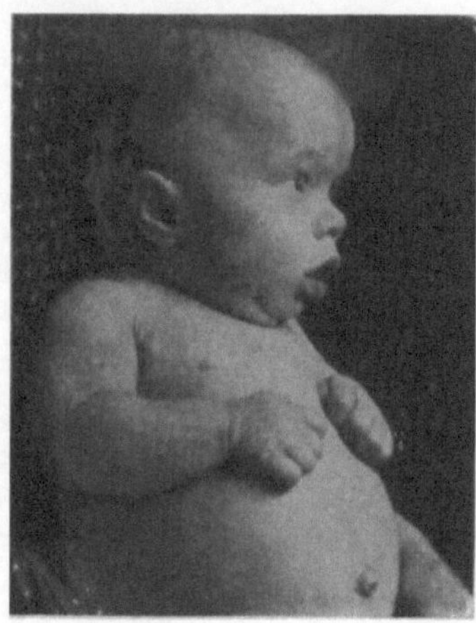

Abb. 19. Athyreosis. 5 Jahre alt, vor der Behandlung. Die Lanugo des Kopfes ist noch erhalten. Länge 72 cm (−34 cm). Gewicht 9 kg (−8 kg). Handwurzel ohne Knochenkerne.

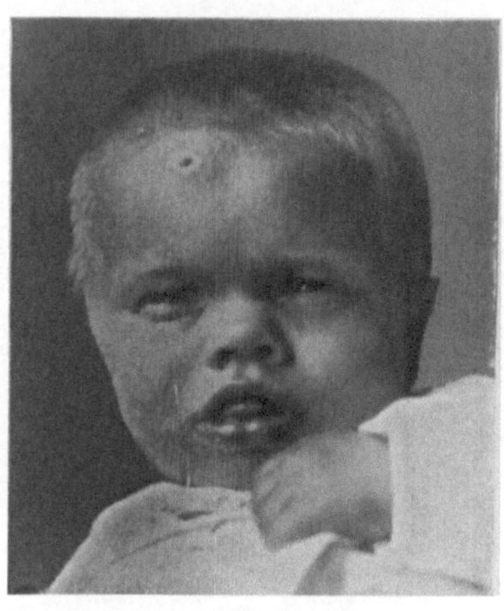

Abb. 20. Athyreosis. 8 Jahre alt, nach 3 jähr. Behandlung. Das nämliche Mädchen wie Abb. 19. Länge 75 cm. Gewicht 14,5 kg.

**Das adenoide Gesicht** bei vergrößerter Rachenmandel. Das Gesicht ist schlaff, in die Länge gezogen, der Mund offen, die Nase schmal, zusammengekniffen, die Nasenatmung erschwert. Öfters treten die Augen etwas hervor. All dies kennzeichnet zur Genüge die chronische Verengerung des Nasenrachenraumes, die auch die kloßige Sprache (Rhinolalia clausa), die schnarchende Atmung, die Einziehung des Trommelfelles (vermindertes Gehör) verschuldet (s. Abb. 18). Der adenoide Typus kann auch durch Unwegsamkeit der Nase entstehen. Auffällig ist mir die große Häufigkeit der Adenoiden bei Knaben mit langem Haar (Folge der Verweichlichung?).

**Das myxidiotische Gesicht** (Hypo- und Athyreose). Überaus plumpes, breites Gesicht, niedrige faltige Stirne. Der übergroße grobe Mund läßt eine dicke, schwer bewegliche Zunge heraustreten (Abb. 20). Die Augen sind klein, schlitzartig, mißtrauisch, weit auseinander stehend. Aufgestülpte Nase mit eingezogener Nasenwurzel. Mienenspiel träge und blöde. Beim Schreien (rauhe Stimme) tritt der typische Gesichtsausdruck besonders hervor. Trockenes spärliches Haar. Bei vollständiger Athyreosis kann die Lanugo jahrelang bleiben (Abb. 19).

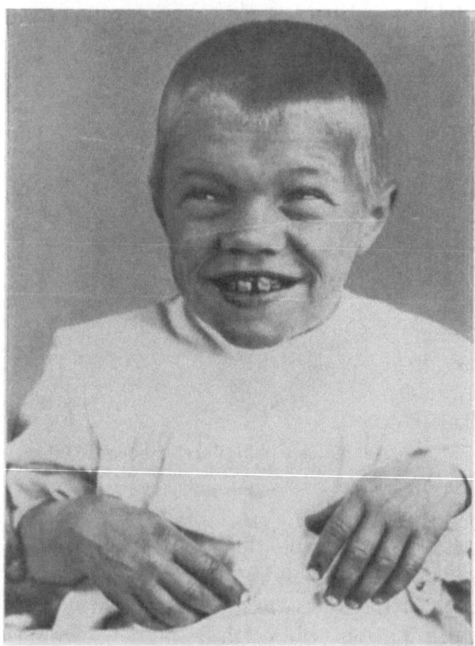

Abb. 21. Athyreosis. 13 Jahre alt (seit 8 Jahren Schilddrüsenbehandlung). Länge 110 cm (−35 cm). Alle Knochenkerne der Handwurzel vorhanden. Das nämliche Mädchen wie Abb. 19 und 20.

In schweren Fällen ist die Physiognomie von erschreckender Häßlichkeit, in leichten nur grob, aber zusammengenommen mit den übrigen Symptomen (S. 172) doch charakteristisch. Da diese Krankheit oft verkannt wird, so

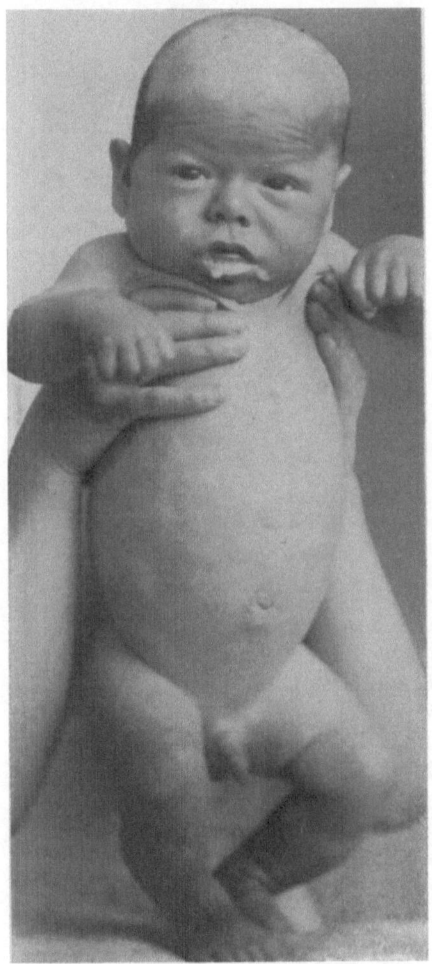

Abb. 22. Athyreosis congenita, 7 Monate alt. Muskelhypertrophie. Herz beiderseits dilatiert.

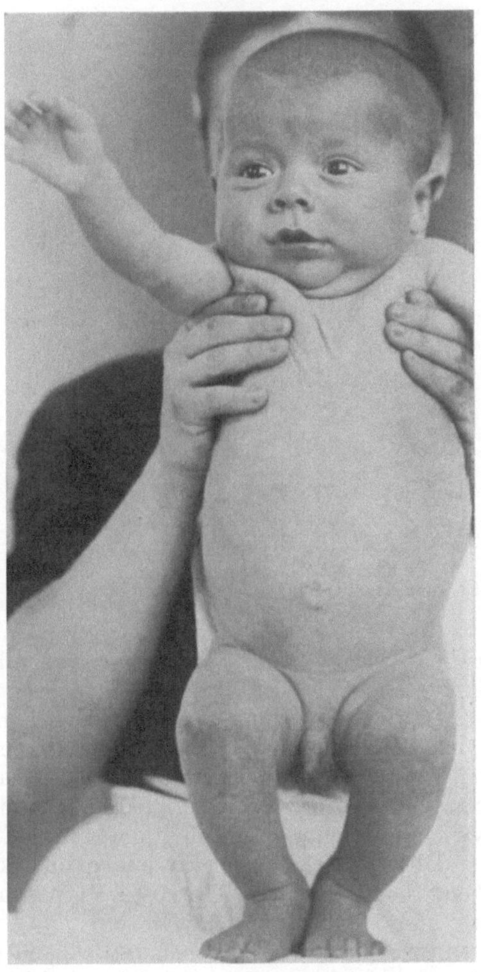

Abb. 23. Athyreosis congenita, 9 Monate. Identisch mit Abb. 22 nach 2 monatl. Schilddrüsenfütterung.

seien noch verschiedene, auch leichtere Fälle abgebildet (Abb. 19—23, 43, 44, 45 und 46). Das Vertrautsein mit ihr ist ganz besonders wichtig, da wir in der Schilddrüsenfütterung eine wirksame Therapie besitzen, die zur Bestätigung der Diagnose beitragen kann (Abb. 22 u. 23). (Vergleiche Kretinismus S. 174.)

**Das mongoloide Gesicht.** Sehr typisch, aber in leichten Fällen oft verkannt (Abb. 24—26). Schief gestellte Augen, bzw. Lidachsen, die von außen oben nach innen unten konvergieren. Meist deutlicher Epikanthus (Mongolenfalte), Zunge groß, aber weniger plump als bei Myxidiotie. Mangelndes Profil der Augenhöhlen, flaches Gesicht, häufiges Lidrandekzem. Weiche, mißgeformte, abstehende Ohren. Anhaltendes Grimassieren und Herausstrecken der rissigen langen Zunge, clownartige Rötung der Wangen. Intelligenz mäßig vermindert. Nach dem Säuglingsalter nimmt die Agilität zu und wird grotesker. So typisch meist das Gesicht ist, so schwer fällt es oft, dies in der Photographie wiederzu-

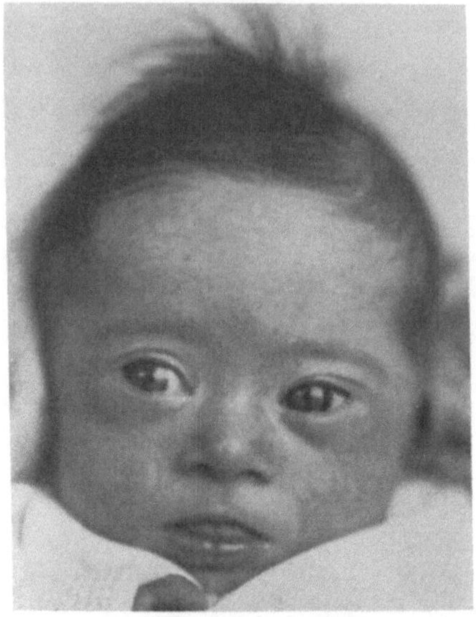

Abb. 24. Mongoloide Idiotie.
4¹/₂ Monate. Typische Augen- (Lidachsen-) Stellung. Flaches Gesicht.

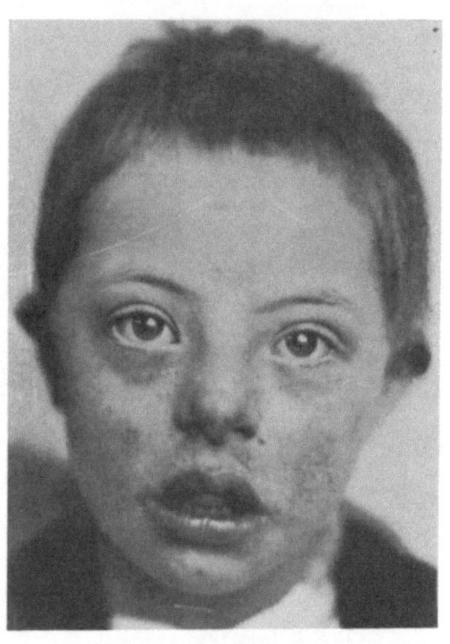

Abb. 25. Mongoloid.
6 Jahre. Schräge Lidachsen ausgesprochen. Adenoider Habitus.

geben, da das Charakteristische vor allem in dem eigenartigen *Mienenspiel* liegt. Die Schrägstellung der Lidachsen ist manchmal nur angedeutet. Nicht selten findet sich eine Kombination von Myxidiotie mit mongoloider Idiotie, wobei die mongoloide Physiognomie einen hypothyreotischen Einschlag erhält.

Typisch ist das Gesicht noch bei vielen anderen Krankheiten, so bei Atrophie des Säuglings (Abb. 242), Masern (Abb. 77) und bei vielen anderen akuten Infektionskrankheiten.

Über **Ausschläge der Gesichtshaut,** akute Exantheme, Ikterus, Cyanose, Herpes usw. s. unter Haut (S. 51 ff.).

Anschließend an die genaue Beobachtung des Gesichtes und der Mimik empfiehlt es sich, gleich die Untersuchung des *Facialis-phänomens* (S. 372), der *Konjunktiven,* der *Fontanelle* (S. 45) vorzunehmen, sodann der *Atmung* (S. 183) und des *Pulses* (S. 312), alles bevor man das Kind auszieht. Die Feststellung dieser Punkte in der Ruhe ist von großer Wichtigkeit. Durch Schreien und Aufregung wird das Ergebnis entstellt oder vereitelt.

Wir ziehen es vor, hier systematisch weiter-zu gehen und die *Lage* und *Stellung* zu betrach-ten. Da hierüber nichts wesentlich vom Er-wachsenen Abweichendes zu berichten ist, so wenden wir uns sogleich zur Betrachtung von

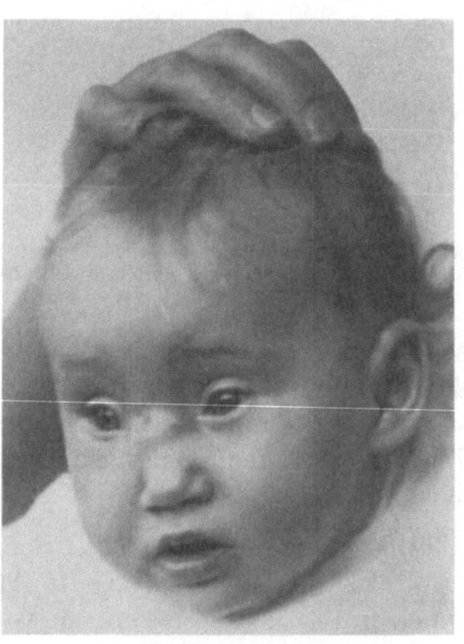

Abb. 26. Mongoloide Augenstellung infolge nasaler Meningocele, 5 Mon. alt. Keine mongoloide Idiotie!

# Entwicklung, Ernährungszustand, Wachstum.

Die *Beurteilung der Schwangerschaftsdauer* aus Länge und Gewicht des Neugeborenen ist nicht genau möglich. So kann hochgradige Unterernährung der Mutter die fetale Entwicklung verlangsamen, anderseits diese sich durch längere Schwangerschaft wieder ausgleichen. Neugeborene aus sozial hochstehenden Schichten sind größer als Proletarierkinder.

Die *Wachstumsintensität* ist weitaus am größten in der Embryonal- und Fetalzeit, sinkt dann mehr und mehr in parabolartiger Kurve. Das Wachstum wird beeinflußt durch Schilddrüse, Thymus, Hypophyse und Gehirn. Auch die lymphatischen Organe sind von Bedeutung. Auffallend ist noch bei der Geburt die *Größe des Kopfes,* so daß die Länge des Neugeborenen vier Kopfhöhen beträgt, beim Erwachsenen acht. Der Schädelumfang nimmt im 1. Jahre 12 cm zu, im 2. Jahre 2 cm, im 3. Jahre 1 cm.

Im ganzen Säuglingsalter besteht *erhöhte Permeabilität der Epithelwände* und *Grenzmembranen,* am stärksten beim Neugeborenen: Magendarm, Niere, Blut-Liquorschranke.

*Für das Alter des Fetus* bietet die Länge einen brauchbaren Maßstab. Mit 5 Monaten mißt der normale 25 cm und nimmt von da an bis zur Geburt 5 cm pro Monat zu, so daß ein Fetus von 35 cm Länge etwa 7 Monate alt sein wird.

Beim gesunden Kinde ergeben sich *verschiedene Wachstumsperioden* mit besonderer Zunahme der Länge und des Gewichtes. So findet man eine *Periode der Streckung* mit 1 Jahr, mit 5—7 Jahren und bei Mädchen mit 12—14 Jahren, bei Knaben mit 14—16 Jahren, eine erste *Periode der Fülle* mit 1—4 Jahren, eine zweite mit 8—10 Jahren, eine dritte (Reifung) mit 14—20 Jahren, letztere früher bei Mädchen als bei Knaben.

Schon lange bekannt ist ein *Auftrieb des Längenwachstums* in Europa von März bis Ende August mit Gewichtsstillstand. In Großstädten sind die Kinder bis zu 10 cm größer beim Eintritt der Pubertät als vor 30—50 Jahren. Im Spätherbst und Winter zeigt das Massenwachstum eine Vermehrung.

*Sexuelle Entwicklung.* Sexuelle Gefühle sind gewöhnlich erst im Schulalter deutlich. Die Sexualbehaarung beginnt bei Mädchen vom 10. Jahr an, bei Knaben vom 12.—15. Jahr an. Die ersten Menses (Menarche) zeigen sich etwa mit 14 (11—17) Jahren, in den letzten Jahrzehnten bei Stadtkindern häufig schon mit 11—12 Jahren. Mädchen sind im 12.—16. Jahr eher größer und schwerer als Knaben, die nach erfolgter Reife etwa 10 cm größer und 10 kg schwerer sind. Der Abschluß des Wachstums trifft bei Mädchen meist auf das 16.—17. Jahr, bei Knaben auf das 19.—20. Jahr. Der Stimmbruch ist meist mit etwa 15 Jahren zu erwarten. Die ersten Ejaculationen stellen sich vom 16. Jahre an ein.

Die *vorzeitige Frühreife* ist begleitet von vorzeitigem Längen- und Gewichtswachstum und vorzeitiger Entwicklung der Geschlechtsorgane und der sekundären Geschlechtsmerkmale.

Diese **Pubertas praecox** ist nicht sehr selten und wird durch die Dysfunktion verschiedener endokriner Drüsen bewirkt.

1. Die *genitale Form* beruht meist auf malignen Tumoren der Hoden und Ovarien, oft schon beim Kleinkind, und führt zu erstaunlicher Zunahme von Länge und Gewicht, starker Entwicklung der Genitalien, der Brüste und Eintritt der Menstruation in den ersten Jahren. Gute Intelligenz.

2. Die *pineale Form* zeigt sich bei Tumoren (Teratomen) der Zirbeldrüse, wobei Drucksymptome der Vierhügelregion bemerkbar werden. Adipositas und Hochwuchs, besonders bei Knaben. Geistige Entwicklung verfrüht.

3. *Nebennierentumoren* (maligne Hypernephrome) mehr bei Mädchen; Brustentwicklung und Menarche nicht verfrüht. Hirsutismus, Virilismus (penisartige Clitoris), Pigmentierungen der Haut, starke Muskulatur, tiefe Stimme.

Bei frühzeitiger Diagnose kann die Entfernung eines ursächlichen Tumors Heilung erzielen.

*Gewicht und Länge des Menschen* sind seit Jahrhunderten und besonders in den letzten Jahrzehnten in vielen Kulturstaaten größer geworden, hauptsächlich nach dem Kleinkindesalter, so daß das Meßband von PIRQUET nicht mehr dem Durchschnitt entspricht. Besonders die Stadtschüler aus günstigem Milieu weisen verstärktes Wachstum auf. In den letzten 30—50 Jahren soll die Durchschnittsgröße der ganzen Bevölkerung um 2,5—3,5 cm zugenommen haben.

Die *Körperbautypen* sind beim Kinde noch wenig ausgesprochen. Doch kann man schon beim Säugling oft einen gewissen Habitus erkennen: *Leptosome*, schlank und grazil, immer mager bleibend, mit großer Körperlänge und dürftiger Muskulatur, *Pykniker* von gedrungenem Körperbau und großem Gewicht (s. S. 431). *Athleten* besitzen festen Knochenbau und starke, straffe Muskulatur.

Der **Ernährungszustand** wird hauptsächlich nach der Körperfülle beurteilt, speziell nach der *Stärke des Unterhautfettpolsters* mit Einschluß der *Muskulatur*, der *Durchblutung und dem Turgor der Haut*. Das Gewicht im Verhältnis zur Körperlänge, das sog. Streckengewicht, gibt einen guten Maßstab. Für die Praxis genügt die Inspektion, die Bestimmung von Gewicht und Länge, die im Einzelfall ein besseres Urteil abgeben als die Indices. Daneben ist die *Leistungsfähigkeit* des Organismus wichtiger. Sie ist nicht sofort beurteilbar und ist nicht immer entsprechend den verschiedenen Zuständen der Ernährung, die man als *Eutrophie, Dystrophie, Atrophie* bezeichnet; so kann ein aus äußeren Gründen atrophisches Kind (Aushungerung) oft noch ziemlich normale Funktionen besitzen. Einen wertvollen Maßstab für die Stärke der Fettschicht bietet die Fülle der Glutäalgegend (s. Abb. 29 u. 30). Die Dicke der subcutanen Fettpolster ist im Röntgenbild gut zu erkennen. Mit der Schublehre kann man an der erhobenen Hautfalte des Bauches das Fettpolster beurteilen. Zum Vergleich mit den Durchschnittswerten ist die Kenntnis einiger physiologischer Daten nötig, für das Säuglingsalter unentbehrlich.

Durchschnittswerte gesunder, kräftiger Kinder mit Geburtsgewicht über 2750 Gramm, nach PIRQUET-KORNFELD 1929.

| | Gewicht in kg | | Länge in cm | Kopfumfang in cm | Brustumfang in cm |
|---|---|---|---|---|---|
| | männlich | weiblich | | | |
| Geburt .......... | 3,1 | 3,0 | 50 | 34 | 32 |
| 3 Monate ........ | 5,25 | 5,0 | 59 | 40 | 37 |
| 6  „  ........ | 7,3 | 6,8 | 66 | 43 | 40 |
| 9  „  ........ | 8,8 | 8,6 | 71 | 45 | 44 |
| 12  „  ........ | 9,8 | 9,2 | 74 | 46 | 46 |
| 2 Jahre .......... | 12,5 | 11,8 | 85 | 48 | 48 |
| 3  „  .......... | 14,5 | 13,3 | 93 | 49 | 49 |
| 5  „  .......... | 17,5 | 17,3 | 106 | 50 | 52 |
| 7  „  .......... | 21,0 | 20,5 | 117 | 51 | 56 |
| 10  „  .......... | 27,7 | 29,3 | 131 | 52 | 61 |
| 12  „  .......... | 32,5 | 33,7 | 140 | 52,5 | 65 |
| 15  „  .......... | 44,3 | 45,6 | 155 | 53 | 75 |

**Das angegebene Gewicht im Säuglingsalter,** besonders in den ersten Monaten, gilt für Brustkinder. Der *gesunde Säugling* verdoppelt sein Gewicht mit 5 bis 6 Monaten und verdreifacht es mit einem Jahr. Mit einem Jahr hat der Brustumfang den Kopfumfang eingeholt.

*Die hier angeführten Werte bilden nur einen ungefähren Gradmesser der Entwicklung.* Es gibt durchaus gesunde Kinder, die gut gedeihen und die weniger große Werte aufweisen, wobei Alter, Größe und Konstitution der Eltern und der weiteren Familie, Ernährungsart, Pflege, frühere Krankheiten usw. der Kinder mitwirken, ganz abgesehen von frühgeborenen und sonst bei der Geburt unternormalen Kindern, die nur zum Teil nach 2—5 Jahren die anderen einholen. *Viel wichtiger als große Werte ist eine fortschreitende harmonische Entwicklung.*

Zur Gewichtsbestimmung ist eine gute *Kinderwaage* nicht zu entbehren, die Differenzen von 10—20 g abzulesen erlaubt. Sie gehört zur Ausstattung des Sprechzimmers. Am besten eine solche, die bis zu 20—25 kg geht und damit für Kinder bis zum schulpflichtigen Alter genügt. Zur *Längenmessung* genügt zur Not ein gewöhnliches Zentimetermaß, besser ist allerdings ein Meterstab.

Man läßt den Säugling flach auf einen Tisch legen. Die Mutter stemmt die Scheitelhöhe des Kopfes gegen ein großes Buch, das sie *senkrecht* zur Längsachse festhält. Der Arzt faßt mit einer Hand *beide* Füßchen, beugt sie rechtwinklig und zieht sie nach unten, bis die Knie völlig gestreckt sind. Mit der anderen Hand legt er den Meterstab dicht neben das Kind, stößt ihn oben bis an das Buch und visiert unten von den senkrecht liegenden Fußsohlen auf die Skala des Stabes. Auf diese Weise gelingt es dem gleichen Beobachter bei einiger Übung vergleichende Messungen bei einer Fehlerquelle von höchstens 1 cm zu erhalten.

Nützlich für Kinder jenseits des Säuglingsalters ist das *Meßband* von PIRQUET, das die durchschnittlichen Längen und Gewichte bis zur Pubertät angibt (vgl. S. 22).

Im allgemeinen gelten folgende Merkmale als *Reifezeichen des Neugeborenen:* Gewicht mindestens 2500 g, Länge 48 cm, der Schulterumfang ist größer als der Brustumfang, das Fettpolster ist prall, die Haut hellrot. Komedonen und Milien finden sich nur noch auf der Nase, Lanugo nur noch an den Schultern, oben am Rücken und an den Oberarmen. Die großen Labien decken die kleinen, die Hoden sind im Scrotum, die Nägel überragen nicht immer die Fingerkuppen.

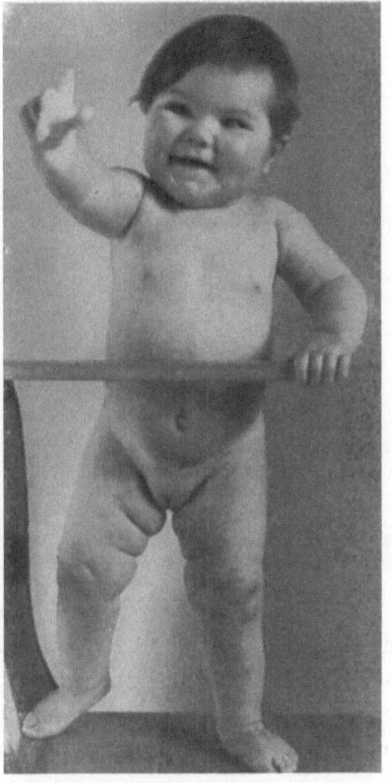

Abb. 27. Gesunder Säugling, 9 Monate alt. 8,5 kg, Größe 68 cm, 4 Zähne, Schenkelfalten, läuft im Pferch.

Die *Gewichtsabnahme nach der Geburt* beträgt 7—8% (zirka 200—300 g) schwankend zwischen 150—400 g. Bei kleinen Kindern ist sie relativ größer. Sie dauert 3—5 Tage, verharrt dann einige Zeit. Bei gesunden Brustkindern ist das Geburtsgewicht in 10—14 Tagen wieder erreicht, bisweilen erst nach 3—4 Wochen. Die Verzögerung kann auf exsudativer Diathese beruhen, die sich später zu erkennen gibt.

Das *Vorliegen einer wirklichen Frühgeburt* ist schwer festzustellen, da Gewicht und Länge auch bei ausgetragenen Kindern mangelhaft sein können. Darum bezeichnet man alle Neugeborenen unter 2500 g als Frühgeborene. So gehören zirka 10% der Lebendgeborenen zu den Frühgeborenen, etwa 1% erreicht nur ein Gewicht von 1000—1500 g. Der *Wachstumstrieb* ist wesentlich erhöht, so daß sie häufig das Gewicht mit einem Jahr vervierfachen, ganz kleine mit 3 Monaten schon verdreifachen. Doch erlangen Frühgeborene unter 1500 g oft erst nach 6 Jahren die normale Länge. Unter 1000 g ist *die Lebensfähigkeit* sehr gering. Meist besteht sie erst mit 1200 g und 34 cm Länge, nach einer Schwangerschaftsdauer von 28 Wochen.

Häufige *Eigenschaften der kleinen Frühgeburt* sind: tiefe Insertion der Nabelschnur, greisenhaftes Gesicht, starke inspiratorische Einziehungen am unteren Sternum, Atelektase, ruckweise, oberflächliche Atmung, Neigung zu Cyanose, Asphyxie bei den häufigen Gehirnblutungen, abnorm starke, lange bleibende Lanugo, hartnäckiger Ikterus, Neigung zu Ödem und Sklerödem, mangelhafte Ausbildung der Nägel und Ohrknorpel. Die Nägel fehlen aber nie und können bei 1000 g Gewicht schon die Fingerkuppe erreichen. Bei einem Gewicht unter 1800 g fehlt das subcutane Fett noch bei der Geburt. Die Ohrmuscheln sind faltenlose Lappen, Labia minora und Clitoris ragen vor. Frontal- und Parietalknochen zeigen Höckerbildung. Die Knochenkerne der unteren Femurepiphysen können schon bei 2000 g Gewicht vorhanden sein. Schlechte Thermoregulation (Untertemperatur), schwaches Saugvermögen, häufiges Fehlen der Lactase im Darme, erhöhter Bedarf an Eiweiß und Salzen, Erythroblastose, Schläfrigkeit, Muskelträgheit, Neigung zu Sepsis und Blutungen, später zu Anämie, Rachitis, Spasmophilie, LITTLEscher Krankheit. Als *Stigmata* findet man: *Megacephalus* vom 2.—6.—8. Monat (s. Abb. 28), gespannte Fontanelle, Protrusio bulborum, erhöhten Lumbaldruck, faltenreiches Gesicht, später starkes Saugpolster, große Zunge, Froschgesicht. — Bei starkem Fettansatz und Doppelkinn, kleinem Munde, rosiger Haut zeigt sich das ausdrucksarme „Puppengesicht". Sodann kurze Beine und großer, dicker Rumpf, im 2.—4. Monat Neigung zu Wutanfällen, Hypertonie. Die Frühgeborenen sind durchaus nicht immer debil.

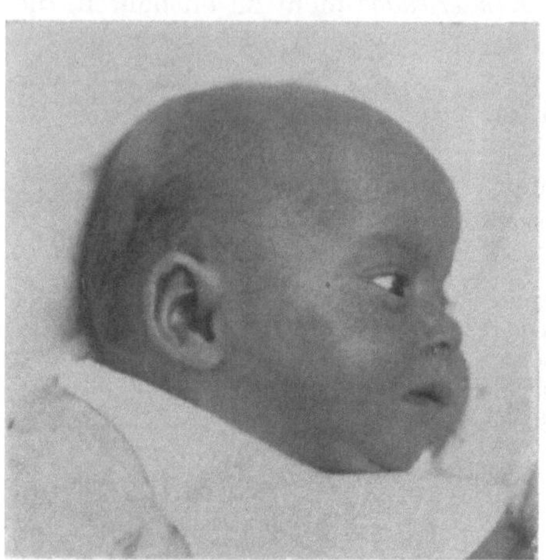

Abb. 28. Frühgeborener. 4 Monate. 3,2 kg. Ballonschädel (Megazephalus). Gefüllte Fontanelle. Glotzauge. Geburtsgewicht 1,5 kg.

Alle Frühgeborenen sind unreif, aber nicht alle sind lebensschwach. Es gibt auch Ausgetragene, die *Lebensschwäche* aufweisen (Herzfehler u. a.). Die Lebensschwäche beruht auf ungenügender *Vitalität*, d. h. in einer Unterentwicklung bzw. einer noch rückständigen Entwicklung der lebenserhaltenden Funktionen, die auch durch beste Ernährung und Pflege nicht immer zu überwinden ist.

# Störungen des Massenwachstums.

## I. Magerkeit, Abmagerung, Magersucht.

**1. Magerkeit** besteht oft nur in der Einbildung der Mütter, nach deren Begriff ihr Kind eine übermäßige Fülle aufweisen sollte, wie das „Prachtkind" der Freundin, wobei die infolge der Zwangsfütterung aufgetretene Appetitlosigkeit als Ursache des scheinbar ungenügenden Ernährungszustandes angeklagt wird. Allerdings sieht man nicht selten ungenügende Zunahme bei quantitativ oder qualitativ ungenügender Nahrung (hierzu zählt auch die „Atrophia e medico"), wobei Vitaminmangel mitspielen kann, wogegen Verzicht auf Zwangsfütterung die bis jetzt nicht gedeihenden und widerwillig gewordenen Kinder oft zu regelmäßiger Zunahme bringt (Abb. 235). Beachten müssen wir auch die leptosomen Kinder, die immer mager bleiben, bei denen die zarten Knochen und Muskeln mit dem schwachen Panniculus den Eindruck verstärken. Neugeborene nehmen auch bei ausreichender Frauenmilch öfters nicht zu bei einem Herzfehler oder einem verborgenen Infekt (Lues, Tuberkulose), der nach Wochen oder Monaten manifest wird, sodann auch ältere Säuglinge bei Unterernährung (starke Milchverdünnung), bei exsudativer Diathese oder einem gestörten Fettstoffwechsel, wo ein Nahrungswechsel Besserung bringt. Neuropathen im Säuglingsalter und später bleiben vielfach mager, besonders weil der Energie-

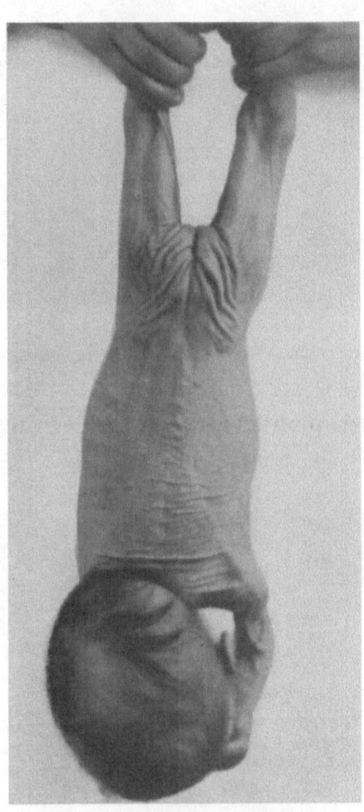

Abb. 29. Schwere Atrophie.
5 Monate. 2,8 kg.
„Tabaksbeutelform" der Nates.

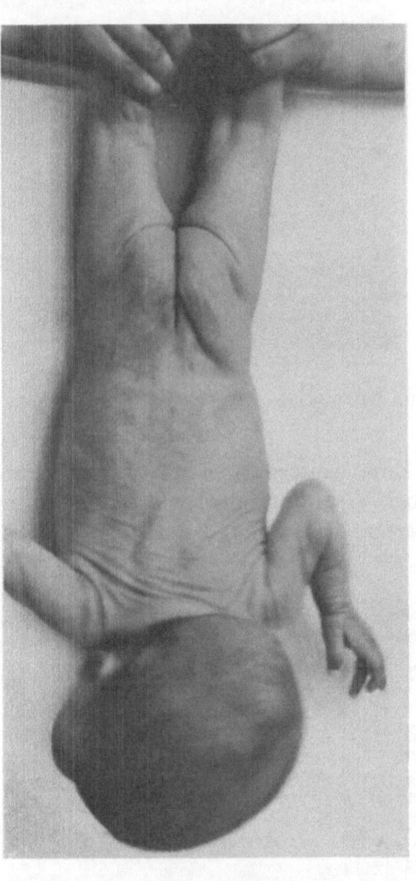

Abb. 30. Gleiches Kind, wie auf Abb. 29.
2 Monate später. 4,0 kg. Nates noch
schlaff, aber Tabaksbeutel verschwunden.

verbrauch durch ihre Unruhe, ihren Bewegungsdrang und ihr anhaltendes Schreien gewaltig gesteigert ist („Schwerarbeiter").

In der Hauptsache und führend, auch am leichtesten zu schätzen, ist dabei das *subcutane Fettpolster* beteiligt. Es handelt sich um ungenügenden Fettansatz oder krankhafte Abnahme. Frühgeborene besitzen immer ungenügenden Fettansatz. Die Ursachen sind äußere, z. B. die Nahrung und Magendarm- oder andere Krankheiten und innere (endokrine und konstitutionelle), die oft zusammenwirken und nicht immer auseinandergehalten werden können.

**2. Abmagerung** betrifft am meisten das Säuglingsalter und wird hier in den stärkeren Graden allgemein als *Atrophie* bezeichnet, ohne Rücksicht auf die Ursache.

Diese **Atrophie** ist meist die Folge einer chronischen Ernährungsstörung und findet sich darum vorzugsweise bei künstlich genährten Säuglingen als Folge wiederholter oder anhaltender Diarrhöen mit oder ohne Erbrechen. Sie ist später mit Ver-

zögerung des Längenwachstums verbunden. Die häufigste Ursache ist damit die
**Dekomposition** (Abb. 31). **Beim Milchnährschaden** (gewöhnlich Verstopfung) entsteht
sie mehr aus anhaltendem Mangel an Zunahme als durch direkten Gewichtsverlust.

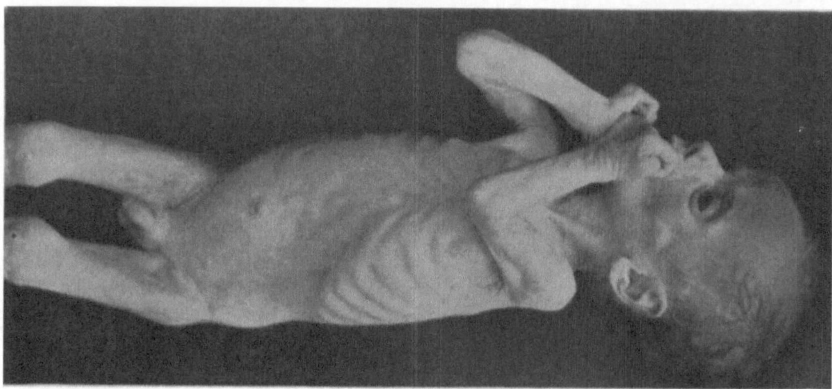

Abb. 31. Schwere Atrophie (Dekomposition), 11 Monate alt. Wangenfettpolster verschwunden.

Eine weitere Ursache ist quantitativ und qualitativ *ungenügende Nahrung*,
wobei Vitaminmangel mitwirken kann, sodann *Aushungerung, Pylorusstenose,
Pyurien, Pyodermien* u. a.

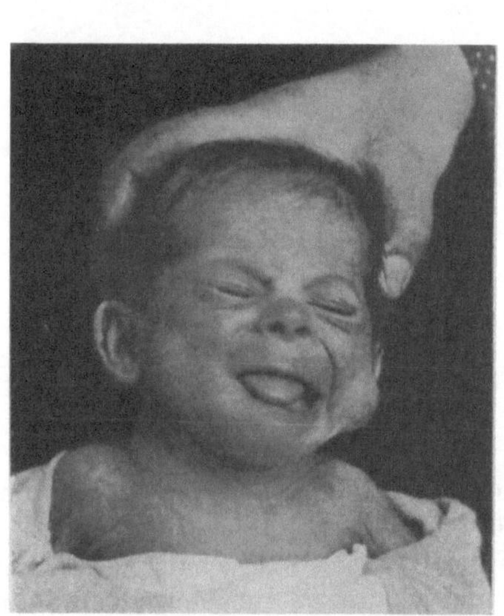

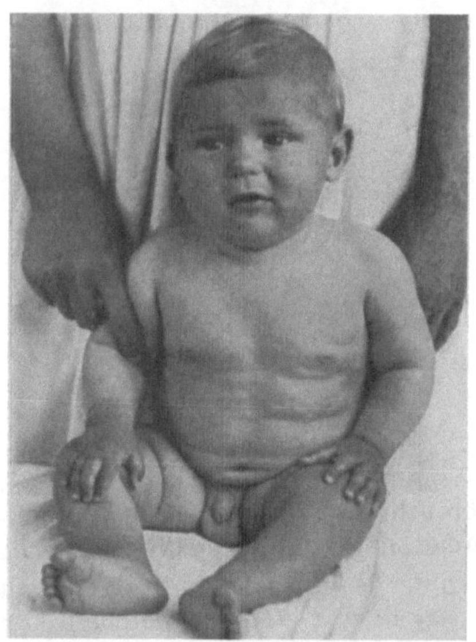

Abb. 32. Starkes Wangensaugpolster.
8 Wochen alte Frühgeburt (mongoloide
Idiotie mit Herzfehler).

Abb. 33. Tuberkulöser Säugling. Ausgedehnter Herd der linken Lunge. Bild der Gesundheit. Fieberlos, 7 Monate alt. 66 cm lang, 8,4 kg

Auch *schwere Infektionskrankheiten*, so cerebrospinale Meningitis usw., führen
zu Atrophie, womit meist eine parenterale Ernährungsstörung verbunden ist.

Die **ADDISONsche Krankheit** ist sehr selten beim Kinde. Sie wird zwischen 10 bis
15 Jahren beobachtet, fast stets als Folge von Tuberkulose mit Zerstörung der Nebennieren, und verläuft mit Diarrhöen, Muskelschwäche, Abmagerung, sinkendem Blutdruck
zum Tode. Neben Hypoglykämie ist braune Pigmentierung von Gesicht, Händen und
Wangenschleimhaut typisch, ist aber oft schwach oder fehlt.

Seltener wie man glauben möchte führt **die Tuberkulose** des Säuglings (viscerale Drüsen- oder Lungentuberkulose) zu Atrophie. Tuberkulöse Säuglinge, besonders solche an der Brust, bewahren oft im Gegenteil lange einen guten Ernährungszustand (Abb. 33). Stärkere Abmagerung trifft man bei den chronischen Formen und bei der Phthise älterer Kinder.

Erst bei älteren Kindern trifft man *Diabetes* als Ursache hochgradiger Abmagerung.

Leicht gerät auch der Arzt in *Gefahr, den Ernährungszustand zu überschätzen*, wenn er ihn bloß nach der Fülle des Gesichtes beurteilt. Im Säuglingsalter, und zwar am meisten bei exsudativen Kindern, aber auch noch bis ins Schulalter hinein, findet man volle Wangen, wogegen Hals, Rumpf und Extremitäten eine deutliche, sogar vorgeschrittene Abmagerung aufweisen. Recht oft leiden diese Kinder an Tuberkulose. Bei Säuglingen hilft auch das *Wangensaugpolster* die Abmagerung zu verdecken. Dieses lebenswichtige Fettpolster schwindet erst bei weit vorgeschrittener Abmagerung. Ungewöhnlich stark findet man es bei Frühgeborenen und Idioten entwickelt (Abb. 32).

**3. Eine eigentliche Magersucht** tritt selten vor dem Schulalter in Erscheinung. Hier begegnet man der *asthenischen Magersucht* bei Neuropathen mit schlaffen überstreckbaren Gelenken, erethischem Charakter, Neigung zu Hyperthermien, wobei es oft zweifelhaft bleibt, wie weit erbliche Anlage, Ernährungs- und Erziehungsfehler, psychische Ursachen die Schuld tragen. Sie erreicht meist keinen bedeutenden Grad. Später können sich noch endokrine Störungen bemerkbar machen. Richtige Behandlung (eventuell Landerziehungsheim) bringt weitgehende Besserung.

Bemerkenswert ist die **echte hypophysäre Kachexie** (SIMMONDsche Krank-

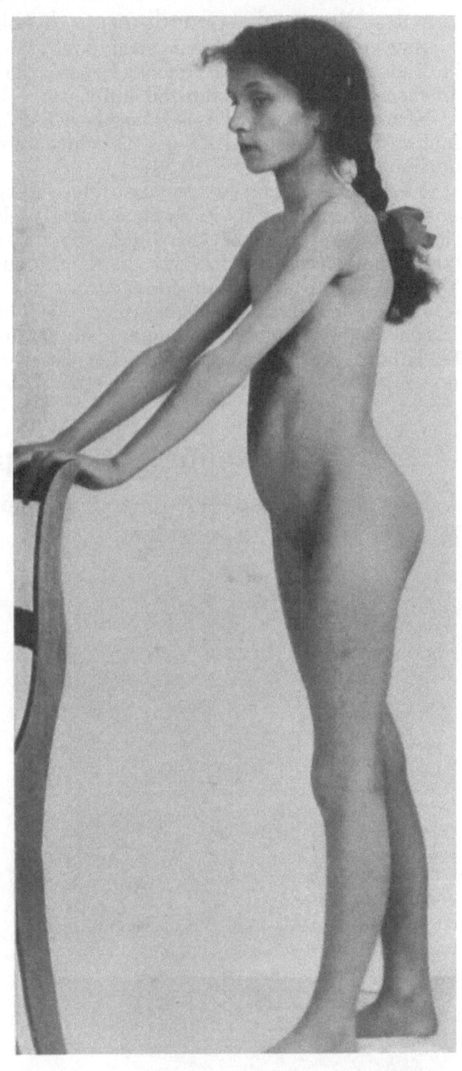

Abb. 34. Lipodystrophia progressiva im Beginn. 12 Jahre alt. Schwund des Fettes im Gesicht, am Thorax und an den Armen. Fettansammlung an Nates und Oberschenkeln.

heit), die nur sehr selten schon in der Pubertät auftritt als *bösartige Form* der *Pubertätsmagersucht*, auch als *Cachexia hypophysopriva* bezeichnet. Sie entwickelt sich als zuerst rätselhafte Störung, meist bei Mädchen im Verlauf der Pubertät. Anorexie, Charakterveränderung, Depression, Abmagerung schwerster Art, Hypotonie, oft Kleinwuchs, Amenorrhoe, Ausfall von Haar und Zähnen, Untertemperaturen, Bradykardie, Ohnmachten, verminderter Blutdruck (Ähnlichkeit mit ADDISON), herabgesetzter Grundumsatz, Hypoglykämie, Hypothermie. Zunehmende Kachexie führt meist zum Tode. Als Ursache findet sich gewöhnlich Zerstörung des Hypophysenvorderlappens durch einen Tumor, Lues, Tuberkulose usw.

Eine *ähnliche, viel häufigere, gutartige Form der Magersucht in der Pubertät* (**Spätpubertätsmagersucht,** meist Mädchen), beruht offenbar nur auf einer *funktionellen Störung des Hypophysenvorderlappens*, die auf psychische Behandlung und Preloban heilbar ist. Anorexie, Abmagerung, Depressionen. Puls, Temperatur, Blutdruck, Grundumsatz herabgesetzt.

Eine entfernte Ähnlichkeit mit hypophysärer Kachexie bietet die äußerst seltene **Progerie,** eine endokrine Störung zahlreicher Drüsen, die vorzeitige Vergreisung, runzlige Haut, Wachstumshemmung und Haarausfall aufweist.

Eine *besondere Form von Magersucht* ist *hypophysär und genital* bedingt. Sie führt zu Hochwuchs und Ausbleiben der Geschlechtsentwicklung, ist aber nicht identisch mit dem eunuchoiden Hochwuchs (S. 39).

Zu berücksichtigen ist noch die **Lipodystrophia progressiva,** die sich in seltenen Fällen bei älteren Kindern entwickelt (fast nur Mädchen). Das Gesicht und die obere Körperhälfte zeigen zunehmenden Fettschwund, die untere Hälfte, besonders die Nates, übermäßig starken Fettansatz (Abb. 34). Die Kenntnis dieser Trophoneurose ist wichtig, da ihre Träger wegen der starken Abmagerung im Gesicht und am Thorax trotz ungestörter Gesundheit früher oft als tuberkulös angesehen wurden.

Eine unbedeutende **thyreogene Magersucht** entwickelt sich bisweilen im Schulalter. Die Kinder nehmen trotz reichlicher Nahrung nicht zu. Schweiße, starke Erregbarkeit und der gesteigerte Grundumsatz weisen auf die leichte Struma als Ursache hin (Basedowoid).

## II. Fettleibigkeit (Adipositas) und Fettsucht.

Die exogenen und endogenen Ursachen (konstitutionelle, endokrine) sind dabei oft nicht reinlich zu scheiden.

### 1. Fettleibigkeit.

Ein starkes Fettpolster ist physiologisch im Säuglingsalter (Abb. 27). Es ist beim kräftigen Säugling relativ fast fünfmal stärker als beim Erwachsenen und geht bei zunehmender Muskelbewegung und Alter zurück. Es findet sich in den ersten Monaten überwiegend bei Brustkindern, später auch bei Flaschenkindern. Ein bis zwei Querfurchen im Panniculus der Innenseite der Oberschenkel sind beim Säugling normal (Adductorenfalten, s. Abb. 35). Das Fettgewebe fühlt sich in der Norm prall an.

Als Folge von Überernährung (*hauptsächlich mit Kuhmilch und Mehl*) trifft man am Ende des Säuglingsalters häufig Adipositas, leicht zu erkennen an den Fettfalten des Bauches im Sitzen (Abb. 36). Dabei besteht manchmal eine vergrößerte Milz (*Mastmilz*) bei exsudativer Diathese, Rachitis u. a.

Beim Erwachsenen gilt Adipositas mit Recht als krankhaft und unerwünscht. Leider nicht so bei Säuglingen, wenn die Mütter ihren Stolz darein setzen, möglichst schwere Kinder („Prachtkinder") zu haben, wenn sie auch in

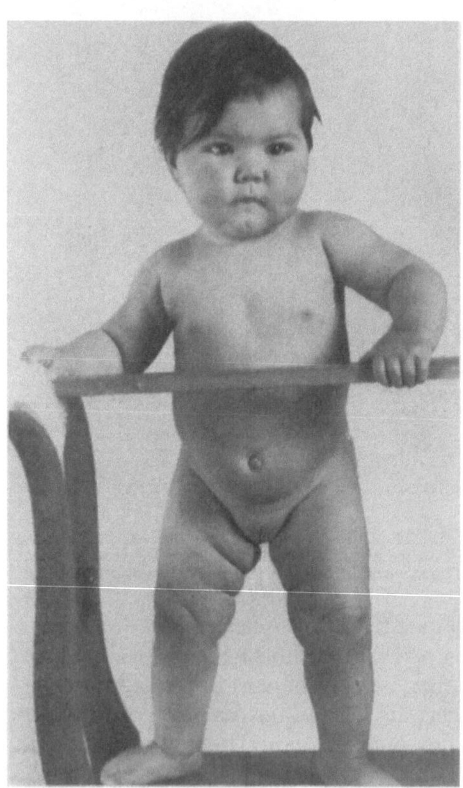

Abb. 35. „Gesunder" Säugling. 10½ Monate. 9,9 kg, 73 cm. Leichtester Grad von Adipositas. Milchschorf, starke Schenkelfalten.

den motorischen Funktionen stark rückständig und allgemein anfällig sind oder Zeichen exsudativer Diathese aufweisen (Abb. 35).

Bei exsudativer Diathese und Status lymphaticus führt Überfütterung, auch wenn sie nur relativ ist, leicht zu **pastösem Habitus,** wobei die Körperdecken mit dem wasserreichen, teigartigen und schlaffen Fettpolster blaß und fast ödematös aussehen (Abb. 37).

Mindestens zwei Drittel der zu fetten Kinder sind überfüttert **(Mastfettleibigkeit).** Oft entwickeln sich X-Beine und Plattfüße. Es ist schwer zu unterscheiden,

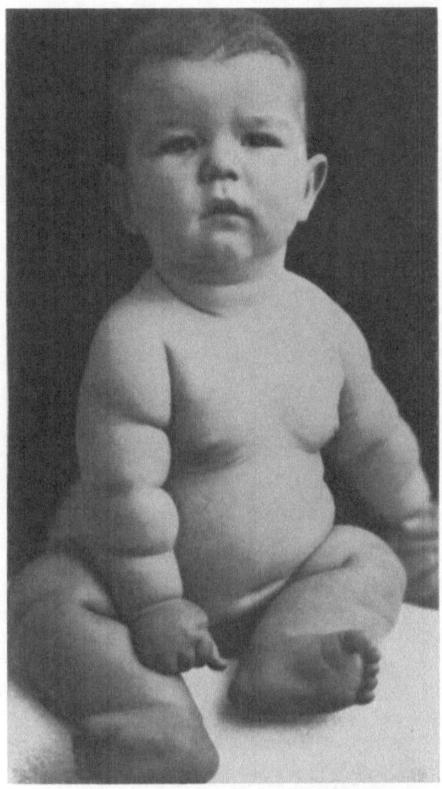

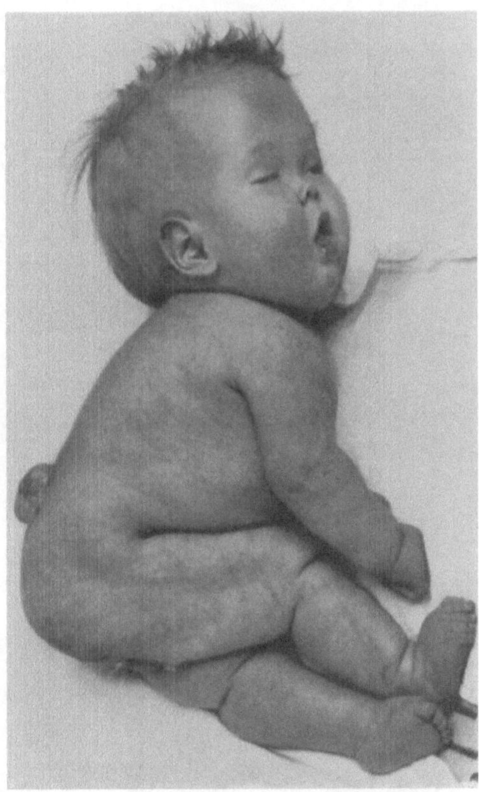

Abb. 36.
Starke Adipositas. 8½ Monate,
10,6 kg.

Abb. 37. Pastöser Habitus (hypophysären Ursprungs?).
Hydrocephalus (50 cm), Spina bifida. Hypoplasie der
Genitalien, 8 Monate. 9 kg.

wie weit begleitende Trägheit primär oder sekundär wirksam ist. Schweiße, Dyspnoe, Herzbeschwerden begleiten die schweren Formen. Die Versicherung der Mutter, das Kind esse nicht viel, trifft meist nicht zu, da solche Kinder bei wenig Muskelbetätigung gewöhnlich viel Fett und Kohlehydrate zu sich nehmen, reichlich Zwischenmahlzeiten und Schleckereien. Durch knappe Diät und vermehrte Bewegung ist diese einfache *alimentäre Adipositas* gut zu beheben, wobei wöchentliche Gewichtsbestimmung mithilft. Gewisse Fälle sind schwer zu beeinflussen, bei denen der weibliche Typus der Fettverteilung (stark an den Mammae, Hüften und Gesäß) besonders bei Knaben darauf hinweist, daß hier noch endogene Momente mitgewirkt haben.

## 2. Endogene Fettsucht (erblich, konstitutionell und endokrin).

Bei älteren Kindern beruht die Ursache überwiegend auf **endokrinen Störungen der Keimdrüsen, der Schilddrüse oder der Hypophyse.** Verminderter Grundumsatz weist auf das endogene Moment hin.

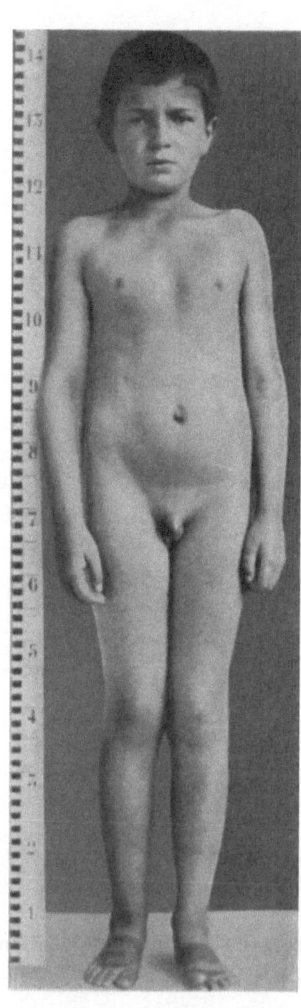

Abb. 38. Eunuchoider Hochwuchs.    11 Jahre.    Größe 143 cm (+13 cm). Untere Extremitäten übermäßig lang. Hypoplasie der Genitalien.

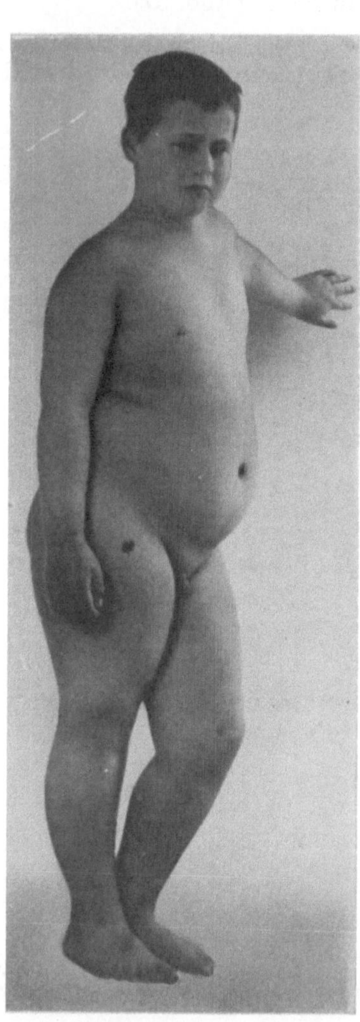

Abb. 39. Dystrophia adiposo-genitalis. 13½ Jahre.  58,5 kg (+ 19,4), Länge 143,5 cm (— 5 cm).  Hypopituitarismus. Pigmentdegeneration der Retina. 6 Zehen beiderseits.

a) Wichtig ist die **Dystrophia adiposo-genitalis Fröhlich,** der man nicht ganz selten vom Schulalter an begegnet, die gewaltige Fettsucht von weiblichem Typus, insbesondere am Schulter- und Beckengürtel, und Hypogenitalismus aufweist, mit Kleinwuchs. Die Genitalien sind hypoplastisch und versinken bei Knaben oft im Fettgewebe. Vollmondsgesicht. Bei zugrunde liegenden Hypophysentumoren (Sella erweitert) stellen sich Kopfweh, Erbrechen, Hirndruck, Hemianopsie und Herdsymptome ein. Häufig stehen subthalamische Zentren in Mitleidenschaft, bisweilen mit Diabetes insipidus.

Auch *Epiphysentumoren* können durch Druck auf die subthalamische Gegend zu Dystrophia adiposogenitalis führen (neben Prämaturität und Hirndruckerscheinungen), ebenso Gummata dieser Gegend, Lues tarda, Encephalitis epidemica, Hydrocephalus, auch nur zu einfacher Adipositas.

Bei einem 14jährigen Mädchen sah ich nach Encephalitis epidemica einen Gewichtsanstieg von 13 kg in 5 Monaten.

Eine eigenartige Form stellt die LAURENCE-MOON-BIEDLsche Dystrophie dar, die zentral bedingt ist. Die Fettsucht ist mit Pigmentdegeneration der Retina und Hexodaktylie verknüpft. Vollmondgesicht, plumpe Hände, Hypogenitalismus. Sie verursacht oft Intelligenzdefekte (Abb. 39).

Viel häufiger als die echte FRÖHLICHsche Krankheit, und oft mit ihr verwechselt, entwickelt sich im Schulalter die

**b) Pseudodystrophie der Pubertät (adipöser Gigantismus).** Die Kinder kommen oft mit 4—5 kg zur Welt. Starker Knochenbau, Eßgier, Hypoglykämie. Der *eunuchoide Hochwuchs* beruht offenbar nur auf funktionellen Störungen mit verspäteter Pubertät, ohne Hypophysen- oder cerebrale Schädigung, so daß der Zustand mit 15—18—20 Jahren von selbst zurückgeht.

Eine **einfache Pubertätsfettsucht** weisen Mädchen, seltener Knaben auf, die sich mit 11—16 Jahren äußert und Verzögerung der Menarche bewirkt. Der spontane Rückgang nach einigen Jahren beweist, daß nur funktionelle Insuffizienzen gewisser endokriner Drüsen vorlagen, vorab der Ovarien. Intelligenz gut. Oft familiär.

Der **Morbus Cushing,** der fast immer erst nach dem 20. Jahre auftritt, ganz ausnahmsweise bei älteren Kindern, beruht auf Adenom des Hypophysenvorderlappens. Vollmondgesicht. Die Fettanhäufung läßt die Hüften und die Extremitäten frei. Schmerzhafte Osteoporose der Wirbelsäule, Hypogenitalismus, Hochdruck, Hyperglykämie, Hypertrichose.

Leicht verständlich ist die **Adipositas aus Bewegungsmangel,** die sich oft entwickelt bei Idioten und schweren Lähmungen (Poliomyelitis, Muskelatrophien). Mehr und mehr auffällig mit den Jahren wird die Pseudohypertrophie der Muskeln (S. 115).

Hier sei noch erwähnt die **DERCUMsche Krankheit** (Lipomatosis dolorosa). Sie erzeugt zerstreute schmerzhafte Fettknoten unter der Haut, Schwäche und nervöse Störungen. Höchst selten bei Kindern.

Mehr *sulziges, stark entwickeltes Fettgewebe* trifft man bei **Myxödem** (S. 172), sehr *schlaffes (Cutis laxa)* beim **Mongolismus** (S. 361).

Beachte auch die folgenden Kapitel.

# Störungen des Längenwachstums.
(Normale Durchschnittsgrößen S. 22.)

Häufig sind Entwicklungsstörungen vorhanden, bei denen das Massen- wie das Längenwachstum beteiligt ist. Vielfach ist dabei das Gewichtswachstum zuerst unbefriedigend (vgl. voriges Kapitel), erst später das Längenwachstum. Wenn Gewicht und Länge im Rückstand bleiben, so ist das Kind nicht nur kleiner als ein normaler Altersgenosse, sondern macht gewöhnlich auch einen jüngeren und unfertigeren Eindruck. Dann spricht man von *Infantilismus*, wobei nach der zugrunde liegenden Organerkrankung von intestinalem Infantilismus (Coeliakie), von kardialem Infantilismus (angeborenes Herzleiden), von hepatolienalem, von renalem Infantilismus die Rede ist, abgesehen von den endokrin bedingten Formen. Den Minderwuchs bei gewissen haemolytischen Anämien hat man als *haemolytischen Infantilismus* benannt.

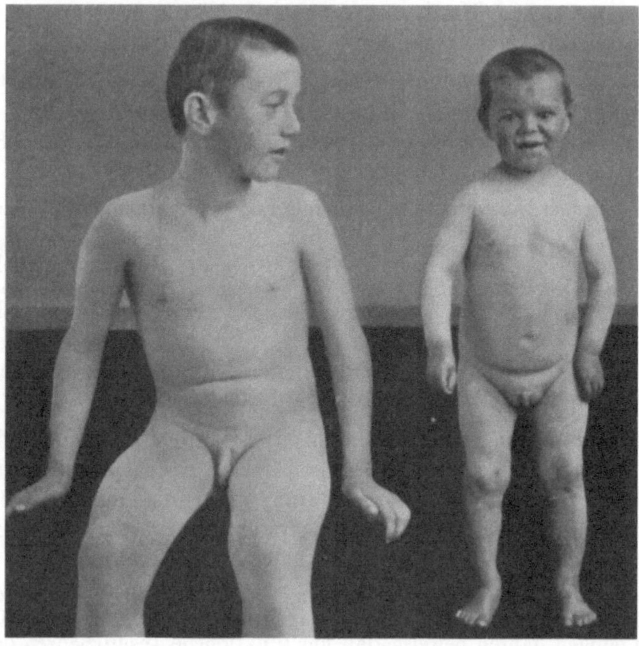

Abb. 40. Hypophysärer Zwerg neben gleichaltrigem, normalem Knaben. 13 Jahre 80 cm lang (— 65 cm). Kopf 43,5 cm. Zu kleine Hoden, plumpe Hände, schwammige Haut über der Mamilla. Gesicht alt, runzelig.

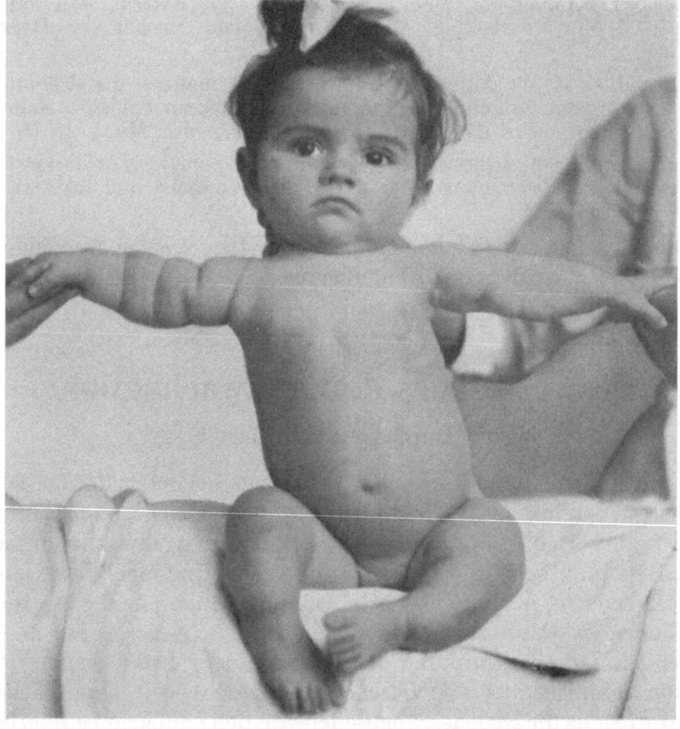

Abb. 41. Mikromelie. 1½ Jahre, 56 cm groß, Gewicht 6,1 kg. Osteogenesis imperfecta congenita. Verkürzung der Extremitäten mit mehrfachem Callus.

# I. Primäre Wachstumshemmungen

auf konstitutioneller und endokriner Basis.

**1. Echter primordialer Zwergwuchs** (Nanosomia vera). Zu kleiner, ziemlich proportionierter Körperbau. Miniaturmenschen, oft nicht über 1 m groß, bis 120 cm. Von Geburt an, erblich. Geschlechtliche und Intelligenzentwicklung gut. Das epiphysäre Knorpelwachstum ist verlangsamt.

**2. Hypophysärer Zwergwuchs.** Wuchs proportional. Mangelhafte geschlechtliche Entwicklung, Intelligenz gut, Länge oft nicht über 100 cm. Deutlich meist erst mit 2 Jahren. Epiphysen bleiben lange offen, ebenso die Fontanelle; altes, runzeliges Gesicht (s. Abb. 40). Oft eunuchoider Fettansatz. Hypoplasie oder Zerstörung des Vorderlappens der Hypophyse (Sella klein). Bisweilen Anklänge an die FRÖHLICH- oder SIMMONDSsche Krankheit. Ähnlichkeit mit Chondrodystrophie? Hypoglykaemie, Hypothermie. Die Wachstumsverzögerung beginnt meist im 1. Jahr.

**3. Der thyreogene Zwergwuchs** entwickelt sich hauptsächlich bei Athyreosis und **Kretinismus** (s. S. 172), Abb. 43, 44, 45, 46.

**4. Zwergwuchs durch Verkürzung der Extremitäten (Mikromelie)** infolge gestörten Knochenwachstums.

**a) Chondrodystrophia fetalis, Achondroplasie** (früher fälschlich als fetale Rachitis bezeichnet). Oft familiär, ungenügende und unregelmäßige Knorpelanbildung der Epiphysengrenze und Stillstand des Knorpelwachstums. Periostale Ossification ungehemmt mit vorzeitiger Synostose. Kurze, plumpe Extremitäten schon bei der Geburt (Faltenglieder). Obere Körperhälfte gegen die untere stark überwiegend (disproportionierter Zwergwuchs). Epiphysen oft pilzartig aufgetrieben. Die langen Röhrenknochen sind verdickt und verkrümmt, mikromel. Im Röntgenbilde am Diaphysenende unregelmäßiger starker querer Schattenstreifen[1]. Großer Schädel, Fontanelle lange offen, vorspringende

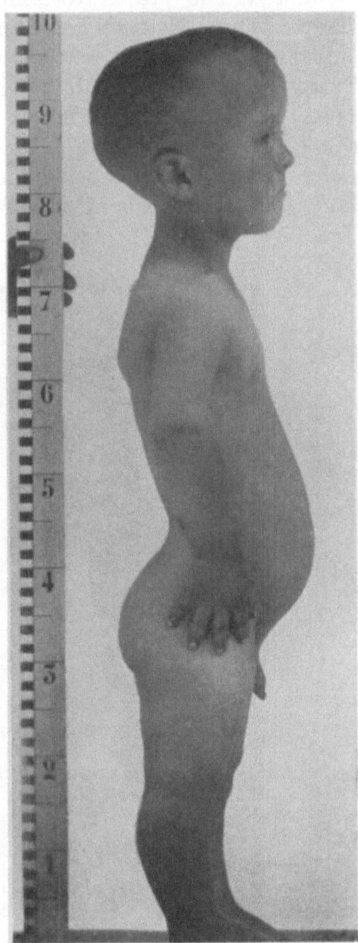

Abb. 42. Chondrodystrophie, 6 ½ Jahre. Länge 95 cm (— 17 cm), Kopf 56 cm ( + 5 cm), Lordose, Dreizackhand.

Stirne (Olympierstirne), plumpe Zunge, schmale Lidspalten, dicker Bauch, plumpe Finger, verspätete Knochenkerne machen Ähnlichkeit mit Kretinismus, aber die Intelligenz ist gut (Abb. 42). Verwechslung mit Rachitis leicht zu vermeiden. Sattelnase durch frühzeitige Verknöcherung des Tribasilare. Mittlere Finger gespreizt (Dreizackhand). Ödem des Handrückens, oft Falten der Nackenhaut. Das Kreuzbein ist gegen die lumbale Wirbelsäule scharf abgeknickt, oft

---

[1] Eine gute Darstellung der kindlichen Röntgenbefunde bietet HOTZ im Lehrbuch der Röntgendiagnostik von SCHINZ, BAENSCH und FRIEDL.

besteht Stenose des Wirbelkanals. Der Gang ist watschelnd, die Muskulatur stark. Früher beliebt als Hofnarren, jetzt als Clowns.

**b) Osteogenesis imperfecta congenita (VROLIK).** Fetal entstanden, nicht erblich. Ungenügende Anlagerung von Knochensubstanz, besonders in den langen Röhrenknochen, endostal und periostal zufolge ungenügender Osteoblastenbildung. Corticalis sehr dünn. Poröse, im Röntgenbild durchsichtige Spongiosa. Die präparatorische Verkalkungsschicht ist normal und bildet eine scharfe Linie. Es bestehen abnorme Knochenbrüchigkeit (*Osteopsathyrosis*) und multiple, 10—20—50, oft schon intrauterine Frakturen, welche kurze, faltige Extremitäten mit Callusbildung usw. bedingen und Mikromelie. Häutiges Schädeldach. Der Kopf ist oft breiter als lang. Die Nasenwurzel ist nicht eingezogen. Bisweilen blaue Skleren. Keine Beziehung zu Rachitis, die aber auch mehrfache Frakturen machen kann (rachitische Osteopsathyrose). Kurze Lebensdauer, wenige Wochen oder Monate, höchstens 4—5 Jahre (Abb. 41 u. 49).

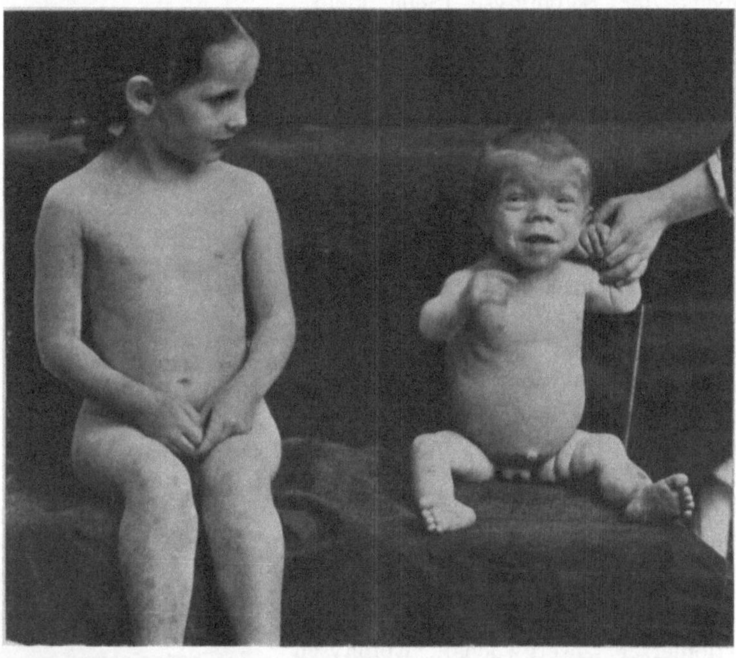

Abb. 43. Athyreosis. 5 ½ Jahre, neben 5 jährigem gesundem Mädchen, 72 cm lang (— 31 cm), 8,6 kg (— 8,4 kg). Identisch mit Mädchen von Abb. 19 bis 21. Auf die Schilddrüsenbehandlung hin (seit 6 Monaten) ist nach Ausfall der Lanugo neues starkes Haar gewachsen.

Bei einem 1 jährigen Kinde meiner Beobachtung waren die vier vorhandenen Schneidezähne bläulich durchscheinend, wie man es sonst nie sieht, gleich Milchglas, offenbar infolge der Dentinarmut.

**c) Die Osteopsathyros isidiopathica (LOBSTEIN)** ist auch angeboren, dominant erblich, entwickelt sich aber erst später als die Osteogenesis imperfecta, mit der sie Ähnlichkeit aufweist, aber nicht verwandt ist. Sie kann Ende des 1. Jahres auftreten, meist aber später. Die Röhrenknochen sind überschlank, normal lang, aber brüchig. Die *periostale Knochenbildung* ist gehemmt. Im Laufe der Jahre stellen sich 10—30—50 vielfach spontane Frakturen ein, die zu starken Verkrümmungen führen und die Körperlänge beeinträchtigen. Nach dem 20. Jahr sind neue Frakturen seltener. Typisch sind *blaue Skleren* und später Schwerhörigkeit (Otosklerose). Die Prognose ist gut.

S. auch multiple Abartungen S. 39.

**5. Allgemeine Hypoplasien unbekannter Ursache.** Proportionierter, aber zu kleiner Körperbau. Kleinwuchs verschiedenen Grades findet sich von ausge-

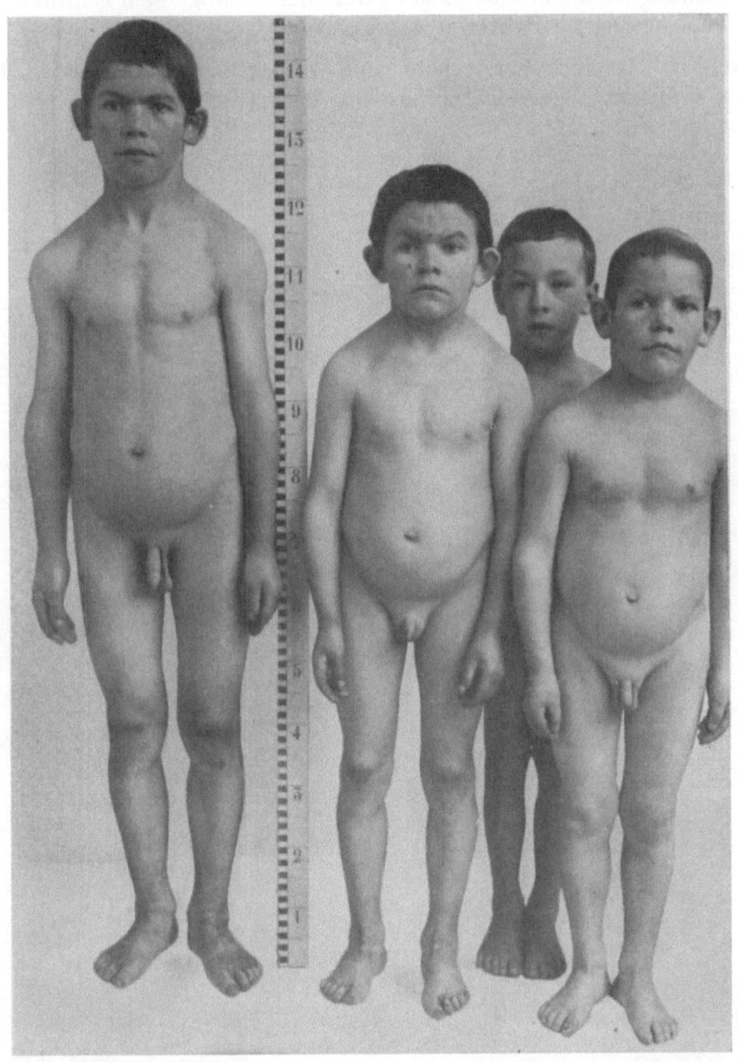

Abb. 44. Kretinischer Zwergwuchs von drei Brüdern von 15½, 17 und 14 Jahren im Vergleich mit normalem 7½jährigem Knaben (im Hintergrunde).

sprochenem Zwergwuchs bis zu nur mäßiger Einschränkung der Größe bei vielen Krankheiten, so bei Osteosklerosis congenita, Progeria, Dysostosis cleidocranialis, Dysostosis multiplex u. a. (s. S. 39 u. 129), für die man mit den genannten Störungen den Sammelnamen *infantilistische Wachstumsstörungen* braucht. Sehr häufig ist nicht zu entscheiden, ob hier konstitutionelle erbliche Anlagen, endokrine Schädigungen (Schilddrüse, Hypophyse, Keimdrüsen) einzeln oder mehrfach sich auswirken. Oft sind Keimplasmaschädigungen durch Lues und Tuberkulose im Spiel. Je nach Rasse, Familienart und Lebensbedingungen zeigen auch normale Individuen außerordentlich verschiedene Größe.

## II. Sekundäre Wachstumshemmungen (Hypotrophien).

Sie entstehen meist erst nach der Geburt. Exogene Ursachen sind oft nachweisbar. Heilung bei nicht allzu langer Dauer der schädigenden Einflüsse möglich. Oft sind auch endogene Faktoren wirksam.

**1. Rachitis.** Rachitischer Klein- und Zwergwuchs (Abb. 47). Die Extremitäten sind kurz, der Schädel verdickt, die übrigen Teile sind proportional.

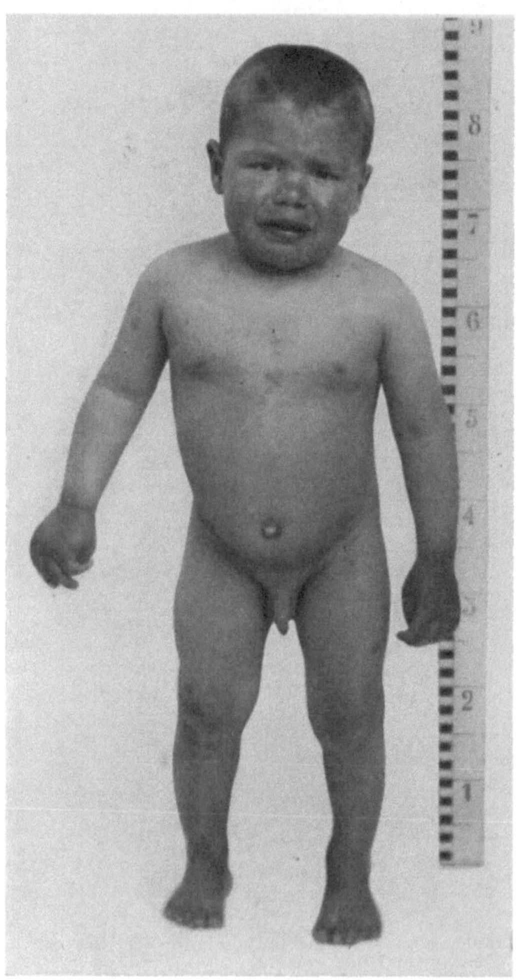

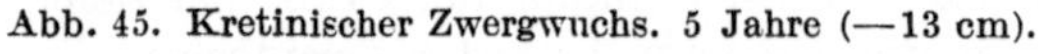

Abb. 45. Kretinischer Zwergwuchs. 5 Jahre (—13 cm).

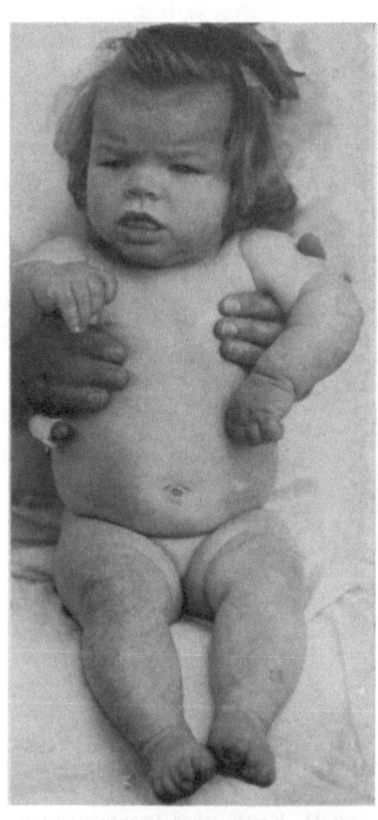

Abb. 46. Schwerer Kretinismus, 1 ½ Jahre alt, steht noch nicht. 71 cm lang, 2 Incisivi, 40 % Hgl., Fontanelle groß. Viele Kröpfe in der Familie. Eine Tante schwerhörig und schwachsinnig.

**2. Renale Rachitis,** bei chronischer Nierenerkrankung, beginnt selten vor dem 3. bis 5. Jahr. Die interstitielle Nephritis bewirkt eine schwere Beeinträchtigung des Wachstums *(renaler Zwergwuchs)*. Es besteht Osteoporose, röntgenologisch zeigt sich Ähnlichkeit mit Rachitis, die aber wesensverschieden ist. Die anorganischen Serumphosphate sind vermehrt bei Hypocalcämie. Daneben besteht eine sehr seltene Form von renalem Zwergwuchs, die nephrotisch-glykosurisch ist mit hypophosphatischer Rachitis, die schon beim Säugling auftritt. Es bestehen enge Beziehungen zur Zystinkrankheit (s. S. 346).

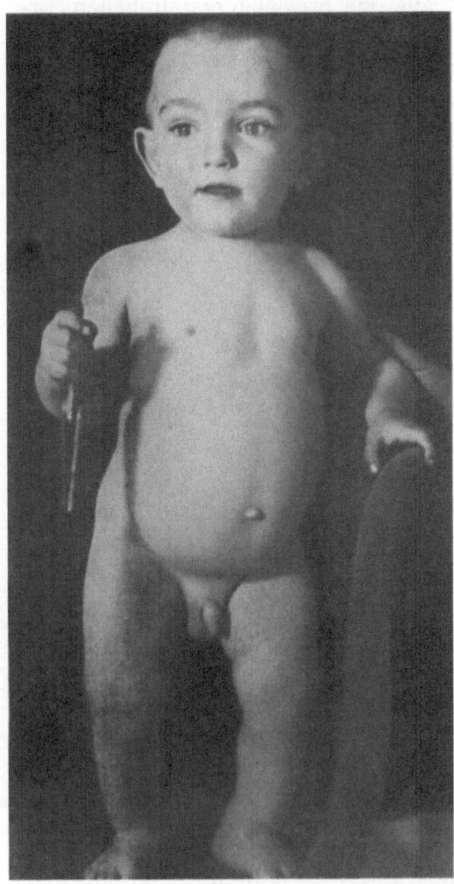

Abb. 47. Rachitis in Ausheilung, 3 Jahre. Kleinwuchs. Plumpe dicke Extremitäten. Schädel!
Länge 79 statt 93 cm, Kopf 51 statt 49 cm.

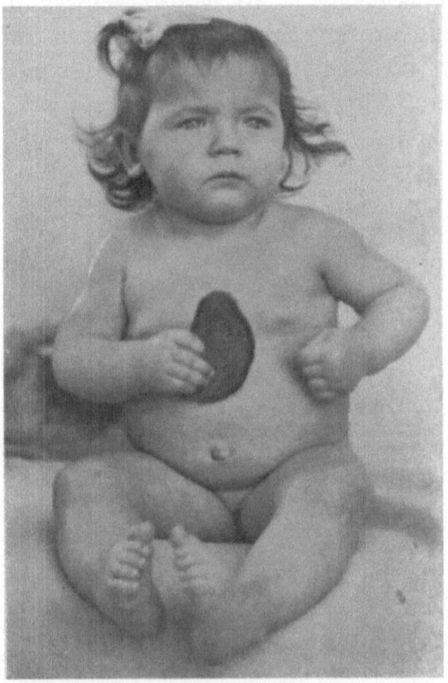

Abb. 48. Geheilte „Hypoplasie" (vergleiche
Abb. 50). 9,3 kg, 71,5 cm, Brust 46 cm.
19 Monate.

**3. Hypotrophie bei chronischen Er-
nährungsstörungen,** die meist schon im
Säuglingsalter einsetzen. Bei lang-
dauernder Unterernährung, Atrophie.
Quantitativ unzulängliche Nahrung,
Mangel an Eiweiß, Fett und Salzen
(Mehlnährschaden), an passendem
Kohlehydrat (Milchnährschaden) oder
an Vitaminen (Butter, Vollmehl, Gemüse usw.). Das Längenwachstum
leidet erst viel später als das Gewichtswachstum. Die Unterscheidung dieser
Formen von der primären allgemeinen

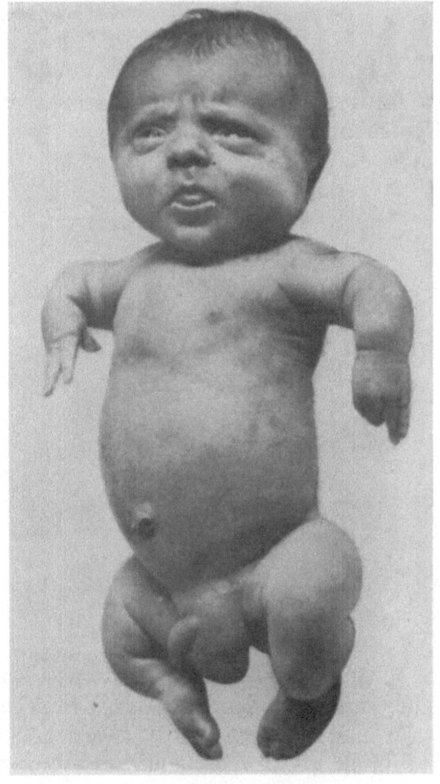

Abb. 49. Osteogenesis imperfecta. 14 Tage alt.
Multiple intrauterine Frakturen der
Extremitäten.

Hypoplasie (I, 5) ist oft schwer und erst aus den bisweilen erstaunlichen Erfolgen der Ernährungstherapie möglich (Abb. 48 u. 50). Besonders wichtig ist die Coeliakie (S. 307).

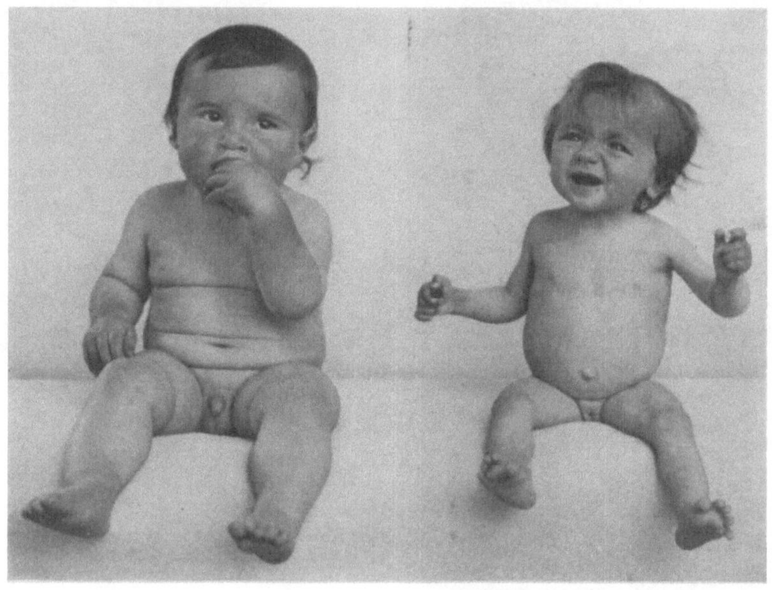

Abb. 50. Gesunder Säugling (13 Monate, 10,2 kg, 75 cm lang). Hypotrophischer Säugling (15 Monate, 4,6 kg, 61 cm) erholte sich überraschend gut und schnell (s. Abb. 48).

**4. Hypotrophie bei angeborenen Herzfehlern.** Sie ist im weiteren Sinne als Ernährungsstörung aufzufassen (ungenügende Blutversorgung).

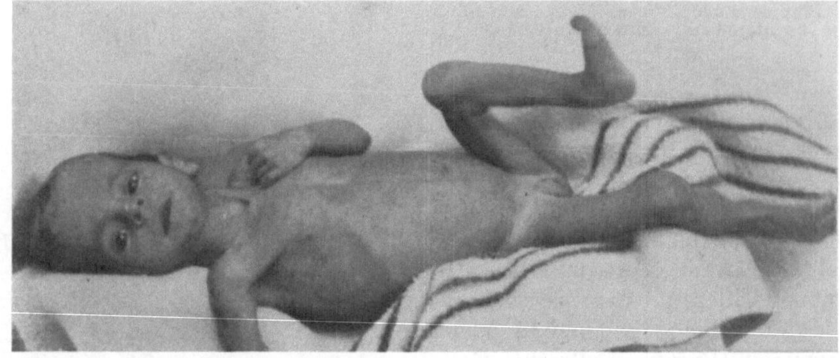

Abb. 51. Hypotrophie bei kongenitalem Herzfehler. Gute Verdauung. 12 Monate, 61,5 cm lang, Kopf 39 cm, 3,6 kg. Mit 4½ Monaten 56 cm lang, Kopf 38 cm, 3,3 kg.

**5. Infantilistische Wachstumsstörungen mit Dystrophie** entwickeln sich bei sehr verschiedenen anderen Krankheiten, z. B. bei ADDISONscher Krankheit (s. S. 26), HAND-SCHÜLLERscher Krankheit (S. 267), bei Glykogenspeicherkrankheit (S. 267). Siehe auch Mongolismus (S. 361).

# III. Wachstumssteigerungen.

**1. Riesenwuchs,** beginnt selten vor dem 10. Jahre infolge Überfunktion des Vorderlappens der Hypophyse, oft familiär. Kopf relativ klein. *Akromegalie,* speziell der Hände und Füße, bei Hypophysentumoren (Adenom des Vorderlappens) ist eine große Rarität im späteren Schulalter und nur möglich, wenn die großen Epiphysen schon geschlossen sind und dadurch das Längenwachstum beendet. Nase und Unterkiefer übergroß.

**2. Eunuchoider Hochwuchs** als Folge von Verkümmerung der Keimdrüsen durch Lues u. a., oder von Kastration. Sekundäre Geschlechtsmerkmale fehlen. Epiphysenfugen lange offen (Abb. 38).

**3.** Große Wachstumstendenz in den ersten Jahren mit starkem Fettansatz und Neigung zu Rachitis ist nicht selten bei Hypoplasie der Genitalien, wobei vielleicht eine Störung der Hypophyse im Spiel ist.

**4. Pubertas praecox** (s. S. 21).

S. auch das Kapitel über Fettleibigkeit.

## Anhang.

### Multiple Abartungen,

vornehmlich mit Mißgestaltung des Schädels und des Gesichtes. Es handelt sich um angeborene Entwicklungsfehler verschiedener Systeme, die sich miteinander verbinden können. Zum Glück selten, obschon oft erblich, familiär.

*Dysostosis craniofacialis* (CROUZON). Schädelmißbildung, Schädelnähte (Sagittalnaht) vorzeitig geschlossen. Beulenförmige Stirne, Wabenschädel, Atrophie des Oberkiefers, Exophthalmus, Strabismus, Neuritis optica (s. Abb. 52).

*Dysostosis cleidocranialis.* Verknöcherung bindegewebig angelegter Knochen ausbleibend. Schädelnähte und Fontanelle bleiben offen, Gesichtsschädel hypoplastisch, Gebißanomalien. Defekt eines oder beider Schlüsselbeine, so daß die Schultern auf der Brust zusammengelegt werden können. Lendenlordose, Kleinwuchs, oft Hypertelorismus.

*Hypertelorismus.* Schädelnähte vorzeitig geschlossen, Nasenwurzel verbreitert, so daß die Augen auffällig großen Abstand aufweisen. In mäßigem Grade häufig. Vielfach Debilität, Strabismus divergens.

*Dysostosis multiplex* (PFAUNDLER-HURLER). Gargoylismus. Plumper, großer Schädel, Gesicht fratzenhaft, *Hornhauttrübung,* Schwachsinn, Kyphose. Mißbildung der Gelenke (mangelhaft streckbar). Hände tatzenförmig, oft Hypertelorismus, Hepatosplenomegalie. Persistenz der Fontanelle. Sella erweitert. Gibbus. Zwergwuchs mit Debilität.

*Akrocephalosyndaktylie* (APERT). Frontal- und Scheitelknochen vorzeitig geschlossen, so daß die schmale Stirnmitte stark vorspringt oder Kahnschädel entsteht, hoher Gaumen, Syndaktylie an Händen und Füßen, öfters Turmschädel.

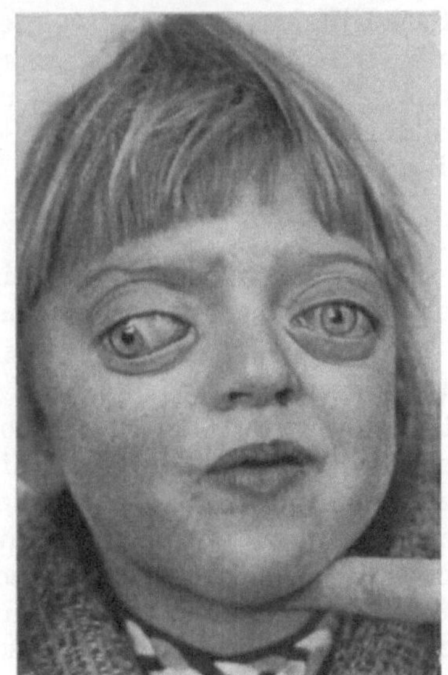

Abb. 52. CROUZONsche Krankheit. 4 Jahre alt (Prof. VOGT). Exophthalmus. Stauungspapille.

Über *mongoloide Idiotie* s. S. 361.

Weitere Mißbildungen des Schädels: Turmschädel (S. 42), Mikrocephalie (S. 41), Hydrocephalus (S. 40, 410). Mißbildungen am Skelett: MORQUIOsche Krankheit (S. 125), KLIPPEL-FEILsche Krankheit (S. 125).

# Einzelne Körperteile und Organe.

## Schädel.

### Palpation und Perkussion.

*Physiologisches.* Normale Größe s. S. 22. Die Knochen des Schädeldaches fühlen sich auch beim Neugeborenen fest an. Die großen Nähte lassen sich in den ersten Monaten noch gut erkennen.

*Untersuchung.* Man legt die beiden Daumen auf die Gegend der großen Fontanelle und tastet diese, die Coronar- und Sagittalnaht damit ab. Mit den übrigen Fingern umfaßt man dabei den Schädel wie eine Kugel, mit Mittel- und Zeigefinger besonders die Gegend der Lambdanaht mit kräftigem Drucke absuchend. Wertvoll, aber zu wenig geübt, ist die *Perkussion des Schädels* mit dem Finger.

Beim Säugling und solange die Fontanelle offen ist, die Nähte nicht geschlossen sind (bis zum 3. Jahr), ergibt kurzes kräftiges Beklopfen der Scheitelgegend mit der Fingerspitze einen *tympanitischen Schall*, auch beim ganz Gesunden, ja bei offener Fontanelle sogar ein leichtes Schettern (Geräusch des gesprungenen Topfes). Bei gespannter Fontanelle ist der tympanitische Schall verstärkt. Später, nach Schluß der Nähte und der Fontanelle, zeigt tympanitischer Schall einen erhöhten Druck an, bestätigt durch die Lumbalpunktion, so bei Pneumonie, Meningitis, Otitis, Hydrocephalus. Bei sehr hohem Druck entsteht *Schettern*, das immer zur Augenuntersuchung auffordert, wobei oft Stauungspapille Hirntumor wahrscheinlich macht. So kann Feststellung von Schettern schon bei der ersten Untersuchung eines älteren Kindes auf einen Hirntumor oder Hydrocephalus hinweisen.

Aufschlußreich ist die *Röntgenaufnahme des Schädels*, die z. B. Impressiones digitatae (Wabenschädel) aufdeckt bei Turmschädel, Synostosis craniofacialis usw., Schädelfrakturen, erweiterte Sella (Tumoren, Dysostosis multiplex), auch nicht allzu selten *Fenestrae parietales symmetricae* (Lücken zu beiden Seiten der Sagittalnaht) mit starken Impressionen, oft mit Kopfweh, Meningismus und Mißbildungen verbunden. Bei Schädelbasisverletzungen treten die subcutanen Blutungen oft erst nach 1—3 Tagen hervor.

## Makrocephalie.

Ein sehr großer Kopf ist beim Säugling physiologisch (s. S. 22). Beträgt doch die Körperlänge beim Erwachsenen 8 Kopfhöhen, beim Neugeborenen nur 4.

Ein übermäßig großer Schädel findet sich oft bei *Rachitis*, zum Teil durch Hirnhypertrophie, kaum aber durch leichten Hydrocephalus bedingt. Er ist hier häufig vorgetäuscht durch Kontrastwirkung des Thorax, der in der Norm schon im 2. Jahr den Kopfumfang übertrifft, bei Rachitis im Wachstum lange zurückbleibt. Im Gegensatz zum gewöhnlichen Hydrocephalus führt die Rachitis an sich durch Schädelverdickung vorzugsweise zu einer Vorwölbung der Stirn- und Scheitelhöcker (Quadratschädel, Olympierstirne, s. Abb. 56), zufolge der Osteophytenbildung im Stadium der Heilung. Bei *Chondrodystrophie* besteht ein großer Kopf mit Sattelnase (Abb. 42).

Am stärksten zeigt sich die Makrocephalie bei **Hydrocephalus chronicus.** Bei jüngeren Kindern bleibt dabei die Fontanelle offen, es klaffen die Nähte. Schon das Klaffen von 1 mm und das Ergebnis von wenigen Kubikzentimetern klarer Flüssigkeit bei der Ventrikelpunktion beweist Hydrocephalus (s. S. 410).

**1. Hydrocephalus chronicus internus** ist meist eine degenerative Erscheinung. Oft schon bei der Geburt bemerkbar, kann er gewaltige Dimensionen erreichen (60—75 cm). Schädel gleichmäßig ballonartig aufgetrieben. Schmales Gesicht, vorgetriebene, nach unten gerichtete Augäpfel (s. Abb. 13). Bei Atrophie der

Hemisphären auf 1 cm und weniger ergibt sich Transparenz des Schädels (elektrische Taschenlampe im finsteren Zimmer an den Schädel angelegt).

**2. Hydrocephalus chronicus bei angeborener Lues,** selten vor dem 3. Lebensmonat deutlich. Meist nicht groß, begnügt sich oft mit vorgewölbter Fontanelle. Erweiterte Kopfvenen (Abb. 53 und 66). Daneben oft Verdickung der Stirn- und Parietalhöcker, die schon im 1. Halbjahr auftritt, im Gegensatz zu Rachitis, wo sie erst später sich entwickelt.

**3. Hydrocephalus chronicus nach Meningitis cerebrospinalis,** hält die normale Kopfform besser inne wie Nr. 1, wird auch selten so groß.

**4. Hydrocephalus chronicus als Ausgang der Meningitis serosa,** beim Beginn im Säuglingsalter gleich wie Hydrocephalus chronicus congenitus.

**5. Bei Hirntumor und Solitärtuberkel** entwickelt sich öfters ein Hydrocephalus internus, am stärksten, wenn die Stauung schon im Säuglingsalter beginnt.

**6. Hydrocephalus bei Pachymeningosis haemorrhagica interna,** beginnt im frühen Säuglingsalter, wird selten groß (*Hydrocephalus externus*). Der Kopf vergrößert sich gewöhnlich allmählich und zeigt mehr Kugelform als der Hydrocephalus internus, Lumbaldruck nicht erhöht. Liquor cerebrospinalis häufig blutig, öfters Blutungen im Augenhintergrunde. Die Punktion des subduralen Raumes im Bereich der großen Fontanelle neben dem Sinus longitudinalis ergibt meist blutige Flüssigkeit.

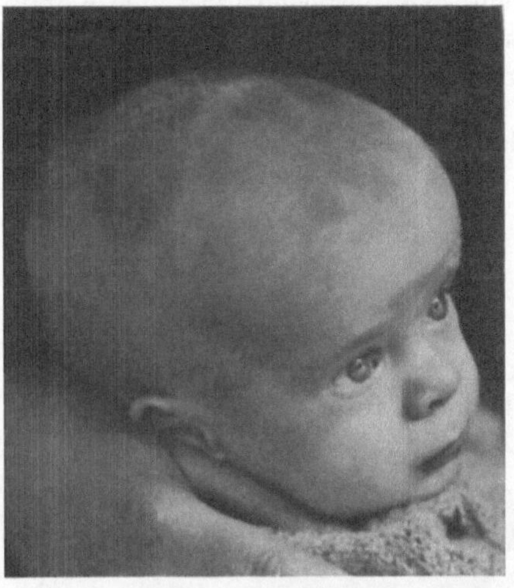

Abb. 53. Hydrocephalus lueticus, 7 Monate alt. Kopf 43 cm, Länge 55 cm, Gewicht 4,5 kg. (Fontanelle durch akute Ernährungsstörung eingesunken.)

**7. Bei Frühgeborenen** zeigt sich nach einigen Monaten ziemlich oft leichte Ballonform des Kopfes mit gespannter Fontanelle als Folge des raschen Gehirnwachstums, verliert sich später wieder (**Megacephalus,** YLPPÖ). Die Nähte klaffen. Die Venen sind oft erweitert. Selbst leichter Exophthalmus kann sich einstellen (Abb. 28). Der Kopf ist nicht wesentlich vergrößert und damit nach einiger Zeit vom gewöhnlichen Hydrocephalus chronicus zu unterscheiden, der auch Frühgeborene befällt und nicht zurückgeht, im Gegensatz zu der besprochenen Wachstumserscheinung, die ich aber bei einem ungewöhnlich kleinen Frühgeborenen andauernd fand (Abb. 252).

## Mikrocephalie.

Meist Folge von Bildungsfehlern oder von angeborenen oder früh erworbenen Hirnaffektionen und Geburtstraumen mit vorzeitigem Fontanellenschluß, fast immer

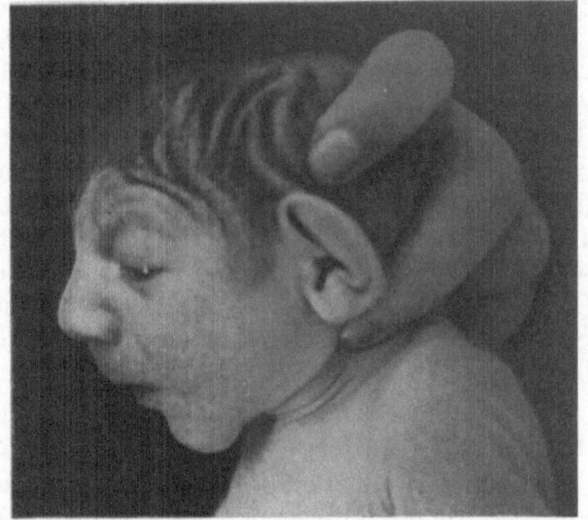

Abb. 54. Mikrocephalie, 5 Wochen alt, 1,9 kg, Kopf 24½ cm. Fontanellen geschlossen. Gehirngewicht mit 4 Monaten 25 g, Klein- und Stirnhirn fehlen. Ventrikel erweitert. Kopfhaut zu weit! Aztekengesicht.

mit Demenz oder Idiotie verbunden, oft mit Kontrakturen und Krämpfen. Fliehende Stirne. Unter *echter Mikrocephalie* versteht man eine Entwicklungsstörung des Gehirns (frei von Spasmen), Reflexe gesteigert, s. Abb. 54, unter *Pseudomikrocephalie* die Folgen entzündlicher Hirnstörungen, meist mit Spasmen, allgemeiner Starre. Die Mikrocephalie wird oft erst im Laufe des 1. Jahres deutlich, so daß es wichtig ist, den Kopfumfang bei der Geburt zu kennen. Möglicherweise liegt vereinzelt eine Röntgenschädigung zugrunde (Bestrahlung der schwangeren Mutter).

Bei 3 Brüdern im Spielalter mit einer spezifischen Anämie (s. S. 326) sah ich bei guter Intelligenz Kopfumfänge von 42—44½ cm.

# Weitere abnorme Schädelformen.

### (S. auch unter multiple Abartungen, S. 39.)

**Caput natiforme.** Auftreibung der Stirn- und Scheitelhöcker bei *Rachitis* als Folge übermäßiger Osteoid- und Osteophytenbildung. Schädel oben abgeflacht, Nähte vertieft (Sattelkopf). Erst vom Ende des ersten Jahres an (Abb. 56). Ähnlich starke Höckerbildung erlebte ich bei einer anämischen Frühgeburt ohne Rachitis. Das Caput natiforme bei angeborener *Syphilis* kann sich schon im Alter von wenigen Monaten einstellen (Fontanellenränder hart) (Abb. 55). Die Rinne zwischen den Höckern ist bei Lues ausgesprochener. Caput natiforme der Stirne sieht man auch bei *Osteogenesis imperfecta*, selten auch bei Kuhmilchanaemie ohne Rachitis.

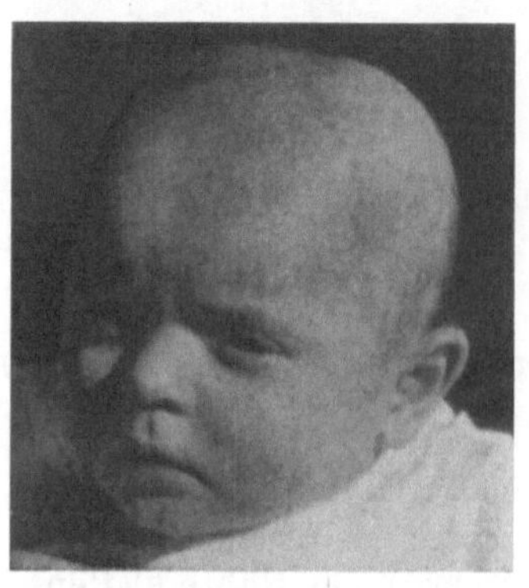

Abb 55. Caput natiforme bei angeborener Lues. 8 Monate alt. Einsattelung zwischen den Scheitelbeinen.

Bei **Lues tarda** führt die hyperplasierende Periostitis weniger zu allgemeiner starker Verdickung, aber doch häufig zu stark vorspringenden Stirnhöckern, besonders auffällig bei der Palpation (s. Abb. 17).

**Turmschädel (Pyrgocephalus).** Starke Ausziehung des ganzen Schädels nach oben mit auffallend hoher und steiler Stirne. Stark abfallende Scheitelbeine. Vorzeitige Synostose der Pfeil- und Kranznaht, die im Röntgenbild nicht mehr zu erkennen sind; kielartige Vorwölbung der Nahtstellen. Es entwickelt sich mit der Zeit Exophthalmus, Stauungspapille mit nachfolgender Atrophie der Sehnerven. Die Sehstörung beginnt zwischen dem 2.—5. Jahre. Häufig Strabismus (divergens), Nystagmus. Migräneartiges Kopfweh, Krampfanfälle (Abb. 57). Der Hirndruck ist erhöht. Der Kopf ist nicht immer auffällig verändert, gleichwohl ist der Schädel wabenartig verdünnt durch tiefe Impressiones digitatae (Röntgenaufnahme!), wobei, wie ich es einmal sah, pulsierende Emissarien der Schädeldecken bestehen können. Selten entwickelt sich Turmschädel bei haemolytischer Anaemie.

Der **Kahnschädel** entsteht durch vorzeitigen Verschluß der Sagittalnaht, die kielartig emporragt. Der Schädel kann 2mal so lang als breit werden.

**Flaches Hinterhaupt** findet sich bei mongoloider Idiotie, sonst überhaupt viel bei Idioten infolge der anhaltenden Rückenlage. Aus demselben Grunde besonders auch bei schwerer Rachitis, selbst bei phlegmatischem Temperament, was vielleicht erklärt, daß in einer Bevölkerung unter den Auswandernden die relativen Langschädel (die Unternehmenden) überwiegen.

Im Säuglingsalter ist der Schädel überhaupt *sehr plastisch*, so daß andauernde Lagerung auf einer Seite in den ersten Monaten Abflachung der betreffenden Seite und Dolichocephalie erzeugt. Kraniotabes entwickelt sich vorzugsweise auf der Seite der Lagerung.

*Rinnenförmige Impressionen* des hinten gelegenen Scheitelbeines nach spon-

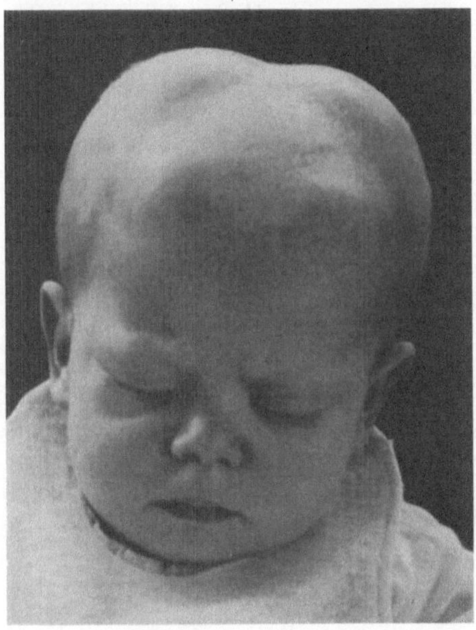

Abb. 56. Rachitischer Kreuzkopf, 20 Monate. Hyperplasie der Tubera frontalia und parietalia ungewöhnlich stark.

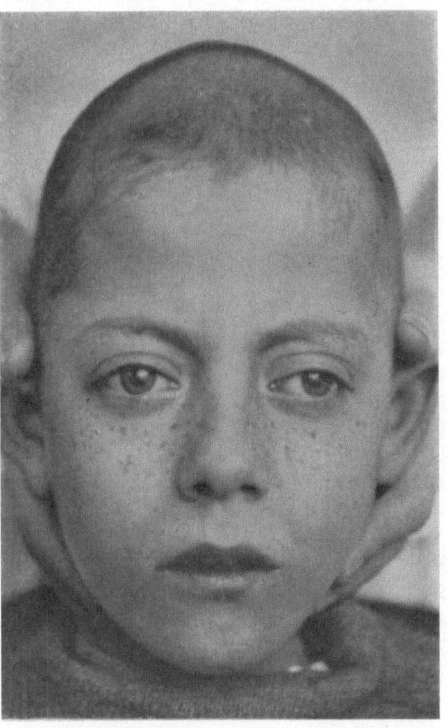

Abb. 57. Turmschädel. 9½ Jahre. Länge 120 cm, Kopf 49 cm. Strabismus divergens. Exophthalmus. Beginnende Papillenatrophie. Wabenschädel. Liquordruck im Liegen 350 m m $H_2O$. Intelligenz leicht vermindert.

taner Geburt beruhen auf engem Becken, *löffelförmige Impressionen* auf Zangenentbindung.

## Schädelweichheit.

*Angeboren* finden sich häufig (etwa ein Fünftel der Neugeborenen) *weiche Stellen* (Knochenmangel) in den ungewöhnlich weichen Scheitelbeinen längs der Pfeilnaht. Dieser **angeborene Weichschädel** ist kaum als pathologisch zu bezeichnen und verschwindet in $^1/_2$—2 Monaten, nur ausnahmsweise erst nach 3—4 Monaten. Diese sog. *Kuppenweichheit* findet sich ungefähr 3 cm oberhalb der kleinen Fontanelle, auch in anderen Stellen der Scheitelbeine an der Pfeilnaht. Die rachitische Kraniotabes bevorzugt die Gegend der Lambdanaht und entsteht gewöhnlich erst nach Verschwinden des Weichschädels.

Ähnlich gelagerte Defekte, aber zahlreicher, als hartumrandete Löcher, findet man mit *Spina bifida* vergesellschaftet, manchmal über das ganze Scheitelbein verbreitet (charakteristisches Röntgenbild!). Dieser **Lückenschädel** hat nichts mit Rachitis zu tun. Auch bei *Chondrodystrophie* werden Löcher beobachtet. Außerdem findet man in seltenen Fällen *angeborene Ossificationsdefekte* im oberen hinteren Winkel der Scheitelbeine, z. B. bei Mongolismus.

Bei **Osteogenesis imperfecta** ist der Schädel oft papierdünn, daneben finden sich häufig multiple Frakturen der Extremitäten (s. S. 34).

**Die erworbene rachitische Schädelerweichung (Kraniotabes)** entwickelt sich vom 3.—8. Monat an durch Knochenschwund (Halisteresis) bei verzögertem Knochenanbau und vermehrtem Abbau. Weiche Stellen, allmählich in den festen Knochen übergehend, beim Betasten pergamentähnlich, treten in der Nähe der Lambdanaht in den Scheitelbeinen und im Hinterhauptbein auf. Diese Kraniotabes ist ein wichtiges Symptom der Rachitis, gewöhnlich das erste deutliche klinische. Es braucht oft längere Beobachtung, um rachitische Erweichungen sicher von nicht rachitischen zu unterscheiden. Im allgemeinen sind Erweichungen unter 3 Monaten nicht rachitisch, über 4 Monate ganz überwiegend. In der ersten Lebenszeit können blutchemische Anzeichen der Rachitis (s. S. 335) noch unsicher sein. Jede frisch auftretende oder zunehmende Nachgiebigkeit am Hinterkopf kann als rachitisch angesehen werden, was Verwechslung

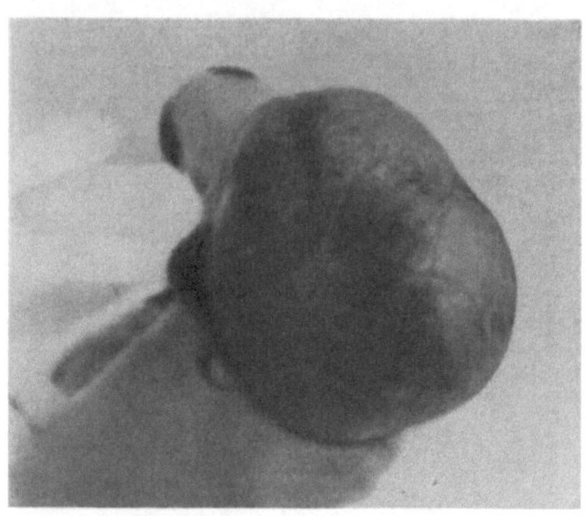

Abb. 58. Cephalhämatom über dem rechten Parietale. 5 Wochen alt. Pergamentknittern.

mit dem angeborenen Weichschädel ausschließt. Dagegen habe ich bei Frühgeborenen mit starker Gewichtszunahme schon im 2. Monat Kraniotabes entstehen sehen, zum Teil auch schon mit Zeichen spasmophiler Diathese.

## Anschwellungen des Schädels.

Sofort nach der Geburt zeigt sich oft eine teigige, ödematöse, nicht fluktuierende, bläulich verfärbte Geschwulst an der Stelle der Schädeldecke, die im geöffneten Muttermunde vorlag. Dieses **Caput succedaneum** bildet sich, von der Geburt an beginnend, in wenigen Tagen zurück.

2—5 Tage nach der Geburt entwickelt sich bisweilen eine bedeutende Anschwellung über einem Schädelknochen, meist über dem vorgelegenen Scheitelbein, die dessen Nahtränder nicht überschreitet und fluktuiert. Dieses **Cephalhaematoma externum** (Abb. 58), durch Mangel an Vitamin K begünstigt, liegt unter dem Periost und läßt darum nach 2—3 Wochen einen Knochenwall an seiner Peripherie erkennen und Pergamentknittern innerhalb desselben. Resorption und Organisation nach 2—4 Monaten. Der Schädel kann an der betreffenden Stelle noch nach 2—3 Jahren stark verdickt sein. Selten ist ein *Cephalhaematoma internum*, mit dem äußeren durch einen Riß im Knochen verbunden. Es läßt sich eher durch Hirndruckerscheinungen vermuten als durch Zeichen der Kommunikation.

Eine **angeborene Tumorbildung** trifft man am ehesten in der Medianlinie, dadurch leicht zu unterscheiden von Cephalhaematom, im Nacken oder an der Glabella, meist an der Basis abgeschnürt. Fluktuiert der Inhalt, so handelt es sich gewöhnlich um *Hydromeningocele*, ist der Tumor derb, um eine *Encephalocele*. Der Tumor pulsiert oft und wird beim Schreien praller, läßt sich manchmal etwas reponieren. Er steht durch eine fühlbare Schädellücke mit dem Inneren in Verbindung. Druck darauf kann die Fontanelle in Spannung versetzen und Krämpfe hervorrufen.

**Luetische Gummata** bevorzugen bei Lues tarda die Stirne und hinterlassen adhärente Narben. Hier sind sie ein Hauptsymptom und auch die Ursache der Zerstörung des Nasengerüstes und der Periostitis der Tibien.

## Große Fontanelle.

*Physiologisches.* Die Lambdanaht ist in den ersten Wochen manchmal noch als Rille fühlbar, die Seitenfontanellen sind noch ein wenig offen. Die Größe der großen Fontanelle ist sehr verschieden, nimmt aber in der Norm immer von der Geburt an ab, wie unsere Untersuchungen mit dem Fontanellenzirkel sichergestellt haben. Eine nach der Geburt auftretende Vergrößerung beruht meist auf Rachitis und ist manchmal das erste sichere Anzeichen hiervon. Nur bei Frühgeborenen, die eine kleine Fontanelle und enge Nähte haben, vergrößert sich die Fontanelle normal in den nächsten 3—4 Monaten, die Nähte werden weit; neben der Pfeilnaht können weiche Stellen bemerkt werden (*Kuppenweichheit*). Die Fontanelle ist mit 12, spätestens mit 18 Monaten, geschlossen. Die deckende Membran liegt im Niveau der umgebenden Schädelknochen. Sie zeigt leichte Pulsation (deutlich bei tangentialem Lichtauffall), stärkere bei Aufregung und Fieber; Vorwölbung bei Pressen und Geschrei.

Meist wird die *Größe der Fontanelle* nach Länge und Breite angegeben. Es ist dies ungenau, da die Fontanelle in diesen Richtungen in die offenen Nähte ausläuft und eine sichere Messung nicht zuläßt. Man messe darum die Fontanelle immer in den zwei *diagonalen* Durchmessern. Der Arzt setzt seine beiden Daumennägel senkrecht auf die Mitte des freien Randes der schräg gegenüberliegenden, die Fontanelle umgrenzenden Knochen. (Rechtes Frontale zum linken Parietale, sodann linkes Frontale zum rechten Parietale.) Eine Hilfsperson mißt mit einem besonders konstruierten *Fontanellenzirkel*, besser als ein gewöhnlicher Zirkel, den Abstand der Daumennägel ab, der direkt in Millimetern abzulesen ist. Auf diese Weise gelingt es leicht, die Größe der Fontanelle bzw. ihre schiefen Durchmesser bis auf einen Millimeter genau zu bestimmen und ihre Veränderungen zu verfolgen.

*Verzögerter Verschluß* findet sich bei chronischen Ernährungsstörungen verschiedener Art, am meisten bei **Rachitis.** Hier sind die Nahtränder im floriden Stadium weich, nach der Heilung hart. Nach Abheilung der Rachitis treten die Nahtränder oft wallartig hervor. Bei der Lues der Säuglinge sind die Fontanellenränder meist hart. Verzögert ist der Fontanellenschluß auch bei Hydrocephalus chronicus, bei Mongolismus, bei Chondrodystrophie, Osteogenesis imperfecta u. a. Bei Athyreosis und Kretinismus (Nahtränder sehr hart) können 5—10 Jahre und mehr bis zum Schluß vergehen. Es ist dies mit die Ursache der nicht seltenen, schwer verständlichen Verwechslung mit Rachitis.

Ein *vorzeitiger Verschluß* findet sich häufig bei Mikrocephalie und bei Turmschädel.

## Vorwölbung und Spannung der Fontanelle

ist nur deutlich zu erkennen, wenn sie mindestens noch Fingerkuppengröße besitzt. Eine Vorwölbung *in den ersten Lebenstagen* deutet gewöhnlich auf *Geburtstrauma des Gehirns*, meist eine *intrakranielle Blutung*, selten auf ein Schädeltrauma. Dabei kommt es häufig zu Asphyxie, Cyanose, Pulsverlangsamung, Krämpfen und Lähmungen, Unfähigkeit zu schlucken. Lumbalpunktat meist blutig. *Beim Schreien* wölbt sich die normale Fontanelle vor, sinkt dann beim Inspirium zurück. Sehr starke Spannung findet sich bei supratentoriellen Blutungen. Etwa ein Drittel der Todesfälle der Neugeborenen weisen Blutungen innerhalb des Schädels auf.

Bei *Hyperämie des Gehirns* (Fieber und Infekte, Keuchhusten, oft auch Rachitis) ist die Fontanelle leicht vorgewölbt und zeigt stärkere Pulsation.

Bei *Krämpfen irgendwelcher Art* (Spasmophilie, Meningismus, Stauung) ist die Fontanelle vorübergehend vorgewölbt. Stärker wird die Vorwölbung mit deutlicher Spannung bei längerdauernder *Druckerhöhung im Schädelinnern,* so bei Meningitis, Pachymeningosis haemorrhagica interna, Encephalitis, Sinusthrombose, Gehirnhämorrhagie, Spina bifida, angeborener Lues, Tumor cerebri, auch bei Frühgeborenen infolge des raschen Hirnwachstums usw. Eine volle Fontanelle bei schlechtem Ernährungszustand des Säuglings erweckt Verdacht auf Lues. Bei chronischem Hydrocephalus ist Fluktuation damit verbunden. Auch *nach abgeheilter Meningitis* (cerebrospinalis), Pachymeningosis kann sie noch monatelang gespannt und ihr Druck erhöht sein. Solange die Fontanelle noch offen ist, macht sich die Steigerung des Hirndruckes nicht so geltend wie später (Stupor, Stauungspapille, Nackenstarre, Muskelspasmen).

Bei *familiärem großem Kopf* erlebte ich bei 3 normalen Kindern einer Ehe im ersten Jahre stark vorgewölbte Fontanellen ohne nachteilige Folgen.

## Einsenkung der Fontanelle

findet sich bei chronischen Ernährungsstörungen und erschöpfenden Krankheiten jeder Art, Säfteverlusten, Atrophie verschiedenen Ursprungs. Sie ist besonders

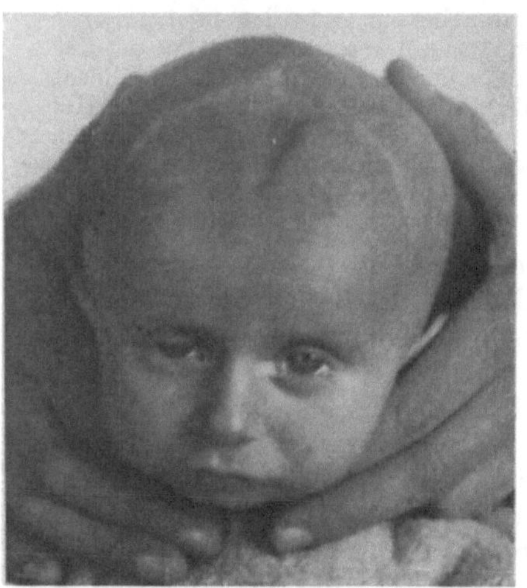

Abb. 59. Eingesunkene Fontanelle. bei Sepsis. 8 Wochen alt.

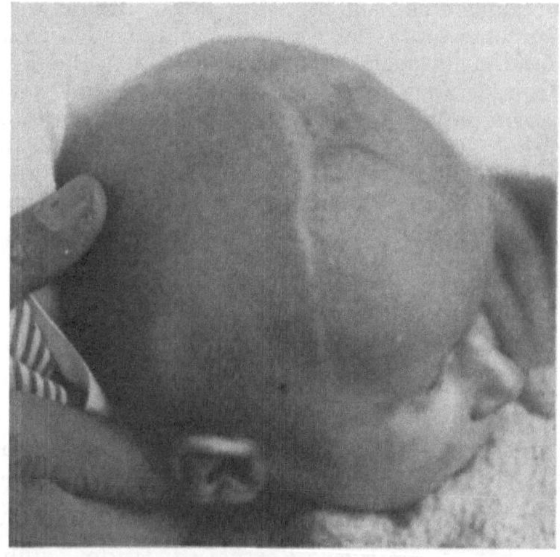

Abb. 60. Verschiebung der Stirnbeine unter die Scheitelbeine bei starkem Säfteverlust (Sepsis). 8 Wochen alt.

deutlich beim Aufsetzen des Kindes (Abb. 59). Dabei sind bei jüngeren Säuglingen die Nähte oft übereinander verschoben, meist Hinterhaupt und Stirnbein unter die Scheitelbeine (Abb. 60). Sodann bei akuten Ernährungsstörungen schwerer Art, wobei rasche Entwicklung (Brechdurchfall) stets große Gefahr anzeigt. Bei starkem Säfteverlust oder andauernder mangelhafter Flüssigkeitsaufnahme kann trotz Meningitis, besonders cerebrospinaler, die Fontanelle eingesunken sein. Nähert sich die Fontanelle dem Schluß, so ist sie auch in der Norm ein wenig vertieft und erlaubt kein Urteil mehr auf Spannung und Säftezustand des Gehirns.

*Bei der Auskultation der Fontanelle* hört man oft ein systolisches Geräusch, am meisten im Alter von $^{1}/_{2}$—2 Jahren bei Rachitikern. Dieses *Fontanellengeräusch* ist ohne Bedeutung.

# Haut und Weichteile.

*Physiologisches.* Die normale Haut hat am ganzen Körper, mit Ausnahme der oft röter gefärbten Wangen, ein gleichmäßiges Kolorit und ist frei von circumscripten Pigmentierungen, Narben, Flecken oder Entzündungen. Beim Säugling, vor allem im ersten Trimester, sind die Talgdrüsen stark entwickelt. Es erklärt dies die Neigung zu *Seborrhöe* in diesem Alter.

Die *Haut am Körper des gesunden Säuglings* hat eine schön hellrote, mattglänzende Farbe, am ausgesprochensten in den ersten Monaten beim Brustkinde. Beim Neugeborenen ist sie einige Tage hochrot, besonders beim Frühgeborenen. Blässe der Neugeborenen zeigt schwere Krankheit an. Nach dem Abblassen zeigt die Haut der Neugeborenen eine staubförmige Schuppung. Bei künstlicher Nahrung kommt diese Rosafarbe seltener zustande. Hauptsächlich ist sie vorhanden bei reichlicher Milch- (Fett-) Zufuhr und gutem Gedeihen.

Rote Wangen sind eine häufige Familieneigentümlichkeit. Übermäßige Fleischkost führt bei älteren Kindern wie bei Erwachsenen zur Erweiterung und Knickung der Hautcapillaren (rotes Metzgergesicht); vegetabile Kost begünstigt blasse Wangenfarbe.

Der *Zustand der Haut*, ihre Farbe und Elastizität, ist ein wichtiger Ausdruck des Alters und der Gesundheitsverhältnisse, auch der Pflege des Kindes, zugleich in viel höherem Grade als beim Erwachsenen der Spiegel innerer Krankheiten und konstitutioneller Störungen (Tuberkulide, diffuses Syphilid, Ödeme, Lichen urticatus, Ekzem).

Die *Farbe der Haut* erkennt man am besten bei diffusem Tageslicht. Weit mehr als beim älteren Kind und beim Erwachsenen ist sie beeinflußt durch Krankheiten und den gegenwärtigen Gesamtzustand. Die Haut, vornehmlich des Gesichtes, bietet damit einen wichtigen *Spiegel der Gesundheit und Krankheit.* So ist die Farbe gelblich bei Milchnährschaden, grau bei Mehlnährschaden, fahlgelb bei akuter Pyelitis, milchkaffeefarbig bei angeborener Lues, kanariengelb bei starker Karottenernährung usf. Bei Diabetes mellitus weisen die Wangen manchmal eine zarte Pfirsichröte auf. Bei Poliomyelitis ist die Haut der gelähmten Teile auffallend kühl und cyanotisch gefleckt.

## Turgor der Weichteile, Elastizität der Haut.

Der **Turgor** ist eine Eigenschaft aller lebenden elastischen Gewebe. Er wird beurteilt nach dem Widerstande, den diese Teile dem eindrückenden Finger entgegensetzen, und an der Schnelligkeit, mit der sich die zusammengepreßten Teile wieder ausdehnen (*Festigkeit des Fleisches*). Zur Prüfung des Turgors eignen sich am besten die Weichteile innen am Oberschenkel, durch Drücken zwischen Zeigefinger und Daumen, und die Glutäalgegend.

Bei tadellosem Ernährungszustande ist der Turgor groß, d. h. die betasteten Teile, Haut, Unterhaut, Fettgewebe und Muskeln, fühlen sich fest und prall an (Abb. 61). Schon eine leichte Ernährungsstörung, eine kurze Diarrhöe genügt, um den Turgor an der Innenseite der Oberschenkel herabzusetzen, das „Fleisch" wird welk, auf der Haut bilden sich leicht Runzeln (Abb. 62). Je jünger das Kind ist, um so leichter verändert sich der Turgor. Es hängt dies zum Teil mit dem verschiedenen Wassergehalt der Gewebe zusammen, (der Neugeborene hat nur 25% Trockensubstanz, der Erwachsene 33%), anderseits mit dem 3—4mal höheren Flüssigkeitsbedarf des Säuglings gegenüber dem Erwachsenen. Bei akutem schwerem Säfteverlust sinkt der Turgor oft in einem Tage stark herab. Bei chronischen Ernährungsstörungen, bei zehrenden Krankheiten, Abmagerung und Gewichtsverlust jeder Art findet sich ein stark verminderter Turgor.

Mit dem Gesamtturgor der Weichteile haben wir zum Teil auch schon **die Elastizität der Haut** mitgeprüft. Wasserverlust führt ebenso zu einer Herabsetzung des Turgors wie zu einer Verminderung der Hautelastizität. Wollen wir diese für sich allein prüfen, so wählen wir die Bauchhaut. Heben wir hier

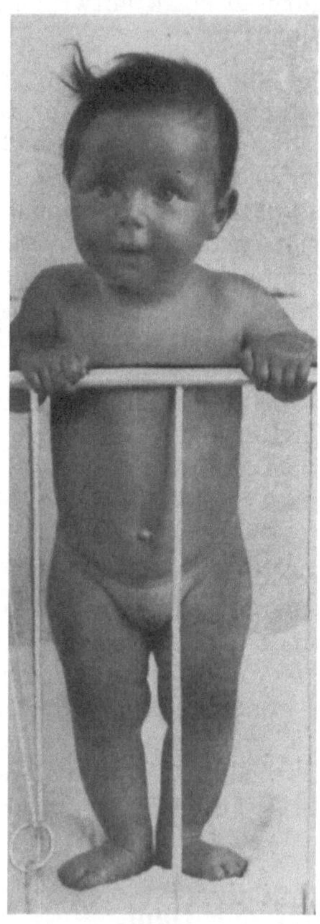

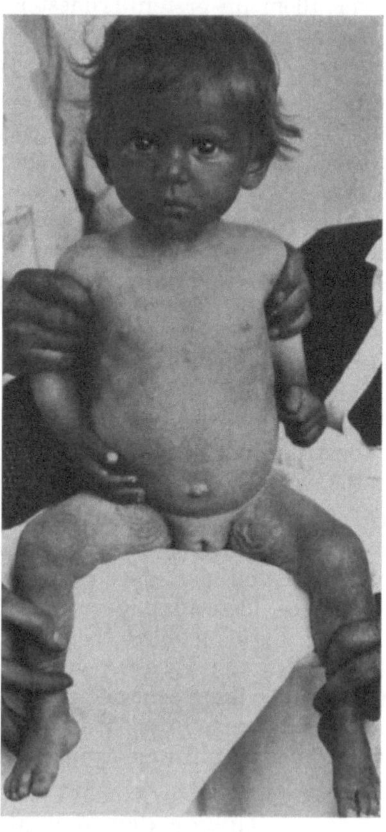

Abb. 61. Gesunder Säugling, 9 Monate alt, 7 kg (Frühgeburt 2500). Vom 1. Tag an in der Klinik künstlich ernährt. Sehr guter Turgor. Maximum 500 g Milch im Tag.

Abb. 62. Starke Abnahme des Turgors (Innenseite der Oberschenkel) bei schwerer Pyelitis. 10 ½ Monate. 5,8 kg. Scheinbar (Gesicht!) guter Ernährungszustand.

eine Falte hoch und lassen sie los, so gleicht sie sich beim gesunden Kinde sofort aus. *Bei akutem starkem Säfteverlust* ist die Elastizität stark vermindert, d. h. eine aufgehobene Hautfalte bleibt einige Zeit stehen und gleicht sich nur langsam aus (Abb. 63). Dies findet sich am ausgesprochensten durch den Wasserverlust bei fetten Kindern, z. B. beim Brechdurchfall und zeigt die Notwendigkeit von Flüssigkeitszufuhr an, die eventuell zu erzwingen ist. (Sonde, Einlauf, subcutane Injektion.) Bei der alimentären *Intoxikation der Säuglinge* spielt die Austrocknung (*Exsiccation*) eine lebensbedrohliche Rolle. Sie wird durch die mangelnde Flüssigkeitsaufnahme, die Flüssigkeitsverluste infolge des Erbrechens und der Diarrhöe, durch die starke Wasserabgabe infolge der großen Atmung bedingt und verlangt dringend Bekämpfung. Bei *chronischer Abmagerung* ist oft trotz fast völligem Schwunde des Fettgewebes und stark vermindertem Turgor die Elastizität der Haut noch gut erhalten, also im Gegensatz zum akuten Säfteverlust.

Eine auffällig weiche, nur lose den unteren Teilen aufliegende Haut findet sich bei mongoloider Idiotie (*Cutis laxa*). *Schwammig* fühlt sich die Haut bei Myxödem an.

## Vasomotorische Erregbarkeit.

Sie kann durch Reiben der Haut mit dem Finger oder durch Streichen mit der Kante eines harten Gegenstandes (Stiel des Perkussionshammers, Finger-

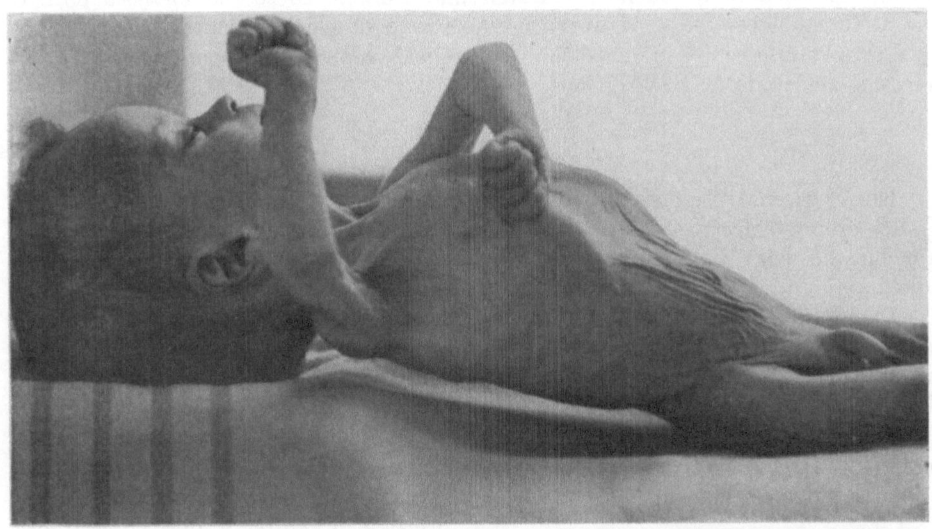

Abb. 63. Hydrocephalus nach cerebrospinaler Meningitis. 8 Monate. Opisthotonus. Austrocknung infolge Inanition, so daß erhobene Hautfalten lange stehenbleiben.

nagel) geprüft werden und äußert sich in leichterer oder stärkerer Rötung. Bei hohen Graden genügt schon die einfache Berührung oder der Druck der Haut bei der Untersuchung, um starke Rötung hervorzurufen. Sie ist besonders groß bei florider *Rachitis, alimentärer Intoxikation, Meningitis,* sodann bei *exsudativen und neuropathischen Naturen,* wo sie sich auch durch Neigung zu Farbwechsel, in Erröten und Erblassen bekundet. *Ekzematiker* zeigen vielfach eine ausgesprochene *Vasolabilität,* Blässe, Nei-

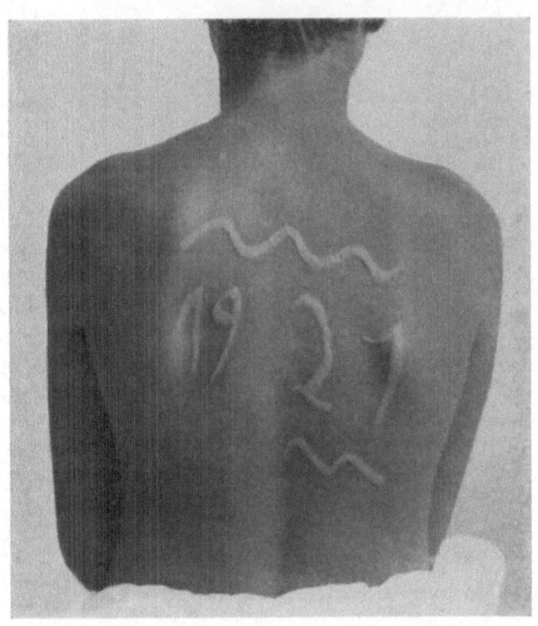

Abb. 64. Vasomotoriker. 13 Jahre. Dermographismus. Nach kräftigem Bestreichen der Haut entstehen schwielenartige helle Striemen. Orthostat. Albuminurie- und Lidschwellung (infolge von Reiben) hatten zur Diagnose „Nephritis" geführt.

gung zu Cyanose, flüchtigen Erythemen, Dermographismus, Strophulus usw. Starker Dermographismus findet sich am ehesten bei älteren Kindern (s. Abb.64). Auch *Spasmophile* neigen zu Erythemen, Urticaria. Die seltenen echten *Ohnmachten* im Kindesalter betreffen ältere *Vasomotoriker* mit Neigung zu Herzklopfen und erregbarem Nervensystem. Die Labilität der Vasomotoren verursacht beim Ausziehen oft eine blasse, kalte und feuchte Haut. Jüngere Kinder werden dunkelrot beim Schreien und fangen an zu schwitzen. Säuglinge zeigen eine marmorierte Haut und schon in der Ruhe cyanotische Schatten über der Ober- und unter der Unterlippe. Viele im Schulalter stehende Kinder leiden an kalten cyanotischen, feuchten Händen und Füßen. Diese *Akrocyanose* betrifft oft Orthostatiker. Sie wird durch nervöse Erregung gesteigert.

Der veränderten Vasomotilität liegt eine *Dystonie* des vegetativen Nervensystems zugrunde (s. S. 401).

## Schweißbildung.

Die Schweißdrüsen sind beim Neugeborenen noch sehr schwach entwickelt. In den ersten 6 Monaten ist die Schweißbildung schwach (fehlt bei Neugeborenen), am ehesten zeigt sie sich hier bei schweren Respirationskrankheiten (Bronchopneumonie) und bei Rachitis.

Die *kritische Schweißbildung* beim Fieberabfall der croupösen Pneumonie ist unauffällig bei jüngeren Kindern. Bei älteren wird sie stärker und kann wie bei Erwachsenen zu Sudaminabildung führen. Auch die Tuberkulose der ersten Jahre macht wenig Schweiße.

*Vermehrte Schweißbildung (Hyperhidrosis)* zeigen *neuropathische und vasomotorisch erregbare Kinder*. Solche Kinder liegen manchmal schon kurz nach dem Einschlafen in starkem Schweiß und werden zu Unrecht der Tuberkulose verdächtigt. Der gesunde Säugling neigt wenig zu manifester Schweißbildung, dagegen zeigt sich bei **Rachitis**, ebenso bei **Spasmophilie**, eine auffallend starke Sekretion von saurem Schweiß, der namentlich am Hinterhaupt (nasses Kissen!) ein wichtiges Frühsymptom darstellt, ferner beim echten Rheumatismus, sodann an Händen und Füßen im Schulalter und in der Pubertät neben *Akrocyanose*. Auch bei Osteogenesis imperfecta stellen sich Schweiße ein. Auffällig ist die Schweißbildung zuweilen im *Initialstadium der Kinderlähmung*. Ungewöhnlich starke und wochenlang anhaltende Schweißbildung sieht man bei der **Akrodynie (Feersche Krankheit)** daneben Maceration der Handteller und Fußsohlen, Miliaria rubra (Abb. 65).

Der echte *epidemische Schweißfriesel* ist in Mitteleuropa sehr selten und milde geworden. Er befällt weniger Kinder

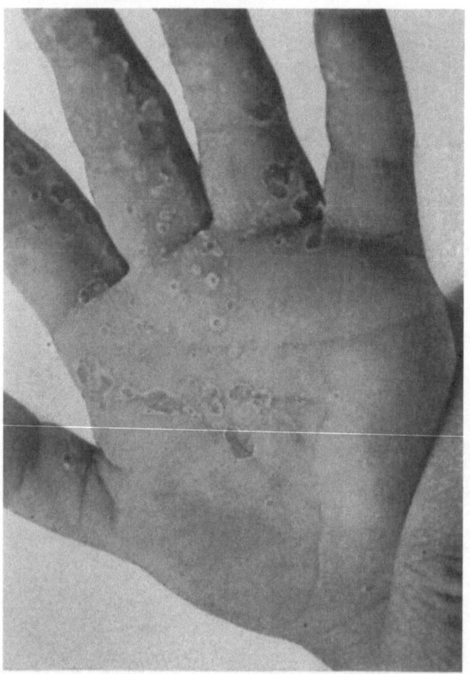

Abb. 65. Schweißhand bei Feerscher Krankheit. 1³/₄ Jahre alt. Beginnende Abhebung der Epidermis.

als Erwachsene. Bei hohem Fieber und starkem Schweiße erscheint nach 3 bis 4 Tagen ein scharlach-masernartiger Ausschlag.

Über *Dyshidrosis* s. unter Ekzem S. 99.

Bei Säuglingen, die infolge von Muskelhypertonien andauernd die Hand geschlossen halten, ist die Haut der Hohlhand feucht und vom Schweiß maceriert.

*Ungewöhnlich trockene Haut* findet sich bei Kachexie verschiedenen Ursprungs, bei Ichthyosis, bei Diabetes insipidus und mellitus. Ein Fehlen der Schweißbildung ist charakteristisch bei Athyreose.

## Diffuse Hautrötung

auf größeren Bezirken findet sich beim Schreien und bei starker Erregung auf gut durchbluteter Haut, so auch bei hohem Fieber, bei starker Bekleidung in der Hitze, bei Entblößung älterer Mädchen auf der Brust, sodann als Atropinwirkung usw. und kann vorübergehend Scharlach vortäuschen. Sie ist aber im Gegensatze zu diesem sehr flüchtig und glatt, läßt keine Zusammensetzung aus einzelnen Flecken erkennen, keinen gelblichen Untergrund. Bei Coma diabeticum werden Hände und Füße nicht selten rosafarbig. Frühgeborene können trotz erheblicher Anämie noch eine rote Haut aufweisen. Ein großer Einfluß kommt der *vegetativen Labilität* (s. S. 363) zu, ebenso bei der Neigung zum Erblassen.

## Allgemeine Blässe der Haut

zeigt der Neugeborene bei schwerster Asphyxie.

Frühgeborene, Zwillinge und Rachitiker neigen zu Blässe und zu Anämie. Hochgradige andauernde Blässe in den ersten Monaten läßt stets an **Lues** denken oder an **Sepsis, Anämie.** Bei älteren Säuglingen und im 2.—3. Jahr liegt oft ein **Milchnährschaden** vor (Seifenstühle). Hier besitzt die Haut einen gelblichen Ton. Neben Milchnährschaden ist im 2. Semester und im 2.—3. Jahr auch die **Jaksch-Hayem**sche **Anämie** zu erwarten (jetzt selten geworden). In anderen Fällen handelt es sich um **Leukämie.**

Viel häufiger als durch Anämie ist die Blässe der Haut durch **Scheinanämie** bedingt, vom Säugling bis zum Schulkind. Diese ist besonders auffällig an der Gesichtshaut (Neuropathen und Tuberkulöse, familiäre Anlage). Es handelt sich vielfach um vasolabile, schlaffe Naturen mit mangelnder Bewegung im Freien. Am meisten macht sich die Blässe nach Krankheiten geltend. Die gute Rotfärbung der Lippen, der *Ohren im durchscheinenden Lichte* zeigt, daß gewisse Veränderungen der Oberhaut und ihrer Durchblutung die Anämie vortäuschen. Sicher orientiert die Hämoglobinbestimmung (S. 317).

Bei der **Raynaud**schen **Krankheit,** selten, aber schon beim Säugling beobachtet, werden anfallsweise Finger und Zehen symmetrisch blutlos, weiß, ähnlich der konstitutionellen *Akroasphyxie*, die der Kältecyanose gleicht. Differentialdiagnose: Drohende Gangraen, Akrodynie.

## Cyanose

unmittelbar nach der Geburt kann der Ausdruck des ersten Grades der *Asphyxie* sein, aber auch von Atelektase, Gehirnblutung, schwerem Herzfehler herrühren, hier zum Teil als Ausdruck einer Mischungscyanose, nicht immer einer Stauungscyanose.

Bei Neugeborenen gibt es eine vorübergehend auftretende und wieder verschwindende *Mischungscyanose.* Sie soll auf Druckerhöhung im rechten Vorhof beruhen, die viel nervöses Blut durch ein großes Foramen ovale nach dem linken Vorhof treibt.

Bei leichten Formen von angeborenen Herzfehlern wird die Stauung erst beim Schreien und Pressen deutlich und entwickelt sich überhaupt oft erst im Laufe der Zeit.

Frühgeborene werden durch die Anstrengungen des Trinkens manchmal cyanotisch, ebenso hungernde Brustkinder an der Brust, gleichzeitig mit Kollaps.

Später akut auftretende Cyanose ist oft die Folge einer *Stenose der Luftwege* (Croup, Retropharyngealabszeß, Pneumonie, Bronchitis, Struma, nur sehr seltenen Thymushyperplasie, oder einer *schweren Zirkulationsstörung*, von Polyglobulie, Co-Vergiftung, Keuchhusten. Bezeichnend für die Miliartuberkulose der Lungen ist starke Cyanose und Dyspnoe mit Hüsteln bei unbedeutendem oder fehlendem Lungenbefund. Reine Transposition der Aorta und der Arteria pulmonalis bewirkt starke Cyanose ohne Herzgeräusch. Starke Cyanose sieht man bei der seltenen *Polycythaemia vera* (s. S. 319), auch bei Cibazolbehandlung.

Schulkinder, vorwiegend solche des weiblichen Geschlechtes, leiden oft jahrelang an kalten, feuchten und cyanotischen Händen und Füßen (*Akrocyanose, Akroasphyxie*), was noch viel ausgesprochener ist bei der *Akrodynie*.

## Oberflächliche Venen.

Beim gesunden Kinde sind die Hautvenen in den ersten Jahren nur wenig sichtbar, beim Säugling gar nicht. Im Gegensatz zum Erwachsenen sind sie nur wenig weiter als die Arterien. Bei gutem Unterhautfettgewebe ist es darum in den ersten Jahren schwierig, die Vene in der Ellbeuge (behufs Blutentnahme) zu sehen und zu finden. Eher fühlt man sie.

Bei Abmagerung treten die Venen schon beim Säugling deutlich hervor, am ausgesprochensten am Schädel und an den Armen. Bei hochgradiger Atrophie jüngerer Kinder wird die Haut oft so dünn und durchsichtig, daß die Venen deutlich hervortreten. An den Fingern sieht man dann ihr zierliches Bild. Unter pathologischen Verhältnissen sind die Schädelvenen des Säuglings häufig stark erweitert, begünstigt durch das rasche Wachstum, am meisten im Schläfenteil bei **Lues,** so daß sie hier gut zu Injektionen oder zur Blutentnahme benutzt werden können (s. Abb. 66). Da

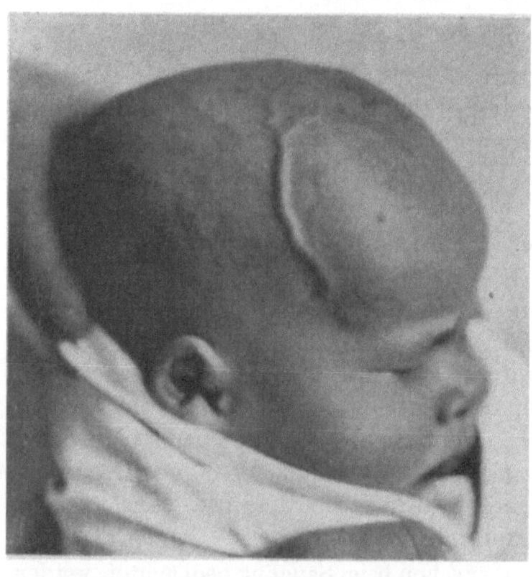

Abb. 66. Erweiterte Schädelvenen bei Lues congenita. 9 Monate. Olympierstirne.

über den Venen die Haut am Schädel sehr dünn ist, so erhält man bei der Betastung das täuschende Gefühl einer darunterliegenden Knochenfurche. Nicht selten findet man bei *kongenitaler Lues* auch die Venen der Extremitäten oder des ganzen Körpers merkwürdig erweitert. Sodann führt Schädelrachitis zu einer Erweiterung der Venen, ferner naturgemäß Stauungen am Kopfe jeder Art (Hydrocephalus, Tumor usw.).

*Stärkere Venenzeichnung auf der Brust* ist gewöhnlich die Folge von vergrößerten Mediastinal- und Bronchialdrüsen, seltener von leukämischen Drüsentumoren oder von Thymushyperplasie.

# Ikterus.

Im allgemeinen kann man 2 große Gruppen unterscheiden. 1. *Hepatische Formen.* Mechanischer Verschluß der Gallenwege, diffuse parenchymatöse Hepatopathien, Cirrhosen, akute Leberatrophie mit Abfluß von Galle ins Blut. 2. *Anhepatische Formen* durch Hämatolyse, Bilirubin im Blut. Die VAN DEN BERGHsche Diazoreaktion tritt direkt (sofort) auf bei der ersten Gruppe, wobei das Bilirubin gelöst im Serum ist, indirekt (verzögert) bei der zweiten Gruppe, was zeigt, daß das Bilirubin noch an Eiweiß gebunden ist. Bei den hepatischen Formen ist die Bilirubinprobe (GMELIN) im Urin positiv, bei den anhepatischen negativ. Hier sind die Stühle normal gefärbt. Der hepatische Ikterus kann Jucken und Bradycardie erzeugen.

Bei *Neugeborenen* stellt sich ein:

**1. der physiologische Icterus neonatorum** in 80%, bei Frühgeborenen stets. Vom 2.—5. Tage ab besteht eine Hyperbilirubinämie. Er beginnt am 2. bis 3. Tag und dauert 1—2, seltener 3—4 (—10) Wochen (Icterus prolongatus). wobei man an Lues denkt. Zuerst erscheint er auf Brust und Rücken. Die starke Rötung der Haut verdeckt häufig den anhepatischen, haemolytischen Ikterus, der dann bei Druck auf die Haut sichtbar wird. Die Stühle sind normal gefärbt, der Urin enthält keinen Gallenfarbstoff (GMELINsche Probe negativ), aber oft gelbe Massen. Das Serum gibt nur die indirekte Bilirubinreaktion VAN DEN BERGH im Gegensatz zum Icterus gravis. Die gelbe Farbe ist im Gesicht und auf der Brust am stärksten. Anfänglich bleiben die Konjunktiven noch weiß. Das Allgemeinbefinden ist nicht wesentlich beeinträchtigt, außer einer starken Schläfrigkeit bei Frühgeborenen und Schwächlingen.

Latent ist er stets nachweisbar. In der ersten Woche sinken die Roten von 6—8 auf 5 Millionen zurück. Aus dem Hämoglobin der überflüssig gewordenen Roten ist Bilirubin entstanden (*Hyperbilirubinämie*).

Alle anderen Ikterusformen geben positive GMELINsche Probe.

**2.** Wichtig ist der **Icterus gravis neonatorum.** Es handelt sich um die häufigste Form der *fetalen Erythroblastose.*

Die Genese dieser bis vor wenig Jahren rätselhaften Krankheit ist durch die Entdeckung des **Rhesusfaktors (Rh-Faktor)** weitgehend geklärt worden[1]. Eine rhesusnegative Mutter entwickelt gegen einen rhesuspositiven Fetus mit positivem Vater, wenn dieser homozygot ist, in 100%, wenn er heterozygot ist, in 50 %, Rh-Antikörper, die schon das Blut des Fetus agglutinieren und hämolysieren können, ihn oft abtöten, oder es zeigen sich nach der Geburt abnorme Blutbildungsherde in Leber und Milz mit massenhafter Ausschwemmung von Erythroblasten ins Blut. Da bei der Geburt des ersten Kindes die Zerreißung der Plazentargefäße die Blutmischung und die Entwicklung der Rh-Antikörper begünstigt, so erklärt es sich wohl, daß das erste Kind vielfach von der Krankheit verschont bleibt. Auf etwa 400 Geburten ereignet sich ein Fall der Krankheit.

Bei jeder Frau in gebärfähigem Alter, vorab bei jeder Schwangeren, müssen vor einer Bluttransfusion Spender und Empfänger auf ihre Rh-Faktoren untersucht werden, um nicht bei einer folgenden Geburt einen Icterus gravis zu riskieren.

Man unterscheidet *drei Formen der fetalen Erythroblastosen;*

a) *Icterus gravis neonatorum.* Ist schon am ersten Tag ausgesprochen, am zweiten Tage sehr stark. Schwere Fälle sterben schon in utero. Der Urin ist sehr dunkel (Bilirubin, Urobilinogen), der Stuhl normal oder dunkel. Diazoreaktion VAN DEN BERGH direkt und indirekt positiv. Das Hämoglobin sinkt in wenigen Tagen bis auf 30 und 20 %. Es zeigt eine Erythroblastose bis zu 50 und 70 %. Fieber, Somnolenz, Haut- und Schleimhautblutungen. Leber und Milz groß. Oft gelbe Kernnekrose (Kernikterus) im Gehirn mit Meningismus und Krämpfen. Ausgang in Tod oder in Idiotie. Das Blutbild schützt vor Verwechslung mit Lues, Sepsis oder angeborener haemolytischer Anämie.

---

[1] Spritzt man die Erythrocyten der Affenart *Macacus rhesus* einem Kaninchen ein, so agglutiniert dessen Serum die Erythrocyten vieler Menschen. 85% der weißen Rasse erweisen sich dabei als Rh-positiv.

Der Icterus gravis, häufig bei Geschwistern, erscheint gleichzeitig oder abwechselnd mit

b) *Anaemia congenita.* Diese ist relativ gutartig.

c) *Hydrops fetus universalis.* Bei dieser Form kommen die Kinder meist tot zur Welt oder sterben am ersten Tage (s. S. 57).

Gemeinsam den drei Krankheitsformen ist die fetale Erythroblastose auch in Leber und Milz.

Siehe auch Morbus haemorrhagicus neonatorum (S. 103).

**3. Mechanischer Stauungsikterus,** selten beim Kinde, Verschluß der Gallenwege durch Ascariden, Gallensteine, Drüsen und Tumoren. Bei vollständigem Verschluß fehlen Urobilinogen und Urobilin im Harn. Starke Bilirubinurie.

Bemerkenswert ist der Ikterus auf Grund einer *angeborenen* **Obliteration der Gallenwege,** der schon bei der Geburt vorliegt und äußerst stark wird.

Acholische Stühle, später große, harte Leber (biliäre Cirrhose), große Milz, eventuell haemorrhagische Diathese. Tod in 3 bis 9 Monaten. Nach längerem Bestande kann sich *Keratomalacie* entwickeln. Oft Verwechslung mit Lebersyphilis. Bei frühzeitiger Erkennung ist Operation bei durchgängigem Cysticus aussichtsvoll.

**4.** Bei starkem Cephalhämatom ist leichter *Resorptionsikterus* möglich.

**5.** Relativ häufig bildet der Ikterus bei den Neugeborenen eine **Teilerscheinung von Sepsis.** Die Entwicklung geschieht fast immer später als der physiologische Ikterus, kann aber natürlich an diesen anschließen. Deutliche Störung des Allgemeinbefindens, Fieber, Erbrechen, Diarrhöe, Konvulsionen, Kollaps, Hautblutungen, starker Gewichtsverlust usw. Der Stuhl bleibt gallig. Die Ursache ist häufig eine Nabelinfektion (Periarteriitis, Periphlebitis). Selten verläuft die Sepsis fieberlos mit Haemoglobinurie. Beim älteren Säugling und später ist der Erreger fast stets im Blut zu finden. Die Sepsis tritt oft auf dem Boden der Lues auf. Auch ein Ikterus, der erst im Alter von einigen Monaten auftritt, ist meist eine Folge von Sepsis (Hepatitis), ab und zu von Leberlues, die aber selten zu Ikterus führt. Bei chronischem Ikterus im Säuglingsalter denke man immer an *Lues.*

**6.** Selten begleitet der Ikterus **akute Infektionskrankheiten:** Scharlach, Pneumonie, Typhus, Grippe, Pyurie im Säuglingsalter, sodann Pylephlebitis (Schüttelfrost) im Gefolge von Appendicitis, Gallenkrankheiten. Häufig findet er sich bei der WEILschen *Krankheit.* Dieser *Icterus infectiosus* tritt am 3.—5. Tag des Fiebers auf, aus Schmutzwasser, und ist außerordentlich selten bei Kindern.

*Vergiftung* mit Santonin und Salvarsan sind seltene Ursachen.

**7.** Der **epidemische Ikterus** (*Hepatitis epidemica*), früher als *katharrhalischer Ikterus* bezeichnet, ist eine kontagiöse Virusinfektion. Er tritt seit Jahren überraschend verbreitet auf, sporadisch oder besonders in lange sich hinziehenden Epidemien. Selten vor dem 3. Jahr, ergreift er überwiegend Kinder von 5 bis 15 Jahren, oft auch Erwachsene. Inkubation 3—5 und mehr Wochen. Bisweilen Rezidive. *Fieberhaftes,* bisweilen *typhoides Vorstadium* von 5—8—20 Tagen mit gastrointestinalen und allgemeinen Beschwerden, evtl. Angina mit Schwellung der Halsdrüsen. Schüttelfrost bei älteren Kindern, cerebrale Reizung, Schmerzen der Lebergegend, oft jetzt schon deutlich. Nachher oft fieberfreie Tage, dann fieberloses *ikterisches Stadium* von 1(—3) Wochen mit Besserung des Befindens. Stuhl lehmfarbig, Urin dunkel (Bilirubin und Urobilinogen). Die Krankheit beruht auf einer *parenchymatösen Hepatitis.* Die harte, vergrößerte Leber ist oft noch monatelang fühlbar. Milz o. B. Direkte VAN DEN BERGHsche Diazoreaktion positiv. Die Takata-Ara-Reaktion ist oft schon im fieberhaften Stadium positiv. Beim älteren Kinde oft deutliche Pulsverlangsamung. Leukopenie mit relativer Lymphocytose. Ausgang fast stets in Heilung, nur ganz ausnahmsweise in akute Leberatrophie oder Cirrhose. Differenzialdiagnose: Anfänglich Typhus, acetonämisches Erbrechen, Appendicitis, Meningitis, haemolytischer Ikterus, Sepsis, Ascaridiasis. Der Eintritt des Ikterus klärt auf. Es soll abortive Fälle geben ohne Ikterus, aber mit empfindlicher Leberschwellung. Ein „*katarrhalischer*" *Ikterus* kommt beim Kinde kaum vor.

8. Ikterus als Folge von **akuter Leberatrophie** oder **hypertrophischer Lebercirrhose** ist sehr selten. Ich habe einen einzigen Fall von sicherer hypertrophischer Cirrhose ohne Ascites (bei einem Säugling) gesehen. Lues war dabei ausgeschlossen.

9. **Der familiäre hämolytische Ikterus (Kugelzellenanämie)**, dominant vererbt, kann schon beim Kleinkind auftreten, sogar schon in den ersten Wochen (große Milz). Urobilinurie, aber keine Bilirubinurie. Hautfarbe schmutzig, Ikterus fehlend oder unbedeutend. Stühle normal oder etwas dunkel. Milz- und Leberschwellung, Bilirubinämie. Erythrocyten kleinkugelig mit verminderter Resistenz, Hämolyse schon bei 0,7—0,52 % NaCl. Van den Bergh indirekt positiv. Manchmal liegt nur eines der genannten Zeichen (Kugelzellen) vor. Klinisch bestehen über das ganze Leben ab und zu Leibschmerzen, Fieberperioden im Vordergrunde. Da der Ikterus jahrelang fehlen kann, so nennt man die Krankheit besser *hämolytische Anämie* (Kleinschmidt). Von Zeit zu Zeit *hämolytische Krisen* mit Fieber, Kolik, eventuell Ikterus, rasche Zerstörung der Roten und des Haemoglobins auf $\frac{1}{2}$—$\frac{1}{4}$, schwere Anämie, Leukocytose mit Myeloblasten, darauf starke Regenerationsvorgänge mit vielen kernhaltigen Roten und Retikulocyten. Verwechslung mit Milz- und Leberleiden, auch mit Leukämie bei myeloblastischer Reaktion, mit Appendicitis bei den Krisen. Bisweilen Entwicklung eines Turmschädels.

Einen schweren familiären Fall sah ich kurz nach der Geburt. Starke Anämie. Kein Ikterus trotz vierfach vermehrtem Serumbilirubin.

Die *akute hämolytische Anämie* (Lederer-Brill), hyperchrom, ist selten (Schulalter). Plötzliches Fieber, Milz- und Leberschwellung, anhepatischer Ikterus. Urobilinurie. Selten Kugelzellen. Anämie. Rote 4—1 Mill., Weiße und Plättchen vermehrt. Prognose meist gut.

**Xanthose.** Bei Störung des Vitamin-A- und Karotinstoffwechsels entwickelt sich häufig eine *kanariengelbe Hautfärbung*, besonders deutlich bei blassem Kolorit (Kleinkind) um die Nase, an Handtellern und Fußsohlen. Am häufigsten bei reichlicher Fütterung mit Karotten (*Karotinämie*). Einmal sah ich den ganzen Körper gelb gefärbt bei einem Säugling, dem man wochenlang den Saft von $\frac{1}{2}$ kg Karotten eingeflößt hatte. Sodann bei Tomaten, Spinat u. a. Eine Xanthose findet sich auch bei schwerem *Diabetes*, ebenfalls mit Vorliebe an Handtellern und Fußsohlen durch die Ablagerung eines karotinartigen Farbstoffes, auch Pfirsichröte der Wangen.

*Gelbfärbung der Haut ist oft die Begleitung von gewissen Medikamenten:* Prontosil, Trypaflavin, Rivanol, Atebrin u. a.

*Gelbliche Hautfarbe ohne Ikterus* ist ein häufiges Zeichen von Hämoglobinzerfall bei schweren Anämien.

## Ödeme. Allgemeines.

*Allgemeindiagnostisches.* Ödeme der Haut, des Unterhautgewebes und anderer Körperteile sind besonders bei Säuglingen gegenüber dem späteren Alter außerordentlich häufig, oft aber für Auge und Finger nicht erkennbar und nur durch die Gewichtszunahme nachzuweisen (**Präödem, latentes Ödem**). Eine besonders starke Ödembereitschaft ist den Frühgeborenen eigen (bei Untertemperaturen, als Sklerödem) und bei jungen Säuglingen im allgemeinen.

Einmal sah ich bei einer Frühgeburt von 1600 g mit Poliomyelitis ein starkes Ödem an der gelähmten unteren Extremität.

Bei lange Zeit ungenügender Ernährung entsteht die *Hungerkrankheit* (*Hungerdystrophie*), besonders bei Mangel an Protein, die in beiden Weltkriegen (Konzentrationslager!) verbreitet auftrat. *Hungerödeme*, meist an den Knöcheln, aber auch im Abdomen und in der Pleurahöhle, sind dabei nicht immer vorhanden, aber Diarrhöen.

Selbst bei sichtbarer Ödembildung kommt bei jüngeren kräftigen Kindern infolge der guten Hautelastizität eine Dellenbildung nicht immer zustande, wenn das Ödem erst seit kurzem besteht und sich rasch gebildet hat. Ganz leichte Ödeme erkennt man daran, daß die Falten der Wäsche, auch das Aufdrücken des Stethoskops Eindrücke hinterlassen. Verwechslung mit pastösem Habitus bei Status thymico-lymphaticus, mit Myxödem oder mit Emphysem der Subcutis ist leicht zu vermeiden (Abb. 67).

Oft besteht eine konstitutionelle Anlage zu pathologischem Wasseransatz (**hydropische Konstitution**). Die gleichen Individuen neigen meist auch zu raschen Wasserverlusten, besonders unter dem Einfluß von Ernährungsstörungen, zu starken Zacken in der Gewichtskurve, so daß man hier von **Hydrolabilität** sprechen kann, die sich oft nur temporär einstellt. Je jünger das Kind ist, um so schwächer ist die Fähigkeit, den Wassergehalt stabil zu erhalten. Die Hydrolabilität ist in den ersten Monaten sogar physiologisch. Ausgesprochen ist sie bei Erythrodermia desquamativa, auch bei Ekzemen des Säuglings. Bei salz- und kohlehydratarmer Nahrung zeigen hydrostabile Kinder nur kurze Abnahme, wogegen hydrolabile unaufhaltsam stürzen können (Entquellung) und erst auf Zusatz von Salzen und Kohlehydraten wieder Wasser binden. Hydrolabilität begünstigt Entwicklung von Dekomposition. Schon der Übergang von der eiweiß- und salzreichen Kuhmilch auf die eiweiß- und salzarme Frauenmilch bringt beim gesunden jungen Säugling manchmal einen vorübergehenden Gewichtsverlust (an Wasser). Anderseits wirkt eine einmalige kräftige NaCl-Wasserzufuhr (4 g NaCl mit 100 Wasser) beim jungen Säugling hydropigen.

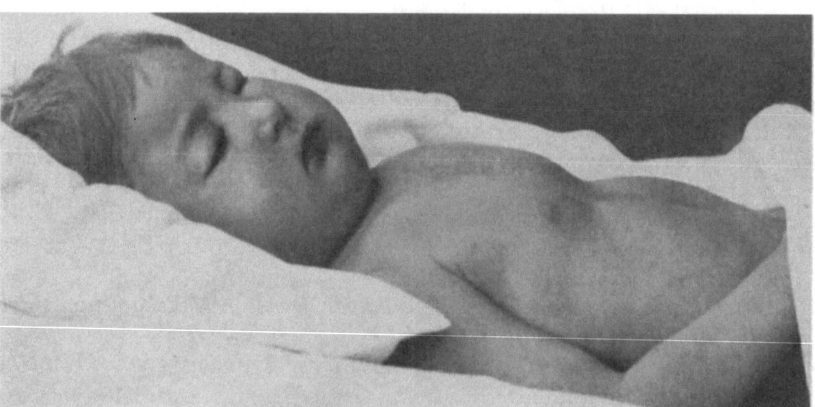

Abb. 67. Hautemphysem von Rumpf und Gesicht bei Miliartuberkulose der Lungen. 4 Jahre.

Anlaß zur Verwechslung mit Ödem kann bei bloßer Besichtigung das *Hautemphysem* geben, das infolge von Ruptur von Lungenbläschen oder bei Tracheotomie entsteht, gewöhnlich zuerst über dem Sternum. Es ist leicht an dem charakteristischen Knistern beim Auflegen der Hand oder des Stethoskops zu erkennen (s. Abb. 67).

## Ausgebreitete oder universelle Ödeme.

Sie verhalten sich bei Nieren- und Herzleiden gleich wie bei den Erwachsenen. Angeborene Herzleiden lassen sie trotz schwerer Cyanose oft lange vermissen. Bei Herzinsuffizienz sind die abhängenden Teile bevorzugt. Zu besonders starken Ödemen führt die *Lipoidnephrose* (Abb. 68). Bei akuten Nierenkrankheiten beobachtet man das Ödem zuerst an den Augenlidern, am Scrotum und an den Labien, aber schon vorher ergibt die Waage eine auffällige Gewichtszunahme (latentes Ödem). Herzödeme zeigen sich beim Aufsein zuerst an den Unterschenkeln.

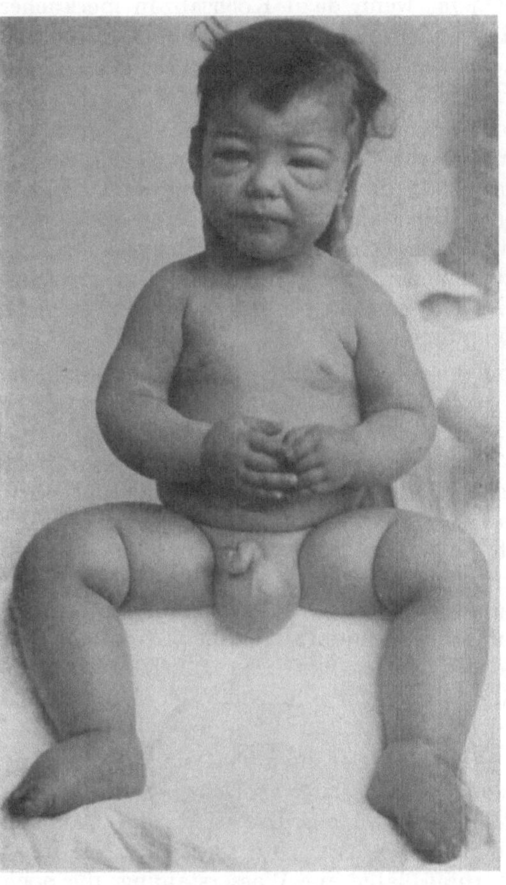

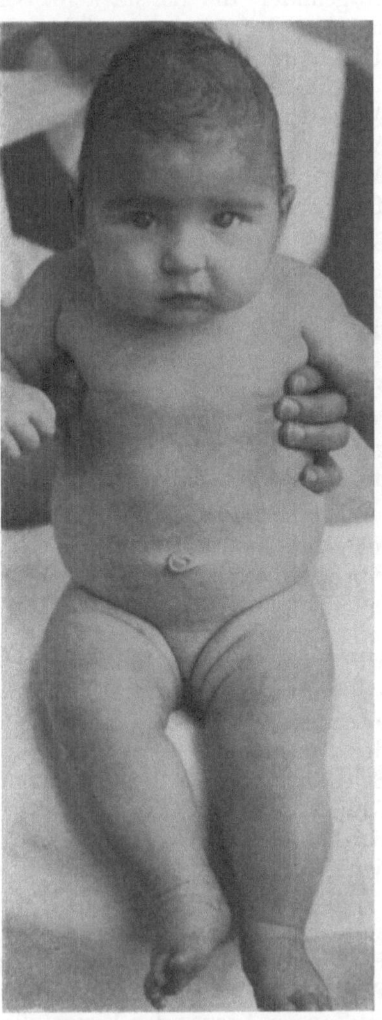

Abb. 68. Chronische Lipoidnephrose. 1½ Jahre. Blutdruck 115/95 mm.

Abb. 69. Ödeme bei Mehlnährschaden. Ernährung mit Hafermehl und Kochsalz. Noch guter Turgor! 3 Monate alt.

**Hydrops congenitus universalis** (Herz-, Nierenleiden) ist sehr selten, z. B. bei totgeborenen oder nach wenigen Stunden oder Tagen sterbenden Kindern nephritischer Mütter (Lues?). Geburt meist im 5.—7. Monat. Wichtiger ist die anders geartete SCHRIDDEsche Form mit starker Milzschwellung und Erkrankung der blutbildenden Organe. Rascher Tod. Sie ist eine Erscheinungsform der fetalen Erythroblastosen (s. S. 53).

Wir berücksichtigen im folgenden nur die **Ödeme ohne Albuminurie.** Sie gehen oft mit Verminderung des Serumeiweißes von 7—8% auf 5—3% einher.

Am meisten Beachtung verdient

**1. das allgemeine idiopathische Ödem der Säuglinge.** Es stellt sich häufig ein bei chronischen Ernährungsstörungen, besonders *im Stadium der Dekomposition*, auch bei Dysenterie, vor allem bei salzreicher Nahrung und beim Übergang auf solche Nahrung (Kuhmilch, Buttermilch, entrahmte Milch, Molke, Fleischbrühe, Zugabe von Kochsalz), Fehlen von Vitamin C. In leichten Fällen bemerkt man nur Eindrücke der Wäschefalten oder leicht gedunsene Augenlider, die bei stärkerer Schwellung fast durchscheinend aussehen. Ominös ist das Auftreten von Ödem bei alimentärer Intoxikation. Häufig auch bei Dysenterie.

Eine stark *hydropigene Wirkung* zeigt die MÉRYsche Gemüsesuppe, die MOROsche Karottensuppe, die HEIM-JOHNsche Salzlösung. Auch bei einseitiger Mehlfütterung kommt es leicht zu Ödem, wenn dazu Kochsalz in merklicher Menge gegeben wird (Abb. 69): **Hydrämische Form des Meh!nährschadens.** Hierher gehört zum Teil auch das „*Hungerödem*" bei längerer Ernährung mit gesalzener Schleimsuppe (s. S. 56, Hungerödeme).

Umgekehrt führt Verminderung oder Entzug stark salzhaltiger Nahrung zu bedeutender Gewichtsabnahme, selbst zu Gewichtsstürzen, ohne daß schlechte Stühle dabei erfolgen, woraus man erkennt, daß die Wasserbindung eine abnorm lockere war (*Hydrolabilität*). Auch der Übergang von entrahmter Milch oder Buttermilch oder anderer fettarmer und salzreicher Nahrungsgemische auf fettreiche Gemische führt trotz Calorienvermehrung bei guten Stühlen zu vorübergehender Körperabnahme. Es ist dies ein Zeichen tieferer Schädigung. Sehr oft hat es sich dabei um *Präödem* gehandelt.

Die scheinbar erfreuliche Zunahme magerer Säuglinge auf solch salzreiche fettarme Nahrung beruht eben zum großen Teil nicht auf Vermehrung solider Körpersubstanz, sondern auf Wasser- und Salzanreicherung. Zunahmen bei einem Energiequotienten von 50—70 (50—70 Calorien pro Kilogramm Körpergewicht im Tag) sind immer verdächtig. Solche Kinder, z. B. mit Buttermilch ernährt, erleiden dann schon bei leichter Störung Gewichtsstürze: *Reversion*, verlieren oft auch ohne nachweisbare Ursache nach einiger Zeit einen Teil der lockeren (meist interzellulären) Wasserzunahme. Es handelt sich hier also immer um Störung des Salz- und Wasserstoffwechsels oder des Kohlehydratwechsels. Auch große Schwankungen im Gewicht nach oben und nach unten sind dabei kennzeichnend. Am auffälligsten ereignen sich solche bei der *Coeliakie* (HERTER-HEUBNERsche Krankheit). Gewichtsstürze bis zu 500 g und mehr in einem Tage ohne wesentliche Veränderung der Stühle sind hierbei nicht selten.

Je jünger der Säugling ist, um so eher erfährt er auch ohne stärkere Störung eine *Verwässerung seiner Körpersubstanz durch salzreiche Nahrung* (s. S. 56). Begünstigend wirken Frühgeburt, Lebensschwäche, Infektion und Anämie. Während der normale Wassergehalt der Gewebe eine gute Elastizität der Haut und guten Turgor der Weichteile unterhält, läßt eine Wasserstauung, die noch nicht zu Ödem führt, zwar den Turgor noch prall und fest erscheinen, führt aber schon zu einer Abnahme der Hautelastizität.

Das idiopathische Ödem kann am sichersten durch die *Waage* beurteilt werden, die bei der latenten Form (Präödem) zuerst darauf aufmerksam macht. Bei der Neigung kleiner Frühgeburten zu Ödem spielt bisweilen Kreislaufschwäche mit. Daneben haben die folgenden Formen viel weniger Bedeutung.

**2. Das Ödem bei Anämie und kachektischen Zuständen** nach Infekten verschiedenen Ursprungs (zum Teil mit 1. übereinstimmend). Es ist häufig mit Herzschwäche verbunden, so bei Sepsis und Lues, ebenso bei Ruhr. Am deutlichsten ist das Ödem an den Enden der Extremitäten (Fußrücken). Die Neigung der Säuglinge mit angeborener Lues beruht aber zum Teil auf Nephrose. **Im Anschluß an Erysipel** kommt es bei Säuglingen gelegentlich zu ausgedehntem starkem Ödem.

**3.** Bei **Tetanie** entwickelt sich selten ein universelles Ödem, häufig ein solches an Hand- und Fußrücken bei dauernden Karpopedalspasmen.

**4.** Bei der **Serumkrankheit** findet sich manchmal ein leichtes allgemeines Ödem, das an den Augenlidern auch dann deutlich wird, wenn die anderen Körperteile kaum etwas Auffälliges zeigen. Die Waage ergibt aber stets einen Ausschlag nach oben. In einzelnen Fällen kann es ganz gewaltige Dimensionen annehmen (Abb. 70).

**5.** Bei heftiger **Urticaria** kommt es oft zu Ödem der Umgebung, wobei das Gesicht bevorzugt wird. Hier ist auch das QUINCKESCHE Ödem (*das angioneurotische Ödem*) zu erwähnen (Abb. 71). Umschriebene, starke Ödeme ent-

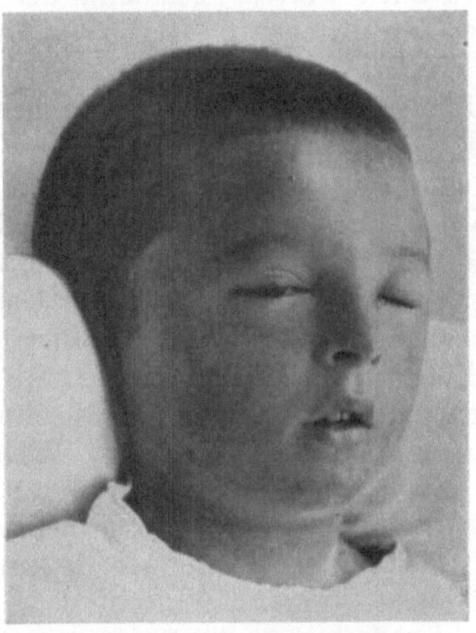

Abb. 70. Ödem des Kopfes nach Seruminjektion, 10jähriger Knabe. Kopfumfang von 55 cm auf 64 cm gewachsen. Serumexanthem der Wangen.

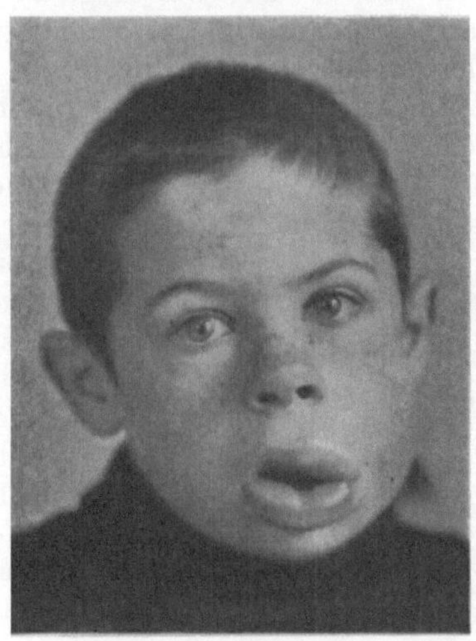

Abb. 71.  Angioneurotisches  Ödem.  (Quincke) 7 Jahre.

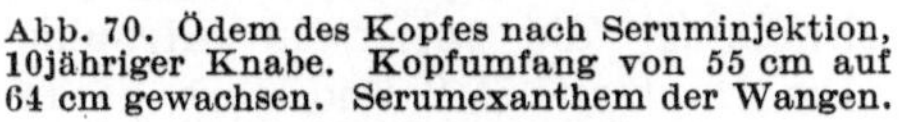

stehen oft auf Insektenstiche. Leichte Formen einer besonderen Art von angioneurotischem Ödem sind bei Säuglingen nicht selten: flüchtig, mit raschem Wechsel des Sitzes und Auftreten von urticariaartigen Erythemen.

**6.** Im **Winter** reagieren die Hände kleiner Kinder in ungeheizten Räumen und im Freien oft mit Ödem und Cyanose.

**7. Ödem des Gesichtes,** speziell der Augenlider, findet sich in typischer Weise *als Ausdruck der Stauung* bei schwerem Keuchhusten neben Injektion der Konjunktiven, seltener als Folge von Bronchialdrüsen- oder von Mediastinaltumoren.

Bei toxischer Diphtherie geht das Ödem oft weit über das Gebiet der Kieferdrüsen hinaus.

**8. Ödem der großen Labien und des Scrotums, des Mons veneris,** am häufigsten bei Frühgeborenen, von Hand- und Fußrücken, selbst im Gesicht, ist ziemlich häufig in den ersten Lebenstagen und ohne Bedeutung (Folge von Abkühlung? Schwangerschaftsreaktion?). Ausnahmsweise breitet es sich auf die ganze untere Körperhälfte aus.

9. Ein chronisch-idiopathisches **Ödem des Mons veneris oder des Genitale
bei Knaben (idiopathisches Genitalödem)** wird in seltenen Fällen in den ersten
Monaten gesehen. Bis jetzt habe ich es erst zweimal angetroffen. Man glaubt
es auf leichte Nabelinfektion zurückführen zu können.

**Starkes Hautemphysem** vermag auf den ersten Blick Ödem vorzutäuschen,
bei der Palpation ergibt sich charakteristisches Knistern (Abb. 67).

## Verhärtung der Haut

trifft man besonders bei Frühgeborenen und jüngeren Säuglingen in zwei
Formen, jedoch selten.

**1. Sklerödem.** Derbes, schwer eindrückbares, dellenbildendes Ödem mit
Anschwellung der betroffenen Teile. Mit Vorliebe an den Ober- und Unterschenkeln
oder von da weiterschreitend, entsteht es Mitte der ersten Woche, selten später.
Die Haut ist blaß, cyanotisch und marmoriert. Scrotum, Knöchel und Lider
bleiben im Gegensatz zu Stauungsödem frei. Apathie, Schwäche, Temperaturen
von 32—25⁰ C. Der Ölsäuregehalt des subcutanen Fettes (Triolein), der die
Erstarrung begünstigt, nimmt mit zunehmendem Alter ab. Rasche Wärmezufuhr kann Heilung bringen.

Auch bei älteren fetten Säuglingen gewinnt das Ödem der Unterschenkel
bisweilen einen auffällig derben Charakter.

**2. Fettsklerem** *der Neugeborenen* (Sclerema adiposum). Verhärtung der
blassen, trockenen, wie angelöteten Haut. Keine Anschwellung. Keine Dellen-

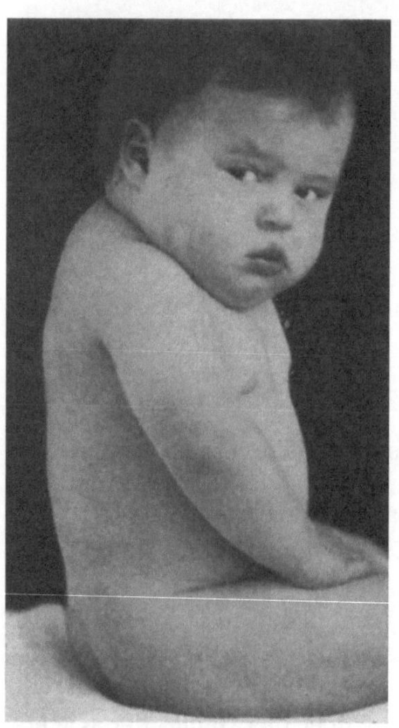

bildung möglich. Austrocknung des Fettgewebes, vorzugsweise an Waden und Gesicht
(starrer Ausdruck) oder sich von hier aus
ausbreitend, oft mit Untertemperaturen. Es
handelt sich um frühgeborene und schwerkranke Kinder der ersten Tage und Wochen,
öfters mit hohem Fieber; selten später. Das
Fettsklerem macht keine Volumvermehrung,
es läßt sich nicht wegmassieren im Gegensatz
zum Sklerödem. Prognose schlecht.

**3. Die Sklerodermie** beginnt als ödematöse
derbe Schwellung, die meist in Atrophie
ausgeht. Die Haut ist blaß und starr, kaum
oder nicht fältelbar. Die diffuse Form ist sehr
selten und kann an Händen und Füßen als
RAYNAUDsche Krankheit beginnen. Die umschriebene Form ist herd- und streifenförmig
und bevorzugt die Extremitäten. Früher wurde
fälschlich die Adiponecrosis neonatorum (S. 89)
hierhergerechnet.

Als *entzündliches Ödem des Bindegewebes in der
Unterhaut, der Fascien und Muskeln* beginnt die
seltene **Myositis ossificans progressiva** fast stets
schon in den ersten Jahren. Meist sind Schulter und
Nacken zuerst ergriffen und hemmen die Kopf- und
Armbewegung in auffälliger Weise (s. Abb. 72).
Knochenneubildung folgt erst nach Monaten oder
Jahren. Wer das schreckliche Leiden je hat entstehen
sehen, wird die Diagnose aus der umfangreichen Ver-

Abb. 72. Myositis ossificans progressiva.
13 Monate alt. „Skleroderm" des
Rückens, vor der Bildung der Knochen-
spangen.

dickung und Verhärtung in der Tiefe der Haut schon vorher machen, besonders wenn er
noch die dieser Krankheit eigenartige Verkürzung von Daumen und großen Zehen beachtet
(s. S. 141). Später verknöchern auch die Augenmuskeln und das Zwerchfell.

*Dermatomyositis* ist sehr selten. Fieber, verbreitete Erytheme und harte Ödeme der Haut mit kleinen weißen Flecken. Atrophie und Kontraktur der Muskeln. Ähnlich Trichinose. Auch Lilakrankheit (GLANZMANN) benannt.

**4. Perniones (Frostbeulen)** beruhen auf Kältewirkung. Bei Vasomotorikern verdicken sich im Schulalter Finger und Zehen, meist an den Streckseiten, werden kalt und cyanotisch. Heftiges Brennen, Neigung zu geschwürigen Einrissen, zu Blasen und Krusten.

**5. Eine kongelative Verhärtung** zeigen Säuglinge und jüngere Kinder mitunter an der Stelle von aufgelegten Eisblasen, oder am Kinn, nach Aufenthalt im Freien bei großer Kälte und Wind: starkes, von selbst verschwindendes Infiltrat.

# Erytheme.

(Diffuse oder umschriebene Hyperämie der Haut mit Erweiterung der Gefäße, ohne lange Dauer, verschwindet auf Fingerdruck. Bildet oft den Anfang einer Entzündung.)

## I. Diffuse, häufig zusammenhängende Erytheme von allgemeiner oder beschränkter Ausdehnung.

**1.** *Starke universelle Rötung der Haut bei Neugeborenen* (**Erythema neonatorum**) tritt am ersten Tage physiologisch auf, erreicht das Maximum oft am zweiten Tag und blaßt nach einigen Tagen ab zu starker Hautschuppung. Es wird oft mit Scharlach verwechselt, der aber in den ersten Wochen sozusagen nicht vorkommt. Dieses Erythem ist auch gut zu unterscheiden von einem in den ersten Wochen oft auftretenden fleckigen Erythem (*Erythema toxicum neonatorum*, LEINER) (s. unter II, 3, S. 75).

**2. Diffuse glatte Hautrötung** auf größeren Bezirken beim Schreien vollblütiger Individuen, bei hohem Fieber. Zeigt sich mit Vorliebe in den ersten Jahren, sodann ähnlich bei warmer Bekleidung in der Hitze, bei Atropinwirkung, Inso-

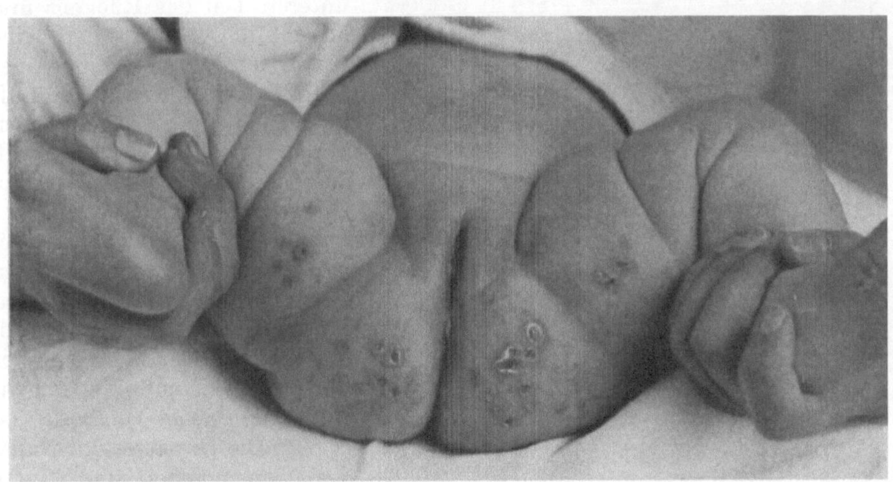

Abb. 73. Erythema glutaeale (posterosives Syphiloid). 5 Monate alt.

lation, starken Schweißen, Senfwickel usw. Bisweilen wird Scharlach vorgetäuscht. Das Erythem ist aber glatt, wird selten universell, meist flüchtig und besteht nicht aus kleinen Flecken, zeigt auch keinen gelben Untergrund und läßt andere Scharlachsymptome vermissen. Eine ähnliche Rötung stellt sich bei gesteigerter vasomotorischer Erregbarkeit ein, flüchtig als *Schreiexanthem*, bei Meningitis, Rachitis oder Intoxikation, spontan oder auf Druck und Berührung. Dabei erscheinen auch die TROUSSEAUschen roten Streifen auf Streichen mit dem Fingernagel.

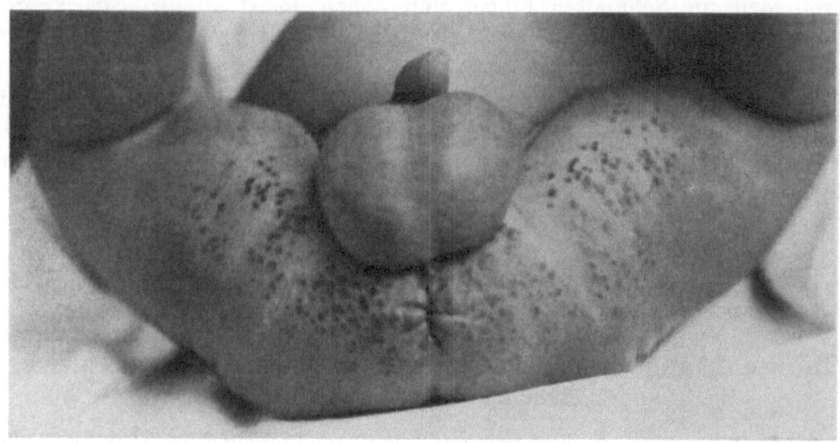

Abb. 74. Erythema glutaeale. 4 Monate. Rote, starke prominente Papeln. Nicht syphilitisch.

**3. Intertrigo** (Rötung der Haut an zwei sich berührenden Stellen oder Reizung der Haut durch Schweiß, Stuhl oder Urin). Das intertriginöse Erythem, oft mit Nässen und Macerierung der Epidermis verbunden, befällt beim Säugling mit Vorliebe die Glutäalgegend. Es erstreckt sich von hier gerne über den unteren Teil des Rückens und auf die hintere Seite der Beine bis zu den Fersen sich nach der Peripherie in kleine Inseln auflösend. Beginn mit kleinen Papeln und Bläschen, die rasch zu hochroten, häufig nässenden Feldern zusammenfließen. Sekundär stellen sich Ekzem, Erosionen und Pyodermien ein. Häufig zeigt es sich auch in den Falten der Leisten, der Achseln und des Halses. Am Gesäß der Säuglinge entsteht oft das eigenartige *Erythema glutaeale* (s. S. 86). Die *Diphterie* am Nabel des Neugeborenen und hinter den Ohren des Säuglings macht im Anfang leicht den Eindruck von Intertrigo.

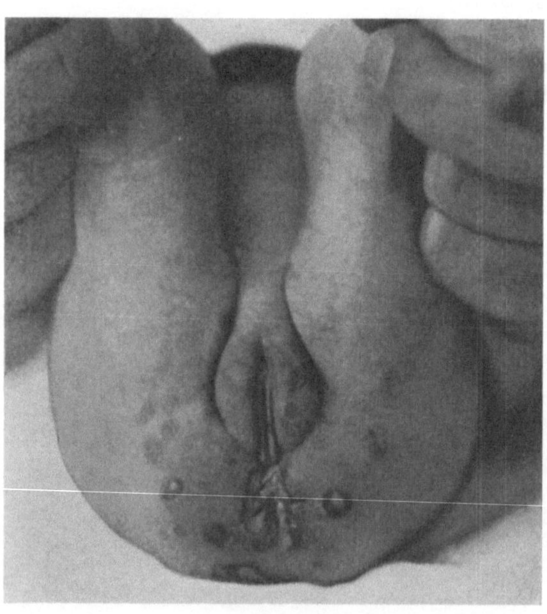

Abb. 75. Lues congenita. 7 Wochen. Breite Kondylome am Anus.

**4. Das Erysipel der Neugeborenen** (haemolytische Streptokokken) geht häufig vom Nabel oder von den Genitalien aus. Beginn vom Ende der ersten Woche an. Neigung zu großen Blasen, zu Phlegmonen und Gangrän, so daß Ähnlichkeit entsteht mit der *präperitonealen Phlegmone des Neugeborenen* oder der fortschreitenden *septischen Nekrose des Unterhautzellgewebes* (S. 101).

Das Erysipel führt gerne zu Ödem großen Umfangs, zu Kollaps und eitrigen Metastasen. Bei schwächlichen, blassen Säuglingen nimmt es oft nur eine hellrosa Färbung an, ähnlich einer Phlegmone oder lividem Ödem, und erreicht keine deutliche Erhabenheit über die gesunde Umgebung. Heftige lokale *Insolation* gleicht einem Erysipel.

**5.** Nicht zu verwechseln ist die ganz erysipelartige *Vaccinereaktion* (Area), die vom 7. Tag der Pockenimpfung an einsetzt und große Ausdehnung erlangen kann, wenn diese erste Vaccination nach dem Kleinalter vorgenommen wurde.

**6. Toxisches Erythem bei Infektionskrankheiten** und bei *gewissen Arzneimitteln*, bei Verbrennungen. Oft glatt, oft fleckig.

Auf eine Körperstelle beschränkte *Hautrötungen* können auf Erysipel (erhaben), Insektenstichen (Ödem), Phlegmonen (Ödem und Schmerzen) beruhen.

## II. Fleckige Erytheme der Haut, beschränkt oder von allgemeiner Ausdehnung.

Sie sind am wichtigsten für die Diagnose der *akuten Exantheme*. Dabei ist zu betonen, daß das Exanthem allein, auch wenn es noch so charakteristisch erscheint, die Diagnose nicht sichert, wenn nicht außerdem sonstige Symptome dafür sprechen. Nie zu versäumen ist die Inspektion von Mund und Rachen. Bei der außerordentlichen Bedeutung, welche die akuten Exantheme beim Kinde beanspruchen und bei der verwirrenden Häufigkeit und Verschiedenartigkeit der Erytheme ist ein näheres Eingehen hier unerläßlich.

### 1. Kleinfleckige scharlachartige Ausschläge.

**a) Scharlach.** Wird fast gar nie vor dem 2. Trimenon beobachtet. Die Inkubationszeit beträgt 3—4 (1—8) Tage, die Ansteckungsfähigkeit dauert 3—4, selbst 8—10 Wochen. Auch infizierte rohe Kuhmilch ist als Quelle nachgewiesen. In gewissen Epidemien schien Kontagiosität ganz zu fehlen. $\frac{1}{2}$—2 Tage vor dem Exanthem tritt die *Scharlachangina* auf (s. S. 168). Erst nachher punktförmige, rote Flecken (Follikelschwellung über den Talgdrüsen), zwischen denen man anfänglich noch normale Haut sieht. Durch Vermehrung und intensivere Rotfärbung der Flecken entsteht in 1—2 Tagen ein hochrotes mehr oder weniger zusammenfließendes Exanthem (s. Abb. 76), dessen Zusammensetzung aus einzelnen Flecken man oft nur noch stellenweise erkennt, z. B. an der Innenseite der Oberschenkel oder an den Vorderarmen. Auf Fingerdruck verschwindet der Ausschlag. Nach Entfernung des Fingers erscheinen zuerst die einzelnen Flecken wieder, um alsdann zusammenzufließen. Die Haut fühlt sich im Beginn gedunsen, samtartig weich an. Durch Follikelschwellung auch rauh. Die seltenen Fälle bei Neugeborenen scharlachkranker Mütter erscheinen höchst fraglich. Fast stets handelt es sich um Erythema neonatorum (S. 61).

Im Beginn des Exanthems, oft schon etwas vorher, auch beim 2. Kranksein, sieht man die Stellulae palmares et plantares, besonders am Daumenballen, kleinfleckige rötliche Sprenkelungen, die auch bei einigen anderen Krankheiten gefunden werden (tub. Meningitis).

Nach kurzem Bestande erscheint bei stärkerem Exanthem nach Verdrängung der Röte durch Fingerdruck *die Haut deutlich gelb*, wie bei schwachem Ikterus, dies am stärksten am Unterleib.

Der oft juckende Ausschlag beginnt in der Regel am Hals oder an der Brust und in der Schenkelbeuge und bedeckt nach 1—2 Tagen den ganzen Körper. Das Gesicht bleibt frei vom Ausschlag, im Gegensatz zu Masern und Röteln, ist aber gerötet. Nase, Oberlippe und Kinn bleiben blaß und stechen oft auffällig ab gegen die hochroten Wangen (zirkumorale Blässe). Manchmal werden die Flecken leicht milienartig, mit trübweißem Inhalt (*Scarlatina miliaris*), wobei die Schuppung schon nach 3—4 Tagen einsetzen kann. Am Ende der 1. Woche ist der Ausschlag fast stets verschwunden.

Bei ausgeprägtem Ausschlage und typischer Schuppung genügt der Ausschlag fast allein zur Diagnose. An Händen, Füßen, Vorderarmen und Unterschenkeln ist er öfters großfleckiger und läßt mehr normale Haut frei. In vereinzelten schweren Fällen und Epidemien kann der Ausschlag allgemein etwas größere Flecken aufweisen (Scarlatina variegata).

Ein scharlachartiges Erythem, das bei kurz dauerndem Fieber erscheint und sofort verschwindet, vielleicht stellenweise nochmals kommt, spricht gegen Scharlach, insonderheit wenn dabei noch ausgeprägte vasomotorische Erregbarkeit (rote Flecken auf Reiben der Haut, Dermographismus) besteht. Ebenso spricht ein glattes ausgedehntes Erythem, das aber große Partien freiläßt, gegen Scharlach, vor allem, wenn es nach kurzer Zeit verschwindet und wieder erscheint. Lymphangitis von einer kleinen Wunde ausgehend, stützt die Diagnose Scharlach. Dabei fehlt die Angina.

In vielen Fällen kann das Exanthem fehlen, dagegen nicht die *Angina* (s. S. 168), aber gleichwohl Schuppung und Nephritis nachfolgen. Bei sehr spärlichem Ausschlag zeigt sich dieses oft nur an den Hautfalten und der Innenseite der Oberschenkel. In *toxischen*, bald zum Tod führenden *Fällen* ist das Exanthem, wenn es überhaupt erscheint, oft nur spärlich nach $1\frac{1}{2}$—2 Tagen zu sehen, am ehesten im Schenkeldreieck. Dabei treten im Beginn Krämpfe, Bewußtlosigkeit und Schleimhautblutungen hervor. Die *septischen Fälle* verlaufen mit nekrotischen Belägen im Hals und mit Nekrose der regionalen Lymphdrüsen, schwerer Otitis und eitrigen Metastasen.

Wo der Ausschlag nicht typisch ist, Fieber und charakteristische Angina zurücktreten, stößt die Diagnose häufig auf große Schwierigkeiten. In vielen Fällen sind darum die übrigen Symptome zur Diagnose unerläßlich: *plötzlicher Beginn, Fieber, Erbrechen, flammend rote Angina, Himbeerzunge nach 3—4 Tagen, die Ende der 2. Woche wieder normal ist, Hyperleukocytose, Eosinophilie* (S. 322), bzw. Nichtverschwinden der Eosinophilen in der Fieberperiode, Schuppung, Nephritis.

Ausschlaggebend für die Diagnose ist vielfach die *Angina* (s. S. 168), die meist am 1. Tage auftritt. Sie zeigt düstere flammende Röte und neigt zu diphtheroider Nekrose. *Hämolytische Streptokokken* (Gruppe A) finden sich im ersten Beginn im Rachen auf Blutagar zu 100%, nach 6 Wochen noch zu 50%. Man trifft sie aber oft auch bei einfacher Angina und bei Gesunden. Als Schrittmacher dient vielleicht ein besonderes Virus.

S. Scharlachschuppung S. 79, Nephritis S. 352.

Wertvoll, aber nicht pathognomonisch, ist das RUMPEL-LEEDEsche Symptom (Endothelsymptom), das sich in etwa 90% findet. Es beruht auf einer verstärkten Durchlässigkeit der Capillaren, darum auch bei anderen Krankheiten mit Thrombopenie zu sehen.

Man umschnürt einen Oberarm über dem Ellbogen mit einer elastischen Binde, so stark, daß deutliche Stauung (Cyanose) auftritt, der Puls aber nicht beeinträchtigt wird (Quecksilberdruck etwa 10—20 mm Hg über dem diastolischen Druck). Man lasse die Binde 5 Minuten liegen. Bei positivem Ausfall finden sich nach wenigen Minuten in der Ellbeuge eine Anzahl punktförmiger Hämorrhagien (Petechien) in der Haut, in einzelnen Fällen bei stark auftretender Eruption bis gegen das Handgelenk hinunter. Bei kräftigem Exanthem und Fieber fehlt das Symptom wohl niemals; bei leichtem und fieberlosem Exanthem wird es nicht selten vermißt. Oft läßt es sich noch längere Tage nach Verschwinden des Ausschlages erzeugen, was für die Spätdiagnose wertvoll sein kann. Kneifen der Haut unter der Clavicula gibt auch das Symptom, ähnlich auch bei hämorrhagischen Diathesen. Genetisch verwandt den Petechien bei Rumpel-Leede sind die Petechien, die bei Scharlach sich gerne spontan an Druckstellen der Haut zeigen.

Außer bei Scharlach findet man dieses Symptom häufig bei Masern innerhalb der Efflorescenzen, auch bei Diphtherie, bei Keuchhusten, Rubeolen, Tuberkulose, Lues, Rachitis usw. Begünstigend wirkt Vitaminmangel. Sodann

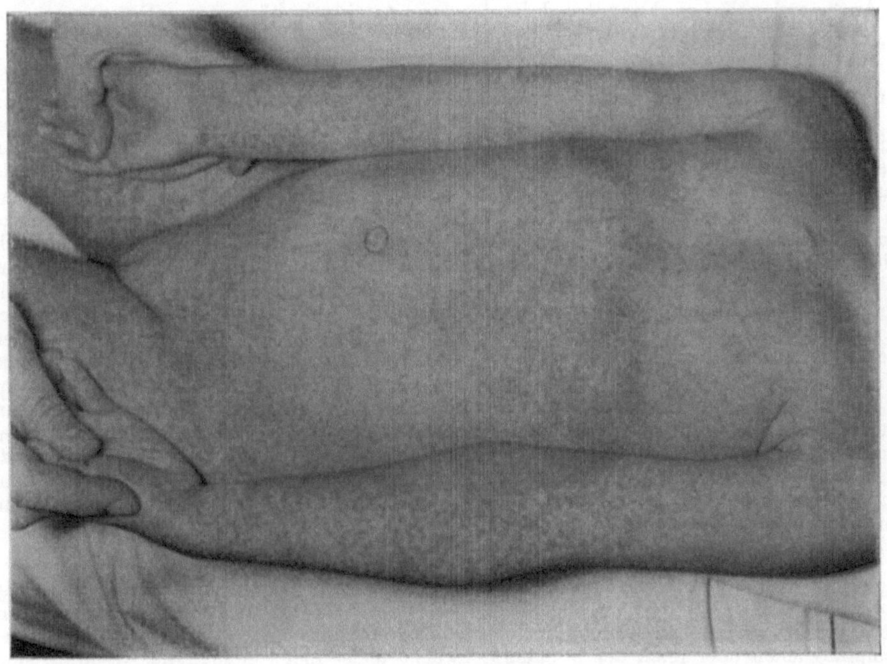

Abb. 76. Scharlach.
(Aus „Tabulae exanthematicae" von Hoffmann—La Roche, Basel.)

bei verschiedenen hämorrhagischen Diathesen (nicht bei allen), so bei Werlhofs thrombopenischer Purpura, auch bei Sepsis, manchmal bei Barlowscher Krankheit, auch in den frühesten Formen um die Mitte des 1. Jahres. Im allgemeinen disponiert eine starke Verminderung der Blutplättchen zum Zustandekommen dieses Symptoms. Selbst ganz Gesunde können das Symptom aufweisen, regelmäßig wenn der Druck der Binde fast den Blutdruck erreicht. Bei scharlachartigen Erythemen ist das Symptom oft fehlend oder doch schwach und nur wenige Tage dauernd. Zusammenfassend kann man sagen: *Ist das* Rumpel-Leede*sche Symptom positiv, so beweist dies nicht sicher Scharlach, ist es aber bei deutlichem scharlachartigem Ausschlag negativ, so spricht dies gegen Scharlach.*

Bei Scharlach zeigen schon die *natürlichen Hautfalten* am Vorderbauche, in der Ellbeuge, Axilla usw., eine dunkelrote Färbung infolge spontaner kleinster Blutaustritte. Streichen über das Exanthem mit dem Fingernagel erzeugt einen roten Streifen.

Von weiteren diagnostisch wertvollen Symptomen ist zu erwähnen die häufige *Urobilinogenurie* vom 3. Tage an, die hochgestellten Urin verursacht und die auf der Höhe des Exanthems am stärksten ist. Die Benzaldehydreaktion findet sich in 80—95% der Fälle. An meiner Klinik wurde sie aber in leichten Fällen oft vermißt; doch spricht Fehlen bei starkem Ausschlag und hohem Fieber gegen Scharlach. In der 1. Woche oft deutlicher Azetongeruch (Ketose). Manchmal findet sich eine alimentäre *Lävulosurie* als Zeichen einer vorübergehenden Leberaffektion. Die DOEHLESCHEN *Leukocyteneinschlüsse* finden sich häufig und sollen vom 2.—6. Tage sozusagen nie fehlen, besitzen aber keinen entscheidenden Wert.

Typisch für Scharlach ist die Eosinophilie am Ende der 1. Woche.

Außerordentliche Dienste leistet das **Auslöschphänomen** (SCHULTZ und CHARLTON), das eine passive Immunitätsreaktion darstellt.

Wenn man einem Patienten mit floridem Exanthem 0,2 oder besser 0,5 ccm Scharlachserum, nach der 3. Woche gewonnen (oder Scharlachheilserum), intracutan (am besten an der Brust) einspritzt, so verschwindet dort nach 6—8 (bis 20) Stunden das Exanthem dauernd in einem Umfang von Talergröße. Das Serum darf höchstens 3 Monate alt sein. Das Phänomen ist spezifisch, d. h. keine anderen Exantheme (Masern, Röteln, Serumexanthem usw.) als Scharlach werden ausgelöscht, jedenfalls nur in ganz seltenen Ausnahmen. Die Probe hat sich bei uns sehr bewährt. Sie war in über 80% der Fälle positiv. Am 1. Tag des Ausschlags ist das Phänomen immer positiv, am 4. Tag nur noch in ⅓ der Fälle. Nicht jeder Mensch besitzt wirksames Serum, so daß wir z. B. dasjenige von einzelnen Assistenten nicht brauchbar fanden. Das verwendete Serum muß von gesunden Wa-negativen Menschen stammen, keinesfalls darf es einem Scharlachkranken entnommen werden innerhalb der ersten zwei Wochen, da dieses Serum versagt. Diese Eigentümlichkeit ist wiederum ein Beweis der Spezifität der Reaktion, die folgende nachträgliche Diagnosenstellung erlaubt. Nimmt man Blutserum von einem Patienten mit fraglichem Scharlach 4—8 Tage nach Beginn des (schon verschwundenen) Ausschlages und spritzt es einem Patienten mit sicherem Scharlachausschlag ein, so spricht das Zustandekommen des Auslöschphänomens gegen Scharlach im fraglichen Fall, da frischer Scharlach nicht auslöscht. Zur Sicherheit spritzt man noch gleichzeitig normales als wirksam erprobtes Serum daneben. Bei einem Pseudoscharlach mit negativem Auslöschphänomen fehlt an der Injektionsstelle das Exanthem, wenn nach einigen Tagen echter Scharlach ausbricht (*Aussparphänomen*).

Zur Diagnose auf Scharlach dient auch der *Dicktest:*
Spritzt man 0,1 ccm verdünntes Scharlachstreptokokkentoxin intracutan ein, nicht zu oberflächlich, so entsteht im allgemeinen bei empfänglichen Menschen (maximum von 1—5 Jahren) nach 18—24 Stunden bei frischem Scharlach eine entzündliche Quaddel, bei Unempfänglichen oder nach der 3. Scharlachwoche meist nicht mehr. Die Resultate sind aber unsicher und nur bei hochwertigem Toxin brauchbar. Tuberkulöse ergeben oft eine Pseudoreaktion.

Über die Komplikationen: Otitis, Mastoiditis, Sinusthrombose s. dort.

Nicht selten führt erst das *zweite* (*allergische*) *Kranksein* nach 2—4 Wochen mit einigen Symptomen (Ausschlag, Fieber, Lymphadenitis, Otitis, Angina, Nephritis, auch nur eines dieser Zeichen) darauf, daß eine frühere leichte Angina Scharlach war. Auch hier sind die Drüsen hart. Zum Teil handelt es sich um Superinfektionen.

Für die Differentialdiagnose beachte die folgenden Notizen und 2 und 3.

**b) Vierte Krankheit (DUKES-FILATOW).** Feinpunktierter, scharlachähnlicher, blaßroter Ausschlag, der rasch den Körper, auch das Gesicht bedeckt und bald abblaßt. Schuppung sehr leicht, nach 8—14 Tagen beendet. Temperatur kaum erhöht, Rachen wenig verändert, Himbeerzunge fehlt. Inkubationszeit 9—21 Tage. Die nosologische Einheit der vierten Krankheit erscheint mir durchaus zweifelhaft. Ich erblicke in ihr eine Sammelstätte verschiedenartiger noch unklarer Krankheiten mit scharlachartigem Ausschlag, auch unsichere Fälle von Scharlach oder Röteln.

**c) Miliaria cristallina, Sudamina cristallina** (*gewöhnlicher Schweißfriesel*). Bei starkem Schwitzen (Gummieinlage), heißen Kleidern (Wollhemd) wird besonders am Rumpf ein Ausschlag beobachtet, der aus kleinen roten Knötchen besteht, teilweise untermischt mit hellen oder trüben Bläschen an der Spitze, der juckt und nach dem Wegbleiben der Schädlichkeit unter leichter Schuppung rasch abheilt. Mit Scarlatina miliaris öfters verwechselt, deren andere Symptome aber fehlen. Findet sich vorzugsweise in den ersten Jahren und bei Akrodynie.

**d) Erythema scarlatiniforme recidivans.** Außerordentlich selten beim Kinde (trophallergisch?). Nach kurzem Fieber dehnt sich rasch ein starkes juckendes Exanthem über den ganzen Körper aus. Bald einsetzende starke Schuppung, die schon früher beginnt als bei Scharlach. Angina fehlt meist.

**e) Bei gewissen Infektionskrankheiten,** im ganzen nicht häufig, meist kleinfleckige Roseolen. Prodromal bei Variola als punktförmige Blutungen auf geröteter Haut. Ein solcher *Rash* macht Variola wahrscheinlich, besonders wenn er das Schenkeldreieck oder das Oberarmdreieck betrifft. Wichtig sind dabei Bläschen und Pusteln im Rachen. Prodromal oder im Beginn des Exanthems bei Varicellen, meist am Thorax. Fernerhin bei Influenza, seltener bei der endemischen Grippe, bei Typhus, Genickstarre, Trichinose, Pneumonie, Sepsis, Diphtherie, Poliomyelitis, FEERscher Krankheit, Verdauungsstörungen der Säuglinge, gelegentlich bei Tuberkulose. Nicht selten ist das Exanthem kleinfleckig bei Röteln. Täuschend scharlachartig: *Rubeola scarlatinosa*. Vasomotoriker, zu Urticaria Geneigte reagieren am ehesten, zuweilen erscheint so das Serumexanthem bei Scharlachschutzimpfung. Die Rötung ist dabei oft mehr glatt und diffus und besteht nicht immer aus einzelnen Flecken. Ein ähnliches Erythem sieht man 2—4 Wochen nach Typhus- und Choleraimpfung.

**f) Wirkung von Arzneien (oft allergisch), von toxischen Produkten.** Jodoform, Chinin, Quecksilber, Luminal, Santonin, Prontosil, Salvarsan, Chloral, Nirvanol, Pyramidon, Opium, Atropin, Aspirin, Sulfonamide, wobei die Angina und Follikelschwellung fehlen. Das Exanthem ist dabei bisweilen masern-rötelnartig, auch erysipelartig (Chinin) und kann Schuppung veranlassen. Die infektiös-toxischen scharlachähnlichen Ausschläge sind gewöhnlich nur lokal und flüchtiger Natur. Differentialdiagnostisch kann die Blutuntersuchung helfen (Leukopenie bei Nirvanolexanthem).

**g) Bei Verbrennung** zeigt sich oftmals ein scharlachartiges Exanthem mit nachfolgender Schuppung. Dieses ist bisweilen tatsächlicher Scharlach, nach meiner Überzeugung manchmal aber ein rein *toxisches Exanthem*, hervorgerufen durch Verbrennungsprodukte im Organismus. In der Differentialdiagnose bietet es größte Schwierigkeit und ist oft bloß beim Auftreten typischer Scharlachnachkrankheiten zu erkennen.

Viele der unter b—g aufgeführten Ausschläge können schuppen.

**h)** Vgl. unten 2. und 3. (S. 71).

## 2. Roseola-masern-rötelnartige Ausschläge.

Größere Flecken wie unter 1, z. T. zusammenfließend, Ränder oft unscharf. Meist etwas erhaben. Linsenförmige Flecken heißen Roseolen.

**a) Die akuten Exantheme.**

**1. Masern, Morbilli.** Spezifische Viruskrankheit, Kontagiosität beginnt mit Fieber 3—4 Tage vor Eintritt des Ausschlages, wobei sich Katarrh einstellt. Inkubation bis zum Ausschlag 14 Tage; in den serumbehandelten Fällen oft bis zu 18—24 Tagen, wobei Prodromi und Kopliks fehlen können, der Katarrh abgeschwächt ist. Spätestens 6 Tage nach Beginn des Exanthems ist die Kontagiosität erloschen. In der Prodromalzeit erscheinen auf den Wangen mitunter blaßrote, flüchtige Flecken. Der Ausschlag, der nur höchst selten fehlt, beginnt unter Fieberanstieg in der Form kleiner roter zerstreuter Follikelschwellungen, die immer zahlreicher und größer werden, papulös, etwa bis Erbsengröße, und zackig, unregelmäßig geformt, leicht erhaben (s. Abb. 77), ausnahmsweise anfangs papulös. In der Mitte der größeren Flecken oft 1—2 flache Knötchen (tangentiale Beleuchtung!), die einem Follikel oder einer Talgdrüse entsprechen. Der

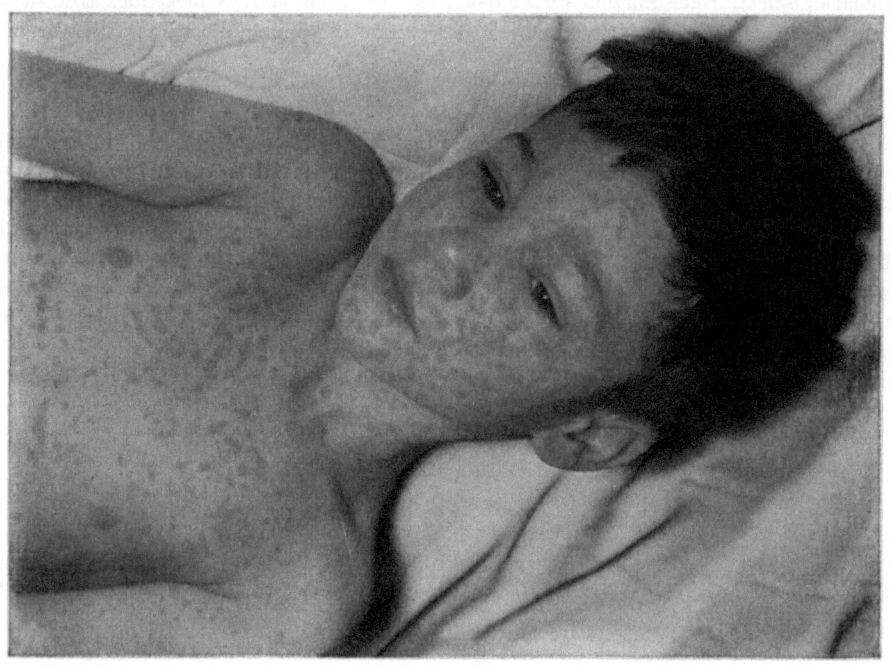

Abb. 77. Masern.
(Aus „Tabulae exanthematicae" von Hoffmann—La Roche, Basel.)

Ausschlag beginnt hinter den Ohren oder im Gesicht und erstreckt sich in 2 Tagen über den ganzen Körper. Um die frische Eruption findet sich oft eine schmale anämische Zone. Bei dichtem Stand fließen die Efflorescenzen auf große Strecken zusammen, lassen aber an einzelnen Stellen, auch im Gesicht, immer noch den fleckigen Ursprung erkennen und sind damit vom Scharlach zu unterscheiden. Die Farbe spielt nach kurzer Zeit mehr ins Violettrote, bei Scharlach mehr ins Carminrote. Am 3. Tag ist der Ausschlag in voller Blüte und geht oft schon etwas zurück. Nach 3—4 Tagen blaßt der Ausschlag ab, am 5. Tage ganz, nachdem er schon in der letzten Zeit auf Fingerdruck nicht mehr völlig verschwunden ist, und hinterläßt eine leichtere oder stärkere bräunliche Pigmentierung, die wochenlang dauern kann und noch nachträglich oft die Diagnose erlaubt. Hämorrhagischer Charakter der Flecken (auch Petechien), ist manchmal schon von Anfang an stark ausgeprägt, ohne die Prognose zu trüben. Nur äußerst selten fehlt in leichten Fällen der Ausschlag ganz. Zur Sicherung der Diagnose beachte man immer die übrigen Symptome: *Prodromi mit Conjunctivitis, Fieber, Husten und Heiserkeit,* vor allem aber die KOPLIKschen Flecken (s. S. 162). Im Zweifelsfalle fällt Leukopenie während der Eruption ins Gewicht (Blutbild s. S. 322). Diazoreaktion fehlt kaum je in der Floritionsperiode. Schwere toxische Fälle können mit hohem Fieber, Bewußtseinsverlust und Krämpfen sterben. Die Variolaefflorescenzen ähneln im Beginn den Masernefflorescenzen, zeigen aber eine andere Lokalisation (s. S. 93). Im Prodromalstadium der Pocken erscheint öfters im Schenkel- und Oberarmdreieck ein masernartiges Exanthem, bisweilen auch petechial. Wie bei Scharlach, so hilft auch hier oft die Berücksichtigung der *Altersdisposition* zur Diagnose (s. S. 4). Zweimalige Erkrankung ist ganz ungemein selten, entgegen den Angaben vieler Mütter. Vereinzelte Fälle werden bei Neugeborenen beobachtet. Auffallend leicht sind Ausschlag und übrige Zeichen im 1. Semester. Bei Säuglingen treten prodromal oft Durchfälle auf. Selten trägt der Ausschlag einen pemphigoiden oder pustulösen Charakter.

Die Diagnose ist bei Ausbruch des Exanthems meist leicht. Es kommen außer den hier unter 2 und 3 (S. 67, 71) angeführten Krankheiten noch in Betracht besonders Exanthema subitum, sodann: Meningitis, in erster Linie aber Röteln, Erythema infectiosum, Sepsis. *Oberschwellige Impfmasern* verlaufen oft ohne Krankheitsgefühl bei freibleibender Schleimhaut; Inkubation 18—21—25 Tage. Zur Verwechslung können Anlaß geben im Katarrhstadium Grippe und Influenza, toxische Erytheme (Aspirin, Antipyrin, Luminal, Veronal). Nirvanol kann täuschend masernartigen Ausschlag machen (s. Nirvanolkrankheit, S. 73). Zuweilen läßt ein starkes Exanthem bei Paratyphus und Fleckfieber, Feerscher Krankheit an Masern denken. Injiziert man 1½ bis einige Tage vor Exanthemausbruch intracutan ½ ccm Rekonvaleszentenserum, so erscheint in diesem Bereich kein Exanthem (*Aussparphänomen*).

**2. Röteln (Rubeola)** Viruskrankheit. Die Inkubationszeit dauert 14—21 Tage. Ansteckung ist schon vor dem Auftreten des Exanthems möglich. Prodromi sind kaum bemerkbar, außer etwa leichtes Enanthem am Gaumen. Die Efflorescenzen sind größer als bei Scharlach, meist kleiner als bei ausgebildeten Masern. Sie sind hellrot, rundlich oder oval, von gleichmäßiger Größe, nicht so zackig und weniger erhaben als bei Masern (s. Abb. 78), am stärksten im Gesicht. Die Ansteckung kann schon 2—1 Tage vor dem Ausschlag erfolgen. Anfänglich sind sie sehr oft spärlich und gleichmäßig verteilt. Meist fließen sie

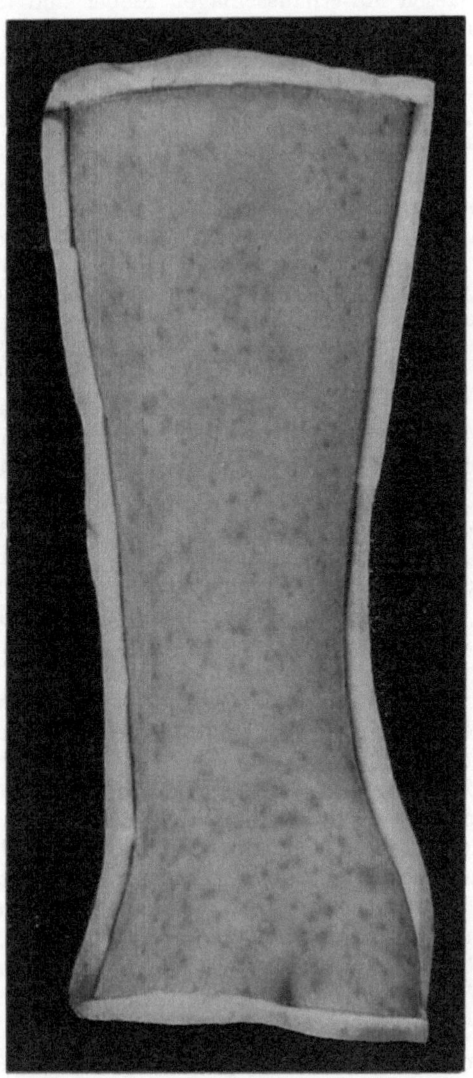

Abb. 78. Röteln: Kleinfleckige Form. (Aus Rost, Hautkrankheiten.)

nicht zusammen, sind blasser als bei Masern und *lassen viel mehr Raum zwischeneinander als bei Scharlach*. Bei dichtem Stand und starker Färbung ist das Bild etwas scharlachähnlich, aber das circumorale Dreieck ist befallen. Die Flecken dauern kaum länger als 1—2 Tage, blassen meist ohne Pigmentierung ab und heilen ohne Schuppung. Der Ausschlag beginnt im Gesicht und hinter den Ohren

und hat oft schon in einem halben Tag, meist schon beim ersten Besuch des
Arztes den ganzen Körper ergriffen, also rascher als bei Masern und Scharlach
und verschwindet auch rascher. Die Wangen sind auffällig diffus gerötet, oft
marmoriert mit eingestreuten papulösen Efflorescenzen. Später wird das Exanthem bisweilen dichter und verwaschen-masernartig. Die Tuberkulinprobe
bleibt auch während der Florition positiv, im Gegensatz zu Masern.

Der Hautausschlag gleicht am ehesten einem spärlichen kleinfleckigen und
blassen Masernausschlage. Fieber und katarrhalische Erscheinungen sind aber
unbedeutend, die Kopliks fehlen stets. Bisweilen kann die Conjunctivitis
masernartige Stärke erlangen, aber mit weniger Lichtscheu. Zur Sicherung der
Diagnose verhelfen die vergrößerten *cervicalen, mastoidalen* und *cubitalen
Lymphdrüsen,* die schon vor dem Ausschlag erscheinen. Das RUMPEL-LEEDEsche
Symptom kommt weniger häufig zustande als bei Masern, jedenfalls viel seltener
als bei Scharlach. Über das Blutbild s. S. 322. Differential: Fleckfieber, post-
vaccinales Exanthem, Exanthema subitum, Antipyrin, Serum und andere Arznei-
ausschläge. Eine gewisse Ähnlichkeit bietet das Blutbild mit dem Drüsenfieber.

Bei Kindern, deren Mütter im Beginn der Gravidität Röteln hatten, wurden schwere
Mißbildungen bei den Neugeborenen beobachtet (Star, Mikrocephalie, Taubheit, Herzfehler), zuerst in Australien, jetzt auch in Europa.

Bei einem 14jährigen Mädchen sah ich allgemeines *typisches* Scharlachexanthem ohne
Angina, Blut aber wie bei Röteln. Eine Schwester erkrankte nach 16 Tagen an sicheren Röteln.

**3. Erythema infectiosum (Megalerythem, Ringelröteln).** Inkubation 7 bis
14 Tage. Diese Krankheit ist noch wenig bekannt, tritt aber nicht selten gut
charakterisiert in Epidemien auf, von denen ich schon mehrere beobachtet habe.
Prodromal selten etwas Katarrh, Temperaturen subfebril, Allgemeinbefinden
wenig getrübt. Im Beginn besteht das Exanthem meist aus kleinen roten Flecken,
die zuerst im Gesicht auftreten. In vereinzelten Fällen kann es einen scarlatini-
formen, morbilliformen oder rubeoliformen Charakter erhalten, aber mit der
typischen Lokalisation an Wangen, Streckseiten der Arme und an den Glutäen.
Gewöhnlich jedoch kommt es zu großen, deutlich erhabenen, oft quaddel- und
girlandenartigen, hochroten Flecken im Gesicht, die rasch wachsen und nach
kurzem zusammenfließen, gegen die Augen und den Nasenrücken scharf absetzen,
Nase und Kinn bleiben frei, ähnlich wie bei Scharlach, so daß die beiden Wangen
das Bild eines roten Schmetterlings bieten. Charakteristisch ist der scharfe
Übergang der zackigen und erhabenen Randlinie des zusammenfließenden Ausschlages des Gesichtes in die normale Haut der Unterkiefergegend. Außer
dem Gesicht sind am meisten befallen die Streckseiten der Arme, hauptsächlich die Gegend des Ellbogens. Hier fließt das Exanthem (heiß anzufühlen!) oft
zusammen, um gegen die Beugeseite hin sich in kleinere masern- oder urticariaartige Flecken aufzulösen. Hand- und Fußrücken bleiben frei, oft auch der
Rumpf. Im Gesicht, wie an den Armen blassen die zusammenfließenden
Flecken in der Mitte mit violetter Tönung ab.

Auch die Gesäßgegend wird oft noch befallen, aber nicht so stark wie die
erwähnten Teile, wogegen Rumpf und Beine in der Regel bloß ein schwach marmo-
riertes Exanthem zeigen. Der Ausschlag dauert etwa 1 Woche. In unserer
letzten Epidemie waren die Waden stark beteiligt. Nach mehreren Tagen verschwindet der oft cyanotisch und bräunlich gewordene Ausschlag. Die Allgemeinsymptome sind meist unbedeutend: leichter Katarrh und Rötung der Conjunctiven;
stärkeres Fieber ist selten. Entscheidend zur Diagnose kann das Blutbild werden
(S. 322). Masern und Röteln sind leicht auszuschließen. Das Erythema exsudativum multiforme ist mehr papulös und blasig, läßt meist das Gesicht frei und
macht schwerere Allgemeinerscheinungen.

**4. Exanthema subitum (Kritisches Dreitagefieberexanthem).** Viruskrankheit, kontagiös, Inkubationszeit zirka 7 Tage. Nach Fieber von 2—4 Tagen stellt sich unter kritischem Abfall bei Kindern von ½—3 Jahren ein Ausschlag ein, wie Rubeolen oder schwache Masern. Die 2—4 mm großen Efflorescenzen erscheinen zuerst am Stamm, können konfluieren. Im Gesicht sind sie spärlich. Die Schleimhäute sind frei. Der Ausschlag dauert 2—3 Tage und geht ohne Schuppung weg. Ähnlichkeit besteht oft mit dem Influenzaexanthem. Dabei oft Schnupfen, Diarrhöen, selten seröse Meningitis und Konvulsionen. Die Diagnose wird durch den Blutbefund gesichert (S. 322). Identisch sind wohl viele der sog. „dyspeptischen" Exantheme der Säuglinge. Es ist sicher, daß diese nicht selten epidemisch auftretende und häufige Krankheit spezifisch ist.

**b) Roseolen bei anderen Infektionskrankheiten.** Sie sind wichtig bei *Typhus abdominalis*, wo sie am Abdomen von der 2. Woche an allmählich auftreten, auch bei *Paratyphus* schon Ende der 1. Woche. Hellrot, verschwinden auf Glasdruck. Ihre Zahl ist in der Regel spärlich, bei Paratyphus reichlicher und oft mit Herpeseruption. Beim *Fleckfieber* erscheinen die Roseolen schon am 3.—5. Tage und breiten sich sehr rasch über den Rumpf und über die Extremitäten aus, am zahlreichsten über Hand- und Fußrücken. Nach 2—3 Tagen werden sie zum Teil blaurot durch zentralen Blutaustritt (Petechialtyphus), während die unveränderten Roseolen abblassen und bräunliche Pigmentierung hinterlassen. Sie verschwinden nicht mehr auf Druck. Delirien und Koma sind häufiger als bei Typhus.

Die *Roseola beim Typhus* beruht auf Metastasen von Typhusbacillen mit Anschwellung des Papillarkörpers. Später schuppt die Epidermis in feinsten Lamellen. Bei 40facher Vergrößerung zeigt das Bild der mit Cedernöl aufgehellten Haut am Lebenden ein verschiedenes Verhalten der Roseolen bei Typhus gegenüber denen des Fleckfiebers. Bei Typhus ergibt die Roseole eine diffuse Rötung und mäßige Erweiterung der Hautcapillaren, bei Fleckfieber ein starkes Venengeflecht mit vielen Anastomosen. Eine sichere Diagnose des Fleckfiebers gewährleistet die WEIL-FELIXsche Serumreaktion. Bei Varicellen und Variola (hier mehr papulös) bildet die Roseola die Anfangsgestalt der spezifischen Eruption. In den ersten Tagen der cerebrospinalen Meningitis erscheinen bisweilen Roseolen. Bei *Leukämie* sieht man ab und zu ein großfleckiges maculopapulöses Exanthem, vorzugsweise am Rumpf, das Ähnlichkeit mit Masern bietet, aber länger andauern kann. Ein maculöses Exanthem zeigt sich zuweilen als Vorbote des Komas beim Diabetes.

Weiterhin trifft man bisweilen Roseolen bei Genickstarre, bei Influenza (öfter scharlachartig), bei gewissen abakteriellen Meningitiden, Sepsis, Miliartuberkulose, als Rash im Gesicht und an den Extremitäten bei Variolois, dann bei Intoxikationen, Akrodynie, Serumkrankheit, Arzneiexanthemen, z. B. nach Calomel-Santonin-Kuren, nach der Vaccination, im diabetischen Praecoma.

Die *Roseola luetica* beim Säugling gehört zu den Papeln (s. S. 85).

**c)** *Siehe auch unter 1 und 3 (S. 63 und 71).*

**d)** Nach *Seifenklystieren* zeigt sich bisweilen ein fleckiger roter Ausschlag an verschiedenen Körperstellen.

### 3. Verschiedenfleckige, klein- oder großfleckige Ausschläge.

*Viele Infektionen und Intoxikationen* führen zu Erythemen, die in Form, Größe und Ausdehnung nicht charakteristisch sind. Manchmal treten sie diffus auf. Die gleiche, häufig allergische Ursache bringt oft ganz verschiedene Erytheme zustande.

**a)** So sieht man bei der **Serumkrankheit** auf Grund von Antikörperbildung, gewöhnlich zuerst um die Einstichstelle, in den meisten Fällen urticariaartige, auch masern-, bald scharlach-, bald rötelnartige, flüchtige, juckende Ausschläge, selten nur hämorrhagische. Oft sind die verschiedenen Formen nebeneinander, vielfach mit Ficber. Der Rachen bleibt frei. Die Vielgestaltigkeit, die rasch wechselnde Eruption, die kommt und verschwindet, an einem Körperteil urticariell, am anderen morbilliform oder scarlatinös aussieht, ist geradezu charakteristisch. Es hinterbleiben keine deutlichen Spuren. Zur Diagnose des **Serumexanthems** hilft der Zeitpunkt des Auftretens. Es erscheint meist am 8.—11. Tage (5.—20. Tage), oft nur in der Umgebung der Stiche, bei nach monatelanger Pause wiederholter Einspritzung schon früher, nach 3—6 Tagen (beschleunigte Reaktion). Hat eine frühere Einspritzung 8 Tage bis 3—6 Monate vorher stattgefunden, so erscheint das Exanthem oft sogleich oder schon nach Stunden (sofortige Reaktion), mit Ödembildung, bisweilen mit bedrohlichen Nebenerscheinungen (Kollaps, Dyspnoe, Cyanose). Venöse Reinjektion in dieser Periode ist gefährlich. Sehr schwer kann *die Unterscheidung von Scharlach* werden, wobei Leukocytose mit Eosinophilie für Scharlach, Verminderung der Neutrophilen für Serumkrankheit spricht. Ausnahmsweise kann sogar scharlachähnliche Angina, Himbeerzunge und Schuppung sich einstellen. Bei Serumkrankheit soll die Urobilinogenreaktion im Urin immer fehlen. Die Serumkrankheit befällt mit großer Vorliebe exsudative Naturen und zeigt sich um so häufiger, je älter das Kind ist, am meisten bei Erwachsenen. Nicht selten ist sie von Fieber, Albuminurie, Ödem oder Gelenkschmerzen (ältere Kinder) begleitet, selten von polyneuritischen Erscheinungen. Die veränderte Reaktion des Organismus bei einer wiederholten Injektion ist allergischer Natur.

Anaphylaktische Erscheinungen nach einer Erstinjektion ereignen sich nur ausnahmsweise (bei Allergikern, Asthma, Heufieber). Eine 2. Injektion innerhalb der ersten 8 Tage nach der ersten läßt allgemein keine schwere Reaktion befürchten.

*Prüfung auf Überempfindlichkeit gegen Serum.* Erfolgt bei intracutaner Injektion von $^1/_{20}$ ccm Pferdeserum (Diphtherieheilserum z. B.) in kürzester Zeit eine starke Quaddel, so ist der betreffende Mensch hochempfindlich dagegen. Erfolgt nun bei therapeutischer subcutaner Injektion von 0,5—1,0 ccm Serum eine starke Reaktion, so injiziert man nur alle 4—6 Stunden eine kleine Dose, abgestuft steigernd. Die *Schutzimpfung* gegen Diphtherie mit Formoltoxoiden läßt bei späteren Injektionen keine Serumkrankheit befürchten, da der Formolzusatz das Serum ungiftig macht. Sie kann aber vom Schulalter an Fieber, örtliche Schwellungen und Schmerzen verursachen, bei aktiver Tuberkulose heftige Allgemeinerscheinungen.

**b)** Die *Säuglinge zeigen bei Dyspepsie* relativ oft Erytheme **(dyspeptische Erytheme)**, ebenso bei **Grippe** und **Influenza.** Häufig sind diese röteln- oder masernartig, aber nicht papulös, seltener scharlachartig, meistens in einem Alter unter 6 Monaten, in dem diese Infektionskrankheiten noch kaum vorkommen, zum Teil identisch mit Exanthema subitum (S. 71). Kurzer wechselnder Bestand, nachher meist weder Pigmentierung noch Schuppung.

Bei *vasomotorisch reizbaren Kleinkindern* sieht man im heißen Sommer neben deutlichen Schweißen bisweilen im Gesicht einen flüchtigen Ausschlag ausbrechen, der überraschende Ähnlichkeit aufweist mit Röteln- oder Masernflecken **(Roseola aestiva);** daneben zeigen sich vereinzelte Miliariaknötchen.

**c) Allgemeine Sepsis** verursacht nicht selten scharlachartigen Ausschlag, auch masern-rötelnartigen oder urticariellen, auch mit Ödemen, oft nur einzelne Roseolen. Haut häufig subikterisch. Die Efflorescenzen sind manchmal embolisch (cerebrospinale Meningitis).

**d) Infektionskrankheiten, Arzneien (oft allergisch) und toxische Prozesse** verschiedenen Ursprungs führen oft zu großfleckigen flüchtigen Ausschlägen, so z. B. Genickstarre, Vaccine, Influenza, Angina, Erysipel, auch Tuberkulose, FEERsche Krankheit, akuter Rheumatismus. Bei den Masern sinkt die Temperatur nach beendeter Eruption im Gegensatz zu den morbillösen Ausschlägen bei anderen fieberhaften Krankheiten.

Als *Prodromalexantheme (Rashs)* erscheinen bei einer Reihe von exanthematischen Krankheiten scarlatiniforme, auch morbilli- oder purpuriforme Ausschläge vor den spezifischen Exanthemen. Am häufigsten bei Variola, am 1. oder 2. Tag (purpuriform im Schenkeldreieck und Oberarmdreieck oder roseolaartig), auch bei Variolois. Bei Varicellen ist der Ausschlag mehr scarlatiniform. Die Ausschläge sind glatt, flüchtig, ohne Schuppung.

*Nach der Vaccination* erscheinen vom 7.—14. Tage, meist zwischen dem 8.—11. Tage, morbilliforme, rubeoliforme, auch urticarielle oder scarlatiniforme Erytheme, selten papulöse. Die Ähnlichkeit mit Masern kann beträchtlich sein. Die Flecken sind aber stärker erhaben und bevorzugen Gesicht und Körper. Bei der Eruption ist das Vaccinationsfieber oft schon vorbei. Kopliks fehlen.

Die toxisch-infektiösen Exantheme stellen sich wie das Serumexanthem vorzugsweise bei Exsudativen und Vasomotorikern ein.

Bei rheumatischer Endokarditis findet man bei scharfem Zusehen häufig einen leichten Ausschlag, der besonders am Stamm (Brust) erscheint. Pfennigstückgroße rosenrote oder livide Ringe, 1—3 mm breit, im Niveau der Haut. Bisweilen leicht erhaben, flüchtig und wechselnd. Sie können wachsen und konfluieren **(Erythema annulare)** (LEHNDORFF und LEINER). Bei unbedecktem Liegen werden sie deutlicher. Sie können bis markstückgroß werden. Es besteht Ähnlichkeit mit *Cutis marmorata,* die aber breite Netze macht und an den unteren Extremitäten am stärksten ist. Die Affektion ist pathognomonisch für Rheumatismus, aber vielfach so unscheinbar, daß man sie suchen muß. Es sind Fälle beschrieben, wo daneben keine rheumatischen Anzeichen vorlagen.

Gewisse *toxische Exantheme* bevorzugen die Streckseiten der Extremitäten, jucken stark und schuppen rascher wie Scharlach, so daß starke Schuppung bei scharlachartigem Exanthem schon um die Mitte der ersten Woche, gar wenn sie die Hände betrifft, gegen Scharlach spricht. Daß die Scarlatina miliaris auch schon um diese Zeit schuppt, wurde oben erwähnt.

*Arzneien:* Jod, Quecksilber, Terpentin, Antipyrin, Luminal, Sandelöl, Balsamika, Chloral, Opiate, Chinin, Santonin, Aspirin usw. machen öfters Ausschläge, eher groß- als kleinfleckige, manchmal urticariell. Speziell auf Kalomel (mit Santonin als Wurmmittel) werden Erythema-infectiosum-artige Ausschläge gesehen, nach einer Woche beginnend, zuerst oft scarlatini-morbilliform. Salvarsan kann ein kleinfleckiges, maseriges Exanthem mit Conjunctivitis hervorrufen. Es verläuft ohne Schuppung. Die viel angewendeten *Sulfonamide* bewirken zuweilen scarlatiniforme, morbilliforme oder polymorphe Exantheme mit Fieber, besonders ähnlich Erythema nodosum (s. S. 88).

Bei Gebrauch von Nirvanol erscheint nach 7—12 Tagen mit hohem Fieber ein morbilliscarlatiniformer, urticarieller Ausschlag, öfters mit Conjunctivitis und Stomatitis (*Nirvanolkrankheit*), Leukopenie. Das Nirvanol muß sofort ausgesetzt werden. Der Blutbefund ist typisch (Leukopenie, Eosinophilie). Das Exanthem kann auch erst 3 Wochen nach Aussetzen erscheinen oder um diese Zeit wieder als Rezidiv sich zeigen.

**e) Das Erythema exsudativum multiforme** ist selten bei jüngeren Kindern. Es macht Flecken verschiedener Größe, auch Papeln, Knötchen und Blasen. Die Hauptform sind wachsende linsen- bis münzengroße, rote, erhabene Flecken mit cyanotischem, sich einsenkendem Zentrum, die urticariell oder papulös werden, oft konfluieren, auch Girlandenform annehmen (Erythema annulare.

vesiculosum, haemorrhagicum). Meist finden sie sich symmetrisch auf dem
Rücken von Hand, Vorderarm und Fuß, seltener auf der Beugeseite, auf Ellbogen und Stirne. Schubweise Entstehung unter Fieber und Jucken, zum Teil
mit Gelenkschmerzen (eventuell rheumatischer Natur ?). Nachher leichte Schuppung. Ursache sehr verschieden. In einzelnen Fällen sieht man starkes Fieber,
Beginn mit Angina, Beteiligung der ganzen Körperhaut, selbst ausgedehnte
Exsudationen im Munde. Der Ausschlag kann masernartig sein, das Blut zeigt
aber im Gegensatz zu Masern oft starke Eosinophilie (in einem eigenen Falle
20 %). Die Höhe des Ausschlages ist gewöhnlich nach 1 Tag erreicht. Zu erwägen
sind Dermatitis herpetiformis, Arzneiexantheme. Ab und zu mit Purpura oder
Pemphigus verwechselt. Ähnlichkeit bietet die *Dermatostomatitis* bei älteren Kindern, die mit diphtheroider Stomatitis verläuft und gleichzeitig die beschriebenen
Hauterscheinungen zeigt. Es handelt sich wohl um eine einheitliche Krankheit.

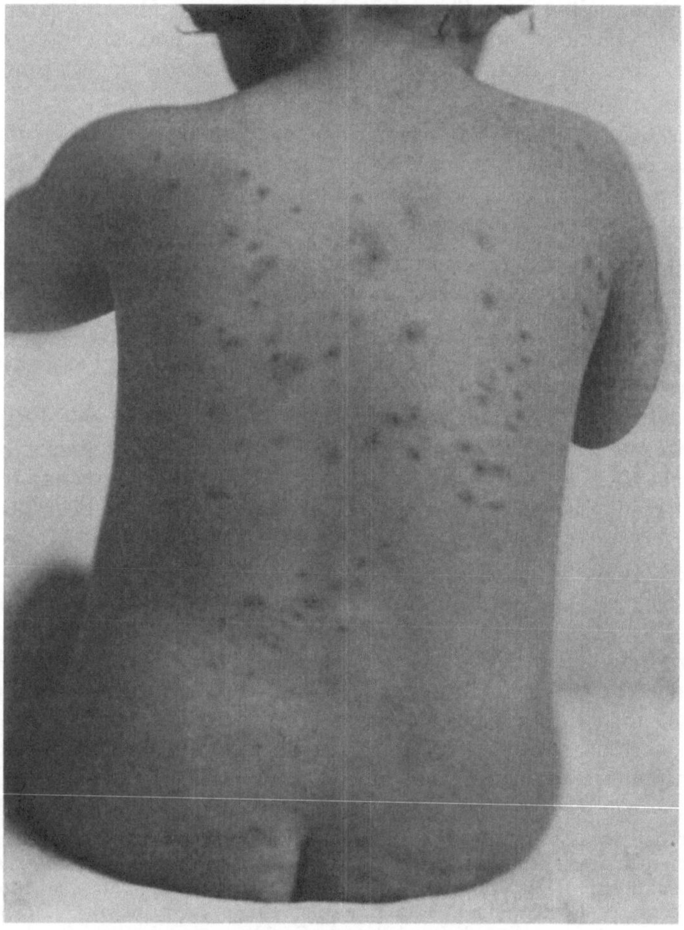

Abb. 79. Urticaria papulosa. 1½ Jahre.

Diphtherie ? Duhring ? Den schwersten Grad stellt die *Ectodermose pluriorificielle*
dar, die an verschieden Körperöffnungen (Mund, Augen, Vulva) neben den Haut-
exanthemen oder ohne diese diphteroide Membranen erzeugt. Meist Heilung.

**f)** Das **Erythema toxicum neonatorum** zeigt sich in den ersten Wochen nicht selten. Es sind kleinfleckige, flüchtige, auch masern- oder urticariaartige Ausschläge, die in der Mitte papulös sein können und sich fast bei der Hälfte der Neugeborenen in den ersten Tagen einstellen. Zuerst und am stärksten zeigt es sich im Gesicht, dann an Brust und Rücken, ist flüchtig und dauert 1—5 Tage. Meist ist es kleinpapulös und hinterläßt manchmal Milien. Lues, Masern und Rubeolen sind leicht auszuschließen.

**g) Urticaria,** überwiegend trophallergischer Natur. Multiple, rasch aufschießende und wieder rasch verschwindende Quaddeln, stark erhaben, juckend, oft hellrot, oft blaß. Hyperämischer, auch anämischer Boden. Die Quaddeln können zu handtellergroßen Beeten zusammenfließen. Häufig mit starker Ödembildung verbunden, besonders an den Augenlidern. Selten ist der Kehlkopf beteiligt (Heiserkeit, Dyspnoe). Außerdem manchmal rein erythematöse Stellen. Fieber- und Verdauungsstörungen häufig daneben. Ascariden können die Ursache abgeben. Durch starke Ausbreitung und raschen Wechsel entstehen sehr auffällige Bilder. Die Urticaria fußt auf exsudativer und neuropathischer Basis, sie entsteht oft nach Verdauungsstörungen (Eier usw.), auch bei Scabies, Wanzen- und Flohstichen, nach Seruminjektionen usw. Sie erscheint als *rubra* oder *alba* (porcellanea), *bullosa* oder *haemorrhagica*. Letztere Form kann unter Pigmentbildung abheilen. Eine verwandte Erscheinung ist der *Dermographismus* (s. Abb. 64). Bei jüngeren Kindern findet man weit häufiger als die gewöhnliche Urticaria, eine Sonderform dieser allergischen Reaktion, die

**h) Urticaria papulosa,** die auch **Lichen urticatus** oder **Strophulus infantum** genannt wird. Hierbei findet sich in der Mitte der Urtica, die rundlich, unregelmäßig, oft sehr gestreckt ist und diese häufig überdauernd eine stark erhabene Papel, bald nur von der Größe eines Stecknadelkopfes, seltener von der Größe einer Erbse von blasser, aber auch dunkelroter Farbe (Abb. 79). Das Zentrum kann durch ein halbkugeliges, glasiges Knötchen gebildet sein, wie überhaupt der Strophulus infantum in Form, Größe, Farbe und Anzahl der Efflorescenzen äußerst wechselnd sein kann. Es sind hauptsächlich exsudative Kinder vom Ende des ersten bis zum 4.—5. Jahr, bei denen schubweise in größeren oder kürzeren Zwischenräumen die stark juckenden Efflorescenzen aufschießen und nach kürzerer oder längerer Zeit gerne recidivieren. Das Gesicht bleibt fast immer verschont, auch der Haarboden, jedenfalls die Mund-

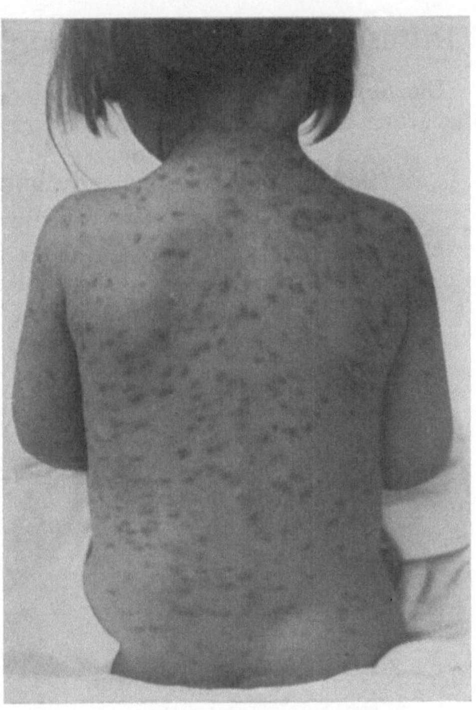

Abb. 80. Urticaria pigmentosa. 2 Jahre alt.

höhle. Die Knötchen gehen nach 2—3 Tagen zurück unter Hinterlassung eines braunen Hofes. Infolge des Zerkratzens sind sie oft blutig oder werden eitrig infiziert. Befallen werden vorzugsweise der Rumpf und die Oberschenkel, aber auch die ganzen Extremitäten. Die Rückbildung macht sich ohne Narben, falls die Efflorescenzen nicht aufgekratzt und stark infiziert sind. Selten sind bullöse Formen (Abb. 97). Bei Varicellen mit kleinen Bläschen oder Papeln und großem entzündlichem Hof kann Verwechslung mit Urticaria papulosa naheliegen, auch mit Scabies. Die heftig juckenden Quaddeln von *Wanzenstichen* bieten eine gewisse Ähnlichkeit. Sie finden sich mit Vorliebe auf der Körperseite, die im Bett der Wand zugekehrt ist.

Der Volksmund bezeichnet die Affektion irrtümlich als *Zahnpocken* (vgl. S. 159), weil sie hauptsächlich während der Zeit der ersten Dentition auftreten. Besser ist der Ausdruck „Obstschwielen", da hier oft eine Ursache deutlich ist.

**i) Die Urticaria gigantea** (QUINKEsches Ödem) ist nicht ganz selten (Abb. 71). Periodisch werden wechselnd verschiedene Körperstellen, vor allem das Gesicht, von einem entstellenden Ödem befallen, das nach Stunden oder Tagen wieder verschwindet. Befallensein des Kehlkopfs bringt Erstickungsgefahr.

Die **Urticaria pigmentosa** ist eine äußerst seltene, eigenartige chronische Dermatose. Sie beginnt nach der Geburt oder doch im ersten Jahre und erzeugt zahlreiche rundliche rote urticarielle, über linsengroße Eruptionen, die bräunlich werden und dem besonders befallenen Rumpfe ein getigertes Aussehen verleihen (Abb. 80). Durch Reiben werden die pigmentierten Flecken wieder quaddelartig. Jucken fehlt. Viele Nachschübe. Unheilbar. Spontaner Rückgang nach der Pubertät. In dem einzigen Falle meiner Beobachtung war die Krankheit von mehreren Ärzten als Syphilis angesprochen worden. Die Krankheit ist wesensverschieden von der Form der Urticaria, die hämorrhagisch ist und Pigmentierungen hinterläßt. Außer der makulösen Form gibt es auch eine mehr knotige, geschwulstartige.

# Diffuse oder fleckige Rötung der Haut mit Schuppung.

Die *hyperämische* Rötung verschwindet auf Fingerdruck. Zur Zeit der Beobachtung ist die Rötung oft schon verschwunden.

## I. Allgemeine oder sehr ausgedehnte, lange dauernde entzündliche Rötung (Erythrodermien).

**1. Beim Erythema neonatorum** (s. S. 61) stellt sich nach einigen Tagen eine sehr verschiedenartig starke, oft großblätterige Schuppung ein, die nach 3 bis 10 Wochen beendet ist. Die Schuppung beginnt an den Palmae und Plantae.

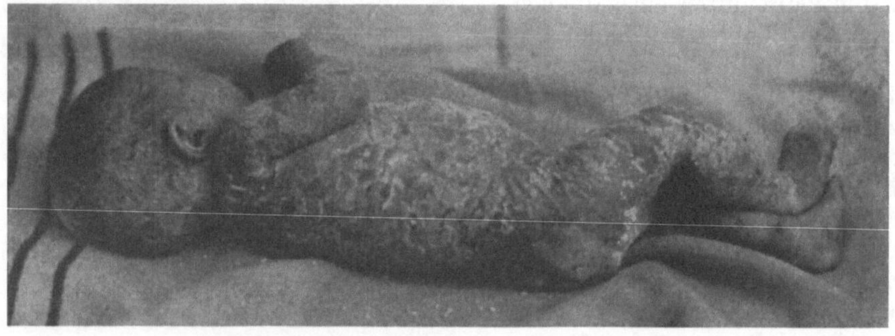

Abb. 81. Erythrodermia desquamativa. 3 Monate alt.

Bei starker Schuppung und trockener Haut entsteht ein Bild wie bei Ichthyosis congenita. Die unterliegende Haut ist anfänglich noch rot, später normal. Harmlose, oft mit Scharlach verwechselte physiologische Erscheinung.

**2. Dermatitis exfoliativa** (s. S. 96).

**3. Dermatitis seborrhoides** (früher zum Teil als seborrhoisches Ekzem bezeichnet). Im Gegensatz zum Ekzem tritt sie in den ersten 3 Monaten auf, begünstigt durch die starke Entwicklung der Talgdrüsen in diesem Alter, die auch die Ursache ist der Vernix caseosa der Neugeborenen. Oft geht eine *konstitutionelle Intertrigo* voraus, besonders bei fetten Brustkindern und wird begünstigt durch dyspeptische Stühle, darum am meisten an der Analgegend, aber auch an den Gelenkbeugen und hinter den Ohren. Die seborrhoische Dermatitis beginnt gewöhnlich als Rötung und Schuppung der Beugen und Auflagerungen auf den Augenbrauen, daneben als psoriasisartige Scheiben. Bevorzugt ist der Haarboden, hier *Gneis* benannt (*Seborrhoea sicca*). Die Wangen bleiben oft frei. Die Haut ist gerötet. Diese Auflagerungen fühlen sich fettig an, bestehen aber weniger aus Fett als aus abgestoßenen Hornschichten. Zugrunde liegt eine konstitutionelle Dyskeratose, die bei Ausbreitung und Verstärkung zur *Erythrodermia desquamativa* führt. Hier wie dort wirkt fettreiche Nahrung begünstigend, wogegen fettarme (Buttermilch) Besserung und Heilung bringt. Durchfälle, Anämie und Ödeme sind häufige Begleiterscheinungen. Der Juckreiz ist unbedeutend oder fehlt. Die Eiklarprobe ist nur in 4% positiv. Es besteht keine Eosinophilie. Gleichwohl finden sich Übergangsformen zum Ekzem. Mangel an Vitamin H (Biotin), das in der Frauenmilch nur spärlich vorhanden ist, wird vermutet. Die Affektion heilt nach Wochen.

**4. Erythrodermia desquamativa** (LEINER). Neben ungewöhnlich starker Seborrhoea sicca des Haarbodens und der Stirne auf geröteter Haut, ausgedehnte, vom Gesäß ausgehende Intertrigo. Die Seborrhöe des Kopfes und der Augenbrauen entwickelt sich oft erst später. Außerdem entsteht am Rumpfe, am stärksten am Rücken, eine großblättrige Abschuppung, anfänglich auf geröteter Grundlage (Abb. 81). Juckreiz kaum vorhanden, entgegen dem Ekzem. Auf Rumpf und Armen können die Efflorescenzen psoriasisartiges Aussehen annehmen. Die Affektion kann monatelang dauern und führt oft zu Komplikationen (Respirationskatarrhe, Pyelitis). Sie entsteht in den ersten 3 Monaten, manchmal in sehr raschem Ausbruch und bevorzugt Brustkinder mit dyspeptischen Stühlen, ist nach dem 1. Trimenon kaum mehr anzutreffen. Die Krankheit ist die schwerste Form der seborrhoischen Dermatitis. Es unterlaufen manchmal Verwechslungen mit Lues oder Dermatitis exfoliativa. Mischformen mit letzteren scheinen möglich.

**5. Diffuses Syphilid der Säuglinge** findet sich nur bei angeborener Lues, etwa nach 1 bis 2 Monaten, verschwindet spätestens Ende des ersten Jahres, es bevorzugt die ersten drei Monate. Kommt bei erworbener Lues nicht vor. Die Haut ist glatt, derb und gespannt durch Zellwucherungen, erythematös oder lamellös, desquamativ oder erosiv (nässend-krustös). Milchkaffeefarbiges oder wachsbleiches Gesicht. Um die Lippen rötlich glänzende Zone mit Rhagaden.

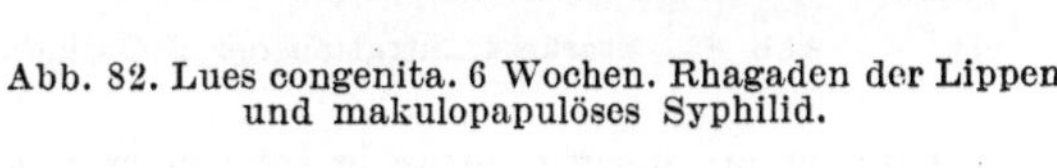

Abb. 82. Lues congenita. 6 Wochen. Rhagaden der Lippen und makulopapulöses Syphilid.

Ähnlich an den Genitalien und an der Beugeseite der Schenkel. Rötliche, gelbliche, glänzende Verdickung der Fußsohlen- (s. Abb. 83) und Handtellerepidermis, später großblätterig abschuppend (Psoriasis palmaris et plantaris). Die Hautveränderung ist oft seborrhoisch und borkenbildend, vor allem an den Augenbrauen und am behaarten Kopf; hier bildet die ge-

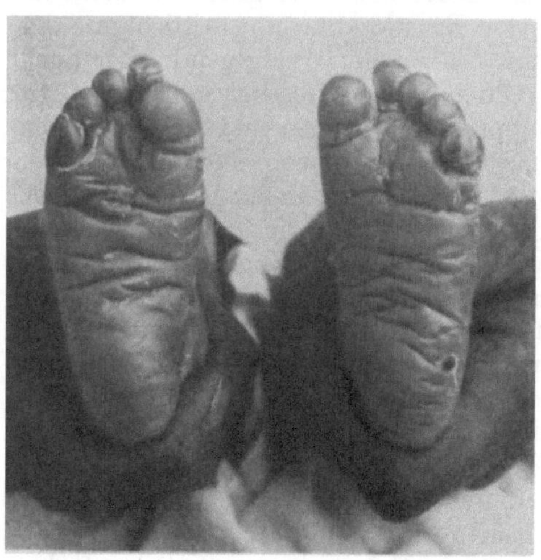

Abb. 83. Diffuses Syphilid der Fußsohlen. 2 Monate. Haut der Füße glänzend, pergamentartig, hart, mit Schrunden durchsetzt.

steigerte Talgabsonderung manchmal einen bräunlichen Panzer auf der infiltrierten kupferfarbenen Haut, der sich leicht und ohne Nässung abheben läßt, so daß Ähnlichkeit und häufige *Verwechslung mit Ekzem* besteht, auch im Bereich des Gesichtes, das sich aber nicht so leicht abreiben läßt. Haarausfall der Augenbrauen und Wimpern. Oft zum Teil untersetzt mit circumscripten papulomakulösen Efflorescenzen. Die starre Infiltration veranlaßt leicht Rhagaden an den Lippen, den Nasenöffnungen, an der Lidspalte und am Ohransatz. Im Alter von 2 bis 4 Wochen tritt manchmal rasch eine hochrote, pralle, glänzende und schmerzhafte Anschwellung der Sohlen und der Seitenteile der Füße auf, mit einigen weißlichen Blasen als erstes deutliches

Zeichen der Lues. Nach einigen Tagen erfolgt Abschwellung und lamellöse Schuppung. Gleichzeitig zeigt sich diffuses krustöses Syphilid an der Nase, am Kinn usw. Häufig zeigt sich Paronychie (S. 140).

6. **Bei schwer ernährungsgestörten Säuglingen** (Dekomposition) sind oft die Fersen und Fußsohlen glänzend, rot und verdickt (große Unruhe der Kinder),

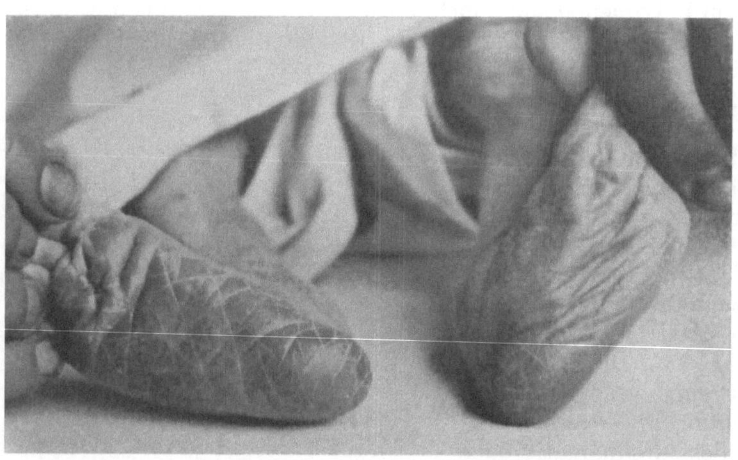

Abb. 84.   Starke Infiltration der Fußsohlen.   3 Monate, *nicht luetisch.*

sie werden sogar pergamentartig infiltriert wie bei Lues, so daß hier leicht eine falsche Diagnose gestellt wird (Abb. 84). Selbst eine Verdickung der Oberhaut an Nates und Oberschenkeln in der Form des Lederbesatzes der Reithosen kann ähnlich wie bei Lues auftreten. Die rasche Besserung bei guter Pflege und bei Hebung der Ernährungsstörung, das Fehlen jedes Symptoms von Lues und der negative Wassermann schützen vor Irrtümern. Das Strampeln der Neugeborenen und der jüngeren Säuglinge genügt häufig, um die Epidermis der Fersen zu polieren und aufzuscheuern.

7. *Allgemeines trockenes Ekzem* (S. 98).

8. *Psoriasis universalis*, ist höchst selten. (Vgl. S. 82).

9. *Rezidivierendes scarlatiniformes Erythem* (s. S. 67).

10. **Urin-Erythem.** Säuglinge und Kinder in den ersten 2—3 Jahren, die nachts lange im Urin liegen, bekommen oft, ohne deutlich exsudativ zu sein, an den vom Urin gereizten Hautstellen, so besonders am Gesäß, eine gerötete Haut mit plattenartiger Verdickung der Epidermis, die schuppt und rissig wird.

Hier ist aus praktischen Gründen noch anzureihen:

11. **Die Abschuppung nach Infektionskrankheiten,** vornehmlich nach den akuten Exanthemen, auch nach Erysipel und nach toxischen Prozessen. Die Abschuppung beginnt oft erst nach Abblassen des Ausschlages.

Am ausgesprochensten ist die **Schuppung nach Scharlach** groblammilös (Abb. 85 u. 86). Hier führt sie oft erst nachträglich auf die Diagnose Scharlach,

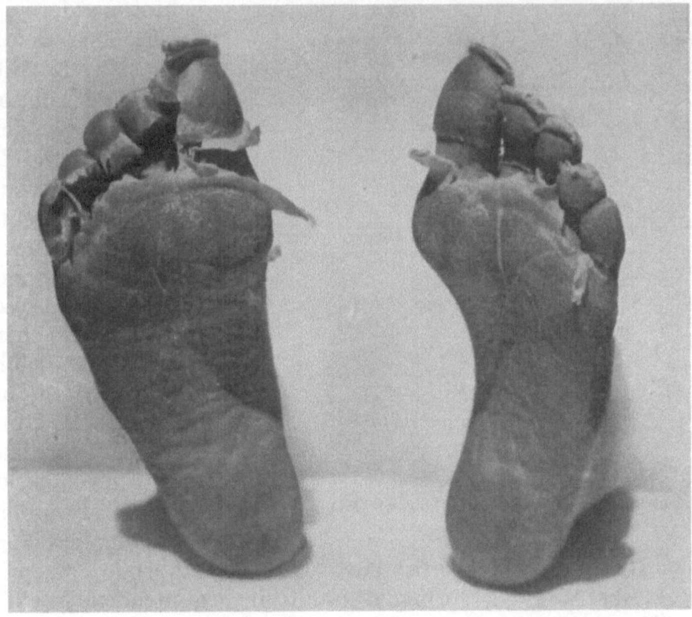

Abb. 85. Sehr starke Scharlachschuppung. 8½ Jahre.

oder hilft die Diagnose sicherstellen, da sie im ganzen recht charakteristisch ist. Ich habe aber schon sichere Scharlachfälle mit Exanthem gesehen, die nicht geschuppt, und solche ohne Exanthem, die geschuppt haben. Die Schuppung beginnt meist Ende der ersten Woche oder in der zweiten Woche. Zuerst oft ganz unauffällig, fast staubartig. Vereinzelt beginnt die eigentliche Schuppung erst in der 4.—5. Woche, das Gesicht schon mit 3—4 Tagen. Zuerst an zarten Stellen (Hals, Lendengegend, Inguines, Mons veneris) und endet an den Stellen

mit der dicksten Epidermis, an den Handtellern in der 3.—6. Woche, an den
Fußsohlen in der 5.—10. Woche. Dies ist typisch für Scharlach. Schwache
Schuppung kann sich zuerst oder ausschließlich an den Nagelgliedern der Finger
zeigen.

Die Abschuppung ist grobblätterig, wechselt aber sehr stark in der Intensität.
Im allgemeinen ist sie um so ausgeprägter und setzt um so früher ein, je stärker
das Exanthem war und je älter das Kind ist. In leichten Fällen ist sie manchmal
nur an Händen und Füßen
deutlich und auch hier unbedeutend. In anderen un-
zweifelhaften Fällen kommt
es zu einer deutlichen
Schuppung am Rumpfe,
wogegen Arme und Beine,
auch Hände und Füße ver-
schont bleiben. Eine deutliche Schuppung, 2—4 Wo-
chen nach Angina, spricht
mit großer Wahrscheinlichkeit für Scharlach, selbst
wenn kein Exanthem beob-
achtet wurde.

Die Art der Abschup-
pung ist charakteristisch.
Da wo die Schuppung be-
ginnt, heben sich in der
bräunlich und undurch-
sichtig gewordenen Epi-
dermis zerstreute klein-
stecknadelkopfgroße Inseln
mit zierlichem gefranstem
Rande ab. Diese werden
immer zahlreicher, worauf
dann in den nächsten Ta-
gen die Haut mehr und
mehr sich in Lamellen ab-
stößt. An den Handtellern
und Fußsohlen dauert es
bis zur Beendigung wo-
chenlang, besonders an den

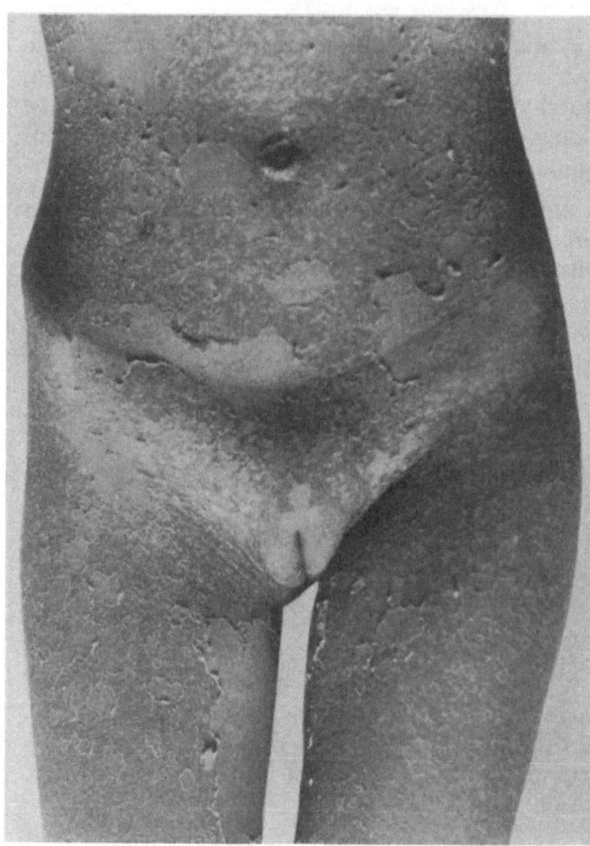

Abb. 86. Scharlachschuppung, stark und früh einsetzend. 10. Tag.
8 Jahre alt.

derbsten Stellen der Fußsohle (Ferse). Hier lösen sich oft große Fetzen los. Wenn
man die ganze Abschuppung verfolgen kann, die beginnenden Inseln mit dem
schließlichen Übergreifen nach Wochen auf Handteller und Fußsohlen, so darf
man manchmal die Diagnose aus der Schuppung allein stellen. Gewöhnlich
schuppt auch das am Ausschlag nicht beteiligt gewesene Kinn.

*Wo nur Schuppung an den Füßen* beobachtet wird, ist es oft schwierig zu
entscheiden, ob sie von Scharlach herrührt. Schuppung auf dem Fußrücken
und an den Seiten des Fußes spricht für Scharlach, wogegen die verdickte
Epidermis der Sohlen sich auch unter normalen Verhältnissen und nach lange-
dauernder Bettruhe abschilfert und abspaltet, insbesondere bei Barfußgängern.
Auch Desquamation zwischen den Zehen ist nicht beweisend. Bei vorhandenem
Zweifel spricht das Fehlen jeder Schuppung an den Händen gegen Scharlach.

Gewisse *Dermophytitiden* machen bei älteren Kindern an Händen und Füßen scharlachartige Schuppung (Nachweis der Pilze). Über Spätexanthem bei Scharlach s. S. 82.

*Infektiöse und toxische Erytheme* verschiedenen Ursprungs machen zum Teil eine sehr starke Abschuppung, stärker noch wie Scharlach, so z. B. Quecksilbervergiftung.

Die **Masern** machen eine feine staubartige Schuppung. Nur im Gesicht ist sie meist etwas großblätterig. Sie beginnt mit dem Abblassen des Exanthems und dauert 1—2 Wochen. Hand- und Fußsohlen sind nicht beteiligt.

*Röteln und Erythema infectiosum* verlaufen ohne deutliche nachfolgende, höchstens leicht staubige Schuppung, öfters dagegen *Influenza* und *Dysenterie, cerebrospinale Meningitis, Erysipel* (lamellös), auch Typhus, selten Rheumatismus.

Eine feine Abschuppung ohne vorausgehende Rötung, am deutlichsten an der Streckseite der Oberarme und Oberschenkel, tritt *bei ungepflegter Haut* auf, die nach langer Zeit zum ersten Male eines Bades teilhaftig und gerieben wurde. Scharlachartige Schuppung erscheint häufig in scharf begrenzten Gebieten (Hals, Bauch) *nach reizenden Einreibungen*, Wasserumschlägen usw., nicht selten auch nach Schweißausschlägen mit oder ohne Folliculitis. Kaum zu verkennen ist die lamellöse Schuppung nach einem Senfwickel.

*An starken Schweißhänden* kommt es gelegentlich zu scharlachähnlicher Schuppung der Hohlhand, doch führt die feuchte und kühle Haut und die allgemeine Neigung zum Schwitzen kaum zu einem Irrtum. Habituelles Schwitzen führt oft auch zu grober Schuppung zwischen den Fingern, mehr noch zwischen den Zehen. Dermophytitis? Die Haut dieser Teile ist dabei feucht und maceriert. Auffällig stark ist die Abschuppung der Schweißhände und Schweißfüße bei der FEERschen *Krankheit* (Abb. 65). Verdacht auf Scharlach ist dabei häufig. Die starke Maceration der naßkalten und roten oder cyanotischen Haut, die lange Dauer der Schuppung sollte aber genügen, um eine Verwechslung auszuschließen.

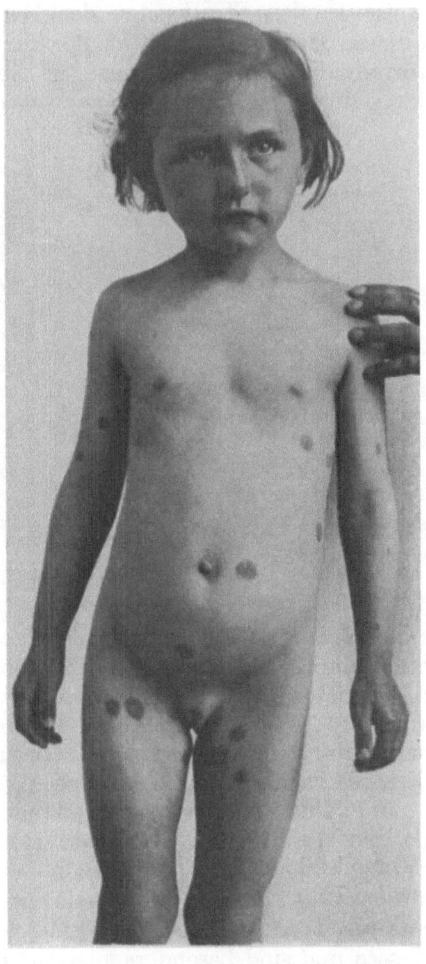

Abb. 87. Psoriasis vulgaris. 5 Jahre.

## II. Fleckige Rötung mit Schuppung.

**1. Verschiedenartige trockene schuppende Ekzeme.** Eczema psoriasiforme, pityriasiforme usw. (S. 98).

**2. Pityriasis rosea** ist nicht selten beim älteren Kinde. Linsengroße und größere meist ovale Flecken, die größeren fast stets medaillonartig, mit gelblichem, etwas eingesunkenem pergamentartig schuppendem Zentrum und leicht erhabenem rotem Saum. Juckt. Der Stamm, die Streckseiten der Extremitäten und der behaarte Kopf sind bevorzugt.

**3. Psoriasis vulgaris.** Rote, scharf begrenzte Flecken, die sich mit reichlichen glimmerartigen oder perlmutterglänzenden Schuppen bedecken. Vorzugsweise an den Streckseiten der Extremitäten, auch auf dem Haarboden und an den Händen. Juckt nicht. Die Basis ist wenig infiltriert. Beim Kratzen zerfällt die schuppige Kruste, es treten blutige Tautröpfchen darunter hervor. Ps. punctata, guttata, gyrata usw. (Abb. 87). Die Krankheit ist selten in den

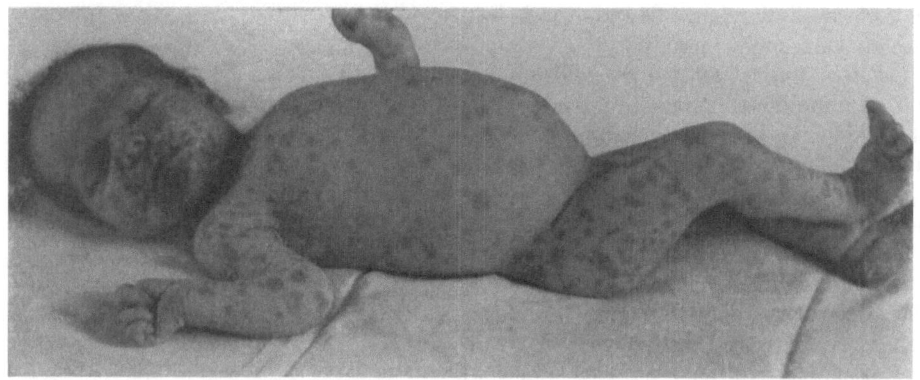

Abb. 88. Makulopapulöses Syphilid. 4 Wochen alt.

ersten 5 Jahren, sie heilt ohne Narben, aber bisweilen mit Pigmentverschiebung. Sie kann der seborrhoischen Dermatitis ähneln.

**4. Spätexantheme bei Scharlach** (Fanconi). In der 2.—4. Woche treten manchmal größere zusammenhängende schuppende Stellen auf, pityriasisartig, makulopapulös-rissig, flachpapulös, überwiegend an exponierten Gegenden (Nates, Oberschenkel außen, Knie). Sie können zur Stützung der Diagnose dienen.

**5. Papulo-makulöses Syphilid des Säuglings,** fälschlich oft als *Roseola* bezeichnet, schuppt im Gegensatz zur Roseola des Erwachsenen (Abb. 82, 88). Entsteht häufig auf dem Boden des diffusen Syphilides. Die scheibenartigen rötlichen, später lachsfarbigen, leicht erhabenen Eruptionen entwickeln sich erst eine bis viele Wochen nach der Geburt, können fast so zahlreich sein wie bei Masern und sind besonders ausgeprägt bei kräftigen Säuglingen (s. S. 85). Nach dem Abheilen bleibt noch lange eine dunkelbraune Pigmentierung.

## Verdickung der Hornschicht (Hyperkeratosen).

Die **Pityriasis simplex** macht kleienartige Desquamation der verhornten Epidermis. Sie ist häufig nach akuten Exanthemen, Ekzemen usw.

Die **Pityriasis versicolor,** nicht selten bei älteren Kindern, die schwitzen (tuberkulöse). Vorzugsweise auf Brust und Rücken. Bräunliche, flache, runde Auflagerungen von verdickter Epidermis, die sich leicht zerkratzen lassen. Haut darunter kaum verändert. Nicht juckend, harmlos. Beruht auf Microsporon furfur.

Die **Pityriasis tabescentium** findet sich bei Kachexie, Ernährungsstörungen, Tuberkulose usw., häufig schon bei Säuglingen als rauhe, schmutzige, leicht abschilfernde Epidermis.

Auf Hyperkeratose beruht die **Seborrhöe,** die auf dem Kopf der Säuglinge ungemein häufig vorkommt **(S. sicca).** Es handelt sich großenteils um abgestoßene dicke Hornschichtenlager. In leichtem Maße darf sie hier in den ersten Monaten als physiologisch gelten, sonst als Ausdruck der Dermatitis seborrhoides. In stärkstem Maße tritt sie bei der Erythrodermia desquamativa in Erscheinung, wo sie auch die Brauen und Wangen ergreifen kann. Die *ölige Pityriasis capitis* (*Seborrhoea oleosa*) tritt erst gegen die Pubertät auf.

Die **Ichthyosis** macht eine verdickte trockene und schuppende Haut, die sich rauh anfühlt (Abb. 89). Häufig schon im 1. Jahr. Am stärksten sind die Streckseiten der Extremitäten befallen. In schweren Fällen ist die hornartige Haut gefeldert, wie bei einem Krokodil, oft schwärzlich. Leichte Fälle betreffen nur die Ellbogen und Knie und verursachen dort eine rauhe, schmutzige, schwer zu reinigende Haut; sie sind ungemein häufig.

Bei der **Ichthyosis congenita** (äußerst selten) ist die Haut überall durch Hyperkeratose verdickt, gelblich gefeldert, mit Rissen, scheinbar zu eng. Sie verhindert die Mimik, führt in schweren Fällen zu behinderter Nahrungsaufnahme und macht Ectropium. Hände und Füße sind pergamentartig verdickt, so daß Verwechslungen mit Lues connata oder Dermatitis exfoliativa vorkommen. Es fehlt aber das Entzündliche. Viele Fälle sterben in den ersten Tagen. Schwer gestört ist die Wärmeregulation durch die Haut.

Die **Keratosis pilaris simplex** (*Lichen pilaris*) macht an der Außenseite der Arme und Oberschenkel zahlreiche spitze, papulöse Erhebungen (Füllung der Follikelmündungen mit Hornmassen), wodurch die Haut trocken und reibeisenartig wird. Gegen die Pubertät hin häufig, oft familiär.

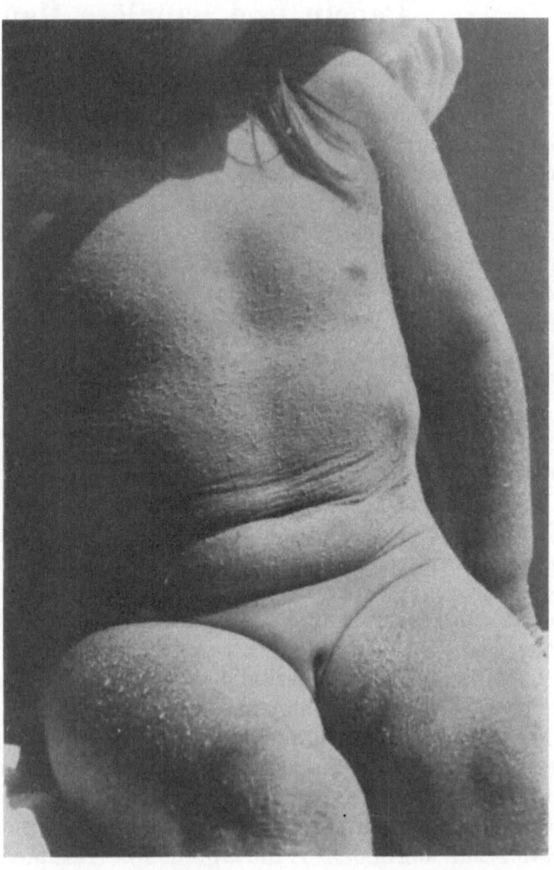

Abb. 89. Universelle Ichthyosis. 3 Jahre alt.

**Psoriasis palmaris et plantaris bei Lues** findet sich schon beim Säugling. Zur Verwechslung kann die Infiltration der Fußsohlen bei Ernährungsstörungen Anlaß geben (Abb. 84).

Die **Lingua geographica** (*Landkartenzunge*) beruht auf einer verstärkten stellenweisen Verhornung des Zungenepithels, die vom Säuglingsalter an durch die ersten Jahre sich häufig einstellt (s. Abb. 176). Sie hat mit Lues nichts zu tun (auch die Leukoplakie des Erwachsenen ist fast nie luetischer Natur). Es handelt sich um eine äußerst häufige fleckige Veränderung der Zungenoberfläche, wobei grauweiße Felder (verdickte Epidermis) der verschiedensten Form und Ausdehnung mit Vorliebe am Rande der Zunge entstehen. Sie wandern langsam an andere Stellen, größer und kleiner werdend und bilden einen auffälligen Kontrast gegenüber der sonstigen Zungenoberfläche, die durch rasche Abschilferung des Epithels ein frischrotes Aussehen bietet. Harmlose Erscheinung, aber wichtiges Symptom der exsudativen Diathese. Bei Verdauungsstörungen und Fieber werden die grauen Felder stärker belegt und dadurch noch auffälliger gegenüber der sonst frischroten Zunge, so daß die Mütter oft erst jetzt durch die Anomalie beunruhigt werden. Nicht selten bildet die Landkartenzunge das erste oder einzige Anzeichen der exsudativen Diathese.

## Papeln und papulöse Hautkrankheiten.

Papeln sind solide Hauterhebungen, die spontan ohne deutliche Narbe resorbiert werden können.

**Beim Strophulus** ist die Papel stecknadelkopfgroß und größer, derb, mattweiß oder rötlich. Sie sitzt oft in der Mitte einer Urtica (**Lichen urticatus, Urticaria papulosa**, s. S. 75), die rasch verschwinden kann, wogegen die Papel noch tagelang bleibt. Starker Juckreiz. In anderen Fällen sind die Papeln viel kleiner, hellrosa oder blaß, ohne Urtica, so bei fetten und pastösen Naturen, und werden erst durch den Kratzeffekt deutlich. Der behaarte Kopf und der Mund bleiben immer frei. Das *postvaccinale Exanthem* kann strophulusartige Efflorescenzen machen. Bei chronischem Bestand entwickelt sich aus dem Strophulus die *Prurigo*, die sich mehr und mehr auf die Streckseiten der Extremitäten, überwiegend der Unterschenkel, zurückzieht (s. S. 86). Ähnlichkeit mit papulösen Tuberkuliden.

**Der Lichen scrofulosorum** besteht aus flachen, follikulären, sehr kleinen, unansehnlichen, gelblichen oder bräunlichen Papeln, häufig bei Knochen- und Drüsentuberkulose. Die Oberfläche ist oft glatt, wachsartig und mit einem Schüppchen bedeckt. Sie verschwinden langsam nach Monaten. Besonders bei älteren Kindern trifft man sie, zu münzengroßen Feldern vereinigt, am Kreuzbein und in der Lendengegend. Juckreiz besteht kaum. Sie werden oft übersehen oder etwa mit Ekzem, kleinpapulösem lichenoidem Syphilide, leichter Psoriasis verwechselt. Der Ursprung ist tuberkulotoxisch wie beim

**kleinpapulösen Tuberkulid.** Blaßrote, kleine Papeln, meist sehr spärlich, oft nur 2—4 im Gesicht, am Rumpf, am Gesäß, an den Extremitäten (Abb. 90). Die Mitte trägt häufig ein Epidermisschüppchen, nach dessen Wegfall oder Entfernung mit dem Fingernagel sich ein Grübchen zeigt. Bei Anspannung der Haut wird um das Schüppchen bzw. Grübchen ein wachsglänzender Hof in Ringform bei auffallendem Lichte deutlich, nach außen mit einem geröteten Rand zur normalen Haut abfallend. Hauptsächlich bei Säuglingen und im 2.—3. Jahr findet sich dieser Ausschlag, nur bei anderweitiger Tuberkulose. Er ist äußerst typisch und erlaubt dem Geübten an sich die Diagnose. Recht häufig findet man aber nur einfache rötliche Papeln ohne Zentrum, deren Natur ohne andere Anzeichen von Tuberkulose nicht eindeutig ist. Nach der Rückbildung des Tuberkulids bleibt oft eine winzige Narbe. Sehr ähnlich kann sein der *Strophulus*, wenn die Knötchen ganz klein bleiben. Hier sind sie aber härter und mehr erhaben, darum besser fühlbar als die Tuberkulide. Oft besitzen sie auch einen hornartigen Glanz. Sie sind häufig aufgekratzt im Gegensatz zu den Tuberkuliden, die nicht jucken; die Borken in der Mitte der Papeln sind derber und dicker. Das *Schweißexanthem* kann ähnlich aussehen wie das kleinpapulöse Tuberkulid, wenn einzelne Knötchen glasig und hart auftreten. Über die Tuberkulide der Conjunctiva (**Phlyktänen**) s. S. 144.

Ähnlich ist der viel seltenere, **disseminierte Lupus,** der bei älteren Kindern vorkommt und gelbe, mit der Sonde eindrückbare stecknadelkopfgroße Knötchen der Haut macht. Auf Glasdruck erweisen sich die Lupusknötchen als transparent, graugelb. Sie finden sich einzeln oder in Gruppen (auf Wange, Nase) und schuppen leicht, heilen mit Narbe, können auch exulcerieren oder verrukös werden. Auf der Schleimhaut des Mundes leicht zu übersehen (s. S. 165).

Die *Miliartuberkulose der Haut* macht vereinzelte hämatogene rötliche Knötchen und Bläschen, zum Teil in flache hämorrhagische, kaum erhabene Papeln (Purpura!) oder in Geschwürchen übergehend. Selten. Sie sind so klein, daß sie leicht übersehen werden und finden sich fast nur bei vorgeschrittener Tuberkulose.

**Das großpapulo-nekrotische Tuberkulid** befällt mit Vorliebe die Streckseiten der Extremitäten. Erbsengroße Knoten in der Tiefe der Haut, am Gesäß und an den Extremitäten, von langer Dauer, erheben sich mit cyanotischer Verfärbung und Bildung einer Kruste, werden nekrotisch oder eitrig (*Acnitis*). Öfters nach Masern. Ähnlichkeit mit pustulösem Syphilid, auch mit krustösen Varizellenefflorescenzen.

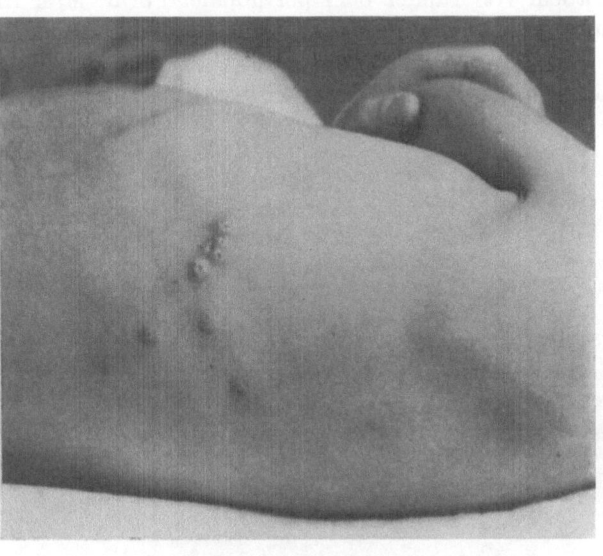

Abb. 90. Kleinpapulöse Tuberkulide. 5 Jahre alt. Ungewöhnlich große Form.

Nach Tuberkulininjektion tritt Rötung und Schwellung der tuberkulösen Efflorescenzen ein.

**Papulöse Syphilide.** Kleinmakulo-papulöse Formen sind beim Säugling selten und fast nur im 2. Semester als Rezidiv zu sehen. Sie gleichen den kleinpapulösen Tuberkuliden, sind aber mehr braun und härter. Die gewöhnliche Form ist das *papulo-makulöse Syphilid* (s. S. 82). Im Beginn zeigen sich hanfkorngroße, leicht erhabene rote Flecken. Linsen- bis kleinmünzengroß, rundlich, stets beetartig erhaben, in der Mitte oft vertieft, wird es *fälschlich als Roseola bezeichnet* (s. S. 82), die beim Säugling nicht vorkommt. Die Efflorescenzen sind hellrot, später lachs- oder kupferfarbig und bilden schuppende Kreise, nachdem sich die Epidermis über der Papel als glänzendes Häutchen abgeschält hat (papulo-squamöses Syphilid). Bevorzugt sind Extremitäten und Gesicht (Haargrenze), wo sie oft rasch in großer Zahl ausbrechen. Sie bilden auch Plaques muqueuses, psoriasiforme und papulokrustöse Efflorescenzen. Selten werden sie pustulös, in der Genitocruralgegend durch Unreinlichkeit ulcerös.

Erzielt man durch Bepinseln einer großen Papel mit Collodium cantharidatum eine Blase, so lassen sich im Serum im Dunkelfeld *Spirochäten* nachweisen. Einfacher noch findet man diese, indem man sich durch Schaben einer reinen Papel etwas Reizserum verschafft, dieses mit feiner Tusche verreibt, mit Deckglas ausstreicht, eintrocknet, und ohne Deckglas mit Immersion untersucht.

In den letzten Jahren wurde in der Schweiz eine kontagiöse *Keratosis follicularis* beobachtet, mit Papeln und Komedonen im Gesicht beginnend, später an den Extremitäten.

Im Beginn der **Varicellen** entstehen flache rote Papeln, die wenigstens zum Teil rasch die charakteristischen Veränderungen erfahren. Im Beginn der **Variola** sind die Papeln mehr erhaben und sind zuerst am zahlreichsten im Gesicht.

**Verrucae vulgares** (gemeine Warzen) sind kontagiös und direkt überimpfbar. Häufig bei Schulkindern.

**Verrucae planae** sind flache epidermoidale, wenig erhabene, gelblichbräunliche Papeln von runder oder polygonaler Form. Man findet sie häufig im Gesicht und an den Handrücken. Sie lassen sich leicht abkratzen.

**Mollusca contagiosa.** Knötchenartige, halbkugelige Papeln von wachsartiger oder hellrötlicher Farbe, kleinstecknadelkopf- bis erbsengroß, oft succulent und fast durchscheinend (Abb. 91). Charakteristisch ist eine zentrale Delle, die beim Ausquetschen eine teigige Masse entleert, in der man mikroskopisch Hornzellen und glänzende Molluskumkörperchen findet. Die Efflorescenzen sind spärlich oder zahlreich, am häufigsten im Gesicht. Die bei uns seltene Krankheit befällt vorzugsweise das Kindesalter. Die Inkubationszeit dauert 2—3 Wochen.

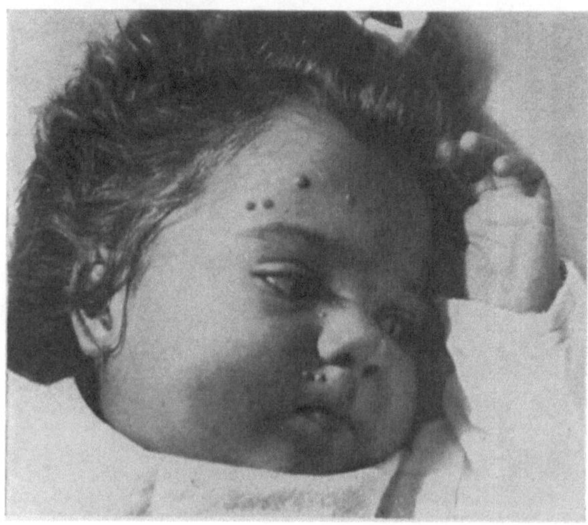

Abb. 91. Molluscum contagiosum. 1½ Jahre.

Die **echte Prurigo** beginnt Ende des 1. bzw. im 2. Jahr mit stecknadelkopfgroßen blaßroten Knötchen, die mehr durch Betasten wie durch das Auge erkenntlich sind. Sie ist selten, chronisch, bevorzugt die Streckseiten der Extremitäten, besonders die Unterschenkel, hat öfters Urticaria papulosa als Vorläufer und führt zu Lichenifikation. Die dichtgedrängten Knötchen fühlen sich wie ein Reibeisen an. Gewaltiger Juckreiz und Kratzeffekte. Das Zerkratzen führt zu Pyodermien und starker regionärer Drüsenschwellung. Die Gelenkbeugen bleiben frei. Der Verlauf ist milder als bei Erwachsenen. Scabies und Neurodermitis sind leicht auszuschließen. Vorkommen fast nur in ärmlichen Verhältnissen.

**Lichen ruber planus** ist sehr selten. Er bildet kleine rote, sehr harte Knötchen in Gruppen oft polygonaler Form und abgeflacht. Bevorzugt sind die Beugen des Handgelenkes bei älteren Kindern. Starker Juckreiz. Chagrinhaut.

**Hydroa vacciniformis** (Summer eruption) ist ebenfalls sehr selten und befällt nur unbedeckte Hautstellen (Gesicht, Hände) besonders älterer Kinder. Licht-Sonnenstrahlwirkung. Auf gerötetem Grunde entstehen flache Papeln und Blasen, die bald perlenartigkrustös werden oder sich bei peripherem Wachstum in der Mitte dellen, oft auch mit Narbe abheilen, so daß ein pockenähnliches Bild entsteht.

**Granulosis rubra nasi.** Infolge häufiger Schweiße zeigt die rote Nasenspitze schwächlicher Kinder nicht selten dicht gedrängte feinste dunkelrote Knötchen, auch bei Akrodynie.

Bei *Lymphogranulom* erscheint ab und zu ein papulöser pruriginöser Ausschlag. Über die Papeln bei Ekzem s. S. 97.

**Erythema glutaeale** (*Dermatitis papulo-vesiculosa*). Es handelt sich um eigenartige Veränderungen der Intertrigo des Säuglings in der Glutealgegend. Auf rotem Grunde entstehen kleine Bläschen, die platzen, starke rote Erosionen machen und sich in teilweise gedellte Papeln verwandeln (*Dermatitis vacciniformis*), die unter Pigmentbildung, bisweilen mit Narben, abheilen. Die roten, runden, bis linsengroßen Papeln sitzen auf den vorspringenden Teilen des Gesäßes, nicht um den After. Dieser Ausschlag wird zu Unrecht überraschend oft als Lues angesprochen (*syphiloides posterosives Erythem*). Die leichte Heilbarkeit (häufiger Windelwechsel, Pudern), die Beschränkung auf diese Gegend, die intensiv rote Farbe, der Mangel sonstiger luetischer Zeichen, gestatten eine sichere Unterscheidung von den luetischen Papeln, die mehr die nächste Umgebung des Afters bevorzugen und bräunlich oder kupferfarbig sind. Man beschuldigt die Ammoniakbildung in den Windeln als Ursache. Der Ausschlag kann auch durch überreichen Caseingehalt der Nahrung zustande kommen oder wenn durch starke Alkalizufuhr der Urin alkalisch wird (Abb. 73 u. 74).

Nicht zu verkennen sind die **Komedonen,** die als zierliche gelbliche Knötchen zahlreich auf Nase, Wangen, Stirne der Neugeborenen sich finden (Schwangerschaftsreaktion) und sich zu *Acne* entzünden können. Sie verschwinden nach einiger Zeit.

## Pusteln, cutane und subcutane Knoten.

Die **Pusteln** (Erhebungen der Oberhaut oder Epidermis mit eitrigem Inhalte) können ganz oberflächlich entstehen durch eitrige Infektion blasiger Efflorescenzen (s. folgendes Kapitel). Sie sind der häufigste Ausdruck der eitrigen, nicht spezifischen Hautinfektionen (*Pyodermien*), die gewöhnlich auf Strepto- oder Staphylokokken beruhen und mit Vorliebe schwächliche Säuglinge befallen. So als impetiginiertes Ekzem, durch Vereiterung der Bläschen bei Strophulus, bei Varicellen, Pemphigus, gewissen Syphiliden usw.

Die **Acne vulgaris** erscheint erst gegen die Pubertät, mit Vorliebe im Gesicht (*Acne juvenilis*). Sie ist eine häufige Komplikation der Kerosis mit Seborrhöe. Es handelt sich in der Regel um Komedonen und papulöse Knötchen mit Hyperkeratose und Stauung der Talgdrüsen. Gelegentlich sieht man zwischen gewöhnlichen Acnepusteln flache Papeln, die dem kleinpapulösen Tuberkulid ähneln (mit Glanz und Zentrum), aber etwas größer und erhabener sind.

Derbe, tief in der Cutis sitzende Pusteln entstehen bei der **Sepsis der Neugeborenen,** sodann bei Teer-, Brom-, Jod-, Quecksilbertherapie. Bei *Variola* sind die Pusteln gedellt, in weniger starker Weise auch bei *Varicellen* (s. S. 91).

*Echte Furunkel* sind in der ersten Kindheit selten, ungemein häufig dagegen **die multiplen Hautabscesse** der Säuglinge, durch Staphylokokken erzeugt **(Pseudofurunkulose).** Befallen werden vorzugsweise Hinterhaupt und Rücken atrophischer Individuen, wo sie von den Schweißdrüsen (*Periporitis*) ausgehen. Sie werden durch Schweiße und Exkremente begünstigt und sind als eine exogene Infektion auf Grund verminderter Immunität aufzufassen (Abb. 92). Als Vorläufer trifft man zahlreiche Bläschen oder Knötchen durch Erkrankung der Haarbälge, die abscedieren (*Pustulosis*). Bei allgemeiner Ausbreitung und Beteiligung der Vorderflächen von Rumpf und Extremitäten kann es sich auch um eine hämatogene Infektion (bei Dystrophie) handeln (Abb. 93). Im Gegensatz zu Skrofuloderma, das mehr vereinzelte Knoten macht (besonders an den unteren Extremitäten) heilen diese Hautabscesse nach Eröffnung rasch.

Das **Ecthyma** entsteht bei tiefgreifender Entzündung als pustulo-ulceröse Pyodermie, die mit Vorliebe das Gesäß und die unteren Extremitäten (im Bereich von Urin und Faeces) ergreift und meist mit pigmentierter Narbe abheilt. Vgl. auch S. 101.

Das **großpapulo-nekrotische Tuberkulid** (s. auch S. 85) ist selten bei jüngeren Kindern. Es bildet bis erbsengroße acneartige Pusteln mit nekrotisch vertiefter Mitte, mit großem, derbem Infiltrationswall. Die Efflorescenzen sehen zum Teil ähnlich aus wie eingetrocknete Varicellen, manchmal werden sie stark eitrig (*Acne cachecticorum*). Verwechslung kommt vor mit dem Furunkel oder pustulösem Syphilide. Die Heilung geschieht unter Narbenbildung mit starker Pigmentierung.

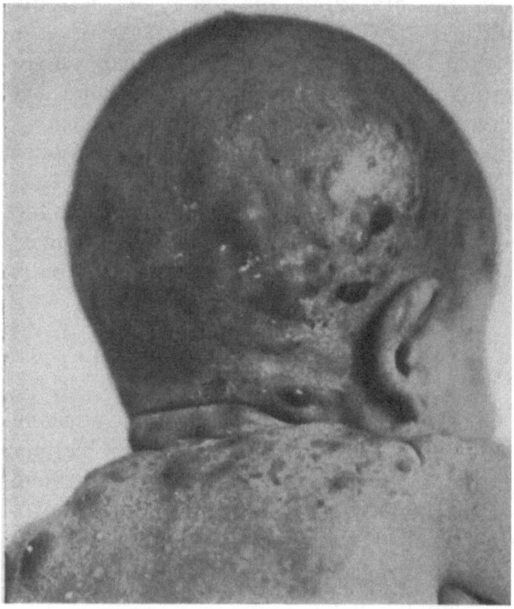

Beim **Erythema nodosum** finden sich derbe flache cutane Erhebungen: rötliche Infiltrationen der Haut, nicht scharf umschrieben, rundlich, druckempfindlich, selbst schmerzhaft, 1—3 cm im Durchmesser, bisweilen konfluierend, nie ulcerierend, vereinzelt hämorrhagisch. Die Affektion zeigt sich fast ausschließlich bei tuberkulösen Individuen, selten im 1. Jahr, vorwiegend zwischen 3—10 Jahren, oft bei frischer Bronchialdrüsentuberkulose, ganz ausnahmsweise bei akuten Infektionskrankheiten. Die Träger reagieren cutan auf Tuberkulin meist ungewöhnlich stark, so daß man mit ganz vereinzelten Ausnahmen sicher Tuberkulose vor sich hat. Vereinzelt findet man· Tuberkulosebazillen in den Efflorescenzen.

Abb. 92. Multiple Abscesse (Staphylokokken). 5 Monate.

Die Affektion erscheint meist gleichzeitig mit dem Auftreten der Tuberkulinallergie am Ende der Inkubationsperiode, d. h. 4—8 Wochen nach der Infektion als Anzeichen der Primärinfektion, ausnahmsweise aber schon vor dem Auf-

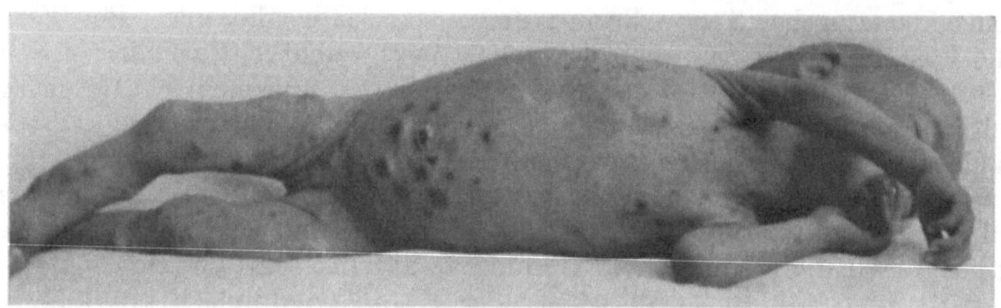

Abb. 93. Multiple Abscesse. 4 Monate. Hämatogene Infektion?

treten der Tuberkulinreaktion. Oft Tuberkelbazillen im Spülwasser des Magens. Unter Fieber- und Allgemeinerscheinungen, die kurze Zeit vorangehen können, besonders über den Schienbeinen und Streckseiten der Arme auftretend, gewöhnlich in mehrfacher Anzahl. Beim Rückgang bildet sich eine bläuliche und braune Verfärbung wie nach Trauma, daher auch *Erythema contusiforme* genannt. Merkwürdig ähnelt ihm oft das Cibazolexanthem.

Im Gefolge der Tuberkulose findet man auch das viel seltenere **Erythema induratum,** das rote, cyanotische, ausgedehnte, tief indurierte, nicht scharf begrenzte Plaques außen und hinten an den Unterschenkeln verursacht. Fast nur bei Mädchen im Pubertätsalter. Der Verlauf ist chronisch und schmerzlos im Gegensatz zu Erythema nodosum. Die Knoten können zerfallen mit Ulcus und Narbenbildung.

*Knotige Hautinfiltrationen* im Gesicht und anderwärts können im Verlauf von *Leukämie* auftreten.

**Hautinfiltrate der Neugeborenen, Adiponecrosis subcutanea neonatorum.** Nicht selten finden sich 2—4 Wochen nach der Geburt dem Erythema nodosum ähnliche flache Erhebungen an Rücken, Wangen, Außenseite der Oberarme, bis talergroße, harte, derbe verschiebliche Platten, mit der Cutis verlötet, rot oder blaurot, um sich wieder nach Wochen oder Monaten restlos zurückzubilden (in einem eigenen Fall war die Anschwellung noch nach 1½ Jahren da). Es handelt sich um eine *subcutane Fettgewebsnekrose* als Geburtstrauma. Bevorzugt sind große Kinder und Körperteile, die durch die Zange (Wangen) gequetscht oder die sonst bei der Geburt gedrückt wurden. Fälschlich wurde die Affektion früher als *Sclerodermie der Neugeborenen* bezeichnet.

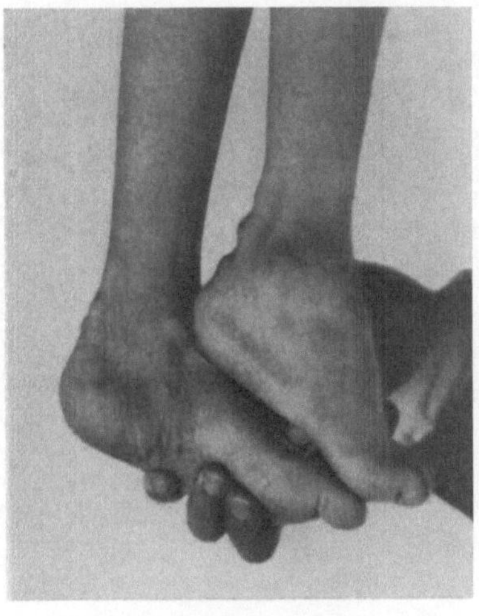

Abb. 94. Rheumatismus nodosus an der Achillessehne. 8 Jahre.

Die **Gummata** der Haut sind erbsenbis bohnengroße Herde bei Spätsyphilis am Knochen (Schädel, Tibien), an Haut, Schleimhäuten und inneren Organen, die selten zurückgehen, sondern in Kürze erweichen und kraterförmige Geschwüre bewirken. Manchmal sind sie kranzartig angeordnet. Die Haut über denselben ist gerötet und verdünnt. Sie hinterlassen glatte Narben mit pigmentiertem Saum, mit der Haut verwachsen (*Tophi*). Das analoge Gumma des weichen Gaumens wird meist erst bei der Ulceration bemerkt.

Das **Skrofuloderma** ist tuberkulöser Natur. Es entwickelt sich viel langsamer als das Gumma, mit dem es sonst Ähnlichkeit bietet. Es sind schmerzlose erbsenbis bohnengroße Knoten unter der Haut, schon anfangs oft an der Unterseite der Cutis adhärent. Die Haut darüber wird livide und fängt meist an zu erweichen. Nach dem Durchbruch des dünnen Eiters entsteht ein unregelmäßiges Geschwür mit violetten unterminierten Rändern, mit Fistelgängen. Die Affektion kann von Knochen oder von Sehnenscheiden ausgehen. Die bleibende Narbe ist häufig adhärent. Die Ränder bleiben lange violett und werden pigmentiert. Differentiell: Erythema induratum, das aber kaum vor der Pubertät auftritt.

Beim **Rheumatismus nodosus** finden sich eigenartige schmerzlose fibröse Knoten unter der unveränderten Haut, linsen- bis erbsengroß, selbst kirschgroß, besonders über Gelenken, längs den Sehnenscheiden oder am Schädel (Abb. 94). An den Finger- und Zehenstreckern werden sie leicht übersehen, wenn man nicht die betreffenden Sehnen passiv anspannt. Nicht schmerzhaft. Sie entsprechen den für den echten Rheumatismus charakteristischen ASCHOFFschen *Knötchen.* Ausnahmsweise bildet er das erste Zeichen der Krankheit. Nicht seltene Begleiterscheinung des echten Rheumatismus, bei Kindern häufiger als bei Erwachsenen.

Das seltene **Adenoma sebaceum** macht zahlreiche kleine bräunliche Knötchen im Gesicht und an der Stirn, daneben bisweilen größere Tumoren der Haut. Es findet sich neben Idiotie und Epilepsie bei der *tuberösen Hirnsklerose*. Erbliche Degeneration.

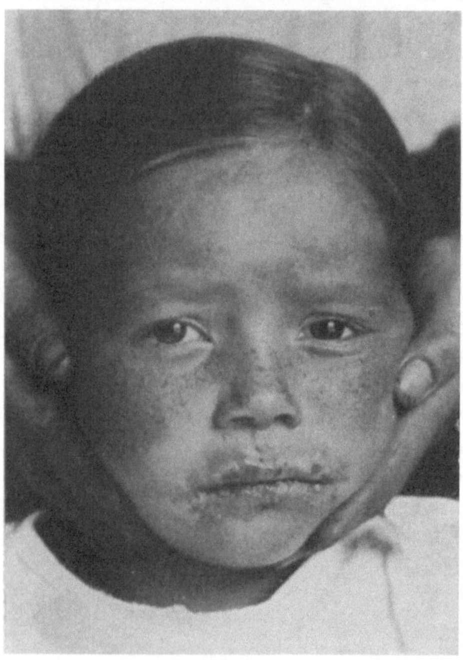

Abb. 95. Herpes labialis. 8jähr. Mädchen.

Nur ganz ausnahmsweise kommt die **Neurofibromatose** (RECKLINGHAUSEN) vor, die kleine Tumoren der Haut und Nerven, milchkaffeefarbige Naevi der Haut erzeugt, daneben endokrine und Entwicklungsstörungen.

Bei *Granulomatose* sieht man selten lymphatische Verdickungen der Haut.

## Bläschen und Blasen.

Abhebung der Epidermis durch Flüssigkeit, die klar, trübe, eitrig oder hämorrhagisch sein oder werden kann. Beim Sitz auf Schleimhäuten platzen die Blasen rasch und erscheinen als diphtheroide Erosionen.

### Kleine Blasen.

1. **Ekzem** s. S. 97.

2. **Miliaria cristallina** (Sudamina alba). Dicht gedrängte kleinste, in kürzester Zeit aufschießende Bläschen mit wasserhellem Inhalte.

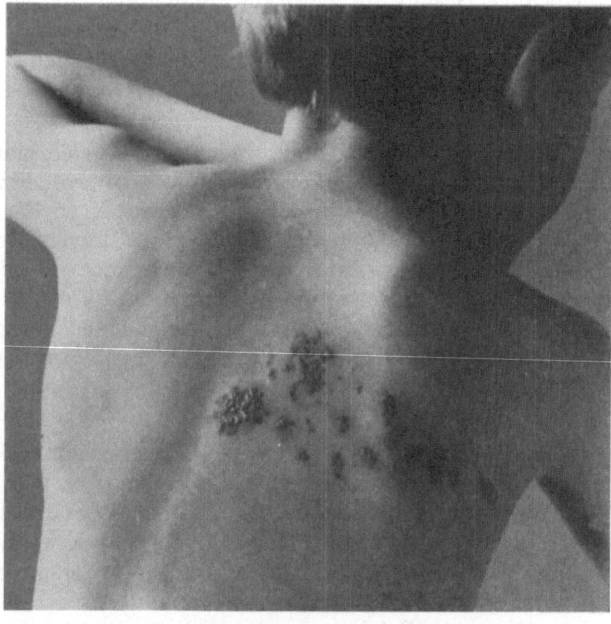

Abb. 96. Herpes zoster bei Grippe. 6 Jahre alt.

Besonders am Rumpf nach Schweißausbrüchen und kritischem Fieberabfall, ab und zu bei Erysipel. Seltener als bei Erwachsenen.

**3. Herpes simplex.** Zahlreiche eng gruppierte Bläschen auf gerötetem Grund, meist im Gesicht, am Munde (Herpes labialis, Abb. 95). Inhalt klar oder hämorrhagisch. Sie trüben sich rasch und trocknen zu brauner Kruste ein. Bei croupöser Pneumonie, Grippe, Meningitis cerebrospinalis, Febris herpetica u. a. Bei gewissen Familien und Kindern besteht eine Neigung zu recidivierendem Herpes aus unbekannter Ursache. Bei der Diphtherie älterer Kinder nicht selten, ebenso bei Paratyphus. *Der Herpes wird in den ersten 3—4 Jahren meist vermißt und wird erst im Schulalter häufig.*

**4. Herpes zoster,** dem Verlauf eines Nerven folgend (segmentäre Anordnung, Abb. 96). Anfänglich Fieber, Schmerzen, nach 3 Tagen erythematöse Streifung. Die regionären Drüsen sind vergrößert. Relativ selten in der ersten Kindheit. Ausnahmsweise können die Varicellen als reiner Herpes zoster auftreten, was ich bestätigt fand.

**5. Strophulus varicellosus** (vgl. S. 75). Bläschen auf derben Papeln neben gewöhnlichen Strophulusefflorescenzen. Im Bereich der Fußsohlen hart und

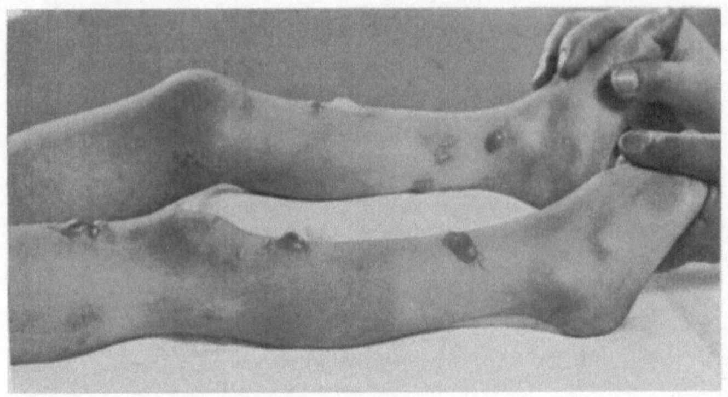

Abb. 97. Bullöse Form von Strophulus; an der Brust Urticaria und Urticaria papulosa. 3 Jahre alt.

glasig, halbkugelig, bis erbsengroß, perlartig durchscheinend. An anderen Körperstellen gewöhnliche Formen von Urticaria papulosa (Abb. 79).

**6. Dermatitis herpetiformis Duhring** macht am Rumpf und an den Extremitäten kleine und große pemphigusartige Blasen, kreisförmig oder in Gruppen gestellt, daneben Erythem und Papeln. Oft ekzemartig. Heftiges Jucken. Das Leiden findet sich besonders bei neuropathischen Knaben, zeigt Neigung zu Rezidiven. Verwechslung mit Impetigo oder Acne, auch Erythema exsudativum multiforme (S. 73).

**7. Varicellen, Windpocken, Schafblattern.** Kontagiosität ungemein groß, auch durch die Luft in andere Stockwerke vertragbar. Inkubationszeit 14 Tage, selten bis zu 3 Wochen. Infektion schon vor dem Exanthem möglich. Ab und zu Fieber vor der Eruption, ausnahmsweise Konvulsionen. Zuerst erscheinen stecknadelkopfgroße rötliche Flecken, die sich schon nach Stunden in Knötchen und Bläschen verwandeln. Es entwickeln sich kleine und größere wasserklare, bald sich trübende Blasen auf normaler Haut mit entzündlichem Hof (Abb. 98 u. 99). In sehr wechselnder Zahl mit Bevorzugung von Gesicht und Rumpf. Juckreiz. Auf dem Haarboden zuweilen als erste Eruption beim Kämmen entdeckt. Nach kurzer Zeit tritt Dellung und eitrige Trübung der Blasen ein mit Borkenbildung. Neben diesen Efflorescenzen, *die in allen Stadien sich gleichzeitig finden* und in fieberhaften Schüben auftreten, sind meist noch kleinere oder größere flache

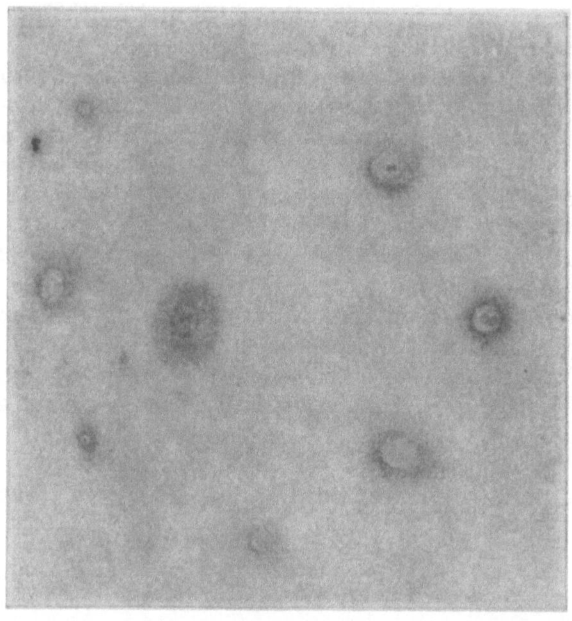

Abb. 98. Varicellen.
Frisches Exanthem. Alle Efflorescenzen in gleichem Stadium.
Aus Arzt und Tappeiner: Atlas der Haut- und Geschlechtskrankheiten, Band Hautkrankheiten. Wien: Urban & Schwarzenberg. 1951.

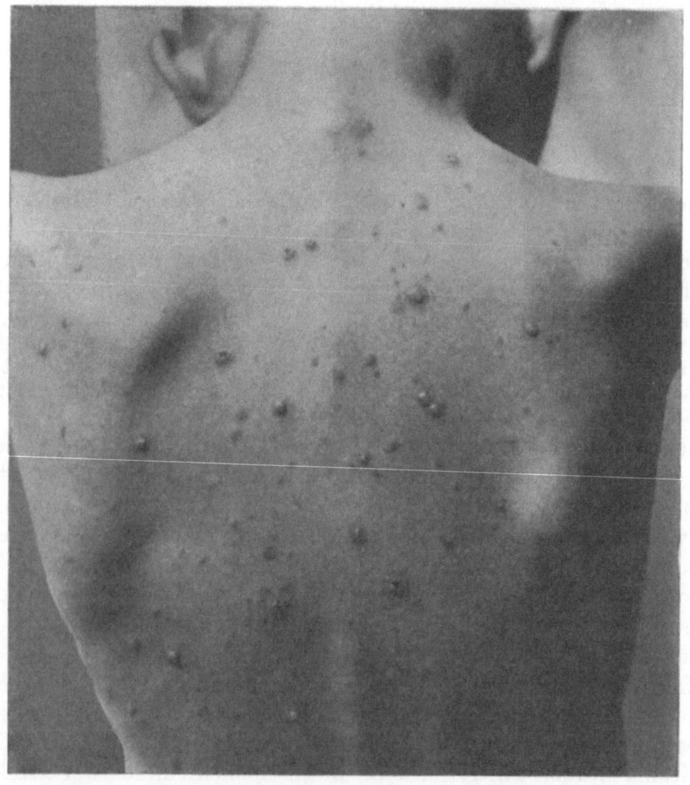

Abb. 9. Varicellen. 8 Jahre alt.

rötliche Papeln vorhanden ohne oder mit abortiver Blasenbildung. Seltener finden sich papulopustulöse Formen oder solche, die Impetigo contagiosa ähnlich sind. Gelegentlich Verwechslung mit Strophulus im Anfang. Bisweilen finden sich überhaupt fast nur abortive Efflorescenzen in Masse, zum Teil nur mohnkorngroß. Im Munde trifft man vereinzelte erodierte weiße Blasen mit rotem Hof, am meisten am weichen und harten Gaumen. Charakteristisch sind die nachfolgenden trockenen Borken der Haut, die geradezu pathognomonisch sind, ebenso die nicht selten hinterbleibenden Narben. An der Vulva werden die Efflorescenzen häufig eitrig, bei kachektischen sogar ulcerös. In leichten Fällen ergibt sich Ähnlichkeit mit Strophulus, mit Impetigo contagiosa, im Stadium der Austrocknung mit kleinpapulösen Tuberkuliden, Scabies. Fälle sine exanthemate sind zweifelhaft. Der Verlauf bei Erwachsenen ist öfters ziemlich schwer. Über Rash s. S. 73.

**8. Vaccinationsreaktion bei Pockenschutzimpfung.** Am 4. Tag nach der Erstimpfung entwickelt sich am Impfschnitt ein porzellanartiges Bläschen mit rotem Hof (Aula) und umgibt sich am 7. Tag mit einem starken, bis zum 11. Tag wachsenden Infiltrat. *Diese Area ist erysipelähnlich* und fällt am Rande scharf ab in die gesunde Haut. Oft fließen die einzelnen Areae zusammen, ja die erysipelartige Infiltration kann sich bei erstgeimpften älteren Kindern und Erwachsenen weit über den Arm ausdehnen. Daß kein echtes Erysipel vorliegt, beweist der Rückgang des Fiebers und des Infiltrates vom 11.—12. Tage an. Die braunen Schorfe fallen nach 3—4 Wochen ab und hinterlassen eine weiße Narbe, die oft ein Keloid bildet. Vom 8.—12. Tag an zeigen sich manchmal am Körper *polymorphe postvaccinale Exantheme*, ähnlich Erythema exsudativum multiforme, Masern, Röteln, Urticaria, selten eine generalisierte variolaartige Vaccine. 1—2 Wochen nach der Vaccination erscheint bisweilen eine „Ausscheidungsangina". Auf hunderttausend Impfungen in Deutschland wurde zirka ein Fall von *postvaccinaler Encephalomyelitis* gemeldet (Vakzine-Encephalitis),

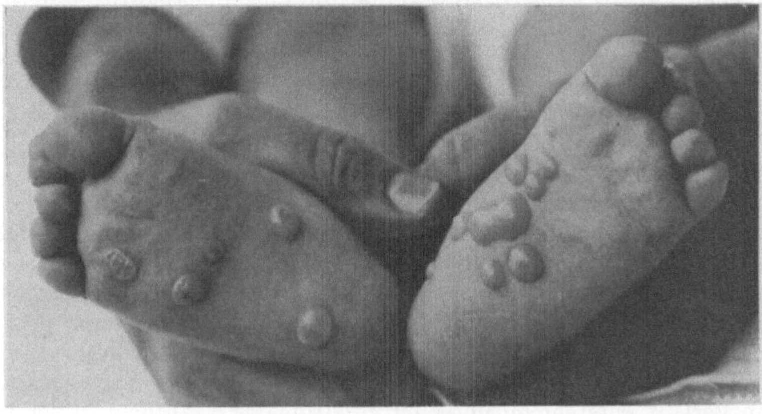

Abb. 100. Pemphigus der Fußsohlen unbekannter Natur. 8 Monate.

5—14 Tage nach der Impfung. Die Erstimpfung gilt als erfolgreich, wenn wenigstens eine Pustel entsteht, die Wiederimpfung, wenn 1 Bläschen oder 1 Knötchen entsteht.

**9. Variola. Echte Blattern.** Gerade weil die **Pocken** in Deutschland wegen des Impfzwangs äußerst selten geworden sind, auch in der Schweiz, muß der Arzt genau mit dem Bilde vertraut sein. Inkubationszeit 13—14 Tage. Die Ansteckungsfähigkeit beginnt schon vor dem Exanthem. Nach 3 tägigen Prodromi mit heftigem Fieber, Kreuzschmerzen, oft *Konvulsionen*, beginnt der Ausschlag in der Form von roten Papeln *unter Fieberabfall*, zuerst im Gesicht, und breitet sich in 1—2 Tagen über den Körper aus. Die konischen Papeln erhalten schon am 1. Tage ein Bläschen auf ihrer Spitze, das wächst und am 3. Tage eine perlmutterartige Decke mit klarem Inhalt zeigt. Es folgt Dellung der Blase, die am 4.—5. Tage mit Fieber wieder praller wird durch Eiterung. Häufig und zum Teil schon früher als auf der Haut entstehen Blasen auf dem weichen Gaumen und im Rachen. Am 8. Tage beginnt die Suppuration, am 12. Tage die Eintrocknung.

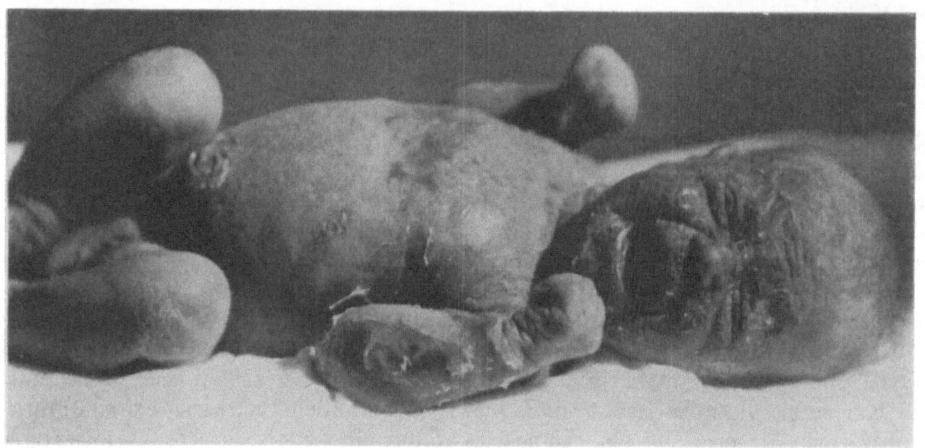

Abb. 101. Dermatitis exfoliativa, 3 Wochen alt.

Nach Abfall der Schorfe zeigen sich bleibende Narben (Gesicht). Bei der fast stets tödlichen *Variola haemorrhagica* werden die Pusteln hämorrhagisch (*schwarze Pocken*). Schwere konfluierende Pocken bewirken bei jüngeren ungeimpften Kindern oft eine erysipelartige Rötung und Schwellung des ganzen Gesichtes. Bei der ungemein seltenen, haematogen verschleppten *generalisierten Vaccine* tritt der varioloisartige Ausschlag weitverbreitet nach dem 7. Tage auf.

Die *Differentialdiagnose zwischen Varicellen und Variola* ist bisweilen schwierig, besonders bei Vaccinierten, wo die Variola in milder Form (*Variolois*) aufzutreten pflegt, ohne zweites Fieberstadium.

Zuerst und stark befallen werden Stirne und Gesicht, sodann die Enden der Extremitäten mit Einschluß der Fußsohlen. Das *Exanthem der Variola* bevorzugt gereizte Hautstellen und schont geschützte (Augenhöhlen, Leistengegend, Achselhöhle, Lenden und Bauch), wogegen die Varicellen Rumpf und Bauch bevorzugen. Bisweilen zeigt sich ein flüchtiges Prodromalerythem (s. Rash S. 73), vorzugsweise am Rumpf und an den Enden der Extremitäten. Bei schwerem Verlauf entsteht mitunter ein prodromales Exanthem in der Leistengegend mit Petechien, das 4—5 Tage dauert, gleichzeitig mit den Bläschen im Gaumen. In ganz schweren Fällen beobachtet man ein allgemeines scharlachartiges Exanthem mit Petechien, zunehmende Blutungen auf der Haut, auch auf den Schleimhäuten, und Tod noch vor dem Ausbruch des Pockenausschlages (*Purpura variolosa*).

Bei *Varicellen* ist kein oder nur ein unbedeutendes Prodromalfieber vorhanden. Es finden sich die verschiedenen Stadien, kleine Papeln, frische Bläschen, gedellte Blasen und eintrocknende Pusteln *gleichzeitig nebeneinander*. Bei

Variola sinkt das heftige Prodromalfieber im Beginne des Exanthems, das im allgemeinen überall ungefähr das gleiche Entwicklungsstadium aufweist. Die Bläschen zeigen zuerst einen grauen Perlschimmer und erfahren erst nach einigen Tagen stärkere Dellung. Die Efflorescenzen der echten Pocken und der Variolois sind kreisrund (bei den Varicellen oft länglich), stärker prominent, fast halbkugelig, und besitzen einen stärkeren Entzündungshof. Die Abschuppung dauert länger als bei Varicellen. In leichten Fällen kann die klinische Unterscheidung von Varicellen recht schwer werden, wie sich bei einer Epidemie von *Alastrim* (*Variola mitigata*) in der Schweiz gezeigt hat. Dabei heilten die spärlichen Pusteln oft ohne Narbe ab, meist aber mit starker Pigmentierung. Bei schwacher Eruption kommt Verwechslung vor mit Acne oder pustulösem Ekzem. Auffällig ist die Härte und Prominenz der Variolapusteln, die im Gegensatz zur Varicellenblase schwer zerstörbar sind. Gesicht und Extremitäten sind bei Variola am stärksten befallen, bei den Varicellen sind die Extremitäten verschont oder wenig beteiligt. Bei Variola sinkt das Fieber im Beginn der Eruption, bei Varicellen tritt es jetzt erst auf, wenn es überhaupt zu Fieber kommt. Innerhalb der Area entstehen öfters Nebenpocken, die sich rasch zurückbilden.

Die PASCHENschen *Elementarkörper* des Variolavirus sind im Elektronenmikroskop sichtbar und nach HERZBERG färbbar, so auch vom Varicellenvirus zu unterscheiden. Bei Überimpfung des auf Objektträger eingetrockneten Inhaltes von Pockenblasen auf die Cornea vom Kaninchen entwickeln sich nach 48 Stunden Epithelwucherungen, die sich makroskopisch als graue Knötchen erweisen, in Sublimatalkohol fixiert mikroskopisch charakteristische Einschlüsse (GUARNIERIsche Körperchen) ergeben.

*Brom- und Jodmedikation* können zu Bläschen und Eiterbläschen führen, häufiger noch zu Acne.

## Meist größere Blasen (Höhle einkammerig).

**1. Pemphigus syphiliticus.** Zahlreiche trübe und braunrote, meist eitrige Blasen mittlerer bis zu Kirschgröße auf entzündeter Basis, manchmal zusammenfließend, mit Vorliebe an Handtellern und Fußsohlen, hier oft mit ausgedehnter nachfolgender Abschälung der Haut (Abb. 102), überwiegend symmetrisch. Die Basis und die Umgebung der Blasen sind infiltriert. Diese sind dickwandig und mit Eiter gefüllt, stellen also eigentlich *Pusteln* dar. Sie sind zum Teil kleiner als bei Pemphigus neonatorum. Angeboren, oder in den ersten Wochen auftretend, dann meist nur spärliche Pusteln an Handtellern und Fußsohlen, selten als Rezediv im 2. Halbjahr. Prognostisch sehr ernst. Daneben andere Zeichen von Syphilis.

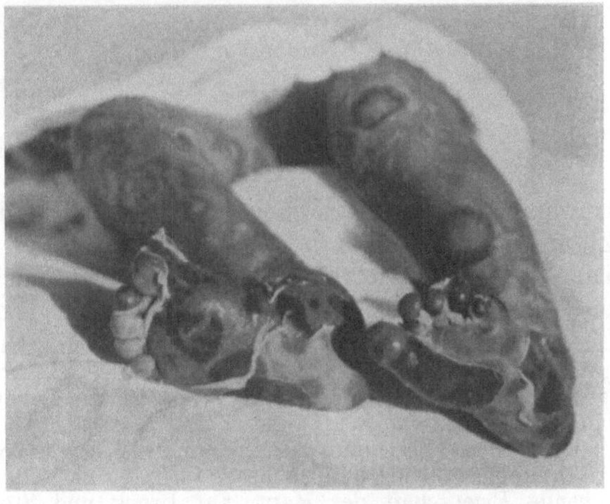

Abb. 102. Pemphigus lueticus, Frühgeburt, 1,1 kg, 8 Stunden alt. Starke Abschälung der Fußsohlen, darunter nässendes rotes Corium.

**2. Pemphigus neonatorum (Pemphigoid)** entsteht frühestens einige Tage nach der Geburt, gewöhnlich nach 4—9 Tagen, auch bei älteren Säuglingen. Aus roten Flecken entstehen rasch erbsen- bis fünfmarkstückgroße Blasen auf normaler oder geröteter Haut mit trübem Inhalt, schlaff und rasch platzend. Hauptsächlich am Stamm. Selten, jedenfalls nicht zuerst, an Handtellern und Fußsohlen. Schubweise Entstehung. In den Blasen findet man gewöhnlich Staphylokokken wie bei der folgenden Krankheit. Die Heilung geschieht meist rasch bei ungestörter Gesundheit. In einzelnen Fällen *Übergangsformen zur wesensgleichen Dermatitis exfoliativa.* Bei älteren Säuglingen und später findet sich bisweilen *daneben Impetigo contagiosa,* die ätiologisch identisch ist.

**3. Dermatitis exfoliativa** (RITTER) beginnt in den ersten Lebenstagen oder -wochen um den Mund als diffuses erysipelartiges Erythem. Die Epidermis ist gequollen und läßt sich in großen Lamellen abstreifen. Das Corium liegt auf weite Strecken bloß, trocknet ein und zeigt eine braunrote Farbe. In schweren Fällen wird in 2—3 Tagen der ganze Körper befallen. Das Bild gleicht oft einer ausgedehnten Verbrühung (Abb. 101). Wenn auch bisweilen schlaffe Blasen vorliegen, so besteht das Charakteristische doch in der *Epidermolysis.* In der Nachbarschaft der ergriffenen Hautpartien läßt sich die Epidermis von der ödematösen Kutis abschieben und aufrollen (NIKOLSKYsches Phänomen) und rasch rötet sich der freigelegte Papillarkörper. An den entblößten Stellen erfolgen Exsudation, Nässen und Krustenbildung, Rhagaden und Einrisse (am Mund und an den Gelenken). Hände und Füße können wie flüssigkeitgefüllte

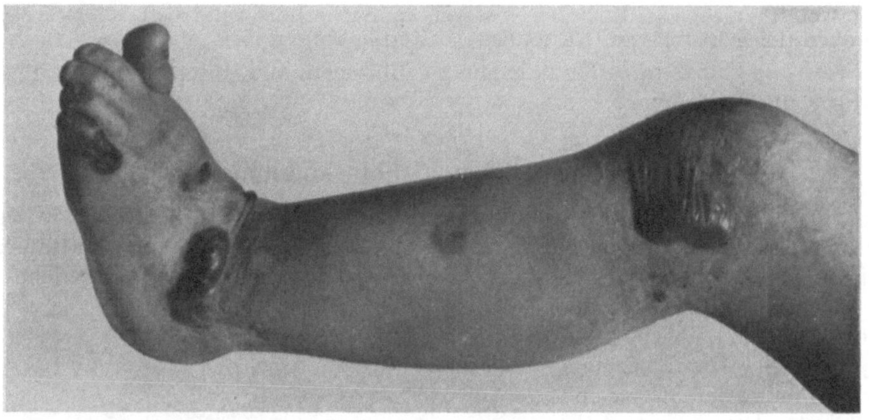

Abb. 103.   Epidermolysis bullosa hereditaria.   1½ Jahre.

Gummihandschuhe aussehen, wenn sich hier die derbere Epidermis noch im Zusammenhang erhalten hat. Sonst ist oft der ganze Körper wie geschunden. Die Nase ist durch abgestoßene Haut- und Schleimhautfetzen verstopft. Verwechslung nicht selten mit Erythrodermia desquamativa.

**4. Pemphigus vulgaris chronicus** ist selten. Ab und zu beobachtet man akuten gutartigen Pemphigus unbekannter Ätiologie, wie in Abb. 100. *Pemphigus hereditarius* ist sehr selten, familiär, zeigt sich schon bei der Geburt an Händen und Füßen, dann am Körper. Mechanische Reize ohne Einfluß. Bisweilen Ulcerationen, Zerstörung von Knorpel und Knochen. (Beziehung zu Epidermolysis hereditaria bullosa?)

**5. Epidermolysis bullosa hereditaria.** Eine seltene, auf familiärer Disposition beruhende Eigenschaft der Haut, auf Druck und Stoß mit Blasenbildung zu reagieren (Abb. 103). Hände und Füße sind bevorzugt. Besteht oft schon von der Geburt an als Blasen und Epitheldefekte an den Fingerspitzen, auch im Gaumen durch den Saugakt. Verwechslung in den ersten Tagen mit Dermatitis exfoliativa möglich. Meist erfolgt der Tod in den ersten Monaten an Sepsis. Charakteristisch ist die leichte Abschiebbarkeit der Hornschicht (NIKOLSKY-Phänomen). Bei Heilung schwerer Fälle entstehen Narben (dystrophische Form).

**6. Blasenbildung bei verschiedenen Infektionskrankheiten,** so bei Erysipel, Impetigo, Sepsis, Varicellen, Pyozyaneussepsis (blutig), Urticaria, nach Antipyrin usw.

**7. Impetigo contagiosa** (Abb. 104) macht oberflächliche, eitrige oder rasch eitrig werdende, getrennte, aber dichtstehende Blasen auf normaler Haut, die zu honiggelben dünnen Krusten (bei Blutaustritt schwärzlich) eintrocknen und ohne Narbe abheilen können. Der Untergrund ist nicht infiltriert. Nicht juckend, sehr ansteckend, oft epidemisch. Außerordentlich häufig in der ersten Kindheit, besonders um den Mund und im Gesicht, an Kopf und an Händen; leicht durch die Finger an andere Stellen übertragbar. Die Gegend zwischen den Schulterblättern bleibt frei. Die Heilung geschieht ohne Narben, aber mit Pigmentierung. Beim Säugling findet man oft gleichzeitig Efflorescenzen von wesensgleichem Pemphigus neonatorum. Sehr häufig entsteht Impetigo sekundär bei Trauma. Gewöhnlich geben Strepto- oder Staphylokokken die Ursache ab. Ekzematiker sind besonders empfänglich, was die häufige Verwechslung mit impetiginösem

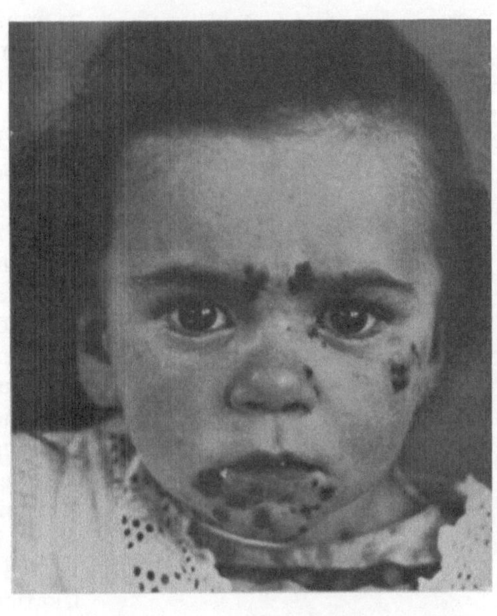

Abb. 104. Impetigo contagiosa. 2 Jahre. (Augen frei!)

Ekzem erklärt, das aber keine primären Blasen macht und juckt, ebenso wie der impetiginisierte Strophulus, der auch der Impetigo contagiosa ähneln kann, aber das Gesicht verschont. Eine gewisse Ähnlichkeit besteht mit Pemphigus, Varicellen, Strophulus bullosus. Als Nachkrankheit zeigt sich öfters *Nephritis*.

**8. Das Ecthyma simplex,** das wir oben unter den pustulösen Ausschlägen aufgeführt haben, kann aus derben, tiefsitzenden, eitrig werdenden Knoten sich entwickeln, auch als große Blasen auf infiltriertem Grunde beginnen, wenn es aus tiefgreifender Impetigo contagiosa hervorgeht. Es können sich tiefe geschwürige Knoten an den unteren Extremitäten älterer Kinder bilden.

## Ekzem. Intertrigo. Scabies.

Das *konstitutionelle Ekzem* bildet eine Äußerung der exsudativen Diathese und eine allergische Reaktion auf endogene und exogene Schädlichkeiten, oft trophallergischer, vielfach unbekannter Natur. Im Gegensatz zur Dermatitis seborrhoides besteht starker Juckreiz.

Die Grundform besteht in kleinsten *Papeln* und *Bläschen* in flächenhafter Ausdehnung mit zuerst sterilem Inhalt, die später nässend werden können oder borkig verdickt, schuppig oder bei Infektion eitrig. Je nachdem besteht somit ein *Ekzema papulosum, vesiculosum, crustosum, squamosum* oder *impetiginosum*.

Der Beginn ist fast nie vor dem 4. Lebensmonat. Trophallergie gegen Eiklar findet sich in drei Viertel der Fälle[1]. Gegen Terpentin, auch Heftpflaster, ist

---

[1] Frisches Eiklar mit Ringerlösung aa intracutan eingespritzt, erzeugt in 10—20 Minuten Rötung und Quaddeln.

die Haut 4mal empfindlicher als bei Gesunden. Es lassen sich zwei Hauptformen unterscheiden:

1. *Das nässende, krustöse Gesicht- und Kopfekzem,* wobei der sonstige Körper des meist fetten Kindes in der Regel frei bleibt, ebenso die Konjunktiven (im Gegensatz zum Skrofulid). Beginn mit dem schuppigen *Milchschorf der Wangen,* worauf das Kratzen meist zur Impetigination führt. Abheilung fast stets vor Ende des 1. Jahres (Abb. 105). Gefährlich, ja oft letal verläuft die Schmierinfektion eines Ekzems mit Vakzine beim Impfling oder bei ungeimpften Geschwistern (*Ekzema vaccinatum*).

2. *Das trockene disseminierte Ekzem* betrifft meist magere Kinder. Besonders Extremitäten und Stamm sind beteiligt, auch der Kopf, aber keineswegs auffallend. Am meisten ergriffen sind die Gelenkbeugen, der Juckreiz ist heftig. Die Dauer beträgt oft mehrere Jahre. Eosinophilie, später Neigung zu *Asthma,* Heufieber S. 199, 155, Ekzemtod s. S. 424. Verbreitetes squamöses Ekzem mit rissigen Fußsohlen erinnert etwas an diffuses Syphilid. Später kommt es bei Neuropathen zu starker Lichenifikation und symmetrischer Beschränkung auf die Gelenkbeugen und den Nacken, mit trockener rissiger Haut, heftigstem Juckreiz (*Neurodermitis circumscripta*). Hier ist die Trophallergie besonders ausgesprochen. Häufige Schübe über Jahre hinaus.

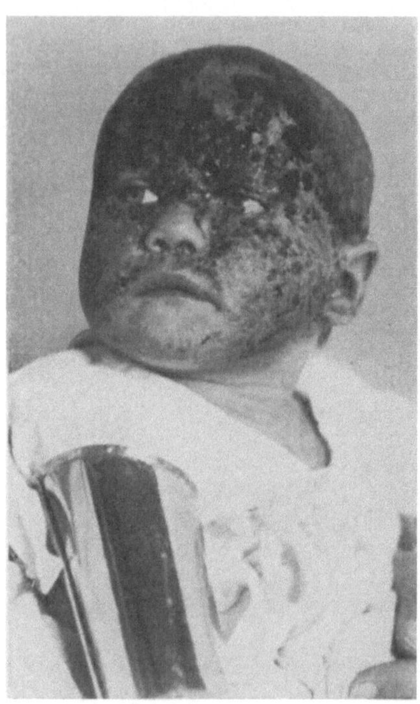

Abb. 105. Krustöses, blutig gekratztes Kopfekzem. (Augen frei!)

Charakteristisch bei beiden Ekzemformen sind Rhagaden am oberen und unteren Ansatz der Ohrmuscheln. S. Dermatitis seborrhoides S. 77.

Bei schlechter Pflege kann die Maceration durch Urin, Schweiß und Stuhl zu **Intertrigo simplex** am Gesäß und am Genitale führen, die bei guter Pflege rasch abheilt. Flächenhafte Rötung der Haut, oft nässend, mit Knötchen. Auf dem Boden der exsudativen Diathese dagegen ergreift die **konstitutionelle Intertrigo** häufig auch die Schenkelbeuge, Hals, Ohr usw. und ist viel hartnäckiger. Es zeigen sich größere, nässende Flächen, nachdem die ursprünglichen unscheinbaren Papeln rasch mit Verlust der Epidermis maceriert wurden. Anschließend entwickelt sich oft ein Ekzem.

Das **skrofulöse Ekzem (Skrofulid)** lokalisiert sich mit Vorliebe an den Übergangsstellen zu der veränderten Schleimhaut, in der Umgebung von Auge, Nase, im Gehörgang und hinter dem Ohr. Auf der Wange finden sich flache und papulöse Efflorescenzen, ähnlich dem Masernausschlag. So weicht das Skrofulid vom Charakter des einfachen Ekzems ab. Es zeigt seine besondere, nämlich die tuberkulöse Komponente auch in der Reaktion auf Tuberkulin, sodann durch die eigenartige Physiognomie des Trägers (s. Abb. 14, 15).

Das Ekzem geht häufig *Kombinationen ein mit Impetigo contagiosa,* mit *Lichen urticatus* und vor allem mit *Scabies.*

Die **Scabies, Krätze,** wird in den ersten Jahren vielfach verkannt und wegen des begleitenden Ekzems nur als solches diagnostiziert. Der heftige Juckreiz, die zahlreichen Kratzeffekte, blutige Streifen, Eiterpusteln, das unbedeutende, aber sehr verbreitete „Ekzem", die typischen Eiterpusteln lassen auch ohne Milben-fang an Scabies denken. Ebenso die Zunahme des Juckreizes in der Bettwärme und ähnliche Affektionen bei anderen Familienmitgliedern. Die Milbengänge (an Handtellern und zwischen den Fingern) sind nicht leicht zu finden wegen der vielen Kratzeffekte und den impetiginösen und ekzematösen Veränderungen. Bei den Säuglingen wird mit Vorliebe auch die noch zarte Haut der Fußsohlen (s. Abb. 106) und Handteller ergriffen in Form von Blasen und Pusteln, ebenso Gesicht und Kopfhaut, auf der sich hirsekorngroße Bläschen finden können. Die sekundären urticariellen Quaddeln und das impetiginierte Ekzem lassen leicht die ursächliche Scabies übersehen. Die Milben sind am leichtesten zu finden an der Seitenfläche der Finger. Am Ende des Ganges zeigen sie sich als weiße Punkte (Aufschlitzen mit Skalpell).

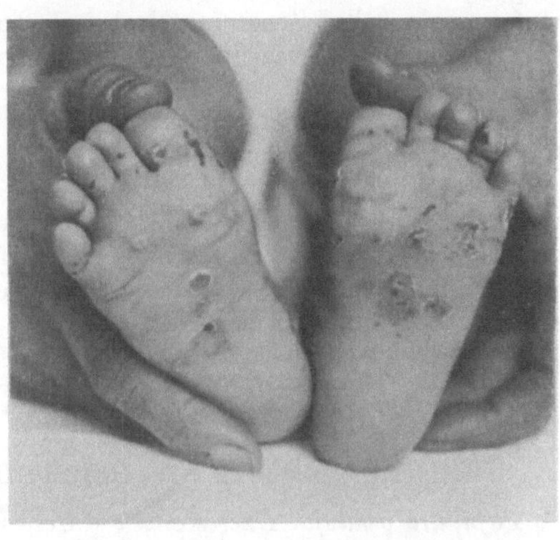

Abb. 106. Scabies der Fußsohlen. 8 Monate.

Die *Pediculi capitis* (*Kopfläuse*) bewirken auf dem behaarten Hinterkopf eine juckende, krustöse, ekzemartige Dermatose, im Nacken als „*Kratzekzem*" bezeichnet. Sie verursachen starke Schwellungen der cervikalen Lymphdrüsen.

Die **Dyshidrosis** ist eine ekzemartige Affektion bei älteren Kindern im Sommer. Besonders an Händen und Füßen, vor allem an der Innenseite der Finger und Zehen entstehen tiefliegende juckende Bläschen, die eintrocknen und Abschälung der Epidermis nach sich ziehen. S. Hyperhidrosis S. 50. Oft liegt eine Epidermophytosis zugrunde.

# Pigmentanomalien.

Bei *chronischen Ernährungsstörungen*, auch bei der Coeliakie, bei Tuberkulose, nach lange dauernder Arsenbehandlung, entwickelt sich oft eine diffuse bräunliche Verfärbung der Haut, am stärksten an den unbedeckten Teilen und in der Linea alba. Auffällige Pigmentierungen sahen wir bei Brüdern mit eigenartiger Anämie (s. S. 326).

Der **Mongolenfleck (Kreuzbeinfleck)** findet sich auch gar nicht selten bei schwarzäugigen dunkelhäutigen Neugeborenen der kaukasischen Rasse in der Gegend des Kreuzbeines oder der Nates als lichter bläulichschwarzer Fleck unregelmäßiger Form bis zu Handtellergröße. Es sieht aus, wie wenn daselbst die Haut mit grauer Salbe eingerieben und nachher nicht ganz gereinigt worden wäre. Nach 1—2 Jahren verschwindet der Fleck, der ein regelmäßiges Merkmal der mongolischen Rassen darstellt. Die harmlose Anomalie wird oft übersehen. Man nimmt sie besser in zerstreutem Licht wahr als in der Sonne.

**Fleckige bräunliche Pigmentierungen** bleiben oft längere Zeit auf der Haut bestehen nach fleckigen Erythemen, z. B. nach dem makulopapulösen Syphilid der Säuglinge, nach Masern, Blutungen, nach starker Vigantolanwendung. Bei der Lues congenita sind die beim Rückgang des makulopapulösen Ausschlages sich entwickelnden Pigmentflecken (hauptsächlich an den Extremitäten) nicht selten fast schwarz und zeigen anfänglich noch Schuppung. Lange auch dauert die Pigmentierung an der Stelle der Efflorescenzen von Lichen urticatus, nach Impetigo, Ecthyma, nach Ekzem, Scabies. Es ist dabei häufig ein pigmentierter Hof um ein helles Zentrum (Narbe) vorhanden. In ähnlicher Weise verraten sich abgelaufene Varicellen — und mehr noch Variolaefflorescenzen — oft noch lange Zeit.

*Artefizielle Pigmentierungen* entstehen durch Sonne, Quarzlampe, Jodtinktur-, Senfapplikationen usw.

Die **Vitiligo** besteht in pigmentlosen, oft symmetrischen, nach außen rundlich begrenzten Stellen auf sonst normaler Haut, deren Randpartien manchmal eine Vermehrung des Pigmentes aufweisen. Die Haare der befallenen Stellen sind entfärbt. Entwickelt sich gewöhnlich erst im Schulalter. Hat keinerlei Beziehung zu Lues.

Die **Melanosis lenticularis progressiva** ist äußerst selten. Sie beginnt meist Ende des ersten oder im 2.—3. Jahr nach Erythem als verbreitete kleine schwarze Pigmentflecken, die Neigung zu bösartiger Degeneration zeigen.

# Wucherungen.

*Papilläre gehäufte Excrescenzen* durch Proliferation des Stratum mucosum bilden die *spitzen Kondylome* auf feuchter Schleimhaut der Geschlechtsteile, Anus usw.; nicht selten auch bei Lues. Die *breiten Kondylome der Haut* (entsprechend den luetischen Papeln) sind nässende rote, bis markstückgroße Wucherungen mit unregelmäßigen Zerklüftungen an der Oberfläche, die sich vorzugsweise um After und Genitalien rasch entwickeln. Sie sind ein wichtiges Zeichen der Lues congenita zur Zeit der Rückfälle (2. bis 5. Jahr). Die analogen Wucherungen auf den Schleimhäuten (Schleimhautpapeln) bevorzugen Lippen, Mund und Rachen (kontagiös!).

Die *Tuberculosis verrucosa* trifft man nicht ganz selten bei älteren Kindern an Händen, Fingern, am Knie, auch multipel, besonders gerne nach Infektionskrankheiten (Masern usw.). Es sind starke warzenartige Excrescenzen mit rotem Hof.

# Geschwüre.

*Ganz oberflächliche Geschwüre* beteiligen nur die Epidermis (*Erosionen*) und heilen ohne Narben, z. B. bei Herpes, Impetigo, Ekzem, bei der Mehrzahl der Varicellenefflorescenzen. *Diphtherie der Haut* (z. B. auf Intertrigo hinter den Ohren bei Ekzem, Nabeleiterung, Varicellen) macht nicht selten croupöse oder nur schmierige Beläge. Sie wird meist erst durch die bakteriologische Untersuchung aufgedeckt. Sicherheit gibt nur der Tierversuch.

**Lupus exulcerans,** selten, am ehesten im Gesicht, trifft man etwa im Schulalter. Er ist umsäumt von miliaren Lupusknötchen. Im Beginn macht der **Lupus vulgaris** stecknadelkopfgroße gelbbraune Knötchen im Niveau der Haut mit schuppender, krustöser oder ulceröser Oberfläche (*L. disseminatus*, s. S. 85). Die Herde vereinigen sich auch zu scheibenförmigen lamellösen Infiltraten (*L. exfoliaceus*) oder dehnen sich serpiginös aus, so daß Ähnlichkeit mit serpiginöser Lues bestehen kann.

*Tiefe Geschwüre* der Haut entstehen oft aus den *luetischen Gummata.* Sie können serpiginös, sklerotisch sein und sich mit austernschalenartigen Eiterkrusten bedecken. Ähnliche Geschwüre trifft man auch im Rachen und an der Zunge.

*Bei Tuberkulösen* gehen oft von Skrofulodermen, Knochenherden und vereiterten Lymphdrüsen oberflächliche Geschwüre aus, die im Grunde gelbliche Knötchen aufweisen und sich girlandenartig polycyclisch vergrößern.

*Diphtheroide Erosionen der Schleimhäute* entwickeln sich im Munde und in der Vulva nach allen Blaseneruptionen (Herpes, Varicellen, Pemphigus, Aphthen).

*Tiefe Geschwüre der Schleimhäute* entstehen am ehesten im Munde bei Diphtherie, Scharlach, Angina ulcerosa oder necrotica, Tuberkulose, Leukämie, Agranulocytose, am stärksten und raschesten bei der glücklicherweise seltenen **Noma** (Abb. 107, 108).

Es kommt auch die *Akrodynie des Kleinkindes* (S. 400) in Betracht, die auf der Mundschleimhaut und auf der Haut rasch zu tiefen Zerstörungen führen kann.

## Hautgangrän

entwickelt sich in seltenen Fällen bei kachektischen Kindern, hier gelegentlich nach Varicellen, wo die Efflorescenzen sich zu tiefen Geschwüren umwandeln, die aussehen wie mit dem Locheisen geschlagen. Bei Masern habe ich es einmal erlebt, daß die Haut eines Oberarmes in großem Umfange nekrotisch wurde. Gangrän einzelner Teile, besonders an Fingern, findet sich nicht ganz selten bei schwerer Akrodynie (FEERscher Krankheit).

**Noma** (Abb. 107 u. 108) ist nicht leicht zu verkennen.

**Ecthyma gangraenosum** entsteht bei schwerkranken Kleinkindern aus braunen, blasig werdenden, rot umsäumten Herden, meist an mechanisch

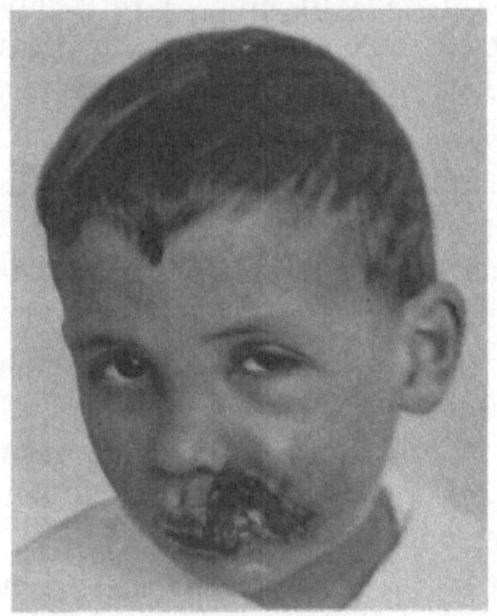

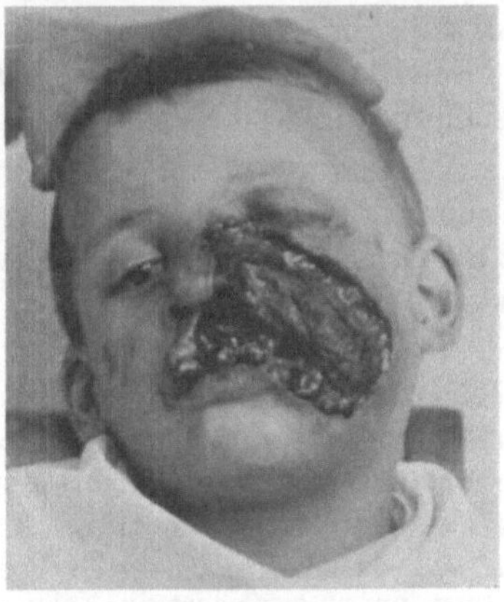

Abb. 107. Beginnende Noma bei gesundem, 4jähr. Knaben, von einem kariösen Zahn ausgehend.

Abb. 108. Noma. 8 Tage später.

gereizten Stellen (Nates, Stamm). Ohne deutliche Eiterbildung entstehen rasch tief ausgestanzte Geschwüre. Ursache ist oft Sepsis, besonders durch Pyocyaneus, Impetigo contagiosa.

Eine **progressive Nekrose der Fascie des Unterhautzellgewebes,** sehr selten, ist den ersten Lebenswochen eigen. Im Bereiche des Rumpfes, besonders des Rückens, entstehen rotblauschwarze unterminierte Stellen der Haut, die sich rasch ausbreiten. Unter der Haut findet sich dünner sanguinolenter Eiter und nekrotisches Zellgewebe. Die Nekrose ergreift auch die darüberliegende Haut, die sich scharf demarkieren kann gegen die gesunden Stellen. Fast ausnahmslos erfolgt der Tod an Sepsis.

## Narben.

*Multiple kleine Narben,* rundlich und überwiegend am Rumpf, rühren oft von Varicellen her. Seltener finden sie sich dabei im Gesicht, wo sie in Ländern ohne Impfung nach Variola häufig verbleiben. Auch Impetigo (Ecthyma) kann Narben hinterlassen, hauptsächlich am Gesäß und am Rücken. Ebenso tun dies die multiplen Abscesse der Säuglinge, überhaupt alle pustulösen und ulcerösen Affektionen. Die umgebende braune Pigmentierung ist oft auffälliger als die Narbe selbst.

*Die Narben der ulcerösen und gummösen Lues* sind weiß, glatt und besitzen eine periphere Pigmentzone mit rundlicher Umgrenzung. Oft bilden sie aneinandergereihte Scheiben.

*Linienförmige Narben der Lippen* sind charakteristisch für Lues congenita tarda. (Abb. 17).

*Nach geschwüriger Tuberkulose* entstehen unregelmäßige, wie zerfressen aussehende Narben mit Brücken, Strängen und Zacken. Die Narben der *groß-papulonekrotischen Tuberkulide* sind rund und ähnlich wie bei Variola.

# Blutungen der Haut, der Schleimhäute und anderwärtige[1].

*Auf der Haut handelt es sich um traumatische oder um spontan auftretende Hämorrhagien,* die auf Fingerdruck oder Glasdruck nicht verschwinden. Sie sind in der Regel mehrfach und bilden sich unter der bekannten Farbenskala zurück. Punktförmige Blutungen, meist in der Umgebung von Haar- und Talg-drüsen (*Petechien*), deuten auf spontanen Ursprung. Flächenhafte, bis handteller-große Blutungen (*Ecchymosen*) können traumatischen Ursprungs sein. Viele Blutungen treten sekundär (symptomatisch) im Verlauf einer Krankheit auf, andere, die primär sind, erscheinen als wichtigstes Zeichen (essentielle Blutungs-übel). Bei Blutungen irgendwelcher Art und Lokalisation ist eine genaue Blut-untersuchung notwendig.

*Die Neigung zu Blutungen* wird oft durch ärztliche Eingriffe manifest. Die Perkussion der Patellarsehne, eine Campher- oder Serumeinspritzung kann solche an Ort und Stelle auslösen, was bei Diphtherie ein übles Zeichen ist. Sie zeigen sich auch an der Stelle der PIRQUETschen Cutanprobe.

Bei *Neugeborenen* zeigen sich sofort oder bald nach der Geburt Blutungen bei Verletzung durch die Zange, durch Schwingungen, oft auch in der Sklera oder im Augenhintergrunde, wo man solche bei 20 und mehr Prozent der gesunden Neugeborenen vorfindet. Entsteht bei *zarten Frühgeborenen* durch leichtes Kneifen der Haut eine Blutung, so sterben sie meist in den ersten Tagen.

*Frühgeborene* haben in den ersten Wochen sehr zerreißliche zarte Blutgefäße. Je kleiner die Frühgeburt, um so größer ist die Neigung zu Blutungen. Unter der Saugglocke genügt bei einem Gewichte unter 1000 g ein negativer Druck von 150 mm Hg, um Blutung zu erreichen, bei 1500—2000 g ein Druck von 310 mm Hg. Bei Kindern über 3 kg sind 520 mm Hg nötig.

Die *Neugeborenen* weisen eine besondere Disposition zu Blutungen auf. Außer dem unten erwähnten Morbus haemorrhagicus, sei auf die Blutungen aus dem Nabel, auf das Kephalhämatom, das Hämatom im Sternocleidomastoideus, auf die Nebennieren- und die intrakraniellen Blutungen hingewiesen. Oft spielt dabei Mangel an Vitamin K mit.

*Bei älteren Neugeborenen und Säuglingen* jeden Alters sind spontan auftretende Blutungen meist die Folge von **Sepsis,** die um so eher die Ursache abgibt, je jünger das Kind ist. Ursächlich ist hier vor allem die *Colisepsis* (nach Darm-störungen, alimentärer Intoxikation, bei der sich gleichzeitig, vor- oder nachher, eine Colicystopyelitis einstellt), ferner Sepsis durch Strepto- oder Staphylo-kokken, die durch die verletzte Haut oder Schleimhaut (Nabelinfektion, Dermatitis exfoliativa, Ekzem, luetische Hautveränderungen, Soor, BEDNARsche Aphthen) eingedrungen sind, sodann durch Pneumokokken bei Bronchitis, Pneumonie oder Empyem, Diphtheriebacillen (Schnupfen!), durch Pyocyaneus, Proteus usw. Die Blutungen sind häufig unbedeutend, nichtsdestoweniger

---

[1] Da die Blutungen oft mehrere Organe oder Systeme gleichzeitig betreffen, empfiehlt es sich hier, die Blutungen im allgemeinen zu behandeln.

beweisend. Neben Blutungen weisen stets noch andere Zeichen auf Sepsis hin (Fieber, Diarrhöe, Kollaps, Ikterus, Nabelinfektion usw.) (s. Abb. 244).

**Morbus haemorrhagicus neonatorum.** Am 2. (3.—5.) Tag stellen sich Blutungen ein infolge von Geburtstraumen am Nabel, im Gehirn, auf Haut und Schleimhäuten, die bis zum Tode führen können. Ursache ist eine Steigerung des physiologischerweise in der 1. Woche vorhandenen *Mangels an Prothrombin* (Hypoprothrombinämie) im Zusammenhang mit Mangel an Vitamin K. Die Thrombocyten sind nur scheinbar vermindert (100000 sind beim Neugeborenen noch normal). Weißes Blutbild normal. Gerinnungszeit stark verzögert. Rumpel-Leede's Phänomen negativ. Heilung durch Vitamin K, oft auch durch Bluttransfusion. Blutungen in der 2.—3. Woche sind septischer, luetischer oder andersartig infektiöser Natur. S. auch Pachymeningosis S. 412.

Die **echte Melaena neonatorum**, eine Sonderform des Morbus haemorrhagicus neonatorum, beginnt in den ersten 2—3 Tagen, spätestens am 4.—5. Tage (Magen- und Duodenalgeschwüre) ohne Hautblutungen. Sie macht Blutbrechen und blutige Stühle, oder nur blutige Stühle. Verblutungstod nicht selten. Sofort gegebenes Vitamin K heilt. Blutende Rhagaden der mütterlichen Warzen können bei Brustkindern Melaena vortäuschen (*Melaena spuria*).

Das Thrombin bildet sich aus Prothrombin durch Einwirkung von Thrombokinase bei Gegenwart von freien Ca-Ionen. Die Blutgerinnung geschieht durch Umwandlung des löslichen Fibrinogens des Plasmas in das unlösliche Fibrin durch Thrombin. Die Prothrombinzeit beträgt nach QUICK 10—20 Sekunden (Säugling bis 25 Sekunden).

Die häufige Neigung der **kongenitalen Lues** zu Blutungen beruht wohl immer auf Sepsis.

*Blutiges Erbrechen und blutige Stühle* sind bei Dekomposition nicht allzu selten als Folge von Duodenalgeschwüren.

**Säuglinge** zeigen ab und zu ganz kleine Blutungen an den Armen und anderwärts ohne nachweisbare Ursache, besonders aber bei Lues, Diphtherie, Keuchhusten, Rachitis. Feinste Blutungen im Gesicht um die Halbjahreswende im Gefolge akuter Infekte sind manchmal der Ausdruck von *latentem Barlow*, ebenso vielleicht stärkere Hautblutungen bei Atrophikern, die besonders gerne am Bauche auftreten.

Je älter die Kinder werden, um so mannigfaltigere Formen und Ursachen finden sich für die Hautblutungen, wobei eine genaue Blutuntersuchung notwendig ist. Viele dieser Blutungen sind symptomatisch, so bei Diphtherie, Leukämie, Meningitis cerebrospinalis und vielen anderen Krankheiten, oder gehören zu den Blutungsübeln (s. dort). Gleichzeitig treten Blutungen in die Schleimhäute, das Unterhautzellgewebe, Muskeln und Nieren usw. auf, so daß es sich empfiehlt, das Symptom der Blutungen im allgemeinen und im Zusammenhang zu behandeln. Eine allgemeine befriedigende Einteilung besteht heute noch nicht.

*Lungenblutungen* bedeutenden Umfangs zeigen sich bei Bronchiektasien, seltener bei der kavernösen Phthise älterer Kinder, sodann bei haemorrhagischen Diathesen. Öfters handelt es sich um Verwechslung mit verschlucktem Blut aus Nase und Rachen.

*Magenblutungen* sind selten, *bei älteren Kindern* etwa bei Milzvenenthrombose, da Ulcus ventriculi et duodeni nur ausnahmsweise vor der Pubertät vorkommen. Wichtig sind die größeren Blutungen bei Leberzirrhose, auch bei *Pfortaderthrombose* älterer Kinder. Sie sind bei letzterer Krankheit varicösen Ursprungs. Die vorhandene Milzschwellung geht regelmäßig nach einer Blutung zurück (s. S. 264).

**Blutungen durch mechanische Ursachen.** Bei **Herzfehlern** entstehen Blutungen durch Stauung, am ehesten an den unteren Extremitäten und bei vorhandenem Ödem. Bei *Thrombose der Vena cava inferior* sieht man Hämorrhagien der Beine auftreten. Bei **Keuchhusten** stellen sich infolge der Anfälle nicht selten Blutungen ein in der Conjunctiva bulbi (Abb. 162), in der Haut der Augenlider, aus Nase und Bronchien.

Über den Einfluß systematischer *willkürlicher Kompression* s. S. 64.

**Durch Traumen.** Bei älteren lebhaften Kindern sind leichte Blutungen in der Haut über den Schienbeinen nichts Krankhaftes. Ebenso punktförmige Blutungen an stark geriebenen oder gezerrten Hautstellen (z. B. im Bereich der Hosenträger an den Schultern). Öfters verraten aber ungewöhnlich viele Blutungen hier oder an anderen Körperstellen, wo die Knochen nahe unter der Haut liegen, besonders aber Blutungen, die schon auf gewöhnliche Berührung oder geringfügiges Anstoßen entstehen, eine krankhafte *hämorrhagische Diathese.* Blutungen durch schwere Mißhandlung (z. B. unter der Galea) sind nicht immer leicht von spontanen zu unterscheiden. Hier hilft oft die Probe nach RUMPEL-LEEDE zur Diagnose (S. 64).

Die **Flohstiche** erkennt man an einem dunklen Zentrum (hämorrhagischer Einstich) in hellrotem Hof, der zuerst urticariell ist. Bei großer Anzahl ist Verwechslung mit hämorrhagischer Diathese möglich, da häufig der rote Hof verschwunden ist und nur die kleinstecknadelkopfgroße Blutung bleibt. Die gleichmäßige unbedeutende Größe der Blutungen, die Bevorzugung des Rumpfes, die allgemeine Vernachlässigung, sodann die rasche Abheilung im Spital erleichtern die Diagnose. **Mückenstiche** bevorzugen Gesicht und Vorderarme. Sie hinterlassen häufig stecknadelkopfgroße flache, giftig rote Papeln.

Die eigentlichen

## hämorrhagischen Diathesen (Blutungsübel, Pfaundler)

kennzeichnen sich durch vorübergehende oder andauernde Neigung zu Blutungen. Beginn der Grundkrankheit und Blutungen erscheinen meist gleichzeitig. Dabei handelt es sich zum Teil hauptsächlich um *Störungen im Blute,* so z. B. bei Mangel der Gerinnung (Haemophilie), Werlhof (Thrombopenie), auch Morbus haemorrhagicus neonatorum, oder überwiegend um *Störungen der Gefäßwand,* geschädigte Endothelfunktion, so bei Barlow, Henoch-Schönlein. Eine große Rolle spielen die Thrombocyten, die in der Norm 250000 bis 300000 pro Kubikmillimeter betragen, hier oft bis zu einem Zehntel vermindert sind.

Nach FRANK kommen bei 30000—70000 Plättchen nur Hautblutungen vor, bei 20000 bis 30000 große Suffusionen, unter 10000 spontane schwere Purpuraerscheinungen.

Etwa ein Viertel der Blutungsfälle sind mit Thrombopenie verknüpft, die Hälfte trifft auf Infektionen.

Nadelstiche (z. B. von Injektionen) ins subcutane Gewebe zeigen am nächsten Tag einen hämorrhagischen Hof. Man kann etwa folgende Gruppen unterscheiden:

1. **WERLHOFartige Erkrankungen.** Petechien und große Blutflecken auf der Haut, oft flächenhaft. Die Haarfollikel bleiben frei. Starke Schleimhautblutungen (Nase, Darm, Uterus), selten im Gehirn usw. Die Blutungen sind schwer stillbar. Die Blutungszeit ist über 3 Minuten verlängert. Die Retraktilität des geronnenen Blutes (Untersuchung in der Uhrschale) ist ausbleibend. Die Gerinnungsfähigkeit ist erhalten. Es besteht ausgesprochene *Thrombopenie,* Zerreißbarkeit der Gefäße.

Die **WERLHOFsche Krankheit** *im engeren Sinne stellt die idiopathische Form dar.* (**Essentielle Thrombopenie.**) Die Krankheit bevorzugt das Schulalter und den Winter, tritt oft familiär auf. Beginn aus guter Gesundheit heraus mit zunehmender Blässe, meist ohne Fieber. Petechien, bald auch Ecchymosen, zerstreut und unregelmäßig, an den Extremitäten, am Körper, auch subkutane Blutungen, an den Schleimhäuten von Nase, Mund, Magendarm, Harnorganen. Heftige Blutungen erfolgen spontan oder auf kleine Traumen. Das RUMPEL-

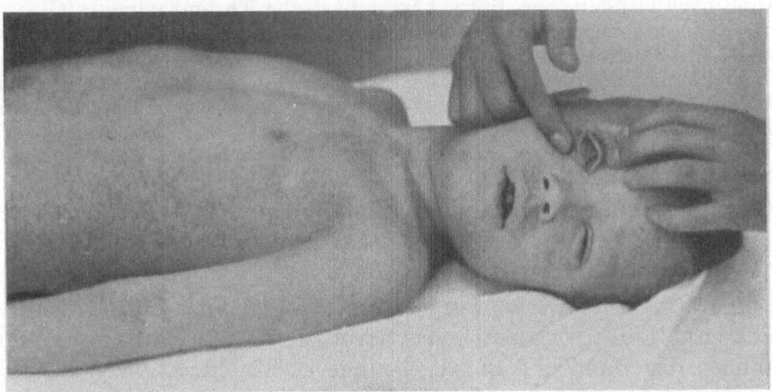

Abb. 109. Lymphämie mit hämorrhagischem Masernexanthem und Blutungen der Conjunctiva.
5 Jahre.

LEEDEsche Symptom ist positiv. Leukopenie. Blutungszeit stark verlängert. Gerinnungszeit meist normal. Die Blutplättchen können bis unter 30000 vermindert sein. Nach großen Blutverlusten, sekundäre Anaemie, Ohnmachten, zeigen sich regeneratorische Vorgänge. Wochen- bis monatelange Schübe können über Jahre hinaus sich wiederholen. Urticaria, Ödeme, Gelenkschwellungen fehlen, Milz klein. Prognose meist gut.

Schlecht ist die Prognose meist bei der **symptomatischen Thrombopenie,** kann bei schweren septischen Infektionen in allen Altersstufen, so auch bei Scharlach, Diphtherie usw. vorkommen, wobei neben den Thrombocyten auch rote und weiße Blutkörperchen weitgehend zerstört werden (Aleukie) und wobei nur eine genaue Blutuntersuchung die richtige Diagnose gibt. Hier sind einzureihen die Fälle von Thrombopenie, die nach Vergiftungen (Chinin, Sedormid, Salizyl usw.) sich einstellen. An Häufigkeit steht hier obenan die **lymphatische Leukämie** (Abb. 109, 129, 130), seltener bei älteren Kindern die myelogene Leukämie, ausnahmsweise die JAKSCH-HAYEMsche Anämie oder Agranulocytose, in leichter Form die Ziegenmilchanämie. Auch die seltene *aregeneratorische Anämie* (ältere Kinder) kann vorliegen, bei der die Neigung zu Blutungen höchst ausgeprägt ist. Nach den Blutungen stellt sich hier keine Regeneration ein. Der Tod erfolgt spätestens nach Monaten. (Über diese Blutkrankheiten vgl. S. 327 f.)

2. Die *eigentliche* **Hämophilie,** geschlechtsgebunden, dominant vererbt, beteiligt nur das männliche Geschlecht, wird über die Frauen vererbt. Die Blutplättchen sind normal oder vermehrt; die Gerinnungszeit ist sehr stark verlängert, die Blutungszeit in der Regel normal oder verkürzt. RUMPEL-LEEDE negativ. Mangel an Thrombokinase. Wichtig ist die mangelnde Haftbarkeit des Thrombus. Schon bei der Geburt können starke Nabelblutungen erfolgen. Größere Blutungen auf Haut und Schleimhäuten, aber keine Petechien. Gelenkergüsse, besonders im Knie, können später zu Verwechslungen mit Arthritis und Tumor albus Anlaß geben. Die geringsten Traumen (Vakzination) können schon lebensbedrohliche Blutungen erzeugen. Haematome der Dura können Hemiplegien bewirken.

So habe ich einen 8 jährigen Knaben aus der berühmten Bluterfamilie Mampel (Kirchheim bei Heidelberg) einmal beinahe verloren an einer Blutung, die sich beim spontanen Ausfallen eines Milchzahnes einstellte.

Das Krankheitsbild ist bisweilen ganz werlhofartig. Diagnostisch für wichtig halte ich die Prominenz der Hautblutungen.

Viel Ähnlichkeit bietet die **hereditäre hämorrhagische Thrombasthenie** (GLANZMANN), die familiär und durch Generationen hindurch vorkommt, aber auch Mädchen beteiligt und die ersten 2—3 Jahre verschont, häufig erst im Schulalter beginnt. Die Blutungen erfolgen ebenfalls schon auf geringe Traumen, sind aber selten so schlimm wie bei Hämophilie und verschonen fast stets die Gelenke. Blutungszeit und Gerinnungszeit sind normal. Die Retraktibilität ist verlangsamt. Die Thrombocyten sind an Zahl normal oder mäßig vermindert (200000—70000). Sie zeigen Involutionsformen. Die Fälle werden meist als leichte Hämophilie aufgefaßt.

Im Gegensatz zu den genannten Erkrankungen, wo die Veränderungen großenteils das Blut betreffen, sind bei der folgenden Gruppe die Gefäße selbst mehr in Mitleidenschaft gezogen, so daß man sie als

**3. vaskuläre** (*angiopathische*) **Purpuraformen** bezeichnet hat (Durchlässigkeit der Kapillaren). Z. Teil veranlaßt oder begünstigt durch Mangel an Vitamin C. Die Blutungen der Haut sind im allgemeinen gering, kleinfleckig, das Blutbild ist normal, bzw. bietet die Veränderungen der vorliegenden Infektion, im Shock neutrophile Leukopenie, Thrombopenie. Manche Fälle kann man als *anaphylaktoid* (Glanzmann) auffassen, entstanden aus einer Sensibilisierung des Organismus durch Eiweißkörper, ähnlich wie die Serumkrankheit, unter Allgemeinstörungen, Leukocytose.

Zu diesen Purpuraformen gehören:

**a)** Die meisten Fälle von **Purpura simplex,** wo Petechien vereinzelt oder zahlreich auftreten, ohne besondere Störung des Allgemeinbefindens.

**b)** Die **Purpura rheumatica SCHÖNLEIN (Peliosis).** Aufschießen von Petechien in Schüben, symmetrisch, besonders an Unterschenkeln und Vorderarmen, Knien und Ellbogen, sich lange hinziehend. Dabei Schmerzen, *Gelenkerscheinungen.*

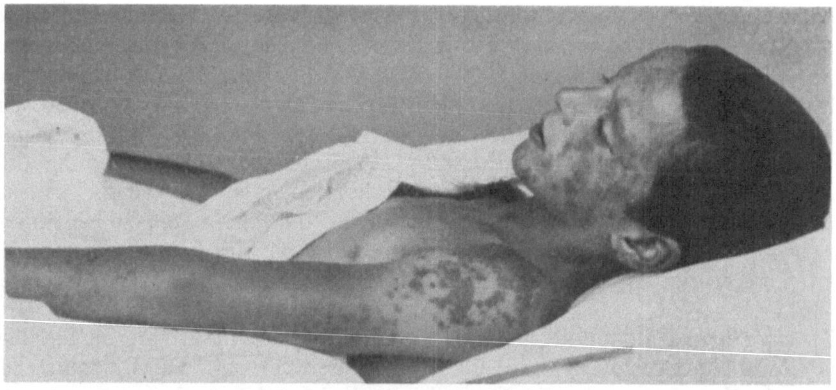
Abb. 110. Sepsis mit Hautblutungen und Gelenkschwellungen. 10jähr. Knabe.

Das Fehlen von Endocarditis beweist, daß es sich nicht um echten Rheumatismus handelt. Es besteht fernerhin Neigung zu Ödemen, Erythemen, hämorrhagischer Urticaria, Albuminurie und Nephritis. Die Purpura erscheint oft orthostatisch, d. h. zeigt sich an den Beinen nach dem Aufstehen. Beginn in der Regel akut mit Fieber. Heilung erst nach Monaten. Die Krankheit tritt scheinbar idiopathisch auf, ist aber meist als allergisch aufzufassen, verursacht durch gewisse Nahrungsmittel oder Infekte. Die Blutsenkung ist nicht beschleunigt. Die Blutplättchen sind normal, ebenso Blutungs- und Gerinnungszeit. Rumpel-Leede negativ. Oft bestehen Zwischenformen zu

**c) Purpura abdominalis (HENOCH)** dominant vererbt. Diese ist wohl ebenso anaphylaktoiden Ursprungs. Sie betrifft mit Vorliebe ältere Kinder, verläuft mit *Haut- und Darmblutungen, mit Koliken* (Darmspasmen), Bluterbrechen, täuscht nicht selten Ruhr vor. Albuminurie, auch haemorrhagische Nephritis. Nahe verwandt mit der rheumatischen Purpura. Sie kann jahrelang dauern und sich mit anderen Zeichen verbinden (Erytheme, Ödeme, Gelenkschwellungen). Im Verlauf führt sie gern zu *Darminvagination,* mit der sie auch sonst Ähnlichkeit bietet und wie diese als Appendicitis imponieren kann. Colon häufig druckempfindlich.

**d) Die Purpura fulminans,** die man als schwerste Form der Allergie auffassen darf, zeigt sich vornehmlich bei Infektionskrankheiten, so in der 2.—4. Woche

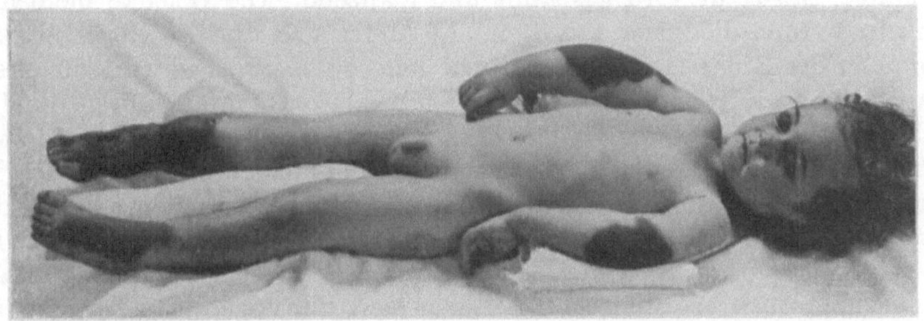

Abb. 111. Septische Blutungen (Purpura fulminans) nach Angina. 3 Jahre alt.

von Scharlach. Symmetrische flächenhafte, sehr ausgedehnte Blutungen in die Haut der Extremitäten, unter Verschonung der Schleimhäute, rasch den Tod bewirkend (Abb. 111).

Postinfektiös erscheint bisweilen die *Kokardenpurpura* (SEIDLMAYR), wo die Effloreszenzen besonders im Gesicht Blutungen in einer großen Urticariaquaddel aufweisen.

Morbus haemorrhagicus neonatorum S. 103.

Vasculären Ursprungs sind auch die Blutungen bei gewissen *Avitaminosen,* so auch die obgenannte *Hypothrombinämie* (s. auch S. 103) der Neugeborenen, oft Blutungen bei Infektionskrankheiten und besonders

in *Begleitung schwerer Infektionskrankheiten.* Genickstarre, Scharlach, Masern, Sepsis, Endocarditis, erscheinen Blutungen der Haut, zum Teil embolisch, überwiegend vasculärer Natur.

**4. Die Barlow-Skorbutgruppe.**

Auf einem Nährschaden beruht der **Skorbut,** der im jüngsten Kindesalter wegen den besonderen Wachstumsverhältnissen veränderte Erscheinungen macht und hier **BARLOWsche Krankheit** genannt wird. Es handelt sich um eine C-Avitaminose (s. auch S. 439). Zum Zustandekommen braucht es noch eine individuelle Anlage, so daß z. B. von zwei gleich ernährten E-Zwillingen nur einer erkranken kann. Die BARLOW*sche Krankheit* ist heutzutage selten. Ihre Kenntnis ist aber wichtig, da es kaum noch eine innere Krankheit gibt, wo die Therapie einen solch wunderbaren Erfolg hat wie hier. Befallen werden künstlich ernährte Kinder in einem Alter von $\frac{1}{2}$—4 Jahren, jedenfalls nicht vor dem 6. Monat, die monatelang ausschließlich gleichförmig ernährt wurden mit sterilisierter Milch, Nährpräparaten oder Dörrgemüsen. Infektionskrankheiten begünstigen das Leiden durch ihr gesteigertes Bedürfnis an Vitamin C. Das Leiden entwickelt sich schleichend, in der Mehrzahl der Fälle im 3.—5. Quartal. Die Kinder werden blaß, unlustig und schlafen schlecht, werden dysergisch und dystrophisch, anämisch, hyperästhetisch; der Widerstand gegen Infektionen verringert sich. Auffällig ist der Widerwille gegen Nahrung, vor allem gegen gekochte Milch. Im Vorstadium besteht oft Gewichtsstillstand und Hydrolabilität. Die Berührung wird mehr und mehr unangenehm empfunden, besonders diejenige der Beine, die ängstlich in Ruhe gehalten werden. Der Säugling vermeidet das früher beliebte Strampeln. Froschbeinstellung. Nach und nach wird *die Empfindlichkeit* so groß, daß jede Umlagerung, ja schon die Annäherung der Mutter mit Geschrei beantwortet wird. Die Temperatur ist manchmal beträchtlich erhöht. Der Arzt findet eine *schmerzhafte Verdickung der langen Röhrenknochen*, am ehesten der Oberschenkel und Unterschenkel in der Nähe des Knies. Blutungen unter, auch über dem Periost sind deutlich im Röntgenbild und verraten sich durch Schwellung und bläuliche Hautverfärbung. Die Haut wird gespannt und glänzend. Die Gelenke bleiben frei. Selten nur werden die Arme ergriffen. Es bildet sich fibröses Gerüstmark mit Verdünnung der Rinde (Brüchigkeit). Die Knochenmetaplasie wird zur Ursache von Anämie. In schweren Fällen schimmern Blutextravasate durch die Haut. Charakteristisch ist *die hämorrhagische Diathese*, die sich gleichzeitig mit den Knochenveränderungen entwickelt. Sie beruht auf einer Lockerung der Kittsubstanz der Gefäße infolge Schädigung der Kapillarendothelien. In leichteren Fällen findet man nur punktförmige Blutungen im Gesichte und am Hals. Meist zeigen sich *Blutungen des Zahnfleisches*, sofern schon Zähne vorhanden oder im Durchbruch begriffen sind, seltener sind Blutungen in den Augenlidern oder solche, die zu Exophthalmus führen, oder in der Haut. Punktförmige Blutungen am harten Gaumen können schon sehr früh auftreten. *Der Urin* wird manchmal durch Blutbeimengung rötlich gefärbt. Selbst eine hämorrhagische Nephritis kann sich einstellen.

*Die Diagnose* bietet keine Schwierigkeit, wenn die Krankheit vorgeschritten ist. Die Anämie und die zunehmenden Schmerzen und Anschwellungen an *beiden* Ober- und Unterschenkeln, seltener an anderen Röhrenknochen, sind deutliche Hinweise. *Rachitis* ist oft dabei, führt aber nicht zu Blutungen und nicht zu schmerzhaften Anschwellungen der Vorzugsstellen. RUMPEL-LEEDE hat keinen diagnostischen Wert. Bei Barlow sinkt das Brustbein bei der Inspiration als Ganzes zurück bis zu den rosenkranzartigen Knorpelknochengrenzen, die aber kantig sind im Gegensatz zum kugeligen und schmerzlosen Rosenkranz bei Rachitis. Die Atmung ist beschleunigt und oberflächlich. Bei Fieber wird gerne Osteomyelitis angenommen. Dagegen spricht die Doppelseitigkeit der Erkrankung, ebenso spricht sie gegen Sarkom oder Knochentuberkulose. In schweren Fällen kommt es zu Frakturen. Wegen der heftigen Schmerzen denkt man gelegentlich an Rheumatismus (der in diesem Alter nicht vorkommt), Neuritis oder Poliomyelitis, auch etwa an Gelenkerkrankung oder PARROTsche Lähmung, auch an Sepsis oder Leukämie. In Zweifelsfällen hilft der wunderbare Erfolg der BARLOW-Therapie zur Diagnose (frische Milch, rohes Obst und seine Säfte, Gemüse oder Vitamin C). Vitamin C wirkt oft auch bei anderen Formen der hämorrhagischen Diathese. Die Neigung zu schleimigen Stühlen lenkt in protrahierten leichteren Fällen die Aufmerksamkeit nach falscher Richtung.

Das Röntgenbild sichert die Diagnose (s. S. 137). Häufig sind heutzutage nur noch *ganz leichte abortive Formen*, die Anämie, Unruhe und kleine Zahnfleischblutungen verursachen, wo im Urin sich mikroskopisch zahlreiche Erythrocyten nachweisen lassen. Das typische Röntgenbild kann schon in leichten Fällen vorhanden sein.

Verschiedenartige, oben noch nicht erwähnte *Anämien, Erkrankungen des reticuloendothelialen Systems* (Splenomegalien, Cirrhosen), *Knochenmarksleiden, Kachexien* zeigen Neigungen zu Blutungen der Haut und der Schleimhäute.

Eine seltene haemorrhagische Diathese stellt die *angeborene Afibrinogenaemie* dar, die sich bald nach der Geburt äußert und große Haematome machen kann. Sehr selten ist auch die *infektiöse Reticuloendotheliose* im 1.—2. Jahr, in 1—3 Monaten tödlich verlaufend. Petechiale Blutungen, Hepatosplenomegalie, Lipoidgranulomatose, Knochenerweichung. Verwandt mit SCHÜLLER-CHRISTIAN?

Auf die Blutungen bei Sepsis ist mehrfach hingewiesen. Hier ist noch einzureihen das **WATERHOUSE-FRIDERICHSENsche Syndrom,** die akute Nebenniereninsuffizienz. Plötzliche Erkrankung des Säuglings oder Kleinkindes mit Erbrechen, Fieber, Krämpfen, Cyanose, Adynamie. Zahlreiche Petechien und Suffusionen. Tod in Stunden oder 1—4 Tagen. Thrombopenie. Blutungen in den Nebennieren. Es handelt sich oft um eine besondere Form der Meningokokkensepsis, wird auch bei Diphtherie und Scharlach ·getroffen. Differentiell: Peritonitis, Purpura fulminans, Pankreasapoplexie. S. auch OSLERsche Krankheit S. 110.

Die Hämorrhagien im Kindesalter spielen eine so wichtige Rolle im Verlauf *gewisser Infektionskrankheiten,* daß hier einiges besonders angeführt sein möge. Es bestehen dabei meist toxische Gefäßschädigungen. Bei akuten Exanthemen sind sie vielfach allergischer Natur.

Bei **Varicellen kachektischer Individuen, bei Variola und Masern** und anderen Infektionskrankheiten werden die spezifischen Efflorescenzen bei schwerem, septischem Verlauf oft hämorrhagisch, auch der Rash bei Variola (s. S. 94). In anderen Fällen äußert sich die hämorrhagische Diathese zuerst im Auftreten kleiner Blutungen an der Stelle von medikamentösen Injektionen. Bei Masern können die Efflorescenzen auch bei ganz gutartigem Verlauf hämorrhagischen Charakter aufweisen. Ich sah solche bei drei Geschwistern, wo man eine familiäre Anlage annehmen mußte. Sie hinterlassen stärkere Pigmentierung. *Bei Fleckfieber* sind die Roseolen zum Teil hämorrhagisch, woher ja der Name Petechialtyphus rührt.

Bei **Diphtherie** erfolgen die Hämorrhagien am meisten in die erkrankten Schleimhäute und Beläge. Es ist dies stets ein prognostisch übles Zeichen. Oft führt die Nasendiphtherie der Säuglinge zu Blutungen.

Bei **Scharlach** finden sich auch bei gutem Verlauf häufig kleinste zahlreiche Blutungen da, wo die Haut gezerrt wird oder Falten macht (Bauch, Ellbeuge), selbst an geschützten Stellen (Achselhöhle, Leistenbeugen). Das RUMPEL-LEEDEsche Symptom ist meist positiv.

Bei **Genickstarre** erscheinen neben morbilliformen Ausschlägen knötchenförmige oder fleckige Purpuraefflorescenzen, bisweilen deutlich als embolisch zu erkennen mit gelber zentraler Verfärbung. Da, wo die septischen Erscheinungen vor den meningitischen hervortreten, sind die Blutungen oft sehr schwer.

Die schlimmste Form der Variola ist die **Purpura variolosa** (s. S. 94). Beginn mit schweren Hirnsymptomen, Blutungen aus Mund, Nase, Uterus, Darm usw., diphtheroider Angina. Das Prodromalexanthem wird an den Extremitäten rasch hämorrhagisch, der Rumpf zeigt größere Blutungen. Kein Pockenausschlag. Tod nach wenigen Tagen.

Diagnostisch bedeutsam sind auch die Blutungen bei **Endocarditis lenta** (s. S. 325) und bei **Sepsis** (Abb. 110, S. 106).

**Miliar- und Lungentuberkulose** sind mitunter von zerstreuten Hautblutungen begleitet, die sich am ehesten am Abdomen einstellen. In seltenen Fällen erscheinen bei Miliartuberkulose stecknadelkopf- bis hirsekorngroße flache livide Blutungen auf der Haut des Stammes und der Extremitäten. Es sind dies kleine Tuberkulide, die mit Flohstichen verwechselt werden können.

**Beim HERTER-HEUBNERschen Infantilismus** erscheinen öfters schwere, sogar tödliche Blutungen der Haut und der Schleimhäute.

Den Infektionskrankheiten gegenüber spielen *exogene und endogene Gifte* eine kleine Rolle: Phosphor, Arsen, Chinin, Antipyrin, Benzol, Quecksilber, Salicyl usw., artfremdes Serum, schwerer Ikterus und Leberatrophie.

### Anhang: Teleangiektasien.

Oft übersehen sind **die blassen Feuermäler der jüngeren Kinder** (Abb. 3). Es sind teleangiektatische Rötungen, die sich keilförmig von der Nasenwurzel gegen die Haargrenze verbreitern, sich häufig auch auf den Augenlidern und am meisten in der unteren Occipitalgegend finden an der Grenze des Haarwuchses. Sie sind bei der Geburt schon vorhanden und verschwinden gewöhnlich im Laufe der Jahre. Sie erklären sich aus der verzögerten Rückbildung der fetalen Vascularisation.

An dieser Stelle seien noch erwähnt die **Gefäßnävi der Haut,** obschon sie nicht leicht mit Blutungen verwechselt werden können. Sie sind dauernd wachsend und oft prominent, auf Druck vorübergehend abblassend.

Nicht ganz selten weisen Nävi des Gesichtes auf die STURGE-WEBERsche **Krankheit** hin, die allerdings auch an anderen Körperstellen sich finden. Daneben epileptiforme Krämpfe mit Schwachsinn. Im Röntgenbild des Schädels zeigen sich als Ursache der Krämpfe doppeltkonturierte zierliche Verkalkungen der kleinen Piagefäße an der Hirnoberfläche. Hypoplasie gewisser Hirnteile.

**Teleangiektasia haemorrhagica hereditaria** (OSLER). Ausgebreitete T. auf Haut und Schleimhäuten, mit Neigung zu Blutungen. Selten. Beginn im Schulalter mit *Nasenbluten.*

# Haare und Nägel.

*Physiologisches.* Bei Frühgeborenen trägt meist der ganze Körper noch feinste Wollhärchen (*Lanugo*). Bei reifen Neugeborenen finden sie sich gewöhnlich nur an Schultern und Rücken in stärkerem Maße. Persistierende Lanugo soll ein Zeichen

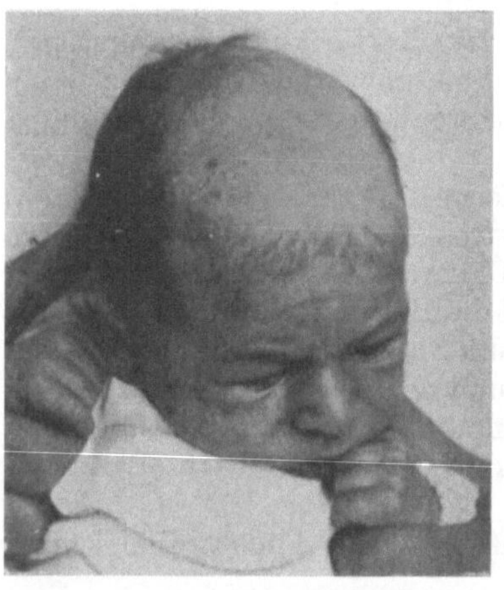

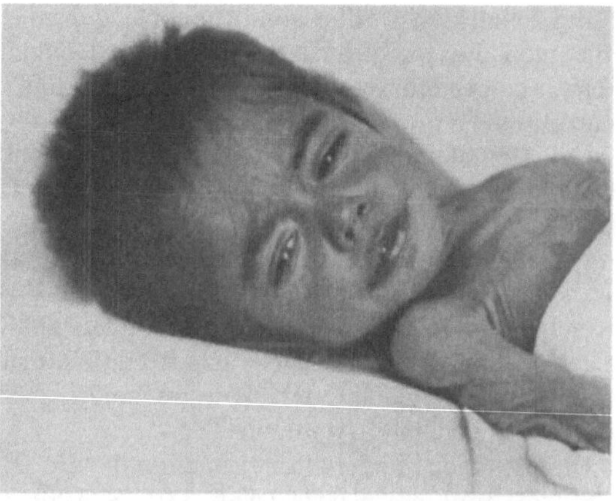

Abb. 112. Physiologischer Haarausfall. 9 Wochen alt. Die Haare lösten sich fast in einem Tag beim Waschen des Kopfes.

Abb. 113. Übermäßige Behaarung der Stirne bei Tuberkulose, 2 Jahre. Starke Augenbrauen.

konstitutioneller Minderwertigkeit sein und Disposition zu Tuberkulose verraten. *Das Haupthaar der Neugeborenen* ist oft kräftig entwickelt und dunkel. Nach 4—8 Wochen pflegen die Haare großenteils auszufallen (s. Abb. 112), um später langsam ersetzt zu werden, häufig durch solche von hellerer Farbe.

Viele Kinder kommen fast kahlköpfig zur Welt, ohne daß ihr Haarwuchs später schwächer würde als bei anderen.

*Eine sehr starke Behaarung* an Kopf, Rücken und Extremitäten findet sich oft familiär (Mutter Schnurrbart) oder ist durch Rasseneinflüsse begünstigt. Sodann besonders bei Tuberkulösen (Abb. 113); an der Stirne, wie mir scheint,

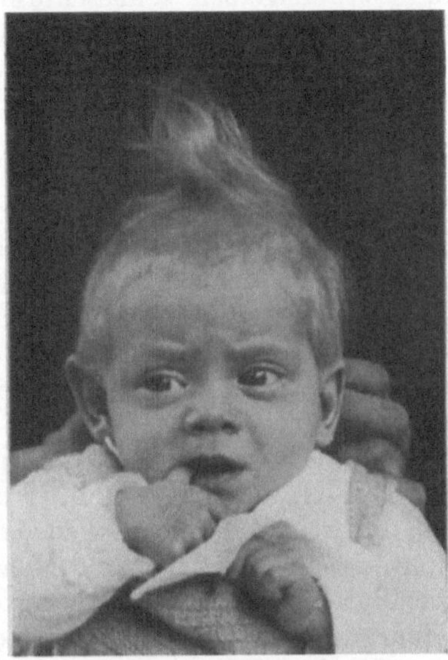

Abb. 114. Haarschopf beim exsudativ-neuropathischen Kinde. 10 Monate. Nach Niederbürsten stellen sich die Haare immer wieder auf.

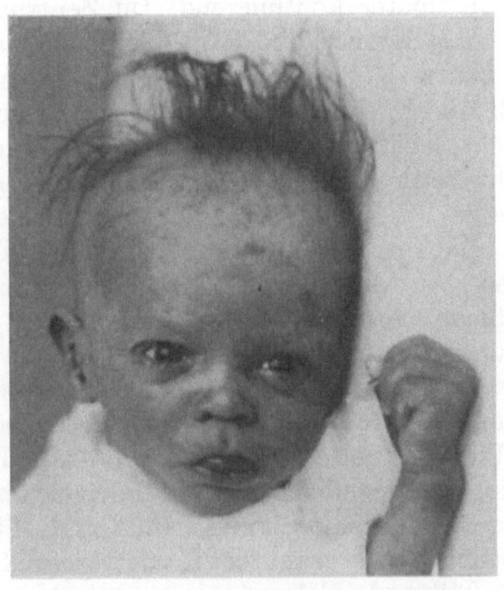

Abb. 115. Alopecie des Vorderkopfes bei Lues. 4 Monate. Brauen und Cilien fehlen.

auch ungewöhnlich häufig bei Pylorusstenose. Starke Behaarung am Rücken und an den Streckseiten der Extremitäten trifft man oft bei schweren Ernährungsstörungen und Kachexie älterer Kinder, daneben recht häufig eine starke Pigmentierung der Haut. Schöne lange und dunkle Wimpern sind eine Eigentümlichkeit tuberkulöser Individuen.

*Die Spina bifida occulta* verrät sich öfters durch ein Haarfeld der Sakrolumbalgegend.

FREUND beschrieb den kammartigen *Haarschopf* auf dem Scheitel von Säuglingen als Vorboten exsudativer Diathese. Andere erblicken in ihm eher ein Zeichen der Neuropathie (s. Abb. 114).

Eine allgemeine *Alopecie* des Kopfes infolge von Bildungsdefekt kann angeboren sein. Ich sah sie bis jetzt nur einmal.

*Teilweiser Haarverlust* entsteht häufig am Hinterhaupt der Säuglinge durch Reiben und Wetzen des Schädels auf der Unterlage. Er wird durch *Rachitis* begünstigt. Bei *kongenitaler Lues* verliert mehr der vordere Teil des Schädels seine Behaarung, doch tritt dies nur bei einem Teil der Fälle ein (s. Abb. 115). Starke *Seborrhöe* des Kopfes kann einen bedeutenden Haarverlust verursachen. Schwere akute Infektionskrankheiten führen weniger leicht zu Haarausfall als bei Erwachsenen. Bei der *Akrodynie* sieht man bisweilen ganz kahle Stellen auf dem Kopfe, sei es daß die Kinder die Haare spontan verloren, häufiger noch sie ausgerauft haben.

*Trockene, spröde und spärliche Haare* finden sich bei Kretinen und vor allem bei Myxidioten. Bei Athyreosis kann die Lanugo jahrelang beharren (Abb. 19).

Von wichtigen *Haarkrankheiten* seien hier hervorgehoben:

**1. Die Alopecia areata.** Sie bewirkt im Schulalter raschen Haarausfall am Schädel in scharf begrenzten, sich vergrößernden rundlichen Scheiben. Die Haut ist anfänglich leicht gerötet, später weiß und ganz glatt.

*Folgende drei Mykosen* (2—4) beruhen auf Fadenpilzen, die mikroskopisch leicht nachzuweisen sind nach Aufhellung mit 10—20% Kalilauge.

**2. Der Favus (Erbgrind),** der durch die schwefelgelben schüsselförmigen Schildchen um die Haarfollikel am Kopf gekennzeichnet ist, und durch Mäusegeruch, später konfluierend. Im Zentrum des Schildchens sitzt ein Haar. Er hinterläßt Narben und kann bleibende Kahlheit verursachen. Nur selten ist der unbehaarte Körper beteiligt. Pilz: Achorion Schönleinii.

**3. Die Mikrosporien.** Die häufigste Form, durch Microsporon audouini verursacht, tritt auf dem behaarten Kopf ohne entzündliche Erscheinungen auf. Sie macht zahlreiche scheibenartige große graugelbe Herde, die wie mit Asche bestäubt aussehen. Die Haare darin sind matt, abgebrochen oder brechen bei Zug. Die kurzen Haarstümpfe sind mit Pilzsporen besetzt, die eine graue Scheide bilden. Auf der glatten Haut in der Nähe des Schädels finden sich flache entzündliche Ringe, ähnlich wie bei Trichophytie. Die Krankheit tritt in Epidemien auf und ist sehr ansteckend. Sie erlischt von selbst zur Zeit der Pubertät.

**4. Trichophytien.** Erreger: Trichophyton tonsurans. Die *oberflächliche* (nicht entzündliche) *Form* wird leicht von Mensch zu Mensch übertragen und ist nach der Pubertät selten (*Herpes tonsurans*). Der Kopf weist zahlreiche kleine, rote, runde, schuppende Herde auf mit gekrümmten grauen und schwarzen Haaren, deren Stümpfe mit Sporen erfüllt sind. Sie befällt auch unbehaarte Körperteile. Zwischen den erkrankten Haaren gesunde Haarbüschel. Abheilung der Herde in der Mitte, Ausdehnung des guirlandenartigen Randes. Die *tiefe* (entzündliche) *Form* wird vom Tier übertragen, meist vom Rinde. Der behaarte Kopf zeigt eitrige Follikulitiden, oft zu großen Knoten vereinigt (*Kerion Celsi*) mit Granulationsbildung. Am übrigen Körper finden sich scheibenförmige schuppende Herde, die an der Peripherie mit Knötchen und Bläschen fortschreiten, im Zentrum abheilen. Bei stark entzündeten Formen von Trichophytie kann es zu Fieber und Abmagerung, zu Drüsen- und Gelenkschwellungen kommen, durch hämatogene Aussaat oder durch Toxinwirkung selbst zu lichenartigen Hautveränderungen, ähnlich dem Lichen scrophulosorum, zu subcutanen Knoten ähnlich dem Erythema nodosum, seltener zu ausgebreitetem scarlatiniformem Exanthem.

**Nägel.** Physiologisch erfährt die Nagelsubstanz zur Zeit der Geburt eine Wachstumsänderung: etwa mit 5 Wochen erscheint am Grunde des freien Nagels eine

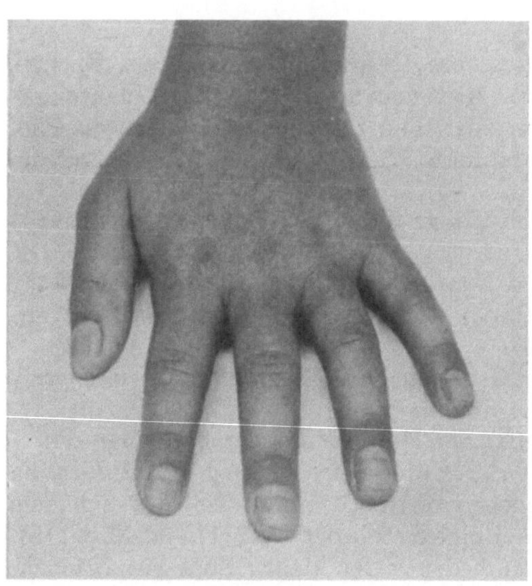

Abb. 116. Nagelfurche bei Scharlach. 10 Jahre alt. Beginn vor 2 Monaten. (Furche im 1. Drittel des freien Nagels angelangt.)

Querfurche, die mit 2 Monaten die Mitte des Nagels, mit 4 Monaten den freien Rand erreicht hat. Bei vielen akuten Krankheiten älterer Kinder und

Erwachsener zeigen sich ähnliche Störungen im Wachstum der Nägel, zum Teil als Furche, zum Teil als Wall, die mit 5—6 Wochen am Grunde sichtbar werden und nach fünf Monaten den freien Rand erreichen. Bei Scharlach sind diese Erscheinungen besonders deutlich (s. Abb. 116), die gut als Zeitbestimmung, bei den Säuglingen als Altersbestimmung zu benutzen sind (s. auch bei Frühgeborenen, S. 24).

Bei chronischen Erkrankungen der Bronchien (Bronchiektasien), der Lunge, der Pleura und des Herzens erleiden die Nägel oft eine Krümmung nach der Volarseite hin (Uhrglasform). Später entstehen die *Trommelschlägelfinger*.

# Das Fettpolster

wurde bereits bei der Beurteilung des Ernährungszustandes berücksichtigt (S. 24f.). Hier sei nur noch erwähnt, daß ein ansehnliches Fettpolster (mit gutem Turgor!) dem Säuglingsalter physiologisch ist (Abb. 27), daß aber ein sehr reichliches Fettpolster (Abb. 35, 36) den Eltern mit Unrecht erstrebenswert erscheint, und daß jenseits des zweiten Jahres normal entwickelte Individuen auch vom Arzt nicht selten als zu mager eingeschätzt werden (s. auch S. 28).

## Muskulatur.

*Die Entwicklung (Masse) der Muskulatur* ist individuell oft auffällig verschieden. Es zeigt sich dies am besten beim Säugling, der noch nicht gehen kann. Die Beurteilung wird durch das starke Fettpolster jüngerer Kinder allerdings erschwert. Die Masse der Muskulatur bei Säuglingen prüft man unter anderem am besten durch Umtasten der Adductorengruppe am Oberschenkel. Die Muskulatur der Neugeborenen beträgt 25 %, nach der Pubertät 43 % des Gewichtes.

*Eine schwache Entwicklung* trifft man besonders bei sehr fetten und rachitischen Kindern, sodann infolge von Abmagerung und Schwund bei chronischen Ernährungsstörungen (Atrophie, Abb. 31, 242).

**Atrophie der Muskeln** findet sich bei allen Lähmungen, naturgemäß am stärksten bei peripheren und schlaffen Lähmungen, so bei Poliomyelitis, hier oft auch die Knochen und die Haut beteiligend. Die cerebralen (spastischen) Lähmungen machen weniger hoch-

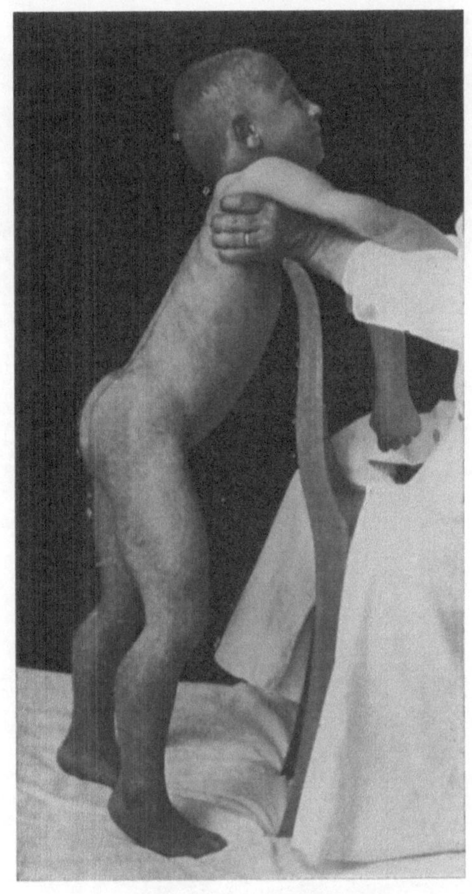

Abb. 117. Dystrophia muscul. progressiva. 11 Jahre. Pseudohypertrophie von Waden, Glutäen, Quadrizipites. Starke Atrophie der Rückenmuskeln und des Schultergürtels (lose Schultern).

gradige Atrophie. Gelenk- und Knochenaffektionen (Tuberkulose, Rachitis, Rheuma) führen lokal zu starkem Muskelschwund. Dieser ist schon früh bei

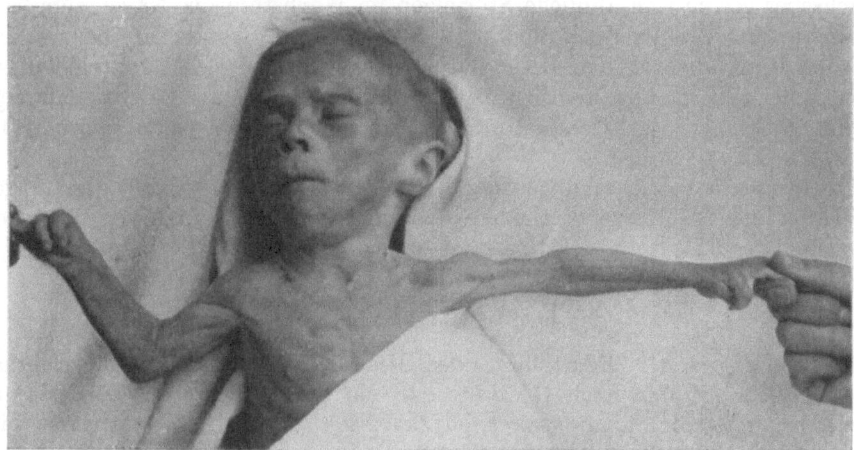

Abb. 118. Muskelhypertonie und -hypertrophie bei angeborenem Cerebralleiden. 7 Monate, 2,7 Kilo.

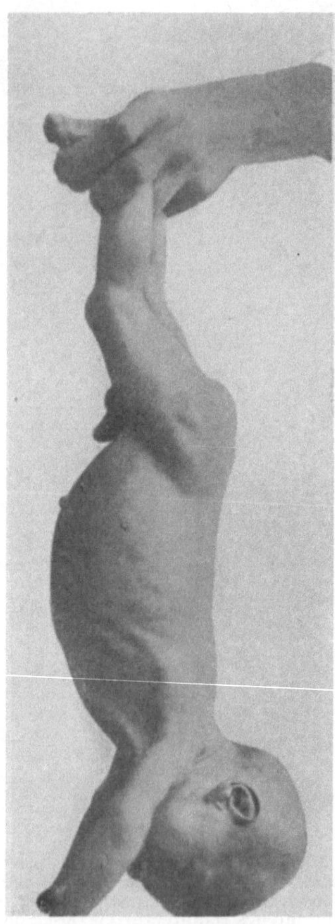

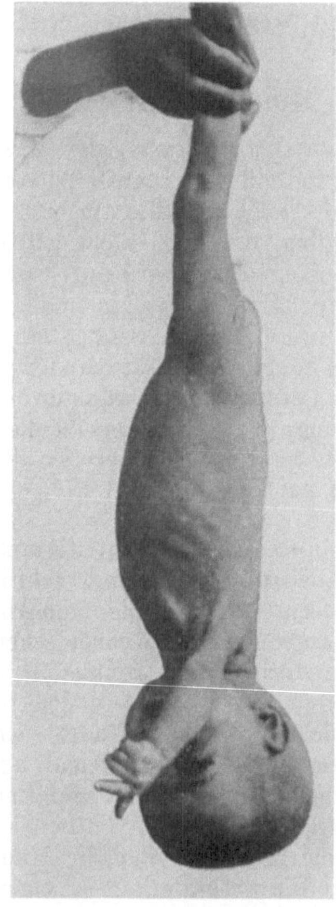

Abb. 119. Mäßige Hypertonie bei cerebraler Affektion, zugleich Muskelhypertrophie. 3 Monate.

Abb. 120. Hypotonie bei Rachitis.
1 Jahr.

Coxitis tub. deutlich (Umfang des betreffenden Oberschenkels vermindert). Von speziellen Leiden, die zu starker Muskelatrophie führen, seien hier noch erwähnt die Myatonia congenita und die progressive frühinfantile familiäre Muskelatrophie, bei älteren Kindern die neurale Muskelatrophie und die Dystrophia musculorum progressiva.

*Angeborene Muskeldefekte* betreffen nicht ganz selten den Pectoralis major und minor.

*Eine starke Entwicklung der Muskulatur* trifft man oft bei fettarmen Individuen.

**Hypertrophie der Muskeln** stellt sich ein in Begleitung cerebraler angeborener oder erworbener Muskelstarre, meist mit Idiotie verbunden (Abb. 118, 119). Sie ist besonders ausgesprochen am Deltoide-. Sodann bei älteren Kindern als Symptom der hier häufigsten Form der progressiven Muskeldystrophie, der Pseudohypertrophie (Abb. 117).

**Der extrapyramidal bedingte Tonus der Muskulatur** schwankt stark. Man prüft ihn am besten am Widerstande gegen passive Bewegungen in einem Zeitpunkt, in der die Muskeln nicht aktiv gespannt sind, durch Beugen und Strecken der Beine in der Ruhe, wobei normal ein leichter, wachsartiger Widerstand sich geltend macht. Eine brauchbare Prüfung im Säuglingsalter ist auch die Hängelage (Abb. 119, 120), sofern dabei aktive Bewegungen ausgeschlossen werden.

**Ein vermehrter Tonus der Muskulatur (Hypertonie)** ist physiologisch bei Neugeborenen und hier zentralen Ursprungs. Es überwiegt die Rigidität der Beuger. Hypertonie stellt sich überhaupt am leichtesten ein in den ersten 3—4 Monaten, am meisten in den Beugern der Beine, aber auch verbreitet. Gut zu prüfen im Schlaf (Fehlen der Striatumtätigkeit). Die Sehnenreflexe sind oft gesteigert, am ehesten bei Neuropathen. Auch Frühgeborene sind bevorzugt. Häufig sind die Nackenmuskeln beteiligt, so daß der Kopf nach hinten gezogen wird, wodurch eine Meningitis oder eine LITTLEsche Starre vorgetäuscht werden kann. Erhöhung des plastischen Tonus und der passiven Dehnungswiderstände sind oft Pallidumsymptome. Viele *Hirnaffektionen*, mit und ohne Idiotie, verlaufen mit verbreiteter Hypertonie der Muskeln, die andauernd ist, oder sich bei passiven Bewegungen einstellt (vgl. S. 373). Der *Rigor mobilis*, z. B. beim Parkinsonismus, ist extrapyramidal bedingt.

Von akuten Ursachen sind zu nennen: außer dem seltenen Tetanus neonatorum **Hautkrankheiten der verschiedensten Art**, Lues congenita, Sepsis. Eine Hypertonie kann vorgetäuscht werden durch Sclerema adiposum. Von chronischen Ursachen wichtig ist noch **der Mehlnährschaden,** zuweilen auch andere *Ernährungsstörungen*.

Man muß die *muskulären Hypertonien* abtrennen von den *Dauerspasmen* bei Tetanie und bei Gehirnleiden. Letztere bilden eine der häufigsten Ursachen (Hydrocephalus chronicus, Hirnsklerose, Little, Mikrocephalie, Idiotie). Doch ist die Trennung in den ersten Monaten oft erst nach längerer Beobachtung möglich. Die *Spina bifida* bewirkt vielfach Kontrakturstellung der Beine mit rechtwinkliger Beugung im Hüftgelenk. Die Hypertonie als Folge der **Tetanie** gibt sich zu erkennen durch die gesteigerte elektrische Erregbarkeit und durch manifeste Krämpfe, Starre der Respirationsmuskeln und durch die typischen Carpopedalspasmen. Die Starre bei Tetanie wird durch eine intramuskuläre Magnesiuminjektion[1] rasch vorübergehend zum Verschwinden gebracht, nicht dagegen eine Hypertonie cerebralen Ursprunges. In einigen Fällen hat mir diese Prüfung differentialdiagnostisch Gutes geleistet. Wichtig auch ist die Prüfung

---

[1] Pro Kilo Körpergewicht etwa 0,3 g Magnes. sulf. cryst. subcutan in 20%iger wässeriger Lösung.

des Umfangs (Maße) der Muskeln, die bei cerebralem Ursprung der Hypertonie oft hypertrophisch sind. Die *Hypertonie der Bauchmuskeln* fehlt oft da, wo eine Ernährungsstörung die Ursache einer solchen für die sonstige Muskulatur bildet. In einzelnen Fällen läßt bei jüngeren Säuglingen erst eine längere Beobachtung

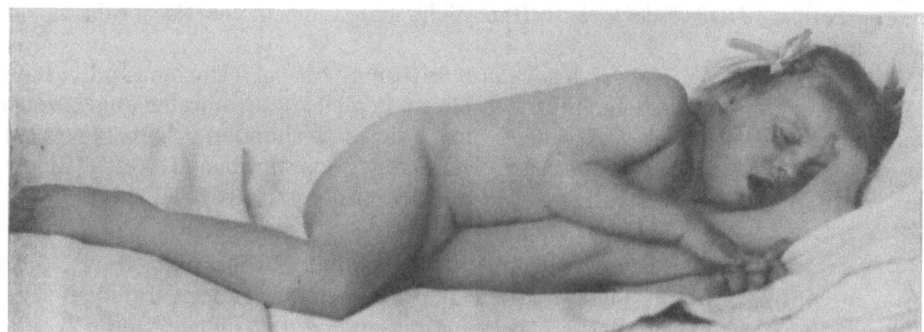

Abb. 121. Mongoloide Hypotonie. 4 Jahre alt.

ein Urteil zu, wenn die Intelligenz noch nicht prüfbar ist. So fand ich gelegentlich schon eine gewaltige Starre der ganzen Muskulatur ohne jede nachweisbare Ursache, auch ohne Ernährungsstörung, die nach Wochen wieder vollständig

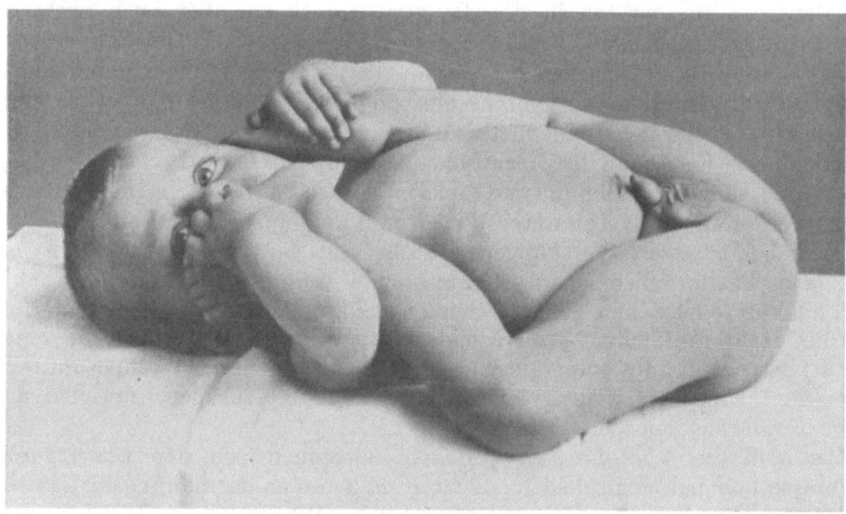

Abb. 122. Starke Hypotonie bei rachitischem Zwergwuchs. 5 Jahre. Infraktion des rechten Radius.

verschwand (s. Abb. 265). Bei der *diffusen Hirnsklerose* geht die Idiotie mit zunehmender Muskelstarre und Krämpfen einher.

Auffällig und weit in die Heilung hineindauernd ist die brettharte Spannung der Bauchdecken bei *Tetanus*.

**Verminderter Tonus (Hypo- und Atonie).** Häufig bestimmt durch supraspinale Bahnen und Zentren bei Kleinhirn-Zwischenhirn und Hypophysenstörungen, Mongolismus. Er findet sich bei allgemeinen Schwächezuständen, so bei hochgradigen Ernährungsstörungen. Bei Rachitis (Abb. 120, 122) können ganz lähmungsartige Zustände entstehen, wie sie bei den peripheren Lähmungen

(Poliomyelitis, Diphtherie, Myatonia congenita [Abb. 123], auch bei der frühinfantilen spinalen Muskelatrophie) sich finden, ferner bei FEERscher Krankheit sehr ausgesprochen, dabei Zusammenklappen im Sitzen, so daß der Kopf zwischen die Knie fällt. Auffällig ist der verminderte Tonus bei der **Chorea minor** (lose Schultern!), der bis zu einem lähmungsartigen Zustande führen kann (Chorea

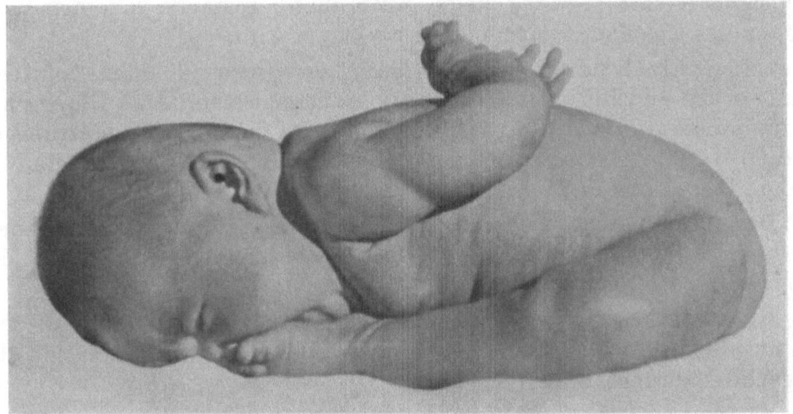

Abb. 123. Myatonia congenita (OPPENHEIM). 3 Monate.

paralytica) und bei der **mongoloiden Idiotie** (Abb. 121). Bei der extrapyramidal bedingten *atonisch-astatischen Form der cerebralen Kinderlähmung* (FÖRSTER) besteht generalisierte Atonie, Unfähigkeit zu statischen Muskelleistungen, Unfähigkeit zu sitzen oder zu stehen, obschon die Muskeln einzeln innerviert

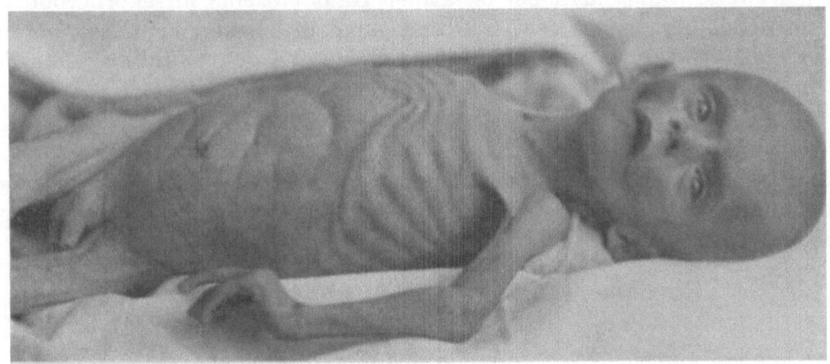

Abb. 124. Atonie der Bauchdecken bei hochgradiger Dekomposition. 2 Tage vor dem Tode.

werden können, daneben Ataxie, Intelligenzstörung. *Cerebrale Erkrankungen* bewirken Hypotonien bei starken oder abgeschwächten Reflexen, die bei spinalen Hypotonien immer fehlen.

Die *Myasthenia gravis pseudoparalytica,* oft familiär, ist beim Kinde äußerst selten. Ermüdbarkeit der Sprach- und Schluckmuskeln, ähnlich der Bulbärparalyse.

Der **Tonus der Bauchmuskulatur** verdient große Beachtung. Diese ist bei gesunden Kindern fest und bietet dem eindrückenden Finger deutlichen Widerstand. Vermindert wird dieser Tonus bei *Rachitis* und dann bei *chronischen Ernährungsstörungen*, wobei die Gasansammlung in den Därmen gleichzeitig Meteorismus bewirkt. Die Verminderung des allgemeinen Muskeltonus macht sich zuerst an den Bauchdecken bemerkbar. Die passive Dehnung der atonischen Bauchmuskeln bei Meteorismus ist leicht von der aktiven Spannung zu unterscheiden. Auffällig ausgesprochen ist die Atonie der Bauchmuskeln bei Coeliakie, bei der sie die klinische Heilung monatelang überdauert.

Die kräftigen Bauchmuskeln gesunder Kinder lassen bei frischer Peritonitis (Periappendicitis) oft tagelang keine Auftreibung zustande kommen, so daß die Gefahr des Zustandes darum etwa verkannt wird.

Chronische Ernährungsstörungen führen entsprechend ihrer Schwere zu mehr und mehr zunehmender Atonie der Bauchmuskeln. Das Durchscheinen der Darmumrisse durch die dünnen Bauchdecken, die bei der Betastung jeden Widerstand vermissen lassen, ist ein prognostisch sehr wichtiges und übles Symptom. Diese Fälle sind in der Regel verloren (Abb. 124).

Die **Darminvagination** ist häufig von einer Hypotonie der Bauchdecken begleitet, auch die *Pylorusstenose*, so daß die Steifung von Darm bzw. Magen gut sichtbar wird.

Der **Kahnbauch** bei tuberkulöser Meningitis ist manchmal die Folge der Anspannung der Bauchmuskeln, häufig aber eine Folge von Inanition durch ungenügende Nahrungsaufnahme.

# Periphere Lymphdrüsen.

*Die Untersuchung* gestaltet sich leicht. Bei mageren Kindern genügt zum Teil schon die Inspektion. Einzig die Untersuchung der für *Lues* wichtigen Cubital- und Bizipitaldrüsen beim Säugling erfordert einige Übung und Sorgfalt und erfolgt am besten bei rechtwinklig gebeugtem Vorderarm (Abb. 125) durch sorgfältiges Abtasten des Sulcus bicipitalis oberhalb des Condylus internus humeri *bis zur Mitte des Oberarmes und darüber*. Der tastende Finger muß dabei in der Längsrichtung der Bicepsfurche verschoben werden.

Normalerweise findet man bei fettarmer Haut einzelne hirsekorngroße und weiche Drüschen, besonders cervicale und jugulare. Schon bei Neugeborenen sind oft kleinste Nackendrüsen unmittelbar nach der Geburt fühlbar, aber ohne Bedeutung.

## Lymphdrüsenschwellungen.

Lokale Schwellungen sind meist Folge einer regionalen Infektion; verbreitete und allgemeine deuten auf eine Allgemeinerkrankung, häufig des Lymphsystems.

## Chronische Lymphdrüsenschwellungen
### zum Teil akut entstanden.

**I. Kleine indolente erbsen- bis kleinbohnengroße, oft auch größere Drüsen** bei unveränderter Haut finden sich:

1. *Allgemein oder doch sehr verbreitet*, hart, besonders submaxillar, cervical, jugular, inguinal, oft auch axillar (**Mikropolyadenie**). Häufig *nach Allgemeininfektionen*, Ekzemen, Pyodermien, chronischen Respirationskrankheiten und dystrophischen Ernährungsstörungen. Im Säuglings- und Kleinkindesalter finden sich besonders häufig *cervicale Lymphdrüsen* als ein Zeichen vorausgegangenem Retropharyngealkatarrhs bei Ekzem und exsudativer Diathese. Je magerer das Kind ist, um so leichter sind die Drüsen fühlbar, selbst sichtbar. Sie sind meist nicht über erbsengroß, bedeutungslos und nur ein Zeichen, daß eine leichte lokale oder allgemeine Störung vorausgegangen ist.

**2. Status lymphaticus (Lymphatismus)**, begünstigt durch Überfütterung (Milch, Eier). Er gibt sich zu erkennen durch eine allgemeine Hyperplasie der Lymphdrüsen, auch der Tonsillen, Milz, dabei Neigung zu pastösem Fettansatz, Lymphocytose des Blutes. Disposition zu Skrofulose und Diphtherie ist erhöht, gestärkt aber die Resistenz gegen Lungentuberkulose. Naturgemäß bestehen fließende Übergänge zum Status thymicolymphaticus, bei dem die Vergrößerung

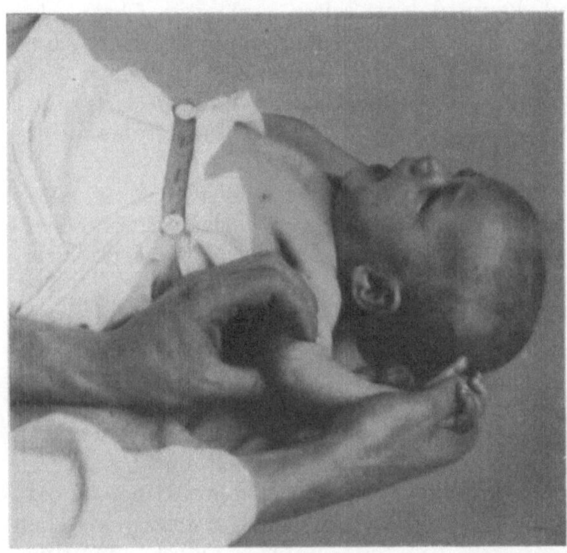

Abb. 125. Untersuchung auf Cubitaldrüsen.

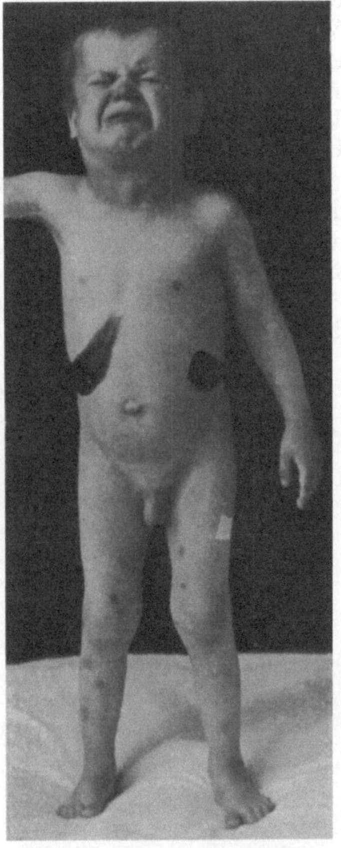

Abb. 126. Anämie. Drüsen-, Leber-, Milzschwellung bei Lues congenita (3 Jahre), Leukämie vortäuschend. Caput natiforme.

des Thymus hervortritt und mehr *endogene* Ursachen vorliegen, so daß eine Trennung dieser zwei Zustände oft unmöglich und nicht ganz berechtigt ist.

**3. Status thymicolymphaticus.** Kleine weiche verbreitete Drüsen. Daneben Thymus- und oft Milzschwellung (s. S. 264, 432, Thymustod S. 434).

**4. Anämien** leichten und schweren Grades, so Leukämien, JAKSCH-HAYEM usw.

**5. Lues congenita der Säuglinge.** Viele periphere Drüsen sind unbedeutend vergrößert; charakteristisch sind aber bloß doppelseitige über hanfkorn- bis erbsengroße *Cubital- bzw. Bizipitaldrüsen.* Bei Lues tarda sind solche weniger beweisend. Leicht zu unterscheiden von einer Cubitaldrüse ist ein Knochensporn des Humerus, der sich nicht selten dort findet. Bei Lues können die vergrößerten Halsdrüsen im Verein mit dem Milztumor und einem pathologischen Blutbilde an *Leukämie* denken lassen (Abb. 126).

**6. Chronische Tuberkulose.** Es finden sich oft kleine multiple harte periphere, nicht immer spezifisch infizierte Drüsen. Wichtig sind *seitliche Thorakaldrüsen* im 4.—5. Interkostalraum, die leicht übersehen werden, für die Diagnose der Lungentuberkulose (Abb. 127). Solche können aber ebenso bei anderen chronischen Affektionen der Pleura und der Lungen auftreten, auch bei Röteln. *Isoliert vergrößerte Supraclaviculardrüsen* sind ein wichtiges Zeichen der Lungentuberkulose bei jüngeren Kindern. *Verkalkung der Lymphdrüsen* ist fast stets der Beweis eines tuberkulösen Ursprungs, die 1—3 Jahre nach der Infektion eintritt.

Bei Tuberkulose, Lues oder anderen Infektionskrankheiten *in ruhendem Zustande* sind die Drüsen unempfindlich oder höchstens sehr wenig empfindlich.

**II. Große (haselnuß- bis eigroße) Lymphdrüsen, akut und chronisch.**

**1. Bei Tuberkulose und Skrofulose,** häufig mit Mischinfektionen, Verwachsung mit der Haut, vorwiegend am Halse (submaxillar, jugular und cervical), prall elastisch, oft erweichend, fistelnd, kaum dolent, selten verbreitet. Chronischer Verlauf (Abb. 128). Daneben sonstige Zeichen von Tuberkulose. Die Entstehung ist lympho- oder hämatogen. Die Drüsen am Hals bilden oft den Primäraffekt von Mund, Tonsillen, Rachen her und sind überwiegend bovinen Ursprungs. Verkalkung der Halsdrüsen (Röntgen) in späterer Zeit beweist den tuberkulösen Ursprung.

Nicht selten trifft man aber auch bis taubeneigroße indolente Submaxillardrüsen bei lymphatischen Individuen, die nach Angina, Scharlach usw. wochen- und monatelang ohne Fieber andauern und nicht tuberkulöser Natur sind (Tuberkulinprobe!). (Drüsenfieber!)

**2. Lues** macht gelegentlich harte, indolente, tuberkuloseartige Lymphdrüsenschwellung am Halse, die selten geschwürig wird und leicht verkannt wird (Tuberkulinprobe? Wassermann? Abb. 126).

**3. Bei der STILLschen Krankheit,** einer besonderen Form chronischer Sepsis, mit Polyarthritis, entstehen unter Fieber multiple, schmerzlose Drüsenschwellungen mit Vergrößerung der Milz und Leber, Fieberschüben und symmetrische Gelenkversteifungen, beginnend an den Fingern. Bisweilen Iritis, Perikarditis, aber keine Endocarditis. In der Nähe der befallenen, wenig schmerzhaften Gelenke bis taubeneigroße Drüsen ohne zu vereitern. Beginn beim Kleinkind mit Anämie, urticariellen, morbilli-rubeoliformen Exanthemen, Schweißen, Leukopenie, starke Muskelatrophie, Osteoporose. Blutsenkung erhöht. Ursache Streptococcus viridans. Ähnlichkeit mit Rheumatismus und chronischer Arthritis.

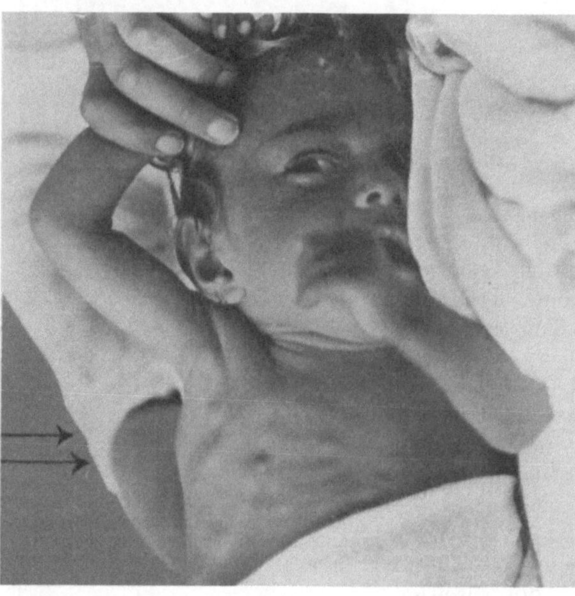

Abb. 127. Thorakale Lymphdrüsen bei Lungentuberkulose. 1 Jahr.

**4. Bei Leukämie und Pseudoleukämie.** Am meisten bei der lymphatischen Form, oft multipel verbreitet. Speziell am Halse, axillar, auch inguinal, mediastinal. Oft sehr groß, beweglich, nicht hart, nicht druckempfindlich, nicht vereiternd (s. Abb. 129, 130 und 234). Daneben oft Milzschwellung, öfters Trachealstenose. Vor dem Tode verschwinden die Drüsen manchmal in wenigen Tagen ganz. Im aleukämischen Stadium kann die Diagnose ohne Knochenmarkpunktion verfehlt werden. Bei Pseudoleukämie (meist am Halse beginnend) kommt es oft zum Übergang in Leukämie, Ausbreitung aufs ganze System, Milz- und Leberschwellung. Blutuntersuchung!

**5. Bei dem malignen Granulom** (*Lymphogranulomatose.* HODGKINsche *Krankheit*), vornehmlich im Schulalter, sitzt die primäre, sich langsam entwickelnde,

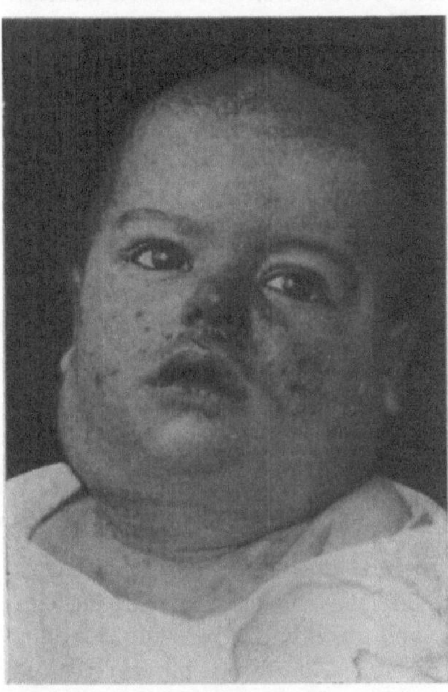

Abb. 128. Tuberkulöse Halsdrüsen. 7 Monate alt. Kleinpapul. Tuberkulide des Gesichtes. Geschwüre am Naseneingang. Extrafamiliäre Infektion nach der Geburt durch Küssen. † 10 Monate. Miliartuberkulose. Primäre Verkäsung der Gaumenmandeln.

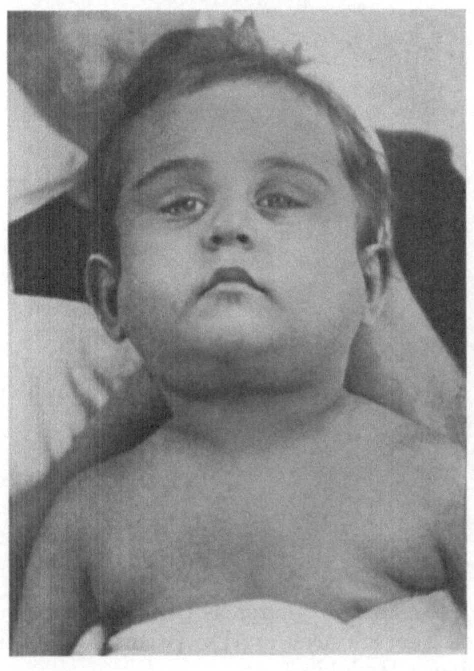

Abb. 129. Lymphatische Leukämie. 3 ½ Jahre. Anschwellung der Submaxillardrüsen und der Parotis.

oft gewaltige Drüsenschwellung mit Vorliebe einseitig am Halse, unempfindlich, ohne Rötung der Haut (Abb. 243). Die Drüsen sind leicht verschieblich. Sie können bei den abdominellen Formen dem Nachweis entgehen. Die Drüsen sind derb gehäuft (wie Nüsse in einem Sack), ohne einzuschmelzen. Bei den abdominellen

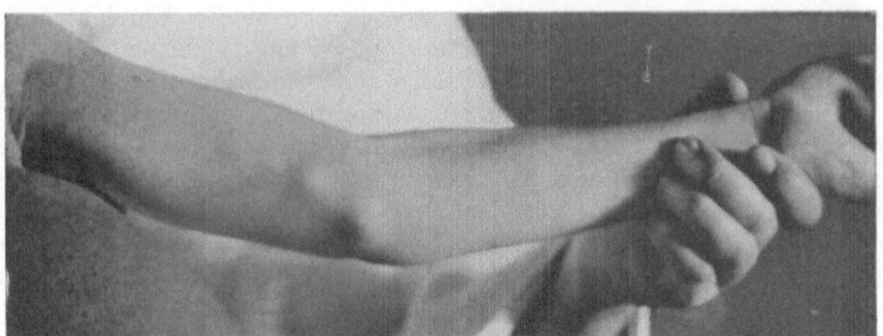

Abb. 130. Anschwellung der Cubitaldrüsen bei lymphatischer Leukämie. 10 Jahre.

Formen können die peripheren Drüsen fehlen. Im späteren Verlaufe treten unregelmäßiges, sich nach Wochen oder Monaten wiederholendes Fieber und weitere Drüsenschwellungen auf, axillar, inguinal. Mediastinaldrüsentumoren bewirken Verdrängungserscheinungen (Trachealstenose, Rekurrenslähmung usw.). Meist entwickelt sich ein Milztumor. Nicht selten Ikterus und Ascites von Abdominaldrüsen aus. Ursache unbekannt. Lues oder Tuberkulose können zu ähnlichen Bildern führen. Die Differentialdiagnose, auch gegenüber dem Lymphosarkom, erfordert manchmal eine Probeexcision (s. S. 320) zum Nachweis der STERNBERGschen Riesenzellen. In vielen Fällen besteht Anämie, Eosinophilie. Die Diagnose bleibt oft monatelang unklar (Tuberkulose? Sepsis? Leukämie?), wenn die erste Lokalisation verborgen ist (z. B. Abdomen, Becken) und nur wochenlange Fieberperioden von Zeit zu Zeit sich einstellen. Prognose schlecht. Röntgenbestrahlung schmelzt selbst gewaltige Drüsentumoren ein (s. auch S. 264).

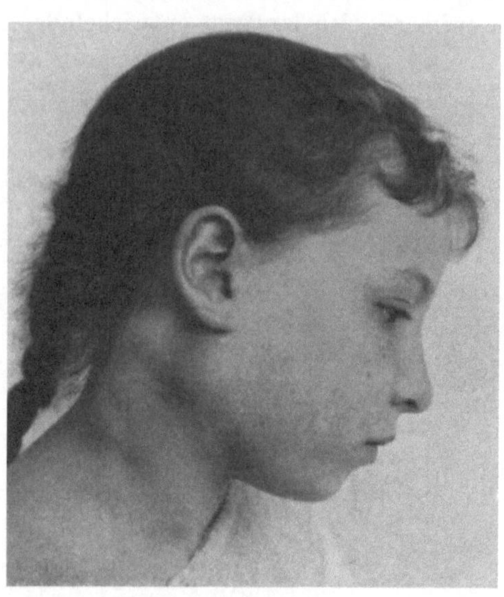

Abb. 131. Tuberkulöse Halslymphdrüsen. 11 Jahre alt.

**6. Bei Lymphosarkom.** Harte wachsende und aggressive Drüsenschwellung, meist isoliert, vorwiegend im Mediastinum mit Raumbeengung oder am Halse. Bisweilen Übergriff auf andere Drüsen, seltener Übergang in Leukämie. Der Mediastinaltumor kann sich zuerst durch starke Anschwellung einer Supraclaviculardrüse zu erkennen geben. Hodgkin?

In einem Falle mit normalem Blutbilde sah ich Heilung auf Röntgenbestrahlung. Nach einem Jahre nach erneuter Bestrahlung Entwicklung einer tödlichen Lymphämie.

Über die BESNIER-BOECKsche *Krankheit* (s. S. 216).

## Akute Lymphdrüsenschwellungen.

Meist lokal und kollateral im Bereiche eines Entzündungsherdes, gewöhnlich schmerzhaft. Haut darüber oft gerötet, Fieber; so bei Angina, Phlegmonen, Erysipel, Retropharyngealabsceß, Otitis, Vaccination usw. Bei Mundentzündungen erkranken die submentalen, bei Tonsillitis (Angina) die submaxillären, bei Rachenaffektionen die retropharyngealen und cervicalen Drüsen.

Am häufigsten sind die *Submaxillardrüsen* ergriffen. Bei längerem Bestande nach Angina und Scharlach imponieren die großen, harten, oft unempfindlichen Submaxillardrüsen als tuberkulös (Tuberkulinprobe!). Isoliert erkrankte Supraclavicular- sowie Thorakaldrüsen sind schwerverdächtig auf Tuberkulose.

**Lymphämoides Drüsenfieber** (PFEIFFER-GLANZMANN), *Mononucleosis infectiosa*, oft in epidemischer Verbreitung. Es handelt sich um eine besondere Infektion mit lymphotroper Reaktion. Nach einer Inkubation von 7—8 Tagen erfolgt unklares Fieber, gleichzeitig oder nach $\frac{1}{2}$—1 Woche starke Anschwellung der Nacken- und besonders der Submaxillardrüsen, auch der axillaren, inguinalen, die nie vereitern, bronchialen (keuchhustenartiger Husten), selbst der mesenterialen (Leibweh, Appendicitis?). Starke Milz-, auch Leberschwellung, nicht selten Nephritis. Meist stellt sich in einigen Tagen *Tonsillitis* ein, häufig mit lacunären oder diphtheroiden Belägen, die meist auf die Tonsillen beschränkt bleiben. In einem Teil der Fälle rubeoliforme oder urticarielle Ausschläge; Schweiße. Vereinzelt zeigt sich eine abakterielle Meningitis. Typische Blutveränderung (s. S. 323). Dauer oft viele Wochen. Die Krankheit wird auch **lymphatische Reaktion, Lymphocytenangina** benannt und öfters mit Diphtherie, Parotitis, Plaut-Vincent oder Lymphämie verwechselt, auch mit Rubeolen, infolge eines nicht seltenen Exanthems, selbst epidemischem Ikterus. Die Prognose ist gut.

Bei **Diphtherie** setzt die Vergrößerung der Submaxillardrüsen von Anfang an ein. In toxischen Fällen dehnt sich ein *periglanduläres Ödem* darüber aus. Eine Vereiterung ist äußerst selten. Nach *Seruminjektionen* schwellen die regionären Drüsen (also meist die inguinalen) ein wenig schon vor den Allgemeinerscheinungen an, später oft auch andere.

Bei **Scharlach** beginnt die Lymphadenitis am Halse oft erst Ende der ersten Woche, sodann *auch in der dritten bis vierten Woche* (Nachkrankheit). Es werden manchmal noch weitere Drüsengruppen, z. B. die inguinalen, beteiligt. Sie sind groß und hart, bilden sich oft erst nach vielen Wochen zurück. Im Gegensatz zu Diphtherie zeigen die Halsdrüsen Neigung zu tiefgreifender Nekrose und Vereiterung.

Bei **Rubeola** ist die Vergrößerung der occipitalen und mastoidalen Lymphdrüsen sehr häufig und charakteristisch, auch der cubitalen. Eine solche fehlt bei Scharlach. Sie tritt schon vor dem Exanthem auf.

Eine *Entzündung der Rachenmandel*, die **Adenoiditis**, macht häufig eine mäßig schmerzhafte Schwellung der Cervicaldrüsen. Bei jüngeren Kindern besteht oft ein unklares Fieber, es kann reflektorische Nackenstarre entstehen durch die Schmerzen beim Bewegen des Kopfes und so Meningitis vortäuschen. Über die wichtige retropharyngeale Lymphadenitis und ihre Folgen beim Säugling, s. S. 193.

Eine **allgemeine Drüsenschwellung** begleitet *verschiedene Infektionskrankheiten*, so z. B. die Masern. Begünstigt wird sie durch eine bestehende exsudative Diathese. Bei rasch sich entwickelnder, verbreiteter Drüsenschwellung muß man auch an **akute Lymphämie** denken (Blutbefund! S. 327).

*Differentialdiagnostisches.* Oft wird die **Parotitis epidemica (Mumps)** mit Lymphdrüsenschwellung verwechselt (Abb. 132). Sie ist eine Allgemeininfektion, die ausnahmsweise die Speicheldrüsen verschonen kann. Die Ansteckung ist schon vor den örtlichen Erscheinungen möglich. Bei Parotitis entsteht, bisweilen nach kurzem Unwohlsein, mit Ödem der Umgebung eine flache, teigige, undeutlich begrenzte Anschwellung unter dem Unterkiefergelenk, die vielfach besser zu sehen als zu fühlen ist. Maximum am 3. Tag, oft gewaltig groß. Druckempfindlichkeit und Veränderungen der Haut fehlen oft, die glän-

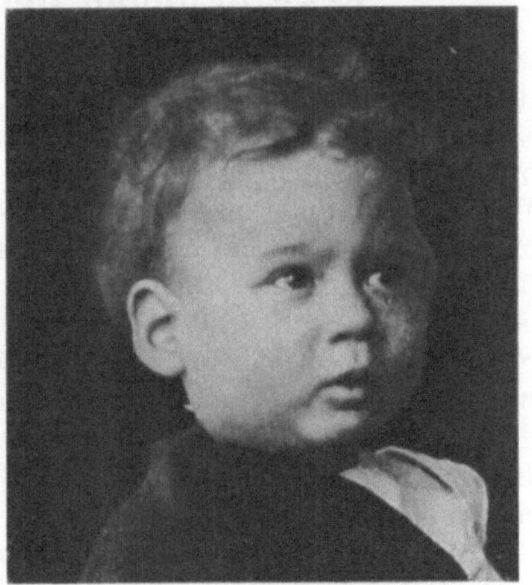

Abb. 132. Parotitis epidemica **mit Dermoidcyste am linken Auge. 14 Monate alt.**

zend, aber nicht gerötet ist. Öfters leichte Kau- und „Ohren"schmerzen. Die Ausmündung des Ductus Stenonianus ist leicht gerötet. In äußerst seltenen Fällen bewirkt Jod- oder Hg-Medikation eine Anschwellung der Parotis, wobei sich Eiter aus dem Ductus Stenonianus ausdrücken läßt. Eine chronische Parotitis begleitet zuweilen die BESNIER-BOECK*sche Krankheit* (s. S. 216). Bei *Lymphdrüsenentzündung* findet man eine schmerzhafte, glatte, kugelige Anschwellung, die *zwischen* dem aufsteigenden Unterkieferast und dem Sternokleidomastoideus liegt, also weiter hinten als die Parotis, die zum Teil auf dem Unterkiefer selbst liegt. Eine Verwechslung mit Lymphdrüsenschwellung ist eher möglich in den Fällen, wo der Mumps die Parotis verschont und nur die submaxillaren oder seltener die sublingualen Speicheldrüsen ergreift. Eine *Periostitis* des aufsteigenden Unterkieferastes oder Aktinomykose macht eine harte schmerzhafte, nicht verschiebliche Anschwellung. Oft hilft der Genius epidemicus zur Erkennung unklarer Fälle von Mumps (Inkubation $2\frac{1}{2}$—3 Wochen), bei dem noch die mangelnde Angina, die nach einigen Tagen folgende Anschwellung der anderen Seite, das unbedeutende Fieber hervorzuheben sind gegenüber Lymphadenitis, Parulis, Drüsenfieber, toxische Diphtherie, MIKULICZsches Syndrom, Leukämie, Lues, Neoplasmen. Wichtige Komplikationen: Orchitis, S. 337, Meningitis, S. 410, Taubheit, S. 151, Pankreatitis, S. 268.

*Bei Neu- und Frühgeborenen* kommt es nicht selten zu einer *Vereiterung der Parotis*, ebenso der anderen Speicheldrüsen, die fälschlich als Lymphdrüseneiterung aufgefaßt wird, die aber in diesem Alter kaum vorkommt. Bei septisch verlaufenden Infektionskrankheiten (Typhus, Scharlach) kommt es ausnahmsweise zu einer Vereiterung der Parotis. Auch selbständige, rekurrierende eitrige Parotitis wurde beobachtet.

Parotisschwellung gehört zum MIKULICZschen Symptomenkomplex (S. 328).

Nach der Untersuchung von Hautfettpolster, Muskulatur und Drüsen wendet man sich zur *Untersuchung der Knochen und der Gelenke der Gliedmaßen*, wobei man hauptsächlich auf *Deformitäten* und *Schmerzen* achtet. In Fällen, wo man dadurch das Kind ernsthaft zu beunruhigen fürchtet, verschiebt man sie besser auf den Schluß.

# Erkrankungen der Knochen und Gelenke.

Die *Wirbelsäule* gewinnt erst im 2. Jahr beim aufrechten Stehen und Gehen die normale Biegung.

Als angeborene Mißbildung der *Wirbelsäule* ist hervorzuheben die **Spina bifida** der Lendengegend mit einer fühlbaren Lücke in einem oder mehreren Wirbelbogen und daselbst unter der Haut gelagerter Myelomeningocele oder Meningocele in Form eines weichen Tumors. (Die Eltern sind nicht erfreut über die gelungene Operation einer Meningomyelocele [lebenslängliche Blasenlähmung].) Öfters findet sich gleichzeitig ein *Lückenschädel*. Seltener ist die *Spina bifida occulta*, die sich durch Behaarung oder Einziehung über der Lendenwirbelsäule ohne Tumor verrät. Bei der Betastung fühlt man daselbst einen doppelten Dornfortsatz, überdeckt durch ein seichtes pigmentiertes Kissen. Bisweilen begleitet von Krämpfen, anästhetischen Zonen der Zehen und Störungen der Blasenentleerung.

Auch bei Spontangeburten kommt es öfters zu *Frakturen* des *Schädels* (Scheitelbein), deutlich beim Röntgen. Die traumatischen Frakturen führen oft zu Hirnkontusionen und intrakraniellen Verletzungen. Die bei der Geburt entstandenen *Clavicularfrakturen* (besonders bei Veit-Smellie) werden oft erst nach 2—4 Wochen am Kallus erkannt.

Eigenartig sind einige meist seltene Knochenkrankheiten und -mißbildungen. Folgende drei Krankheiten beruhen auf aseptischen Epiphysennekrosen:
1. Die PERTHES-CALVÉsche Krankheit (s. S. 134).

2. Die SCHLATTERsche Krankheit.

3. Die KOEHLERsche Krankheit.

Zu erwähnen sind noch folgende Mißbildungen:

1. Die **angeborene Halswirbelsynostose** (KLIPPEL-FEIL). Der Hals ist verkürzt, scheinbar oft fehlend, steif durch Verlötung des 2.—6. Halswirbels. Häufig mit angeborenem Schulterhochstand.

2. Die **Synostosis endochondralis (MORQUIOsche Krankheit).** Beim Kleinkind zeigt sich allmählich eine schwere Verunstaltung des Brustkorbes. Wirbelsäule und Extremitäten werden verbogen, der Femurkopf abgeplattet, die Gelenke überstreckbar. Zwergwuchs, öfters familiär.

Bei Knaben von 11—14 Jahren entsteht gelegentlich nach Anstrengungen eine schmerzhafte und druckempfindliche *Verdickung der Tuberositas ibiae anterior* am Ansatz der Quadricepssehne, meist doppelseitig (Apophysosis tibialis). Diese **SCHLATTERsche Krankheit** ist nicht entzündlich. Sie heilt mit bleibender Verdickung.

Die **KOEHLERsche Krankheit** zeigt sich etwa zwischen 4—9 Jahren, verursacht Schwellung, Rötung und Schmerzen am inneren Fußrücken und Hinken. Es besteht eine Nekrose im Naviculare (im Röntgenbild verkleinert und verdichtet). Die Affektion, die eine Analogie zu Perthes bildet, heilt in 1—2 Jahren. Eine ähnliche Veränderung entsteht bei Sportanstrengungen im Metatarsus II, meist erst um die Pubertätszeit.

Die **SCHEUERMANNsche Krankheit** charakterisiert sich durch eine dorsale Kyphose, die sich erst in der Pubertät entwickelt. Verknöcherung der Wirbelkörperapophysen und Degeneration der Zwischenwirbelscheiben. Tuberkulöse Spondylitis?

3. Die **Arthrogryposis multiplex congenita** weist verminderte Bewegungen der Gelenke aller Extremitäten bis zur Ankylose und Mißbildungen der Glieder auf. Ellbogen und Knie sind in Extension fixiert.

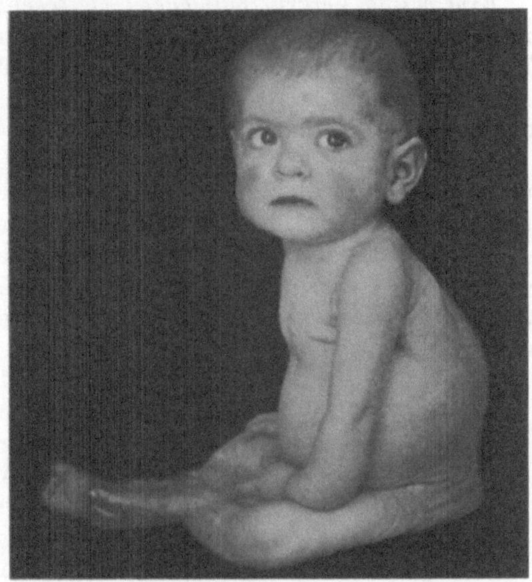

Abb. 133. Rachitische Kyphose. 2 Jahre.

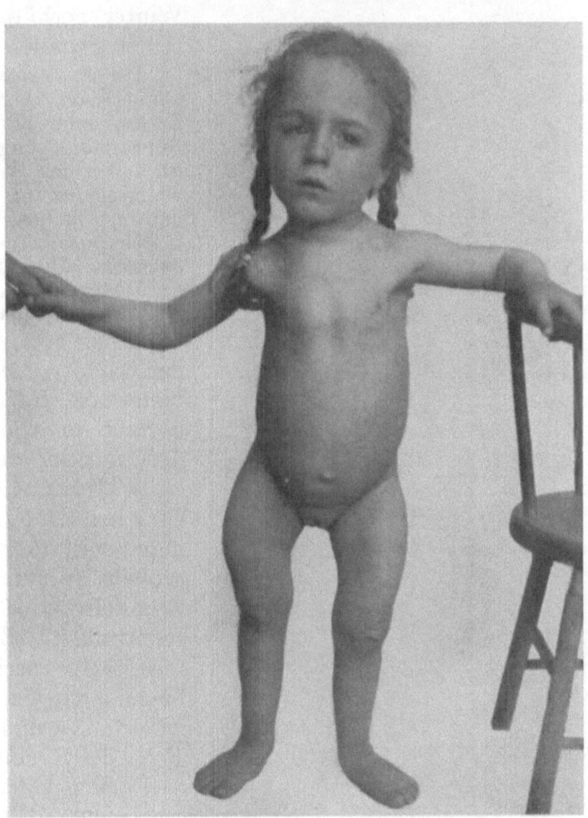

Abb. 134. Rachitische Coxae varae. 3 ½ Jahre. Verkrümmung der Oberschenkel, Plattfuß. Länge 75 cm, Trochanteren vorstehend und beiderseits 1 ½ cm zu hoch, Abduction der Oberschenkel passiv gehemmt, Beugung frei.

*Eine mäßige Verkrümmung der Unterschenkel* nach außen findet sich oft schon bei der Geburt und ist physiologisch, ebenso wie eine *leichte Anschwellung der Knorpel-Knochengrenzen der Rippen*, die schon bei der Geburt vorhanden sein kann und nicht als Rachitis anzusprechen ist. Auffallend starke *Lendenlordose* kennzeichnet die Chondrodystrophie (Abb. 42).

Die **Rachitis** äußert sich in der Hauptsache als Störung der Ossifikation, Beginn meist im 1. Jahr, frühestens im 3.—4. Monat, selten mehr nach 2—3 Jahren. Sie zeigt im Beginn gestörtes Allgemeinbefinden, Unruhe, schlechten Schlaf, Schweiße. Sie ist eine Wachstumskrankheit, so daß sie zuerst und am auffälligsten die am stärksten wachsenden Knochen (Schädel, Thorax) befällt. So bringt sie als erstes sicheres Zeichen die *Kraniotabes* (s. S. 44), den Rosenkranz, später viele Deformitäten; mehrfache Infraktionen, stark verkrümmte Schlüsselbeine, Ober- und Vorderarme, Oberschenkel, Unterschenkel (nach vorne und außen), Verdickung der unteren Epiphysen der Vorderarme. Daneben hochgradige Muskelschlaffheit. In floriden Fällen erregt die Betastung Unbehagen und Abwehrbewegungen (Abb. 133). Es zeigt sich eine auffällige Überstreckbarkeit aller Gelenke, ausgesprochen an Hand und Fingern. Ein Vitaminstoß $D_2$ kurz nach der Geburt (im Winter) verhütet das Auftreten von Rachitis. (Über Schäden bei Überdosierung S. 438.)

Der *Rosenkranz* bei Rachitis ist rund und nicht schmerzhaft, überdauert jahrelang die Heilung, bei Barlow schmerzhaft und kantig (bajonettartige Einwärtsknickung des Knorpels). Das Röntgenbild ist neben der Hypophosphatämie das wichtigste Kennzeichen für Rachitis, ihre Verschlimmerung und ihre Verbesserung (s. S. 136). Ein Rosenkranz besteht auch bei der ungemein seltenen *Osteosclerosis congenita* (Abb. 137). Bei Chondrodystrophie wird ein Rosenkranz durch gablige Umfassung der knöchernen Rippe seitens des Knorpels gebildet.

Einen guten Gradmesser für das Stadium der Rachitis (florid, abheilend oder abgeheilt) bietet die *Härte der Tibia*. Zur Prüfung umfaßt man mit einer Hand den unteren Teil, mit der anderen Hand den oberen Teil einer Tibia und erprobt die Biegsamkeit oder Starrheit. Nach Abheilung der Rachitis findet man noch jahre- und jahrzehntelang *Stigmata:* großen Kopf mit vorspringenden Stirn- und Scheitelbeinhöckern, verminderte geistige Regsamkeit, Zahnhypoplasien, Thoraxdeformitäten (peripneumonische Furche), Verbiegung der Ober- und Unterschenkel, Kleinwuchs. X- und O-Beine sind eine häufige Folge der Rachitis, X-Beine finden sich auch vielfach bei der Coeliakie.

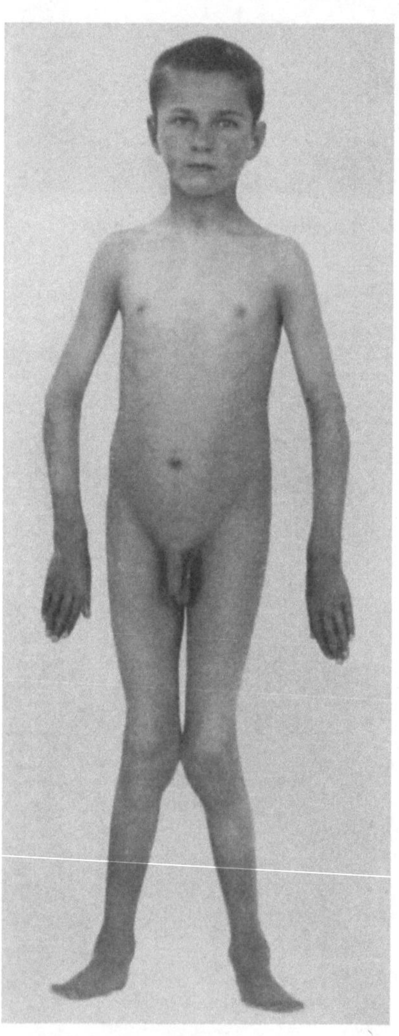

Abb. 135. Rachitis tarda. 15 Jahre alt.

Leicht übersehen wird die *Coxa vara der Rachitiker* (Abb. 134), wenn nicht der watschelnde Gang veranlaßt, die ROSER-NÉLATONsche Linie zu prüfen, wobei sich ein Hochstand des Trochanters ergibt durch die horizontale Lage des Schenkelhalses, dabei stark behinderte Abduction des Oberschenkels. Im 1. Weltkriege ist infolge der mangelhaften Ernährung oft eine *endemische Spätrachitis* (Abb. 135) bei schwer arbeitenden Adolescenten aufgetreten, mit Schmerzen in den Beinen, später auch an Wirbelsäule und Thorax, watschelndem Gang, Verdickung der Epiphysenenden und Diaphysen, mit positivem Facialisphänomen.

*Das Röntgenbild des rachitischen Knochens* zeigt verminderte Ablagerung von Kalksalzen. Die normale scharfe, provisorische Verkalkungszone an den verdickten Epiphysenenden wird unregelmäßig, verschwindet und wird durch osteoides Gewebe ersetzt. Bei der Heilung verschmälert sich die breite Metaphyse bis zur Epiphysenlinie, besonders ausgesprochen am Radius. Klinisch ist die Rachitis schon einige Wochen vorher zu erkennen. Je stärker das Wachstum, um so bedeutender ist die Störung. Bei der floriden Rachitis des Säuglings ist die endochondrale Ossificationszone unregelmäßig und feingefranst (pinselartig).

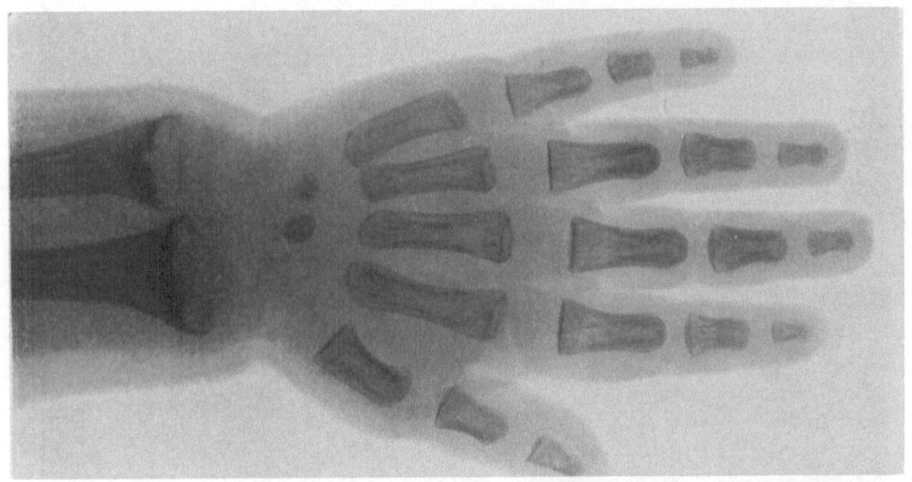

Abb. 136. Floride Rachitis. 10 Monate. Typische Becherform der Diaphysenenden.

Die Becherform entsteht sekundär bei gebesserten körperlichen Funktionen, also beim älteren Säugling, besonders an Ulna, Radius, an der Tibia distal. An der Diaphyse treten grobe Gitter an Stelle der feinen Struktur. Die dunklen Schattenbänder der Corticalis werden zu dünnen Streifen. Bei der Heilung unterscheiden sich Knochen und Weichteile schärfer. Distal der rachitischen Knorpelwucherungszone erscheint zuerst ein feiner Schattensaum (neue präparatorische Verkalkungszone) Pathognomonisch ist die Verminderung des anorganischen Phosphors im Blutserum (s. S. 335).

Betrifft die Rachitis den fertig gebildeten Knochen, so werden ihm, wie den Muskeln, Kalk und Phosphor entzogen, daher Neigung zu Knochenbrüchen.

*Differentialdiagnostisches:* Lues besteht von Geburt an, Barlow kaum vor dem 5. Monat. Die Rachitis der Extremitäten ist nicht selten vom Ende des 3. Monats an deutlich, bei Frühgeburten schon mit 3—6 Wochen. Bei Heilung ist die stark verkalkte präparatorische Verkalkungszone bei Rachitis ähnlich der Trümmerfeldzone bei Barlow. Der Schatten bei Barlow ist aber weich, bei Rachitis ausgefranst.

Bei mangelhafter Beurteilung werden merkwürdigerweise viele Krankheitszustände als Rachitis angesprochen, bloß weil es mit 2—3 Jahren noch nicht zum Gehen kommt, Idiotie, Little, Tay-Sachs usw., hauptsächlich bei verspätetem Fontanellenschluß (Myxidiotie, Mongolismus). Häufig ist die Verwechslung mit beginnendem Barlow, der Kraniotabes mit der Kuppenweichheit (s. S. 43).

Renale Rachitis (s. S. 36).

*Querstreifen in den Epiphysenlinien* der langen Röhrenknochen (Wachstumsstreifen) sieht man häufig in den ersten Jahren infolge Änderung der endochondralen Ossifikation, als Auf-

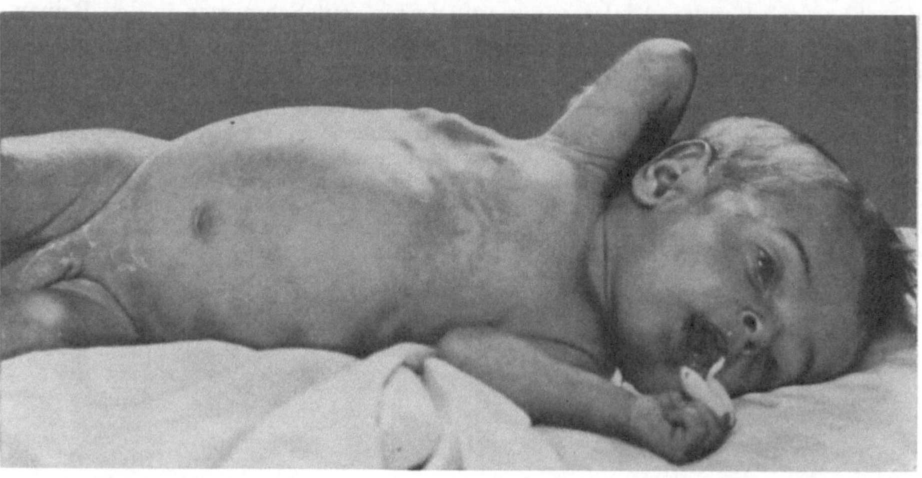

Abb. 137. Osteosclerosis congenita. 4 Monate alt. Gewaltige rosenkranzartige Verdickung und Knickung der Knorpelknochengrenzen der Rippen (Infraktionen). Alle Knochen hart. *Keine Rachitis.*

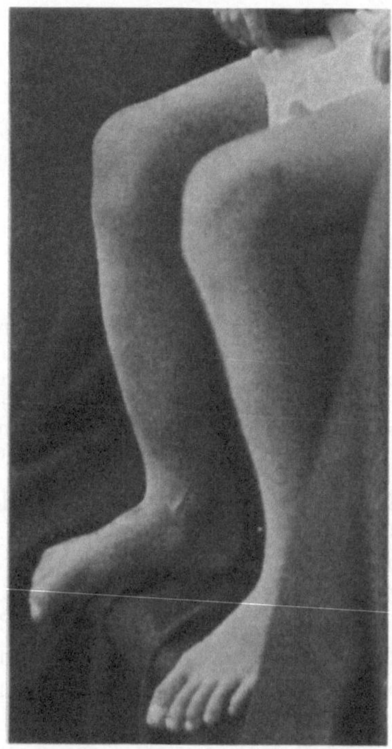
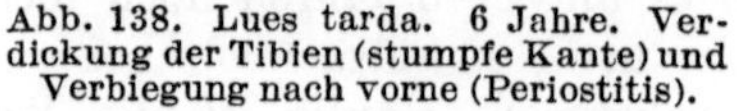
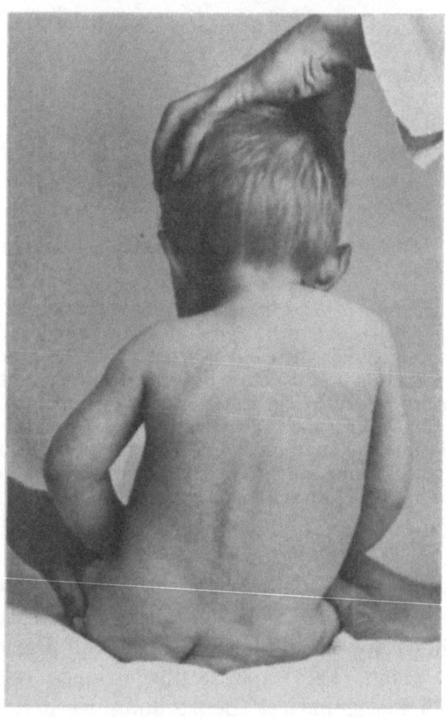

Abb. 138. Lues tarda. 6 Jahre. Verdickung der Tibien (stumpfe Kante) und
Verbiegung nach vorne (Periostitis).

Abb. 139. Angeborener Hochstand der rechten
Scapula. 2 Jahre alt.

hellung (Verschlechterung) oder Verschattung (Verbesserung). Es ist dies der Ausdruck der Schwankung des Ca- und P-Stoffwechsels, bedingt durch die Jahreszeiten, Krankheiten usw. Besonders ausgesprochen sind diese oft mehrfachen Streifungen bei Coeliakie.

*Verdickung im Bereich einzelner Knochen* findet sich bei Frakturen, wo Crepitation und Schmerz die frische Fraktur, der schmerzlose Callus die abheilende oder abgeheilte kennzeichnet. Bei *Rachitikern* findet man oft Infraktionen der langen Knochen, auch der Rippen, ohne daß der Insult und Beschwerden wahrgenommen worden sind. Die frische Infraktion des rachitischen Knochens macht manchmal Anschwellung der Extremität und Störung der Bewegung, wo das Röntgenbild kaum etwas Deutliches zeigt.

Eine chronische fieberlose und rasch wachsende Anschwellung langer Röhrenknochen, z. B. am Oberschenkel, ist verdächtig auf **Sarkom,** das zu Spontanfraktur führen kann, ebenso wie die seltene **Ostitis fibrosa (cystica)** an Humerus, Tibia oder Femur älterer Kinder mit Schmerzen und zystischer Auftreibung der Knochen. Erst eine eintretende spontane Fraktur führt gewöhnlich zur Diagnose. Serumkalk vermehrt. Röntgen!

Bei der ungemein seltenen **Osteosclerosis congenita** bestehen eine Verdickung der Compacta und auffallend breite Knochenbälkchen, welche die Markhöhle ganz ausfüllen und das Mark aufzehren. Nicht selten Spontanfrakturen. Das ganze Skelett erscheint im Röntgenbild diffus kreideartig **(Marmorknochenkrankheit).** Bisweilen entwickeln sich Wasserkopf und Blindheit, außerdem ein Milztumor und leukämieartiges Blutbild mit massenhaften Erythroblasten. Die Epiphysen sind oft keulenartig aufgetrieben. Bei dem einzigen Fall, den ich bis jetzt beobachtete, bestand bei dem 4 Monate alten Brustkind bei hartem Schädel ein gewaltiger Rosenkranz, der nicht durch Rachitis bedingt war (Sektion) (s. Abb. 137).

An Stelle der Luxationen bei Erwachsenen kommt es bei Kindern zu *Durchbiegungsfrakturen* im angrenzenden Teile der Diaphyse, die oft zu Unrecht als Epiphysenlösung angesehen wird, die seltener ist. Diese *Grünholzfrakturen* des Vorderarmes und Oberschenkels ereignen sich häufig bei Säuglingen.

Auf *cartilaginäre Exostosen* stößt man etwa an Extremitäten und Schädel, auf multiple verunstaltende *Enchondrome* an Fingern und Zehen.

Nicht ganz selten ist ein *angeborener Hochstand der Scapula* (Abb. 139).

Beim HERTER-HEUBNERschen *Infantilismus* erleiden die langen Röhrenknochen leicht Spontanfrakturen, die sich durch starke Osteoporose erklären.

Das Wachstum des Knochensystems und besonders die *starke Bildungstätigkeit im Bereiche der Epiphysen* ist die Ursache, daß Störungen und Krankheiten hier viel zahlreicher auftreten als bei Erwachsenen.

Akut mit Fieber, Schmerzen und Rötung der Haut setzt oft die **Osteomyelitis** ein, die mit Vorliebe das Femur oder die Tibia ergreift, von der Epiphyse ausgeht und oft auch die Gelenke beteiligt. Die akute Osteomyelitis (überwiegend Staphylokokken) der langen Röhrenknochen ist häufig bei Kindern vom 3. Jahre an, nach Traumen, Angina u. a. Die schweren Allgemeinsymptome, das hohe Fieber, die Unruhe oder Somnolenz lassen leicht die lokale Erkrankung übersehen, die am Anfang (oft flüchtige Erytheme) noch zurücktritt. Auch das Röntgenbild versagt die erste Woche, bis eine systematische Abtastung der Knochen Schmerzhaftigkeit oder auch schon Anschwellung des betreffenden Gliedes aufdeckt. Am Anfang oft Schüttelfrost. Starke Leukozytose. Ähnlich erscheint das EWING-**Sarkom** (Myelose im Anfang).

Der **BRODIE-Absceß** ist eine centrale torpide Osteomyelitis der langen Röhrchenknochen in der Metaphyse (überwiegend in der Tibia), ohne Periostreaktion, oft mit Gelenkerguß (Staphylokokken) mit leichtem Fieber. Röntgen! Besonders beim Säugling. Tuberkulöse und Pneumokokken-Gelenkeiterungen?

Eine chronische Verdickung beider Tibien nach vorne, *Periostitis ossificans,* oft ohne Schmerz, spricht für **Lues tarda** (Abb. 138), findet sich aber röntgenologisch schon bei Lues im 1. Jahre.

Die **Barlowsche Krankheit** (s. S. 107) bevorzugt Oberschenkel und Unterschenkel in der Nähe des Knies, die verdickt sind. Starke Schmerzen führen zur Schonung dieser Teile und bewirken Furcht bei der Annäherung des Arztes und gegen Berührung. Die Corticalis der befallenen Teile ist atrophisch, so daß es zu Verschiebungen und zu Epiphysenlösung kommen kann. Über das Röntgenbild s. S. 137.

Die **Polyarthritis rheumatica (akuter Gelenkrheumatismus),** die wohl eine spezifische Viruskrankheit darstellt, kommt vor 3—4 Jahren kaum je vor. Die Fälle, die man im früheren Alter dazu rechnet, scheinen fast ausnahmslos septische Entzündungen (starke Schwellung und Rötung) gewesen zu sein.

Als größte Seltenheit erlebte ich einmal einen echten Rheumatismus bei einem 2½ jährigen Kinde mit Endocarditis, Mitralfehler und Heilung.

Meist geht *eine Angina voraus,* dann folgen nach 1—2 Wochen Ruhe Anschwellungen verschiedener Gelenke, überwiegend der großen, überspringend von einem zum anderen, nicht symmetrisch. Beim jüngeren Kinde stehen Fieber (oft typhoid) und Allgemeinerscheinungen im Vordergrunde. Die Beteiligung der Gelenke ist hier oft so flüchtig und unscheinbar, daß sie leicht übersehen wird, bis eine Herzerkrankung später daran erinnert. Pathognomonisch sind die Aschoff*schen Knötchen* (Granulome im Mesenchym verschiedener Organe). Bei älteren Kindern sind die Gelenkveränderungen ausgesprochener, von sauren Schweißen begleitet. Die Muskeln nehmen nur wenig Anteil. Oft Schübe und Rezidive. Späterhin führt die Krankheit zuweilen zu Exanthemen (Urticaria, Purpura). Da die Krankheit sich durchaus nicht in den Gelenken erschöpft, ja deren Beteiligung nicht immer festzustellen ist, so bezeichnet man sie **besser als Rheumatismus verus (echter Rheumatismus),** wozu sich häufig von der 2. Woche an in etwa vier Fünftel der Fälle systolische Geräusche, Endokarditis, Perikarditis, später Chorea minor hinzugesellen, auch Noduli an den Sehnen (S. 89). Pleuritis, Peritonitis, Erythema annulare (S. 73). Die Nieren bleiben frei. Auffallend ist die stark vermehrte, lange dauernde Blutsenkung.

Nun sind Schmerzen und Entzündungen der Gelenke neben dem echten Rheumatismus ungemein häufig, so daß vieles differentialdiagnostisch zu erwägen ist. In erster Linie die metastatischen **Infektarthritiden** bei Pneumonie, Sepsis mit Staphylo- und Streptokokken, Kolibacillen, cerebrospinaler Meningitis, Osteomyelitis, Enteritis, Ruhr, Typhus, Tonsillitis, Sinusitis usw. Die Arthritis dabei geht oft von einer Epiphysitis aus. Die Gonorrhöe (selten) ergreift gerne Hände und Füße, meist nur ein Gelenk, auch die Sehnenscheiden, und verursacht heftige Schmerzen, beim Neugeborenen und Säugling multiartikuläre fluktuierende Schwellungen. Diagnostisch sind noch zu erwägen Barlow, Poliomyelitis, Osteomyelitis, Leukaemie und Tuberkulose, Purpura rheumatica, septische Gelenkaffektionen, chronische Arthritis, Endocarditis lenta.

Es handelt sich beim Rheumatismus verus wohl um eine unbekannte *spezifische Infektion* (Virus). Eine allergische Reaktion (auf Streptokokken) ist abzulehnen, auch eine *Fokalinfektion,* erzeugt durch einen verborgenen Entzündungsherd (Tonsillen, Nebenhöhlen), der in den Organismus einbricht. Eine solche ist ursächlich bei *Infektarthritiden,* hat aber nur äußerlich Ähnlichkeit mit Rheumatismus verus. Die ausgezeichnete Wirkung von Salizyl und Pyramidon sind beweisend für diesen, auch die Aschoffschen Knötchen, Chorea minor.

Besondere Beachtung verdienen **die Gelenkeiterungen im Gefolge von Pneumonie und Pleuraempyem,** überwiegend beim Kleinkinde, da sie oft schleichend auftreten, ohne wesentliches Fieber oder viel Schmerzen zu verursachen (Abb. 140). Darum werden sie neben der Grundkrankheit anfänglich leicht übersehen. Manchmal liegen die Pneumokokkeneiterungen auch paraartikulär. (Verwechslung mit Brodie-Absceß ?)

Die **Rheumatoide (Synovitiden)** finden sich hauptsächlich bei *Scharlach* (S. 63) und bei der *Serumkrankheit* (S. 72).

Das **Scharlachrheumatoid** befällt mit Vorliebe Ende der 1. Woche eine Anzahl großer Gelenke, am häufigsten die Handgelenke. Ausnahmsweise stellen sich bei älteren Kindern starke Ergüsse ein. Die ungefährliche Affektion ist leicht zu unterscheiden von der später auftretenden eitrigen (septischen) Gelenkentzündung.

Die **Serumkrankheit** kann außerordentlich heftige Gelenkschmerzen hervorrufen, welche jede Bewegung absolut unterdrücken. Eine Anschwellung kann fehlen. Vorzugsweise befallen sind die Handgelenke.

Beim Kleinkinde ist bei Gelenkschwellungen und Fieber eine *leichte Sepsis hyperergica* in Betracht zu ziehen.

Von großer Wichtigkeit und oft längere Zeit Rheumatismus vortäuschend sind die häufigen sich schleichend entwickelnden *tuberkulösen Gelenkerkrankungen*, dabei der tuberkulöse Rheumatismus PONCET, weiterhin die gutartigen katarrhalischen Arthritiden, Endocarditis lenta, die Gelenkblutungen bei Hämophilie, die Gelenkaffektionen bei Lues tarda (Hydrops genu) u. a. Selbst die Poliomyelitis kann durch den Schmerz Rheumatismus vortäuschen.

Eine *traumatische Synovitis* stellt sich ab und zu ein im Schulalter, besonders am Ellbogen.

Weiterhin ist noch zu nennen die **Myositis (Myalgia) epidemica acuta** (Bornholmer Krankheit). Sie ist in den letzten Jahren in Deutschland und in der Schweiz mehrfach epidemisch aufgetreten. Sie ergreift mit Vorliebe Kinder von 5—16 Jahren im Sommer. Inkubation 2—4 Tage. Plötzlich Fieber 1—2 Tage mit heftigsten stunden-

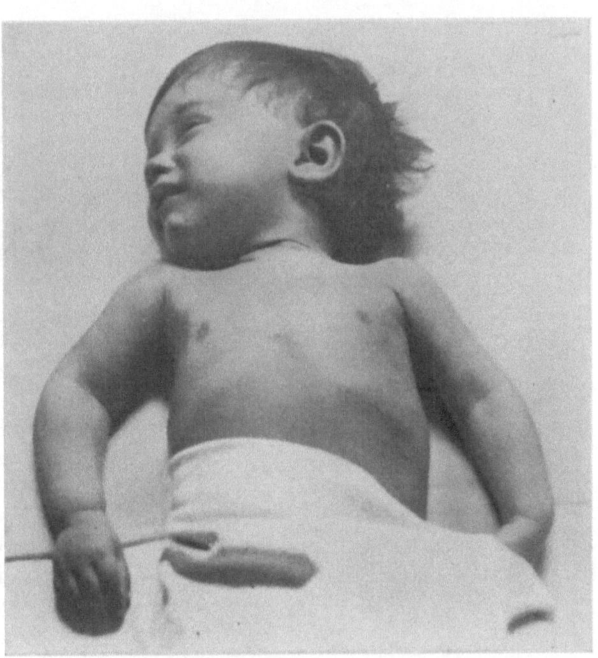

Abb. 140. Pneumokokkenarthritis der rechten Schulter nach Bronchopneumonie. 1 Jahr alt.

langen Schmerzattacken und Atmungshemmung am Rippenbogen, ohne deutlichen objektiven Befund. Häufig Rückfälle. Tiefatmen vermehrt den Schmerz. Oft Leukopenie. Differentialdiagnose: Pleuritis, Appendizitis.

Öfters setzen **Leukämien** mit Schmerzen und Anschwellungen von Knochen und Gelenken ein, so daß zuerst Rheumatismus, Osteomyelitis oder Sepsis angenommen wurde (Blut). Dabei sieht man im Röntgenbilde häufig Periostverdickung (Doppelkontur) der langen Röhrenknochen. Zu beachten ist auch das *Sympathogoniom* (S. 329).

Die Diagnose des echten Rheumatismus bereitet also häufige Schwierigkeiten und erfordert genaueste Untersuchung. Zu verwerten ist oft die gute Wirkung von Salizyl und Pyramidon. Sehr zu beachten ist die ungewöhnlich *starke Beschleunigung der Blutsenkung*, welche die Heilung wochenlang überdauern kann.

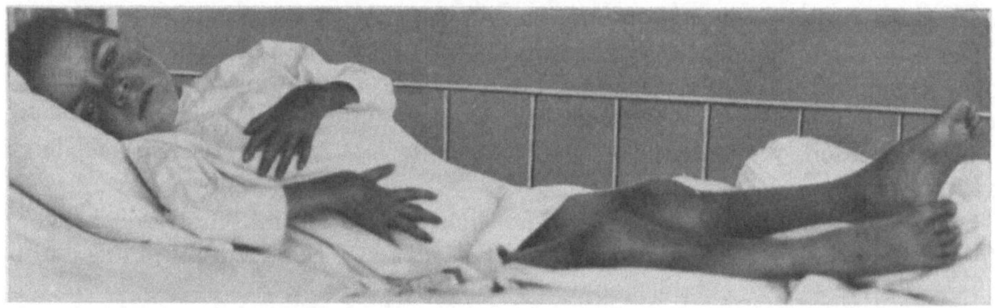

Abb. 141. Arthrosis deformans chronica. Anschwellung der Hand-, Knie- und Fußgelenke, ebenso der Fingergelenke. 4 Jahre alt.

Die **chronischen Gelenkerkrankungen** bieten diagnostisch meist noch mehr Schwierigkeiten als die akuten. Relativ leicht zu erkennen ist die äußerst seltene chronische Form des akuten Gelenkrheumatismus (*sekundärer chronischer Gelenkrheumatismus*). Dabei ist fast stets das Herz beteiligt.

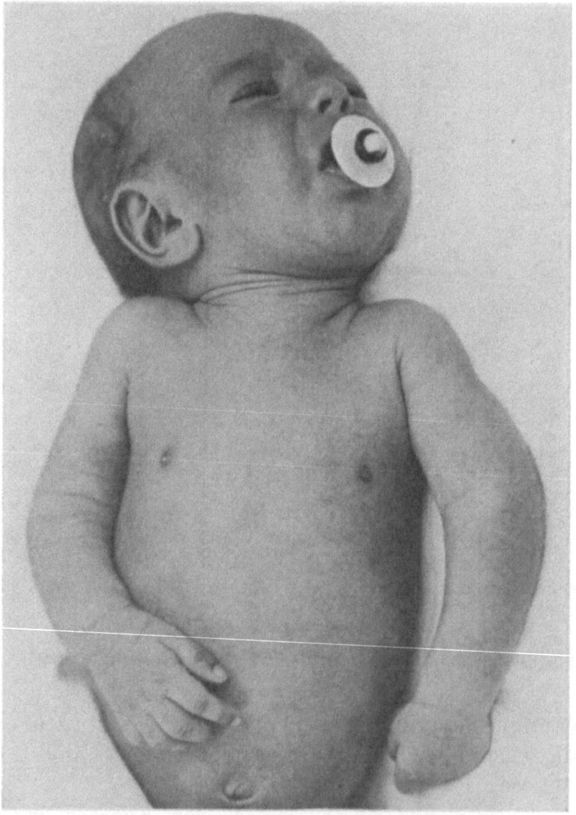

Der sog. *primäre chronische Gelenkrheumatismus*, besser als **chronische progressive Arthrose** bezeichnet, ist auch bei jüngeren Kindern nicht selten und kann sehr häufig schon im 2.—4. Jahr beginnen, also in einem Alter, wo der akute Rheumatismus noch nicht vorkommt (s. Abb. 141). Er entwickelt sich schleichend mit starken Schweißen, oft ohne Fieber, ergreift gewöhnlich mehrere Gelenke (periarthrotischer Erguß), im Beginn vorwiegend an den Fingern und Zehen, ganz symmetrisch, beteiligt häufig die Wirbelsäule. Das Herz bleibt frei. Die Senkung ist normal. Vermutlich liegen verschiedenartige Störungen (infektiöse, trophoneurotische) zugrunde. Häufig besteht eine Verdickung der Gelenkkapsel. Nach Jahren erleiden Knorpel und Knochen Zerstörungen und Synostosen (*deformierende Arthrose*).

Abb. 142. PARROTsche Pseudoparalyse links. 8 Wochen alt. Starke Anschwellung des linken Ellbogens.

Die übrigen Formen beruhen überwiegend auf *Tuberkulose, Lues tarda* (hier oft als beschwerdefreier Erguß beider Kniegelenke, intermittierend), und können klinisch große Ähnlichkeiten bieten, so daß zur Diagnose Tuberkulin- und WASSERMANNsche Probe, auch das Röntgenbild herangezogen werden müssen. Über die STILLsche *Krankheit* s. S. 120.

**Tuberkulöse Erkrankungen** stehen an Häufigkeit in erster Linie. Sie fallen überwiegend ins 2.—4. Jahr, meist ins 1. oder 2. Jahr nach der Primärinfektion. Gewöhnlich handelt es sich um *Fungus* (*Tumor albus*) mit einem im Röntgenbild sichtbaren Knochenherd. Schwäche und Schmerz am Ende der Bewegung können aber schon recht ausgesprochen sein zu einer Zeit, wo der radiologische Befund noch negativ ist. Sorgfältiger optischer Vergleich mit der anderen Seite! Ähnlich dem Tumor albus kann der *Hämarthros* bei *Hämophilie* sein, auch in der nachfolgenden Versteifung. Seltener ist der primär synoviale *tuberkulöse Hydrops*, wozu auch der sog. *chronische tuberkulöse Gelenkrheumatismus* (PONCET) gehört, der wie ein akuter Gelenkrheumatismus einsetzen und ausheilen kann, aber oft mit Versteifung endet oder sich zur gewöhnlichen tuberkulösen Arthritis entwickelt. Das Exsudat enthält überwiegend Lymphocyten im Gegensatz zur bakteriellen infektiösen Arthritis.

Die *Tuberkulose der Gelenke und Knochen* bietet in ihren Anfangsstadien oft große diagnostische Schwierigkeiten. Der Herd sitzt überwiegend in der Epi- und Metaphyse. Bei lokalisierten „rheumatischen Beschwerden", bei Verschlechterung des Allgemeinbefindens, subfebrilen Temperaturen, Unlust

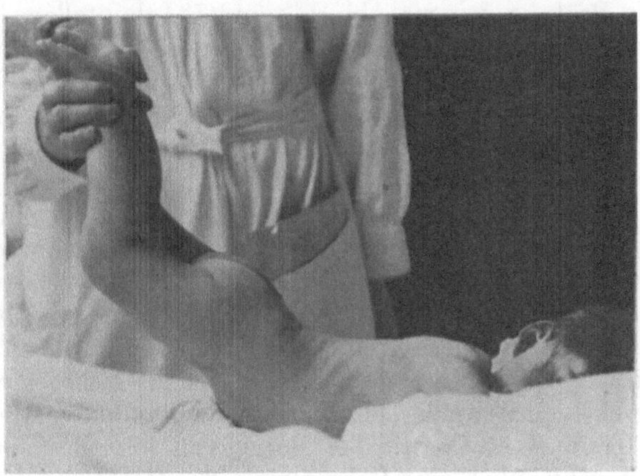

Abb. 143. Verhalten der normalen Wirbelsäule.

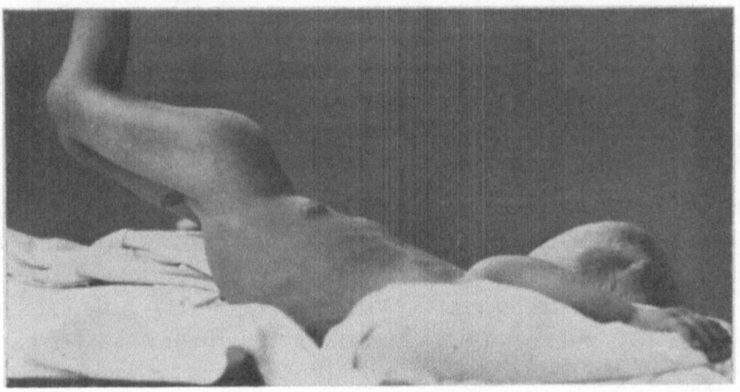

Abb. 144. Versteifung der Wirbelsäule bei tuberkulöser Spondylitis (rechts unterhalb des Gibbus ist ein Senkungsabsceß zu sehen).

zu Bewegungen, muß man stets diese Krankheit ins Auge fassen, wenn sonst keine genügende andere Ursache vorliegt. Der Ausfall der Tuberkulinprobe (S. 223) ist dabei äußerst wertvoll. Hier sei nur daran erinnert, daß die **tuber-**

**kulöse Spondylitis** oft nicht diagnostiziert wird, solange Schmerz und Gibbus fehlen. Bei beginnender Spondylitis ergibt die Fingerperkussion des kranken Wirbels ab und zu Schallverkürzung. Fährt man mit dem Finger über die Wirbelsäule, so schreit das Kind beim Berühren des kranken Wirbels. Sehr oft zeigt sich erst Schmerz, wenn man mit dem Knöchel des Zeigefingers neben der Wirbelsäule kräftig von oben bis unten abtastet. Es verdient die reflektorische Versteifung der Wirbelsäule Bedeutung. Das passive Durchbiegen der Wirbelsäule ist erschwert. Die Beugung wird ängstlich vermieden. Oft Klagen über Leibweh. Sehr wichtig ist das Röntgenbild, das Zerstörung eines oder mehrerer Wirbel, später oft spindelförmigen Senkungsabsceß nachweist, das aber im Beginn bei schon gesicherter klinischer Diagnose versagen kann. Im Röntgenbild zeigt sich zuerst Verschleierung der Struktur eines Wirbelkörpers und Verschmälerung des Zwischenraumes zwischen zwei Wirbeln. Wichtig ist auch die seitliche Aufnahme. Man erkennt die Spondylitis unter anderem durch die Prüfung, wie sie Abb. 143 und 144 darstellen, bei welcher die flachere rachitische Kyphose verschwindet, sofern sie noch nicht fixiert ist. Später führt die Kompression des Rückenmarkes zu Steigerung der Patellarreflexe, zu spastischen Lähmungen. Nicht selten läßt uns zuerst der Nachweis eines Senkungsabscesses im Gebiete des Ileopsoas (prall gespannter wurstförmiger Tumor auf der Beckenschaufel) den zweifelhaften Fall richtig beurteilen. Ein Psoasabsceß spricht für die Erkrankung der Lendenwirbelsäule, bei der ein Gibbus oft ausbleibt. Spondylitis kann ausnahmsweise auch durch Osteomyelitis, Scharlach und Typhus erzeugt werden. Analog der PERTHES-CALVÉschen Krankheit, aber seltener ist die *Vertebra plana* (CALVÉ), die Spondylitis vortäuscht.

Die **tuberkulöse Coxitis** wird im Anfang leicht verkannt, solange nur „freiwilliges Hinken" besteht und vielleicht Schmerzen gegen das Knie hin ohne objektiven Befund. „Magenschmerzen" können lange vorausgehen. Als frühestes Zeichen einer Coxitis bei Mangel an lokaler Schwellung und Schmerz ergibt sich gewöhnlich eine Behinderung der Rotation in der Hüfte (Prüfung bei rechtwinkliger Beugung des Knies), sodann die Unmöglichkeit, den Oberschenkel in der Hüfte vollständig zu beugen oder zu überstrecken. Wohl zu beachten ist die ängstliche Schonung und die Kontrakturstellung. In dieser Zeit gibt das Röntgenbild häufig noch keinen sicheren Befund, vielleicht aber doch schon die wichtige Verbreiterung des Raumes zwischen Pfanne und Kopf. Recht früh ergibt die Messung schon eine Abmagerung des Oberschenkels gegenüber der gesunden Seite. Im Stehen ist die Glutaealfalte der kranken Seite abgeflacht. Bei passiven Bewegungen des Hüftgelenkes geht schon früh das Becken mit. Bei der *Coxa vara der Adolescenten* erinnert das schmerzhafte Stadium stark an Coxitis (Röntgenbild!), ebenso bei der infektiösen Osteomyelitis des Schenkelhalses.

Leicht vorgetäuscht wird beim Kinde von 4—12 Jahren die tuberkulöse Coxitis durch die seltenere **Osteochondrosis deformans coxae juvenilis** (PERTHES-CALVÉ), die *ohne wesentliche Schmerzen*, aber mit hinkendem Gange verläuft. Ursache zum Teil Überanstrengung? Doch geschieht das Aufsetzen der Fußsohle fest, im Gegensatz zur Coxitis. Schon im ersten Beginn ist das Röntgenbild charakteristisch. Die Epiphyse des Schenkelkopfes plattet sich durch Nekrose ab (*Coxa plana*), verkleinert sich und kann sich in mehrere dichte Stücke spalten. So entsteht Hochstand des Trochanters. Der Hals wird oft verdickt und kurz. Es handelt sich um eine Dystrophie im Innern des Kopfes. Ein klinisch ähnliches Bild entsteht durch *Abrutschen des Schenkelkopfes* vom Halse (Epiphysenlösung), eine Störung, die sich bei älteren Kindern ohne merkliches Trauma einstellen kann. Vielleicht liegt bei einem Teil der Fälle eine kongenitale Subluxation zugrunde? Zweifel bringt auch der Hochstand des Trochanters. Es fehlen deutliche Schmerzen, stärkere Druckempfindlichkeit, ebenso die Zwangstellung (Beugung, Abduction oder Adduction) der Tuberkulose. Die Bewegungen, aktive und passive, sind ungehemmt oder fast ungehemmt, jedenfalls die Beugung, wogegen Abduction (wie bei Coxa vara) und Rotation leicht oder stark gehemmt sein können. Später kann sich eine Coxa vara entwickeln. Ein Hochstand des Trochanters bei tuberkulöser Coxitis ohne Kontrakturstellung ist ausgeschlossen. Die negative Tuberkulinprobe gibt häufig den Anstoß zur richtigen Diagnose, die dann durch ein gutes Röntgenbild gesichert wird. (Man muß immer beide Hüftgelenke in symmetrischer Lage aufnehmen!) In der Praxis gehen zuerst viele, wohl die meisten Fälle noch unter der Flagge der tuberkulösen Coxitis. Zu erwähnen ist auch die seltene *luetische Coxitis*, die eigentliche *Arthrosis deformans*, die *progressive Luxation*, die *Coxa vara adolescentium*, die vielleicht mit Perthes verwandt ist. Dabei wird die Femurepiphyse sichelförmig und rutscht abwärts gegen den Schenkelhals. Bei *Kretinen* ist der Schenkelhals plump, der Kopf flach; infolge der hypothyreotischen Ossificationsstörung bleiben große Knorpelmassen bestehen (fleckiges Bild), so daß der Schenkelkopf abgeflacht und zerdrückt wird und Ähnlichkeit mit den Veränderungen bei Perthes entsteht. Der Gang ist schwerfällig.

Die **angeborene Hüftgelenksluxation,** oft hereditär, zu vier Fünftel Mädchen, bietet nach dem Gehenlernen selten Schwierigkeiten für die Erkennung. Der Mangel der Pfannenbildung ist angeboren. Die Störung zeigt sich aber erst nach einigen Monaten mit leichten Spasmen der Adduktoren. Beim Gehenlernen fängt das Kind an zu hinken und später zu watscheln. Schmerzen und Kontrakturen fehlen. Es zeigen sich Verkürzung des Beines, Asymmetrie der Weichteilfalten, Trochanterhochstand, Fühlbarkeit eines Höckers neben dem Trochanter. Das TRENDELENBURGsche Phänomen ist positiv, wie auch bei Coxa vara. Die Pfannengegend ist vorn leer, hinten fühlt man den vorstehenden Trochanter. Bei Feststellung des Beckens läßt sich das Femur in der Längsrichtung deutlich verschieben. Bei doppelseitiger Luxation ist starke Lendenlordose und Watscheln besonders auffällig; der Gang bietet Ähnlichkeit mit dem Gange bei der seltenen *Coxa vara congenita* und der häufigen *Coxa vara* d e r R a c h i t i k e r. Der Trochanter steht zu hoch und ragt seitlich vor, die Abduction des Beines ist behindert. Das Röntgenbild zeigt die falsche (zu hohe) Stellung des Schenkelhalses zur Pfanne. (Der Epiphysenkern des Schenkelkopfes erscheint normal oft erst am Ende des 1. Jahres.) Der ähnliche watschelnde Gang mit Lendenlordose bei der progressiven Muskeldystrophie gibt kaum Anlaß zur Verwechslung. Ähnliche Symptome bei Ossifikationsstörungen im Schenkelkopf.

Die **Lues tarda** veranlaßt öfters einen *Hydrops genu* oder eine *Gonitis*, die weniger Schmerzen bereitet als die tuberkulöse Erkrankung des Knies. Doppelseitige Affektion ist besonders typisch für Lues.

*Schmerzhafte Anschwellungen in der Nähe der Gelenke* (Epiphysengegend) mit lähmungsartigem Zustand befallen luetische Säuglinge in den ersten Monaten: **PARROTsche Lähmung** (Abb. 142). Schmerz und Pseudoparalyse gehen gewöhnlich der Anschwellung voraus. Die ursächliche Osteochondritis betrifft am meisten die Nähe des Ellbogengelenkes, findet sich aber ebenso am Knie, am unteren Ende von Radius und Ulna. Die betreffende Epiphyse ist meist verdickt, druckempfindlich (Periostitis und Myositis) und kann bei Epiphysenlösung Crepitation aufweisen. Nicht selten findet man gleichzeitig eine höckerige Tibiakante, die bei der Heilung verschwindet.

Äußerst wichtig ist bei der *Lues congenita* das Röntgenbild, das allein schon die Diagnose ermöglicht (vom 6. Monat an gehen die Veränderungen stark

zurück), speziell bei Osteochondritis, erst später die Periostitis. Man findet
ausgeprägte *Osteochondritis* und *Periostitis luetica* (Abb. 147).

Bei der *Osteochondritis luetica*, schon bei Geburt vorhanden, deutlich an Radius und Ulna,
die zu der PARROTschen Lähmung führt, ist die provisorische Verkalkungszone verbreitert,

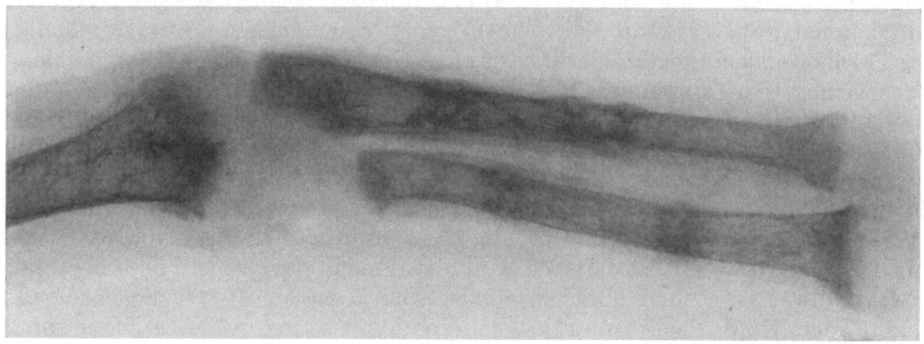

Abb. 145. Schwere floride Rachitis, 1¹/₂ Jahre alt. Starke Umbauzonen.

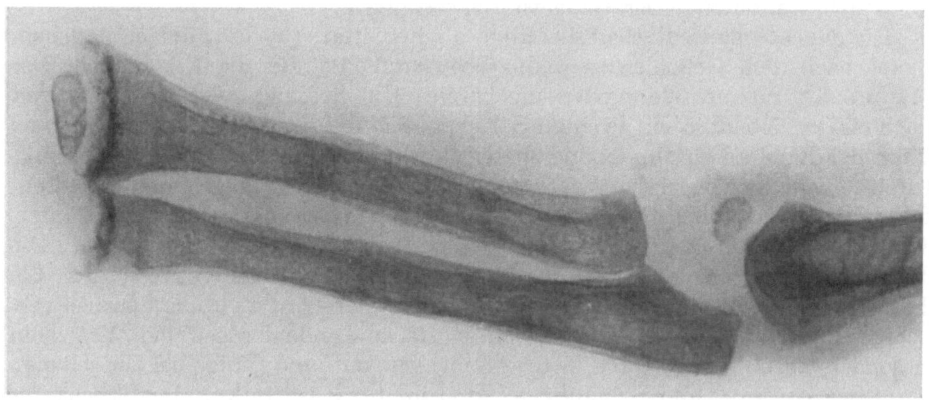

Abb. 146. Schwere Rachitis. 1¹/₂ Jahre alt. Gleiches Kind wie Abb. 145, 4 Wochen später, geheil
auf einen einzigen Vitaminstoß. Starke periostitische Anbildungen.

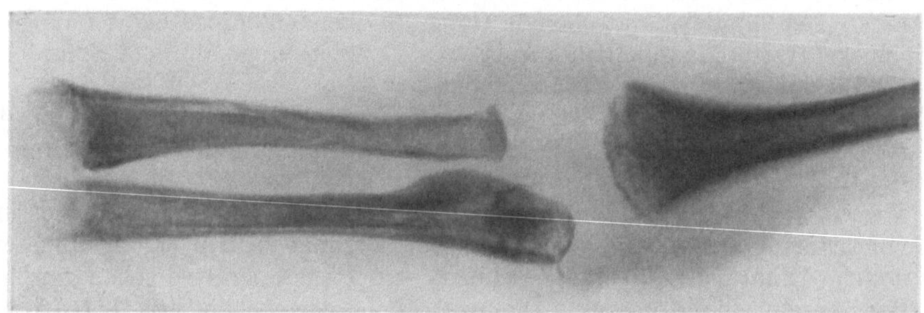

Abb. 147. Lues congenita. 2 Monate.

diaphysenwärts ohne Knochenbälkchen. Es zeigt sich am Metaphysenende ein verbreiterter
Querschatten, dahinter gegen die Diaphyse eine helle Querzone (Granulationen). Humerus
und Radius sind vorwiegend am distalen Ende ergriffen, die Ulna beiderseits. Lockerung
des Knochens durch gummöse Infiltration kann zur Epiphysenlösung führen.

Die *Periostitis luetica* ist beim Säugling so häufig wie die Osteochondritis, wird meist
erst vom 2. Monat an an den langen Röhrenknochen im Röntgenbild deutlich erkannt.

Sie sitzt an der Epiphyse und über ausgedehnten Teilen der Diaphyse (subperiostale Diaphysitis) und bewirkt doppelte Periostlinien, die sich lange erhalten. Die Verkalkung erfolgt früher als bei Rachitis. Das luetische Röntgenbild bietet gewisse Ähnlichkeit mit der BARLOWschen Krankheit.

Ähnlich wie bei der luetischen Periostitis (Abb. 147) sieht man oft *Doppelkonturierung der langen Röhrenknochen* als verstärkte Periostanbildung bei der Heilung von Rachitis (Abb. 146), sodann bei Barlow, Leukaemie und verschiedenen oft entzündlichen kortikalen Hyperostosen und Kalkstoffwechselstörungen.

Die Veränderungen der Knochen bei **Barlow** sind gewöhnlich am Ende des 1. Jahres am ausgeprägtesten. Durch Umwandlung des normalen Markes in Fasermark leidet die Osteoblastentätigkeit.

Das endochondrale Wachstum ist am stärksten gestört, am deutlichsten am distalen Femurende. Die Knochenapposition bleibt hinter der Resorption zurück. Die Verdünnung der Corticalis führt zum Einbruch des Schaftendes, so daß hinter der Epiphysenlinie ein querer zackiger Schattenstreifen entsteht (Trümmerfeldzone). Der Schaft wird atrophisch, behält aber immer noch eine deutliche Randlinie im Gegensatz zu Rachitis. Die Epiphyse liegt auf Granulationsgewebe, was ihre Lösung begünstigt. Charakteristisch sind die starken Schattensäume um die Knochenkerne der langen Röhrenknochen mit hellem Zentrum, noch jahrelang nach der Heilung zu sehen, wogegen die Kerne bei florider Rachitis auslöschen, bei Lues bleiben.

*Störungen der endochondralen Ossifikation* (Ca-P-Stoffwechsel) ergeben im Röntgenbilde im Gebiete der Metaphysen eine veränderte Intensität der Verkalkung, so bei Chondrodystrophie, Rachitis, Barlow, Leukaemie u. a., vielfach als Querstreifung, besonders bei Coeliakie.

Die periostalen Blutungen bei Barlow machen spindelförmige Schattenauflagerungen, die gut zu unterscheiden sind von der Parallelstreifung der Diaphyse, die von der ossificierenden Periostitis der Lues erzeugt wird. Bei schwerer, rasch heilender Rachitis entsteht an den langen Röhrenknochen eine Doppelkonturierung der Corticalis, scharf und genau parallel im Gegensatz zur luetischen Periostitis. Die Epiphysenknorpel bei Barlow sind nicht selten verschoben. Vorteilhaft für die Unterscheidung ist der Umstand, daß die luetische Osteochondritis nur in den ersten Monaten vorkommt, die BARLOWsche Krankheit erst später. Über eine ähnliche Pseudoparalyse wie beim luetischen Säugling, am Vorderarm älterer Kinder (CHASSAIGNACsche Lähmung) s. S. 400. In seltenen Fällen soll die *Lues* beim Säugling eine chronische Arthritis machen, zuerst in den großen Gelenken, den Knien, Füßen, Ellbogen usw. Der Zwischenkiefer bei Lues ist oft hypoplastisch, so daß der Rand des Oberkiefers vorn in der Mitte konkav verkürzt ist. Zu erwägen sind Osteomyelitis (S. 129) und Poliomyelitis.

Durch viele der erwähnten Gelenk- und Knochenerkrankungen entstehen **Gangstörungen,** sofern die unteren Extremitäten beteiligt sind, ebenso durch eine Reihe von Muskel- und Nervenleiden. Die Gangstörungen sind manchmal so typisch, daß ein Schluß auf das zugrunde liegende Leiden möglich wird. Wir begnügen uns mit dem Hinweise auf einige wichtige Fälle. Der Gang wird *paraparetisch* mit schleifenden Fußspitzen bei der neuralen Muskelatrophie, *hemiparetisch* bei einseitiger Poliomyelitis. Als Ursache eines *hemispastischen Ganges* trifft man die hemiplegische Form der cerebralen Kinderlähmung, eines *paraspastischen Ganges* die LITTLEsche Krankheit (Gang auf den Fußspitzen, Kreuzen der Füße), endogene cerebrale Diplegien, hochsitzende Kompressionsmyelitis. *Watschelnden* Gang bei kongenitaler Luxation der Hüfte, Coxa vara, progressiver Muskeldystrophie, bei Akrodynie, *ataktischen Gang* bei FRIEDREICHscher Tabes, *taumelnden Gang* bei Cerebellarataxie.

Bei *halbseitigem Hinken* kommen schmerzhafte und entzündliche Affektionen der Gelenke in Betracht (Trauma, Coxitis, Gonitis), mechanische Störungen, so Ankylosen oder Verkürzungen bei Coxa vara, zum Teil gemeinsam mit Paresen oder Spasmen (Poliomyelitis, cerebrale Hemiplegie). Hinken mit dem rechten Bein und Leibschmerzen sind auf Appendicitis verdächtig. Hinken bei PERTHES-CALVÉ S. 134, bei Hüftgelenksluxation S. 135.

*Knochen- und Gelenkschmerzen.* Schmerzen in diesem System treten sehr oft erst sekundär auf, wie das vorstehende Kapitel zeigt, so daß die primäre Krankheit leicht übersehen werden kann (Lues, Barlow, Leukaemie, Serumkrankheit, Rheumatoide, sodann Sepsis, Poliomyelitis u. a.).

Umstritten sind die sogenannten *Wachstumsschmerzen*, die nach meiner Beurteilung in seltenen Fällen zu Recht bestehen. Bei ungewöhnlich stark wachsenden Schulkindern stellen sich nach Anstrengungen Schmerzen und Druckempfindlichkeit in den Knien ein und bilden gewissermaßen eine Vorstufe zur SCHLATTERschen Krankheit.

# Formveränderungen der Hände und Füße.

Die *Form des Skelettes* ist stark beeinflußt durch die Entwicklung der langen Röhrenknochen. Das Längenwachstum derselben ist am stärksten behindert bei der *Athyreosis*, wo die Knochenkerne jahrelang fehlen (s. unten normale Verhältnisse der Hand), die Fugen offen bleiben und die Spongiosa sklerotisch wird.

So zeigt die *Athyreosis und Hypothyreosis* (s. S. 172) *auffallend plumpe kurze Hände* mit runzeliger Haut. Ähnlich in der Form, aber mehr fleischig und tatzenartig ist die Hand bei *mongoloider Idiotie* (Abb. 148) mit der queren Affenfurche der Hohlhand. Dabei ist die *Einwärtskrümmung des Kleinfingers auffällig*, eine Eigentümlichkeit, die sich aber noch bei vielen anderen Störungen findet, so bei Dystrophia adiposogenitalis, Chondrodystrophie, Kretinismus usw.

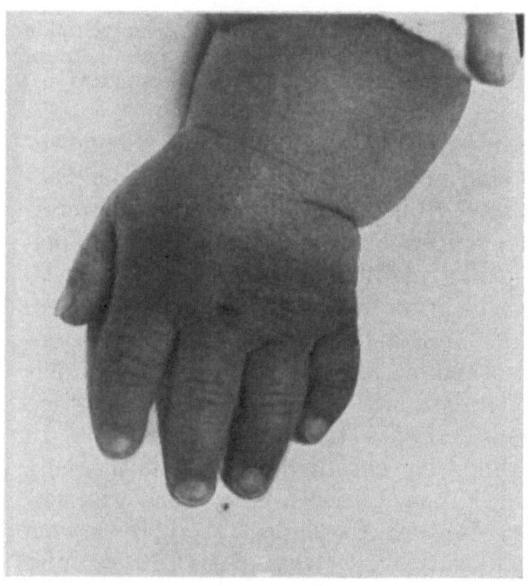

Abb. 148. Fleischige, tatzenartige Hand eines Mongoloiden. 1¼ Jahre. Einwärtskrümmung des Kleinfingers.

Um diese Verhältnisse richtig zu beurteilen, bietet die Kenntnis des *Auftretens der Knochenkerne an der Handwurzel unter normalen Verhältnissen* die beste Handhabe. Wir geben darum umstehend die Radiogramme von normalen Kindern im Alter von 1—8 Jahren (Abb. 149—151).

Am Ende des ersten Halbjahres sollen das Os hamatum und das Os capitatum vorhanden sein. Im 2. Halbjahr oder im 2. Jahr erscheint die Epiphyse des Radius, im 2. bis 3. Jahr das Os triquetrum, im 3.—4. Jahr das Os lunatum, im 4.—5. Jahr das Os multangulum majus und minus, im 5.—6. Jahr das Os naviculare und die Epiphyse der Ulna. Mit 8 Jahren sollen alle Handwurzelknochen vorhanden sein mit Ausnahme des Erbsenbeines, das im 10.—12. Jahre erscheint. Das Vorhandensein des Knochenkernes der unteren Femurepiphyse bei der Geburt darf nicht als Zeichen der Reife bewertet werden, da es sich bei Frühgeborenen von 1800 g Gewicht (7—8 Monate) meist schon vorfindet.

*Rachitis und Athyreosis* verspäten das Auftreten der Knochenkerne, womit das Unsichtbarwerden (Auslöschen) der Kerne infolge schwerer Rachitis nicht zu verwechseln ist. Bei Athyreosis congenita ist die Knorpelzellenbildung und die endochondrale Ossifikation stark verspätet, der Schluß der Epiphysen

bleibt aus. Die Verkalkung verläuft aber ungestört. Leichte Fälle von
Hypothyreose (geistige Trägheit, pastöse, trockene, schweißlose Haut,
Verstopfung, schwaches Wachstum)
werden oft mißdeutet, bis die
Röntgenaufnahme der Hand aufklärt.

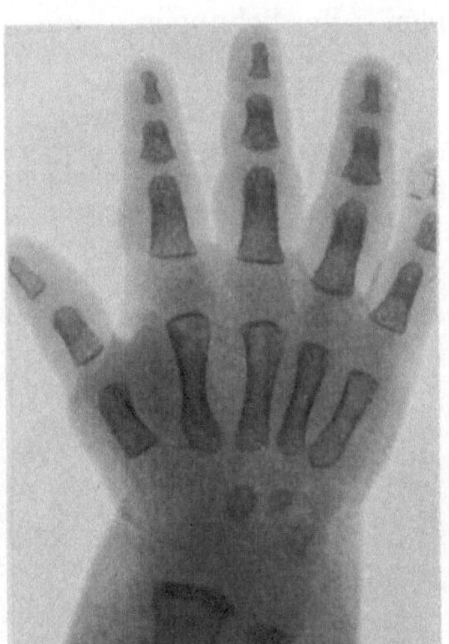

Abb. 149. 9 Monate. Capitatum
(radialwärts), Hamatum.

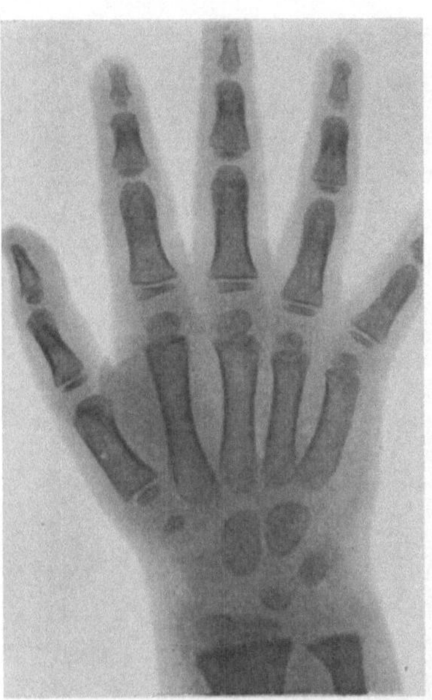

Abb. 150. 3½ Jahre. Distal Capitatum
Hamatum. Proximal Lunatum, Triquetrum. — Radiusepiphyse.

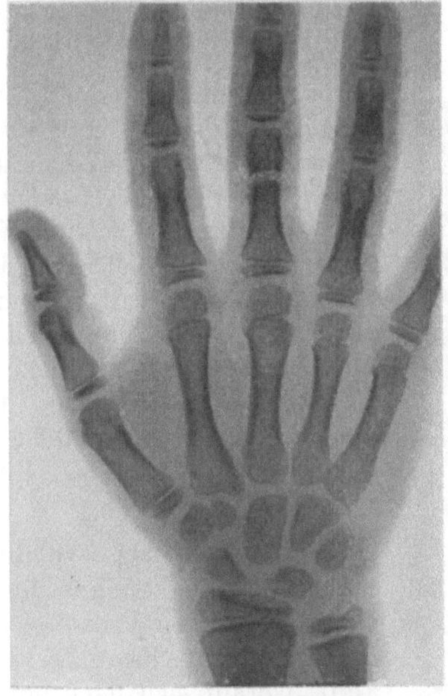

Abb. 151. 10 ½ Jahre. Radialwärts vom
Capitatum: Multangulum majus und
minus. — Epiphyse des Metacarpus I und
der Ulna.

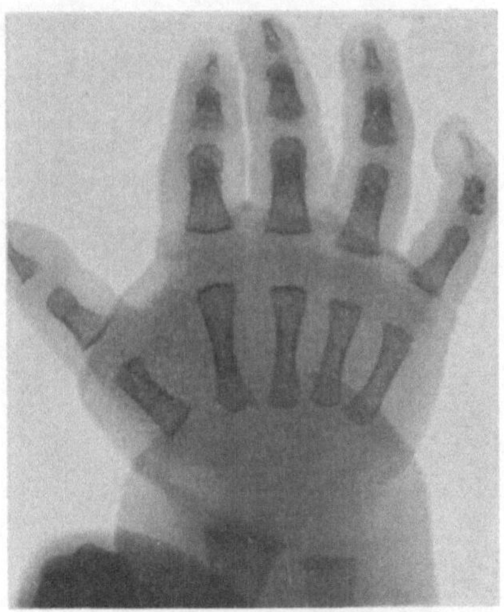

Abb. 152. Athyreotische Hand. 11 Monate.
Noch kein Knochenkern.

Bei **Chondrodystrophie** entsteht durch Spreizung der mittleren drei Finger
die Dreizackhand (Abb. 42).

Als **Perlschnurfinger** bezeichnet man leichte mehrfache Verdickungen der Diaphysen der Phalangen, besonders der ersten und zweiten. Sie entstehen bei schwerer florider Rachitis, ohne Veränderung der Haut, hauptsächlich im 2. Jahr, nie vor 6—8 Monaten (Abb. 153).

Die **Phalangitis syphilitica** führt zu multiplen Verdickungen, am ausge-

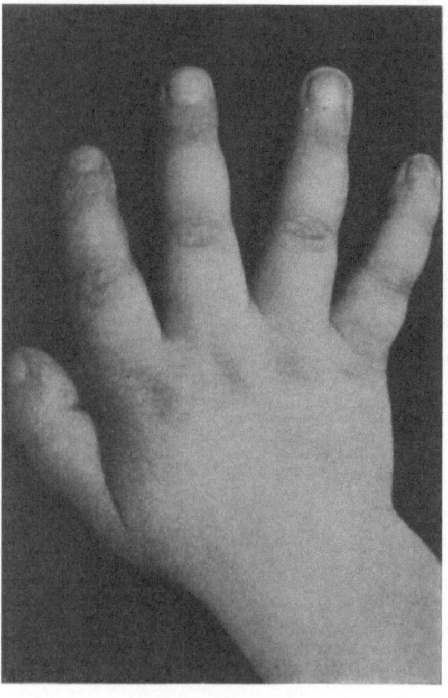

Abb. 153.  Rachitische Perlschnurfinger.
1 ½ Jahre.

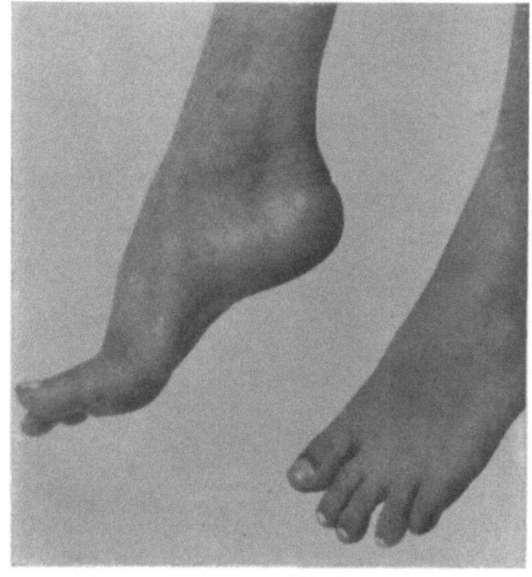

Abb. 154.  FRIEDREICHscher Fuß.
15 Jahre.

sprochensten der ersten Phalangen in den ersten Lebensmonaten; die Gelenke bleiben frei (Abb. 155). Sie bevorzugt die Zeigefinger. Keine Veränderung der Weichteile. Jenseits des Säuglingsalters kommt es bei Syphilis in seltenen Fällen an einzelnen Phalangen zu Caries, Geschwürbildung und Gelenkbeteiligung, ähnlich wie bei der tuberkulösen Spina ventosa.

Die **Paronychia syphilitica** macht bei jüngeren Säuglingen schuppende oder krustöse Verdickungen am Nagelfalz (Abb. 156), worauf sich nach einiger Zeit der hintere Teil des Nagels verdünnt, furcht und zerfällt. Auch sonst sieht man bei gesunden jüngeren Säuglingen Paronychien.

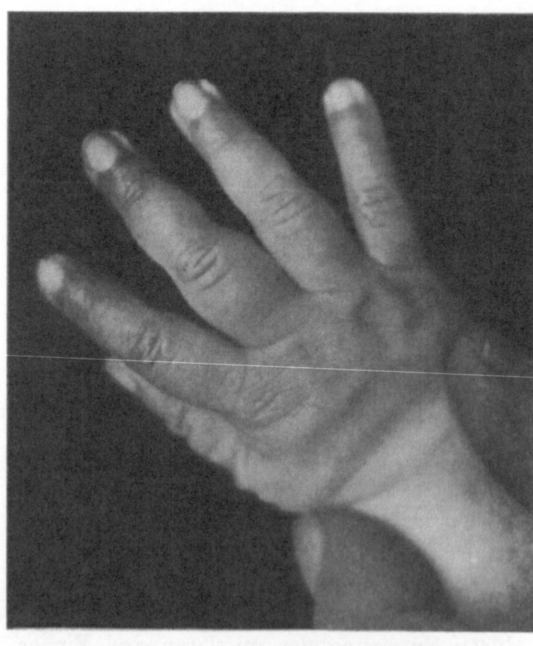

Abb. 155. Phalangitis luetica. 5 Monate alt.

Bei der **Arachnodaktylie** besteht eine angeborene übermäßige Länge und Dünnheit der distalen Teile der Extremitäten (Knochen- und Weichteile), besonders der Hände und

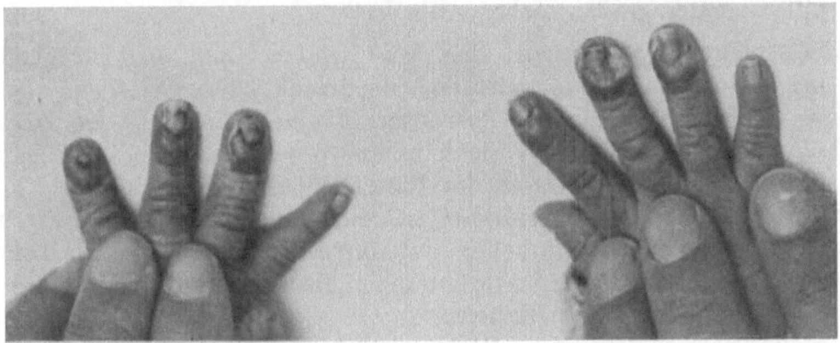

Abb. 156. Paronychia luetica. 6 Wochen.

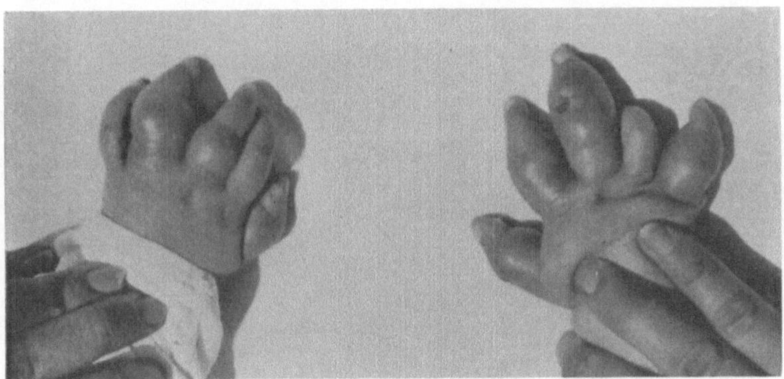

Abb. 157. Mehrfache Spinae ventosae. 1 ½ Jahre.

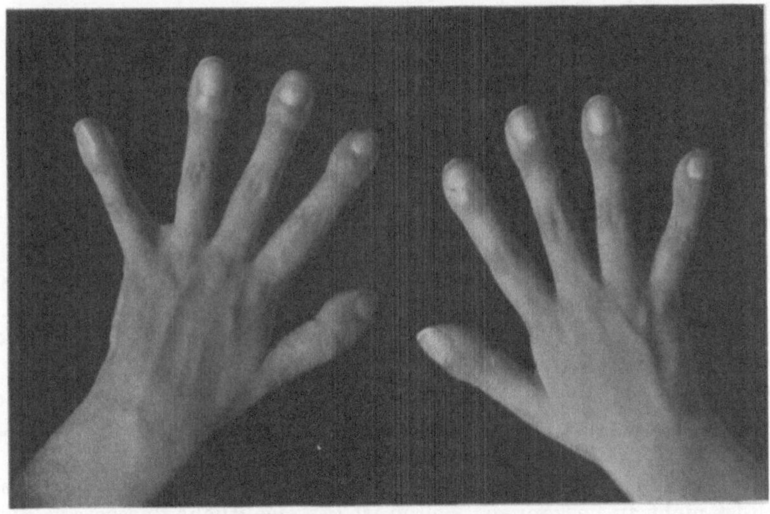

Abb. 158. Trommelschlägelfinger. Bronchiektasien. 5 Jahre.

Finger, daneben oft Kontrakturen der 5. Finger und X-Beine. Bei der **Myositis ossificans progressiva** und verschiedenen Knochenmißbildungen besteht eine typische Kürze der

Daumen, Valgusbildung der großen Zehe und Einwärtskrümmung des Kleinfingers (s. S. 60), oft schon in den ersten Monaten zu erkennen.

Bei der FRIEDREICHschen Tabes entwickelt sich ein eigenartiger Hohlfuß mit Dorsalflexion der großen Zehe (Abb. 154).

**Trommelschlägelfinger** finden sich bei Kindern mit angeborenen Herzfehlern, bei chronischen Lungenleiden, Bronchiektasien, Empyem, Lungentuberkulose (Abb. 158), auch bei Polycythaemia vera (S. 319). Im Beginn ist die Verdickung der Endphalange noch nicht vorhanden, es besteht bloß eine konvexe Krümmung des Nagels in der Längsrichtung (Uhrglasform).

Die **Spina ventosa** bei Tuberkulose ist meist multipel (Abb. 157) und so schon von der seltenen gewöhnlichen Osteomyelitis oder von einer luetischen Osteomyelitis zu unterscheiden. Sie entstehen fast immer im Kleinalter, aber frühestens am Ende des ersten Jahres.

Von **Stellungsanomalien der Hände** ist hervorzuheben der andauernde *Faustschluß*, den Neugeborene und jüngere Säuglinge zeigen, speziell solche mit schweren Ernährungsstörungen, Lues, Sepsis usw. Bei gesunden Neugeborenen

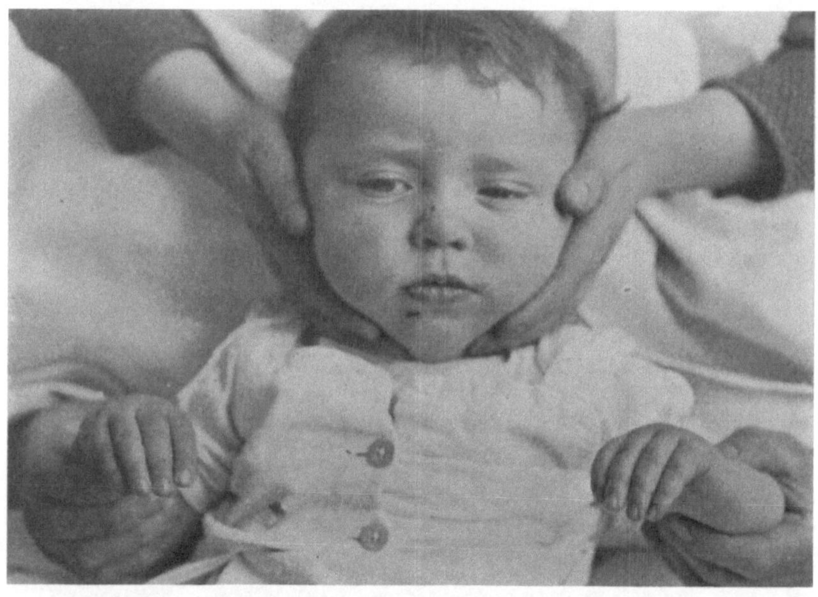

Abb. 159. Tetaniestellung der Hände.

ist der Daumen in die Hand eingeschlagen. Sodann die *Pfötchenstellung und Schreibhaltung* der Hände (Abb. 159), die bei **Tetanie (Spasmophilie)** auftreten mit der analogen, aber weniger auffälligen Plantarflexion der Füße und den gepreßten Zehen (*Karpopedalspasmen*).

Der *Fuß des Säuglings* weist eine flache, plattfußähnliche Sohle auf, bei der das starke Fettpolster das knöcherne Gewölbe verdeckt. Erst nach dem Gehen (2—3 Jahre) wird das Fußgewölbe deutlich sichtbar.

Von den häufigen **Fußdeformitäten** nur wenige Worte. Der angeborene *Klumpfuß* ist nicht zu verkennen. Selten ist der eigentliche *angeborene Plattfuß*, häufig aber der *paralytische* nach Poliomyelitis. Ganz ungeheuer verbreitet ist der *Knickfuß* bei Rachitis, mehr noch bei asthenischem Knochensystem. Der Calcaneus steht in Valgusstellung. Beim Stehen bildet die Achillessehne einen konvexen Bogen nach innen, der Malleolus internus steht stark vor. Beim Senkrechtstellen des Fußes zeigt sich, daß das Fußgewölbe keineswegs zusammengesunken ist wie beim Plattfuß.

Nachdem wir uns so über die allgemeinen Verhältnisse des Körpers orientiert haben, wenden wir uns den einzelnen Organen zu.

# Die Augen. Äußeres[1].

**Untersuchung.** Bei starker Schwellung der Lider, hochgradigem Blepharospasmus ist die Besichtigung der Conjunctiva und der Cornea oft unmöglich ohne Benutzung des DESMARRESschen Lidhalters, der aber *sehr schonend* gehandhabt werden muß. Oft genügt es, das Oberlid damit heraufzuziehen. Bei reichlichem infektiösem Sekret (Blennorrhoea neonatorum) und Verklebung der Lider darf sich der Arzt nicht zu stark nähern, da ihm sonst beim Öffnen der Lider Eiter ins eigene Auge spritzen kann. Bei kleinen ungebärdigen Kindern erleichtert man sich die Untersuchung und lokale Behandlung folgendermaßen: Der Rumpf wird in ein Tuch gewickelt, die Mutter nimmt das Kind auf ihre Knie, so daß der Kopf auf die Knie des gegenübersitzenden Arztes (untergeschobenes Handtuch) zu liegen kommt.

Der *Lidschlag der Neugeborenen* ist selten, die Lider werden ungleich geöffnet und geschlossen, gleichsinnig erst vom 2. Monat an.

*Schiefe Lidachsen* von außen oben nach innen unten gerichtet findet man überwiegend bei der mongoloiden Idiotie. Dieses Zeichen ist manchmal aber weniger auffällig als die übrige Bildung der Physiognomie (Abb. 160) und kann auch sonst vorkommen (Abb. 26).

Der *Epikanthus* — die vertikale Überbrückung des inneren Augenwinkels durch eine Hautfalte — ist ausgeprägt bei der mongoloiden Idiotie (Abb. 160, Mongolenfalte) und bei Myxödem. Er ist aber häufig auch stark ausgebildet bei Gesunden.

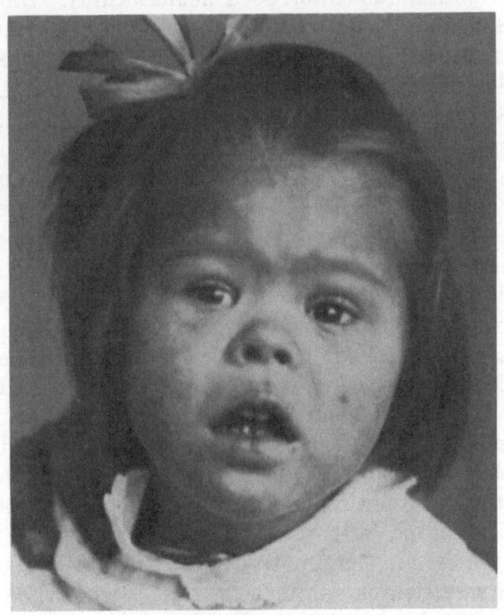

Abb. 160. Mongoloide Idiotie. 3 Jahre. Starke Mongolenfalte. Schiefe Stellung der Lidachsen wenig ausgesprochen.

*Eine halbseitige enge Lidspalte mit Miosis* bei jungen Säuglingen erkennt man als Folge der KLUMPKEschen Entbindungslähmung.

*Ptosis,* angeboren und dauernd, ein- oder beiderseitig, ist bisweilen familiär und Folge eines sog. Kernmangels (Abb. 163). Recht häufig entsteht Ptosis bei der Encephalitis epidemica (lethargica), oft neben Augenmuskelstörungen (Abducenslähmung usw.) mit Allgemeinerscheinungen von Delirien und Schlafsucht (s. Abb. 12). Sonst findet man sie bei Meningitis, am häufigsten bei der tuberkulösen Form, bei Lues cerebri usw.

---

[1] Über die Veränderung der Linse und des Augenhintergrundes s. S. 415.

*Blepharitis ciliaris* begleitet häufig die exsudative Diathese und Skrofulose, auch die mongoloide Idiotie.

*Rhagaden am Lidwinkel* sind ein Zeichen von hereditärer Lues.

*Seborrhoische Borken* in der Gegend der Augenbrauen begleiten die Lues des Säuglings, auch die Erythrodermia desquamativa.

*Blepharospasmus* wird besonders durch Phlyktänen und davon herrührenden Geschwüren erzeugt (Abb. 164). Er entsteht aber auch als Symptom allgemeiner Nervosität und nach intrakraniellen Geburtstraumen bei Neugeborenen.

*Lichtscheu* (Photophobie), regelmäßig bei Phlyktänen, ist oft ein auffälliges und frühes Zeichen der FEERschen Krankheit, ohne Conjunctivitis, das leicht verkannt wird.

Eine *katarrhalische Conjunctivitis* kennzeichnet das Prodromalstadium von Masern, auch die Grippe, Influenza und Fleckfieber, den seltenen Herpes corneae (einseitig). Sie kann aber auch bei Scharlach auftreten. Bei Variola ist sie ausgesprochen. Conjunctivitis begleitet den Heuschnupfen, ist oft lange das erste Zeichen, kann sogar jahrelang das einzige Zeichen bilden.

Bei Neugeborenen beruht eine starke eitrige Conjunctivitis auf **Gonorrhöe (Ophthalmoblennorrhoea neonatorum)**. Diese beginnt meist am 2.—4. Tag, als Spätform nach 1 Woche, und kann hämorrhagisch oder croupös werden. In anderen Fällen handelt es sich um die gutartige *Einschlußblennorrhöe*, bei der die mikroskopische Untersuchung mit Giemsafärbung Chlamydozoen ergibt. Sie wird leicht verwechselt mit dem Argentumkatarrh und entwickelt sich erst nach 5—9 Tagen, ist oft nur einseitig, macht starke Schwellung der Bindehaut, bisweilen auch Blutungen, aber weniger stark eitrige Sekretion.

Eine *einseitige Conjunctivitis* erregt Verdacht auf **Phlyktänen** (sehr selten beim Säugling), oder Fremdkörper. Tuberkuloseinfizierte Individuen zeigen oft lange vor dem Auftreten von Phlyktänen eine diffuse Rötung der Konjunktiven. Die *Phlyktänen* sind gelbrötliche Knötchen von kaum 1 mm Durchmesser an der Spitze einer konjunktivalen Gefäßinjektion. Sie sitzen mit Vorliebe am Limbus corneae. Beim Sitz auf der Cornea kommt es zu büschelförmiger Keratitis. Die *Wanderphlyktäne* sitzt gewöhnlich in der Conjunctiva und wandert radiär gegen das Hornhautzentrum und zieht einen Gefäßstreifen hinter sich. Nur in seltenen Ausnahmefällen bleibt eine wiederholte Tuberkulinprobe negativ. Dabei handelt es sich um kleine Papelchen oder Pustelchen entzündlichen, auch traumatischen Ursprungs (Fremdkörper). Luetische Keratitis?

Durch Verstopfung der Ableitungswege entsteht bei Neugeborenen *Dacryocystitis*, die Conjunctivitis im nasalen Winkel nach sich zieht. Dabei bietet das eitrige Sekret Ähnlichkeit mit Blennorrhöe.

*Conjunctivitis mit Membranbildung* ist meist diphtherisch. Eine Membranbildung kann sich aber auch einstellen bei der einfachen croupösen, nicht diphtherischen Conjunctivitis, auch bei Gonorrhöe, selbst bei schwerer Skrofulose. Peinlich zu verhüten ist die Verschmierung von Pockenimpfstoff ins Auge, da dadurch die Cornea zerstört werden kann.

*Blutungen der Conjunctiva* mit Schwellung der (bisweilen auch hämorrhagischen) Augenlider entstehen bei Keuchhusten (Abb. 162). *Zu Blutungen in die Augenlider* führt auch die Schädelbasisfraktur (Abb. 165), Leukaemie u. a. (Abb. 161).

*Schwellung des inneren Augenwinkels* und Lidödem, vorgedrängter Bulbus deutet manchmal auf Entzündung der Siebbeinzellen (z. B. bei Scharlach und Influenza), auch auf Sinusthrombose oder Orbitalphlegmone, seltener auf Entzündung der Kieferhöhle. Beim Kleinkinde spielen Stirn- und Keilbeinhöhle keine Rolle.

*Eine subperiostale An-schwellung* am Orbitalrand entwickelt sich nicht selten bei *Chlorom* (s. Abb. 166). Sie läßt auf den ersten Blick an eine Dermoidcyste den-ken, diese sitzt aber über dem Periost und läßt sich verschieben (s. Abb. 132).

*Glanzauge*, leicht vor-stehend, ist häufig bei an-geborener Syphilis in den ersten Monaten (Abb. 16).

*Tiefliegende, feuchtglän-zende, stark halonierte Augen* findet man bei älteren Kindern mit orthostatischer Albuminurie und vegeta-tiver Labilität (s. S. 363).

*Exophthalmus:* Bei adenoiden Vegetationen, Turmschädel, Bronchial-drüsentuberkulose, Sinus-thrombose, Leukaemie, Chlorom, Barlow, einseitig bei retrobulbärem Tumor, Absceß oder Blutung.

**Hydrophthalmus congenitus** (Glau-coma infantile) macht vergrößerten Bul-bus und erhöhten Druck. Die Cornea ist rauchig getrübt, die Pupillen weit und verzogen. Es entwickelt sich eine pro-gressive Amblyopie (Lues?).

„*Schielen*" ist in den ersten 6—10 Lebenswochen physiologisch. Mit dem bewußten Fixieren und Sehen tritt mehr und mehr eine koordinierte Stellung der Augen ein.

*Spastisches Schielen*, rasch auf-tretend und rasch verschwindend, zeigt sich bei Spasmophilie, speziell bei gleichzeitigen epileptoiden Krämpfen. Schielen erst seit kurzem aufgetreten, ist besonders häufig bei tuberkulöser Meningitis und Gehirn-tumor.

*Periodisches Schielen* ist auch eine Folge von dynamischer Insuffizienz nach Infektionskrankheiten u. a.

*Konkomittierendes Schielen* ist ein familiäres Übel, findet sich auch bei angeborener einseitiger Amblyopie, Idiotie, LITTLEscher Krankheit.

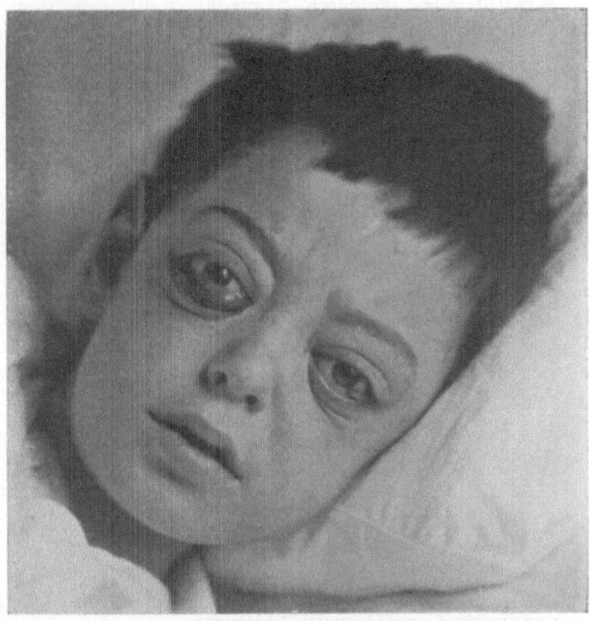

Abb. 161. Subchronische Myeloblastenleukämie. 9 Jahre alt. Schwerhörig. Hgl 40%. Rote 2,4 Mill. Weiße 150000. Neutr. 13%, Lymph. 24%, Myelocyten 3,6%, Myeloblasten 46%. Protrusio bulbi mit Chemosis u. Blutungen der Konjunktiven.

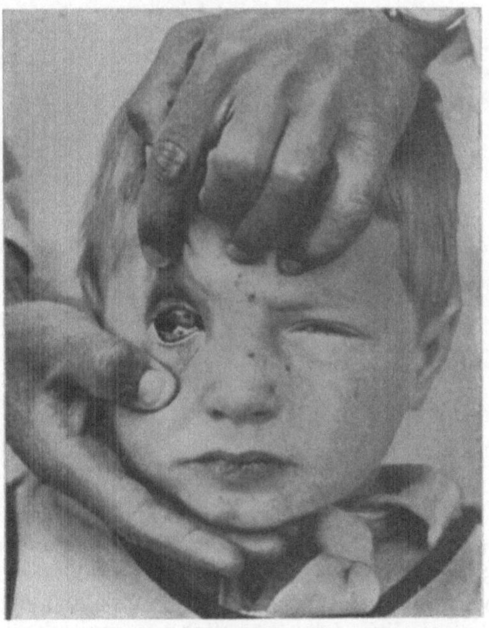

Abb. 162. Blutung der Conjunctiva und des Ober-lides des rechten Auges bei Keuchhusten. Am linken Auge Ödem, an der Glabella und auf der Nase Varicellenborken.

*Paralytisches Schielen* kommt angeboren vor als Folge von Kernmangel bei Ophthalmoplegie, sodann bei Lues tarda. Es ist aber besonders häufig als diphtherische Lähmung einzelner Muskeln, meist der Abducentes (Abb. 9).

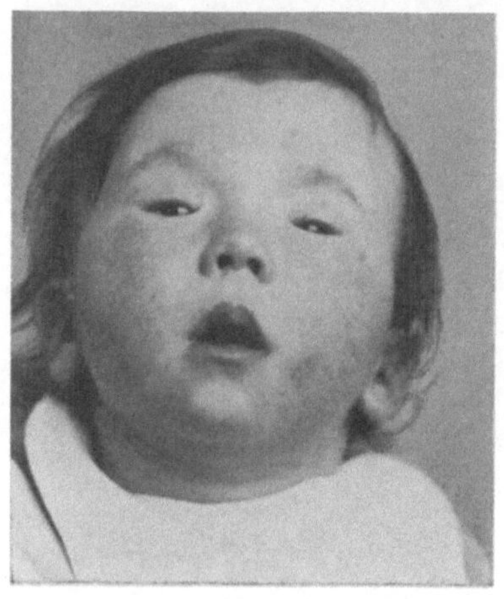

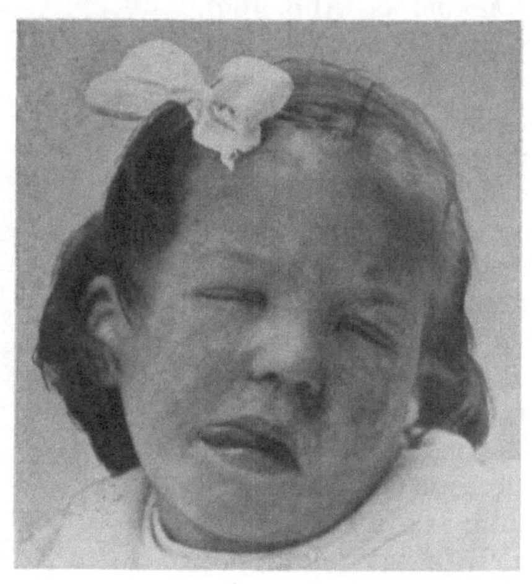

Abb. 163. Angeborene beiderseitige Ptosis und verschmälerte Lidspalte. 13 Monate. Gute Intelligenz. Typische Kopfhaltung beim Blicken.

Abb. 164. Skrofulöses Gesicht. Blepharospasmus.

Blicklähmung zeigt sich bei Ponserkrankung oder Hirnstammerkrankung (Solitärtuberkel oder Tumor). Abducensparese mit Doppeltsehen ist ein Frühsymptom der epidemischen Encephalitis (Abb. 12).

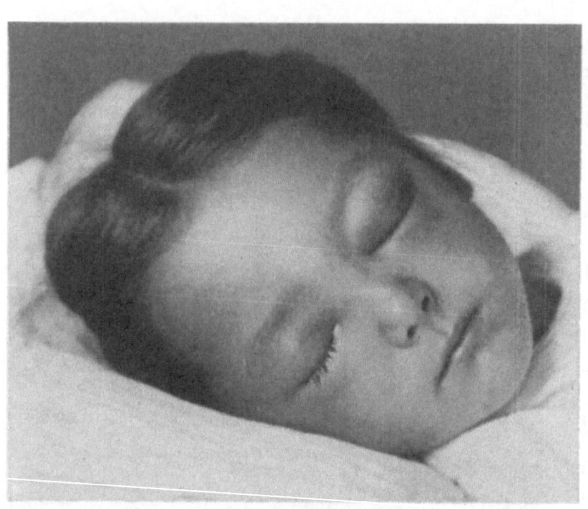

Abb. 165. Schädelbasisfraktur. 6 Jahre alt, Hämatom beider Augenlider, tagelanges Koma.

*Totale Ophthalmoplegie* mit Einschluß der Pupille und Protrusion des Bulbus sieht man bei retrobulbärem, epipharyngealem Tumor. Sie kann auch die Encephalitis epidemica begleiten.

Augenmuskellähmungen verschiedener Art zeigen sich bei Hirntumoren, Meningitis, Encephalitis, auch bei allgemeinen Infektionskrankheiten, hier vorübergehend.

Häufig macht die *Diphtherie* doppelseitige *Akkommodationslähmungen*. Größere Kinder können dabei kleinen Druck nicht mehr lesen, jüngere eine Nadel nicht mehr einfädeln.

*Nystagmus* ist oft bei Schwachsichtigen angeboren (zentrale oder Labyrinthstörung) oder später entstanden. Bisweilen ist er familiär, sodann bei Rachitis, Spasmus nutans, spastischen Cerebralleiden, Kleinhirntumoren, hereditärer Ataxie, bei amaurotischer Idiotie, Mongolismus, im 2. Stadium der epidemischen Encephalitis. *Spontannystagmus*, meist horizontal, stellt sich manchmal unmittelbar nach der Geburt bei Früh- und Neugeborenen ein als Folge eines Geburtstraumas. Verschwindet er nicht mit 2—3 Monaten, so ist Idiotie zu befürchten.

Die *Iris der jungen Säuglinge* ist meist graublau und wird mit der Zeit heller oder mehr blau, bei Einlagerung von Pigment braun. Bei ernährungsgestörten Säuglingen findet sich oft ein Umschlag der blauen Farbe in schmutziggraue.

*Blaue Skleren* sieht man bisweilen bei Normalen, auffallend stark als Begleitsymptom von Osteogenesis imperfecta und von Osteopsathyrosis (s. S. 34) und dann manchmal mit Schwerhörigkeit (Otosklerose) verbunden.

Umschriebene *Flecken, Geschwüre und Narben der Hornhaut* entstehen meist auf skrofulösem Boden, nach Phlyktänen und bei Herpes corneae, Lues.

Die diffuse *parenchymatöse Keratitis*, vor allem die doppelseitige, deutet auf Lues tarda. Sie ist oft schwer von tiefliegender Keratitis scrophulosa zu unterscheiden, wenn nur noch Maculae vorhanden sind. Die Cornea bei Lues besitzt häufig eine vertikalelliptische Form.

*Xerosis corneae* (*Keratomalacie*) kann sich in ganz schweren Fällen von Mehlnährschaden entwickeln (Mangel an Milchfett), auch bei sonstigem Fehlen von Vitamin A (*Dystrophia alipogenetica*). Sie beginnt im Alter von 2—5 Monaten mit trockenen Flecken auf der Conjunctiva, an der seitlichen Grenze der

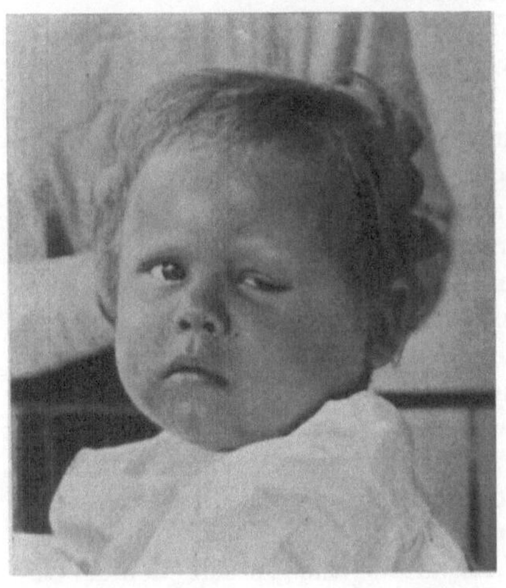

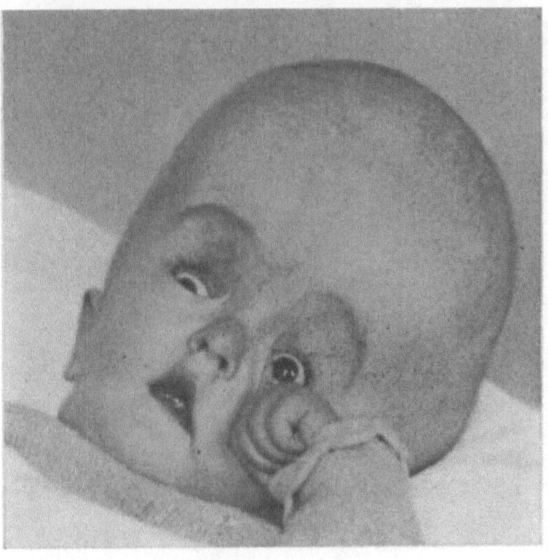

<table>
<tr><td>Abb. 166. Chlorom der linken Orbita, 2½ Jahre, 33% Hgl., 1,3 Mill. Rote, 10000 Weiße, 85% kleine, 5% große Lymphocyten. 9% Neutrophile, ½% Eosinophile, ¼% Myelocyten.</td><td>Abb. 167. Hydrocephalus chronicus. 1 Jahr alt. „Das Kind setzt die Brille auf.“ (Bezeichnung der Mutter.)</td></tr>
</table>

Cornea (*Xerophthalmie*,), breitet sich aus und bewirkt eine trübe Infiltration und eventuelle Zerstörung der ganzen Cornea ohne entzündliche Reaktion (s. S. 438). Entsteht zuweilen schon nach 4 Wochen milchfreier Nahrung.

**Pupillen.** *Physiologisches.* Zur Prüfung wirft man mit einem Kehlkopfreflektor oder mit einer elektrischen Taschenlampe Licht in das Auge. Die Reaktion auf Licht besteht sofort nach der Geburt, diejenige auf Akkommodation wird erst im 3. Monat deutlich. Die sensible Erweiterung fehlt in den ersten 4 Wochen. Die Lichtreaktion ist im Säuglingsalter noch schwach, ebenso ist die Erweiterung der Pupillen beim Erwachen im ganzen Säuglingsalter träge.

*Pupillendifferenz* findet sich häufig bei tuberkulöser und eitriger Meningitis neben Schielen, Nystagmus und Ptosis. Pupillendifferenz kann auch bei Spasmophilie auftreten, so daß bei gleichzeitigen Krämpfen und Strabismus ein meningitisartiges Bild entsteht, ferner bei Encephalitis epidemica, wo auch die Konvergenzreaktion leiden kann. Einseitige Erweiterung trifft man bei Erkrankung der Pleuraspitze, bei Bronchialdrüsenschwellung (Krampf des Dilatator pupillae).

Ganz ausnahmsweise ist im Pubertätsalter das ADIEsche Syndrom beobachtet. Die eine Pupille ist größer als die andere. Träge myotonische Reaktion. Nicht luetisch.

*Adrenalineinträufelung* (1:1000, 1—2 Tropfen) ergibt bei alimentärer Intoxikation nach 5—15 Minuten eine Erweiterung der Pupille (LÖWIsche Reaktion), ebenso bisweilen bei Diabetes und Basedow. (Sympathikusreizung).

*Erweiterung und träge Reaktion beider Pupillen:* oft bei allgemeiner Hirnlähmung.

Bei *Lähmung des Grenzstranges des Sympathicus* wird die betreffende Pupille und die Lidspalte eng, das Auge zurückstehend. Entsteht bei Kompression des 8. Cervical- und des 1. Dorsalnerven (so bei der KLUMPKEschen Lähmung, s. S. 397) und bei Krankheiten des hinteren Mediastinums und des seitlichen Halses.

*Reflektorische Pupillenstarre:* häufig bei Syphilis (angeboren oder erworben) und Paralyse, bei Tabes schon im Frühstadium. Bei einem 5jährigen Kinde mit Lungentuberkulose waren ungleiche und fast starre Pupillen das einzige klinische Symptom der Lues. Gelegentlich hat auch die epidemische Encephalitis zu reflektorischer Pupillenstarre geführt.

*Mydriasis*, stark und doppelseitig, ist gewöhnlich die Folge gesteigerten Hirndruckes. Mit reflektorischer Starre, doppelseitig, ist sie oft Folge peripherer Blindheit (Stauungspapille oder Nervenatrophie).

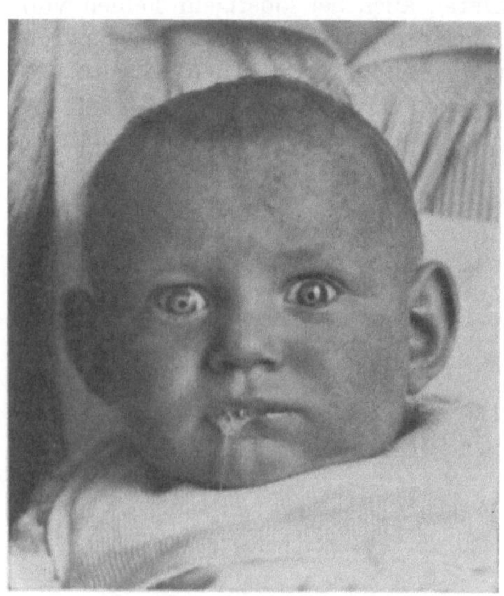

Abb. 168. Starrer Blick bei Blindheit. 9 Monate.

*Erblindung* aus verschiedenen Ursachen bei ungestörter Intelligenz und gutem Gehör verursacht oft einen sehr charakteristischen Blick (Abb. 168).

*Iridocyclitis* und *Panophthalmie:* bei Meningitis cerebrospinalis, Variola. Schon mehrmals sah ich Fälle von Panophthalmie, wo erst nachträglich eine cerebrospinale oder Influenzameningitis als Ursache hervortrat.

Eine *plastische Iritis* ist bei Lues congenita nicht häufig, aber typisch. Sie tritt um die Mitte des 1. Jahres auf, später Neuritis und Chorioretinitis (S. 416).

*Linsentrübung* sieht man bei Tetanie (Schichtstar).

Siehe auch Augen, Inneres, S. 415.

# Gehör und Ohr.

*Ohraffektionen*, vor allem Otitis media, spielen beim Kinde, insonderheit bei Infektionskrankheiten eine so wichtige Rolle, daß jeder Arzt etwas von *Otoskopie* verstehen und bei Krankenbesuchen den Ohrspiegel stets mitnehmen soll.

**Untersuchung.** Die Spiegelung geschieht bei kleinen Kindern am besten mit zylindrischem Trichter, wobei man Kopf und Hände durch die Pflegerin festhalten läßt. Ängstliche und schwerkranke Kinder läßt man dabei im Bett liegen. Das elektrische Otoskop bietet eine ausgezeichnete Erleichterung. Zur Reinigung tupft man den Gehörgang mit vaselingetränktem Tampon aus, eventuell nach Erweichung des Cerumens mit 5% Sodaglycerin und Ausspritzen nach einiger Zeit. Zur Schonung setzt man bei kleinen und unruhigen Kindern einen dünnen Gummidrain auf die Spritze. Nach dem Reinigen und beim Schreien ist das Trommelfell injiziert. Bei Säuglingen steht das Trommelfell mehr horizontal, im unteren Teil stark nach innen geneigt und ist darum schwer zu überblicken. Es wird nicht selten für den Gehörgang angesprochen. Man orientiert sich nach dem kurzen Fortsatz des Hammers. Es ist in den ersten Monaten ohne Reflex und nicht durchscheinend. Zum Geraderichten des Gehörganges zieht man die Ohrmuschel nach außen und hinten. Meist ist die Einführung des Ohrtrichters nötig zur Abdrängung des Tragus.

Die **Hörprüfung** setzt ungetrübtes Bewußtsein und ordentliche Merkfähigkeit voraus, sodann die Ausschaltung von Ablenkung bei kleinen Kindern, z. B. durch optische Reize. Ein Urteil kann darum oft erst nach mehrfacher Prüfung (mit Flüsterstimme) abgegeben werden. In den ersten Jahren muß man sich mit verschiedenen Reaktionen begnügen, die durch Geräusche, Sprechen, Pfeifen usw. ausgelöst werden, wobei aber starke Luftbewegungen (direktes Anpfeifen aus der Nähe) oder Erschütterungen des Bettes (z. B. durch Türschlagen) zu vermeiden sind. Auf starke Schalleindrücke fährt schon der Neugeborene am ersten Tage zusammen. Vom 3.—4. Monate an blickt der normale Säugling in der Richtung des Schalles oder reagiert sonst in nicht zu verkennender Weise. Hier muß man sich versichern, daß die Reaktion nicht auf optische Eindrücke erfolgt ist. Jenseits des Säuglingsalters kann man Kinder, die noch nicht sprechen, mit der Hand auf bekannte Gegenstände zeigen lassen, die der Sprechende nennt, ohne daß das Kind auf ihn sieht. Nützlich ist folgendes Vorgehen: Im ruhigen Zimmer steht der Arzt zu Füßen des im Bett liegenden Kindes, aber so, daß das Kind ihn nicht sieht. Seitlich hinter einem Schirm oder von der Bettwand verborgen sitzt die Person, welche die prüfenden Töne, Worte usw. spricht.

*Fremdkörper im Gehörgang,* die nicht ganz leicht faßbar sind, entfernt man durch Ausspritzen, eventuell durch den Spezialisten.

Die **Otitis media** ist in den ersten 2 Jahren ungemein häufig. 70% aller im 1. Jahre gestorbenen Kinder ergeben eine solche bei der Sektion als Nebenbefund. Dabei ist die Otitis gewöhnlich nur ein wenig hervortretendes Symptom (*Otitis concomitans*) und wird oft zu Unrecht für die Äußerungen der noch unklaren Grundkrankheit verantwortlich gemacht. Je jünger das Kind, um so eher findet sie sich neben Rhinitis, Respirationskrankheiten und Ernährungsstörungen aller Art (Ursache oder Folge ?), Angina, sodann bei Grippe, Masern, Scharlach, Diphtherie, Bronchitis, Adenoiden. Scharlach führt besonders häufig zu Perforation des Trommelfelles, zerstört manchmal die Gehörknöchelchen, bewirkt oft Mastoiditis, bisweilen Labyrinthitis und Taubheit.

*Tritt die Otitis media acuta selbständig* auf, so wird sie meist eitrig. Sie beginnt gewöhnlich 2—4 Tage nach einem respiratorischen Infekt. Macht anfänglich Fieber, Unruhe, häufiges Aufschreien und selbst stundenlanges Schreien, besonders in der Nacht, schmerzliches Gesicht und Erbrechen, Loslassen der Warze oder der Flasche, Rückwärtsschnellen des Körpers, Stirnrunzeln, Wischen und Kratzen über das Gesicht. Nicht selten täuscht steife Kopfhaltung, von Nackendrüsen aus, Meningitis vor. Warzenfortsatz druckempfindlich. Bei *allen unklaren Fieber- und Schmerzzuständen der Säuglinge muß man immer an eine Otitis denken.* Dabei verursacht Druck auf den Tragus oder Ziehen an der Ohrmuschel oft

Schmerz und verrät das kranke Organ. Die Ohrspiegelung zeigt ein gerötetes, vorgewölbtes Trommelfell, meist zuerst hinten oben, das vielleicht bald durchbricht. Bei der Influenzaotitis ist die begleitende Myringitis oft blutig-blasig. Manchmal weist aber erst der aus dem Ohr fließende Eiter auf die Ursache der unklaren Störung hin. Erfolgt auf Einträufeln von lauwarmer $H_2O_2$-Lösung reichliche Schaumbildung, so beweist dies Eiter im Gehörgang. Bevor der Eiter fließt, kommt oft verflüssigtes Cerumen (weißlich beim Säugling). Bei Scharlach entsteht eine klaffende Perforation im vorderen unteren Quadranten. Die *epitympanale Form* der Otitis media macht Rötung und Schwellung des Trommelfelles, im hinteren oberen randständigen Quadranten, wenig Gehörstörung, aber oft gefährliche Komplikationen (Beteiligung des Warzenfortsatzes und des Antrums). Günstiger ist die *zentrale oder pantympanale Otitis* wegen der besseren Abflußbedingungen. Ziemlich selten ist beim Kinde die Pneumococcus-mucosus-Otitis. Sie ist schleichend, aber bösartig, da sie nach langer Zeit noch zur Einschmelzung des Warzenfortsatzes führt. Bei Otitis media ist nicht selten die Fontanelle etwas gespannt, manchmal als Ausdruck einer serösen Meningitis. Schwere Otitis media verursacht bisweilen *septische Thrombophlebitis*, die zu Anschwellung der Orbitagegend führen kann. Bei jüngeren Säuglingen führt die Otitis oft foudroyant zu Meningitis, wobei Ohrenfluß fehlt und das Trommelfell (schwer zu beurteilen) normal erscheint. Die Neigung des Säuglings zu Meningitis ist begünstigt durch eine direkte Kommunikation zwischen Paukenschleimhaut und Hirnhaut. Die häufig primäre Ohrtuberkulose weist neben Ohrenfluß eine Drüse vor dem Tragus auf und oft Facialislähmung.

Bei *Otitis media und externa* entsteht oft Drüsenschwellung vor oder hinter dem Ohr, gleichzeitig eine Schwellung der Cervical- und tiefen Halsdrüsen (vom Rachen aus), dabei eine *reflektorische Nackenstarre*, die bisweilen *Meningitis* vortäuscht, wenn noch Fieber, Schreien und Unruhe bestehen. Bei neuropathischen Säuglingen fand ich einige Male vor dem Durchbruch des Trommelfells eine ausgebreitete Hyperästhesie des Körpers.

Bei *Miterkrankung des Antrums und des Warzenfortsatzes* kann sich der Gehörgang durch Senkung der hinteren oberen, knöchernen Wand verengern (der Warzenfortsatz fehlt noch beim Neugeborenen). Als *Komplikationen der Otitis media* sind zu erwähnen: 1. *Otitis interna* (Labyrinthitis) mit Übelkeit, Schwindel, Nystagmus; 2. *Meningitis*, zuerst umschrieben, ohne Bewußtseinstörung, mit Ausbleiben cerebraler Symptome, Kopfweh, leichte Nackenstarre, Druckempfindlichkeit des Cervicalplexus. *Druckpuls* (Vagusreizung) gibt Verdacht auf Meningitis, die durch die Lumbal- oder Cysternenpunktion gesichert wird (neutrophile Leukocyten). In diesem Stadium ist noch Heilung möglich durch Freilegung des Herdes; 3. *Sinusthrombose* (Sinus transversus und sigmoides), durch Schüttelfröste, hohe Fieberzacken oder dauerndes hohes Fieber gekennzeichnet; 4. vom Mittelohr oder von der Labyrintheiterung aus kann die Entzündung längs des Acusticus und durch die Aquädukte in die Schädelhöhle eindringen und zu *Pachymeningitis externa* und *extraduralem Absceß* führen, von hier oder vom Labyrinth aus *Leptomeningitis, Sinusphlebitis* oder *Hirnabsceß* (S. 413) verursachen. Bei jüngeren Kindern kommt es eher zu Meningitis als zu Absceß und Sinusphlebitis.

Die **Otitis externa** wird gewöhnlich schon mit bloßem Auge erkannt; sie begleitet häufig das Ekzem. Ältere Kinder zeigen Furunkel im Gehörgang.

Die **chronische, eitrige Otitis** bewirkt Foetor, ist beim Säugling ungemein häufig, besonders auch in Begleitung von Darmstörungen. Später wird sie durch Adenoide begünstigt. Häufig beruht sie auf primärer Tuberkulose beim Säugling (Granulationsbildung, periphere Facialisparese und Blutung) und macht hier frühzeitig Anschwellung der Drüsen auf dem Warzenfortsatz und vor dem Ohr.

Bei älteren Kindern führt die chronische Otitis media, insonderheit nach Scharlach und Masern, öfters zu **Cholesteatom**, das wegen seiner Gefährlichkeit nicht übersehen werden darf. Sind doch viele intrakranielle Komplikationen der Otitis (extraduraler Absceß, Sinusphlebitis, Meningitis) dadurch bedingt. Das Cholesteatom entwickelt sich am ehesten bei *randständiger epitympanaler* Trommelfellperforation. Sie beruht auf einer Epidermiseinwanderung in die eiternden Mittelräume. Der sehr fötide Eiter, der mit weißen Krümeln und Epithelfetzen durchsetzt ist, führt zur Diagnose. Besonders verdächtig ist es, wenn der fötide Geruch trotz mehrtägigem sorgfältigem Ausspritzen und Einblasen von Borsäure nicht verschwindet. Mikroskopisch findet man im Eiter Cholestearinkrystalle, mit dem Ohrtrichter an Stelle des zerstörten Trommelfells geschichtete Cholesteatomplatten.

*Nebenhöhlenerkrankungen, Sinusitis.* Die Nebenhöhlen beim Kleinkinde sind noch sehr klein. Zwar besteht beim Säugling schon die *Siebbeinhöhle*, später erweitert sich die Kieferhöhle und sodann die Stirnbeinhöhle. So erklärt es sich, daß von den Nebenhöhlen ausgehende Katarrhe und Entzündungen selten Bedeutung erlangen vor dem Schulalter. Eiterfüllung ergibt Schatten im Röntgenbilde. Oft erweckt Fieber und einseitige, eitrige Rhinitis Verdacht. Bei *Sinusitis des Siebbeines* entsteht *Ödem des Oberlides*, bei *Sinusitis* der *Kieferhöhle Ödem des Unterlides*, bei Entzündung der Stirnhöhle hartnäckige Druck- und Stirnschmerzen.

**Schwerhörigkeit** außer bei Otitis media ist meist die Folge von Tubenverschluß (Adenoide): Einziehung des Trommelfells. Behebung durch Luftdusche. Sodann bei Typhus, Ceruminalpfropf, Chloroleukämie (Wucherung).

*Rasch auftretende Schwerhörigkeit und* **Taubheit** *bei Kindern von 8—15 Jahren* ohne Otitis media ist überwiegend die Folge von *Spätlues*. Vertaubung ohne Eiterung kommt auch relativ oft vor bei cerebrospinaler Meningitis, selten bei Keuchhusten, wo sie wieder vorübergehen kann. Sehr selten bei Mumps infolge von Labyrintherkrankung. Hörstörungen können bei chronischer Leukämie (S. 328) eintreten, auch Sehstörungen (Tumordruck).

**Mastoiditis** als Folge der Otitis media ist im 1.—3. Jahre selten, okkult mit Fieber, später besonders nach Scharlach und Influenza zu finden. Kleine Hohlräume sind zwar schon mit 6 Monaten vorhanden. Sie macht Druckempfindlichkeit hinter dem Ohr, sodann Verstreichen der Ohrfalte oder Abstehen der Ohrmuschel (Abb. 169). Die hintere obere Gehörgangswand ist häufig ins Lumen vorgedrängt. Beim Säugling ist Anschwellung und Fluktuation über dem Warzenfortsatz häufiger durch periostalen Absceß bedingt als durch Mastoiditis, infolge Durchbruch durch eine Naht. Im Beginn

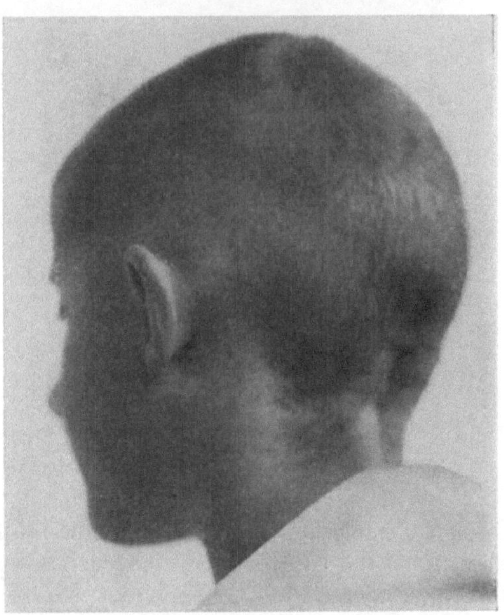

Abb. 169. Mastoiditis nach Scharlach. Subperiostaler Absceß. Ohr abstehend, Falte dahinter verstrichen.

der Otitis media zeigen die Kinder oft *„Mastoidismus"*, d. h. Druckempfindlichkeit und Meningismus, aber keine Senkung der Gehörgangswand. Operation überflüssig. Die Mastoiditis kann lange latent bleiben und nur Fieber und Allgemeinerscheinungen auslösen. Punktion ergibt dabei oft die Diagnose.

*Ohrenschmerzen (Trigeminusreizung) älterer Kinder* bei normalem Trommelfell sind oft durch cariöse untere Backenzähne bedingt.

*Hyperakusis* ist ein Begleitsymptom allgemeiner Hyperaesthesie im Beginn der tuberkulösen Meningitis, bei spastischer Diplegie, Tay-Sachs u. a.

# Nase.

**Zur Untersuchung** drückt man die Nasenspitze nach oben und kann zum Abziehen der Nasenflügel eine gebogene Haarnadel verwenden. Man reinigt den Naseneingang mit einer mit Vaselin beschmierten Wattewicke. Wenn nötig, bringt man die Schleimhaut durch Bepinseln mit 5—10% Cocainlösung zum Abschwellen, der man einige Tropfen Adrenalin 1:1000 zusetzen kann (10 Tropfen auf 3 ccm).

Bei Neugeborenen und jüngeren Säuglingen, am ehesten bei Frühgeborenen, finden sich oft zahlreiche dichtgedrängte, prominente gelbe Punkte auf der Haut der Nase und der Wangen. Diese *Milien* sind als physiologisch anzusehen (Talgretention) und können sich durch Infektion zu Acnepusteln umwandeln. Bei älteren Kindern, die viel schwitzen, ist bisweilen die cyanotische Nase von dichtgedrängten spitzen, roten Knötchen besetzt, die sich um die Öffnung der Schweißdrüsen erheben (*Granulosis rubra nasi*), so auch bei Akrodynie.

Von *auffälligen Deformitäten* der Nase trifft man **die luetische Sattelnase** (Abb. 171) in verschiedenen Variationen (Bocknase usw.), viel häufiger bei Spätlues als im Säuglingsalter. In einem Falle sah ich bald nach der Geburt

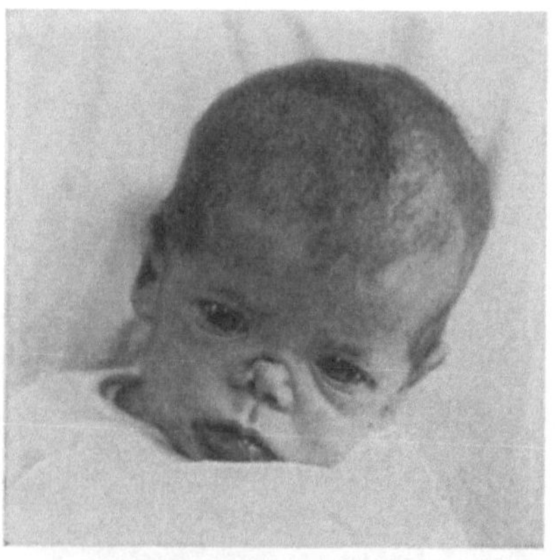

Abb. 170. Eingesunkenes äußeres Nasengerüst. 6 Monate alt. Seit etwa 5 Monaten allmählich entstanden nach Perforation des Septums. *Nicht* syphilitisch.

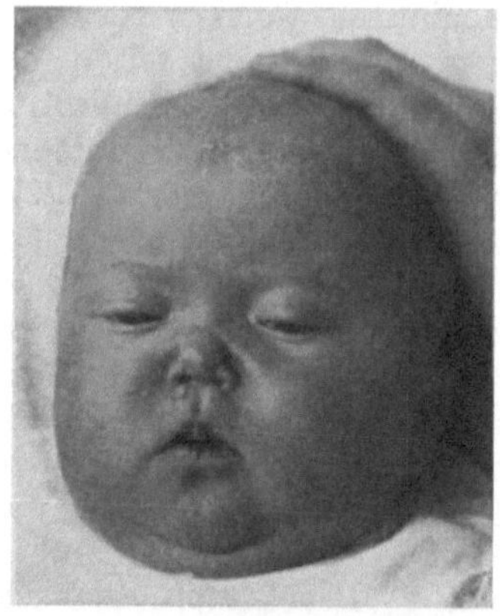

Abb. 171. Luetische Sattelnase. 6 Monate alt.

infolge Perforation des Septums die äußere Nase total einsinken, wo Lues, ebenso bei der Mutter mit Sicherheit ausgeschlossen wurde (s. Abb. 170). Eine tief eingezogene Nasenwurzel findet sich bei der Chondrodystrophie, bei Athyreosis und bei Kretinismus.

Inspiratorische oder präinspiratorische Erweiterung der Nasenöffnungen **(Nasenflügelatmen)** ist ein Zeichen von Lufthunger und tritt darum bei allen Respirationskrankheiten stärkeren Grades ein: Bronchitis, Pneumonie, auch bei Stenose der großen Luftwege, bei Zwerchfellähmung, bei Herzkrankheiten, sodann bei schweren Anämien und im Coma diabeticum. Ich habe das Nasenflügelatmen nicht selten auch bei der vertieften Atmung der alimentären Intoxikation gesehen, wo die Sektion freie Respirationsorgane ergab. Weiche Nasenflügel werden oft aspiriert.

Die *Ausatmungsluft* riecht charakteristisch bei Acetonämie, in gleicher Art bei Coma diabeticum, ebenso, aber schwächer, bei Fieber und Kohlehydratkarenz. Schwere Diphtherie und Lungengangrän, auch die Ozaena können oft schon aus dem spezifischen Geruch der Ausatmungsluft erkannt werden.

## Schnupfen. Coryza. Rhinopharyngitis.

Die **Coryza simplex** ist bei Erkältungskatarrhen (Infektionskatarrhen) ungemein häufig. Ursächlich sind Grippeerreger, Pneumo-Streptokokken u. a. Prodromal erscheint sie bei Masern, ist sehr häufig bei Grippe und Influenza, fehlt gewöhnlich bei Typhus. Die meisten Säuglinge können nur ganz kurze Zeit durch den Mund allein atmen, so daß solche in den ersten Monaten schon bei einfachem Schnupfen in Erstickungsgefahr kommen können. Der Kopf ist in den Nacken gezogen. Krämpfe dabei sind nicht ungewöhnlich, auch Meningismus. Beim Säugling besteht meist eine *Rhinopharyngitis* (*Angina retronasalis*), oft mit wenig Beteiligung der Nase (Ausfluß fehlend), aber Behinderung der Atmung und des Trinkens. Dabei Erbrechen, hartnäckiges unklares Fieber, Ohrenweh, beim älteren Kinde Foetor ex ore, Reizhusten, Schnarchen, klosige Sprache (s. auch S. 191f.). Die Rötung der hinteren Rachenwand deutet auf den Ort der Erkrankung. Die dabei bestehende *Rhinitis posterior* behindert auf Monate die Nasenatmung, ähnlich wie die vergrößerten Adenoiden bei älteren Kindern, die beim Säugling selten sind. Im ersten Jahr sind die Nasengänge, besonders der Nasenrachenraum, auch relativ enger als später, so daß schon geringe Schwellungen der Schleimhaut die Atmung stark hemmen. Die Nasenlöcher stehen weit offen. Die *chronische Nasopharyngitis* ist von Zungenbelag und Anorexie begleitet und führt zu Unterernährung (s. auch S. 191).

Einen rezidivierenden Katarrh, sehr häufig bei Heuschnupfen, begegnet man mit hartnäckiger wäßriger schleimiger Nasensekretion als allergische Erscheinung (*Rhinitis vasomotorica, allergica*).

Die **Coryza syphilitica** kündigt sich schon in den ersten Lebenswochen an durch schniefende Atmung, mit erschwertem Saugen, sodann durch trockene Schwellung der Schleimhaut, später mit spärlichem blutig-serösem Sekret. Chronischer Verlauf. Oft Rhagadenbildung und Geschwüre der Naseneingänge. Der Kopf ist häufig in den Nacken gedreht. Ohne Behandlung kann Ulceration des Septums und Periostitis der Nasenwurzel entstehen. Nicht zu verwechseln mit der harmlosen schniefenden Atmung bei gesunden Neugeborenen oder Frühgeborenen, die durch die physiologische Schwellung oder leichten Katarrh der engen Luftwege entsteht.

Ungemein oft *beginnen die verschiedensten Infektionskrankheiten mit Rhinopharyngitis*, so die epidemische Meningitis, Masern, Poliomyelitis, Pyelitis, Otitis u. a. Nackensteifigkeit dabei erweckt leicht den *Verdacht auf Meningitis*. Beim Säugling treten besonders die Allgemeinerscheinungen (Fieber, Krämpfe, gespannte Fontanelle) gegenüber den lokalen in den Vordergrund. Es kann aber auch eine seröse Meningitis sich entwickeln.

Die **Rhinitis diphtherica** macht serös-blutigen eitrigen Ausfluß mit Erosion der Nasenöffnungen. Sie beginnt oft einseitig. *Bei Säuglingen erscheint sie meist primär und oft als einziger Ausdruck der Diphtherie* und wird darum leicht verkannt. Sie befällt gerne luetische Säuglinge. Häufig Vergrößerung der Submaxillardrüsen. Die Membranbildung betrifft meist den Vomer und die mittleren Muscheln. Sie ist schon mit bloßem Auge am Septum zu erkennen, manchmal aber erst bei der Untersuchung mit dem Spiegel. Im Nasensekret jüngerer Kinder finden sich oft avirulente und atypische Formen von Diphtheriebacillen, die große Schwierigkeit der Diagnose ergeben können, so daß die Entscheidung das Tierexperiment erforderlich macht. (Über die bakteriologische Diagnose s. S. 169.) Die Rhinitis bei *Scharlach* macht eitrigen Ausfluß, auch Membranbildung in der Tiefe.

Ähnlich der Rhinitis diphtherica ist oft **die Rhinitis bei Skrofulose:** blutig eitriger Ausfluß mit Infiltration und Erosion der Nasenausgänge, aber ohne Membranbildung und ohne Diphtheriebacillen.

Selten entwickelt sich im Schulalter die echte **Ozaena.**

*Blutig-eitriger Ausfluß* begleitet gerne die **Sepsis,** die bei jüngeren Säuglingen diphtheroide Beläge machen kann. Bei *Fremdkörpern* in der Nase entsteht ein einseitiger und fötider Ausfluß, blutig oder blutig-eitrig (sorgfältige Sondenuntersuchung!). Blutiger Schnupfen kann auch ein Zeichen von Barlow sein.

Über Undurchgängigkeit und chronische Verstopfung der Nase s. S. 191.

## Nasenblutungen (Epistaxis).

Bei **Infektionskrankheiten:** Lues, Sepsis, Diphtherie, Grippe, Leukämie usw. stellen sie sich häufig ein. Sodann als Folge von *Stauung* bei Keuchhusten, Herzleiden, Nephritis, Thrombose des Sinus longitudinalis. Habituell stellen sie sich im Schulalter ein, oft kongestiv, bei Würmern, bei anämischen Mädchen zur Zeit der Perioden. Hartnäckiges Nasenbluten zeigt sich im Beginn der familiären Teleangiektasie (s. S. 110).

Die **Rhinitis anterior sicca** ist sehr verbreitet im Schulalter. Am vorderen direkt sichtbaren Teil des Septums (Locus Kiesselbachii) ist das Zylinderepithel in Plattenepithel umgewandelt, es finden sich Gefäßerweiterungen und Erosionen, die zu Kitzel und Nasenbohren veranlassen und die hier leichtstillbare Blutungen hervorrufen. Der Knochen ist nie beteiligt im Gegensatz zu Lues.

Als Zeichen von **Anämie** und von **hämorrhagischer Diathese** treten sie stark und schwer stillbar auf, so bei Hämophilie, Morbus Werlhof, bei Leukämie, Barlow. Gelegentlich erscheinen sie als Frühsymptom bei Hirntumoren.

Einseitig mit übelriechendem Eiter sind die Blutungen oft Folge von **Fremdkörpern** in der Nase.

*Bei Säuglingen* ist Blutausfluß oder blutiges Sekret der Nase immer ernsthaft zu nehmen und deutet in den ersten Monaten gewöhnlich auf Lues, Diphtherie oder Sepsis, später etwa auf Barlow.

## Mund und Lippen. Äußeres.

*Auffallend großer und plumper Mund* mit groben Lippen findet sich bei Athyreosis (Abb. 172), weniger ausgesprochen bei mongoloider Idiotie.

*Ein offen gehaltener Mund* bei älteren Kindern ist häufig die Folge von Adenoiden und andersartiger Nasenrachenstenose, von Deformitäten des Oberkiefers und schlechter Zahnstellung, bei jüngeren Kindern in Begleitung von Idiotie. Offener Mund mit starkem Speichelfluß ist auch eine Folge von Encephalitis epidemica, Bulbärparalyse, so bei Poliomyelitis.

*Bei Neugeborenen* sieht man manchmal die ganze Länge der Lippen von kleinen, durch Furchen unterbrochenen, viereckigen, polsterartigen Feldern bedeckt, besonders nach dem Trinken deutlich. Die Epidermis hier ist grau und trübe. Es handelt sich um eine physiologische Erscheinung.

*Eine verdickte Oberlippe* findet man nach ätzenden Rhinitiden, vorab bei Skrofulose, hier oft mit Rhagaden und skrofulösem Ekzem (Abb. 173).

*Rhagaden der Lippen* sind in den ersten Lebensmonaten ein häufiges Zeichen der Lues congenita, als Folge der diffusen Dermatitis (Abb. 174). Später sind sie bisweilen noch als feine radiäre Narben sichtbar.

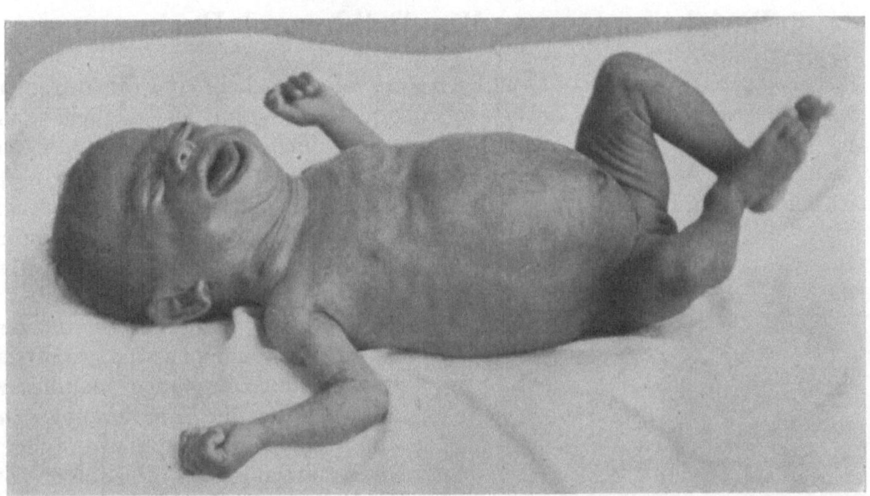

Abb. 172. Myxidiotie. 12 Monate. Großer Mund und Zunge.

Trockene, blutige, rissige, *mit Borken belegte Lippen* begleiten fieberhafte Infektionen der verschiedensten Art und finden sich besonders bei Ileotyphus. *Geschwüre der Lippen* bilden sich bei Stomatitis im Gefolge vieler Infektionskrankheiten (Typhus, Masern, Diphtherie, Influenza usw.).

*Auffallend rote Lippen* bei Säuglingen sind manchmal ein Ausdruck der Dekomposition.

*Mundwinkelgeschwüre*, die strahlig von den Ecken der Mundspalte ausgehen und mit Krusten bedeckt sind, werden durch Kratzen, Salivation verursacht. Auch Begleiterscheinung von Infektionskrankheiten (Masern, Scharlach u. a.). Diese *Faulecken* (Perlèches) treten oft mehr selbständig auf.

Weißlicher *membranöser Belag der Lippen* kann eine seltenere Lokalisation der Diphtherie darstellen oder Folge von Trauma

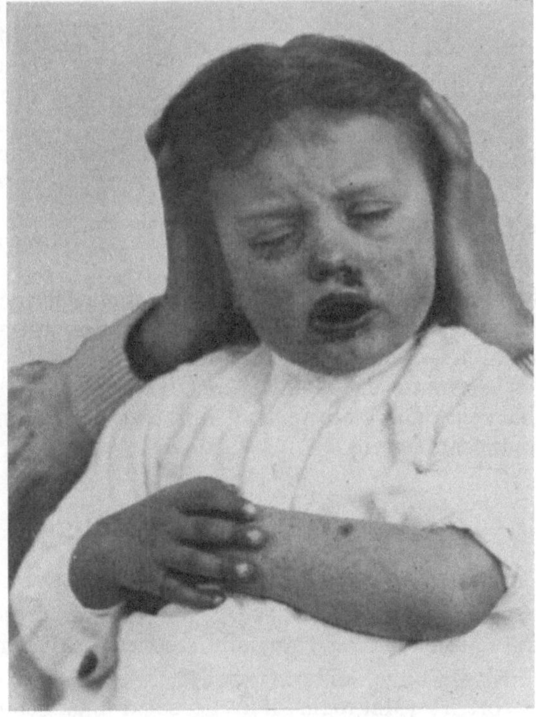

Abb. 173. Skrofulose. 3 ¼ Jahre. Verdickte Oberlippe. Blepharospasmus.

sein. Mehr speckig geschwürig erscheinen hier die *Plaques muqueuses* bei den Rezidiven der Lues, vorwiegend im 2.—4. Jahr.

Beim Unglück in Lübeck 1930 war der Mund häufig der Ort der Primärinfektion der Neugeborenen durch die oral verabreichten Tuberkelbazillen.

# Besichtigung von Mundhöhle und Rachen.

*Technisches.* Diese Untersuchung ist sehr unbeliebt und oft aufregend. *Sie wird darum stets auf den Schluß verschoben.* Man nimmt sie möglichst ohne Zwang vor (nicht Nase zuklemmen), durch freundliches Zureden (z. B. „Zeige mir deine Zähne, damit ich sehe, ob du Schokolade essen kannst" usw.). Mund und Zähne sind dann meist ohne Spatel zu besichtigen, für die Tonsillen braucht es beim jüngeren Kinde fast immer das Niederdrücken der Zunge. Ängstliche Kinder öffnen den Mund am besten, wenn man den Spatel weggelegt hat, Widerspenstige, wenn man droht, „die große Zange" nehmen zu müssen. Bei der Anstrengung, den Mund zu öffnen, spreizen jüngere Kinder unwillkürlich die Finger. Zur Festhaltung des Kopfes ist es manchmal nützlich, mit der Hand, welche nicht den Spatel führt, den Nacken zu umfassen. Bei älteren Kindern sieht man beim Herausstrecken der Zunge (Mund weit öffnen!) und beim Intonieren von „ä" (nicht a) meist Tonsillen und Rachen genügend. Einen Überblick über die Nischen hinter den Mandeln gewinnt man erst im Augenblicke des Würgens, eventuell ausgelöst durch Berühren der hinteren Rachenwand mit dem

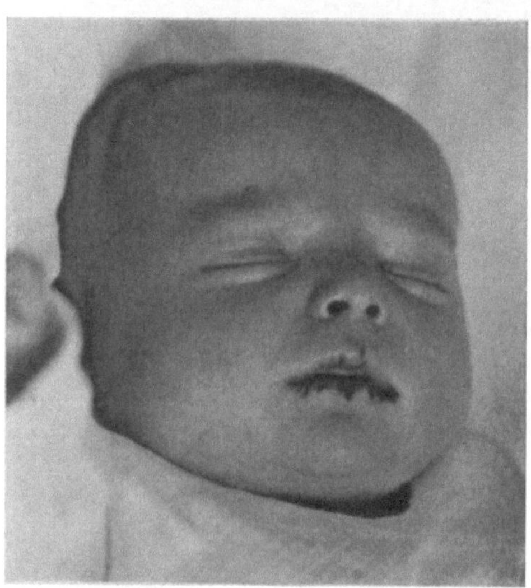
Abb. 174. Rhagaden der Lippen bei Lues congenita. 12 Wochen alt.

Spatel. Selten ist die *Uvula* so ungewöhnlich lang, daß sie im Liegen zu Husten reizt. Das Kind muß zur Inspektion immer gegen eine helle Lichtquelle gehalten werden, wie z. B. auf Abb. 175. Schwierigkeiten für Eingriffe beseitigt die WITHEADsche Mundsperre, die sich selbst hält. Sie darf jedoch bei Retropharyngealabscessen nicht benutzt werden (ich sah dabei gefährliche Erstickungsanfälle auftreten).

# Zunge.

Physiologischerweise sind Zunge und Mund beim jüngeren Säugling ziemlich trocken, in den ersten Tagen gewöhnlich gerötet. Die Zunge des Säuglings ist sehr muskelstark und nur mit breitem, kräftigem Spatel nach unten zu drücken.

Eine Zunge, die ungewöhnlich groß, unbewegt ist und aus dem Munde hervortritt **(Makroglossie)**, die sogar das Schlucken hindern kann, sieht man am häufigsten bei Myxidiotie (Abb. 172). Eine weniger große Zunge, aber mehr spitz und lang, dabei oft bewegt und durch Furchen und Risse ausgezeichnet, sieht man bei der mongoloiden Idiotie (Abb. 24). Verhältnismäßig groß ist die Zunge bei Frühgeborenen.

*Eine stark belegte Zunge* spricht im Zweifelsfalle zugunsten einer Ernährungsstörung und gegen tuberkulöse Meningitis. Beim Säugling führt die Rhino-

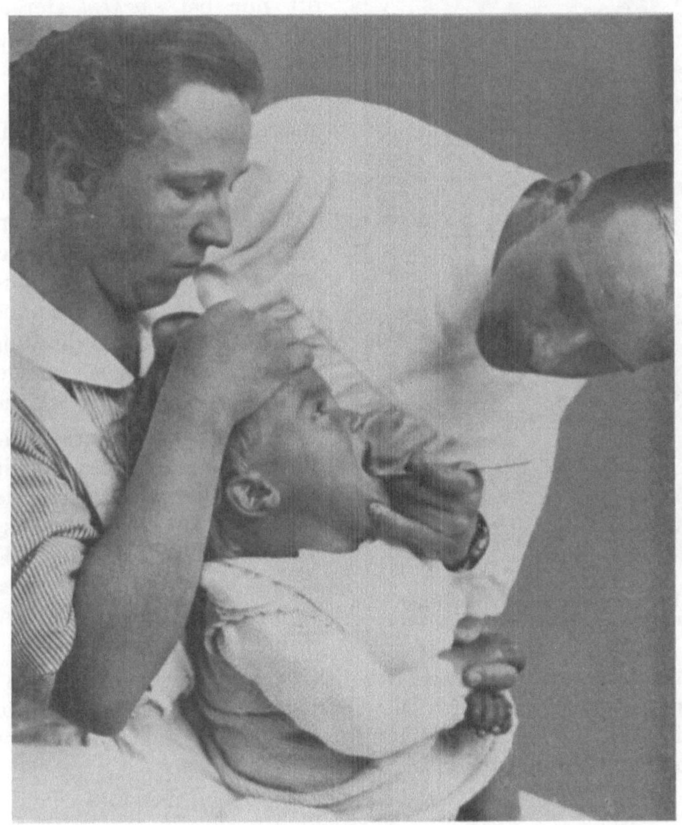

Abb. 175. Racheninspektion.

pharyngitis eher zu einer belegten Zunge als eine Magenstörung. Die Zungen-spitze ist bei Nasopharyngitis stark belegt. Bei Diabetes mellitus ist die Zunge trocken, belegt, so auch im Praecoma. Neigung zu Soor.

*Eine sehr trockene Zunge* deutet auf Wasserverarmung des Organismus, wenn diese Austrocknung bei geschlossenem Munde entstanden ist und zeigt das Bedürfnis vermehrter Wasserzufuhr an (schwerer Durchfall, alimentäre Intoxikation). Die Trockenheit der Zunge bei freier Nasenatmung, bzw. der Grad derselben, ist einer der besten Indikatoren der Größe des Wassergehaltes des Organismus. Bei der Coeliakie ist sie glatt und rot, auch atrophisch.

Die **Erdbeer- oder Himbeerzunge** ist gekennzeichnet durch eine hochrote Oberfläche und starke Schwellung der Papillen. Sie ist am häufigsten bei Scharlach (*Scharlachzunge*), *von der Mitte der ersten Woche an,* nachdem sich der anfänglich dicke weiße Belag vom Rande her entfernt hat. Sie wird dann hellrot glänzend, wie reingescheuert. Gelegentlich findet sich diese Zunge auch bei

anderen Krankheiten, so bisweilen schon im Beginne der Masern. Bei Scharlach
ist die Zunge oft nur intensiv rot und glatt, ohne hervortretende Papillen.

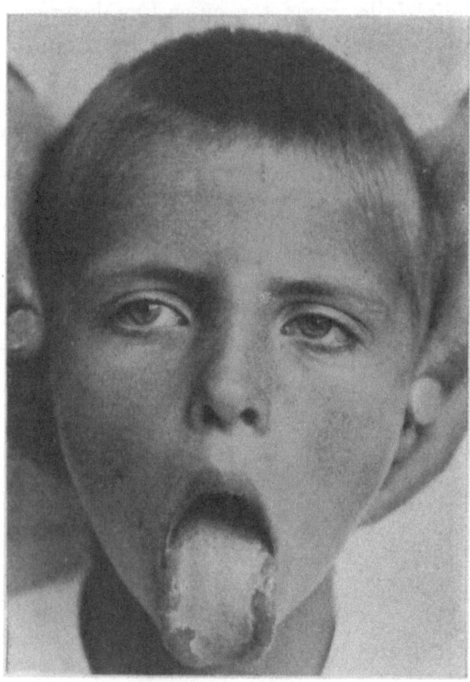
Abb. 176. Landkartenzunge. (Nach Milchgenuß sehr
ausgesprochen.)   6 Jahre alter Knabe.

*Eine Vergrößerung der breiten Papillen am Zungengrunde* (Papillae circumvallatae) ist ein Symptom der exsudativen Diathese. Man sieht sie oft nur bei *starkem* Herausstrecken der Zunge (ohne Intonation!), viel besser mit dem Spiegel.

Die **Landkartenzunge (Lingua geographica)** ist ebenfalls ein Zeichen der exsudativen Diathese (s. Abb. 176). Bei älteren Kindern zeigt die Zunge daneben oft noch die Veränderung der *Lingua scrotalis* (Furchen und Risse); Beginn meist hinten. Sie kommt auch sonst vor und scheint keine besondere Bedeutung zu besitzen. Man sieht sie fast regelmäßig bei der mongoloiden Idiotie.

Das **Zungenbandgeschwür** entsteht als ein quergelagertes, oft diphtheroid belegtes Geschwür durch das Scheuern des Zungenbändchens an den unteren Schneidezähnen. Es ist die Folge von heftigem Husten und kommt darum überwiegend beim Keuchhusten vor.

Die **Ranula** (langsam wachsende Retentionscyste einer sublingualen Speicheldrüse) kommt ab und zu vor. Die fluktuierende Anschwellung drängt die Zunge einseitig in die Höhe und läßt die helle Flüssigkeit durchschimmern.
Über sonstige Veränderungen s. S. 158—165.

## Mund, Inneres.

**Foetor ex ore.** Er ist unbedeutend bei Stomatitis catarrhalis, habitueller Mundatmung, gewöhnlich auch bei Angina und Aphthen, stark bei Stomatitis ulcerosa, PLAUT-VINCENTscher Angina, bei Diphtherie (süßlich) und Scharlach, heftig, aashaft und auf Distanz wahrnehmbar bei schwerer Diphtherie, Lungengangraen. Die Bronchiektasien verursachen einen fötiden Geruch, die echte Urämie einen urinösen. Sehr oft besteht ein obstartiger (acetonartiger) Atemgeruch bei fieberhaften Krankheiten, hier besonders bei Kohlehydratabstinenz. Ausnehmend stark ist der acetonartige Mundgeruch bei periodischem Erbrechen und bei Diabetes. Ältere überfütterte Kinder haben auch in gesunden Tagen einen starken Mundgeruch, der bei knapper Ernährung verschwindet, häufig mit Hypertrophie der Mandeln und Adenoiden zusammenhängt.

Eine **vermehrte Speichelabsonderung** ist physiologisch bei älteren Säuglingen. Sie begleitet auch die Stomatitis jeder Art, besonders die aphthöse und ulceröse, dann die Mundverätzung, den Retropharyngealabsceß und die Oesophagusstriktur. Vorgetäuscht wird vermehrte Speichelabsonderung durch ungenügenden

Mundverschluß, so bei Idiotie, Makroglossie, Schlucklähmung (Bulbärparalyse, Poliomyelitis), Encephalitis epidemica. Eine merkliche Speichelabsonderung zeigt sich normaliter erst im 2. Trimenon.

# Zähne.

Der *physiologische Durchbruch* beginnt im 6.—8. Monat mit den mittleren unteren Schneidezähnen. Nach 2—3 Monaten folgen die 4 oberen Schneidezähne. Mit 12 Monaten sind alle 8 Schneidezähne vorhanden. In der ersten Hälfte des 2. Jahres folgen die ersten Prämolaren. In der 2. Hälfte die Eckzähne, in der Mitte des 3. Jahres die 2. Prämolaren. Damit ist das Milchgebiß vollendet. Ein vorzeitiger Durchbruch ist nicht allzu selten, so besonders der unteren mittleren Schneidezähne. Dabei sind bisweilen die Wurzeln verkümmert. Phlegmonöse *Zahnfleischentzündungen* sind bei jüngeren Säuglingen nicht ganz selten; sie können bei tiefer Lage zu Kieferentzündung führen.

Die zweite Dentition beginnt im 6.—7. Jahr mit dem Erscheinen der vordersten bleibenden Molaren (3. Backzähne). Dann fallen die Milchzähne ungefähr in der Reihenfolge ihres Erscheinens aus und werden durch die Dauerzähne ersetzt. Mit 11—13 Jahren erscheinen die neuen Eckzähne und die zweiten Molaren, die „Weisheitszähne" vom 16. bis zum 40. Jahre. Die *Verkalkung der Kronen* beginnt bei der ersten Dentition schon 5—6 Monate vor der Geburt. Bei der zweiten Dentition beginnt sie bei der Geburt (erste Molare), im Alter von 3—5 Monaten (Schneide- und Eckzähne), von $1\frac{1}{2}$—$2\frac{1}{2}$ Jahren (Praemolare), im 8.—10. Jahr (Weisheitszähne).

Vorzeitige oder verspätete Zahnung ist oft Folge einer familiären Eigenart.

Die **Dentitio difficilis,** die **beschwerliche Zahnung,** *besteht nicht zu Recht.* Das Hervortreten der Zähne, die sogenannte Zahnarbeit, macht höchstens etwas vermehrten Speichelfluß und gelegentlich Hyperämie über einem vorbrechenden Zahne. Das Zahnfleisch ist beim Durchbrechen, insbesondere über den Backenzähnen mitunter verdickt und gerötet, selbst cyanotisch. Dies am ausgesprochensten bei bestehender Stomatitis catarrhalis, ohne daß das Allgemeinbefinden beeinträchtigt ist. Ausnahmsweise mag sich vor dem Durchbruch Unruhe und leichte Empfindlichkeit am Zahnfleisch einstellen.

Die beschwerliche Zahnung erhält sich nur darum in ihrer Popularität, *weil sie ein Beruhigungsmittel für die Mütter ist und ein beliebter Deckmantel für unsere ärztliche Unwissenheit und Bequemlichkeit.* Wenn jeder Zahn zum Durchbruch etwa 10 Tage braucht, so beansprucht das Durchbrechen der 20 Milchzähne etwa 200 Tage. In Wirklichkeit vergehen vom Zeitpunkt, wo man den Durchbruch eines Zahnes als bevorstehend ansieht, oft 3—4 Wochen, bis er erscheint. In der Zeit von $\frac{1}{2}$—$2\frac{1}{2}$ Jahren (700 Tage) fallen also ohne jeden ursächlichen Zusammenhang schon mindestens zwei Siebentel sämtlicher Krankheiten, die sich einstellen, in den Zeitpunkt eines Zahndurchbruches. Seitdem ich Arzt bin, achte ich mit Sorgfalt auf den Durchbruch der Zähne und habe weder bei meinen eigenen Kindern, noch bei Tausenden von Patienten in der Praxis und im Krankenhaus je eine deutliche Störung gesehen, die ich mit Sicherheit auf die Zahnung hätte beziehen können.

*Verspätete Zahnung* um mehrere Monate findet sich außerordentlich häufig auch bei sonst normalen Verhältnissen, wo z. B. das freie Gehen schon mit 12 Monaten erlernt ist, doch bleibt die Zahl der Zähne nie lange ungerade. Meist sind Schuld der Verspätung *Rachitis,* schwere Ernährungsstörungen, auch Athyreosis, Kretinismus und mongoloide Idiotie. Zu Unrecht ist bei den Studierenden eine Altersbestimmung nach der Anzahl der Zähne beliebt. Letztere erlaubt aber höchstens das Minimalalter zu vermuten, da verfrühte Zahnung selten, verspätete aber ungemein häufig ist. Ein Kind mit

8 Zähnen wird demnach im allgemeinen mindestens 1 Jahr alt sein, kann aber schon 2—3 Jahre zählen.

**Fehlerhafte Stellung.** Bei *Rachitis* stehen oft die unteren Schneidezähne in einer geraden Linie, von den oberen Schneidezähnen wegen seitlicher Zu-

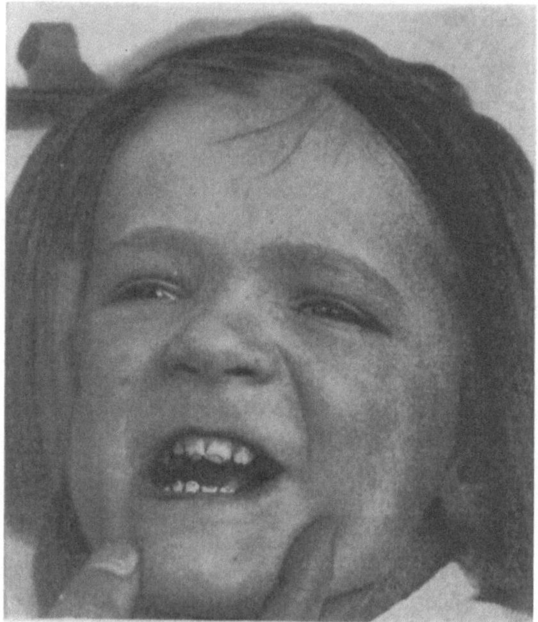

Abb. 177. Vorstadium der HUTCHINSONschen Zähne. Luetisches Mädchen. 9 Jahre alt.

sammendrängung des Oberkiefers nach vorn im Bogen überragt. Durch Zug der Masseteren sind häufig die Kronen der unteren Backenzähne nach innen gedreht. Bei *Adenoiden* und bei habitueller Mundatmung findet man vielfach den Oberkiefer schmal, die oberen Schneidezähne schräg nach vorn gerichtet und die unteren überragend.

**Deformitäten.** Abnorm kleine Zähne sind öfters die Folge von Rachitis, auch von Lues, wobei einige Schneidezähne dauernd fehlen können.

Bei einem 3½ jährigen Kind fand ich als einziges klinisches Zeichen von Lues Mikrodontie der unteren Schneide- und Eckzähne.

Fehlerhaft geformte Zähne sind für *Lues tarda* charak-

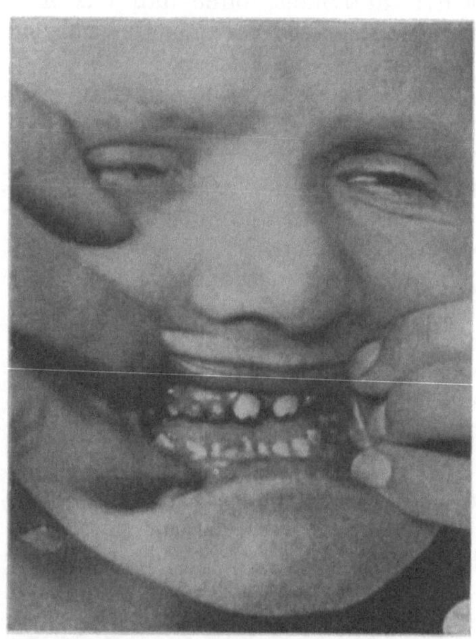

Abb. 178. HUTCHINSONsche Zähne. 12 Jahre alt.

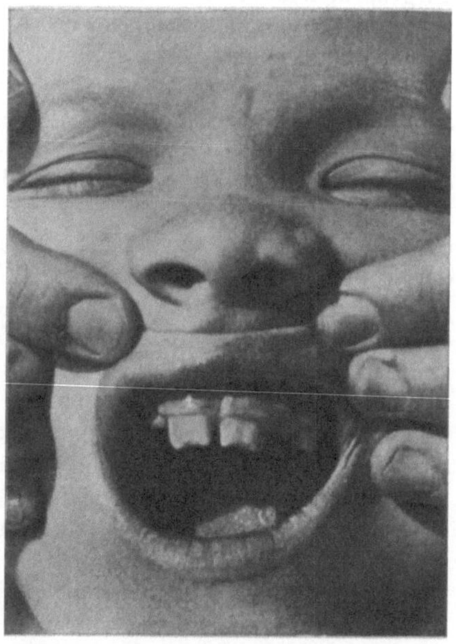

Abb. 179. Halbmondförmige Erosionen der mittleren oberen Schneidezähne. 10 Jahre alt. *Nicht* syphilitisch.

teristisch. Man bezeichnet hier als HUTCHINSONsche Zähne die mittleren oberen Incisivi des bleibenden Gebisses, wenn sie halbmondförmige Erosionen an der Schneidefläche tragen. Diese Zähne sind gegen die Schneide dabei merklich verschmälert (Schraubenzieher- oder Tonnenform, Abb. 177, 178). Sie sind *fast* absolut pathognomonisch für Spätlues, sollen aber auch bei ganz früh erworbener Lues vorkommen. Ausnahmsweise zeigen bei Lues tarda die unteren mittleren Schneidezähne ähnliche Veränderungen. In der Mitte der Schneidefläche sieht man bisweilen eine aufsteigende Incisur. Ausnahmsweise kann schwere Rachitis ähnliche Zähne machen. Halbmondförmige Erosionen der Schneide dieser Zähne *ohne* Verschmälerung kommen auch ohne Lues vor (s. Abb. 179). Bei Lues findet man sodann oft eine Atrophie und ein Abbröckeln der Krone der vier ersten bleibenden Molarzähne, wodurch schließlich das Dentin derselben wie eine Zementplatte bloßliegt. Die Kaufläche wird zuerst verkleinert, zernagt (Schmelzhypoplasie), später abgeschliffen und in der Mitte cariös. Noch andere Deformitäten kommen bei Spätlues vor: kleine Zähne, Gewürznelkenform, tiefe horizontale Erosionen usw.

**Caries der Milchzähne,** oft schon kurz nach dem Durchbruch, ist meist Folge von chronischen Ernährungsstörungen (fehlerhafte, mineralarme Kost), · besonders aber von *Rachitis* und Spasmophilie, die auch Schmelzdefekte am Halse (Abb. 180), *zirkuläre Halscaries* und streifenförmige Defekte der Schneidezähne

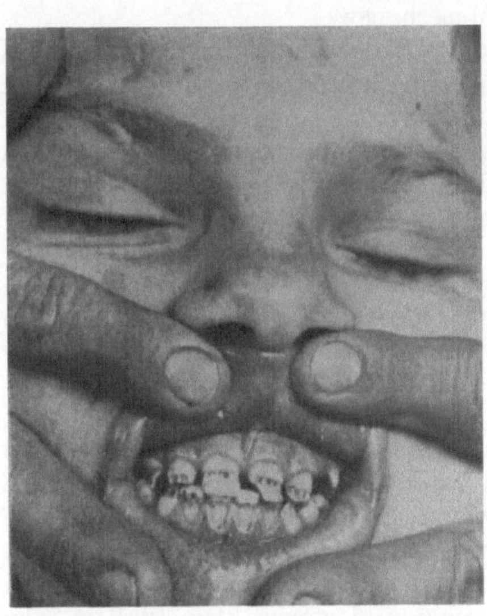

Abb. 180. Rachitische Schmelzdefekte.
12 Jahre alt.

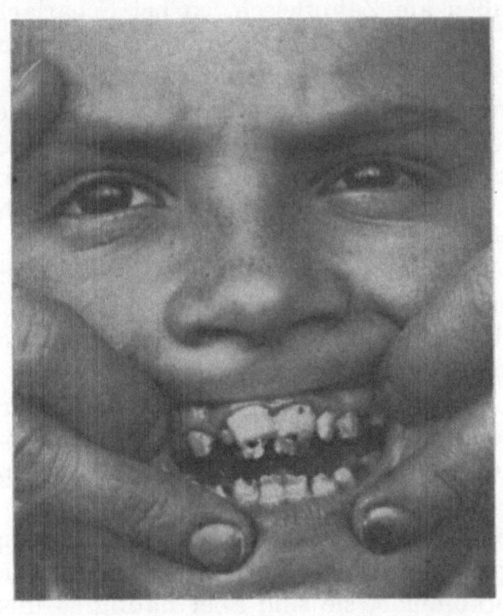

Abb. 181. Zahnerosionen nach abgeheilter
Coeliakie. 13 Jahre alt. Vordere Polarkatarakt!

bei älteren Kindern verschuldet; diese sind oft angekündigt durch grünlichschwarze Verfärbung des Schmelzes. Schmelzdefekte des 2. Gebisses werden auch der Spasmophilie zugeschrieben. Neben Rachitis kommen dabei beim Milchgebiß, vorab die exsudative Diathese, auch schwere Infektionen der ersten Jahre in Betracht (Pneumonien, Keuchhusten). Senkrecht gestreifte und an der Schneide gezackte Schneidezähne sind meist Folge der Rachitis. Physiologisch ist die Zähnelung der Schneidekanten der Schneidezähne nach Durchbruch rasch_verschwindend.

*Sequestrierende Zahnkeimentzündungen* zufolge von Kieferosteomyelitis unter starker Gingivitis, meist am Oberkiefer, ereignen sich nicht ganz selten bei Neugeborenen und jungen Säuglingen und verlaufen oft tödlich.

# Schleimhaut von Mund und Rachen. Zahnfleisch.

*Physiologisches.* Die *Zunge* beim jüngeren Säugling ist auch in der Norm oft leicht belegt. Bei zahnlosen Säuglingen ist die *Schleimhaut über den Kieferleisten,* besonders oben, häufig reinweiß, ebenso seitlich davon am harten Gaumen, so daß ängstliche Mütter hier einen Belag zu sehen glauben.

*Ungewöhnlich trocken,* ohne Spiegelung ist die Schleimhaut von Mund und Zunge bei schweren Magen-Darmaffektionen, Pyelitis, bei fieberhaften Krankheiten ohne genügende Flüssigkeitszufuhr, bei Mundatmung usw. Schwärzlicher Saum des Zahnfleisches entsteht bei chronischer Bleivergiftung (Spielzeug).

*Diffuse oder fleckige Rötung und Trübung,* eine **katarrhalische Stomatitis,** findet sich als Vor- und Nachläufer von Soor, bei vielen Mundkrankheiten, Magendarmstörungen und in Begleitung von Infektionskrankheiten. Rötung und Schwellung des Zahnfleischsaumes findet sich bei Stomatitis, vor allem im Beginn der Stomatitis ulcerosa und bei Barlow. Bei der Intoxikation des Säuglings rötet sich die Zunge von der Spitze nach hinten und wird gleichzeitig trocken.

Bei *schwerer Stomatitis* bildet sich manchmal ein milchhautartiger, leicht abzustreifender Belag **(Stomatitis erythemato-pultacea).** Am beträchtlichsten außen am Zahnfleisch, so bei Scharlach, Masern usw.

Bei *Scharlach* im Beginn sind in ausgeprägten Fällen die Gaumenmandeln und der Rand des weichen Gaumens durch eine charakteristische punktierte, bald durch eine diffuse, intensive, flammende Rötung eingenommen, die den ganzen weichen Gaumen bedecken kann und dann scharf gegen den harten Gaumen abschneidet. Immer finden sich dabei im Rachen hämolytische Streptokokken (s. S. 64); diese sind aber recht oft auch bei gesunden Kindern in den Krypten der Tonsillen vorhanden.

Bei *Masern* treten 1—2 Tage vor dem Exanthem auf dem weichen Gaumen und der Wangenschleimhaut gezackte rote Flecken auf (*Enanthem*) neben allgemeiner Schwellung und Rötung der Schleimhaut. Viel charakteristischer und absolut pathognomonisch sind die 2—4 Tage vor dem Exanthem erscheinenden KOPLIKschen Flecken. Auf der matten geröteten Wangenschleimhaut treten vereinzelte, selten zahlreiche punktförmige, weiße, erhabene Flecken auf, wie kleinste Kalkspritzer, von einem roten Hof umgeben, mit Vorliebe gegenüber den unteren Backenzähnen. Sie verschwinden am 1. oder 2. Tage des Exanthems, oft unter Hinterlassung von Blutspuren. Diese KOPLIKschen Spritzflecken sind höchst wichtig, weil sie bei keiner Krankheit außer bei Masern vorkommen, sie sind aber häufig so unscheinbar und winzig klein, daß es sehr gutes Licht und scharfes Zusehen braucht, um sie wahrzunehmen und zu erkennen. Beim Lampenlicht sind sie selten gut sichtbar. Eine Verwechslung ist denkbar mit zerstreuten Soorpunkten, mit feinsten Brotkrümchen oder Milchgerinnseln, aber bei genauer Betrachtung bald auszuschließen. Nur ausnahmsweise sind sie so massenhaft und dicht gedrängt, daß man einen Soorrasen vermutet. Besonders stark erscheinen sie bei exsudativer Diathese; am ehesten fehlen sie bei Säuglingen. Auch auf den Konjunktiven und auf der Vulva zeigen sie sich bisweilen.

*Bei der pandemischen Grippe* zeigen ältere Kinder wie die Erwachsenen häufig eine rote, bandförmige Zone, die von einem Gaumenbogen zum anderen über das Zäpfchen wegzieht.

# Knötchen, Auflagerungen, Bläschen, Erosionen, Geschwüre im Munde.

*Gelbe, kaum stecknadelkopfgroße Knötchen*, welche durch die dünne darüberliegende Schleimhaut durchschimmern, finden sich oft bei Säuglingen der ersten
Monate im Hinterteil der Raphe des harten Gaumens und auf den Alveolarfort-
sätzen. Es sind dies die physiologischen Bohnschen Epithelperlen (abgeschnürte
gewucherte Epithelnester). Mit dem Aufscheuern der Epitheldecke stoßen
sie sich ab.

*Weiße, punkt- bis kleinstecknadelkopfgroße, festhaftende Auflagerungen*, meist
in Mehrzahl auftretend, stellen das Bild des **Soors** dar auf der Schleimhaut von
Wange und Zunge, auch auf dem harten Gaumen und der Innenseite der Lippen.
Später können diese kleinen Inseln zu Beeten oder großen fetten Rasen zusammenfließen. Anfänglich schwer wegwischbar (Blutpunkte), läßt sich der Soor später
leicht mit einem Läppchen entfernen. Die Schleimhaut darunter ist stark
gerötet, oft trocken. Der Soor ist in den ersten 3—6 Monaten häufig in
Begleitung von Ernährungsstörungen, deren Folge er ist. Er hat in den letzten
Jahrzehnten auffallend abgenommen, seit man den Kindern den Mund nicht
mehr auswischt und die Nahrung weniger Zucker und Mehl enthält. Bei gesunden Brustkindern kommt er nicht vor, außer bei Frühgeborenen. Nach
dem 1. Jahr wird er selten. Milchgerinnsel, die nur bei sehr trockener Schleimhaut, besonders im Gaumendach fest haften können, sind dem rahmigen Soorrasen ähnlich, aber bei genauem Zusehen leicht zu unterscheiden. Im Notfall
hilft das Mikroskop, das bei Soor lange Mycelfäden und rundliche glänzende
Gonidien zeigt. Vereinzelt können auch die Koplikschen Flecken bei ungewöhnlich starker Entwicklung einem frischen Soor ähneln (s. S. 162). Die Masern
kommen aber nur in seltenen Ausnahmefällen vor dem 5.—6. Monat vor;
nach dieser Zeit wird der Soor selten. Wenn der Soor isoliert auf der Zunge
vorkommt, wird er am ehesten verkannt. Er bildet hier auf dem vorderen
Teile zahlreiche punktförmige Auflagerungen, die erst auf dem Rücken der
Zunge sich zu dicken Rasen vereinigen, hier noch mit Milchresten bedeckt.
Der Soor findet sich bisweilen auch auf der hinteren Rachenwand, im Kehlkopf (Heiserkeit) oder in der Speiseröhre (bei der Sektion). Ab und zu bedingt
er Intertrigo am After.

*Zusammenhängende, festhaftende und weißliche Membranen* innen an der Lippe
oder an der Wangenschleimhaut deuten meist auf **Diphtherie** und finden sich
darum gewöhnlich gleichzeitig auf Tonsillen und im Rachen (s. S. 167). Selten
sind sie durch Biß, Quetschung oder Ätzung veranlaßt. Die Unterscheidung
von Scharlachnekrose (s. S. 168) kann ohne Zuhilfenahme des sonstigen
klinischen Bildes und der bakteriologischen Untersuchung recht schwer werden.

*Rundliche, linsengroße, grauweiße oder gelbliche, flache Infiltrate des Epithels
mit gerötetem Hof* charakterisieren die **Aphthen, Stomatitis aphthosa (maculo-
fibrinosa).** Kontagiöse Virusinfektion, eine Herpesart. Die einzelnen Efflorescenzen fließen später oft zusammen. Die Affektion stellt sich frühestens nach
dem Zahndurchbruch ein. Schon einige Tage vor der Eruption kann Fieber
auftreten. Die einzelnen Aphthen finden sich am ehesten auf dem vorderen
Teil der Zunge und der Mundhöhle und verursachen Schmerz, mäßigen Fötor
und Salivation. Bisweilen findet man sie auch außen am Rande der Lippen
und am Kinn mit blutigen Borken. Morphologisch ähnliche Efflorescenzen
finden sich vereinzelt auf Grund verschiedener Infekte, z. B. Impetigo contagiosa. Nach einiger Zeit verwandeln sich die Aphthen in seichte Erosionen,
selten in diphtheroide oder speckige Geschwüre mit Ausgang in Sepsis. Die

Schleimhaut des Zahnfleisches ist manchmal ähnlich stark geschwollen wie bei der Stomatitis ulcerosa, der Saum leicht eitrig, so daß die Unterscheidung nicht immer ganz leicht ist. Verwechslungen kommen auch vor mit Diphtherie, luetischen Kondylomen, traumatischen Affektionen, geplatzten Varicellenbläschen am Gaumen, Herpes, Leukämie.

Zu beachten ist die habituelle *familiäre Stomatitis aphthosa*, die vom frühen Kindesalter an immer erneut auftritt.

*Dicht gedrängte, in Gruppen stehende Bläschen*, die rasch zu Erosionen zerfallen, bilden die Stomatitis herpetica, wobei oft gleichzeitig ein Herpes labialis besteht. Sie bevorzugen die Tonsillen **(Angina herpetica).**

Große Ähnlichkeit damit bietet die **Angina pustulosa** jüngerer Kinder, die akute kleine Pusteln auf Zäpfchen, weichem Gaumen und Mandeln macht, halbkugelig mit trübem, bald eitrigem Inhalt, in Geschwürchen übergehend.

Das **Aphthoid** (POSPISCHILL) macht dickwandige runde Blasen bei Infektionskrankheiten (Scharlach), meist auf der Zunge, die mit scharfwandigem Geschwür abheilen.

Sehr selten und mit schweren Allgemeinerscheinungen einhergehend, erzeugt die **Aphthenseuche (Maul- und Klauenseuche)** auf Lippen, Wangen und Zunge bis *erbsengroße, erst klare, dann getrübte Blasen*, auch um den Mund, die platzen und graue Erosionen hinterlassen. Heftiger Speichelfluß, starke Schwellung der Lippen, häufige Durchfälle. Entsteht bei Melkern oder beim Genuß von roher Milch oder Butter von kranken Kühen. Die Krankheit soll im Bläschenstadium leicht, später schwer von den gewöhnlichen Aphthen zu unterscheiden sein. Mir fehlen persönliche sichere Erfahrungen, trotzdem ich bei den letzten schweren Viehseuchen darauf fahndete. Jedenfalls ist die Krankheit äußerst selten.

*Vereinzelte Bläschen* sind bei **Varicellen** auf dem weichen Gaumen, den Tonsillen oder sonst im Bereiche des Mundes zu sehen, was gegen Strophulus spricht. Sie werden meist erst nach dem Platzen beobachtet, wo sie graue Erosionen mit entzündlichem Hofe darstellen. Häufiger sind solche bei **Variola.**

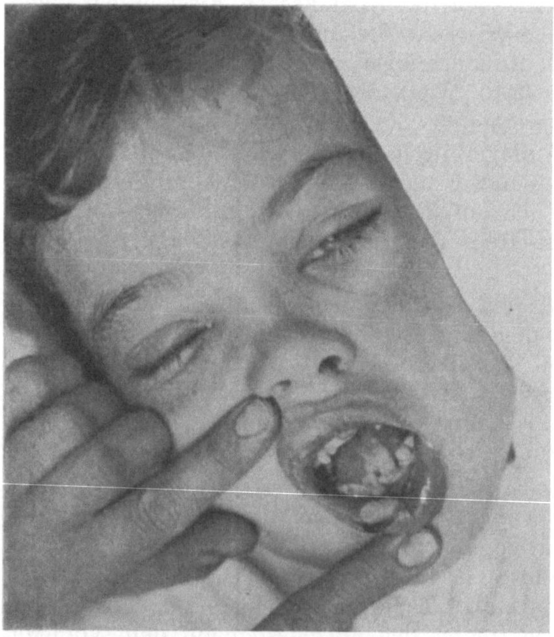

*Geschwüre, symmetrisch über den Hamuli pterygoidei*, rundlich, erbsengroß und größer, stellen **die BEDNARschen Aphthen** dar. Sie sind meist Folge des Mundauswischens, gelegentlich auch die Folge harter Saughütchen, und treten nur in den ersten Monaten auf. Jetzt sind sie ganz selten geworden. Bei schwachen Neugeborenen können aus ihnen große fibrinöse Ausschwitzungen sich entwickeln, die tiefe Geschwüre bilden, auf Rachen und Kehlkopf übergreifen und Sepsis hervorrufen.

Abb. 182. Stomatitis ulcerosa der Lippen, der Zunge und der Tonsillen bei Keuchhusten. 8 Jahre alt. (War von tödlicher Noma der Wange gefolgt.)

Die **Stomatitis ulcerosa (Mundfäule)** setzt das Vorhandensein von Zähnen voraus und nimmt ihren Ursprung meist bei cariösen Zähnen. Sie entsteht selten vor dem 5. Jahr. Zuerst besteht eine diffuse Rötung der Mundschleimhaut und ein eitrig gelber schmerzhafter

Saum des Zahnfleisches, der oft streifige Abklatschgeschwüre an Wangen und Lippen hervorruft. Die Affektion blutet leicht und führt zu mißfarbener Nekrose unter Lockerung der Zähne bei scheußlichem Fötor. Es bestehen Fieber, Drüsenschwellung, starke Salivation und gestörtes Allgemeinbefinden (Mangel an Vitamin A und C?). Mikroskopisch findet man Spirillen mit fusiformen Bacillen bei Färbung mit starker Fuchsinlösung (s. Abb. 182).  Skorbut, Leukämie, Agranulocytose, FEERsche Krankheit, Quecksilberstomatitis sind zu bedenken.

Die Krankheit ergreift besonders Kachektische, ebenso wie die **Stomatitis gangraenosa (Noma),** die aus einem mißfarbenen Infiltrat der Wange entsteht mit rasch wachsender Nekrose, welche die ganze Wange zerstören kann (Abb. 107, 108). Sie beginnt meist gegenüber einem Prämolarzahn. Höchst selten, bei Masern, Typhus usw., am ehesten im Alter von 3—7 Jahren.

*Blutungen des gelockerten und leicht entzündeten Zahnfleisches* finden sich bei der **BARLOWschen Krankheit** älterer Säuglinge. Sie stellen sich nur bei vorhandenen oder bald hervorbrechenden Zähnen ein. Das Zahnfleisch der zuletzt erschienenen Zähne ist am ehesten beteiligt, so daß z. B. im 2. und 3. Jahr nur das Zahnfleisch der Prämolaren erkrankt sein kann. Beim wesensgleichen *Skorbut* älterer Kinder kann dabei das Zahnfleisch nekrotisch werden. Stärkere Zahnfleischblutungen stellen sich auch ein bei Lymphämie, schweren Infekten (Diphtherie und Sepsis), bei Quecksilbervergiftungen.

Grauweiße, opalescierende **Plaques muqueuses,** bis bohnengroß, meist auf der Zunge, erscheinen als Rezidiv der kongenitalen Lues im 2.—4. Jahr.

*Primäre Tuberkulose der Mundschleimhaut* ist nicht selten, wird aber leicht übersehen. Sie ist meist bovinen Ursprungs, macht höckerige Anschwellung des Zahnfleisches und große Submaxillardrüsen.

Vgl. auch das folgende Kapitel.


## Veränderungen der Gaumenmandeln, des weichen Gaumens und der hinteren Rachenwand.

Vgl. auch das vorhergehende Kapitel.

*NB. Kinder unter 5—8 Jahren klagen häufig nicht bei Angina, am wenigsten noch bei der diphtherischen. Darum ist eine Inspektion des Rachens bei jedem Unwohlsein unerläßlich!* Besichtigung s. S. 156.

Die Gaumentonsillen sind bei Neugeborenen noch sehr klein und unsichtbar, werden dann im Laufe des 1. Jahres sichtbar und sind in den ersten 2 Jahren seltener und unbedeutender erkrankt als die Adenoiden. *Mandelhypertrophien* machen sich schon im 2. Jahr bemerklich und zeigen ein Maximum im 4.—6. Jahr. Nachher bilden sie sich von selbst allmählich zurück. Mundatmung, klosige Stimme.

**1. Rötung und Schwellung dieser Teile: Angina simplex, Tonsillitis.** Bei den verschiedenen Stomatitiden, fieberhaften Allgemeinerkrankungen, akuten Exanthemen, im Beginn des Typhus usw. (s. S. 63), auch 1 Woche nach der Pockenimpfung. Ist die Rötung und Schwellung der Beginn von Diphtherie (Kultur des Abstriches!), so ist gewöhnlich am nächsten Tag ein Belag vorhanden. Im Säuglingsalter verläuft die *Angina* mehr *retronasal* (s. S. 153) und wird darum leicht übersehen, wenn man nicht die druckempfindlichen vergrößerten cervicalen Lymphdrüsen beachtet. Schmerzen fehlen oft oder werden verheimlicht. Einen Hinweis bieten einige follikuläre Knötchen an beiden Seiten des Zäpfchens am Rande des Gaumensegels, das einen schmalen roten Streifen aufweist. Sie kann typhus- oder meningitisartige Erscheinungen und lange anhaltendes remittierendes Fieber bewirken. Jüngere Kinder klagen bei Angina oft eher über Leibweh als über lokale Beschwerden. Erreger sind Strepto-Staphylo-Pneumokokken, Influenzabacillen u. a. Haemolytische und nicht haemolytische Streptokokken finden sich ungemein häufig auf den normalen Tonsillen, im Beginn des Scharlachs in fast 100%. Weiteres bei Masern S. 67, Pocken S. 92, Varizellen S. 91, Scharlach S. 168. Bei mehreren akuten exanthematischen Krankheiten zeigt sich kurz vor dem Ausschlag ein kleinfleckiges rotes *Enanthem* auf dem weichen entzündeten Gaumen und den Tonsillen, so bei Scharlach (zuweilen Petechien), Masern (zackig), Röteln (hier auch noch im Exanthemstadium).

Die **Angina phlegmonosa** verursacht Anschwellung und heftige Rötung, speziell der Tonsillen, hohes Fieber, starke Schluckbeschwerden. Auf den Tonsillen kann sich ein dünner, weißer Schleier (Epithelnekrose) einstellen. Seltener als bei Erwachsenen sind **peritonsilläre Abscesse,** die glasiges Ödem und Kiefersperre verursachen können. Mit zunehmender Anschwellung der Tonsillen bricht nach einiger Zeit der Absceß durch, der aber vorher inzidiert werden soll. Am häufigsten finden sie sich beim Scharlach älterer Kinder, nicht zu verwechseln mit dem *Lymphosarkom* der Tonsillen (einseitig). Über Adenoiditis s. S. 123, 193.

**2. Umschriebene, kleine, weiße und gelbe Flecken, Beläge und Geschwüre.**

**Tonsillitis follicularis:** Mehrfache stecknadelkopfgroße, gelbe, vereiternde Lymphfollikel, etwas vorragend, zuerst noch mit intaktem Epithel bedeckt. Fieber, kein Fötor. Nicht häufig.

**Tonsillitis punctata:** Bei Säuglingen zerstreute, punktförmige, weiße Auflagerungen auf den Tonsillen, ohne wesentliche Entzündung derselben. Fieber mäßig, oft längere Dauer.

**Diphtheria punctata:** Unregelmäßige, kleine, diphtherische Beläge auf den hervorragenden Teilen der Tonsillen, gewöhnlich bald sich ausbreitend und zusammenfließend. Festhaftend, membranös.

**Keratose der Mandeln:** Bei älteren Kindern stellen sich häufig an den meist vergrößerten, aber nicht entzündeten Gaumentonsillen oberflächliche, weißliche, bandförmige, keratotische Verdickungen des Epithels ein, die sehr lange dauern. Bei genauer Beobachtung leicht von eigentlichen Belägen zu unterscheiden.

**Tonsillitis lacunaris:** In den Lacunen der geschwollenen und geröteten Tonsillen stecken gelbliche runde Auflagerungen, die zu Rezidiven neigen. Fieber. Im Gegensatz zu frischer Diphtherie sind sie mit einem Wattebausch leicht abwischbar. Diese Auflagerungen sind übelriechend, mürbe, breiartig und lassen sich zwischen zwei Objektträgern leicht zerreiben. Diese häufige Form der Tonsillenerkrankung findet sich auch bei Masern und Scharlach. Die **Tonsillitis pultacea** unterscheidet sich in gleicher Weise von der Diphtherie. Sie entsteht aus dem Zusammenfließen der einzelnen Beläge der Tonsillitis lacunaris zu schmierigen, größeren, gelbgrauen Belägen, die ohne Schwierigkeit entfernbar sind. Sobald aber die Beläge auf das Zäpfchen oder auf den weichen Gaumen übergreifen, sind sie als diphtherieverdächtig anzusehen.

**Diphtheria lacunaris:** Beginn der Diphtherie als kleine, weiße Membranen in den Lacunen. Die Beläge sind festhaftend und erweisen sich, zwischen zwei Objektträgern gequetscht, als elastische fibrinreiche Membranen.

**Gelbliche Pfröpfe,** stecknadelkopfgroß, finden sich bei *chronischer Tonsillenhypertrophie* in einzelnen Krypten der sonst kaum veränderten Tonsillen oft wochen- und monatelang. Sie bestehen aus eingedicktem Eiter, Detritus und Bakterien. Diese kugelförmigen Einlagerungen sind leicht zu entfernen. Sie verursachen weder Entzündung noch stärkere Beschwerden, ab und zu ein lästiges Fremdkörpergefühl.

**Angina varicellosa, herpetica, aphthosa:** Lokalisation der schon S. 90, 91, 163 beschriebenen Bläschen und Eruptionen auf Tonsillen, Rachen und weichem Gaumen, wo sie beim ersten Blick nach Platzen der Bläschen an Diphtherie denken lassen. Ähnliche gelbliche Erosionen und belegte seichte Geschwürchen mit rotem Hof in den vorderen Teilen des Mundes und auf der Zunge beheben leicht den Zweifel. Bei **Variola** zeigt der weiche Gaumen im Beginn häufig gelbe Pustelchen mit rotem Hof.

### 3. Größere membranartige Beläge und größere Geschwüre.

**Diphtheria faucium.** Inkubation zirka 2—7 Tage. Festhaftende weißliche oder gelbe Beläge, welche kleinere oder größere Teile der Tonsillen bedecken, manchmal aus Diphtheria punctata oder lacunaris entstanden. Die Umgebung ist relativ wenig entzündet. Die Beläge ergreifen später häufig die Gaumenbögen, das Zäpfchen, den harten Gaumen und den Rachen, auch Nase und Kehlkopf. Im Rachen sitzen die Beläge mit Vorliebe auf den Follikeln. Es handelt sich um derbe, elastische Membranen, wie sie bei der Diphtheria lacunaris oben beschrieben sind. Charakteristisch ist der süßliche Geruch. Eine Demarkationslinie am Rande zeigt die beginnende Heilung an, auch die Wirkung des Heilserums. Erst nach einigen Tagen lösen sie sich leicht los und werden mürber, gewinnen also zu dieser Zeit Ähnlichkeit mit der Tonsillitis pultacea, auch mit Drüsenfieber. Nasendiphtherie S. 153, Croup S. 196.

Größte Beachtung verlangt die *maligne Form*, die **toxische Diphtherie,** *wo nur noch sofortige starke Serumdosen Heilung erwarten lassen.* Das Antitoxin des Heilserums wirkt nur prophylaktisch und kann somit bereits eingetretene Schädigungen nicht beheben. Seit Jahren ergreift sie mit Vorliebe Kinder vom 5. Jahr an aufwärts. Teilweise beginnt sie mit Fieber, großen, mißfarbigen, stinkenden Belägen, Erbrechen, Apathie und führt in wenigen Tagen zum Tode unter Vasomotorenlähmung und Hämorrhagien in die Beläge, auch auf der Haut. Oft aber sind die Mandeln nur sehr stark vergrößert, sulzig, schleierartig getrübt, schmierig. Die häufig bräunliche Membranbildung zeigt sich oft erst nach zwei und mehr Tagen, so daß leicht die nützliche Frist zur Serumanwendung versäumt wird. Bedeutsam sind Blässe, Unruhe, schmerzhafte Leberschwellung, sinkender Blutdruck, Untertemperaturen. Doch weist schon im Anfang außer dem schweren allgemeinen Krankheitsbilde *starkes periglanduläres Ödem* am Kieferwinkel, und unter dem Kinne zusammenfließend, wobei die einzelnen Drüsen nicht mehr tastbar sind, auf die fürchterliche Krankheit hin. Sehr wichtig für die sofortige Behandlung ist die Differenzierung von einfacher, lakunärer Angina, Mandelabsceß, Mumps, ebenso PLAUT-VINCENTsche Angina. Oft Kollaps und Herztod. Das periglanduläre Ödem bei toxischer Diphtherie macht keine Kiefersperre, der Mandelabsceß macht Kiefersperre aber kein periglanduläres Ödem. Leukämie, Agranulocytose erkennt man am Blutbilde. Die Diphtheriebazillen sind im Beginn der toxischen Diphtherie oft *nicht* zu finden.

**Diphtherieartige, meist dünne Beläge,** zum Teil streifenförmig, werden in seltenen Fällen durch hämolytische Strepto- und Pneumokokken erzeugt (hohes Fieber, eventuell Schüttelfröste). Trübe schleierartige Auflagerung. Man sieht solche gelegentlich über Mandelabscessen. Die Unterscheidung ist meist nur bakterioskopisch und kulturell möglich. *Diphtherieartige Anginen* können auch durch hämolytische Staphylokokken oder durch die Erreger der Angina ulcero-membranosa (s. unten) erzeugt werden, ebenso durch das lymphämoide Drüsenfieber als sog. lymphocytäre Angina (s. S. 122).

Sehr selten ist heutzutage die *Pseudodiphtherie der Neugeborenen*, fibrinöse Auflagerungen, zum Teil von den BEDNARschen Aphthen ausgehend, sich rasch ausbreitend und in die Tiefe greifend.

*Diphtherieartige Beläge* stellen sich nach *Tonsillotomien an der Schnittfläche* ein, sodann bei Zungenbiß und nach Ätzungen. Oft nur durch die Anamnese zu unterscheiden. Nicht selten befällt die echte Diphtherie die Schnittfläche der Tonsillotomie. Wenn bei Scharlach eine diphtheroide Angina vor dem Exanthem auftritt, kommt leicht eine Verwechslung mit Diphtherie vor. Bei schwerkranken Neugeborenen können *Soor* wie die BEDNARschen *Aphthen* diphtherie-ähnliche Beläge erzeugen, die bei den BEDNARschen Aphthen sogar Knochennekrose veranlassen.

Die *Wunddiphtherie* macht das Bild von Intertrigo oder dünne Beläge mit geröteter Umgebung. Häufig handelt es sich aber um Infektion mit hyperaciden *Pseudodiphtheriebacillen*. Diphtherieähnliche Beläge sieht man nicht selten bei Erythema exsudativum multiforme im Munde und auf den Tonsillen (S. 73), auch bei Drüsenfieber, bei Leukämie, bei Agranulocytose.

**Scharlach:** Bei Scharlach finden sich außer der charakteristischen flammend-roten Angina simplex häufig eitrige oder lacunäre Beläge der Tonsillen. Bei stärkerer Entzündung sind die Tonsillen in größerem Umfange durch weißliche, schmierige Einlagerungen bedeckt, die an sich der diphtherischen Membran ähnlich sind, sich aber abstreifen lassen, nur wenig Fibrin enthalten mit Strepto·kokken, aber ohne Diphtheriebacillen. Sie können nekrotisch werden. Es handelt sich dann um eine tiefgreifende *Scharlachnekrose*, wobei die Beläge sich nicht mehr ablösen lassen wie bei Diphtherie, oft Blutungen zeigen und Drüsen-vereiterung verursachen. Die flammende Röte des Rachens, der stärker phlegmonöse Charakter der Angina, die stärkeren Drüsenschwellungen, das Auftreten in der ersten Woche erlauben oft auch da die Diagnose von Scharlach und die Unterscheidung von Diphtherie, wo kein Scharlachexanthem bestand. Bei Scharlach finden sich recht häufig Beläge und nachher Geschwüre auf dem vorderen Gaumenbogen seitlich der Tonsillen, eine·Lokalisation, die sehr charakteristisch scheint. Der Rachen ist weniger oft befallen als bei Diph-therie, häufig aber die Choanen, wobei der freie Rand des Gaumenbogens einen weißlichen Saum aufweist. Bei Wundscharlach fehlt die Angina.

**Angina ulcero-membranosa (PLAUT-VINCENT).** Auf einer, seltener auf beiden Tonsillen findet sich eine schmierige, dickliche, weißliche Einlagerung, die sich nicht ohne Blutung entfernen läßt. Sie hängt aber nicht so fest zusammen wie bei Diphtherie. Die Beläge ergreifen bisweilen auch das Zäpfchen und den Gaumenbogen. Die Affektion ist im Gegensatz zum Erwachsenen selten und wird meist mit Diphtherie verwechselt. Sie unterscheidet sich aber von dieser durch den fauligen, nicht süßlichen, starken Fötor, die unbedeutenden Drüsen-schwellungen, den starken Speichelfluß, die relativ lange Dauer, den mangelnden Einfluß des Diphtherieheilserums, das häufige Auftreten eines Geschwürs bei der Abheilung. Das Allgemeinbefinden leidet nicht stark. Mitunter besteht gleichzeitig eine Stomatitis ulceromembranosa des Zahnfleisches. Die Färbung mit Fuchsinlösung zeigt massenhaft den Bacillus fusiformis mit Spirochäten. Das klinische Bild kann auch das einer lacunären Angina sein. Diphtherie? Leukämie? Lues? Barlow? Sepsis?

**Angina necrotica.** Die Tonsillen sind mit mißfarbigen oder schwärzlichen Belägen und Geschwüren bedeckt. Neigung zu Blutungen. Sie findet sich bei maligner Diphtherie, bei schwerem Scharlach, Lymphämie, Sepsis, Agranulo-cytose usw. Daneben liegt oft noch eine allgemeine hämorrhagische Diathese vor.

**Plaques muqueuses** sind selten als speckgraue, chronische, umschriebene Infiltrate auf Gaumen und Tonsillen zur Zeit der Rezidive der Syphilis zu finden (s. oben S. 165).

In allen zweifelhaften Fällen von Belägen oder Geschwüren nehme man stets zur Sicherung der Diagnose *eine bakterioskopische Untersuchung* vor, insonderheit bei *Verdacht auf Diphtherie.* Von den Belägen verschafft man sich ein kleines Stück durch Entnahme mit einer Pinzette, am besten mit einer Löffelpinzette. Die Färbung mit Methylenblau und Chrysoidin der zerriebenen Membran genügt, um die typischen Diphtheriebacillen aufzufinden. Die schweren Fälle werden mehr durch den Typus gravis verursacht als durch den Typus mitis. Sie besitzen die bekannte Keulenform und sind in Winkelstellung oder pallisadenartig angeordnet. Bei genügender Erfahrung ermöglicht die mikroskopische Untersuchung etwa in einem Viertel der Fälle von Diphtherie die Diagnose zu stellen. Sicherer ist die *Kultur auf Diphtheriebacillen* mit einem geeigneten Nährboden (z. B. LÖFFLERS Rinderserum, daneben mit Clauberg III oder Tellurit-Blutagar). Die NEISSERschen Polkörner erscheinen in der Kultur nach 14 Stunden, werden aber nach 24 Stunden schon wieder unsicher. Sie sind nicht absolut pathognomonisch für Diphtherie und werden in einzelnen Fällen vermißt. Sie finden sich auch in den Xerosebacillen am Auge. Morphologisch und kulturell lassen sich die *echten Diphtheriebacillen* nicht sicher von ähnlichen Formen unterscheiden. Es gibt ganz gleiche harmlose (avirulente) Formen, die nur im Tierversuch abzutrennen sind. Die Behandlung der diphtherieartigen Erkrankungen richtet sich nach dem *klinischen Urteil.* In keinem Falle, der eine sofortige Serumbehandlung erheischen würde, wenn er eine echte Diphtherie ist, darf man damit bis zum Ergebnis der bakteriologischen Untersuchung zuwarten. Diese versagt nicht selten oder braucht 2—3 Tage. Gelegentlich wird die Nabelwunde des Neugeborenen, die Haut älterer Kinder (Ekzem, Intertrigo hinter den Ohren) mit Diphtherie infiziert. Echte Wunddiphtherie ist aber viel seltener, als man früher annahm, indem sich die dabei bakterioskopisch und kulturell gefundenen „Di-Bacillen" im Tierversuch nicht bewahrheiten.

Die *Übertragung der Diphtherie* geschieht höchstens zu 5% durch Kranke, ganz überwiegend durch gesunde Bacillenträger, die sich in der Umgebung der Kranken von 20 bis zu 80% finden. Zwei Drittel der Diphtheriekranken sind nach 4—6 Wochen bazillenfrei.

Die *Empfänglichkeit für Diphtherie* wird durch die SCHICKsche *Probe* geprüft:

Spritzt man $^1/_{50}$ der für das Meerschweinchen letalen Dosis Diphtherietoxin (0,2 ccm in physiologischer NaCl-Lösung) intracutan an der Streckseite des Oberarms ein (als SCHICK-Trockentest Bayer oder von den Behringwerken im Handel), so entsteht bei empfänglichen, d. h. antitoxinfreien Menschen nach 24 Stunden eine rote Quaddel (1—3 cm im Durchmesser), die in 3—4 Tagen den Höhepunkt erreicht und nach 1 Woche zurückgeht und Schuppung und langdauernde Pigmentierung hinterläßt. Bei Säuglingen kann die Reaktion ausbleiben, trotzdem sie frei sind von Schutzstoffen. Ausnahmsweise besitzt ein Kind Antitoxin und gibt doch eine positive Reaktion. Es kann auch Diphtherie bestehen bei hohem Antitoxingehalt und negativem Schick. *Im allgemeinen bedeutet negative Probe Immunität.* Unter den Schulkindern sind 60—85% positiv, d. h. empfänglich. Bei Diphtheriekranken vor der Seruminjektion ist sie positiv, kann aber bei maligner Diphtherie ausbleiben. Etwa ein Drittel der Bacillenträger reagiert positiv.

Wohl zu beachten ist die *Pseudoreaktion,* die schon 24 Stunden nach der Toxineinspritzung auf der Höhe, aber meist unbedeutend ist und schon vor 3 Tagen verschwindet und kaum Pigmentierung hinterläßt. Dieser Pseudoschick ist ganz selten im 1. Jahr, vom 2.—7. Jahr beträgt er 20%, bis zu 50% mit 12 Jahren (großenteils tuberkulöse Individuen). Um die *Pseudoreaktion* auszuschließen, macht man gleichzeitig mit der Schickprobe eine Injektion mit gekochtem Toxin, in dem das Di-Toxin zerstört ist.

*Peritonsillitis* und *Peritonsillarabscesse* nach Angina, häufig bei Scharlach, machen starke einseitige Anschwellungen einer Gaumentonsille mit glasigem Ödem und Kiefersperre. Selten in den ersten 2 Jahren.

# Nackenstarre, Stellungs- und Formveränderungen am Halse.

*Die Prüfung auf krankhafte Nackenstarre* stößt oft auf Schwierigkeiten. Ängstliche und schreiende Kinder machen Widerstand und täuschen so Nackenstarre vor. Man muß darum wiederholt prüfen und einen ruhigen Moment benutzen, z. B. nach vorheriger Unterschiebung der Hand unter den Kopf, die man kurze Zeit ruhig liegen läßt. Nackenstarre ergibt Widerstand beim Versuch, den Kopf nach vorn zu beugen. Dabei braucht die Drehbewegung nicht gehemmt zu sein.

*Der Kopf ist in den Nacken gebeugt* bei vielen Hirnleiden (Meningitis, Hydrocephalus), zum Teil mit allgemeinem Opisthotonus, ebenso aber gewöhnlich weniger stark bei Atmungsschwierigkeiten (Trachealstenose, Struma, Croup).

Bei **Nackenstarre** ist häufig der Kopf in den Nacken gedreht und fixiert; bei starker Rückwärtsbiegung wird Seitenlage im Bett eingenommen.

Die Nackenstarre ist ein wichtiges Zeichen von

**1. Meningitis.** Stark und früh bei Genickstarre (kann aber im Säuglingsalter fehlen), weniger stark und erst später auftretend bei tuberkulöser Meningitis. Bei frontaler Meningitis vermißt man sie, wogegen sie im Beginn der Kinderlähmung vorhanden sein kann.

**2. Meningismus** im Gefolge von schweren Infekten, besonders von croupöser Pneumonie und Typhus, Encephalitis, auch Tumor cerebri usw. Häufig bei Hydrocephalus, Kleinhirntumoren.

**3. Allgemeiner Muskelhypertonie** bei mannigfachen Gehirnleiden, cerebraler Starre (LITTLE), Idiotie, bei schweren Ernährungsstörungen (Mehlnährschaden u. a.) im Säuglingsalter, bei Tetanie usw.

**Reflektorische Nackenstarre** zur Verhütung von Schmerz, meist ohne starke Rückwärtsbeugung des Kopfes, findet sich bei Angina, Rhinopharyngitis, Otitis (besonders bei Beteiligung des Knochens), bei Lymphadenitis am Halse. Auch bei Entzündung der tieferen und nicht tastbaren Nackendrüsen (infolge von Pharyngitis). Die Starre läßt bei Lymphadenitis im Liegen nach, nicht aber bei Meningitis. Die Bewegung bei diesen Affektionen bereitet dem Kind oft Schmerz, es leistet darum gegen passive Bewegungen Widerstand und vermeidet auch aktive Bewegungen. Aus den gleichen Gründen findet sich Nackenstarre bei Spondylitis der Halswirbel und selbst der

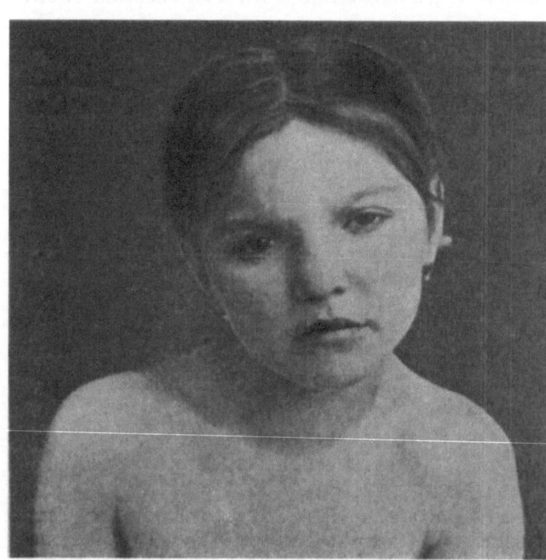

Abb. 183. Angeborener Schiefhals (muskulärer). 11 Jahre. Linke unbeteiligte Gesichtshälfte größer wie rechte.

Brustwirbel, bei Retropharyngealabsceß, bei Serumkrankheit, Rheumatismus, Peritonitis, Cystopyelitis usw. Nicht selten trifft man Nackenstarre bei Pylorusstenose. Hier ist die Ursache unklar.

**Ein Schiefhals (Caput obstipum, Torticollis),** der in den ersten Lebenswochen entdeckt wird, stammt oft vom *Geburtshämatom eines Sternocleidomastoideus* (Steißgeburt), wobei eine fühlbare Schwiele entsteht, bis zu Olivengröße, nicht empfindlich. Häufiger besteht aber eine narbige, strangartige Veränderung dieses Muskels schon bei der Geburt. Der Kopf ist nach der gesunden Seite gedreht, nach der kranken geneigt. Eine Vermehrung der pathologischen Stellung ist möglich, nicht aber ein Ausgleich, wegen der Anspannung und Verkürzung des Muskels. Später tritt eine Atrophie der gesenkten Gesichtshälfte ein (Abb. 183). Bei älteren Kindern kann ein Schiefhals durch Rheuma, Spondylitis und Entzündungsprozesse der Drüsen erzeugt werden.

*Von Tumoren* sind bereits besprochen die Lymphdrüsen (S. 121 ff.) und der Mumps (S. 123). Bei chronischer Entzündung der Parotis fühlt man bei der Betastung der Anschwellung oft deutlich das strangartige Drüsengewebe.

Die *Untersuchung auf Struma* geschieht am besten so, daß der Arzt bei rückwärtsgebeugtem Kopfe des Kindes mit den Daumen den unteren Rand der Schilddrüse etwas nach oben drückt (Abb. 184). Dabei wird auch eine kleine Struma nicht übersehen. Selbst unter physiologischen Verhältnissen ist die Schilddrüse oft so klein, daß man einen Mangel vermuten möchte. Die *normale Schilddrüse* läßt sich vor dem Schulalter nur selten sehen oder fühlen. Die Schilddrüse des Neugeborenen wiegt an der Meeresküste (Norddeutschland) 1—2 g, in Kropfendemiegegenden (Bern) bis zu 8 g.

Die **Struma, Kropf** ist ziemlich häufig schon *bei Säuglingen*, in bestimmten Landesteilen, so in der Schweiz, und dann oft schon angeboren und durch die Geburtsstauung vorübergehend vergrößert. Die Neugeborenen leiden dabei manchmal an Dyspnoe, Stridor und Erstickungsanfällen (auf Jodsalbe hin schon in wenigen Tagen wesentliche Besserung). Rückwärtslagerung des Kopfes bessert die Dyspnoe. Neben dem Mittellappen sind besonders auch die weit lateral ausgreifenden weichen Seitenlappen vergrößert, die dann leicht mit vergrößerten Lymphdrüsen verwechselt werden. Der Kropf macht aber die

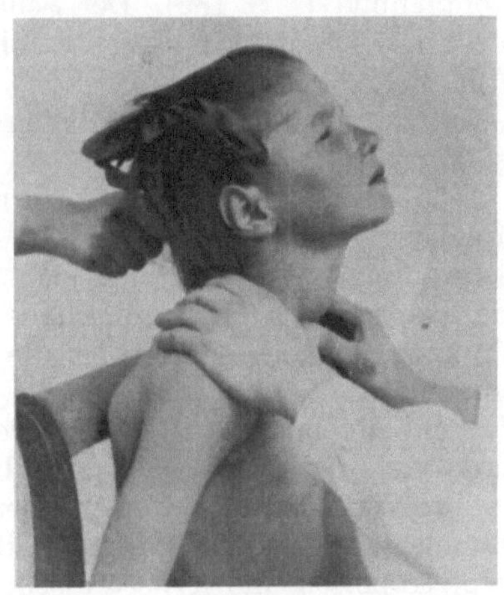

Abb. 184. Untersuchung auf Struma.

Schluckbewegungen mit, die Lymphdrüsen nicht. Die Struma, die bei großen Kindern auch retrosternal sitzen kann, wird stets viel deutlicher bei Rückwärtsbeugung des Kopfes. Bei Säuglingen ist oftmals Thymushyperplasie damit vergesellschaftet, auch Herzvergrößerung. Die Untersuchung geschieht beim Säugling am besten so, daß man in Rückenlage seinen Kopf über die Tischkante herunterhängen läßt.

Häufig ist Struma *bei älteren Kretinen* (s. S. 174). Bei *Myxidiotie* fehlt jede tastbare Schilddrüse.

Hormonalen Ursprungs ist der **Pubertätskropf,** der bei Mädchen in kropffreien Gegenden in 5—10% als mäßige Anschwellung sich einstellt (ähnlich wie bei den Menses der Frauen), in Kropfgegenden fast allgemein zur Vergrößerung der Struma führt. Diese Struma ist, wie meist vor der Pubertät, parenchymatöser Art, reagiert sehr leicht auf Jod (cave *Jod-Thyreotoxikosen,* die nach der Pubertät auch nach minimalen Dosen nicht ganz selten sind: Basedowoid, Tachykardie, Abmagerung).

Die **echte Basedowsche Krankheit** sieht man nur äußerst selten vor dem Pubertätsalter, etwa vom 10. Jahr an. Ganz leichte Fälle machen neben wenig auffälliger parenchymatöser Struma nervöse Reizbarkeit, Schweiße, Tachykardie, Lymphocytose, Gewichtsabnahme trotz starker Nahrungsaufnahme. Der gesteigerte Grundumsatz hilft zur Frühdiagnose.

## Athyreosis und Hypothyreosis (Myxidiotie), Kretinismus.

Der **Athyreosis** liegt ein oft angeborener Mangel der Schilddrüse zugrunde (*Thyreoaplasie*), bei Hypothyreosis ein teilweiser Mangel. Diese ist nicht zu fühlen (nackte Trachea). Die Symptome zeigen sich schon in den ersten Wochen, wenn nicht die Stillung noch mütterliche Hormone übermittelt. In selteneren Fällen setzt eine Atrophierung der Schilddrüse erst nach einigen Jahren ein (*infantiles Myxödem*). Die Störungen werden dann nicht so hochgradig. In ausgeprägten Fällen sind fast alle Organe und Systeme in Mitleidenschaft gezogen.

Das *Knochensystem* zeigt auffällige Störungen. Bei der **Athyreose** ist das endochondrale und periostale Wachstum gehemmt. Die Knochenkernbildung und die Verschmelzung der Epiphysen mit den Diaphysen sind hochgradig verzögert (s. S. 138). Es resultiert ein plumper Klein- und Zwergwuchs mit typischem Röntgenbild (s. S. 139). Der Schädel ist groß, die Stirne flach, gerunzelt und niedrig. Es besteht Sattelnase (ohne vorzeitige Synostose des Tribasilare). Die Fontanelle bleibt jahrelang offen. Überaus charakteristisch ist die *Physiognomie*, am ausgesprochensten bei Lachen und Weinen (Abb. 20—22, 188). Die Zahnung ist verspätet.

Die *Haut* ist trocken, schilfernd und schweißlos. Das Unterhautgewebe ist stellenweise eigentümlich lax und sulzig (*Myxödem*). Daher der Name **Myxidiotie**. Schwammige Polster finden sich über den Schlüsselbeinen, am Halse und um die Brustwarzen. Aber durchaus nicht immer liegt Myxödem vor. An den plumpen, kurzen Händen ist die Haut alt und runzelig, was sie später auch am übrigen Körper wird. Schon bei Säuglingen findet man öfters fettlose, in Falten abhebbare Haut. Die *Haare* sind spröde, trocken und spärlich, die Lanugo kann viele Jahre bestehen (s. Abb. 19).

Die Veränderungen der *Schleimhäute* führen zu rauher Stimme und zu dicker, plumper Zunge. Mund offen, breit. Die *Muskulatur* ist schlaff, manchmal aber hypertrophisch und hypertonisch. Oft bestehen Diastase der Recti und Nabelhernie.

Die *Psyche* ist apathisch. Es besteht Oligophrenie verschiedenen Grades bis zu tierischer Stumpfheit. Die motorischen Funktionen sind stark beschränkt und reptilartig verlangsamt. Die Genitalien sind hypoplastisch. Die Geschlechtsentwicklung bleibt aus. Der Stoffwechsel ist bis zu 50% vermindert. Die Zuckertoleranz ist erhöht. Untertemperaturen, langsamer Puls und Verstopfung (Darmatonie) sind die Regel. Im Blute wird neben sehr verschiedenen Befunden (hypochrome Anämie) im allgemeinen Vermehrung der Lymphocyten und Verminderung der Neutrophilen angegeben. Doch fand ich in einem Falle reiner Athyreose vor der Behandlung eine starke Polynukleose. In schweren Fällen genügt ein Blick zur Diagnose. In leichten wird diese oft nicht gestellt. Die Schilddrüse ist nie fühlbar. Der Erfolg der Schilddrüsenfütterung beweist, daß eine mangelnde Schilddrüsenfunktion vorliegt (s. Abb. 22, 23). Die körperlichen Störungen werden dabei am meisten gebessert. Die Haut wird glatter und feucht, das Gesicht feiner und weniger unschön. Das Längenwachstum nimmt zu, Zahnentwicklung und Fontanellenschluß treten ein. Nicht so günstig wird in schweren Fällen die rückständige Intelligenz beeinflußt.

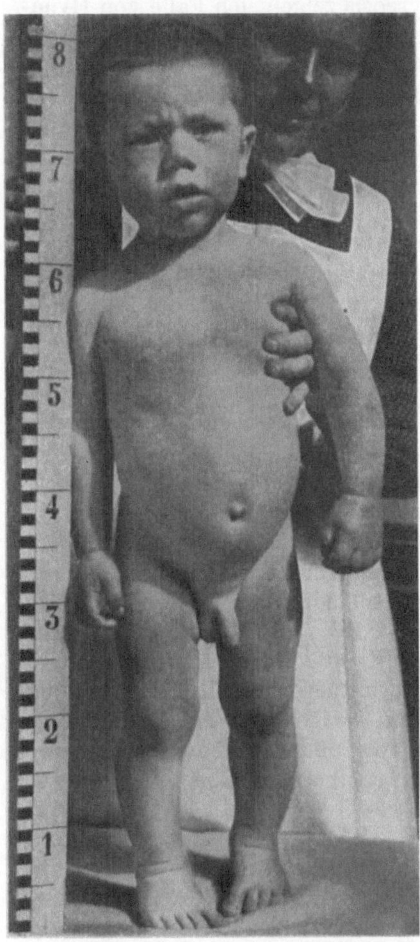

Abb. 185. Kretinismus. 2 ½ Jahre alt. 81 cm
(— 4 cm). Mutter hat Kropf, eine Tante
schwerhörig, debil.

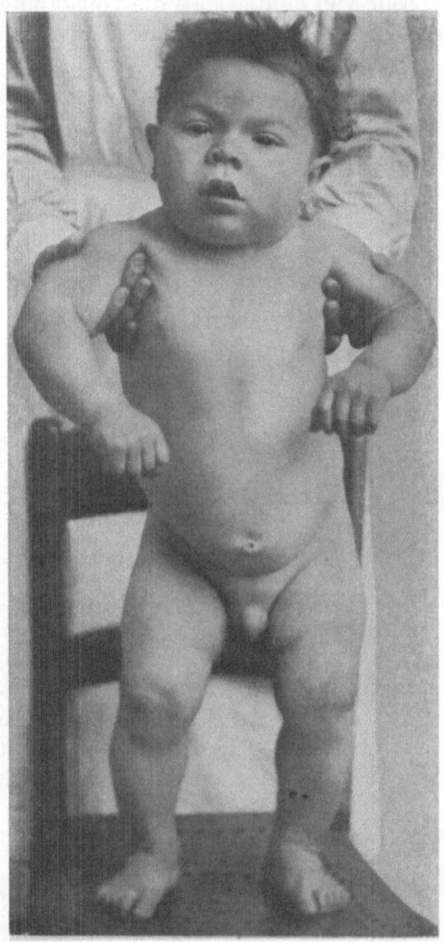

Abb. 186. Hypothyreosis congenita, 3 Jahre alt.
83 cm (— 9 cm). Untertemperaturen. Pulsverlangsamung. Debilität, Konstipation. Myxödem,
8 Zähne (erste mit 1 ¾ Jahren), Laufen 2 ¼ Jahr.

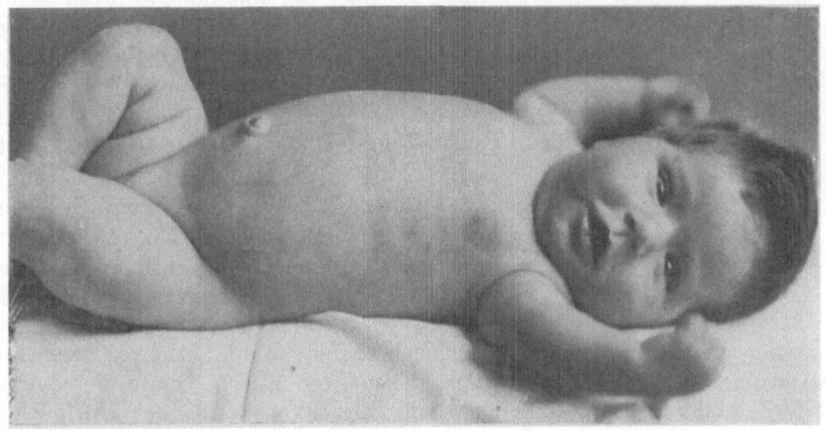

Abb. 187. Hypothyreose leichten Grades. 7 Monate alt.

Sehr viel häufiger als die vollständige Athyreosis zeigen sich Fälle von **Hypothyreosis**, wobei die Schilddrüse mangelhaft entwickelt ist oder im Laufe der Jahre verkümmert, so daß Zwischenstufen in allen Graden entstehen zwischen Athyreosis bis zu kaum merklichen Ausfällen. Leichte Fälle äußern sich oft nur in etwas geringerer Intelligenz, schwachem Wachstum, lang offener Fontanelle (Verwechslung mit Rachitis!), Muskelhypotonie und *Obstipation*, Rückständigkeit der Knochenkernentwicklung.

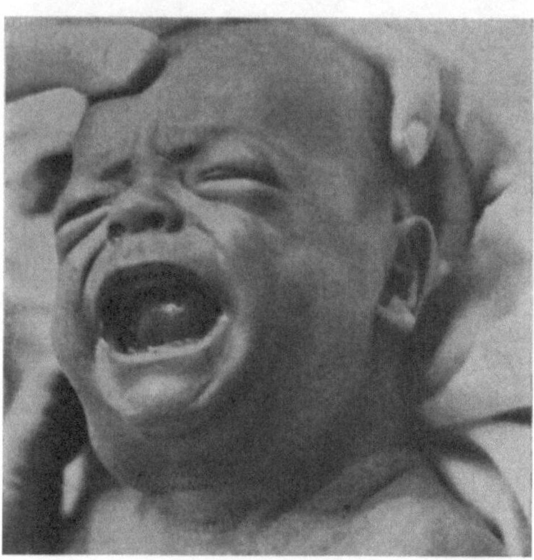

Abb. 188. Endemischer Kretinismus. 4 Wochen alt. Struma besonders der Seitenlappen. Deutlich kretinische Physiognomie.

Der **echte endemische Kretinismus** kommt nur in Kropfländern vor und in Familien, wo sich Kröpfe in der Aszendenz finden. Das Leiden ist mit einer Degeneration der Schilddrüse verbunden, die häufig zu Kropfbildung führt. Diese ist selten deutlich vor dem Pubertätsalter, was die Unterscheidung von der Myxidiotie erschwert. Meist trägt die Mutter einen Kropf. Wogegen die Athyreose, die man auch *sporadischen Kretinismus* nennt, naturgemäß nie Kropfbildung macht und auch in Gegenden vorkommt, die frei sind von endemischem Kropf.

Es bestehen viele Ähnlichkeiten mit der Hypo- und Athyreose, so daß eine reinliche Scheidung der Fälle beim Kinde in Kropfgegenden bisweilen schwer wird. So sind leichte Fälle von Hypothyreose (Abb. 186) und von Kretinismus (Abb. 185) nicht ohne weiteres auseinander zu halten, im Gegensatz zu schweren Formen (Abb. 20 u. 22). In den Kropfgegenden besitzt ein Teil der Bevölkerung einen bestimmten Typus, der mit der gestörten Schilddrüsenfunktion zusammenhängt. Der Körperbau ist klein und untersetzt. Das Gesicht zeigt *kretinoide Merkmale* leichten Grades, wobei die Intelligenz ganz gut sein kann: Die Nasenwurzel ist breit, tiefliegend. Die Stirne ist runzelig, die Kopfhaut ist faltbar. Der Schädel ist breit, oben abgeplattet. Beim Kretinismus

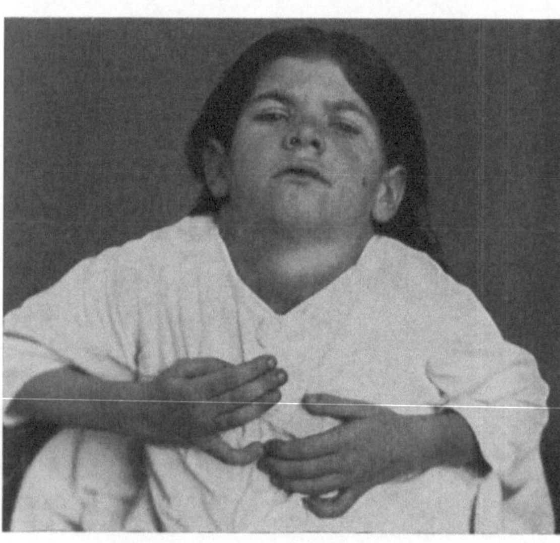

Abb. 189. Kretine mit leichtem Kropf. 12 Jahre.

liegt eine körperliche und geistige Verschlechterung vor, die nicht von der Schilddrüse allein abhängt. Meist besteht aber eine hypothyreotische Quote, Verzögerung der Epiphysenbildung, watschelnder Gang durch Verbildung der Hüftgelenke, Kleinwuchs, trockene Haut, spärliche Haare, alte runzelige Hände, Hypogenitalismus. Bisweilen fehlt Hypothyreose, Wachstum und Epiphysen sind normal. Jedenfalls besteht keine Kongruenz der Symptome mit dem Grade der Hypothyreose. So kann Kleinwuchs mit normaler Intelligenz, leichte Hypothyreose mit Idiotie verbunden sein. In Endemiegebieten trifft man *Idiotie* oder angeborene *Taubstummheit* auch allein. Die Störung macht sich langsam geltend. Sie wird oft erst nach mehreren Jahren ausgeprägt, ist aber, im Gegensatz zu Athyreosis, gleich nach der Geburt zu erkennen. Myxödem fehlt fast immer, außer im Gesicht. *Körperliche und geistige Veränderungen laufen also nicht so proportional der Störung der Knochenentwicklung wie bei A- und Hypothyreosis.* Der ganze Habitus bietet aber manche Übereinstimmung. Das sorgenvolle Gesicht der Kretinen weist häufig noch mehr Falten auf als dasjenige der Hypo- und Athyreotiker.

Eine gewaltige Anschwellung einer seitlichen Halsgegend kann entstehen durch das *Hygroma (Lymphangioma) colli congenitum*

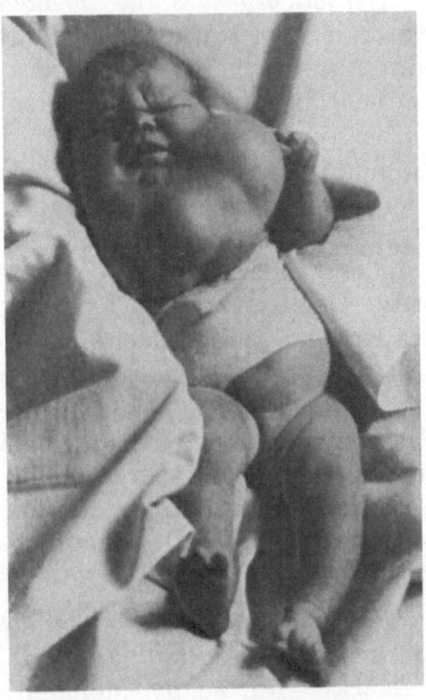

Abb. 190. Lymphangioma colli cysticum Neugeborener.

(Abb. 190). Es sitzt über den großen Halsgefäßen und verliert sich unter dem Schlüsselbein, ist kompressibel und wächst rasch.

## Stimme, Schreien und Heiserkeit.

*Eine kräftige Stimme* nach der Geburt ist ein gutes und erwünschtes Zeichen. Ein starkes und vernehmliches Schreien bei Säuglingen ist ein beruhigendes Zeichen für den Kräftezustand. Bei eintretender Schwäche wird das Geschrei mehr und mehr kraftlos. In den ersten 2—3 Jahren handelt es sich stets um *Schreiweinen*, nicht um Weinen allein, bei dem im 1. Monat die Tränen noch fehlen.

*Schwaches Wimmern* findet sich bei Frühgeborenen, bei Lebensschwäche, Gehirntrauma, angeborenen Herzfehlern oder Atelektase, so daß oft Cyanose damit verbunden ist. Eine meckernde (tremolierende) Stimme ist den Neugeborenen eigen. Schwache Frühgeborene können überhaupt nicht schreien.

*Häufiges Schreien* der Kinder ist stets ein Zeichen krankhafter Zustände, so bei Ernährungsstörungen, Infektionen, Abscessen, Neuropathie, Rachitis usw.

Die Annäherung des Arztes wird von neuropathischen und verhätschelten Kindern oft mit Geschrei beantwortet, ebenso von solchen, denen die Untersuchung oder die ärztlichen Eingriffe Schmerz bereiten oder bereitet haben, so bei frischer Rachitis, Barlow, Wundverband (vorbeugendes und abwehrendes Geschrei).

Beim **Hungergeschrei** und beim Geschrei aus Unbehagen (Nässe, Langeweile usw.) tönt das Geschrei des Säuglings oft auf ein breites a aus. Im ersteren Falle saugen die Kinder gierig am Lutscher, an der Flasche oder am Finger und sind nicht befriedigt bis nach Beendigung der Mahlzeit. Spärlichkeit des Stuhles und des Urins, ungenügende Zunahme müssen bei Brustkindern veranlassen, die Trinkmengen durch die Waage festzustellen (S. 286).

*Heftiges gellendes und anhaltendes Geschrei* (auf i oder ei lautend) ist meist der **Ausdruck von starkem Schmerz** (Kolik, Abscesse, Knochenleiden, Otitis, Lues congenita usw.). Bei *Otitis media* wird der Schmerz durch Druck auf den Tragus vermehrt oder beim Ziehen an der Ohrmuschel. Einträufeln von 5—10%igem lauem Carbolglycerin oder Otalgan schafft Linderung. Bei der *Kolik* jüngerer Säuglinge, die häufig auch bei Brustkindern auftritt, setzt das Geschrei plötzlich ein, hört auch plötzlich auf nach Abgang von Stuhl oder Blähungen. Oft bestehen dabei Dyspepsie und aufgetriebener Leib. Rhagaden am Anus (Konstipation) erregen Schmerz, Anziehen der Beine und Geschrei beim Stuhlgang, der Blutspuren aufweist. Das Geschrei bei Kopfschmerz ist mit Stirnrunzeln, Hin- und Herwerfen des Kopfes, Greifen nach dem Kopfe, Raufen der Haare verbunden. *Der hydrocephalische Schrei*, gellend bei somnolentem Zustand, wird als sehr häufig für die Meningitis tuberculosa angegeben. Er fehlt aber oft. Das anhaltende Schreien luetischer Säuglinge hängt wohl mit den meningitischen Veränderungen und mit Hydrocephalus (gespannte Fontanelle) zusammen. Gellendes Geschrei mit Krämpfen ist ein Symptom bei der alimentären Intoxikation (schreiende Gichter). Anhaltendes Geschrei findet man fernerhin im Verlauf von Typhus.

*Dämpfung und Verhalten des Schreiens trotz Schmerz* kann da eintreten, wo durch venöse Stauung, durch Bauchpresse oder tiefe Inspiration der Schmerz verstärkt wird, so bei Meningitis, bei Peritonitis und Pleuritis.

Legt man den Säugling mit dem Bauch auf die flache Hand (*Großmutterhandgriff*), so hört das Geschrei auf, wenn es keine tiefere Ursache hat, ebenso beim Schaukeln in der Wiege.

Bei *Diphtherie* tritt häufig neben der Lähmung des Gaumens (*näselnde Sprache, Rhinolalia aperta,* Regurgitation der Nahrung durch die Nase) kraftloser Glottisverschluß auf mit *verschleierter Stimme:* Stimmbandparese. Ähnlich bei Recurrenslähmung, die durch Druck von vergrößerten Bronchialdrüsen aus verursacht sein kann, sodann bei Bulbärparalyse.

**Heiserkeit der Stimme** tritt bei allen entzündlichen Prozessen des Kehlkopfes auf, auch bei Fortleitung der Entzündung oder von Katarrhen aus der Nachbarschaft, so bei Retropharyngealabsceß der Säuglinge, bei den Adenoiden älterer Kinder. Eine *gleichmäßig rauhe, tiefe, grunzende Stimme* ist oft auffällig bei Myxidiotie, weniger bei Mongoloiden.

Schwerer Säfteverlust oder Soor des Kehlkopfes kann bei Säuglingen die Ursache von rauher Stimme sein. *Bei chronischer Heiserkeit* denkt man in erster Linie an *Lues* oder *Papillome des Kehlkopfs,* bei älteren Kindern auch an Tuberkulose (Spiegeluntersuchung). Schon bei jungen Kindern, die ihre Stimme übermäßig anstrengen, entstehen auf den Stimmbändern Sängerknötchen (*Kinderknötchen*), kleine Fibrome, und verursachen leichte chronische Heiserkeit, die im Gegensatz zu Papillomen nicht zunimmt.

*Differentialdiagnostisch bedeutsam bei* **Croup und Pseudocroup** ist die Art der Heiserkeit. Beim echten Croup (s. S. 196) wird die Stimme allmählich mehr und mehr heiser und aphonisch, sowohl beim Sprechen als auch beim Husten und Schreien. Beim Pseudocroup (s. S. 195) ist die Sprechstimme oft auffallend wenig heiser, das Husten und Schreien dagegen laut bellend und rauh (Laryngitis subglottica), es kann auch die Stimme beim Schreien hell und beim Husten heiser klingen. Plötzlich am Tage auftretende Heiserkeit, mit oder ohne vorübergehenden Erstickungsanfall, ist höchst verdächtig auf *Aspiration oder Verschlucken eines Fremdkörpers.*

## Schluckstörungen.

*Der Trismus und der Schlingkrampf bei Tetanus der Neugeborenen* (Loslassen der Warze) wird von der Mutter oft als Anorexie gedeutet. Bei Früh- und Neugeborenen hängt das Unvermögen zu schlucken manchmal mit Hirnblutung zusammen, das nach Wochen oder Monaten noch zurückgehen kann, aber Fütterung mit dem Schlauch nötig macht.

Dauernde *Ungeschicklichkeit* und Erschwerung des Trinkens und Schluckens trifft man bei angeborenen und früh erworbenen Gehirnleiden, angeborenem Kernmangel, spastischer Cerebrallähmung, Bulbär- und Pseudobulbärparalyse, Idiotie verschiedener Genese, Athyreosis usw.

*Akute Störungen* werden meist durch entzündliche Schwellungszustände und schmerzhafte Prozesse des Mundes und des Schlundes verursacht: Stomatitis, Anginen jeder Art, Retropharyngealabsceß. Weiterhin durch periphere Lähmung des Gaumensegels und des Schlundes, meist nach Diphtherie, beim seltenen Botulismus (S. 299), wobei das Gaumensegel bei der Intonation sich nicht mitbewegt, die Stimme nasal klingt, die Nahrung durch die Nase ausfließt oder Hustenreiz hervorruft. Eine schwere Schlucklähmung wird auch durch verschiedenartige cerebrale und bulbäre Erkrankungen hervorgerufen, so durch die aufsteigende Form der epidemischen Kinderlähmung (LANDRYsche Paralyse), durch die seltene progressive Bulbärparalyse.

*Bei Oesophagusstenose* nach Verätzung mit Laugen oder Säuren findet sich neben der Schluckstörung in der Regel ein starkes Herauswürgen von Schleim, das etwa 2—3 Wochen nach dem Insult beginnt. Vorsicht beim Sondieren! Gleiche Erscheinungen beim Divertikel des Oesophagus. Die Länge des Oesophagus beträgt beim Neugeborenen 10 cm, mit 5 Jahren 16 cm. Varizen des Oesophagus entstehen bei Lebercirrhose, Milzvenenstenose und können Haematemesis verursachen.

Bei der angeborenen *Atresie des Oesophagus* ist der Rachen voll Schleim und Milch. Von der ersten Mahlzeit an wird alles erbrochen (ungelabt). Die Schlundsonde stößt oberhalb des Magens auf ein Hindernis. Vielfach besteht eine Verbindung mit der Trachea, so daß die Nahrung Husten erzeugt und es gewöhnlich zu einer Aspirationspneumonie kommt.

Neuropathen leiden bisweilen an *Oesophagus-* und *Kardiospasmen*, im Säuglingsalter besonders beim Übergang auf feste Nahrung. Die sofort erbrochene Nahrung ist nicht sauer. Widerwillen gegen eine gewisse Nahrung bildet häufig die Ursache. Bariumbrei gibt ein aufschlußreiches Röntgenbild.

*Perichondritis laryngea*, durch entzündliche Schwellung außen am Schildknorpel erkenntlich, ist sehr selten. Sie führt zu Schluckbeschwerden und Atemnot.

*Verschluckte Fremdkörper* haken sich gerne hinter dem Ringknorpel fest, so daß sie sich dort noch mit dem Zeigefinger tasten lassen (Röntgen!).

Vgl. auch S. 192.

# Untersuchung des Thorax und der Thoraxorgane.
## Thoraxform.

Beim Neugeborenen und beim jüngeren Säugling bildet eine starke Vorwölbung des Thorax die Norm. Der sagittale Durchmesser ist fast so groß wie der transversale, der epigastrische Winkel ist sehr stumpf, oft gegen 180°. Der Thoraxumfang des gesunden Neugeborenen (vgl. S. 22) beträgt etwa 32 cm. Ein Umfang unter 21 cm schließt die Lebensfähigkeit aus.

Der Thorax erhält eine *hochgewölbte Form* durch die *Lungenblähung* bei Bronchiolitis und Bronchopneumonie, bei Asthma, Croup, Keuchhusten. Diese ist daher

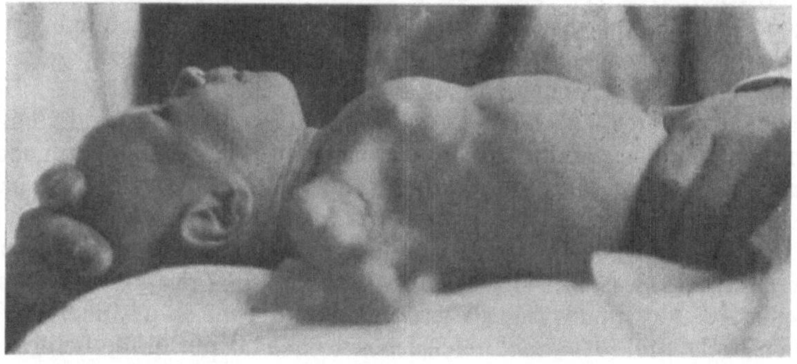

Abb. 191. Blähung des Thorax bei Bronchopneumonie. 10 Monate.

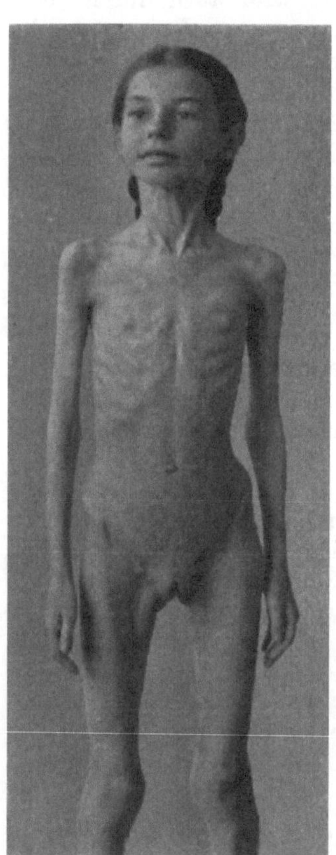

Abb. 192. Habitus paralyticus bei chronischer Lungentuberkulose.

sehr häufig bei Säuglingen. Hier tritt die verstärkte Vorwölbung früher zutage als die zugrunde liegende Lungenveränderung (Abb. 191). Auch bei der Intoxikation der Säuglinge zeigt der Brustkorb manchmal die hochgewölbte Form infolge der Lungenblähung.

*Breiter und hoher, starrer Thorax* als Folge dauernden Emphysems mit exspiratorischer Dyspnoe ist bei Kindern viel seltener als bei Erwachsenen. Gewöhnlich findet er sich erst im Schulalter infolge von chronischer asthmatischer Bronchitis. Umschriebenes Emphysem (Blähung) entsteht häufig bei verschiedenen Lungenerkrankungen, so auch bei Atelektase (S. 202).

*Der paralytische Habitus* des Thorax mit weiten mageren Zwischenrippenräumen findet sich nur bei älteren Kindern mit Lungentuberkulose (Abb. 192), und zwar wesentlich seltener als bei Erwachsenen.

Die meisten *Deformitäten* in den ersten Jahren sind Folge von *Rachitis*, so der Rosenkranz, der von den Studierenden an den unteren Rippen zu weit nach innen gesucht wird, sodann der seitlich zusammengedrückte Thorax, mit oder ohne vorgedrängtem Sternum (Hühnerbrust), die eingezogene HARRISONsche Furche (Stelle des Zwerchfellansatzes), der darunter vorn aufgekrempelte freie Thoraxrand, Asymmetrien usw. (Abb. 193). Der vorstehende freie Thoraxrand vorn unten bildet auch die Folge von lange dauerndem Meteorismus im Säuglingsalter.

Die *Trichterbrust* starken Grades ist oft ein angeborener Bildungsfehler (Abb. 194), seltener Folge eines andauernden Inspirationshindernisses, z. B. bei Adenoiden.

An den *Mammae* findet sich in den ersten 3—4 Tagen eine physiologische Vergrößerung, wonach sich einige Tage „Hexenmilch" ausdrücken läßt. Die

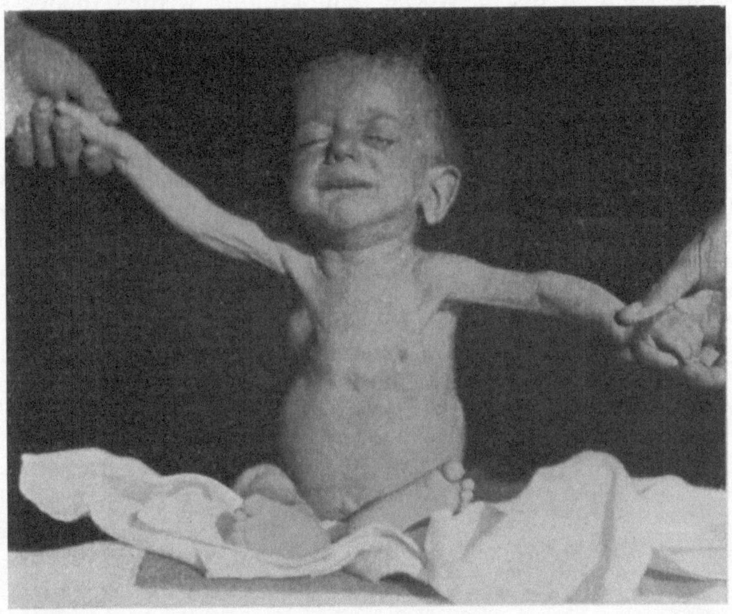

Abb. 193. Schwere Rachitis mit Infraktionen der rechten Rippen. 17 Monate.

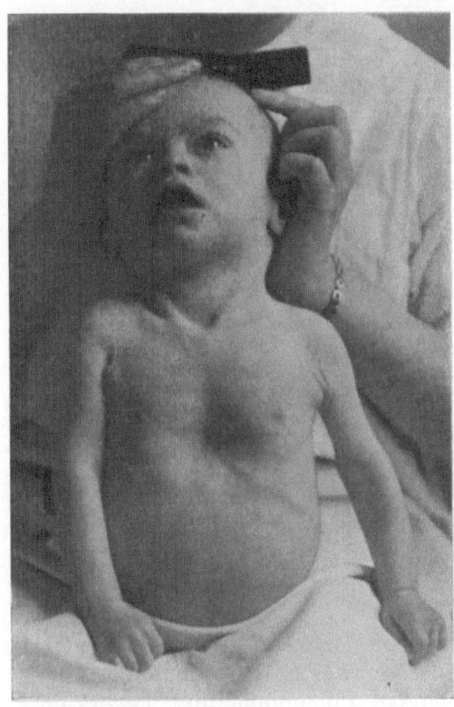

Abb. 194. Trichterbrust. 12 Monate.

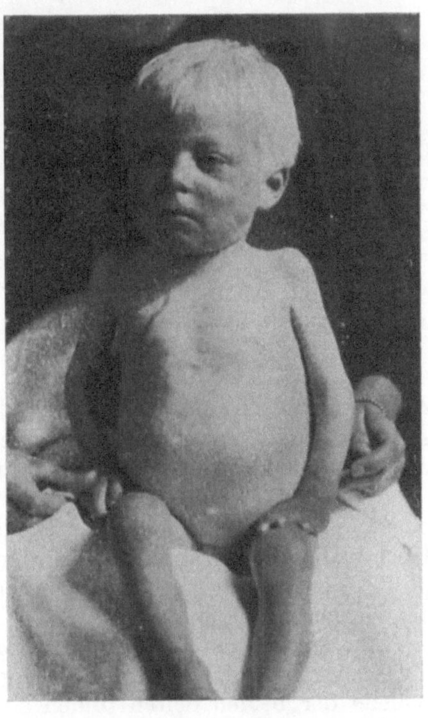

Abb. 195. Empyem der linken Pleura. (Rippen links verstrichen, Herz nach rechts verdrängt.)

12*

Anschwellung kann in der 2. Woche sehr auffällig werden, bildet sich aber fast stets nach 2—3 Wochen zurück. Diese *Schwangerschaftsreaktion* ist die Folge mütterlicher Hormone, ebenso wie die Vaginalblutungen (S. 338). Nur bei öfterem Auspressen der Milch und bei Infektion kommt es ab und zu zu *Mastitis* (Abb. 196), die mit starker Vereiterung verlaufen kann. Mit 10 bis 11 Jahren entwickelt sich bei Mädchen die *Knospenbrust* mit starkem Warzenhof.

Als *Mastitis adolescentium* bezeichnet man eine Anschwellung der Mammae, die in der Pubertätszeit, auch bei Knaben, nicht selten eintritt, vereinzelt Knoten macht und leichte Schmerzen, später sich wieder zurückbildet.

Schwellung und Pigmentierung der Mammilla auf der Seite der Erkrankung werden bei Tuberkulose der Lungen und der Pleura beschrieben, ebenso Verdickung der Haut über der kranken Lungenseite (MAYERHOFER).

Eine *halbseitige Ausdehnung des Thorax* ist gewöhnlich die Folge eines pleuritischen Ergusses, darum bei jüngeren Kindern meist bei Empyem der Pleura zu finden und spricht gegen einfache Pneumonie. Bei Empyem sind dabei die

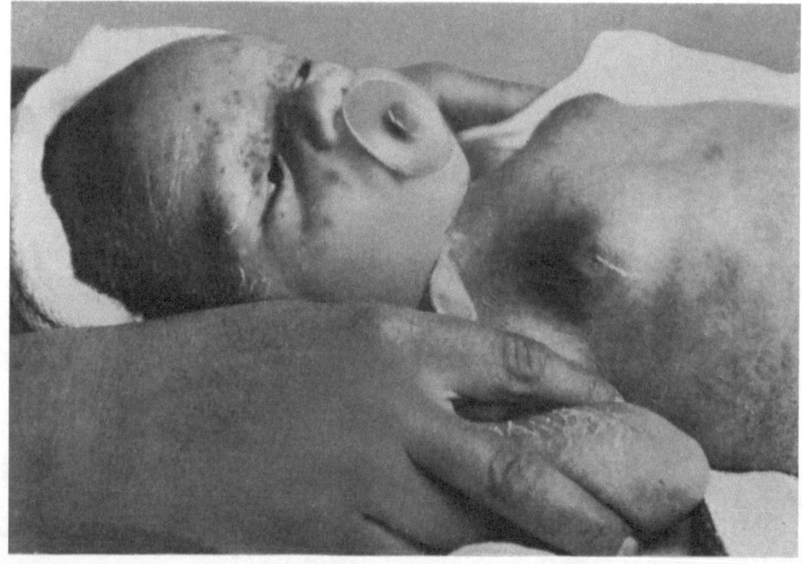

Abb. 196. Mastitis neonatorum. 14 Tage alt. Am rechten Vorderarm und in der Schläfengegend ist die physiologische Desquamation noch deutlich.

Zwischenrippenräume verstrichen oder doch stärker ausgefüllt als auf der gesunden Seite (Abb. 195). Ein Urteil hierüber gewinnt man am besten, indem man mit einem Finger vergleichend links und rechts *quer* über die Rippen streift.

*Halbseitige Einziehung des Thorax* ist meist Folge von schrumpfender Pleuropneumonie mit Verziehung des Herzens, oft mit Schwartenbildung der Pleura. Hochgradige Schrumpfung mit Bronchiektasien und eitrigem Auswurf (Pseudophthise) entwickelt sich nach spontaner Ausheilung eines Pleuraempyems oder bei chronischer Pneumonie.

Eine *stark verminderte oder aufgehobene respiratorische Exkursion* einer Seite deutet meist auf pleuritischen Erguß oder Schwarte. Unbedeutende Unterschiede der beiden Seiten finden sich auch bei Pneumonie und Tuberkulose. Das Nachschleppen einer Seite wird gewöhnlich deutlicher bei aufgelegter Hand erkannt als durch das Auge allein.

Man legt beide Hände genau symmetrisch auf die Vorderfläche des liegenden Patienten unterhalb des Schlüsselbeins. Um durch die Inspektion ein gutes Urteil zu gewinnen, stellt man das Bett vor ein Fenster, die Füße des Patienten dem Fenster zugekehrt und· stellt sich bei den Füßen des Patienten auf.

*Die Messung des Thorax* wird in der Praxis mit Unrecht nur wenig benutzt. Eine einseitige Thoraxausdehnung mit Dämpfung spricht für frischen Pleuraerguß, eine einseitige Schrumpfung mit Dämpfung für eine alte Pleuritis, oft mit Schwartenbildung verbunden, oder für eine fibröse chronische Pneumonie.

## Husten und Auswurf.

*Bei Husten neben negativem Lungenbefund* kann folgendes vorliegen:

**Pharyngitis bei frischem Retronasalkatarrh oder frischem Katarrh der Trachea und der großen Bronchien.** Der Husten ist kurz, häufig und trocken. Der Pharynx ist gerötet, es bestehen oft Schnupfen und Anschwellung der Cervicaldrüsen, unklare Temperatursteigerung. Die Ursache liegt auch in **chronischer Mandelhypertrophie und Adenoiden.** Hier handelt es sich vielfach um Mundatmer, der Husten tritt hauptsächlich nachts auf. Der Reiz wird von dem aus dem Rachen herunterfließenden Schleim ausgelöst. Schwellung der Nasenmuscheln löst auch Hustenreiz aus. Oftmals sind es neuropathische oder hysterische Individuen, bei denen der Husten quälend und krampfartig ist und durch die unbedeutendsten, nicht immer nachweisbaren Ursachen ausgelöst wird.

Der chronische Husten *der fetten Rachitiker* ist von groben Rasselgeräuschen in der Trachea begleitet.

*Der heisere Husten* zeigt die Beteiligung des Kehlkopfs an. Bei akutem Auftreten liegt oft Pseudocroup vor (plötzlicher Anfall in der Nacht, laut bellend) oder echter Croup (zunehmend, in Aphonie und Stenose übergehend, s. S. 195). Bei Säuglingen denkt man auch immer an Retropharyngealabsceß (S. 193). Von akuten Infekten der Respirationswege führen besonders die Masern zu hartnäckigem heiserem Husten (schon in der Prodromalzeit, Kopliks!) oder Grippe und Influenza. Bei diesen Krankheiten kann das Bild des Pseudocroups und des echten Croups entstehen, es ist aber auch rasche Sekundärinfektion mit echter Diphtherie nicht selten bei Masern.

*Anfallsweiser krampfartiger Husten,* in bestimmten Intervallen auftretend, mit vorausgehender Unruhe und Kitzeln im Halse, regelmäßig auch in der Nacht, ist immer verdächtig auf

**Keuchhusten.** Die *ursächlichen Bacillen* (Bordet-Gengou) finden sich im frischen Sputum massenhaft, nach 3 Wochen nur noch spärlich, womit sich die rasch abnehmende Ansteckungsgefahr erklärt. Jenseits des Säuglingsalters zeigt sich fast stets eine positive Komplementbindungsreaktion, aber erst von der 3.—4. Woche an. Agglutinine sind schon im katarrhalischen Stadium nachweisbar.

Nützlich für die Frühdiagnose des Keuchhustens ist das Verfahren von Chievitz Meyer: Man läßt den Patienten auf eine Distanz von 10 cm gegen eine Petrischale mit Kartoffelglycerinblutagar husten. Das Wachstum der influenzaähnlichen Bakterien braucht 3 bis 4 Tage. Die Untersuchung ist mühsam, zeitraubend und versagt bisweilen in sicheren Fällen.

Die Inkubation dauert 1—3 Wochen. Nach einigen Wochen erscheinen röntgenologisch in den unteren Teilen der Lunge (vom Hilus ausgehend) manchmal Verschattungen, die ähnlich aber auch bei Masern und Bronchopneumonien verschiedenen Ursprungs zu sehen sind. Je frischer der Fall, um so größer die Ansteckungsfähigkeit, die vom ersten Anfang an besteht, lange bevor der Husten charakteristisch ist. Larvierte Formen betreffen oft Erwachsene, so Mütter und Großmütter (nächtlicher Krampfhusten). Auszuschließen sind Grippe und

Influenza, Adenoide, Bronchialdrüsen, Drüsenfieber und selbst Leukämie, so daß das Blutbild wichtig ist (S. 329).

Besonderer Verdacht besteht auf Keuchhusten, wenn nach längerem Bestande von starkem Husten der Lungenbefund noch negativ bleibt und die gewöhnlichen Mittel versagen. Nach einigen Tagen oder Wochen treten dann der typische juchzende Inspirationskrampf, Brechen und fadenziehender Auswurf hinzu. Die Angaben der Mütter sind oft unzuverlässig und irreführend. Man versucht darum selbst einen Anfall zu beobachten, eventuell einen solchen hervorzurufen durch Inspektion des Rachens, wobei man nötigenfalls das Zäpfchen mit dem Spatel kitzelt. Hat schon kurz vorher ein Hustenanfall („eine Entladung") stattgefunden, so mißlingt die Auslösung vielfach. Bei jüngeren Säuglingen fehlt oft das juchzende Inspirium. Es erfolgen nur krächzende Töne mit Apnoe, Krämpfe, selbst Tod. Während einer interkurrenten Pneumonie setzen die Anfälle bisweilen ganz aus. Bei bestehender *Spasmophilie* kann der einfache katarrhalische Husten Ähnlichkeit mit Keuchhusten annehmen, wenn sich an den Husten ein Stimmritzenkrampf anschließt. Der Stimmritzenkrampf stellt sich aber schon im Beginn des Hustens ein, wenn er durch Spasmophilie bedingt ist und kommt ebenso ohne Husten. Auch *Bronchiektasien* können Hustenanfälle mit Auswurf und Erbrechen auslösen. *Bei Grippe* und **I n f l u e n z a** ist der Husten mitunter auch krampfartig, selbst bis zum Erbrechen. Die Anfälle sind aber häufiger und treten schon zu Beginn der Krankheit auf, nicht erst nach einiger Zeit wie beim Keuchhusten. Das typische Stakkato fehlt, meist auch die Reprise und der Auswurf. Auch bei Bronchiektasien erfolgt der Husten häufig anfallsweise. Der Husten der Neuropathen nimmt leicht einen keuchhusten-artigen Charakter an.

Bei *chronischem Husten* ist die Ursache recht oft psychogen. Dabei zeigen die Luftwege keine Störungen.

*Bei Bronchialdrüsentuberkulose* sind keuchhustenartige Anfälle seltener als man nach den Büchern erwarten sollte. Durch Druck der vergrößerten Drüsen auf den Nervus vagus kann es zu krampfartigem Husten und Herauswürgen von Schleim kommen und selbst zu Erbrechen; meist fehlen die ziehenden Inspirationen des Keuchhustens. Dabei dauert der Husten oft unverändert über viele Monate und es finden sich sichere Zeichen der Bronchialdrüsentuber-kulose: Fieber, Abmagerung, Hiluskatarrh und Dämpfung im Interscapular-raum, Röntgenschatten (s. S. 211).

*Kraftloser Husten*, beruhend auf Parese der Stimmbänder, stellt sich häufig nach Diphtherie ein und bei Zwerchfellähmung. Ähnlich klingt er bei progressiver Bulbärparalyse, im späteren Stadium der amaurotischen Idiotie.

**Auswurf** wird von Kindern unter 10—12 Jahren außer bei Keuchhusten selten zutage gefördert. Sie verschlucken ihn, es sei denn, daß sie schon an chronischem Bronchialkatarrh mit reichlichem Auswurf leiden oder von früher her Übung in der Expektoration erlangt haben (nach langem Keuchhusten).

Erzählen die Mütter, daß jüngere Kinder beim Husten Auswurf haben, so deutet dies in den meisten Fällen auf *Keuchhusten,* der dann durch die weitere Anamnese oder durch die Beobachtung des Anfalles bestätigt wird.

Außer bei Keuchhusten kommt es bei jüngeren Kindern gelegentlich noch zu Auswurf *bei durchbrechendem Pleuraempyem* (reineitrig, nur wenige Male). Oder bei *Bronchiektasien* (reichlich, schleimig-eitrig, übelriechend), wobei das gute Allgemeinbefinden gegen Tuberkulose spricht, die wegen der Dämpfung und dem klingenden Rasseln angenommen wurde. Bei angeborenen Bronchi-ektasien sah ich schon im Alter von 2 Monaten Auswurf. Übelriechend ist er auch bei den seltenen Fällen von Lungenabsceß und vor allem bei Lungengangrän. Mehr als bei anderen akuten Bronchialkatarrhen führt die pandemische Grippe zur Expektoration des Bronchialsekretes infolge seiner reichlichen Menge.

*Blutiger Auswurf* (*Haemoptoe*) ist selten. Er wird leicht durch Nasenbluten vorgetäuscht. Man sieht ihn auftreten bei Keuchhusten, Herzfehlern (Mitralstenose), Bronchiektasien, Lungentuberkulose, selten bei Fremdkörpern oder hämorrhagischer Diathese, Leukämie, beim Durchbruch einer tuberkulösen Bronchialdrüse u. a. Vor dem Schulalter ist Tuberkulose meist nicht die Ursache.

*Membranen* werden ausgehustet als Abgüsse der Trachea und der Bronchien beim echten Croup (Stenose und Aphonie), sodann bei der äußerst seltenen nicht diphtherischen Bronchitis fibrinosa.

Die *Gewinnung des Sputums* erfordert bei Kindern meist besondere Maßnahmen (s. S. 227) (Nachweis der Tuberkelbacillen).

Die Untersuchung des Auswurfs ist besonders wichtig bei der Diagnose einer *Lungendrüsentuberkulose*. Es ist überraschend, wie oft man schon bei Säuglingen mit Bronchialdrüsentuberkulose dabei Tuberkelbacillen findet.

In mancher Hinsicht ist es wertvoll, gewisse Verhältnisse noch in der Ruhe des Kindes feststellen zu können, so besonders

## die Atmung.

Der Arzt benutzt beim Herantreten an das Bett den Schlaf oder die Ruhe des Kindes, um wenigstens die Atemfrequenz festzustellen, bevor er das Kind aus dem Bett nehmen oder ausziehen läßt. Bei starken Atemexkursionen genügt dazu das Auge, sonst das Auflegen der Hand auf die noch bekleidete Brust.

Fängt ein Kind bei der Auskultation der Lungen ohne weiteres an, spontan tief zu atmen, so kann man daraus entnehmen, daß es sich um ein Objekt häufiger ähnlicher Untersuchungen handelt.

*Die Frequenz der Atemzüge* beträgt bei gesunden Neugeborenen und jüngeren Säuglingen *in der Ruhe* 35—50, am Ende des 1. Jahres etwa 25—35 und vermindert sich bis zum 5. Jahr auf etwa 20, mit 10 Jahren auf etwa 18. Die *Atemzahl* beträgt beim Neugeborenen im Verhältnis zur Pulszahl $1:2\frac{1}{2}$, Ende des 1. Jahres $1:3\frac{1}{2}$, später $1:4$.

Wegen der *Engigkeit der Choanen* beim Säugling wird bei Katarrhen die Atmung bald schwer behindert und bisweilen die Zunge angesaugt.

*Vermehrt wird die Atemfrequenz* durch Aufregung, Fieber, Thoraxrachitis, dann besonders durch Bronchitis und Pneumonie, Zirkulationsstörungen, angeborene Herzfehler, Anämie u. a. Starke Tachypnoe ist gelegentlich durch Atropinvergiftung (Tollkirsche) bei geröteter Haut verursacht. *Verlangsamt und vertieft* wird die Atmung am stärksten durch eine Stenose, die ausschließlich im Kehlkopf (Croup) oder in der Luftröhre sitzt, auch bei Urämie, pausenlos bei Coma diabeticum (KUSSMAULsche Atmung), ähnlich bei schwerem acetonämischem Erbrechen, stark beschleunigt und gehetzt bei alimentärer Intoxikation, wo sie stark thorakal ist bei kühlem Atem.

*Der Typus der Atmung* ist beim jüngeren Säugling überwiegend abdominell (diaphragmatisch), da die Rippen mehr oder weniger in dauernder Inspirationsstellung stehen, so daß die Thoraxatmung wenig ausgiebig ist. Erst nach einem halben Jahre mit dem Aufsitzen und besonders mit dem Gehen des Kindes senken sich die Rippen, der Schwere der Bauchorgane folgend, vorn nach unten und führen so nach dem Säuglingsalter mehr zu einer gemischten kostoabdominellen Atmung.

*Eine überwiegende Zwerchfellatmung* findet man bei der Myatonia congenita (OPPENHEIM), auch bei der frühinfantilen Muskelatrophie (HOFFMANN-WERDNIG), nicht selten bei postdiphtherischer Lähmung, bei Poliomyelitis. In auffälliger Weise habe ich sie beobachtet bei schwerem Geburtstrauma des Halsmarkes (Abb. 197), auch bei subchronischer Miliartuberkulose der Lungen. Bei Herzkrankheiten ist die Atmung überwiegend thorakal.

*Zwerchfellähmung* beobachtet man am ehesten bei schweren Fällen von Diphtherie kurz vor dem Tode, auch bei schwerer Poliomyelitis. Eine halbseitig bleibende Zwerchfellähmung sah ich bei Poliomyelitis sich einstellen. Bei der

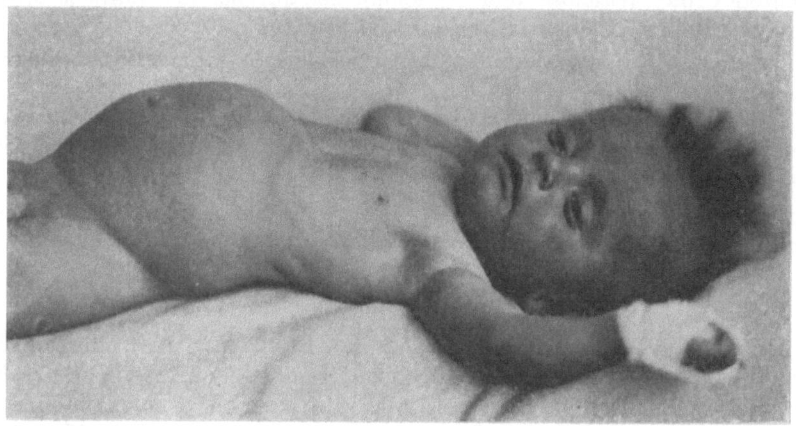

Abb. 197. Lähmung der Brust- und Bauchmuskeln. Ausschließliche Zwerchfellatmung (bei Pneumonie), Moment der Inspiration. 7 Monate. Geburtstrauma des Halsmarkes.

Inspiration trat die gesunde Zwerchfellhälfte nach unten, die gelähmte wurde nach oben aspiriert, so daß bei der Durchleuchtung eine Schaukelbewegung des Zwerchfells sich zeigte.

*Eine Ansaugung des Zwerchfells* bei der Inspiration findet sich unter normalen Verhältnissen bei heftiger rascher Inspiration, besonders aber bei Chorea minor (CZERNY), hier wohl eine Teilerscheinung der allgemeinen Muskelerschlaffung (s. Abb. 198).

*Unregelmäßige Atmung* stellt sich in den ersten Monaten normaliter nicht selten im Schlafe ein und kann sich noch bis ins 2. Jahr erstrecken. Bei Frühgeborenen daneben häufig Zyanose und Apnoe. Sodann zeigt sie sich pathologisch und deutet häufig auf eine Gehirnaffektion. Hier ist sie insbesonders mit tiefem Aufseufzen diagnostisch wichtig im Beginn der tuberkulösen Meningitis, wobei man sie öfters schon als erstes deutliches Zeichen vorfindet. *Exspiratorische Apnoe* bildet ein seltenes gefährliches Zeichen bei Tetanie.

*Inspiratorische Einziehungen* des Epigastriums und der Zwerchfellinie zeigen sich bei jüngeren Kindern auch ohne *Respirationshindernis,* so infolge des nachgiebigen Thoraxes physiologisch bei heftigem Schreien junger Säuglinge, vor allem aber bei Thoraxrachitis als Zeichen der Rippenerweichung. Bei Kreislaufstörungen, z. B. bei angeborenen Herzfehlern, kann auch die kompensatorisch verstärkte Atmung zu inspiratorischen Einziehungen führen. Sonst sind sie *Zeichen eines Respirationshindernisses* der großen oberen Luftwege (s. unter Stridor S. 198f.) oder der Bronchien und der Lungen. Liegt das Hindernis im Kehlkopf oder darüber, so ist das Jugulum stark an den Einziehungen beteiligt (s. auch unter Dyspnoe).

# Dyspnoe und Asphyxie.

*Dyspnoe*, wobei wir hier nicht nur jede angestrengte und mechanisch erschwerte Atmung, sondern auch jede abnorm beschleunigte Atmung ins Auge fassen, ist oft verbunden mit Cyanose, Stridor und Beklemmung bis zur Orthopnoe. Vermag die vermehrte Ventilation die Störung zu kompensieren, so kann eine subjektive Dyspnoe und auch Cyanose ausbleiben. Wenn das Atmungszentrum erschöpft ist, so erlahmt die Atmung (*Asphyxie*).

**Die Asphyxie des Neugeborenen,** besonders bei Frühgeburten, ist meist bewirkt durch Störung der Atmung bei der Geburt, Schlucken von Fruchtwasser, manchmal Folge eines Herzfehlers, häufiger einer geburtlichen Hirnverletzung (s. S. 414) die sich erst nach 3—6 Tagen auswirken kann. Vom *blauen Scheintod* (Puls noch tastbar) erfolgt gewöhnlich Erholung. Der *blasse Scheintod* (*Asphyxia pallida*) führt oft zum Tode (Konvulsionen, intrakranielle Blutungen). Solche schwere organische Störungen sind wahrscheinlich, wenn die Asphyxie sich nicht beheben

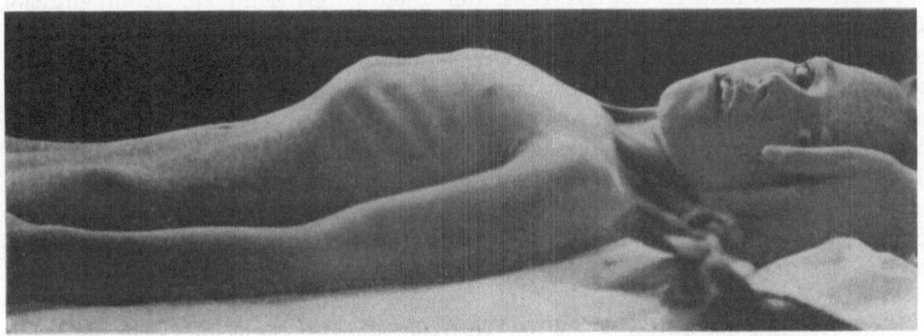

Abb. 198. Chorea minor. 10 Jahre. Aspiration des Zwerchfells bei der Inspiration.

läßt. Treten zur Asphyxie cerebrospinale Reizerscheinungen hinzu, so deutet dies auf *Hirnblutung*, die bei Frühgeborenen sich häufig einstellt und blutigen Liquor macht. Vorgewölbte Fontanelle, verlangsamter Puls, schnappende Atmung, Sopor, Krämpfe, schlaffe oder spastische Extremitäten weisen nach dieser Richtung. Nackenstarre und Opisthotonus, Schluckstörungen deuten auf infratentorielle Blutungen, halbseitige Lähmungen eher auf supratentorielle hin (Meningen der Konvexität). Meist ist aber eine topische Diagnose im Leben nicht möglich. Asphyxie kommt auch zustande durch Aspiration von Schleim, durch Atelektase, Mißbildungen (Choanenverschluß, Zwerchfellhernie, Herzfehler), Struma, auch durch Thymushyperplasie.

In den ersten 3—4 Lebenswochen ist ein Einziehen der peripneumonischen Furche (Zwerchfellansatz) noch als normal anzusehen.

**Dyspnoe** zeigt sich *gleich nach der Geburt* aus den für die Asphyxie aufgezählten Gründen, zeitweise zu Erstickungsanfällen gesteigert, nach einigen Tagen oder Wochen auch im Gefolge von Lues und Sepsis.

Dyspnoe und Cyanose neben scheinbarer Dextrokardie deuten auf die angeborene *Zwerchfellhernie*. Röntgen!

Die Dyspnoe im späteren Leben trägt nach ihrem Ursprung einen besonderen Charakter. Tritt Dyspnoe mit oder ohne Heiserkeit plötzlich am Tage auf, so denke man stets an einen Fremdkörper in den großen Luftwegen (S. 198). Weitere Ursachen sind Fieberzustände, Intoxikationen, Neuropathie und Hysterie.

*Vorwiegend inspiratorische Dyspnoe* (Inspiration angestrengt, verlängert, inspiratorische Einziehungen) findet sich hauptsächlich bei Stenosen der großen Luftwege (Nase, Rachen, Kehlkopf, Trachea, bei Croup und Pseudocroup) und ist darum mit stenotischem Stridor verbunden (s. S. 191 f). Die Stenose kann von außen bedingt sein durch Kropf, Tumoren, vergrößerte Bronchialdrüsen. Die Atmung ist meist verlangsamt, die Exspiration mäßig verstärkt.

*Vorwiegend exspiratorische Dyspnoe* findet sich bei bronchialem Asthma, sodann auch bei der Bronchiolitis der Kleinkinder, gewöhnlich neben Blähung der Lunge, sodann bei der Bronchialdrüsentuberkulose der Säuglinge (s. S. 211), bei Bronchotetanie, bei Bronchialcroup mit freiem Kehlkopf (nach Intubation oder Tracheotomie), bei dem seltenen Emphysem der Lungen. Weiterhin kommen in Betracht Zwerchfellähmung, Struma, Bronchialdrüsen, hochsitzende Senkungsabscesse der Wirbelsäule (Tuberkulose), Zug von schrumpfender Pleuritis. Bei Urämie ist die Exspiration oft stoßend, verlangsamt und erschwert.

Sonst handelt es sich meist um eine *gemischte Dyspnoe,* die Inspiration und Exspiration betrifft, so bei den verschiedenen Affektionen der Lungen und kleinen Bronchien, des Herzens, der Pleura, fernerhin zur Kompensation ungenügenden Hämoglobingehaltes des Blutes, d. h. bei Anämien, wo die Atmung stark vertieft ist. Dyspnoe entsteht häufig auch bei Reizung des Atemzentrums: subjektiv durch Nervosität, Hysterie, durch Infekte und Intoxikationen, Ponserkrankungen usw. *Schwere Herzkrankheiten* besonders der ersten Jahre (Myokarditis, Endokarditis, Herzvergrößerung bei Stat. thymicus) werden leicht verkannt als Ursache beschleunigter und vertiefter Atmung mit Anfällen von Cyanose. Die Exspiration ist oft ächzend. Es kann somit Ähnlichkeit mit Pneumonie oder Miliartuberkulose der Lunge bestehen (Röntgenbild!). Bei den Herzkrankheiten ist die Atmung überwiegend thorakal.

Verlangsamt und vertieft ist die Atmung bei acidotischem *Koma.* Diese toxische Atmung ist auffällig bei der Intoxikation des Säuglings und im Koma des Diabetikers, schon im Anfang.

Je jünger das Kind ist, um so eher muß es eine Vermehrung der Atemzüge (*Polypnoe*) zu Hilfe ziehen, um einem gesteigerten Sauerstoffbedürfnis zu entsprechen, da der Thorax des Säuglings noch nicht über ausgiebige Bewegungen verfügt (s. S. 184). So können jüngere Säuglinge bei einfachem Schnupfen eine hochgradige Beschleunigung der Atmung zeigen.

*Eine Beschleunigung der Atmung* tritt auch da ein, wo tiefere Atemzüge Schmerz bereiten (Pleuritis, Rippenbruch, Peritonitis) oder wo Schwäche der Respirationsmuskeln und Weichheit des Thorax (Rachitis) den Erfolg der Atmung beeinträchtigen oder wo die Zwerchfellatmung durch vermehrte Spannung im Unterleib (Meteorismus, Flüssigkeitserguß, Tumor) behindert wird.

**Bei der Tetanie** (s. S. 384) ist öfters die ganze Respirationsmuskulatur (außer dem Zwerchfell) in tetanische Spannung versetzt, ähnlich wie beim Tetanus, so daß neben sonstiger Hypertonie der Muskeln, die oft als Karpopedalspasmen ausgesprochen ist, der Thorax starr erscheint und nur mühsame und wenig ausgiebige, meist vermehrte Exkursionen zustande bringt. Besonders die Inspiration erweist sich als erschwert.

**Bei der alimentären Intoxikation der Säuglinge** zeigt sich neben Glykosurie und Somnolenz eine vertiefte und pausenlose Atmung (*toxische Atmung*). Sie ist beschleunigt wie die eines „gehetzten Wildes", so daß häufig eine Pneumonie diagnostiziert wird trotz negativem Lungenbefund. Das Nasenflügelatmen fehlt aber meist. Im Gegensatz zur Pneumonie bringt die toxische Atmung eine Vertiefung der Atemzüge und nur eine mäßige Zunahme der Frequenz. Die Atmung trägt nicht den eigentlichen stoßenden Charakter der Pneumonie, sondern denjenigen einer verstärkten Ventilation, wie er im Gegensatz zu Dyspnoe willkürlich hervorgebracht werden kann. Sie gleicht darin mehr der toxischen Atmung beim Coma diabeticum, bei Salicylsäurevergiftung. Die Atemluft ist kühl.

## Zur Untersuchung der Lungen

ist eine streng symmetrische Haltung des ganz entkleideten Oberkörpers unumgänglich, da sonst durch schiefe Haltung oder einseitige Anlehnung an die Mutter Scheindämpfungen entstehen können. Die Vorderfläche der Lungen untersucht man am besten in Rückenlage im Bett oder auf dem Schoße der

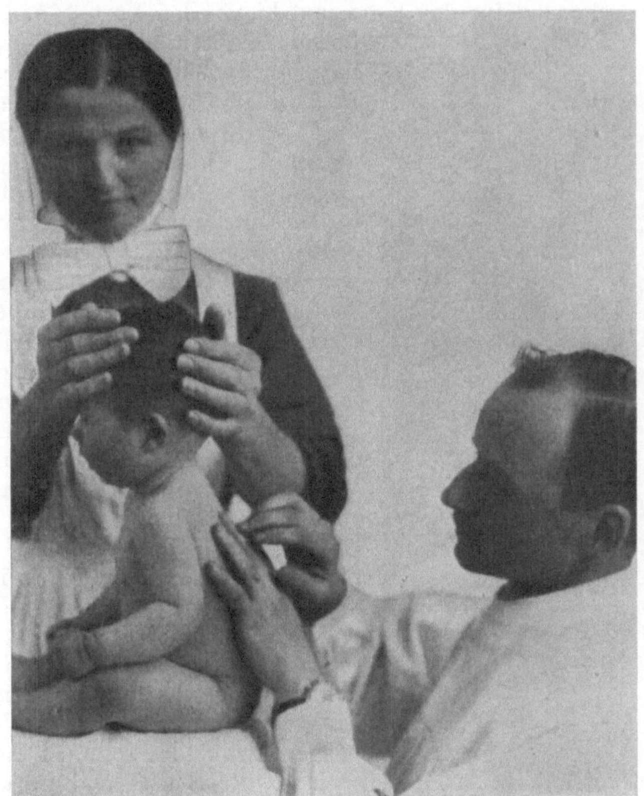

Abb. 199. Perkussion des Säuglings. (Der Zug am Kopf muß so stark sein, daß die Wirbelsäule keine seitliche Krümmung mehr aufweist.)

Mutter; für die Rückseite bevorzuge man immer die sitzende Stellung, da die Bauchlage oft Unbehagen oder bei Krankheiten der Respirationsorgane eine Erschwerung der Atmung hervorrufen kann. Bei Kindern, die schon ordentlich sitzen können, hält dabei die Mutter die Arme waagrecht seitlich vom Körper ab. Kann das Kind noch nicht frei sitzen, so hält es die Mutter in sitzender Stellung durch geeignete Fixierung des Kopfes mit beiden Händen, unter Freilassen der Augen, wobei ein sanfter Zug nach oben ausgeübt wird, so stark, bis der Rücken sich ganz gestreckt hat (Abb. 199). Zur Auskultation kann der Arzt den Säugling auch bequem zu sich ans Ohr heraufheben (Abb. 200).

Die *Auskultation*, die beim Säugling aufschlußreicher ist als die Perkussion, macht sich mit dem bloßen Ohr am sichersten. Bei ansteckenden Krankheiten oder für Stellen, wo das Ohr nicht hingelangt (Supraclaviculargruben usw.), ist ein Stethoskop erforderlich. Der Trichter darf nur sehr klein sein, damit er auch bei mageren Säuglingen rundum gut anzuliegen kommt. Er soll aus Holz oder Hartgummi bestehen, nicht aus Metall, und nicht mit einer Gummimembran überzogen sein. *Bei Horchen mit dem Stethoskop sind die 2—3 Finger, welche es umfassen, mit ihren Spitzen auf die Haut aufzusetzen.* Man ist so gewiß, daß der Hörtrichter allseitig aufliegt, und kann den Bewegungen eines unruhigen Kindes folgen, ohne es zu belästigen. Bei Lärm in der Umgebung oder beim Schreien des Kindes hält man das freie Ohr zu. Die langen binauralen *Schlauchstethoskope* (großes Kaliber und dicke Schläuche) sind sehr bequem für den Arzt, schonend für das Kind und bieten den Vorteil, daß man ängst

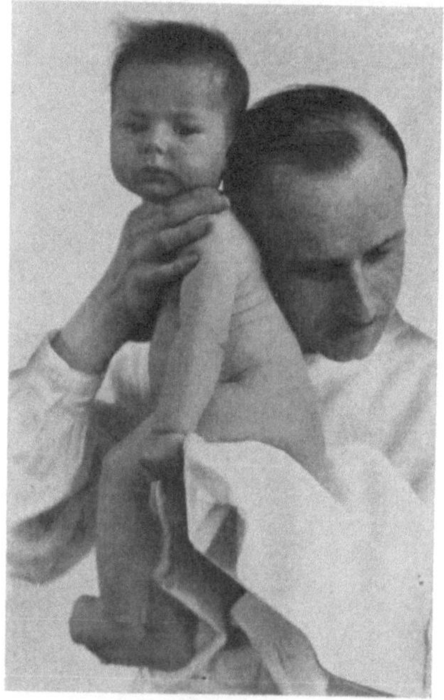

Abb. 200. Auskultation des jüngeren
Säuglings.

lichen Kindern sich nicht so stark zu nähern braucht und sie darum weniger beunruhigt. Bei *oraler Auskultation* hört man bei Bronchitis, vornehmlich bei beginnender Bronchopneumonie, schon im Beginn leise feine Rasselgeräusche.

Die Auskultation der Supraclaviculargruben hat weniger Wert als bei den Erwachsenen, dagegen versäume man nie, die Achselhöhlen zu behorchen, da hier bei (zentraler) croupöser Pneumonie oft zuerst Bronchialatmen erscheint. Ebenso behorcht man regelmäßig den Interscapularraum der Dorsalwirbelsäule und diese selbst, da bei der Vergrößerung der Bronchialdrüsen hier Veränderungen des Atemgeräusches wahrzunehmen sind.

Vom Ende des 1. Jahres an ist das physiologische Vesiculäratmen im Vergleich zum Erwachsenen verschärft (*pueriles Atmen*). Nach einiger Übung ist die Unterscheidung von Bronchialatmen leicht möglich. Das Inspirium ist laut. Das Exspirium ist auch unter normalen Verhältnissen beim Kleinkinde schwach hörbar. Das Exspirium über dem rechten Oberlappen ist oft schärfer und stärker als links, auch länger. Über der Trachea und im oberen Interscapularraum klingt das Atmen etwas bronchovesiculär.

Das oberflächliche Atmen kleiner und schwacher Kinder läßt bei Bronchitis oft keine Rasselgeräusche zustande kommen, über Infiltraten kein Bronchialatmen und keine Bronchophonie. In unklaren Fällen ist es darum ein unschätzbarer Vorteil, die *Auskultation während des Schreiens* oder Hustens vornehmen zu können. Macht uns das Kind nicht den Gefallen, dies spontan zu tun, so ist es zur Sicherung der Diagnose in schwierigen Fällen erlaubt und sogar geboten, es *zum Schreien zu veranlassen*. Ein gutes Mittel hierzu ist es, während des Auskultierens einen Oberschenkel dicht oberhalb des Knies zwischen Daumen und Zeigefinger zu fassen und, wenn nötig, diese empfindliche Stelle bis zur Schmerzäußerung zu drücken. Im Augenblicke des tiefen Schreiens hört man dann deutliches Bronchialatmen oder Rasseln, wo man sich vorher lange ver geblich bemüht hatte. Die starken Inspirationen beim Schreien sind ein Grund, daß vorhandenes Bronchialatmen bei jüngeren Kindern mehr wie später auch bei der Inspiration in Erscheinung tritt, nicht nur bei der Exspiration.

Bei groben Rasselgeräuschen kann es schwer fallen zu entscheiden, ob sie aus Trachea und großen Bronchien stammen oder aus dem Nasopharynx (beim Weinen), wobei Zuhalten der Nase entscheiden kann.

*Die Bronchophonie* hat beim Kinde eine große Bedeutung, so daß man stets auf sie achten muß. Über Infiltrationen erscheint sie häufig früher als Bronchialatmen und gibt so das erste sichere Zeichen einer (zentralen) croupösen Pneumonie, da wo Dämpfung noch fehlt und höchstens leicht tympanitischer Klopfschall Verdacht erweckt. Rechts hinten oben ist sie normaliter stärker als links.

*Der Stimmfremitus* ist bei kleinen Kindern nur während des Schreiens und noch während des Hustens prüfbar. Man benutzt darum diesen günstigen Moment dazu. Ältere Kinder läßt man „99" sagen. In der Bedeutung ist er gleich wie beim Erwachsenen und kann wie dort auf der Höhe der croupösen Pneumonie fehlen.

*Die Perkussion* geschieht am besten mit Finger auf Finger, leise und stark, nach den üblichen Methoden, natürlich im allgemeinen um so leiser, je kleiner das Kind ist. Im Gegensatz zur Auskultation ist hier Ruhe des Kindes erwünscht (warme Hände!). Während des Schreiens ergibt sich besonders auf der Vorderfläche der Lungen leicht das *Geräusch des gesprungenen Topfes*. Hinten unten rechts wird der Schall während des Schreiens oft kürzer, so daß man irrtümlicherweise eine Dämpfung annehmen möchte, wenn man nicht auch während der Inspiration perkutiert, bei der sich der Schall aufhellt. Während des Pressens in der Phase der starken Exspiration wird das Schwingungsfeld des Perkussionsschalles durch die Muskelspannung und durch die nahe Masse der hochgedrängten Leber verkleinert, daher die Dämpfung. Ich finde, daß Herz und Lebergrenzen im freien Stehen oder Sitzen leichter festzustellen sind als im Liegen, weil im Liegen die Resonanz der Unterlage sich störend geltend macht. Größere Kinder kann man gut so auskultieren, daß man sie hinter einen Stuhl oder Tisch stellt und die Hände daselbst aufstützen läßt. Je kleiner das Kind ist, um so mehr' wird das Ergebnis der Perkussion durch das gleichzeitig mitwirkende Resistenzgefühl unterstützt, ohne daß man sich davon Rechenschaft gibt. Es ist eine üble, weil gefühlstörende Gewohnheit vieler Studierender, den Farbstift in der perkutierenden Hand zu halten. Den erhöhten Widerstand bei exsudativer Pleuritis nimmt man beim direkten *palpatorischen Klopfen* mit 2 Fingerspitzen besonders deutlich wahr.

*Die Lungengrenzen*, nach Rippen gezählt, stehen beim Kinde ungefähr gleich hoch wie beim Erwachsenen. Da jedoch beim Säugling die Rippenringe fast senkrecht zur Wirbelsäule stehen, der Thorax gewissermaßen in beständiger Inspirationsstellung steht, so ist das vordere Lungenfeld kurz, d. h. die untere Lungengrenze rechts vorn steht für das Auge zu hoch. Die Luftröhre und das Zwerchfell treten von der Geburt bis zum 12. Jahr um 2 Wirbelhöhen tiefer. Die Lungengrenze hinten ist rechts wegen der Lebermasse leichter festzustellen als links. Wer gewohnheitsmäßig zu starke Perkussion anwendet bei der Feststellung der Lungengrenzen, wird die normale untere Lungengrenze rechts hinten höher finden als links, weil rechts die große Masse der Leber eine dämpfende Fernwirkung ausübt; also *leisest* perkutieren (Schwellenwertperkussion), was absolut ruhige Umgebung verlangt. Die Lungengrenzen kann man in den ersten Jahren hinten nicht nach Dornfortsätzen bestimmen, da hier eine Zählung versagt. Es ist darum vorzuziehen, den unteren Lungenrand hinten in der

Scapularlinie nach Rippen zu bestimmen. Man geht von der 12., leicht feststell-
baren Rippe aus. In der Norm findet man hier die untere Lungengrenze in der
Höhe der 10. Rippe. Anfänger bestimmen sie fast regelmäßig zu tief bei Säuglingen, da sie zu stark zu perkutieren pflegen.

*Tiefstand der unteren Lungengrenzen* findet sich häufig als Ausdruck einer
akuten Blähung bei Bronchiolitis, Bronchopneumonie, bronchialem Asthma,
Croup usw., auch bei akuten Ernährungsstörungen der Säuglinge. Bei Säuglingen wird dabei der Tiefstand besonders rechts vorn deutlich. Entsprechend
findet auch eine Verkleinerung der Herzdämpfung statt.

*Hochstand* der unteren Lungengrenzen rührt gewöhnlich von hochgedrängtem
Zwerchfell her (Meteorismus, Peritonitis), einseitig bei Phrenicusläsionen der
betreffenden Seite, wobei bei der Inspiration die Lunge noch höher rückt durch
Aspiration des Zwerchfells (z. B. bei Poliomyelitis).

*Beginnende Pneumonie* macht vor dem Auftreten der Dämpfung leicht
tympanitischen Schall infolge der Entspannung. Tympanitischer Schall vorn
über dem Oberlappen findet sich auch bei Pneumonie oder Exsudatbildung
des betreffenden Unterlappens. *Kleine Lungenherde* ergeben nur bei der aller-
leisesten Perkussion Dämpfung. Häufig sind sie auch nur im Röntgenbilde
zu erkennen, besonders wenn gleichzeitig Lungenblähung besteht. Umgekehrt
kommt es aber vor, daß ganz kleine Herde physikalisch nachzuweisen sind,
im Röntgenbilde aber nicht erscheinen.

Bei Säuglingen mit schleppender Pneumonie sind nicht selten *Mediastinum
und Herz nach der kranken Seite verschoben* infolge Atelektase der kranken Lunge.
Bei *Pneumothorax* ist der Schall laut tympanitisch, hypersonor, auf der gesunden
Seite scheinbar gedämpft. Beginn meist plötzlich mit Dyspnoe. Abgeschwächtes
oder aufgehobenes Atemgeräusch, Tiefstand der Lunge, Verschiebung des
Herzens nach der anderen Seite (charakteristisches Röntgenbild!). Öfters bei
Bronchopneumonie (Ventilpneumothorax), so auch im Verlauf des Keuchhustens.
Beim Platzen eines Abscesses in die Pleurahöhle entsteht meist ein *Pyopneumo-
thorax* (Flüssigkeitsspiegel), so daß ein solcher neben einer Pneumonie auf einen
Absceß hindeutet.

Ein *spontaner Pneumothorax* stellt sich gelegentlich ein beim Kleinkinde
mit Kollaps, Dyspnoe, Cyanose, bei Bronchopneumonie, Keuchhusten u. a.

Der nicht ganz seltene *spontane Pneumothorax des Neugeborenen* (bei Asphyxie, Struma)
erzeugt plötzliche Dyspnoe. Er resorbiert sich rasch.

*Starke Dämpfung mit ausgesprochenem Resistenzgefühl* bei jüngeren Kindern
deutet fast stets auf Pleuraexsudat oder Pleuraschwarte. Durchlässigkeit für
Röntgenstrahlen spricht dann eher für Schwarte. Bei einiger Übung kann
die Perkussion an sich schon in den meisten Fällen entscheiden, ob eine vorhandene Dämpfung auf Infiltration oder auf Erguß beruht. Starke Dämpfung
mit abgeschwächtem Atem, aber nur leisem Bronchialatmen spricht gegen
einfache Infiltration der Lunge und für Exsudat; im letzteren Falle ist der
Fremitus abgeschwächt.

Bei Verdacht auf Pleuraempyem (z. B. anhaltende Dämpfung nach einer
Pneumonie, Zunahme der Dämpfung, nachdem schon eine Krisis eingetreten
ist, dabei oft nur subfebrile oder normale Temperatur bei beschleunigtem Puls)
säume man nicht mit einer *Probepunktion der Pleura.*

Man verwendet dazu eine gutschließende starke Spritze, die mindestens 5 ccm faßt
und deren Nadel ein Lumen von mindestens 1 mm besitzt. Um bei kleinen Kindern leicht
zwischen den sich fast berührenden Rippen hineinzukommen, empfiehlt es sich, die Richtung
der Rippen durch das Eindrücken der Nägel von zwei Fingern nebeneinander in den Intercostalraum genau zu bestimmen und dicht neben dem einen Nagel die Nadel einzustoßen.
Die beim Kinde vorwiegenden Pneumokokkenempyeme (Eiter grüngelb, rahmig) haben

häufig einen so dickflüssigen Eiter, daß er sich mit feiner Nadel nicht aspirieren läßt. Die Pneumokokkenempyeme bei Kindern sind fernerhin oft abgesackt. Bei der Probepunktion trifft man darum manchmal auf eine verdickte verwachsene Pleura und stößt erst bei der zweiten oder dritten Punktion auf Eiter.

Die Erkennung und genaue Lokalisation abgesackter und interlobärer Empyeme werden durch Röntgenaufnahme außerordentlich erleichtert.

*Starke Dämpfung der einen ganzen Lunge* von unten bis oben, vorn und hinten, deutet auf exsudative Pleuritis, die bei Kindern unter 5 Jahren fast stets eitriger Natur ist. Weniger oft liegt eine ausgedehnte Schwarte oder käsige Pneumonie vor.

Eine ungewöhnlich starke *Dämpfung und Resistenz vorn über einem Oberlappen,* mit unbedeutendem Auskultationsbefund erscheint verdächtig auf chronische käsige tuberkulöse Pneumonie, wenn nicht akute Symptome und hohes Fieber auf die viel häufigere croupöse Pneumonie hinweisen.

In *unklaren Fällen von Lungen- und Pleuraerkrankungen* führen erst wiederholte Röntgenaufnahmen, auch seitliche, zur Diagnose, unterstützt von Durchleuchtungen, welche nebenbei die Beweglichkeit des Zwerchfells klarlegen. Beim heftigen Schreien kleiner Kinder erscheint während des Exspiriums eine Verschleierung der Lungen.

*Tumorartige Bildungen* im Thoraxraum (Röntgen) entstehen bei Herz- und Thymushyperplasie, Pericarditis, Senkungsabsceß, bei Lymphosarkom und Lymphogranulomatose, Leukämie (s. dort).

# Verengerung der oberen Luftwege: Nase, Rachen, Kehlkopf, Luftröhre und große Bronchien. Stridor.

Bei erheblicher Stenose irgendeines Abschnittes der großen oberen Luftwege entsteht ein verändertes rauhes, auf Distanz hörbares Atemgeräusch **(Stridor).** Liegt die Stenose in der Nase, dem Rachen, dem Kehlkopf oder in der Trachea, so ist der Stridor überwiegend inspiratorisch. Der Kopf ist dabei nach hinten gebeugt. Liegt sie in den Bronchien und Bronchiolen, so ist der Stridor überwiegend exspiratorisch (s. S. 198 f.).

## Verengerung der Nase.

Selten *angeboren* infolge *Obliteration.* Gleich nach der Geburt ist das Trinken erschwert. Dyspnoe und Erstickungsanfälle treten auf. Die äußere Nase ist auffällig schmal. Der hintere Teil der Nasengänge ist für die Sonde undurchgängig. Der Nasenrachenraum an sich ist sehr eng im ersten Jahr, die Choanen sehr niedrig, so daß unbedeutende Anschwellungen der Schleimhaut schon den Luftdurchtritt stark erschweren.

*Meist erworben:* Akut oder chronisch, bedingt Mundatmung und Rhinolalia clausa. Bei **Rhinitis** *jeder Art,* bei Diphtherie, Scharlach, Infekten verschiedener Art, chronisch **bei exsudativer Diathese und Adenoiden.**

Ein *Stridor,* der in der Nase entsteht, verschwindet beim Zuhalten der Nasenöffnung oder beim Schreien, so z. B. das Geräusch des Schnupfens.

Bei isolierter Verengerung der Nase ist die Stimme klar, die Mundatmung unbehindert; bei Schluß des Mundes wird die Atmung erschwert oder unmöglich.

*Schnüffelnde Atmung* in den ersten Lebenswochen mit trockenem Schnupfen oder leicht blutig-eitrigem Ausfluß deutet oft auf Lues congenita, doch haben Frühgeborene und Neugeborene infolge der Enge der Nasengänge und der physiologischen Schwellung der Schleimhaut auch sonst leicht behinderte Atmung.

Jede Rhinitis, die zu starker Verlegung der Nase führt, kann bei jungen *Säuglingen erschwertes Saugen, ja Dyspnoe und Erstickungsanfälle* hervorrufen,

da diese in den ersten Wochen es noch nicht verstehen, die Mundatmung ausreichend zu benutzen. Eindringlich muß hier wieder auf die *Rhinopharyngitis*
des Säuglings hingewiesen werden (vgl. S. 153), die schwere Krankheitszustände
verursacht, aber vielfach verkannt wird.

*Undurchgängigkeit der Nase* ist oft die Folge eines **Fremdkörpers** (einseitig,
fötider Ausfluß) oder von Nasendiphtherie. Hier sichern Spiegel und Sonde
bzw. die bakteriologische Untersuchung die Diagnose.

Eine **membranöse Rhinitis** beider Seiten, subchronisch, nicht auf Diphtherie
beruhend, wird bei älteren Kindern als Seltenheit beobachtet.

**Habituelle Mundatmung** mit kloßiger Stimme (Rhinolalia clausa), ver-
stopfter Nase und mit wenig Sekret ist bei Kindern von 3—12 Jahren ungemein
häufig als Folge von **adenoiden Vegetationen des Nasenrachenraumes.** Dabei
sind die Nasengänge verengert, die Gaumentonsillen sind oft wenig, oft stark
vergrößert. Der Eingang zum Nasenrachenraum hinter dem Zäpfchen erweist
sich bei direkter Inspektion als enge und läßt lymphoide Wucherungen seiner
Schleimhaut erkennen. Beim Würgen läßt er einen Schleimpfropf nach unten
hervortreten. Bei geschlossenem Mund ergibt sich der Grad der Atemstörung.
Nebenbei besteht häufig Schwerhörigkeit (eingezogenes Trommelfell infolge
von Tubenverschluß), auch verminderte Aufmerksamkeit und Denkfähigkeit
(*Aproxia nasalis*), öfters auch Otitis media, schnarchende Atmung oder offene
Mundhaltung, besonders im Schlaf (Physiognomie S. 18).

**Polypen der Nase** fallen vor dem Schulalter kaum in Betracht und sind
auch dann noch selten. Sie werden öfters angenommen, wo Adenoide vorliegen.

Die schnarchende Atmung bei *Myxidiotie* und *Mongolismus* rührt zum Teil
von der Makroglossie her, zum Teil von der engen Nase.

## Verengerung des Rachens.

Zur *Rachenpalpation* läßt man durch die Mutter dem auf ihren Knien sitzenden
Kind die Hände festhalten, umfaßt mit einem Arm fest den Kopf des Kindes
und preßt mit dem Zeigefinger der gleichnamigen Hand die Wangenschleimhaut
zwischen die seitlichen Zähne des geöffneten Mundes. So kann man, ohne ge-
bissen zu werden, mit dem Zeigefinger der anderen Hand bequem hinter dem
Zäpfchen nach oben gehen und abtasten. Diese Untersuchung ist sehr unangenehm und soll nicht ohne Not vorgenommen werden.

Die Verengerung des Rachens nötigt zur Mundatmung, macht noch kloßigere
Sprache als die Nasenstenose, *Rhinolalia clausa*, Unvermögen m und n richtig
zu intonieren. Schnarchende flatternde Geräusche bei der Atmung, inspira-
torischer Stridor bei meist klarer oder wenig belegter Stimme. Bei höherem
Grade treten Schlingbeschwerden, öfters Dyspnoe, Anfälle von „Asthma" und
Pseudocroup auf.

Als häufigste Ursache *chronischer Stenosen* finden wir **adenoide Vegetationen**
auf Grund von exsudativer Diathese, mongoloider Idiotie oder bei einfacher
Idiotie (s. unter Verengerung der Nase). Hoher Gaumen ist oft von starken
Adenoiden begleitet. Häufig damit verbunden besteht eine Hypertrophie
der Gaumenmandeln. Diese ist leicht durch die Besichtigung festzustellen.
Die *adenoide Physiognomie* ist früher schon erörtert (Abb. 18). Die Finger-
palpation findet im Nasopharynx eine zapfenartige weiche Granulations-
geschwulst in sagittaler Richtung.

Beim *Säugling* steht das Gaumensegel horizontal, der Nasenrachenraum
ist niedrig, so daß ein Eindringen des Fingers unmöglich ist. Erhebliche adenoide
Vegetationen sind beim Säugling kaum je vorhanden, werden aber zu Unrecht

angenommen, wenn infolge chronischen Katarrhs die Choanenöffnung ver-schwillt (vgl. Nasopharyngitis S. 153, 191).

In seltenen Fällen ist die Stenose hervorgerufen durch *Tumoren des Epipharynx* oder durch *Caries der Halswirbelsäule* mit Absceß (steife Kopfhaltung, große Cervicaldrüsen), durch Mikrognathie, welche die Zunge nach hinten drängt. Die *Nasenrachenfibrome* (Pubertätsalter) sind derb im Gegensatz zu den adenoiden Vegetationen und sitzen seitlich. Die *Lymphosarkome* sind weich, prallelastisch.

*Akut stellt sich Pharyngostenose ein* **bei starker Angina** (A. simplex, diphtherica, scarlatinosa usw.), bei peritonsillären Abscessen, langsam bei leukämischen Prozessen. Sodann bei **Entzündung der Adenoiden,** die oft unerkannt bleibt, weil die Stenose meist nicht auffällig ist. Sie macht häufig ein länger dauerndes, unerklärliches Fieber, gleichzeitig mit Anschwellung der Nackendrüsen.

Bei *Säuglingen* sind die Gaumen- und Rachenmandeln meist noch unbedeutend, so daß sie nicht zu einer stärkeren Pharyngostenose führen können, gleichwohl ist schon hier die **Adenoiditis** *außerordentlich häufig* infolge von Katarrhen (*Angina retronasalis*) und macht unklares Fieber, dessen Ursache sich etwa durch die akute Anschwellung der Nackendrüsen verrät. Sprache kloßig, Nackenstarre. Als Begleiterscheinungen treten oft Ohrenschmerzen und Otitis media auf. Es kann dabei selbst ein typhus- oder meningitisartiges Bild entstehen (s. S. 123). Die Rhinoscopia posterior erlaubt die genaue Diagnose.

Im Gefolge der Adenoiditis kommt es bei Kindern von einem halben bis anderthalb Jahren häufig zu **retropharyngealer Lymphadenitis** und zu **Retropharyngealabsceß,** einer Erkrankung, die ganz überwiegend dem Säuglingsalter zukommt, die von retropharyngealen Lymphdrüsen ausgeht, die später verschwinden. Auch unter gewöhnlichen Verhältnissen kann man beim Säugling hinten oben im Rachen vor der Wirbelsäule bisweilen erbsen- bis kleinbohnengroße Drüsen fühlen. Die Krankheit schließt sich mit Vorliebe an Respirationskatarrhe verschiedensten Ursprungs an. Sie führt zu zunehmender schnarchender, rasselnder und flatternder Atmung bei offenem Munde, zu erschwerter Nahrungsaufnahme, zu Dyspnoe, *steifer Kopfhaltung* nach der Seite hin, zu mäßiger Heiserkeit und Fieber, schließlich zu Erstickungsanfällen und zu Larynxödem. Meist ist der Stridor besonders bei der Inspiration so stark sägend, der Klang der Stimme so eigenartig, die schnarchende Atmung so auffällig, wie man sie sonst nur beim gewöhnlichen Schnarchen des Erwachsenen kennt, so daß die Diagnose nicht leicht verfehlt wird, wenn man einmal einen Fall beobachtet hat. Die seitlichen Halsdrüsen sind stark vergrößert, vereitern gern und lenken leicht die Aufmerksamkeit vom eigentlichen Krankheitsherde ab. Die Krankheit *wird oft verkannt* und als Pneumonie, Croup, Drüsentuberkulose usw. gedeutet, da die Besichtigung des Rachens (viel Schleim!) auf den ersten Blick nichts Auffälliges ergibt. Bei Heiserkeit und tiefer Lage ist das Bild sehr ähnlich dem diphtherischen Croup. Bei genauem Zusehen findet man aber eine *Vorwölbung der hinteren Rachenwand,* meist seitlich, und darum leicht zu übersehen, die bisweilen tiefer sitzt als die Gaumenmandeln. Viel besser *fühlt der tastende Finger eine weiche, später fluktuierende Vorwölbung.* Hierbei besteht die Gefahr der Erstickung bei längerer Inspektion mit Mundsperre! Gewöhnlich ist zur Zeit der Beobachtung schon Vereiterung eingetreten, so daß sich bei der Incision mit heftpflasterumwickeltem Messer unter Führung des Fingers Eiter entleert. Bei Verkennung der Krankheit kann es zu Schluckpneumonie, zu Erstickungsgefahr, Sepsis, großem Halsabsceß und Tod kommen. In einem Fall sah ich bei einem zweijährigen Kinde Verwechslung mit einem pseudofluktuierenden Lymphosarkom.

Selten stammt der Retropharyngealabsceß von einem *spondylitischen tuberkulösen Absceß* (ältere Kinder, steife Halswirbelsäule). Nicht inzidieren!

Die Pharyngostenose führt auch zur Undurchgängigkeit der Nase. Bei tiefem Sitz ist ebenso die Mundatmung erschwert. Fortleitung der Entzündung gegen den Kehlkopf führt zu oft schwerer und irreführender Heiserkeit.

## Entzündung und Verengerung des Kehlkopfes
### (zum Teil spastischer Natur).

Der Kehlkopf steht anfänglich sehr hoch, so daß die Epiglottis in den ersten Jahren beim Niederdrücken der Zunge oft sichtbar ist und der Säugling gleichzeitig atmen und schlucken kann.

*Untersuchung.* Vom 4. Jahr an ist die gewöhnliche Laryngoskopie möglich (erleichtert durch den elektrischen Spiegel), wenn vorher einige Übungen gemacht wurden im Herausstrecken und Festhalten der Zunge durch ein Taschentuch. Die wertvolle Schwebelaryngoskopie nach BRÜNINGS erfordert den Spezialisten und Narkose, unter 3—4 Jahren besser ohne Narkose und ohne Lokalanaesthesie. Dabei kann auch die Trachea und der Eingang der großen Bronchien besichtigt werden. Das Durchschieben des Tubus durch die Stimmritze kann aber in den ersten Jahren ein Trauma an den Stimmbändern setzen und nachträglich Tracheotomie nötig machen.

Es besteht bei Verengerung des Kehlkopfes eine inspiratorische Einziehung des Jugulums, ebenso eine verstärkte Bewegung des Kehlkopfs, sodann Einziehung des Epigastriums und der Zwerchfellinie. Das Inspirium ist stridorös, verlängert, dyspnoisch.

*Ist die Stimme rein, das Inspirium tönend,* so handelt es sich meist um

**1. Spasmus glottidis** bei rachitischen und spasmophilen Kindern (cave Adrenalin!). Solche mit Kraniotabes und im Alter von 3—18 Monaten sind bevorzugt, keinesfalls Neugeborene. Gelegentlich, aber sehr viel seltener tritt der Spasmus glottidis auch bei Gehirnleiden auf, so bei chronischem Hydrocephalus, als Vorläufer der Epilepsie usw. Ich habe ihn auch schon bei Tetanus neonatorum im Beginn des Anfalls beobachtet. Er setzt plötzlich ein mit tönender pfeifender Einatmung. Er wird veranlaßt durch Erregung und Schreien, wobei schon früher der aufmerksamen Mutter tönende Inspirationen aufgefallen waren, wiederholt sich bei jeder Inspiration durch Sekunden oder Minuten und kann so mit kurzen oder langen Pausen über Tage und Wochen auftreten. In schweren Fällen führt er zu Cyanose und Bewußtlosigkeit, nicht selten zum Tode. Dieser tritt am ehesten im Zustande der *exspiratorischen Apnoe* mit Atemstillstand ein, wo also die spastische Intonation fehlt. Bei schwerer Spasmophilie kann jede starke Erregung zum Tode führen mit Spasmus glottidis bzw. Krampf der Respirationsmuskulatur, ausgelöst durch *Herzstillstand.* Besonders die Racheninspektion ist in dieser Hinsicht gefährlich. Beim Spasmus glottidis, der auf Spasmophilie beruht, findet man fast ausnahmslos die Latenzsymptome derselben (s. S. 371 ff.), oft auch allgemeine Konvulsionen oder Karpopedalspasmen. Fieber und Heiserkeit fehlen im Gegensatz zum Pseudocroup (S. 195). Früher wurde erwähnt, daß Husten bei einem Kinde mit Spasmus glottidis Keuchhusten ähnlich sein kann.

Leicht vorgetäuscht wird der Spasmus glottidis durch **Stridor congenitus,** sodann durch den Atemstillstand bei den **Wutkrämpfen kleiner Kinder,** der aber nur bei Erregung oder heftigem Schreien einsetzt. Der Stridor congenitus

(s. unter 4) besteht aber seit der Geburt, die Wutkrämpfe kommen nicht vor dem Ende des ersten Jahres vor. Der Spasmus glottidis bevorzugt das Alter von 4—18 Monaten.

2. Leicht zu unterscheiden vom spasmophilen Stimmritzenkrampf ist derjenige beim **Keuchhusten.** Große Ähnlichkeit besitzt aber das tönende Inspirium vieler gesunder Kinder in den ersten Wochen und Monaten beim Schreien, das infolge der engen Stimmritze zustande kommt. Dieser **Schreistridor** tönt ähnlich wie der Spasmus glottidis bei Spasmophilie. Im Gegensatz zu diesem erfolgt er aber stets nur nach einigen Schreistößen; er bietet Übergänge zum Stridor inspiratorius.

3. Selten ist eine **Lähmung beider Postici** (M. cricoarytenoidei postici) die Ursache der Verengerung der Stimmritze. Das Inspirium ist tönend, das Exspirium ist frei, die Stimme rein oder fast rein. Erstickungsanfälle treten auf.

4. **Stridor inspiratorius laryngis congenitus.** Von Geburt an besteht hierbei wechselstarker *inspiratorischer* Stridor, vorübergehend stunden- und tagelang verschwindend, in der Ruhe und im Schlaf meist aussetzend, mit mäßiger Einziehung, ohne oder fast ohne Dyspnoe. Er verschwindet bei oberflächlicher Atmung und stellt sich bei verstärkter Atmung wieder ein. Das Inspirium ist laut, fast musikalisch, tönend, oft glucksend wie bei einem Huhne. Das Exspirium ist in der Regel frei. Seltener ist der inspiratorische Ton rauh und leicht röchelnd. In leichtestem Grade ist er bei vielen Kindern in den ersten Wochen während des Trinkens an der Brust vorhanden. Er hält gleichmäßig über Monate an und verliert sich spätestens im 2. Jahre. Ungefährlich. Verursacht wird er durch Kleinheit, Weichheit und Anomalien des Kehlkopfgerüstes, das bei der Inspiration zusammengesaugt wird. Dabei muß man an die Posticuslähmung denken, die sich selten auch angeboren einstellen kann, später etwa bei schwerer Poliomyelitis. In anderen Fällen entsteht ein inspiratorischer Stridor des Kehlkopfes im Laufe des 1. Jahres oder später bei Myatonia congenita und amaurotischer Idiotie (Erschlaffung des Kehlkopfes), bei spastischer Diplegie (Spasmus des Kehlkopfes), ausnahmsweise bei angeborenen Hirnstörungen bzw. Geburtsblutungen. Bei gleichzeitiger *Heiserkeit* ist der gewöhnliche Croup auszuschließen, auch Spasmus glottidis. Es kommen intralaryngeale Papillome in Betracht, diese allerdings nur selten, auch Lues congenita. Endlich kann auch eine Cyste, ein Tumor am Zungengrunde ähnliche Atmungsstörungen machen. Der rasche Wechsel zwischen Stridor und freier Atmung mit reiner Stimme ist diagnostisch wichtig gegenüber dem Stridor bei Thymushyperplasie (s. S. 200) und angeborener Struma (der Kopf nach hinten gebeugt); dabei ist der Stridor mehr kontinuierlich, wenn er auch im Wachsein und bei Aufregung stärker ist als im Schlaf. Gelegentlich kommen noch viele andere Störungen in Betracht: Dystopische Thyreoidea, Anschwellung der aryepiglottischen Falten, Zurücksinken der Zunge, subglottische Schleimhautwülste, Aspiration der Trachealwände unter dem Kehlkopf. Herzfehler? Selten wurde ähnlicher Stridor beobachtet bei Oesophagospasmus durch Druck der angesammelten Luft auf die Trachea. In all diesen Fällen, bei denen die Stimme rauh sein kann, gelingt die Diagnose nur einem geübten Spezialisten.

*Bei heiserer Stimme* kann es sich handeln *bei akutem Auftreten der Larynxstenose* um

1. **Pseudocroup.** Der Beginn ist meist unerwartet und *plötzlich im Anfang der Nacht,* oft nach leichtem Schnupfen. Nur selten zeigt er sich vor dem 3. Jahr. Aufwachen mit *bellendem lautem Husten,* inspiratorischer Einziehung und Stridor. *Die Sprechstimme klingt auffallend weniger heiser.* Dieser Zustand dauert meist nur ganz kurze Zeit, höchstens 2—3 Stunden, er bessert sich auf warmes Getränk

und feuchte Dämpfe. Er wiederholt sich gern in der folgenden Nacht. Der Anfall erscheint häufig im Beginn sehr bedrohlich, erfordert aber nur ganz ausnahmsweise einen operativen Eingriff. Die Anlage findet sich bei exsudativen, fetten und neuropathischen Kindern von 2—5 Jahren, vorzugsweise solchen mit Adenoiden. Die Neigung zu Rezidiven ist groß. Der Pseudocroup stellt sich ein im Beginn einer Angina, im Prodromalstadium von Masern, bei Grippe. Als Grundlage ist ein akuter Kehlkopfkatarrh bzw. eine Laryngitis subglottica mit *Glottiskrampf* anzunehmen (spastische Laryngitis). Ähnlichen Husten erlebt man beim Verschlucken von Fremdkörpern, z. B. von Eierschalen. Auszuschließen sind Spasmus glottidis und asthmatische Bronchitis.

**2. Akute Laryngitis.** Bei allen akuten Erkrankungen der Respirationsorgane, die zu Pseudocroup führen können, aber ohne Hinzutreten des spastischen Momentes, kann sich im Laufe von Stunden oder Tagen eine Laryngitis entwickeln, die Heiserkeit und inspiratorische Dyspnoe hervorruft, in höherem Grade Einziehungen (subglottisches Ödem). Besonders häufig und stark ist die Laryngitis bei *Grippe, Influenza und Masern, wo die Unterscheidung von diphtherischer Laryngitis schwer fallen kann,* da es hier auch zu hochgradiger Stenose und Aphonie kommt. Je jünger die Kinder sind, um so häufiger trifft man Larynxstenose auf nicht diphtherischer Grundlage. Die Unterscheidung muß auf Grund der übrigen Symptome getroffen werden, den vorliegenden epidemiologischen Momenten, dem Fehlen oder Vorhandensein von Belägen im Hals usw. Bei Masern finden sich die prodromalen Kopliks. Bei Influenza besteht starke Conjunctivitis und oft starke Sekretion aus der Trachea. Im Zweifelsfalle ist die Laryngitis als Kehlkopfdiphtherie zu behandeln (sofortige Seruminjektion), um so mehr als die Diphtherie gerne zu Influenza, Grippe und Masern hinzutritt. Oft schließt sich Tracheobronchitis an. Besteht bei Laryngitis gleichzeitig eine Pneumonie, so kann sich rasch schwere Dyspnoe und Cyanose einstellen, die zu Intubation führt in Fällen, wo die Larynxaffektion allein keinen Eingriff erfordert hätte. Solche prognostisch ungünstige Fälle habe ich in den verflossenen Influenzaepidemien mehrfach erlebt. Bei exsudativer Diathese mit Status lymphaticus habe ich schon mehrfach Fälle beobachtet, die Heiserkeit und starke Stenoseerscheinungen machten, trotz Intubation rasch starben und bei der Sektion intakte Respirationsorgane aufwiesen! Im Säuglingsalter können Soor, auch Sepsis und Lues zu Heiserkeit führen. Differenzierung: Croup, Retropharyngealabsceß.

Als Teilerscheinung eines Serumexanthems kann Anschwellung der Stimmbänder und damit das Bild einer Laryngitis eintreten.

**3. Kehlkopfödem** tritt bei Rachenphlegmonen (Scharlach usw.), auch allergisch bei Urticaria, bei Verätzung auf. Es ist häufig mit Laryngitis verbunden und macht auch ähnliche Symptome, Stridor, Dyspnoe, dazu Schmerzen am Kehlkopf. Als Ursache kommen fernerhin Nephropathien und Zirkulationsstörungen in Betracht.

**4. Diphtherie des Kehlkopfs (Croup)** beginnt mit Heiserkeit und wenig Husten. *Die Heiserkeit wird allmählich stärker* und führt in einem oder mehreren Tagen zu *Aphonie, Dyspnoe, Cyanose und Erstickungsanfällen.* Die Heiserkeit ist nicht wechselnd wie beim Pseudocroup, sondern zeigt eine stetige zunehmende Verschlimmerung. In der Mehrzahl der Fälle entsteht die Diphtherie nicht primär im Kehlkopf, ausgenommen bei Masern zur Zeit des Exanthemausbruches. Zuerst, aber durchaus nicht immer, ist ein Belag auf den Tonsillen, im Rachen oder in der Nase vorhanden oder ist vor kurzem vorhanden gewesen. Im Säuglingsalter geht großenteils nur ein „Schnupfen" voraus ohne Rachenbelag. Die Kultur der Beläge ergibt das Vorhandensein von Diphtheriebacillen. Auch

da, wo kein Belag besteht, ergibt der Abstrich des Rachens meist Diphtheriebacillen. Bei der Besichtigung des Rachens, wobei man mit starkem, *sehr
schmalem*, vorn nur 1 cm breitem Spatel den Zungengrund bis zur Epiglottis
kräftig nach unten drückt, erblickt man mitunter am Rande der Epiglottis
einen weißlichen Saum und kann so die Diphtherie erkennen, auch wo sonst
keine Membranen vorhanden sind. Ebenso erlauben die allmählich zunehmende
Heiserkeit und der Übergang in Aphonie die Wahrscheinlichkeitsdiagnose auf
Diphtherie, selbst wenn Beläge fehlen und noch keine Cyanose und Dyspnoe
vorhanden ist und bevor noch deutliche inspiratorische Einziehungen und
erschwertes Exspirium auftreten. Nicht immer verlaufen die Fälle so typisch.
Heiserkeit und Stenose können auch plötzlich einsetzen. Es ereignet sich dies
am ehesten bei Säuglingen und läßt um so eher die Diphtherie verkennen, als
der Rachen des Säuglings häufig frei bleibt (Nase?). Bei schweren Masern und
Typhus kann eine *Perichondritis* der Aryknorpel diphtherieähnliche Erscheinungen hervorrufen (Pseudocroup? Fremdkörper? Retropharyngealabsceß? Asthma
bronchiale?). In den letzten Zeiten ist die Diphtherie des Kehlkopfes der Rachen-
diphtherie gegenüber sehr viel seltener geworden als in früheren Jahrzehnten,
hat aber jetzt wieder etwas zugenommen. Der nicht diphtherische Croup bei
Masern und Influenza zeigt nebenbei noch Katarrh von Nase, Konjunktiven und
Bronchitis.

5. In seltenen Fällen, z. B. bei der pandemischen Grippe, finden sich **membranöse Beläge im Kehlkopf ohne Diphtherie.** In sehr seltenen Fällen von
*Stomatitis aphthosa* ergreift die Affektion auch den Rachen und den Kehlkopf
und führt zu einer diphtherieähnlichen Kehlkopfstenose. Ich sah einen einzigen
solchen Fall bei einem zweijährigen Kinde. Die starke Laryngitis mit Stenose
bei *schweren Fällen von Scharlach* ist entzündlich-nekrotischer Natur, aber nicht
diphtherisch. Immerhin muß an die Möglichkeit einer Sekundärinfektion mit
Diphtherie gedacht werden. Ganz ausnahmsweise können bei Varicellen Bläschen
auf den Stimmbändern aufschießen und dadurch Heiserkeit und bedrohliche
Stenose erzeugen.

6. **Larynxkatarrh mit starker Bronchitis** oder Bronchopneumonie vermag
wegen der Dyspnoe und wegen der Einziehungen leicht Kehlkopfdiphtherie
vorzutäuschen, ebenso eine asthmatische Bronchitis in Verbindung mit Laryngitis.

Ein zweijähriges Kind, das wegen Heiserkeit und starker Dyspnoe uns als Croup zu-
geschickt wurde, erwies sich als asthmatische Bronchitis mit starker Lungenblähung und
gleichzeitigem Kehlkopfkatarrh. Rasche Heilung auf Injektion von Atropin.

7. **Fremdkörper** (Nuß- und Eierschalen usw.), die beim Essen oder Spiel
aspiriert werden, machen heftigen Husten, manchmal Schmerzen, plötzliche
Erstickungsanfälle, denen Dyspnoe und Heiserkeit nachfolgen. Der starke
Stridor erweckt leicht den Verdacht auf Croup, gegen den aber der plötzliche
Beginn spricht. Palpation des Kehlkopfes vom Rachen aus läßt oft den Fremdkörper fühlen (Vorsicht!), der eventuell auch durch ein Röntgenbild zu erkennen
ist. Häufig sitzt er oben im Oesophagus. Liegt ein Fremdkörper in der Glottis,
der Trachea oder in einem Hauptbronchus, so macht er neben andauerndem
Stridor des öfteren ein flatterndes Geräusch bei der Atmung, solange er nicht
festgekeilt ist. Nachschleppen der betroffenen Seite bei Lage im Bronchus,
später auch Atelektase bei Ventilverschluß, Lungenblähung, Herzverdrängung.
Setzt er sich in einem Bronchus fest, so erscheinen Anzeichen von Bronchopneumonie, Bronchiektasie, Absceß. Viele Fremdkörper (Bohnen, Kirschkerne)
sind im Röntgenbilde nicht sichtbar. Zu beachten ist, daß nach dem initialen
Anfall eine Ruhepause von Tagen oder Wochen folgen kann.

Als Ursache einer akuten Kehlkopfstenose mit schnarrendem inspiratorischem Stridor bei ziemlich heller Stimme fanden wir bei einem 6jährigen Kinde ein kleines Blechstück unter der hinteren Commissur eingekeilt, das schon 2 Wochen dort saß.

Einmal sah ich bei einem größeren Knaben eine Kornähre, die er vor Wochen verschluckt hatte, ohne Lungen- oder Pleurasymptome, durch die Rückenhaut spontan durchstoßen.

**8. Der Retropharyngealabsceß der Säuglinge** ist, wie oben erwähnt, oft von Heiserkeit begleitet und macht bei vorhandener Cyanose und Dyspnoe leicht einen croupartigen Eindruck (s. S. 193).

**9.** *Eine schleichend sich entwickelnde chronische, überwiegend inspiratorische Stenose des Kehlkopfs mit Heiserkeit und Aphonie* bedeutet in den ersten Jahren meist **Papillome der Stimmbänder,** seltener **Lues.** Bei jüngeren Säuglingen ist die Heiserkeit bisweilen das einzige Anzeichen der Lues. Die Papillome entwickeln sich fast stets in den ersten 3 Jahren. Sie machen in leichten Fällen nur chronische Heiserkeit, zu der erst bei Aufregung oder beim Laufen der Stridor hinzutritt. Im Schulalter entwickeln sich zuweilen **Kinderknötchen,** d. h. Verdickungen der Mitte der Stimmbänder bei gewohnheitsmäßiger Anstrengung der Stimme, analog den Sängerknötchen.

**10.** Chronische Stenose mit Heiserkeit beruht bei älteren Kindern oft auf **Tuberkulose** oder **Lues.** Die Differentialdiagnose, auch gegenüber dem Papillom, erfordert eine Kehlkopfspiegelung.

Mäßige Heiserkeit kann auch durch *Recurrenslähmung,* so infolge angeborener Herzmißbildung hervorgerufen werden.

Stenosen im Bereiche der oberen Luftwege, die durch eine ausschließliche Erkrankung des Kehlkopfes oder der Luftröhre verursacht werden, führen in der Regel zu einer Verlangsamung der Atmung bei starker Betätigung der Hilfsmuskeln und Kopfhaltung nach hinten.

In vielen Fällen bleibt die Ursache der Kehlkopfstörung unklar ohne *Laryngoskopie.* In den ersten Jahren und in schwierigen Fällen nimmt man die Hilfe eines Spezialisten in Anspruch, der durch Schwebelaryngoskopie fast alle Fälle aufklären kann.

Vergleiche auch den folgenden Abschnitt.

## Verengerung der Trachea und der Bronchien.
### Stridor endothoracicus.

Hier ist die Stimme frei, sofern nicht, wie es meist bei der Diphtherie der Fall ist, der Kehlkopf mitergriffen ist. Der freie Kehlkopf zeigt keine verstärkte Bewegung bei der Respiration. Bei Trachealstenosen ist meist ein deutlicher inspiratorischer, bisweilen auch ein exspiratorischer Stridor da, daneben starke inspiratorische Einziehung und Dyspnoe. Bei Stenose vereinzelter Bronchien zweiter Ordnung ist der Stridor schwächer oder fehlend.

*Akut auftretende Tracheal- und Bronchialstenose* findet sich:

Bei **Diphtherie,** wobei fast stets der Kehlkopf schon vorher ergriffen wurde. Sitzen die Membranen schon tief gegen die Bifurkation hin, so bringen Intubation oder Tracheotomie keine ganz freie Atmung mehr. Sind die Bronchien ergriffen, so ist auch die Exspiration erschwert. Gleichzeitig besteht Lungenblähung.

Bei **Fremdkörpern.** Beginn meist plötzlich mit Erstickungsanfall und Husten; oft flatterndes Geräusch in der Trachea durch die Bewegung des Fremdkörpers bei der Atmung. Gelangt der Fremdkörper in einen Bronchus, so tritt nach einem Erstickungsanfall Abschwächung der Atmung der betreffenden Seite ein, später selbst Atelektase (Durchleuchtung). Beim Kleinkinde kann eine tuberkulöse Drüse durch Kompression eines Bronchus zu Lungenkollaps führen.

*Chronische Stenose der Trachea und der großen Bronchien* entsteht meist durch Kompression von außen. Häufig ist **Struma** (s. S. 171) die Ursache, schon bei Neugeborenen, die bei Rückwärtsbeugung des Kopfes deutlich oder überhaupt erst wahrgenommen wird. Damit gelangt auch eine substernale Struma, die nur bei älteren Kindern vorkommt, in den Palpationsbereich. Bei Struma entsteht ein Stridor mit gemischter Dyspnoe, beim Säugling oft ähnlich demjenigen bei Retropharyngealabsceß, von dem er durch den Röhrenton zu unterscheiden ist. Exspiratorischen Stridor findet man bei angeborener Herzhypertrophie und bei angeborenen Bronchiektasien.

Bei **asthmatischer Bronchitis,** dem in Intervallen sich über Jahre erstreckenden allergischen *Bronchialasthma,* nach 2 Jahren häufiger, bestehen mäßiger Stridor bei heftiger Dyspnoe, Cyanose und Lungenblähung, giemende Rhonchi, die auf Distanz hörbar sind. Sie pfropft sich auf entzündliche Katarrhe der Luftwege auf. Nasenkatarrh ist oft begleitend oder geht etwas voraus. Im Blut und im Bronchialsekret besteht Eosinophilie. Die Kinder haben früher vielfach an Ekzem gelitten. Tritt häufig in nächtlichen Anfällen auf. Ascaridiasis kann auch die Ursache abgeben. Das Exspirium ist beträchtlich erschwert, verlängert und pfeifend. Der Thorax ist starr. Bei gleichzeitiger Heiserkeit kann der Verdacht auf Croup aufkommen. Meist rasche Besserung auf Atropin (vaguslähmend, den Spasmus der Bronchialmuskeln lösend) oder durch Asthmolysin. Die giemenden Rhonchi sind noch während der Abheilung vorhanden. Die Rasselgeräusche sind nicht so feinblasig wie bei *Bronchiolitis,* die auch starke Lungenblähung macht. Bei dieser ist der Stridor nicht so aufdringlich. Die stark beschleunigte dyspnoische Atmung steht mehr im Vordergrund. Eosinophilie fehlt. Eine gewisse Ähnlichkeit besitzt die *Bronchotetanie* (s. S. 203), weniger gewisse Fälle von Bronchialdrüsentuberkulose. Leicht zu unterscheiden ist die anfallsweise Atemnot bei Herzleiden (*kardiales Asthma*) oder das *urämische Asthma.*

*Reines Bronchialasthma* (ohne Stridor und Infektion) gehört zu den großen Seltenheiten (*nervöses Asthma*). Es beruht auf einem Bronchialkrampf ohne Katarrh.

Ein Knabe, 1¾ Jahre alt, der seit einem Jahr an Bronchitis mit Atemnot litt, die als „Asthma" aufgefaßt worden war, starb unerwartet kurz nach Spitaleintritt. Es ergab sich ein Cor bovinum mit chronischer Myokarditis.

Die sog. **spastische Bronchitis** (Blähungsbronchitis) bei Säuglingen in den ersten Monaten mit Anfällen von exspiratorischer Dyspnoe, Apnoe, starker Lungenblähung, ist sicherlich zum Teil ein Vorläufer der asthmatischen Bronchitis.

Eine weitere Ursache ist die **Bronchialdrüsentuberkulose** (s. S. 211 f.). Die befallenen Drüsen sind dabei meist verkäst. Gleiche Erscheinungen können Senkungsabscesse von einer Caries der Wirbelsäule aus machen, welche die Trachea oder die großen Bronchien komprimieren.

Bei Säuglingen und im 2. Jahr machen die *vergrößerten, verkästen Bronchialdrüsen* durch ihren Druck oft einen lauten *exspiratorischen Stridor* mit erschwertem verlängertem Exspirium unter gleichzeitiger Anspannung der Bauchmuskeln, die mit der Zeit hypertrophieren können. (Bei älteren Kindern ist die Dyspnoe manchmal auch inspiratorisch.) Wird oft als Asthma aufgefaßt. Die Inspiration ist anfänglich fast geräuschlos, kann aber zeitweise leicht stridorös werden. Im Inspirium senkt sich der Kopf nach vorne. Der Husten ist schrill und hoch. Meist liegt der Perforation eine Bronchialdrüse zugrunde, deren Käsemasse bisweilen bronchoskopisch sichtbar ist. Er ist eigentümlich *bitonal,* d. h. neben einem tieferen rauhen Grundton hört man einen hohen Oberton. Vielfach Ventilstenose. Der bitonale Husten zeigt meist schon den Einbruch der verkästen Bronchialdrüse in den Bronchus an, wie auch der exspiratorische Stridor, bei Stenosierung eines Hauptbronchus, wo dann im Inspirium die Mediastinalorgane im Durchleuchten nach dieser Seite verschoben werden.

Seltener sind andersartige Drüsenschwellungen die Ursache. Dieses *exspiratorische Keuchen* kommt nach dem 3. Jahr nur noch bei Senkungsabscessen vor. Die Anzahl der Atemzüge ist nicht wesentlich vermehrt, das Befinden oft wenig beeinträchtigt. Der Stridor ist während des ganzen Exspiriums weithin hörbar, ähnlich wie bei Asthma und capillärer Bronchitis. Er ist manchmal auch im Schlaf vorhanden und verstärkt sich bei Aufregung und nach dem Husten. Cyanose und Angstzustände treten ein, so daß leicht Laryngitis vorgetäuscht werden kann wegen des schrillen Hustens und besonders wenn die Stimme wegen Recurrensparese heiser wird. Die meisten Fälle beobachtet man im 1. Lebensjahr, selten schon mit 3 bis 5 Monaten.

Verwechslungen sind möglich mit Stridor inspiratorius congenitus, der jedoch von der Geburt an auftritt und inspiratorisch ist. Sodann mit echtem Croup, der aber ausgesprochene Heiserkeit, in- und exspiratorische Dyspnoe macht. Die asthmatische Bronchitis entwickelt sich viel rascher, ist von pfeifenden bronchitischen Geräuschen begleitet. Sie verursacht Fieber wie die capillare Bronchitis und beeinträchtigt ebenso wie diese das Allgemeinbefinden. Letztere kann nur zur Verwechslung führen, solange Rasselgeräusche fehlen. Das Fehlen einer inspiratorischen Dyspnoe spricht immer gegen eine vorwiegende Erkrankung von Larynx oder Trachea.

Bei Säuglingen und jüngeren Kindern fällt auch die *äußerst seltene angeborene* **Thymushyperplasie** in Betracht, die keine Beziehung hat zum Status thymicolymphaticus. Sie verursacht einen inspiratorischen Stridor, in schweren Fällen auch exspiratorischen, tags und nachts anhaltend, glucksend oder röchelnd, rauh. Sie besteht seit der Geburt oder tritt in den ersten Monaten auf. Je nach Größe des Thymus bestehen daneben leichtere oder stärkere inspiratorische Einziehungen, auch Anfälle von Atemnot, als deren Ursache man Kompression und Knickung der intrathorakalen Trachea findet. Über dem Sternum besteht deutliche Dämpfung, das Röntgenbild ergibt vergrößerten Thymusschatten, das Blut Lymphocytose. Rückbildung durch Röntgenbestrahlung und Jodkali. Die *ungemein viel häufigere* Thymushyperplasie, die sich mit dem *Status thymicolymphaticus* vorzugsweise in Kropfgegenden entwickelt, macht weder Stridor noch Stenoseerscheinungen (vgl. auch S. 229 f.). Die Vergrößerung bei der Exspiration täuscht leicht Hyperplasie vor. Pleuritis mediastinalis?

Die sichere Diagnose einer Kompression der Trachea durch Thymushyperplasie ist im Leben sehr schwierig. Jedenfalls ist dieses Vorkommen höchst selten. Ich habe nur einen ganz sicheren Fall dieser Art gesehen, der von Geburt an bestand und mit 3 Monaten den Tod herbeiführte. Die Sektion ergab eine starke bleibende Abplattung der Trachea. Differentialdiagnostisch ist bei inspiratorischem Stridor der Stridor inspiratorius congenitus zu erwägen, Druckwirkung von der Zunge her bei einer Cyste des Zungengrundes, Mikrognathie, Papillome des Kehlkopfes. Bei exspiratorischem Stridor ist zu berücksichtigen das exspiratorische Keuchen bei Bronchialdrüsentuberkulose, die Wirkung einer Trachealstenose durch Pleuraschrumpfung, eine Oesophagustrachealfistel, Herzfehler, Cor bovinum, Mediastinaltumoren u. a. Man ist bis jetzt *viel zu leicht* geneigt, in unklaren Fällen einen inspiratorischen Stridor, oft auch einen gleichzeitig exspiratorischen, beim Säugling auf einen großen Thymus zu beziehen und hält die Diagnose für berechtigt durch den röntgenologischen Nachweis eines großen Thymus. Seitliche Aufnahme ergibt dabei einen retrosternalen Schatten. Man übersieht dabei die Tatsache, daß physiologischerweise der Thymus des gesunden Säuglings sehr groß sein kann. Bei tiefsitzendem Stridor kleiner Kinder bringt auch die Schwebelaryngoskopie häufig keine Aufklärung.

Ein Kind, das bei der Geburt 3,9 Kilo wog, zeigte von der 7. Woche bis zum Ende des 3. Monats inspiratorisches Keuchen. Leicht erhöhte Temperaturen und Katarrh. Mit 6½ Monaten 8,2 Kilo. Thymus *gewaltig* nach rechts vergrößert, reicht von der ersten Rippe bis zur Herzbasis. 8000 Weiße. 73% Ly, 10% Neutro, 10% Eo, 6,6% Mono.

**Durch Narbenbildung in der Trachea,** so nach Intubation oder Tracheotomie, kann Trachealstenose entstehen. Ebenso durch Granulationsbildung nach diesen Eingriffen. In seltenen Fällen führen Narben von Gummata bei Lues tarda zu Trachealstenose.

# Besonderes zu den Krankheiten der tieferen Luftwege und der Lungen.

**Husten** (s. S. 181 f.) **und Katarrhe** bilden oft den Anfang zu den verschiedensten Krankheiten der Respirationsorgane. Wo die Möglichkeit einer Ansteckung vorliegt, muß man aus Gründen der Prophylaxe baldmöglichst die Grundursache zu erkennen suchen.

In der Praxis werden *Grippe* und *Influenza* oft nicht unterschieden und lassen sich auch vielfach nicht unterscheiden, außer bei epidemischem Auftreten und bei besonderem Verlauf, siehe Blut S. 323. Wir bezeichnen darum in diesem Buche der Einfachheit wegen oft beide Krankheiten als Grippe. Inkubationszeit 1—3 Tage.

Die **endemische Grippe** ist die regelmäßig in der katarrhalischen Jahreszeit auftretende kontagiöse Infektion der oberen Luftwege (meist Pneumokokken), die beim Kleinkinde häufig in die Lungen hinabsteigt und Rachitische und Schwächlinge oft hinrafft.

Die **pandemische (epidemische) Influenza** ist eine Viruskrankheit (2 Arten), wobei die Influenzabacillen mitspielen, manchmal auch Pneumokokken. Sie tritt zu ganz verschiedenen Jahreszeiten epidemisch auf und macht neben den Katarrhen mehr Allgemeinerscheinungen, stärkere Angina und Conjunctivitis. Das Nervensystem ist viel mehr beteiligt als bei der Grippe. Öfters scarlatini- und morbilliforme Exantheme.

Bei **Masern, Grippe** und **Influenza** setzt im Beginn ein heftiger trockener Husten ein mit Fieber und Conjunctivitis. Auch das Vorstadium des *Fleckfiebers* zeigt Katarrh und Conjunctivitis. Bei Masern erlauben schon 1—3 Tage vor dem Exanthem die KOPLIKschen Flecken die Diagnose, bei Influenza meist der Genius epidemicus.

Die *Influenza* bringt bei Säuglingen oft Durchfälle und Erstickungsanfälle, bei älteren Kindern nächtlichen Reizhusten, so aber auch bei Grippe durch herabfließendes Sekret an der hinteren Rachenwand. Oft fehlt aber der Husten; Allgemeinerscheinungen und Otitis, Pyelitis, Meningismus beherrschen das Feld beim Kleinkinde, das zwar weniger befallen wird. Beim älteren Kinde täuscht Leibweh leicht Appendicitis vor. Beginn und Abfall des Fiebers pflegen rasch zu erfolgen. Hochrote Angina liegt vor (s. S. 323). Auffällig ist eine scharf abgesetzte Rötung des weichen Gaumens gegen den blässeren harten Gaumen. In den schweren Fällen meist Leukopenie. Bei Influenzahusten klagen ältere Kinder oft über Kratzen und Wundsein in der Brust (Trachea). Zur Diagnose S. 426.

Beim **Keuchhusten (Pertussis)** besteht einige Zeit ein unauffälliger Husten, bisweilen mit leichtem Fieber, der schwer von gewöhnlichen Katarrhen und Grippe zu unterscheiden ist. Der Husten bleibt aber länger trocken als bei Grippe, ist ungewöhnlich hartnäckig und nimmt allmählich den bekannten

Charakter an (S. 181). Besonders die regelmäßige Wiederkehr des Hustens in der Nacht ist kennzeichnend für Keuchhusten. Jüngere Säuglinge lassen im Anfall die ziehenden Inspirationen vermissen, zeigen dafür krächzende Töne. Bei Grippe stellen sich manchmal auch Anfälle ein, die mit Keuchhusten Ähnlichkeit bieten, aber sie erscheinen schon am Anfang und zeigen nach jedem Hustenstoß eine juchzende Inspiration. Bei schwerem Keuchhusten sind überwiegend die terminalen Bronchien, bei Masern und Grippe die präterminalen ergriffen. Bei Annäherung des Ohres an den offenen Mund hört man die Rasselgeräusche aus den feineren Bronchien. Differentialdiagnostisch sind vornehmlich Bronchialdrüsentuberkulose (S. 211), Bronchiektasien (S. 210), auch adenoide Wucherungen des Rachens (S. 181) zu erwägen.

**Akute und chronische Bronchitis** mit mittel- und feinblasigen Rasselgeräuschen ist in den ersten Lebensjahren ungemein häufig und wird durch schwere Ernährungsstörungen, Rachitis, exsudative Diathese und Skrofulose begünstigt. Das Exspirium ist oft verlängert. *Rachitiker* leiden häufig an einem chronischen Tracheobronchialkatarrh mit groben, auf Distanz hörbaren Rasselgeräuschen neben geringem oder fehlendem Hustenreiz. Bei Säuglingen führt schon die einfache Bronchitis zu inspiratorischen Einziehungen. Bronchitis ist ein wichtiges Zeichen im Beginn von Typhus, Miliartuberkulose der Lungen, Influenza. Bei chronischen Formen fallen in Betracht: Bronchialdrüsen und Lungentuberkulose, Myokarditis, Bronchiektasien, bei blutigem Auswurf auch Lues. Recidivierende Bronchitiden mit asthmatischem Charakter sind oft allergischen Ursprungs.

Sehr selten ist die *chronische Bronchitis fibrinosa*, bei der ganze Abgüsse der Bronchien ausgehustet werden. Nicht diphtherisch.

Die **Bronchiolitis (Bronchitis capillaris)** findet sich meist nur in den ersten 2—3 Jahren, vorzugsweise bei Masern, Grippe und Keuchhusten. Stark begünstigt wird sie durch Rachitis. Sie erzeugt ein schweres Krankheitsbild, plötzlich aus einer Bronchitis hervorbrechend: feinblasiges, nicht klingendes Rasseln, gemischte Dyspnoe, Tachypnoe bis 100, starkes Nasenflügelatmen, tiefe inspiratorische Einziehungen, Cyanose, Lungenblähung und Fieber. Der Beginn setzt ein mit Erblassen. Es können die Rasselgeräusche, am ehesten im Säuglingsalter, spärlich sein oder fehlen, selbst der Husten, so daß nur die stöhnende Atmung, die Tachypnoe und das Nasenflügeln neben der Lungenblähung auf die Atmungsorgane hinweisen. In der Dyspnoe wird der Kopf häufig nach hinten ins Kissen gebohrt. Dabei muß man Miliartuberkulose in Erwägung ziehen (Abb. 212). Der Stimmfremitus kann abgeschwächt sein durch Verstopfung der Bronchiolen. Bei Cyanose, Dyspnoe und Husten im genannten Vorzugsalter denke man stets an Bronchiolitis, auch beim Fehlen von Rasselgeräuschen. Bei der Sektion ist man dabei überrascht, die Bronchiolen voll dicken Eiters zu finden. Differentialdiagnostisch kommen hauptsächlich noch asthmatische Bronchitis, Bronchopneumonie, Miliartuberkulose, Myokarditis in Betracht.

Das *akute Lungenödem* (bei Nephritis, Myokarditis u. a.) macht Reizhusten, Dyspnoe, feine Rasseln, schaumigen Auswurf. Differentiell: Kapillarbronchitis, Miliartuberkulose, asthmatische Bronchitis.

**Atelektase der Lungen.** Kongenital durch Schlucken von Schleim und bei Hirntrauma. Sie findet sich oft bei Frühgeborenen nach der Geburt zufolge ungenügender Atmung und bei Herzschwäche, später bei Rachitis, bei Drüsendruck. Bei stärkerer Ausdehnung führt sie zu schwachem Puls und tiefer Temperatur, Apathie und inspiratorischen Einziehungen, Cyanose. Verschiebung des Mediastinums und kompensatorische Blähung der Nachbarlappen können die Folge sein. Die Atmung ist oberflächlich und unregelmäßig, im Gegensatz zu Pneumonie meist nicht beschleunigt. Das Geschrei ist wimmernd. Husten und Fieber fehlen. Ist ein Bronchus total verstopft (komprimiert), so entsteht distal eine Atelektase. Ist dabei nur das Inspirium möglich, aber nicht das Exspirium, so bildet sich dort ein Emphysem. Bisweilen kann man die Atelektase direkt diagnostizieren aus schwacher tympanitischer paravertebraler Dämpfung und leichtem Knistern bei der Inspiration. Schwer ist eine Entspannungsatelektase (z. B. Druck verkäster Bronchialdrüsen), oft keilförmig mit Verlagerung des Mediastinums bei der Inspiration nach der atelektatischen Seite mit Blähung der übrigen Lunge, von einer Lungeninfiltration (Epituberkulose?) zu unterscheiden. Auch Fremdkörper, z. B. ein aspirierter Zahn, bilden die Ursache. Eine Emphysemblase innerhalb der Atelektase kann eine Kaverne vortäuschen. Oft gibt erst die Röntgenaufnahme die Diagnose durch die Verschattung.

**Bei der Tetanie der Säuglinge** entwickelt sich bisweilen infolge der tonischen Kontraktur der Inspirationsmuskeln ausgedehnte Lungenatelektase mit *erschwerter* und beschleunigter Atmung, exspiratorischer Dyspnoe. Das Exspirium ist dreimal länger als das steile Inspirium und ist oft von einem keuchenden Ton begleitet. Nasenflügelatmen, inspiratorische Einziehungen, kleinblasiges Rasseln, Lungenblähung und Bronchialatmen geben bei bestehendem Fieber ein pneumonieartiges Bild. LEDERER will diese *Bronchotetanie*, die man im Leben selten sicher erkennen kann, im Röntgenbild durch eine diffuse Verschleierung im Gegensatz zu den herdförmigen Schatten der Bronchopneumonie diagnostizieren. Die Affektion, der ich bis jetzt nur ausnahmsweise in reiner Form begegnet bin, hat auch Ähnlichkeit mit asthmatischer oder capillärer Bronchitis. In einem Falle sicherte mir die auffallend rasche Heilung auf Magnesiuminjektion die Diagnose.

Von *Pneumonien* seien zuerst einige eigenartige Formen angeführt. Die Erkennung der Aetiologie ist wichtig für die Therapie.

· Die **Aspirationspneumonie** *der Neugeborenen* (Fruchtwasser) und die *septische Bronchopneumonie* jüngerer Säuglinge nach Nabelsepsis, Rhinitis, Soor, Lues verläuft meist rasch unter Fieber, Kollaps, Diarrhöen, Dyspnoe und Cyanose zum Tode, ohne daß man immer sichere Lungenerscheinungen nachweisen könnte außer vereinzelten Rhonchi. Die schweren Allgemeinerscheinungen lassen eine einfache Atelektase ausschließen. Rasselgeräusche mit Cyanose in den ersten Tagen durch Aspiration von Fruchtwasser können heilen, ohne die Lungen zu beteiligen.

Bei der **asthenischen Pneumonie** *der Frühgeborenen und Lebensschwachen* fehlen anfänglich erst recht Zeichen, die sicher auf die Lunge deuten (Rasseln, Dämpfung), ebenso Fieber. Dyspnoe und Cyanose lassen eine Lungenerkrankung vielleicht vermuten, wogegen das Erbrechen, Verfall, Somnolenz, Pyelitis usw. auch eine andere Deutung zulassen. Die Unterscheidung von Atelektase bietet große Schwierigkeiten.

Die **primär abszedierende Pneumonie der Säuglinge** (Staphylokokken) ist klinisch nicht zu erkennen. Sie bringt raschen Tod mit Perikarditis und Randpleuritis.

Eine eigenartige ansteckende Form ist die **interstitielle plasmozytäre Pneumonie,** die in den ersten 3 Monaten in 1—2 Wochen meist tödlich abläuft. Überwiegend bei Frühgeburten. Stoßende Atmung, wenig Fieber, schleierartiges Lungenbild, im Blut: Leukocytose, keine Vermehrung der Plasmazellen.

Gewisse *Pneumonien oder Bronchitiden* bei schwächlichen Kindern vom Kleinalter aufwärts sind *Wassermann-positiv ohne Lues.* Es handelt sich um eine nicht seltene kontagiöse Virusinfektion von schleppendem Verlauf, manchmal fieberlos. Der klinische Lungenbefund ist unbedeutend trotz starker Infiltration und großen Hilusdrüsen, so daß Verdacht auf Tuberkulose irreführen kann.

**Flüchtige Lungeninfiltrate mit Bluteosinophilie** (LÖFFLER), die wenig Fieber machen, ohne besonderes Krankheitsgefühl, verschwinden in 1—2 Wochen wieder. Verschattungen ohne physikalische Symptome. Man trifft sie gelegentlich auch bei Kindern. Es handelt sich um eine allergische Krankheit ähnlich dem Bronchialasthma, wobei häufig Ascaridiasis die Ursache abgibt.

*Großen Einfluß für die Formung der Pneumonien besitzt die Art der Reaktion des Organismus auf die Infektion mit Pneumokokken,* die ätiologisch durchaus überwiegen. *Beim Säugling besteht noch eine ungenügende Abwehr,* daher steht hier die unreife *plurizentrische primitive Bronchopneumonie* mit unbestimmter Dauer im Vordergrunde, die später allmählich reiferen Zwischenformen Platz macht, oft pseudolobären (mit Sägefieber). *Vom 3. Jahr an steht die unizentrische croupöse lobäre Pneumonie ganz voran,* diese fokale Pneumonie *mit reifem Abwehrvermögen* und cyclischem Verlauf.

Die **plurizentrische Bronchopneumonie (lobuläre, katarrhalische Pneumonie)** befällt ganz überwiegend das 1. und 2. Jahr, entwickelt sich meist aus einer Bronchitis, oft hilifugal, ist aber durchaus nicht ausschließlich bronchogen. Eintritt von Fieber bei einem Respirationskatarrh läßt die Entwicklung eines Herdes vermuten. Sie macht im Beginn deutlichere Lokalsymptome als die

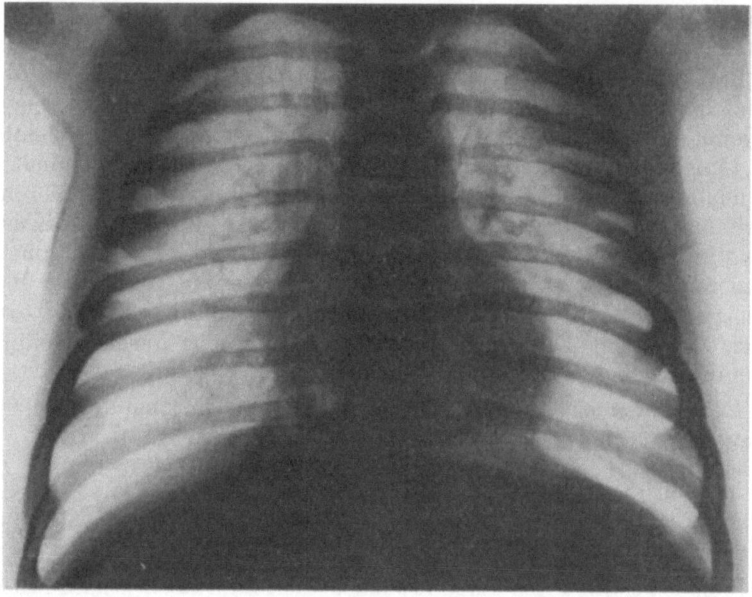

Abb. 201. Pneumonie beginnend am rechten Hilus. 3 Monate. Bronchiolitis im oberen Teil, Blähung im unteren Teil der Lungen.

croupöse Pneumonie, ähnlich wie die Bronchiolitis, ist jedoch viel häufiger als diese. Ursächlich sind meist Pneumokokken, haemolytische Streptokokken, oft auch Influenzabacillen neben Virus. Bei *Säuglingen im 1. Halbjahr treten meist Allgemeinerscheinungen in den Vordergrund* (Blässe, Cyanose, Dyspnoe, Kollaps) gegenüber den schwer nachweisbaren physikalischen Lungenzeichen. Unregelmäßiges Fieber, Nasenflügelatmen. Seit zirka 3 Jahrzehnten führt sie zu einer höheren Mortalität als die Ernährungsstörungen, weil diese stark zurückgegangen sind. Der Husten ist oft schmerzhaft. An einer Stelle, vorzugsweise paravertebral, werden die Rasseln klingend, der Schall etwas tympanitisch. Bei der Ausdehnung des Prozesses entwickeln sich Dämpfung und Bronchialatmen, oft vorher schon Bronchophonie. Die Prognose ist bei beschränkter Ausdehnung im ganzen viel besser als bei Bronchiolitis. Die Ausbreitung ist gewöhnlich lobulär, kann aber auch pseudolobär sein, wobei die zahlreichen, auch weithin verbreiteten Rasseln, der allmähliche Beginn, die Unterscheidung gegen croupöse Pneumonie erlauben (vgl. Abb. 202). Das begleitende Emphysem läßt oft über kleineren Herden keine Dämpfung zum Ausdruck gelangen. Differentialdiagnose gegen Tuberkulose und Bronchotetanie oft schwierig. Bei hartnäckigen halbseitigen Lungensymptomen

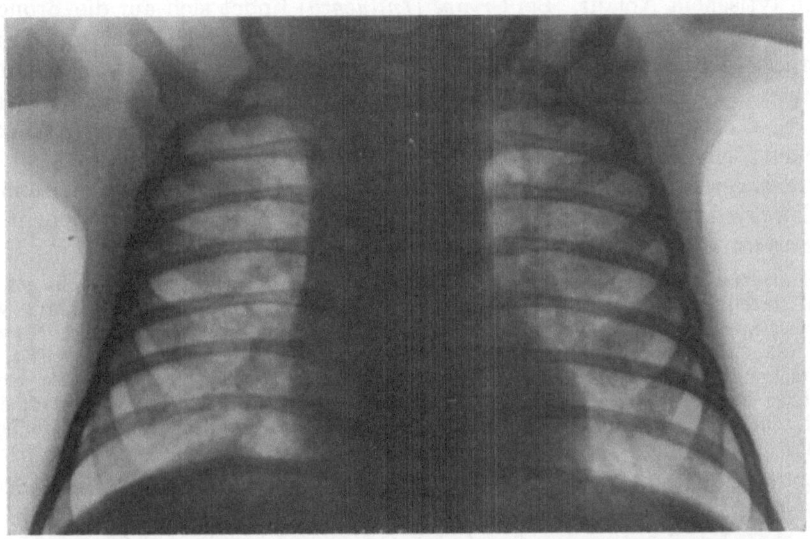

Abb. 202. Beginnende Bronchopneumonie, links deutlicher. 6 Wochen.

muß man an einen Fremdkörper denken (Radiographie!), auch an Brochiektasien. Differenzierung gegen asthmatische und kapilläre Bronchitis. Bei der chronischen Form liegt oft Stauung infolge Herzfehler zugrunde.

Man unterscheidet beim Säugling mehrere *primäre Formen*, die sich aber nicht immer unterscheiden lassen, die zeigen, wie oft die Anzeichen der Lungen gegenüber anderen zurückzutreten pflegen. Bei der *pulmonalen* Form (50%) überwiegen die Lungensymptome, Husten, Cyanose, Tachypnoe. Die Prognose ist gut. Sodann die *intestinale* Form (Erbrechen, Durchfälle). Bösartig ist die *kardiale* Form (Stauung im kleinen Kreislauf), die *meningeale* Form (Meningismus), vor allem die *atonische Form* (allgemeine Erschlaffung der Muskulatur, auch des Zwerchfells, Adynamie) und die *toxisch*-septische Form. In den ersten Monaten überwiegen *sekundäre Formen* bei Ernährungsstörungen, Inanition, Durchfällen, zum Teil als nachträglich infizierte Hypostasen. Bei Ernährungsstörungen kommt es häufig zur *paravertebralen Pneumonie* längs der Wirbelsäule und in den Oberlappen. Das Fieber ist gering. Verfall und Blässe stehen im Vordergrund neben auskultatorischen Erscheinungen. Die Verschattung bleibt häufig unbedeutend. Kein Husten. Lungenblähung ausgesprochen.

Auch bei *älteren Kindern* trifft man nicht selten katarrhalische Verdichtungen mit Bronchialatmen, die unauffällig beginnen, fieberlos über Wochen und Monate andauern, nur wenig Husten machen und schließlich — man vermutet leicht eine Tuberkulose — restlos abheilen. Die *Bronchopneumonie der ersten Wochen* verläuft manchmal ohne Fieber, ohne Husten. Verfall, graue Haut, Erbrechen und Meningismus können das Krankheitsbild beherrschen. Der Perkussionsbefund ist nicht deutlich. Anfälle von Cyanose und Asphyxie gestalten das Bild ähnlich wie bei angeborenen Herzfehlern oder bei Sepsis.

Die **Bronchopneumonie** im 1. und 2. Jahr, vornehmlich *bei Rachitikern*, kann unter wiederholten Schüben chronisch werden und zu Rarefikation und

Bronchiektasen führen. In diesem Alter zeigt sich bisweilen eine miliare Form, z. B. bei Masern.

Verschiedene *Infektionskrankheiten* neigen zu besonderen Formen der Bronchopneumonie. Bei *Masern* entsteht oft rasch eine lobäre Form, aber mit schleppendem lytischem Ablauf. Bei *Grippe* (*Influenza*) findet sich auf die Bronchitis aufgesetzt eine gewöhnliche Bronchopneumonie oder nach Form und Verlauf eine croupöse Pneumonie in katarrhalisch befallenem Gebiete. Die Pneumonie bei Influenza (Virusinfektion, oft mit Pneumo-Streptokokken) ist oft haemorrhagisch, was bei der endemischen Grippe nicht vorkommt. Bei *Keuchhusten* entwickelt sich die Bronchopneumonie meist langsam und bildet sich auch bei gutem Verlauf nur schleppend zurück. Sie macht darum oft den Eindruck einer Tuberkulose. Zu erwägen sind Atelektasen, Bronchiektasien, Bronchiolitis, Bronchotetanie und die erwähnten Pneumonieformen.

Viele *atypische Bronchopneumonien,* die in den letzten Jahren mehr und mehr gefunden wurden (durch Röntgenaufnahme), beruhen auf Virusinfektionen. Vor 10 Jahren wurde in Queensland eine neue Infektionskrankheit beschrieben, und **Q**-*Fieber* benannt. Sie wurde über Nordamerika nach Europa verschleppt und zum Teil in Epidemien beobachtet, auch in Deutschland und der Schweiz. Kinder wenig beteiligt. Ursache Rickettsia burneti. 5—12 Tage Fieber, heftiges Kopfweh, Bradykardie. *Atypische Pneumonien* sehr oft dabei, die erst röntgenologisch erkannt wurden, klinisch nicht oder erst spät. Sulfonamide und Penicillin nutzlos.

**Die unizentrische, croupöse, lobäre Pneumonie,** meist mit Typus I der Pneumokokken, wird schon in einem Alter von 6 Monaten angetroffen und wird nach 1 Jahr häufig, vom 3.—4. Jahr an überwiegend: 1—3 Tage vorher oft

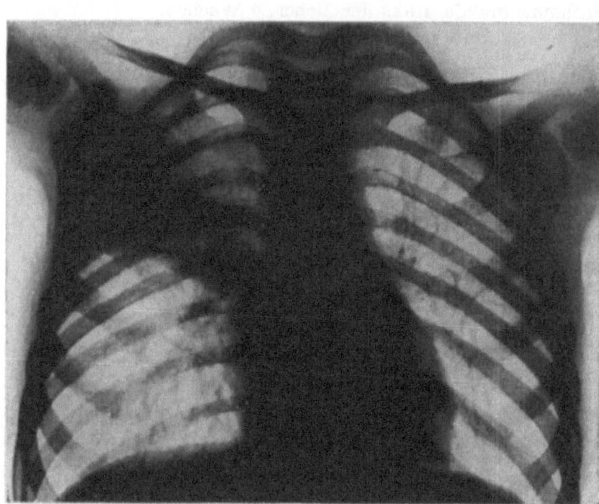

Abb. 203. Croupöse Pneumonie des rechten Oberlappens.
4 Jahre.

leichter Schnupfen oder Angina. Initialer Schüttelfrost und blutiges Sputum fehlen fast stets vor dem Schulalter, auch oft bis zur Pubertät, unter 3—4 Jahren meist auch der Herpes. Kinder im Spielalter klagen über den Bauch (Pseudoappendicitis!), ältere über Seitenstechen. In toxischen Fällen und bei neuropathischen Individuen kann sich die Hyperästhesie der Haut sehr weit ausdehnen und bei gleichzeitig bestehendem Kernig, Nackenstarre und Somnolenz zu Verwechslung mit Meningitis führen. Beim Kleinkinde ist überwiegend der rechte Oberlappen befallen. Ganz selten ist der linke Oberlappen ergriffen. Die vorderen Lappenteile bleiben gewöhnlich frei. Die Infiltration wird oft erst nach 3—4 Tagen, bei Oberlappenpneumonie noch später deutlich. Sie beginnt am Hilus und schreitet gegen die Oberfläche. Als erstes physikalisches Zeichen erscheint Bronchophonie (beim Schreien, Husten, vgl. S. 189), verstärkter Fremitus, nachher tympanitischer Schall, Bronchialatmen und Dämpfung. Die Crepitatio indux fehlt meist, häufig auch die Crepitatio redux, selbst der Husten, der sogar bis zur Krisis ganz fehlen kann. Bei pseudoperitonitischen Erscheinungen ist die Bauchatmung gleichwohl erhalten, die Darmbewegungen sind hörbar (Stethoskop). Bei stärkerer Ausdehnung der Pneumonie oder bei heftigen Schmerzen bleibt die betreffende Seite bei der Inspiration zurück. Die Perkussion kann Schmerz auslösen. Kräftige Kinder zeigen umschrieben gerötete Wangen.

Bei der Schwierigkeit der Diagnose ist man noch auf andere Symptome angewiesen, die eine croupöse Pneumonie vermuten lassen. Vor allem ist es der *plötzliche Beginn* mit hohem kontinuierlichem Fieber, eine beschleunigte, beim Exspirium stoßende Atmung und Nasenflügelatmen (bei zentraler Pneumonie kann die stoßende Exspiration fehlen). Sucht man jetzt die Lungen

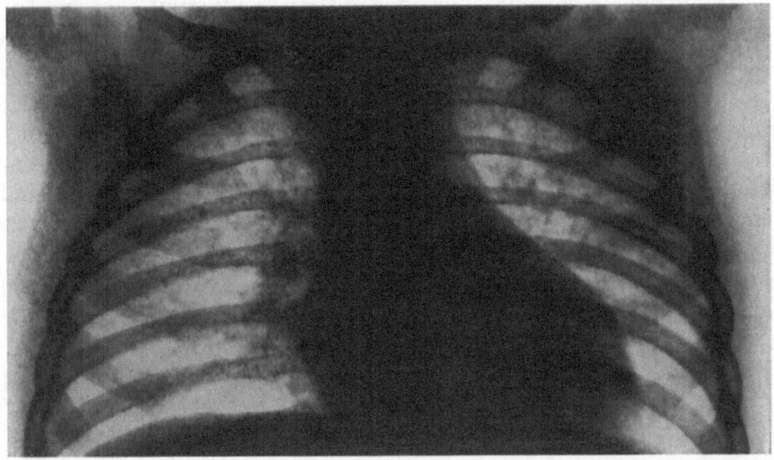

Abb. 204. Beginnende atypische hilifugale Pneumonie des rechten Unterlappens. 17 Monate.

täglich genau ab, vor allem die Gegend der Axilla und unter dem Schlüsselbein, so wird die Diagnose nach einigen Tagen bestätigt. Bisweilen fehlen die Patellarreflexe, seltener die Pupillarreflexe. Die *Mittellappenpneumonien* werden leicht übersehen. Erscheinungen hinten können dabei ganz fehlen (außer leichter Bronchophonie). In der rechten Axilla und über der rechten Mamilla findet die sorgfältige Untersuchung Bronchialatmen, später Dämpfung.

Ausgezeichnete Dienste leistet in unklaren Fällen die *Röntgenaufnahme*, die eine unnötige Appendicitisoperation verhütet, die Gefahr bringen kann. Sie ergibt bei zentralen und beginnenden Pneumonien am Hilus einen deutlichen Schatten, wo die physikalische Untersuchung noch tagelang oder überhaupt versagt, da wo die Entwicklung nicht weiter geht (vgl. Abb. 204). Man vermißt nicht selten in den ersten Tagen jede Dämpfung, nicht nur in den Fällen von zentraler Pneumonie, sondern selbst da, wo das Röntgenbild einen bis gegen die Peripherie reichenden Schatten aufweist. Dauer der Erkrankung über 2—3 Wochen deutet auf die Möglichkeit einer Wanderpneumonie, nicht ganz selten auch auf Abscedierung, häufig auf Empyembildung. Klinischer Befund und Röntgenbild stimmen nicht immer überein, besonders im Beginn und am Schluß der Krankheit. Bei der Rückbildung kann eine rundliche Aufhellung eine Kaverne vortäuschen. Bei Sulfanilamidbehandlung überdauert das Infiltrat meist den Fieberabfall mehrere bis viele Tage.

Manchmal wird die Diagnose durch initiale *cerebrale Symptome* irregeleitet (Meningismus s. S. 405). Es treten Konvulsionen auf, Nackenstarre, Kernig, Somnolenz, so daß man bei ausstehendem Lokalbefund geneigt ist, eine (cerebrospinale) Meningitis anzunehmen. Die Lumbalpunktion ergibt aber nur erhöhten Druck bei sonst normalem Befunde. Laue Bäder, Packungen usw. bessern das cerebrale Bild, das spontan bei Manifestwerden der Pneumonie zurückzugehen pflegt.

*Die Unterscheidung von Bronchopneumonie* ist gewöhnlich nicht schwer, abgesehen etwa bei Masern und Grippe (s. oben), wenn sie sich hier auf eine Bronchitis aufpropft, von Rasseln begleitet ist, unregelmäßiges Fieber ohne deutliche Krise macht. Im Gegensatz zur croupösen Pneumonie ist der Beginn der Bronchopneumonie zeitlich nicht genau zu bestimmen. Die croupöse Pneumonie weist fast stets Urobilinogenurie auf, die häufig bei Bronchopneumonie fehlt. Tagelange hohe Kontinua ohne oder mit Husten kommt auch bei Influenza (Conjunctivitis) ohne Pneumonie vor, ebenso bei Ileotyphus (Leukopenie), der differentiell oft in Betracht fällt, vorab bei Bronchopneumonie, wie Pleuritis. Die häufige Vortäuschung von Appendicitis ist S. 253 besprochen.

Es gibt viele, noch wenig erforschte Virusinfektionen mit Fieber und Bronchitis, die oft *atypische interstitielle Pneumonien* erzeugen (z. B. eosinophile, plasmazelluläre), bei denen Sulfonamide und Penicillin wirkungslos sind. Die Pneumonie ist klinisch oft erst spät zu erkennen. Kälteagglutination vermehrt. Tuberkulose ?

Die *chronische Pneumonie* kann sich aus Broncho- und lobärer Pneumonie entwickeln durch Karnifikation, bei Pleuraschrumpfung, häufig mit Bronchiektasien.

**Die fibrinöse, trockene Pleuritis** tritt klinisch überwiegend auf Grund einer Pneumonie in Erscheinung. Reiben läßt sich bei jüngeren Kindern nur selten nachweisen, so daß die fibrinöse Pleuritis hier meist nicht diagnostiziert wird. Ein gutes Röntgenbild läßt zwar an der seitlichen Thoraxwand, d. h. an der Lungenoberfläche, und interlobär eine feine Schattenlinie erkennen. In der Norm sieht man vorn unterhalb der 2. Rippe (in den ersten 2 Jahren unterhalb der 1. Rippe), mit dieser parallel einen Randschatten im Abstand von etwa 1 mm. Seitliche Randschatten als Doppelkonturen der Pleura sind immer pathologisch und finden sich bei Tuberkulose, Pneumonie, Pleuritis. Bei der Autopsie findet man fibrinöse Pleuritis und Verklebungen ungemein häufig. Stöhnende Exspiration läßt immer an eine Beteiligung der Pleura denken.

**Die exsudative Pleuritis** ist häufig. Sie erzeugt eine ansteigende Dämpfung auf einer Seite hinten unten mit den bekannten Symptomen, wobei die starke Resistenz gegenüber der Pneumonie auffällt. Der höchste Stand befindet sich oft in der Axillarlinie (DAMOISEAUsche Linie). Trotz reichlichem Exsudat kann sich Bronchialatmen geltend machen am oberen Rand des Exsudates durch Kompression der Lunge, auch dann besonders, wenn noch eine Pneumonie darunter liegt (parapneumonische Pleuritis). Hierbei kann auch der Fremitus weniger abgeschwächt sein wie sonst. Bei starkem Exsudat ist das Atemgeräusch fast stets abgeschwächt. Ausdehnung und Nachschleppen der kranken Seite, Verdrängungserscheinungen sind deutlich. Bei Erguß über einem Unterlappen findet man bei leiser Perkussion auf der gesunden Seite eine dreieckige, streifenförmige Dämpfung längs der Wirbelsäule, die schmale Basis nach unten. Dieses GROCCO-RAUCHFUSSsche *Dreieck* findet man auch bei ausgedehnter croupöser Pneumonie des Unterlappens oder bei käsiger Pneumonie, allerdings schwächer als bei Pleuritis. Oberhalb der Dämpfung ergibt sich verstärkter Pectoralfremitus und Bronchophonie. Beim Kinde ist die *primäre seröse Pleuritis* großenteils *paratuberkulös*. Sie tritt fast stets im 1. Jahr nach der Primo-Infektion auf. Im Säuglingsalter ist sie ungemein selten.

Bei älteren Kindern findet sich öfters interlobär eine umschriebene Pleuritis, meist zwischen rechtem Ober- und Mittellappen, bei Tuberkulose, Pneumonie, Grippe. Sie wird recht oft übersehen oder als Infiltrat gedeutet. Erst das Röntgenbild macht dann auf den bandförmigen Randschatten aufmerksam. Bei beginnendem Exsudat zeigt sich zuerst ein mantelartiges Schattenband zwischen seitlicher Thoraxwand und Lunge. Der sehr seltene *Chylothorax* macht die lokalen Symptome einer exsudativen Pleuritis, aber kein Fieber und kein infektiöses Blutbild. Das Exsudat ist trübe, milchig.

Die *diaphragmatische, mediastinale Pleuritis* (zwischen Lungenoberfläche und mediastinalem Pleurablatt) ist meist pneumonischen Ursprungs. Sie sitzt mit der Basis dem Zwerchfell auf und macht rechts vom Herzen einen dreieckigen Schatten. Nicht selten liegen Bronchiektasien des rechten Unterlappens zugrunde.

*Haemothorax* findet sich bei Tuberkulose und Blutkrankheiten.

Häufig beim Säugling und Kleinkind ist die *Pleuritis mediastinalis superior* fast stets tuberkulöser Natur. Das Bild wird beherrscht durch die Bronchialdrüsentuberkulose, so daß sich Dyspnoe und bitonaler Husten hieraus erklären. Der Mittelschatten ist verbreitert und springt am Hilus oft dachartig in die Lunge vor. Naheliegend ist die Verwechslung mit Thymushyperplasie, die aber auf Jodkali und Röntgenbestrahlung in einigen Wochen zurückgeht. Mediastinaltumoren und Perikarditis sind leichter auszuschließen.

Ein *subphrenischer Absceß* (am ehesten bei Appendicitis) drängt das Zwerchfell hoch und kann Pleuritis vortäuschen.

Bei *Säuglingen* stößt die Diagnose auf Schwierigkeiten, wenn das Exsudat unbedeutend ist und nur leichte tympanitische Dämpfung bewirkt. Der schmerzhafte Husten, das ängstliche Gesicht, die oberflächliche Atmung lassen eine Erkrankung der Pleura nur vermuten. Die Thoraxwand weist öfters Ödem auf.

Bestehen Zweifel, ob ein seröser Erguß als Transsudat oder Exsudat aufzufassen ist, so kann die RIVALTAsche *Probe* entscheiden: Das Exsudat verursacht eine weißliche Wolke, wenn man es auf Wasser aufschichtet, dem etwas Essigsäure zugesetzt wird (1 Tropfen Eisessig auf 100 ccm Wasser).

**Pleuritis purulenta. Empyem.** *Wichtig ist die Entscheidung, ob das Exsudat serös oder eitrig ist* (s. S. 190). Im ersten Fall sind die Lymphocyten überwiegend, bei Tuberkulose mit Tuberkelbacillen; bei eitrigem Exsudat Polynucleäre mit Eiterkokken (Pneumo-, Strepto-, Staphylokokken). Ergüsse unter 5 Jahren sind selten serös und dann gewöhnlich tuberkulösen Ursprungs, sondern meist eitrig. Erst nach dem 5. Jahr sind die Ergüsse zunehmend häufiger serös, bei Pneumonie, Rheuma oder Tuberkulose. Da die meisten Exsudate nach Pneumonie entstehen, so sind die eitrigen in den ersten Jahren ganz *überwiegend* **Pneumokokkenempyeme** und relativ gutartig. Sie entstehen meist metapneumonisch. Am Anfang zeigt sich oft nur eine schwache Trübung des Exsudates. Der rahmige grüngelbe Eiter ist reich an groben Fibringerinnseln. Die Streptokokkenempyeme mit dünnflüssigem, grauem Eiter nach Erysipel, Scharlach, Sepsis machen ein schweres Krankheitsbild und fahle Gesichtsfarbe. Ähnlich das Staphylokokkenempyem nach Osteomyelitis, Grippe usw. Die eitrige Pleuritis macht gern ein Ödem der Brustwand und Druckempfindlichkeit der Haut darüber. Man geht fehl, wenn man wegen Mangel an Fieber oder auf Grund des ordentlichen Allgemeinbefindens ein Empyem ausschließen möchte. Die häufigste Form, das Pneumokokkenempyem, verläuft nach kurzer Zeit in vielen Fällen fieberlos und wird im Anfang gut ertragen. Die Erkennung eines *interlobären Empyems* ist schwer und bietet Anlaß zur Verwechslung mit bandförmiger Tuberkulose, selbst mit epituberkulösem Infiltrat. Es sitzt mit Vorliebe zwischen rechtem Ober- und Mittellappen und wird auch bei Zuhilfenahme des Röntgenbildes oft erst nach mehrfacher Punktion gefunden. Selbst andere abgesackte Empyeme sind manchmal schwer nachzuweisen.

*Transsudate* sind in größerem Umfang nicht häufig. Sie sind die Folge von Stauungen des Herzens und so oft neben Ascites.

*Differentialdiagnostisch* fällt die croupöse Pneumonie in Betracht. Die Unterscheidung geschieht wie beim Erwachsenen.

Ein abgeschwächter Fremitus findet sich manchmal auf der Höhe der einfachen croupösen Pneumonie und spricht nicht ohne weiteres für Exsudat.

Schwieriger ist die Unterscheidung zwischen Exsudat und Schwarte. Bei Schwartenbildung ist bisweilen der Fremitus deutlich, gewöhnlich ist die Seite durch Schrumpfung eingesunken (Messung!), was aber bei abnehmendem Exsudat auch der Fall sein kann. Bei Bronchialdrüsentuberkulose findet sich nicht selten eine paratracheale (mehr rechts) streifenförmige Verdickung der Pleura mediastinalis (s. oben).

Seröses oder eitriges Exsudat oder Schwarte? Diese Frage kann durch die Probepunktion entschieden werden (s. S. 190). Sie ist sofort vorzunehmen, wenn man Eiter vermutet.

**Bronchiektasien** entwickeln sich bei starkem Keuchhusten (unbedeutend), gehen dann aber meist wieder spontan zurück. Gewöhnlich trifft man sie *nach chronischen Bronchitiden* und *Pneumonien,* auch nach Influenza, mit Peribron-

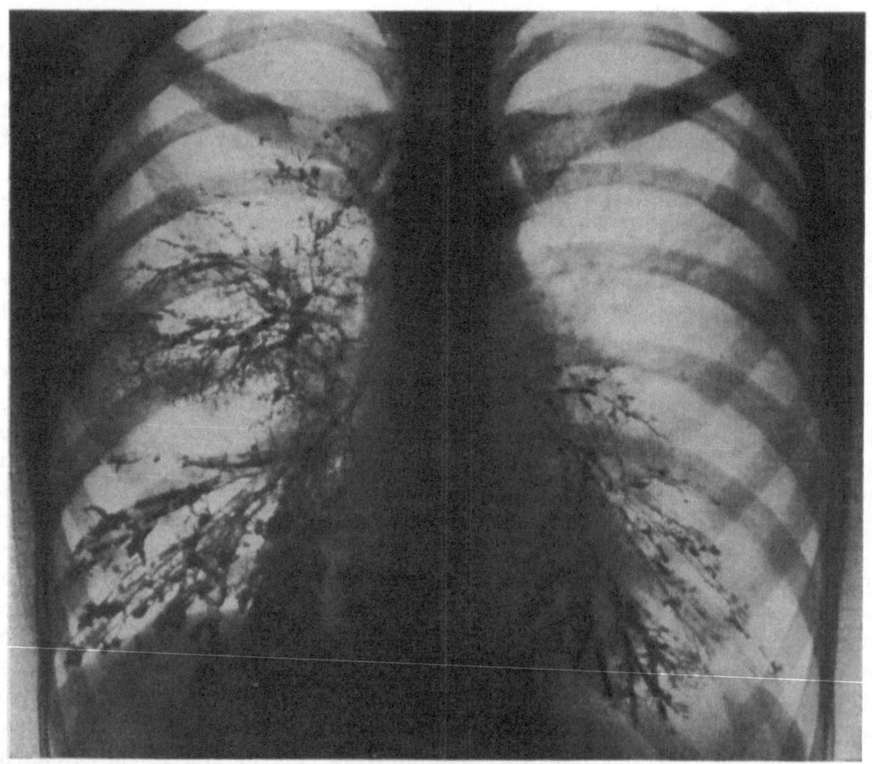

Abb. 205. Bronchiektasien. 11 Jahre. Füllung mit Oleum jodatum. Obere Bronchien normal.

chitis, vorwiegend bei Beteiligung der Pleura (Schrumpfung), selten infolge von Fremdkörpern, ausnahmsweise *angeboren,* zum Teil aus einer Wabenlunge sich entwickelnd. Quälender Husten, grobes hartnäckiges Rasseln an einer Stelle des Unterlappens, das nach Expektoration wechselt oder vorübergehend verschwindet, ist immer verdächtig, ebenso wenn jüngere Kinder schon auswerfen (stark eitrig und reichlich, oft fötid und blutig). Häufig ist der betreffende Lappen im Zustande einer chronischen Pneumonie (Pleuraschwarte), so daß amphorisches Atmen und klingendes Rasseln bestehen können. Starke Lungenschrumpfung mit Dislokation des Herzens, ausgeprägte Trommelschlägelfinger bei gutem Allgemeinbefinden lassen die vermutete Lungenphthise ausschließen, die nur selten starke Trommelschlägelfinger erzeugt. Der Auswurf ist frei von Tuberkelbacillen, die Tuberkulinprobe oft negativ. Der Verlauf ist meist ohne Verschlimmerung. Gewisse angeborene Formen sind mit Pankreasinsuffizienz verknüpft, bisweilen familiär (s. S. 268).

Das gewöhnliche Röntgenbild erlaubt vielfach keine sichere Diagnose (Verschattung mit hellen Lücken), dagegen in ausgezeichneter Weise bei *Lipojodin- (Jodipin-)* Füllung der Bronchien nach Anästhesierung des Kehlkopfes, was man am besten einem Spezialarzt überläßt (s. Abb. 205). Diagnostische Schwierigkeiten bereiten Tuberkulose, Empyem, Absceß, Fremdkörper, interlobäres Empyem.

Ein *singulärer* **Absceß** kann sich bilden bei Angina, Otitis, Sepsis, Osteomyelitis, Fremdkörpern. Zeichen im Beginn pneumonieartig, etwa mit starkem Eiterauswurf (Staphylokokken), später ähnlich einer Kaverne. Beim Säugling trifft man nach Pneumonie zuweilen *multiple Abscesse* (Röntgen). Durchbruch in die Pleurahöhle macht Pneumothorax. Punktion des geschlossenen Abscesses kann die Pleurahöhle infizieren! Durchbruch eines interlobären Empyems täuscht leicht einen Absceß vor. Zu erwägen sind tuberkulöse Kavernen, Bronchiektasien, interlobäres Empyem.

**Gangrän** der Lungen ist selten. Die Ursache ist meist die Aspiration eines Fremdkörpers oder nekrotischen Materials aus dem Rachen. Eitriger, oft blutiger Auswurf. Selten z. B. nach Masernpneumonie oder Fremdkörpern. Geruch aashaft.

*Angeborene Luftcysten* der Lunge bilden eine Seltenheit. Sie stehen in Verbindung mit einem Bronchus.

# Bronchialdrüsentuberkulose.

Die *Bronchialdrüsentuberkulose* ist so außerordentlich verbreitet, daß sie bei jedem Kinde in Betracht gezogen werden muß, nicht nur wo anhaltender Husten, Abmagerung, Mattigkeit und unklare erhöhte Temperaturen vorliegen. Die Tuberkulose der Bronchialdrüsen bildet beim Kinde in 90—95 % die primäre Folge der Infektion (s. S. 216). Bei positiver Tuberkulinprobe kann sie darum fast stets angenommen werden, ohne daß eine sichere Widerlegung möglich ist. All dies hat dazu geführt, daß die „Bronchialdrüsentuberkulose" des Kindes in neuer Zeit auch beim Publikum allgemein bekannt geworden ist. Genauer bezeichnet, bildet die Bronchialdrüsentuberkulose die erste Etappe, die regionäre Drüsenaffektion, und geht aus dem *primären Lungenherd* hervor. Mit dem *Sammelbegriff Bronchialdrüsen* bezeichnet man die bronchopulmonalen, paratrachealen und mediastinalen Lymphdrüsen.

*Die Diagnose der isolierten Tuberkulose der Bronchialdrüsen als Ursache vorliegender Störungen ist ohne Tuberkulinprobe und Röntgen sehr häufig nicht sicherzustellen.*

Es fallen dabei in Betracht:

*1. Allgemeinsymptome*, die häufig nicht vorhanden sind, wie viele der anderen Zeichen. Blässe, Mattigkeit, Abmagerung, schlechter Appetit, Neigung zu Schweißen, erhöhte Temperaturen (vgl. S. 428 f.). In jedem Falle von Skrofulose

kann man mit Sicherheit tuberkulös infizierte Bronchialdrüsen annehmen.
Das *Fieber* ist inkonstant, sehr oft fehlend, oft deutlich im Zeitpunkt des Allergie-
eintrittes.

*2. Lokale Symptome.* Hartnäckiger Husten, manchmal keuchhusten- oder
asthmaartig, aber ohne Ziehen und Erbrechen, bei Säuglingen exspiratorisches
Keuchen, ähnlich wie beim Asthma, und bitonaler schriller Husten (s. S. 199);

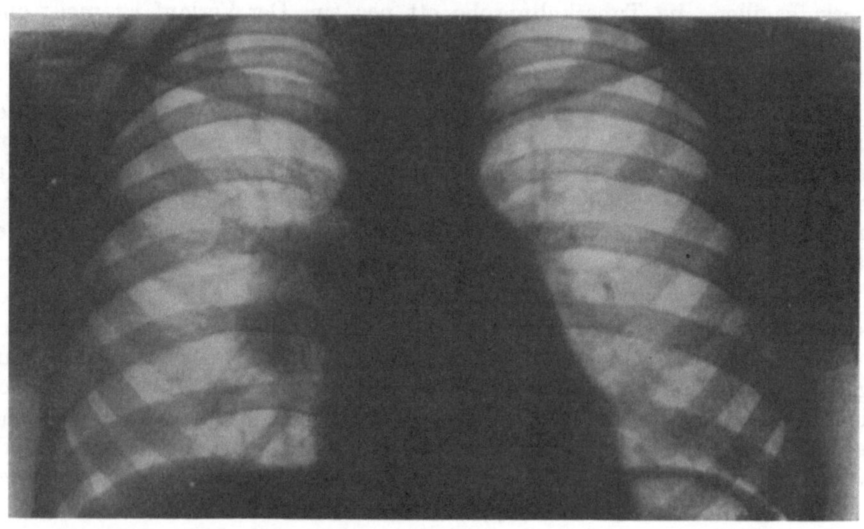

Abb. 206. Frische tumorartige Bronchialdrüsentuberkulose rechts. 7 Jahre.

bei großen Kindern ab und zu Schmerzen zwischen den Schulterblättern. Bei
Druck der Drüsen auf den Recurrens entsteht Posticuslähmung (inspiratorische
Dyspnoe bei guter Stimme); bei völliger Lähmung wird die Atmung frei, aber es
bleibt Stimmlosigkeit, leichte Heiserkeit.

*3. Inspektion und Palpation.* Magerer Thorax, starke Behaarung des Rückens,
erweiterte Venen der vorderen oberen Thoraxgegend und des Halses, Supraclaviculardrüsen ohne sonstige Drüsenbeteiligung. Empfindlichkeit der regionären Dornfortsätze (2.—7. Dorsalwirbel) ist manchmal ein brauchbares Frühsymptom, wenn man Spondylitis ausschließen kann.

*4. Auskultation.* Oft negativ, öfters diffuser, grober Katarrh, besonders
aber vereinzelte interscapuläre giemende Rhonchi (Hiluskatarrh). Im rechten
Oberlappen zeigt sich das Exspirium in einem Teil der Fälle sehr scharf und
verlängert. Wichtig ist verschärftes Trachealatmen an und neben den oberen
4—5 Dornen der Brustwirbel. Die Feststellung verlangt aber viel Übung, da
auch bei Gesunden die Stärke des Trachealatmens hier recht verschieden ist.
Etwas mehr leistet die Auskultation der einzelnen Dornfortsätze mit dem
Stethoskope bei leisem, flüsterndem Sprechen (drei oder dreiunddreißig). Gesunde
jüngere Kinder sollen hierbei deutliche Tracheophonie nur an der Vertebra
prominens aufweisen, solche von 8—10 Jahren noch etwa am ersten Brustwirbel,
von 10—12 Jahren am zweiten, ältere am dritten. Tracheophonie über den
4. Brustdorn nach unten spricht mit großer Wahrscheinlichkeit für Bronchialdrüsentuberkulose (*Zeichen von* D'ESPINE). Wo verstärkte Tracheophonie beim
Sprechen vorhanden ist, fand ich auch häufig verstärkte Vibration der Dornfortsätze bei der Betastung.

*5. Perkussion.* Meist negativ. Die Dämpfung über dem oberen Teil des Sternums rührt in der Regel vom Thymus her, selten von vergrößerten und verkästen Mediastinaldrüsen. Eine interscapuläre Dämpfung neben den Dornfortsätzen findet sich häufig beim Bilde der Bronchialdrüsentuberkulose; sie ist aber meist schon der Ausdruck der häufig davon ausgehenden Hilustuberkulose.

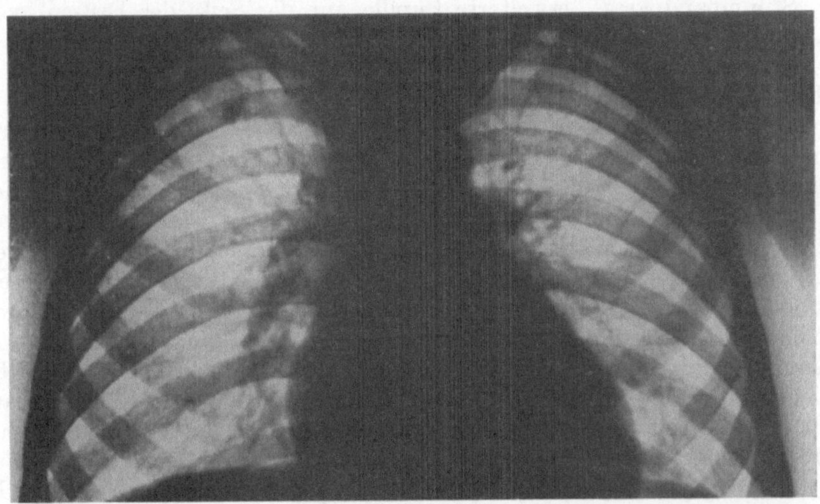

Abb. 207. Bronchialdrüsentuberkulose, in Heilung begriffen. Verkalkungen. 7 Jahre.

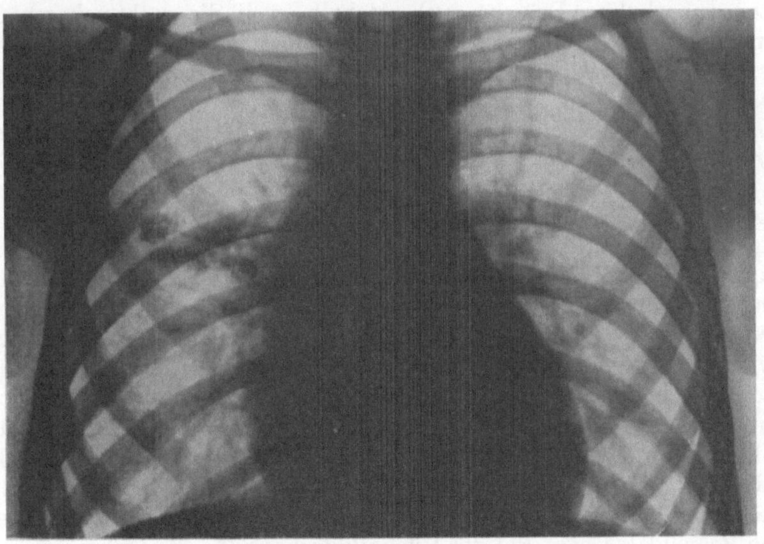

Abb. 208. Verkalkter Primärkomplex rechts. 6 Jahre.

Beim gesunden Kinde geht an der Spina scapulae der volle tiefe Ton des Unterlappens plötzlich in den hellen Ton des Oberlappens über; bei starken Bronchialdrüsen schiebt sich eine Zone relativer Dämpfung dazwischen.

*6. Drucksymptome.* Solche sind nicht häufig und stellen sich nur bei großen Drüsen ein, am ehesten in der Form von Tracheal- oder Bronchialstenose, und zwar am häufigsten im Säuglingsalter (Ventilverschluß). In den ersten 2—3 Jahren schwellen die Bronchialdrüsen ganz gewaltig an, später immer weniger und spielen bei der Tuberkulose der Erwachsenen keine Rolle mehr. Starke Drüsenschwellung kann eine Lungenblähung im Gefolge haben, zuerst auf der kranken Seite, d. h. da, wo ein großer Bronchus komprimiert wird, später auch auf der anderen Seite. Fernerhin beobachtet man, allerdings nicht häufig, Stimmbandparese, erweiterte Pupille auf der Seite der Drüsen, selbst Exophthalmus und unregelmäßigen Puls. Der Druck der verkästen Drüsen auf den Oesophagus bewirkt Dysphagie. Die Erweiterung der Hautvenen vorn auf dem Thorax wurde bereits oben erwähnt.

7. *Röntgenbefund.* Meist ist das Befinden gut, die klinische Lungenuntersuchung ohne Besonderes, so daß oft nur eine zufällige positive Tuberkulinprobe das Leiden aufdeckt. Gewöhnlich gelangt man nur zu einer gewissen Wahrscheinlichkeit, so daß noch zur Röntgenaufnahme geschritten werden muß. Da wo deutliche Anzeichen von Bronchialdrüsen vorhanden sind, zeigt das Radiogramm oft schon eine Hilustuberkulose, sonst in vielen Fällen nichts, in anderen aber Bronchialdrüsen, die man gewöhnlich ohne weiteres als tuberkulös anspricht, weil solche am häufigsten sind und die normalen nicht sichtbar werden. Am häufigsten und stärksten sind die Drüsen der Bifurkation der Trachea ergriffen; diese liegen aber hinter dem Herzen und kommen darum nicht auf die Platte. Die Hili, d. h. die Teilungsstellen der Hauptbronchien liegen in den ersten 2 Jahren ganz im Herzschatten, der linke auch später noch. Man macht darum häufig auch Quer- und Schrägaufnahmen, wobei die Drüsenpakete hinter dem Herzen bisweilen gut sichtbar werden (Abb. 209). Am ehesten kommen die rechtsseitigen Bronchial- (Hilus-) und Paratrachealdrüsen ins Lungenfeld als halbkugelige Vorwölbungen am Herzrande zu liegen, und hier sieht man tatsächlich am häufigsten tuberkulöse Drüsen, auch deshalb, weil die rechtsseitigen Drüsen öfters erkranken als die linksseitigen. *Nun werden aber die Begleitschatten neben dem Herzen, die verstärkten Strangzeichnungen, die von Bronchien und Blutgefäßen herrühren, zum Teil auch durch frühere Bronchitiden und pneumonische Herde veranlaßt sind und die naturgemäß rechts besser zu sehen sind, häufig fälschlich als tuberkulöse Drüsen resp. tuberkulöse Veränderungen angesprochen, und zwar auch von Röntgenspezialisten.* Solche Drüsenschwellungen (besonders in der Hilusgegend) nach Grippe, Keuchhusten usw. zeigen durch ihren raschen Rückgang, daß sie nicht tuberkulös sind. Verkalkung beweist den tuberkulösen Ursprung. Dabei zeigen helle Partien im Innern, daß hier Verkäsung vorliegt. Durch Kompression der Bronchien kann Atelektase und lokales Emphysem entstehen (s. S. 202). Große Blutgefäße und Bronchien, die in ihrer Längsachse getroffen werden, können etwa verkalkte Drüsen vortäuschen. Es darf nie die Diagnose Bronchialdrüsentuberkulose gestellt werden, ohne daß man noch die Tuberkulinprobe macht und das klinische Bild berücksichtigt. Übrigens gibt uns das Röntgenbild nur vergrößerte und verdichtete, nicht aber tuberkulöse Drüsen (vgl. Abb. 214). Verstärkte Zeichnung der vom Hilus ausgehenden Bronchien findet sich auch bei Bronchitis, Bronchiektasien usw. Großer Thymus ähnelt vergrößerten Bronchialdrüsen. Bei der Rückbildung werden die Drüsen im Stadium der Verkalkung gut erkennbar und sichern hinterher die Diagnose Tuberkulose.

Die *Durchleuchtung* mit gutem Apparat und Schlitzblende (nach Adaption der Augen während 10 Minuten) in allen Richtungen gibt häufig bessere Einsicht als das Röntgenbild, zeigt zentrale und wandständige Schatten, Pleuraadhäsionen usw.

8. *Die Tuberkulinprobe* (s. S. 223) ist in allen Fällen von Bronchialdrüsentuberkulose positiv. Wie eine zufällige Röntgenuntersuchung, so leitet sehr oft

eine zufällige Tuberkulinprobe beim „Gesunden" auf diese unvermutete Sache. Aus den angeführten Gründen wird aber die Diagnose häufig gestellt, wo diese Probe auch bei wiederholter Vornahme ganz negativ ist, d. h. wo überhaupt keine Tuberkulose vorhanden ist. Die Tuberkulinprobe läßt uns auch oft entscheiden, ob die vorhandene Bronchialdrüsentuberkulose resp. einzelne Herde derselben noch florid oder abgelaufen sind. Im letzteren Falle sind die Drüsen im Röntgenbilde als scharf umgrenzte starke Schatten (verkalkt) zu erkennen. Über die Röntgenbefunde der Lungen im allgemeinen s. S. 222. Bei negativer Tuberkulinprobe erübrigt sich gewöhnlich eine Röntgenuntersuchung.

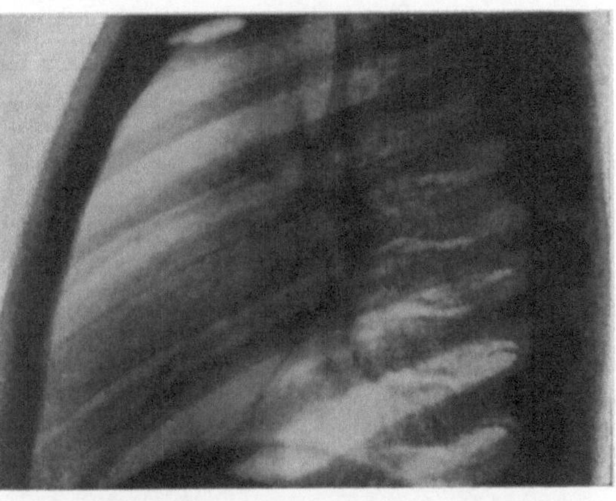

Abb. 209. Tumorartige Bronchialdrüsentuberkulose. 7 Jahre. In Aufnahme von vorne wenig sichtbar.

*9. Die Diagnose, ob eine noch aktive oder abgelaufene Bronchialdrüsentuberkulose vorliegt,* ist oft schwer zu stellen, vor allem bei älteren Kindern, von denen ein Drittel bis zur Hälfte auch in ganz gesundem Zustande eine positive Tuberkulinprobe ergibt, d. h. eine Drüsentuberkulose besitzt, die klinisch bedeutungslos geworden ist, aber eben noch eine positive Tuberkulinprobe und Drüsenschatten (meist verkalkt) im Röntgenbilde aufweist, so daß man das Kind als gesund bezeichnen darf. Eine starke Reaktion spricht für eine noch aktive Infektion. Das sicherste Anzeichen einer starken Aktivität eines Drüsen-

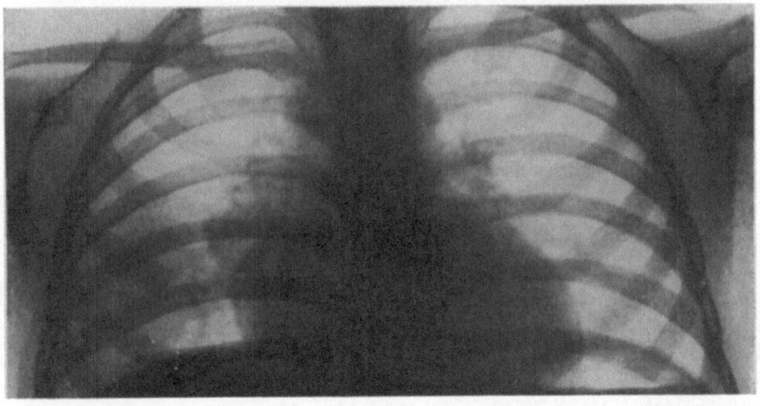

Abb. 210. Lungentuberkulose vom rechten Hilus ausgehend. 20 Monate.

herdes ist das Auftreten einer *kollateralen Infiltration* (s. S. 217). Es ist aber kaum je möglich zu sagen, daß eine Tuberkulose dauernd ausgeheilt ist, selbst wenn sie immer oder doch jahrelang symptomlos geschlummert hat. Über die Diagnose der aktiven und inaktiven Tuberkulose vgl. auch S. 223f. Auch naheliegende Infektionsquellen (hustender Großvater) können zur Diagnose helfen. Öfter aber führt noch die Tuberkulose eines Kindes zum Auffinden des unvermuteten Überträgers.

Beim *Durchbruch einer verkästen Bronchialdrüse* in die Trachea oder in einen Hauptbronchus kann Hämoptoe, schwere Dyspnoe oder Erstickungstod eintreten. Verlauf aber oft leicht mit Atelektase. Bronchoskopisch nachweisbar.

Bei der im Kindesalter (Schulalter) seltenen und seltsamen BESNIER-BOECK-SCHAU-MANNschen Krankheit handelt es sich um eine benigne Lymphogranulomatose, die alle Lymphdrüsen, besonders die bronchialen befällt (z. T. verkalkend). Beginn oft mit Parotisschwellung. Hautveränderungen (Lupus pernio auf Nase und Wangen, nodöses Sarkoid). Handknochenveränderungen. Tuberkulinprobe positiv oder negativ. Ätiologie ist wohl sicher als tuberkulös anzusehen. Blut o. B. Heilung nach Jahren. Bisweilen Umschlag in akute Tuberkulose. Gewisse Ähnlichkeit mit HODGKINscher Krankheit.

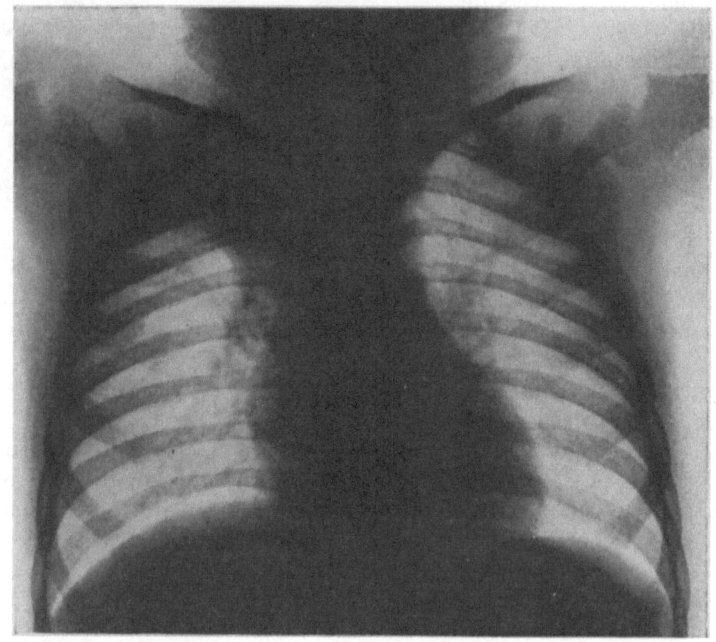

Abb. 211. Epituberkulose (Atelektase?) des rechten Oberlappens. 2 Jahre.

# Lungentuberkulose.

Die *Entwicklung der Tuberkulose* des Menschen überhaupt ist aus der Erforschung der Anfänge dieser Krankheit beim Kinde klar geworden. Hier ist es offenbar, daß die meisten Fälle durch Ansteckung aus der Umgebung entstehen (*Tröpfcheninfektion*, Schmutz des Fußbodens). Dabei werden die Bacillen in die Bronchien inhaliert, seltener vom Darm aus aufgenommen: Ingestionstuberkulose (KLEINSCHMIDT), oft durch rohe Kuhmilch. Zuweilen findet man beim Säugling primäre Infektionen im Mund, Rachen und Ohr. Die *diaplazentare kongenitale Infektion* bei schwerer Phthise der Mutter ist ganz außerordentlich selten und führt in den ersten Monaten unter Bauchsymptomen zum Tode. Die haematogene Fruchtwasserinfektion bewirkt einen bronchogenen Lungenherd. Die *bovine Tuberkulose*, meist durch Genuß roher Kuhmilch veranlaßt, wechselt in ihrer Häufigkeit, je nach den Sitten der einzelnen Völker und Landesgegenden (5—30%), je nach dem Rückgang der humanen Tuberkulose. Sie entsteht meistenteils in den ersten 4 Jahren.

Ganz überwiegend steht als Ausgang der kindlichen Tuberkulose **der Primärherd der Lungen** (bis zu 95% der Fälle, da wo die bovine abdominelle Infektion durch Milch zurücktritt), der in einem kleinen Bronchus liegt. Hier haben sich die inhalierten Bacillen festgesetzt, meist nahe der Peripherie, oft rechts oben. Dieser Herd ist etwa erbsengroß und undicht, so daß er häufig auch der Röntgenaufnahme entgeht, im Gegensatz zu den nachfolgenden Bronchialdrüsen, und klinisch erst nach eventuellem Eintritt einer perifokalen Infiltration manifest wird. Einzig die Tuberkulinreaktion, die 4—10 Wochen nach der Infektion auftritt, verrät die Krankheit, die keine auffälligen Symptome auslöst. Verkalkt der Primärherd, so zeigt er sich nach ½—1—3 Jahren deutlich im Röntgenbilde. Fast immer kommt es aber schon früh zu einer lymphogenen Infektion der regionalen Drüsen an der Lungenwurzel (*Bronchialdrüsen*). Primärherd und diese Drüsenaffektion zusammen, die nun zuerst die klinische Erkennung der stattgehabten Infektion ermöglichen, bilden den **Primärkomplex.** Dieser ist rückbildungsfähig, durch Perkussion anfangs nicht nachweisbar. Sehr oft *verkäst der Primärherd*, kann dann eine croupöse Pneumonie vortäuschen, oder führt zu einem Einbruch in die Bronchien (käsige Pneumonie), auch zum Einbruch in den Ductus thoracicus und zu *hämatogenen Metastasen*, disseminierter Lungentuberkulose, allgemeiner Miliartuberkulose, Erkrankung der Drüsen, der serösen Häute, Knochen, Gelenke, Haut, zu Phlyktänen usw. (*2. Stadium*). Die gleichen Folgen gehen von verkästen Bronchialdrüsen aus. Ist nun der Primärherd verkäst oder verkalkt und mit den Bronchialdrüsen durch eine Brücke verbunden, so entsteht eine Hantelform (*bipolares Stadium*).

Weitaus am häufigsten beherrscht in der ersten Zeit nach der Infektion die *Bronchialdrüsentuberkulose* das Feld (S. 211).

Oft bildet sich eine Entzündungszone um die Hilusdrüsen. So entsteht ein *perifokales Infiltrat*. Dabei können dreieckige Verschattungen entstehen mit der Basis am Hilus (SLUKAsches Dreieck), Bronchostenosen und Atelektasen.

Eine dem Kleinkinde eigentümliche Erkrankungsform in der Primärperiode ist das *epituberkulöse Infiltrat* (CZERNY), eine Art perifokale tuberkulöse Pneumonie. Es zeigt sich synchron der starken Allergie der ersten Zeit, darum oft gleichzeitig mit dem Erythema nodosum (S. 88). Diese kollaterale Entzündung geht vom Primärherd oder von den Hilusdrüsen aus und bildet gewissermaßen eine Steigerung der bei der Bronchialdrüsentuberkulose auftretenden *perifokalen Entzündung*. Sie tritt häufig ganz akut auf, mit wenig Fieber, kann ganze Lappen ergreifen, mit Vorliebe den rechten Oberlappen. Das ödematöse Infiltrat gleicht einer gelatinösen Pneumonie, ist aber gewöhnlich nicht tuberkulös, d. h. es enthält keine Tuberkelbacillen. Es kann sich noch nach Monaten zurückbilden. Es erzeugt eine umfangreiche Verschattung, Dämpfung, oft schwaches Bronchialatmen. Rasseln, selbst Husten können fehlen. Das Befinden ist gewöhnlich wenig gestört, so daß die ausgedehnte Veränderung im Röntgenbild erschreckt. Die Diagnose läßt sich lange Zeit nicht mit Sicherheit stellen. Verschlechterung, hohes Fieber stellen sich bisweilen ein und eine käsige Pneumonie beweist, wie vorsichtig man mit der Diagnose sein muß. Sehr schwer zu unterscheiden ist diese Infiltration oft von Atelektase infolge Kompression eines Bronchus durch tuberkulöse Drüsen (S. 202).

Gemäß der Entstehung liegt dabei sozusagen immer eine Bronchialdrüsentuberkulose vor, so daß hier alles gilt, was oben gesagt wurde. Je älter das Kind ist, um so eher bleibt die Tuberkulose auf die Bronchialdrüsen beschränkt; je jünger es ist, um so eher schreitet sie weiter. Bei älteren Kindern vom 7.—10. Jahr an verläuft die Lungentuberkulose als isolierte Organtuberkulose wie bei Erwachsenen, im allgemeinen nur rascher, seltener wie dort mit großen Kavernen oder Hämoptoe. Der Ausgang vom Hilus überwiegt ganz gegenüber der Spitzentuberkulose. Kavernen finden sich am ehesten bei Mädchen des

Pubertätsalters, häufig in den Obergeschossen aus Streuherden. Eine Schall-
abschwächung über einer Spitze kann durch Atelektase infolge des Druckes
großer Bronchialdrüsen zustande kommen.

*Schwächliche Kinder* im Spiel- und Schulalter mit magerem, flachem Thorax
lassen über dem rechten Oberlappen vorn und hinten bisweilen ein verschärftes
und verlängertes Atemgeräusch hören, ohne daß Tuberkulose vorzuliegen
braucht. Nach *Influenza* besteht oft lange Zeit Rasseln an der gleichen Stelle,
das zu Unrecht als Tuberkulose aufgefaßt wird. Eine Vermehrung der Leukocyten über 12—15000 spricht im allgemeinen bei gleichzeitigem Fieber gegen
Tuberkulose, besonders bei Überwiegen der Polynukleären und bei Linksverschiebung. Relative Lymphocytose, Abnahme der Polynukleären, Zunahme der
Eosinophilen und Monocyten geben eine gute Prognose, Veränderung im umgekehrten Sinne, stark vermehrte Senkung (s. S. 335) und hoher Globulingehalt
des Serums eine schlechte. Bei *Rachitikern* kommt es nicht selten zu chronischen indurativen Prozessen nach Bronchopneumonie, mit akuten Schüben.
Die negative Tuberkulinprobe zeigt, daß es sich nicht um Tuberkulose handelt.

*Bei Säuglingen und in den ersten Jahren* ist folgendes hervorzuheben:

Die **bronchopneumonische Form** überwiegt an Häufigkeit. Sie entsteht
durch Aspiration des Inhaltes einer in einen Bronchus durchgebrochenen verkästen
Drüse, geht vom Hilus aus und macht die Zeichen einer chronischen Bronchitis
oder einer chronischen Bronchopneumonie, wobei die subjektiven Symptome
oft zurücktreten. Diese *disseminierte Form* mit den zerstreuten Herden kann
später zu Verkäsungen und Verkalkungen führen, auch zu Kavernen, durch
Mischinfektion mit Streptokokken zu petechialer Purpura. Eine *Einschmelzung
des Primärherdes* kann schon im 2. Halbjahr taubeneigroße Kavernen erzeugen.
Die Unterscheidung ist klinisch oft unmöglich, dagegen meist im Röntgenbilde (Drüsenpakete). Ein nußgroßer Primärherd ist im Röntgenbild oft sehr
ähnlich dem Frühinfiltrate. Bei Kindern über 3 Jahren, wo nicht eine dispo-
nierende Ursache vorliegt (Keuchhusten, Masern, Grippe, Typhus usw.), ist
eine Bronchopneumonie im allgemeinen eher auf Tuberkulose zu beziehen als
unter 3 Jahren. Eine isolierte Spitzentuberkulose kommt in den ersten Jahren
nicht vor. Eine positive Tuberkulinprobe, Hauttuberkulide, skrofulöse Symptome
lassen eine chronische Bronchopneumonie unter 3 Jahren mit großer Wahrscheinlichkeit als tuberkulös annehmen. Wichtig ist die Untersuchung des
Auswurfes (s. S. 182).

Eine *disseminierte hämatogene Lungentuberkulose* ist selten. Sie macht beim
Kleinkinde zerstreute Flecken, ähnlich aber größer als bei Miliartuberkulose.

Die **Miliartuberkulose der Lungen** ist häufig, wird aber vielfach durch das
Bild der Meningitis verdeckt. Dyspnoe, Cyanose, quälender Husten stehen im
Gegensatz zu dem unbedeutenden Lungenbefund, so daß fälschlich Asthma
oder bei kleinblasigen Rasselgeräuschen Bronchiolitis angenommen werden
kann, um so mehr, als auch bei Miliartuberkulose Lungenblähung besteht. In
einzelnen Fällen kann der Husten ganz fehlen! Bestehende Somnolenz unterdrückt die Dyspnoe. Das Röntgenbild (weiche Röhre!) ist charakteristisch und
zeigt oft *schon wochenlang*, bevor die klinische Diagnose gestellt wird, die sicheren
Veränderungen, nämlich eine Durchsetzung der Lungenfelder durch zahlreiche
runde bis hirsekorngroße Schatten. Diese sind zwar im allerersten Anfange noch
nicht sichtbar, obgleich die verbreitete Aussaat schon Dyspnoe und Cyanose
verursachen kann. Umgekehrt sah ich bei einem Säugling von 10 Monaten
trotz schwerer Aussaat auf beiden Lungen längere Zeit nur beschleunigte Atmung.
Erst in den letzten Tagen traten Dyspnoe und Cyanose hinzu. In einem Falle
von diffuser Bronchiolitis habe ich, verleitet durch das Röntgenbild, irrtümlich

die Diagnose Miliartuberkulose gestellt. Beim Säugling wird ein Milztumor kaum je vermißt. Bei schwerem Keuchhusten entsteht bisweilen ohne stärkere Lungenerscheinung eine so bedeutende Cyanose, zum Teil durch die begleitende Zirkulationsstörung veranlaßt, daß ein Verdacht auf Miliartuberkulose nahe liegt.

In zwei Fällen habe ich starke diaphragmatische Atmung bei unbewegtem Thorax gesehen.

Die Miliartuberkulose der Lungen ist oft nur eine Teilerscheinung der allgemeinen Miliartuberkulose.

Die **allgemeine Miliartuberkulose** erzeugt ein schweres typhoides Infektionsbild, bisweilen septischen Charakters mit Fieber, auffälliger Dyspnoe, Cyanose, Rastlosigkeit, Abmagerung und Husten, oft mit Milzschwellung. Meist tritt Miliartuberkulose der Meningen oder der Lungen in den Vordergrund. Charakteristisch ist das Röntgenbild der Lungen (Abb. 212). Das Blut zeigt oft eine relative Lymphopenie und eine relative Polynukleose, der Urin Tuberkelbazillen. Die Sepsis macht eine absolute Polynukleose. Die Tuberkulinprobe wird meist erst zuletzt negativ, um so später, je weniger große Herderkrankungen neben

der Miliartuberkulose bestehen. In gewissen Fällen wird die Miliartuberkulose chronisch mit grober Körnelung der Lungen, Tod nach Monaten.

Schon beim Kleinkinde trifft man die seltene *Typhobacillose* (LANDOUZY), wo die Primäraffektion zu einer allgemeinen Miliartuberkulose führt, die einige Wochen dauert, häufiger heilt als man früher glaubte, gewöhnlich aber mit Tod endet. Das Hauptsymptom ist unerklärliches Fieber. Röntgenbild meist negativ. Die positive Tuberkulinprobe und oft ein gleichzeitiges Erythema nodosum klären die Lage.

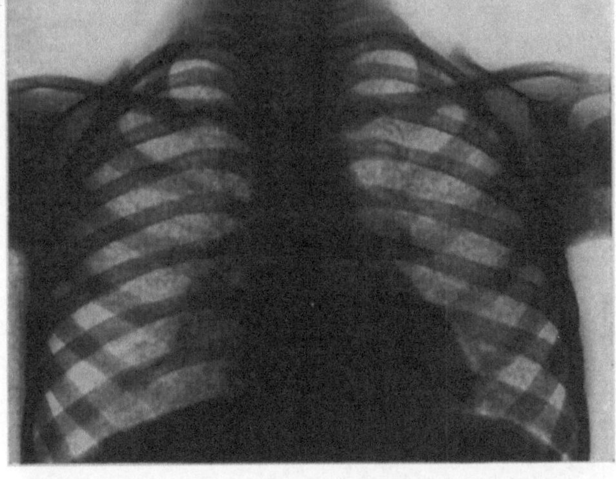

Abb. 212. Generalisierte Miliartuberkulose der Lungen. 4 Jahre.

Die *allgemeine Miliartuberkulose des Säuglings* kann subakut oder akut verlaufen in meningealer, pulmonaler oder typhoider Form, mit Agilität und Sopor. Fieber kann über die ganze Zeit fehlen, ebenso Abmagerung. Der gute Ernährungszustand bei Brustkindern lenkt leicht zu Unrecht den Verdacht von der Tuberkulose weg. Meist besteht leichte Bronchitis, immer ein Milztumor, außer bei ganz akuten Formen; zuletzt entwickelt sich oft Meteorismus. Es gibt auch eine spinale Form mit Hyperästhesie, Nackenstarre und allgemeiner Hypertonie. In einem solchen Falle war der Liquor normal, der Sektionsbefund des Gehirns negativ. Beachtung verdienen hartnäckiger Husten ohne Reprise, ein krächzender, kraftloser Husten, leichte unerklärliche Fieberzustände und isolierte Supraclaviculardrüsen. Die *subakute Form* kann über Monate dauern und führt erst nach längeren Wochen unklaren Krankseins zu schweren Erscheinungen. Die Sepsis verläuft schneller, macht höheres Fieber, mehr Diarrhöe.

**Die chronische käsige Pneumonie,** vom Primärherd ausgehend, ist am Ende des ersten und im zweiten und dritten Jahre nicht selten und recht charakteristisch. Sie macht anfänglich wenig subjektive Symptome und beeinträchtigt das Allgemeinbefinden nicht erheblich. Der Husten kann fehlen, die Temperatur nur subfebril sein, die Atmung wenig verändert, Bronchialatmen wird meist

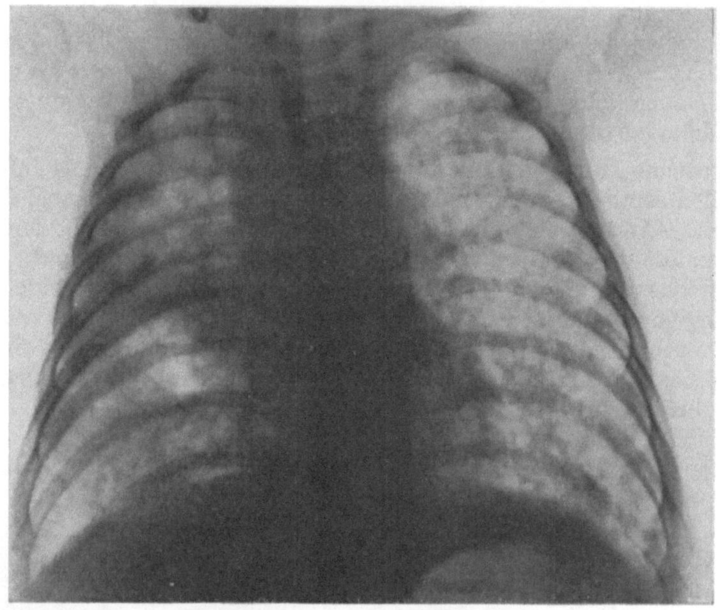

Abb. 213. Käsige Pneumonie rechts. Streuung in die linke Lunge. 7 Monate.

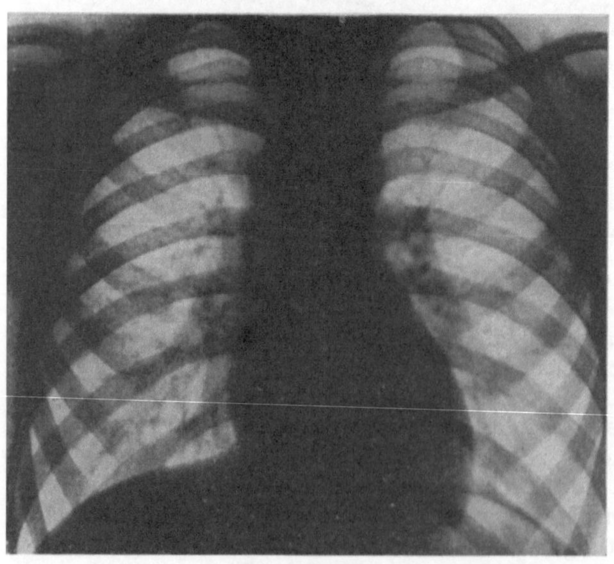

Abb. 214. Gesunde Lunge. Tuberkulinprobe negativ. Schmales Herz. 4 ½ Jahre.

vermißt. Auffällig ist eine ungewöhnlich resistente lobäre Dämpfung, oft über einem Oberlappen, dabei wenig oder keine Rasselgeräusche, keine Dyspnoe, aber abgeschwächte Atmung und öfters Bronchophonie (Röntgenbild Abb. 215). Bei Unterlassung der Lungenuntersuchung werden die Fälle nicht selten als „Atrophie" erklärt.

Große Ähnlichkeit mit der chronischen käsigen Pneumonie bietet jene eigenartige Lungenaffektion, die von tuberkulösen Bronchialdrüsen ausgeht, das *epituberkulöse Infiltrat* (s. S. 217).

**Die akute käsige Pneumonie** ist selten, betrifft überwiegend das Kleinkind. Sie entsteht aus dem Durchbruch einer käsigen Drüse oder aus dem Primärherd durch haematogene Aussaat. Sie umfaßt gewöhnlich einen ganzen Lappen und macht das Bild einer schweren croupösen Pneumonie ohne scharfes Bronchialatmen, mit klingenden Rasselgeräuschen, Schwächezuständen, Kollaps, Ausbleiben der Krise. Das Sputum enthält Tuberkelbacillen. Das Röntgenbild ergibt einen lobären Herd mit hellen Inseln (zum Teil Kavernen?), in der Nachbarschaft einige Herde.

Die *regelmäßige Tuberkulinprobe* jedes Patienten (s. S. 223) deckt uns die Häufigkeit der Bronchialdrüsentuberkulose und der Lungentuberkulose auf und

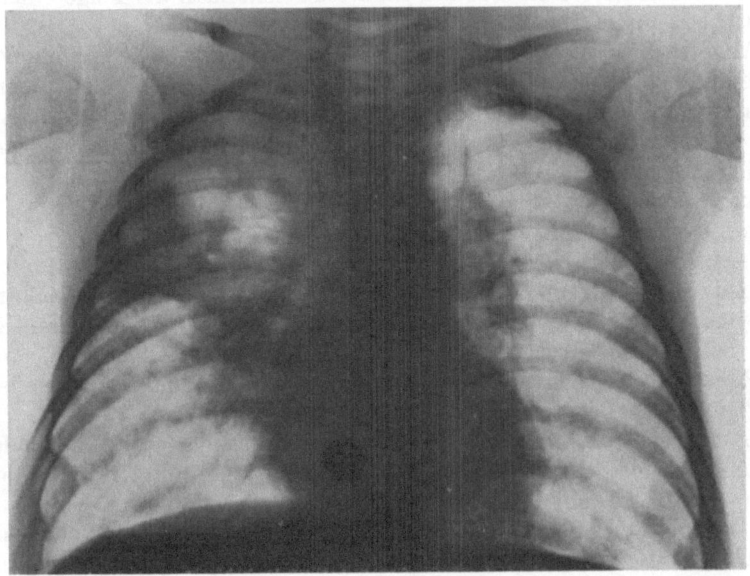

Abb. 215. Käsige Pneumonie der rechten Seite. 7 Monate.

schärft dadurch unser diagnostisches Verständnis. Zur Sicherung der Diagnose ist die Röntgenuntersuchung äußerst wertvoll und oft unentbehrlich. Der gute Ernährungszustand kann lange täuschen (z. B. bei Brustkindern). Auch sonst ist die Diagnose beim Säugling recht schwierig, so daß man häufig erst aus dem positiven Ausfall einer Tuberkulinprobe auf das Vorhandensein von Tuberkulose überhaupt aufmerksam wird. Bei sorgfältiger Untersuchung der Haut verraten aber in vielen Fällen einzelne Tuberkulide die Krankheit (s. S 84).

Bei Kindern unter 3 Jahren finden sich mitunter *Thorakaldrüsen* (s. S. 119). In allen Altern wichtig sind die isoliert vergrößerten *Supraclaviculardrüsen*. Die Säuglingstuberkulose führt meist zu einer großen harten Milz.

Tritt an der Stelle, wo sich gewöhnlich der Primärherd findet (meist infraclaviculär), etwa mit 8—12 Jahren ein isolierter Herd auf, so bleibt es unsicher, ob es sich um ein *Frühinfiltrat* handelt, wie es sich oft bei jugendlichen Erwachsenen einstellt, eine exogene Neuinfektion, Grippe, oder um eine endogene Reinfektion, nach Jahren ausgehend vom alten „geheilten" Primärherd. Dieser neue, undichte, bis kirschgroße Herd entwickelt sich rasch in wenig Wochen, ist symptomlos, nur röntgenologisch zu erkennen. Ist es ein Frühinfiltrat, so kann es sich zurückbilden oder verkäsen und den Anfang einer Phthise bilden. Oft aber handelt es sich um einen Primärherd bei einem älteren Kinde, was bei der abnehmenden Verbreitung der Tuberkulose heutzutage gut denkbar ist, da die Infektionen von den ersten Jahren abgerückt sind. *Die*

*Spätprimoinfektion* (nicht Frühinfiltrat) kennzeichnet sich oft durch gleichzeitiges Erythema nodosum, Pleuritis, Meningitis. Sie tritt in der letzten Zeit häufig erst nach der Pubertät auf bis zum 30. Jahr und später und verläuft ähnlich und akut wie beim Säugling und Kleinkind.

*Chronische kavernöse Phthise* mit Beginn in der Spitze entwickelt sich meist erst nach dem 10. Jahr, überwiegend bei Mädchen. Die Kaverne (*Tomographie* wertvoll) entsteht gewöhnlich am Sitze des Primärherdes. Ein interstitielles rundliches Emphysem kann eine Kaverne vortäuschen. Die übrigen Organe bleiben oft verschont. Den *Habitus phthisicus* sieht man als Folge einer chronischen cirrhotischen Lungentuberkulose, nicht als Ursache.

In Anbetracht der außerordentlichen Bedeutung, welche die **Radiographie** als letzte und höchste diagnostische Instanz bei allen, auch den nichttuberkulösen Lungenaffektionen einnimmt, seien hier einige Gesichtspunkte zusammengestellt, da insbesondere bei Tuberkulose die klinische Untersuchung lange versagen, das Allgemeinbefinden gut bleiben und Fieber fehlen kann.

„*Mediastinaltumoren*" ergeben sich bei großem Thymus, Perikarditis, Lymphogranulom, Lymphosarkom, Leukämie.

*Ein Schatten im mittleren Teil der Lunge*, dem Mittelschatten mit breiter Basis aufsitzend (keilförmig), bedeutet oft eine beginnende Pneumonie und kann z. B. gegen Appendicitis verwertet werden (s. S. 253). Wenn dieser Schatten dauernd besteht, so weist er meist auf eine Hilustuberkulose hin, wobei sich in der Regel noch einzelne Knoten in den Lungen finden. Daneben ist interlobäre Pleuritis in Betracht zu ziehen.

*Ein Schatten im Spitzenfeld* mit positiver Tuberkulinprobe, mit oder ohne Zusammenhang mit dem Hilus, bedeutet meist eine Spitzentuberkulose (gewöhnlich erst nach dem 6. Jahr).

Eine frische Veränderung ist im Röntgenbild nicht immer schon sichtbar.

*Ein erbsen- bis bohnengroßer, scharfer und dichter Herd, frei im hellen lateralen Lungenfeld*, nahe der Pleura, ist oft der Ausdruck eines Primärherdes. Die akute Miliartuberkulose macht *zahlreiche, ziemlich gleichgroße, gleichmäßig und allgemein ausgebreitete rundliche Schatten* (bis zu Hanfkorngröße, Abb. 212). *Scharf begrenzte Schattenflecken, frei im Lungenfeld, in geringer Anzahl*, bedeuten disseminierte Käseherde. Sie können später verkalken.

*Multiple Schatten der hinteren paravertebralen Teile deuten auf lobuläre Pneumonie*. Die exsudative Pleuritis macht starke Schatten und vermindert die Beweglichkeit der Lungen. Bei den klinischen Erscheinungen einer Pneumonie mit negativem Röntgenbilde muß man an Bronchiolitis oder lobuläre Pneumonien denken. *Ein keilförmiger Schatten rechts zwischen Ober- und Mittellappen* ist meist die Folge eines *interlobären Exsudates*. Hier findet sich auch die *Haarlinie* (HOTZ), die nur bei guten Bildern und bei aufmerksamer Betrachtung kenntlich wird. Es ist dies eine feine interlobäre Linie. Man trifft sie häufig bei Kindern mit positiver Tuberkulinprobe, selbst dann, wenn die Lungenfelder frei sind und eine Bronchialdrüsentuberkulose nicht wahrzunehmen ist. Offenbar handelt es sich um eine Verdickung der Pleura, die auch nach Pneumonie, hier aber vorübergehend, wahrzunehmen ist. Viel seltener findet sich eine interlobäre pleuritische Schwarte in der Nähe des Primärherdes.

*Abnorme Schatten zwischen beiden Lungenfeldern, bis bohnengroß und größer, rundlich, scharf begrenzt*, an Trachea oder Bronchien angelagert, bedeuten meist *Bronchialdrüsen* (Abb. 206), überwiegend tuberkulöser Natur, wenn sehr dunkel, verkalkte (Abb. 207 und 208), wenn weniger dunkel, verkäste. Die meist befallenen Drüsen der Bifurkation und diejenigen des linken Hauptbronchus liegen im Herzschatten. Man findet ähnliche Schatten auch bei Pneumonie und Leukämie,

Lymphogranulomatose u. a. Sie sind hauptsächlich rechts oben sichtbar, da der rechte Bronchus eher ins lichte Lungenfeld reicht als der linke und da an sich die Bronchialdrüsen rechts zahlreicher sind. Ebenso sind die Paratrachealdrüsen rechts außerhalb der Trachea eher sichtbar wie die linken.

*Drei Typen der Bronchialdrüsen* sind besonders hervorzuheben. Erstens als Nebenbefund, zweitens idiopathisch mit Allgemeinerscheinungen (Husten und Fieber), drittens als intumescierende Bronchialdrüsentuberkulose (Abb. 209) mit großen Schatten und klinischen Anzeichen (Kompressionserscheinungen, kreischender schriller Husten und exspiratorische Dyspnoe bei kleinen Kindern usw., s. S. 211).

Immer muß man daran denken, daß eine umschriebene Verschattung und *starke Strangbildung* schon normal in der Nähe des Hilus sich finden kann, durch Blutgefäße und Bronchien erzeugt. *Starken Hilusschatten* und *-stränge* trifft man besonders bei Asthma bronchiale, bei Herzfehlern (kongenitalen, bei Mitralfehlern), hervorgerufen durch die Stauung in den größeren Gefäßen, wo keine Tuberkulose vorhanden ist, auch durch die Arteria pulmonalis bewirkt. Ebenso vermögen chronische Pneumonie und Bronchitis usw. Drüsenschatten vorzutäuschen. All diese Veränderungen imponieren leicht als tuberkulöse. *Pflanzliche Fremdkörper* (Erbsen, Bohnen, Nüsse) geben keine Röntgenschatten.

*Das Lesen der Röntgenbilder* erfordert viel Übung und schließt auch dann noch Irrtümer nicht aus. Es sind darum auch einige Bilder gewählt, welche diese Schwierigkeiten illustrieren (z. B. Abb. 214).

In zweifelhaften Fällen bringt oft Änderung der Strahlenrichtung beim Durchleuchten oder bei der Aufnahme Aufklärung.

## Tuberkulinproben.

Die Diagnose der Tuberkulose stößt beim Kinde oft auf große Schwierigkeiten, so daß hier ein *allgemeines Diagnosticum*, das anzeigt, ob der Organismus überhaupt mit Tuberkulose infiziert ist oder nicht, viel mehr Wert besitzt als beim Erwachsenen. Ist ja doch die Mehrzahl der Kinder vor dem schulpflichtigen Alter noch nicht infiziert. Je nach der individuellen Empfindlichkeit kann das Tuberkulin bei Tuberkulose nur eine lokale oder noch eine Herd- oder allgemeine Reaktion bewirken. Für die Diagnose wünschbar und genügend ist die lokale Reaktion.

Das gebräuchlichste Mittel zur spezifischen Diagnose ist die **cutane Tuberkulinprobe,** speziell die **v. PIRQUETsche Probe.**

Wir stellen sie in etwas veränderter Form folgendermaßen an. Der äthergereinigte Stiel des PIRQUETschen Impfbohrers wird ein wenig in ein Fläschchen mit unverdünntem Alttuberkulin eingetaucht[1] und durch Auftupfen auf der Beugeseite des vorher äthergereinigten Vorderarmes in einem Abstande von 5—10 cm je ein kleiner Tropfen auf die Haut gegeben. Es gibt ab und zu Fälle von Tuberkulose bovinen Ursprungs, die anfänglich nur auf bovines Tuberkulin reagieren. Will man darum ganz sicher gehen, so impft man bei negativer Probe noch mit einem bovinen Tuberkulin, oder setzt dem Tuberkulin besser von vornherein etwa ¼ bovines zu, wie es beim diagnostischen Tuberkulin von MERCK und bei demjenigen des Seruminstitutes in Bern der Fall ist. Nun dreht man den Impfbohrer um, dessen Schneide sorgfältigst gereinigt wurde, und setzt mit einer halben Drehung zwischen den beiden Tuberkulintröpfchen eine kleine Excoriation in die Haut, nur so stark, daß gerade eine schwach rötliche Stelle sichtbar wird, hernach setzt man eine solche in die zwei Tuberkulintröpfchen hinein. Man legt nun ein winziges Watteflöcklein auf die beiden Tuberkulintropfen und bedeckt diese Stellen mit einem Heftpflaster. Nach 2 Stunden wird das Pflaster entfernt und die Stelle mit reinem Wasser und Watte abgewaschen.

---

[1] Das PIRQUETsche Tropffläschchen ist entbehrlich.

Die *Beurteilung am folgenden Tage* ergibt häufig, daß die Probeexcoriation in der Mitte der 2 Tuberkulinstellen keinen Reaktionshof aufweist, wogegen die 2 Tuberkulinstellen einen leicht entzündlichen Hof zeigen. Dieser beweist aber noch keine Tuberkulose, wenn er nicht deutlich erhaben ist und einen Durchmesser von mindestens 3—4 mm besitzt. Er beruht auf einer unspezifischen Reizung der Haut durch Extraktivstoffe des Tuberkulins. Diese unspezifische Reizung ergibt sich oft bei exsudativer und vasomotorischer Konstitution und wird von Ungeübten zu Unrecht als positiv im Sinne der Tuberkulose angesehen. Bei Vasomotorikern ohne Tuberkulose kann ein großer roter Hof entstehen ohne Infiltration.

*Viel sicherer ist das Urteil 2 Tage nach der Probe.* Bis dahin ist die unspezifische Reaktion verschwunden, die Tuberkulinreaktion ist bei positivem Ausfall stärker geworden. Die Probe ist als positiv im Sinne der Tuberkulose zu erklären, wenn nach 2 Tagen an den tuberkulinbeschickten Stellen eine fühlbare, mindestens 5 mm im Durchmesser einnehmende rötliche Papel vorhanden ist, die sich bei der Betastung als deutlich erhaben erweist. Meist mißt sie aber 6—15 und mehr Millimeter im Durchmesser, ähnlich einer Urticaria-efflorescenz. Bei sehr starker Reaktion weist die Impfstelle eine blasige Eruption auf, ähnlich einer Vaccinepustel am 7. Tage. Nur selten wird die Reaktion erst am 3.—5. Tage deutlich, so daß im allgemeinen die Beurteilung nach 2 Tagen den Ausschlag gibt und bei der Anstellung der Probe in der Sprechstunde die Patienten zur Nachschau nach 2 Tagen zu bestellen sind. Nur in ganz seltenen Ausnahmefällen bewirkt die Tuberkulinprobe Temperatursteigerungen. Eine kräftige Reaktion zeigt einen aktiven Herd an, mit guter oder schlechter Prognose, wogegen eine schwache Reaktion im allgemeinen auf abgeheilte oder doch sehr leichte Infektion hindeutet oder auf ein vorgeschrittenes Stadium oder auf allgemeine Kachexie. Ebenso erlischt die Reaktion oft bei Mangel- und Hunger-zuständen von Kriegskindern. Stark ist die Reaktion bei Skrofulose, Erythema nodosum und Knochentuberkulose.

*Ist die erste Pirquetisierung negativ oder zweifelhaft ausgefallen,* was am ehesten im Säuglingsalter vorkommt, so *wiederholt man nach 6—8 Tagen die Probe* in der Nähe der alten Impfstellen nochmals, mit dem Unterschiede, daß man das Tuberkulin erst 8—10 Stunden nachher abwäscht. Sofern Tuberkulose vorliegt, wird nun die Probe infolge der eingetretenen Sensibilisierung stärker, ein Verhalten, das besonders bei abgeheilter oder inaktiver oder doch sehr günstig verlaufender Tuberkulose angetroffen wird. Es ergibt die zweite Probe etwa noch ein Drittel mehr positive Fälle als die erste.

Vom Zeitpunkt der Infektion mit Tuberkulose an vergehen etwa 4 bis 10 Wochen bis zur Entwicklung der Allergie, d. h. bis die Tuberkulinprobe positiv wird (je nach der Stärke der Infektion), bei intracutaner Probe nur 3—7 Wochen. Zur Zeit, in der die cutane Reaktionsfähigkeit sich einstellt, zeigt sich mitunter ein mehrtägiges Initialfieber, bisweilen mit Initialexanthem, häufig mit Erythema nodosum, in anderen Fällen Darmstörungen. Eine positive Tuberkulinprobe vor der 5. Lebenswoche spricht für eine intrauterine Infektion. Dabei stehen gewöhnlich Leber- und Milzschwellung im Vordergrunde, weil die ältesten Veränderungen meist an der Leberpforte liegen (Plazentarinfektion).

*Die beschriebene* Pirquet*sche cutane Tuberkulinprobe reicht für die meisten Bedürfnisse der Praxis aus.* Sie zeigt uns schon bei einmaliger Anstellung die meisten Fälle von aktiver Tuberkulose an. *Nur in bestimmten Fällen bleibt sie in der Regel negativ,* wie auch die übrigen Proben, nämlich bei schwer kach-ektischen Individuen, sodann in der späteren Zeit der allgemeinen Miliartuber-kulose und Meningitis tuberculosa, nach kurz vorher vorgenommener Tuberkulinbehandlung. Bei stark progressiven ungünstigen Prozessen entsteht eine schlaffe livide Reaktion (*torpide Reaktion*), die erst nach mehreren Tagen den Höhepunkt erreicht. Ziemlich oft versagt sie bei der isolierten Miliartuberkulose des Bauchfells in der ersten Zeit, bei der die beginnende Peritonealerkrankung noch nicht zu erkennen ist. Ferner wird sie temporär negativ in der Floritionsperiode der Masern bis zum 8. Tag, selten auch bei andern akuten Infektionskrankheiten auf der Höhe der Erkrankung, so bei Scharlach, bei Pneumonie, Grippe, Angina, Erysipel, Typhus usw. Endlich nach stärkeren erfolgreichen Tuberkulinkuren. Eine starke Reaktion beweist einen aktiven Herd. Zu beachten ist, daß die Kutanprobe vereinzelt noch einige Zeit versagen kann, nachdem schon im Primärkomplex Erythema nodosum, Pleuritis mediastinalis superior usw. sich gezeigt hat.

Eine positive Reaktion beweist, daß eine *tuberkulöse Allergie* vorliegt. Diese Allergie entsteht je nach der Stärke der Infektion und nach der Art der Probe 3—8—10 Wochen nach stattgehabter Infektion. Außer an Stelle der Probe kann bei empfindlichen Individuen, vor allem bei Applikation großer Tuberkulinmengen (Injektion), eine *Herdreaktion* im erkrankten Organ und eine *Allgemeinreaktion* entstehen. Diese beiden Reaktionen sind nicht ungefährlich, so daß man die Intracutanprobe nur sekundär mit kleinsten Dosen beginnen, die subcutane Probe ganz unterlassen soll.

In der Klinik hat sich mir eine *vereinfachte Tuberkulinprobe* (**Papierprobe**) ebenso bewährt wie die PIRQUETsche. Sie bietet den Vorteil, daß man kein Instrument braucht und so ängstliche Kinder und Eltern nicht beunruhigt. Man schneidet sich von dem gewöhnlichen feinen Glaspapier Streifen von etwa 2 cm Breite und 6 cm Länge. Zur Probe legt man nun einen solchen Papierstreifen (eventuell in Äther abgespült) um den Zeigefinger und scheuert damit die äthergereinigte Haut des Vorderarms an 2 Stellen in der Größe von etwa 1 qcm in 2—3 kräftigen, rotierenden Exkursionen, träufelt je 1 Tropfen Tuberkulin darauf, bedeckt die Stellen mit Heftpflaster und verfährt in der Beobachtung wie bei der gewöhnlichen PIRQUETschen Probe.

Gut ist auch die *Pflasterprobe* (*patch test*). Auf die äthergereinigte Haut, intrascapular, legt man 2 Stückchen Fließpapier auf, ganz getränkt mit Alttuberkulin und befestigt durch Heftpflaster. 48 Stunden liegen lassen.

Bei operationsscheuen Patienten kann man auch an Stelle der Cutanprobe die MOROsche **Percutanprobe** anwenden, die etwas weniger sicher ist als die vorgenannten Proben. Man reibt auf Brust oder Rücken mit dem Finger auf die äthergereinigte Haut ein kleinerbsengroßes Stück diagnostische Tuberkulinsalbe (Tuberkulin, Lanolin. anhydric. aa, kein Ektebin!) auf einer etwa 5 qcm großen Stelle der Haut ein während 1 Minute. Bei positivem Ausfall erscheinen nach 1—2 Tagen eine Anzahl lichenartiger Knötchen, ähnlich einem starken Lichen scrophulosorum.

Will man bei zweifelhaftem Ausfall ganz sicher gehen, so stellt man noch die **intracutane Probe nach MANTOUX** an, aber nur nachdem eine der erwähnten Proben zweimal negativ oder zweifelhaft geblieben ist. Bei diesem Vorgehen vermeidet man das nicht ungefährliche Zustandekommen einer Herdreaktion. Bei Miliartuberkulose erlischt oft gegen das Ende die Cutanprobe, zuletzt auch die Intracutanprobe.

**Intracutanprobe.** Man kann sich die Lösung in hinreichender Genauigkeit selbst bereiten. Sie soll immer frisch gemacht werden, da sie sich nicht lange hält. Löst man einen Tropfen Tuberkulin (etwa 0,05) in 5 ccm physiologischer NaCl-Lösung, so erhält man eine 1%ige Lösung. 1 Teilstrich der Pravazspritze (0,1) hält somit 1 mg Tuberkulin. Will man nun $^1/_{10}$ mg spritzen, so zieht man mit der Spritze 1 Strich der 1%igen Lösung, 9 Striche physiologischer NaCl-Lösung nach, mischt gut durch mehrmaliges Ausspritzen in ein Uhrglas. 1 Strich dieser Lösung enthält dann $^1/_{10}$ mg. Nimmt man 1 Strich ($^1/_{10}$ mg) davon und 9 Striche in die Spritze, so enthält 1 Strich $^1/_{100}$ mg. Zur Injektion benutzt man eine genaue Pravazspritze mit ganz feiner und scharfer Kanüle und spritzt nie mehr wie $^1/_{10}$ ccm Flüssigkeit ein. Zu dieser Probe, die auch bei Fieber anwendbar ist, spritzt man 2 Tage nach der letzten negativen Cutanprobe in eine erhobene Hautfalte $^1/_{100}$ mg Tuberkulin ein. Es muß dabei eine weiße Quaddel entstehen, zum Zeichen, daß die Injektion intracutan und nicht subcutan liegt. Bei positivem Ausfall zeigt sich nach 6—10 Stunden eine sichtbare und fühlbare rote Infiltration, die immer deutlicher wird und etwa nach 2 Tagen den Höhepunkt erreicht. Nach weiteren 2 Tagen geht sie zurück, ist aber noch lange sichtbar. Bei negativem Ausfall spritzt man 2 Tage nach der ersten Injektion $^1/_{10}$ mg, nach 2 weiteren Tagen 1 mg, wenn auch die zweite Injektion negativ geblieben ist. Ist die dritte Injektion negativ, so ist eine Tuberkulose, mit den S. 224 erwähnten Ausnahmen, so gut wie sicher ausgeschlossen. Spritzt man gleich zu Beginn intracutan, so fängt man vorsichtigerweise mit $^1/_{100}$ mg an.

Bei diesem sorgfältigen Vorgehen ist man sicher, keine schädlichen Reaktionen auszulösen. Fieber, Allgemeinreaktion oder Herdreaktion sollen vermieden werden. Meist kann man ohne Bedenken nach zweimaligem negativem Ausfall der cutanen Probe zur Injektion sogleich $^1/_{10}$ mg Tuberkulin verwenden. Nach allgemeinen Beobachtungen erwies sich die intracutane Methode als die empfindlichste aller Methoden. Sie zeigt noch Fälle an, die bei der Cutanprobe negativ bleiben, doch hat es sich gezeigt, daß sie fast zu empfindlich sein kann, d. h. ganz ausnahmsweise bei tuberkulosefreien Individuen positiv deutbar wurde.

Hat man Gelegenheit, die Fälle über viele Jahre zu verfolgen, so findet man außerordentlich selten gesunde Kinder mit verkalkten Drüsen, bei denen die früher positive Probe nach Jahren sicher negativ wurde, wo also vollständige Heilung eingetreten ist.

Die *Tuberkuloseschutzimpfung von* CALMETTE-GUÉRIN (B. C. G.) mit dem unschädlich gemachten Bacillus bovinus gibt meist auf Jahre hinaus (2—5—10 Jahre) Allergie und positive Tuberkulinreaktion bei vorher Tuberkulinnegativen (Mantoux 1 mgr!). Die beste Methode ist die intracutane 0,05 mgr Impfung. Besonders wichtig ist sie bei Neugeborenen in infiziertem Milieu und bei tuberkulinnegativen jungen Schwestern und Ärzten.

Tuberkulöse Menschen sind nicht nur empfindlich gegen Tuberkulin, sondern auch gegen andere nicht spezifische Reize (Parallergie, MORO).

## Wert der Tuberkulinprobe.

Sie ist für das Kindesalter außerordentlich hoch einzuschätzen, so daß jeder Patient meiner Klinik der Cutanprobe mindestens einmal unterzogen wurde. *In der allgemeinen Praxis macht sich der Arzt diese wertvolle Probe oft noch zu wenig zunutze.* Die Bedeutung, die beim Erwachsenen gering ist, ergibt sich aus den durchschnittlichen Verhältniszahlen der Tuberkuloseinfizierten der einzelnen Altersklassen. In Wien waren von den 11—14jährigen Kindern 1908 95% positiv, 1936 noch 60%. Die Tuberkulosesterblichkeit ist in Deutschland in den letzten 40 Jahren auf ein Viertel zurückgegangen. Von 4000 Patienten der Züricher Kinderklinik, von denen 5% klinisch tuberkuloseverdächtig, 6% sicher tuberkulös waren, ergab sich die PIRQUETsche Probe in folgendem Verhältnis positiv (vor 1920):

| 0—6 Monate, | 6—12 M., | 1—3 J., | 3—7 J., | 7—10 J., | 10—15 J. |
|:---:|:---:|:---:|:---:|:---:|:---:|
| 1½% | 6% | 15% | 20% | 28% | 36% |

*Daraus ergibt sich, daß der positive oder negative Ausfall der Tuberkulinprobe in den verschiedenen Altersstufen eine sehr verschiedene Bedeutung besitzt.* In den ersten 3 Lebensjahren ist der positive Ausfall sehr ernsthafter Natur. Hier sind die meisten Fälle von Tuberkulose aktiv. Die Infektionen im 1. Quartal verlaufen fast stets tödlich, im 1. Halbjahr zu 50%, im 2. Halbjahr zu 35%, nach dem 1. Jahr höchstens zu 10%. Ein Krankheitsbild, das an sich tuberkuloseverdächtig ist, wird darum in den ersten 3 Jahren bei positiver Probe wahrscheinlich auf Tuberkulose beruhen. *Je älter das Kind ist, um so mehr verliert der positive Ausfall an Wert und gewinnt der negative*, da hier die meisten Infektionen schon inaktiv, also klinisch belanglos geworden sind. *Ein Kind, das klinisch gesund ist, ein negatives Röntgenbild, normales Blutbild und keine vermehrte Senkung aufweist, darf trotz positiver Tuberkulinprobe als gesund erklärt werden.*

Vorsichtig ist es, jedes Kind unter 3 Jahren mit positiver Tuberkulinprobe als infektionstüchtig anzusehen. Z. B.: Wenn ein einjähriges Kind eine gespannte Fontanelle bekommt und ohne wesentliches Fieber auffallend apathisch wird, so spricht eine positive Probe mit großer Wahrscheinlichkeit für eine beginnende tuberkulöse Meningitis, eine negative dagegen. Wenn ein Kind im Schulalter über Kopfweh klagt und einige Male ohne nachweisbare Ursache erbricht oder an einem verdächtigen Lungenkatarrh leidet, so beweist ein positiver Ausfall nichts. Ist ein solches Schulkind wegen subfebrilen Temperaturen, hartnäckigem Husten, dem Röntgenbild der Lungen, verdächtig auf Bronchialdrüsentuberkulose oder verdächtig auf Tuberkulose des Hüftgelenkes, der Blase, einer Drüse usw., so zeigt uns die negative Probe, daß die Befürchtung grundlos war. Der negative Ausfall erlaubt z. B. Bronchiektasien von Tuberkulose zu unterscheiden, Perthes von tuberkulöser Coxitis, Osteomyelitis von Tuberkulose usw.

Der *Typus bovinus* findet sich nach Rohgenuß von Kuhmilch und Butter, wobei es gewöhnlich zur Erkrankung der Halsdrüsen und zu Abdominaltuberkulose kommt. Man schätzt die Häufigkeit dieser Fälle in Deutschland je nach den Landessitten auf 5—10—20%.

## Tuberkelbazillen und sichtbare tuberkulöse Erscheinungen.

Außer der Tuberkulinprobe gestattet uns noch *der Nachweis von Tuberkelbazillen und einiger spezifischer Produkte* die sichere Diagnose, wobei im Gegensatz zur Tuberkulinprobe die tuberkulösen Herde direkt nachgewiesen sind.

**Nachweis der Tuberkelbazillen.** Am wichtigsten sind sie im Auswurf. Da Kinder in den ersten 8—10 Jahren nur selten auswerfen, so verschafft man sich das Sputum am besten durch *Ausheberung des nüchternen Magens* nach Einführung von 80—100 ccm warmen Wassers (mit Antiforminverfahren), weniger sicher durch Auffangen des Sputums im Rachen vermittels Kornzange und Wattebausch im Augenblick, wo es durch Husten gegen das Rachendach geschleudert wird. Der Nachweis der Tuberkelbacillen gelingt auf diese Weise überraschend oft schon bei der Lungentuberkulose im Säuglingsalter und bei der Bronchialdrüsentuberkulose der ersten Jahre. Im Zweifelsfalle ist ein Tierversuch vorzunehmen. Es scheiden sogar viele Säuglinge, die bloß eine positive Tuberkulinprobe aufweisen, Tuberkelbacillen aus!

Bei Verdacht auf Meningitis tuberculosa färbt man das *Zentrifugat des Lumbalpunktates* oder das im Stehen abgesetzte Fibringerinnsel nach den bekannten Methoden auf Tuberkelbacillen. Dabei gelingt es meist, die Tuberkelbacillen aufzufinden. In zweifelhaften Fällen kann man hier, ebenso wo ein Verdacht auf Nieren- oder Blasentuberkulose besteht, oder wo eine seröse Pleuritis vorliegt, deren Natur nicht klar ist, die Impfung eines Meerschweinchens zu Hilfe ziehen.

Der **Nachweis von Miliartuberkeln** gelingt bei der tuberkulösen Meningitis älterer Kinder in vielen Fällen bei sorgfältigem Suchen im Augenhintergrunde in der Form von gelblich durchschimmernden Knötchen. Typisch ist das Röntgenbild der Lungen bei Miliartuberkulose derselben, obschon dabei das Urteil nicht immer ganz leicht ist (vgl. S. 218 f.), ebenso typisch sind die Schatten verkalkter Drüsen in den Lungenfeldern.

Das Bestehen von **Phlyktänen** am Auge, die speziell häufig den Rand der Cornea einnehmen, ist ein Beweis von Tuberkulose des Organismus (Skrofulose, s. S. 120).

**Kleinpapulöse Tuberkulide** der Haut sind in den ersten Jahren recht häufig und ein zuverlässiges Zeichen bestehender Tuberkulose (s. S. 84).

In vielen Fällen bestehen *allgemeine Verdachtsmomente*, die auf die Möglichkeit der Tuberkulose hinlenken. *Anamnestisch* wichtig ist das Vorkommen tuberkulöser Personen mit Husten und Auswurf in der Umgebung des Kindes. Die Ansteckungsgefahr ist dabei für die ersten 2—3 Jahre außerordentlich groß, wogegen sie für den Erwachsenen mehr in den Hintergrund tritt. Es läßt sich darum bei der Tuberkulose eines Säuglings fast stets eine tuberkulöse Person in dessen Umgebung nachweisen. *Klinische Beachtung* verdienen: Das Bild der Skrofulose, die skrofulöse Physiognomie, Phlyktänen, Geschwüre und Flecken auf der Hornhaut, starke Lymphdrüsen am Halse mit oder ohne strahlige Narben, isolierte Supraclaviculardrüsen, Thorakaldrüsen. Verbreitete kleine, harte und indolente Lymphdrüsen beweisen nichts. Sodann gewisse Hautaffektionen: *Scrophuloderma, Lichen scrophulosorum, Erythema nodosum*, starke Behaarung am Rücken und an den Gliedern, lange Wimpern.

Außer diesen augenfälligen Hinweisen ist es das Bestehen von länger dauerndem remittierendem Fieber ohne stärkere subjektive und objektive Symptome, das den Verdacht auf eine tuberkulöse Krankheit lenken muß.

# Untersuchung der Thymusgegend.

*Thymusdämpfung.* Der Thymus dient dem Wachstum und enthält ein Wachstumshormon. *Schwache* Perkussion ergibt bei gesunden jüngeren Kindern bis zum 5. Jahre über dem Manubrium sterni oft eine leichte Dämpfung. Man

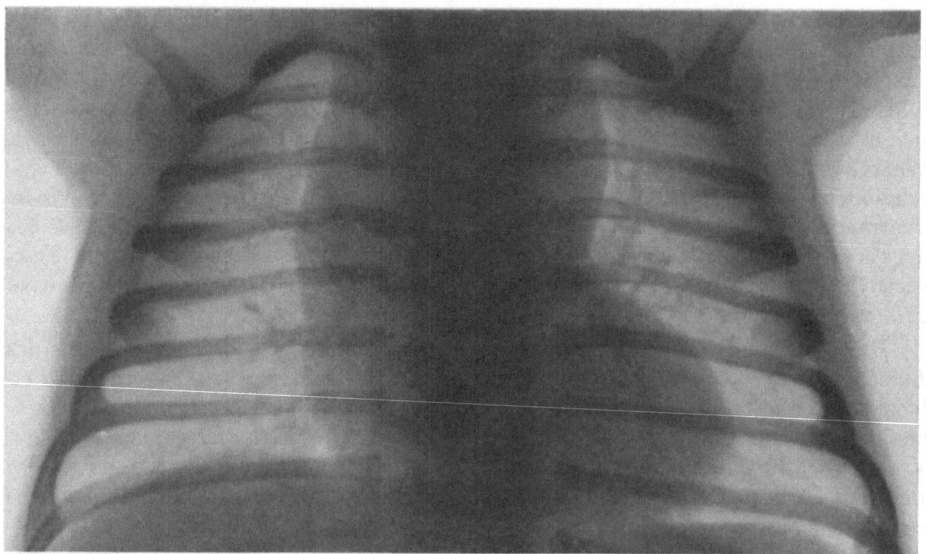

Abb. 216. Starke Thymushyperplasie nach beiden Seiten. Dämpfung oberhalb des Herzens. 5 Wochen.

darf diese im allgemeinen auf den Thymus beziehen, der in den ersten Jahren relativ groß ist. Wie die anatomische Lagerung des Thymus, so reicht diese Dämpfung meist mehr nach links und damit hier über den Sternalrand hinaus.

Kaum beachtet scheint es, daß bei jüngeren Säuglingen sehr häufig der erste Intercostalraum links, seltener rechts, bis über die Parasternallinie hinaus gedämpft erscheint. Ich möchte diese Dämpfung als physiologisch ansprechen und nicht sowohl auf den Thymus allein beziehen, als auch auf das weit hinaufragende Herz, das links nur wenig schwingende Lungenmasse läßt, die im Gegensatz zu rechts eine relative Dämpfung erzeugt. Bei großem Thymus kann auch die Clavicula sich gedämpft erweisen. Zahlreiche Röntgenaufnahmen kräftiger Säuglinge, vor allem in den ersten Monaten, zeigen, daß auch bei völliger Gesundheit ein 3—4 cm breiter Mittelschatten oder selbst knollenförmige Überlagerungen des Herzschattens bestehen, im Exspirium breiter als im Inspirium. Es ist willkürlich, hier von vergrößertem Thymus zu sprechen. Bei ventrodorsalem Strahlengang erscheint der Thymus natürlich viel größer als bei dorsoventralem Strahlengang. Gefäßstauungen rechts vom Herzen können Vergrößerung vortäuschen. Im Zweifelsfalle spricht ein helles Retrosternalfeld bei querer Aufnahme gegen großen Thymus. *Raumverbreiternd im Mittelraum* wirken mediastinale Pleuritis, Bronchialdrüsenhyperplasie, auch Lymphosarkomatose des Mediastinums u. a., zum Teil durch Drucksymptome angezeigt. Die Exspirationsstauung und Zwerchfellhochstand täuschen Vergrößerung des Thymus vor.

Sichere Kenntnisse über *normale Größe und Gewicht des Thymus* besitzen wir noch nicht, da selten gesunde Kinder plötzlich sterben und da die meisten Krankheiten den Thymus rasch zum Schwinden bringen, am stärksten die Atrophie. Beim Neugeborenen nimmt man 13 g als Durchschnitt an, beim älteren Säugling 17 g, zwischen 1—5 Jahren 23 g, von 6—10 Jahren 26 g, von 11—15 Jahren 37 g (HAMMAR). Ein großer Thymus ist physiologisch in den ersten Jahren. Im 1. Jahre wird ein Gewicht von 20 g, in den folgenden ein solches von 30 g noch als normal angesehen. Je fetter ein Kleinkind ist, um so größer ist im allgemeinen der Thymus, am meisten bei pastösem Habitus.

## Thymuserkrankungen.

*Vergrößerung der Dämpfung in der Thymusgegend* ergibt sich bei Status thymico-lymphaticus, besonders bei angeborener Thymushyperplasie, selten durch Sarkom oder leukämische Infiltrate des Thymus, retrosternale Struma, mediastinale Lymphdrüsen oder Abscesse derselben.

Beim **Status thymico-lymphaticus** (s. S. 432) entwickelt sich oft ein übernormal großer Thymus, der sich bei der Perkussion und im Röntgenbild zu erkennen gibt. Klinische Symptome fehlen meist, die direkt auf den Thymus hinweisen würden, insonderheit Zeichen der Kompression. Der Tod, der bei diesem Status ganz plötzlich in der Gesundheit auftreten kann, „Thymustod" (S. 432), auch unerwartet schnell zu akuten Infektionen (Scharlach, Diphtherie) hinzutritt, ist nicht Folge einer Erstickung durch den großen Thymus, sondern anderer Ursache (Hyperthymisation?). Knappe, antiexsudative Diät bringt den Thymus zur Verkleinerung.

Die seltene **angeborene Thymushyperplasie** macht von Geburt an oder bald inspiratorischen Stridor und Thymusdämpfung (s. S. 200), die häufig Herzvergrößerung vortäuscht bei mantelartiger Umlagerung. Andere Zeichen des Status thymico-lymphaticus, außer Lymphocytose des Blutes, fehlen. Nachhintenbeugung des Kopfes erhöht den Stridor im Gegensatz zum Strumastridor. Röntgenbestrahlung erzielt Heilung ohne Operation. Der vergrößerte Thymus ergibt im Röntgenbild eine Verbreiterung des Mittelschattens oben nach links, seltener nach rechts, doch auch nach beiden Seiten (Abb. 216, 217). Einen starken Schatten nach rechts mit scharfer senkrechter Grenzlinie nach außen darf man nicht auf den Thymus beziehen. Er rührt von der Vena cava her und ändert darum seine Grenze mit der Respiration, wird beim Schreien stärker. Das normale Gefäßband über dem Herzen ist beim Säugling $2^{1}/_{2}$—$3^{1}/_{2}$ cm breit und nimmt im Exspirium (Schreien) zu (rechts die Vena cava). Nicht zu verwechseln mit dem Thymus, der durch die Respiration kaum verändert wird. Raumverbreiternd im Mittelraum wirken mediastinale Pleuritis, Bronchialdrüsenhyperplasie, auch Lymphosarkomatose und andere Tumoren im Mediastinum, oft durch Drucksymptome angezeigt. Bei großem Thymus ergibt die Queraufnahme einen Schatten hinter dem Sternum, der sich auf Jod, Bestrahlung, schwere Krankheit verkleinert.

Die Unterscheidung zwischen isolierter *angeborener Thymushyperplasie* und *Status thymicus* ist nach dem Gesagten schwierig. Manchmal besteht wohl

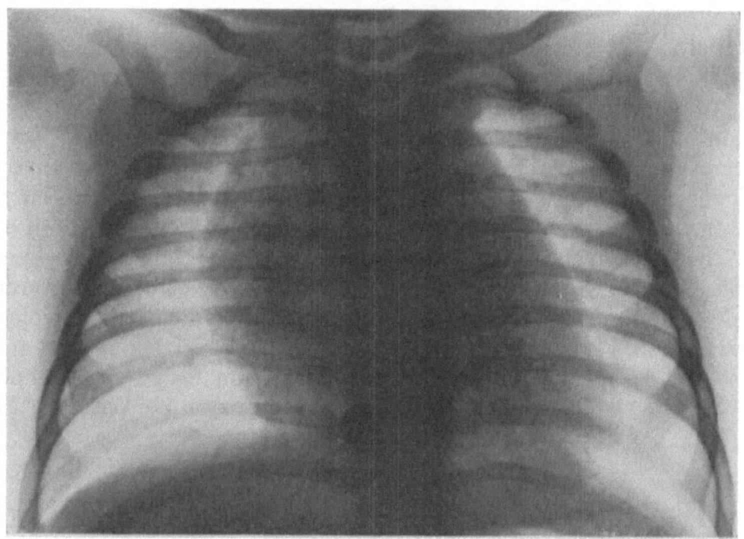

Abb. 217. Gewaltige Thymushyperplasie, mantelartig um das vergrößerte Herz, inspiratorischer Stridor, Struma. 4 Monate.

auch Identität. Der große Thymus ist das erste Anzeichen einer Störung des endokrinen Systems, die sekundär zur Wucherung des lymphoiden Gewebes führt, so auch zu starker Lymphocyteninfiltration des Herzens. Der *plötzliche Tod* pastöser Kinder (s. S. 434) ist wahrscheinlich zum Teil ein wirklicher Thymustod (Hyperthymisation ?).

In allen Fällen, wo das Mediastinum durch Vergrößerung des Thymus beengt wird (bei Status thymico-lymphaticus macht, wie betont, der Thymus fast nie Drucksymptome) oder durch Struma und Lymphdrüsenschwellung, machen sich früh schon *Kompressionserscheinungen* geltend im Bereiche der Trachea und der Bronchien (s. Stridor und Dyspnoe S. 185, 200), der Blutgefäße, mit Cyanose, Ödem, Erweiterung der Venen usw. oder von seiten der Nerven (Krampfhusten, Parese der Stimmbänder) oder des Oesophagus (Schluckbeschwerden). Solche Kompressionserscheinungen sind oft deutlich, bevor eine ausgesprochene Dämpfung auf dem Sternum auftritt. In all diesen Fällen ist die Röntgenuntersuchung von hohem Wert.

*Thymushyperplasie* findet sich auch in Begleitung gewisser endokriner Störungen: Addison, Basedow u. a. a.

# Untersuchung des Herzens.

Das kindliche Herz ist groß. Relativ am kleinsten ist das Herzgewicht vom 12. Jahre bis zur Pubertät, nachher nimmt es stark zu. Das Wachstum ist im 1. Jahr besonders stark, die Ventrikelhöhlen und die großen Arterien sind weit. Seine Längsachse ist beim kleinen Kinde weniger senkrecht gestellt als später wegen des Hochstandes des Zwerchfells, dessen Senkung mit dem aufrechten Gange zustande kommt. Damit hängt es zusammen, daß das Herz des Säuglings relativ besonders breit ist.

Der *Spitzenstoß* ist wegen der engen Intercostalien in den ersten 2 Jahren häufig nicht zu fühlen, wenn es sich nicht um angeborenes Vitium handelt. Ist er vorhanden, so findet er sich eher im 4. Intercostalraum, 1—2 cm außerhalb

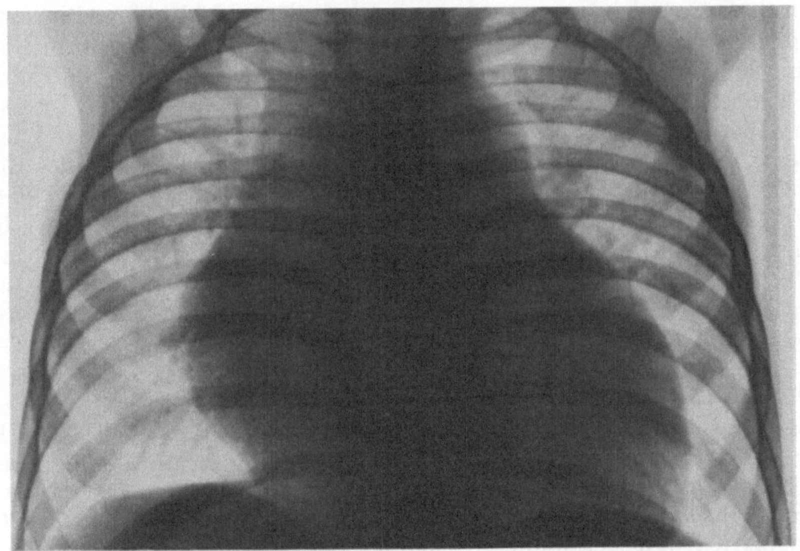

Abb. 218. Vitium cordis congenitum. Gewaltige Herzhypertrophie. 20 Monate.

der Mammillarlinie. Vom 3. Jahre an findet er sich meist im 5. Intercostalraum und rückt immer mehr nach innen, so daß er vom 4.—7. Jahre gewöhnlich in der Mammillarlinie, später innerhalb derselben gefunden wird. Bei Nervösen ist er verstärkt und verbreitert, bei vielen Herzfehlern hebend. Sichtbar wird er bei mageren Individuen und erregter Herzaktion, bei Hypertrophie, sonst erst vom 7. Jahr an unter günstigen Umständen. Fehlt eine Verstärkung bei verbreiteter Dämpfung, so denke man an Perikarditis oder Dilatation mit Herzschwäche.

*Eine starke Verschiebung des Spitzenstoßes* nach der gesunden Seite mit *Verlagerung des Herzens* wird durch pleuritisches Exsudat verursacht, eine Verzerrung nach der kranken Seite durch schrumpfende Pleuropneumonie, beim Säugling auch durch eine gewöhnliche Pneumonie. Bei Situs viscerum inversus liegt meist die Leber links (Röntgenaufnahme). Linksseitige *Zwerchfellhernie*, oft schon beim Neugeborenen vorhanden, kann durch Verschiebung des Herzens eine Dextrokardie vortäuschen. Im Röntgenbilde deutlich. Oft Erbrechen und Dyspnoe.

Bei Hypertrophie des rechten Herzens fühlt man den zweiten Pulmonalton manchmal im 2. und 3. Intercostalraum links.

Über *Herzklopfen* wird vor dem Schulalter selten geklagt, selbst wenn die Herztätigkeit sehr verstärkt ist, sonst am ehesten bei Nephritis, bei Onanie und bei Neuropathen.

*Schmerzen in der Herzgegend* begleiten oft die Perikarditis.

**Perkussion.** Die *große (relative) Herzdämpfung*, die für die Herzgröße maßgebend ist, reicht beim Säugling links oben bis zur 2. Rippe, etwa 2 cm über die linke Mammillarlinie hinaus und rechts bis zur Parasternallinie. Mit zunehmendem Alter verkleinert sie sich, so daß sie mit 8—10 Jahren oben etwa bis zur 3. Rippe reicht, links bis zur Mammillarlinie, rechts den rechten Sternalrand noch ein wenig überschreitet. In den ersten Jahren geht die Dämpfung links häufig über den Spitzenstoß hinaus. Man muß dies beachten, um nicht fälschlich ein perikardiales Exsudat anzunehmen.

Die *Herzgröße* läßt sich am sichersten im Röntgenbild am Querdurchmesser und an der Länge des Herzens erkennen. Aufnahme in 1½—2 m Distanz. Die Herzspitze ist im 1. und 2. Jahr meist wahrnehmbar. Die Herzform ist beim Säugling breit und rundlich, wozu der hohe Zwerchfellstand und die Aufnahme im Liegen beiträgt. Beim Säugling steht die Zwerchfellkuppe 1½—2 Interkostalräume höher als beim Erwachsenen. Bei normalen Neugeborenen fand ich das Verhältnis des Querdurchmessers der Lunge zum Querdurchmesser des Herzens wie 1,87:1,0, bei älteren Kindern wie 2:1. Immer zu beachten ist, daß *das Herz im Liegen breiter ist als im Stehen* und daß sich im Stehen der Mittelschatten verschmälert. Am ausgesprochensten ist dies beim „*Vagusherz*" (DOXIADES) (S. 240). Der Gefäßschatten ist auf der Höhe der Inspiration lang und schmal, bei der Exspiration etwas kürzer und breiter. Entsprechend verändert sich das Herz etwas im Röntgenbilde.

In einem Fall mit vergrößerter Dämpfung und entsprechendem Röntgenbilde waren große harte Supra- und Infraclaviculardrüsen auffällig: Mediastinaltumor.

*Die kleine Herzdämpfung* (nicht absolut gedämpft) ist auch beim Kinde immer nur links vom Sternum zu finden und reicht beim Säugling oben bis zur 3. Rippe, außen bis zur Mammillarlinie.

Das *Tropfenherz* (ausgesprochen schmal und lang) ist manchmal zu finden und ist bei Kindern jenseits des Kleinalters begleitet von nervöser Reizbarkeit, Tachykardie, Angstgefühlen, Akrocyanose, Ohnmachten. Es handelt sich überwiegend um Schwächlinge. Es bildet sich auch bei monatelanger Bettruhe und fehlender Muskeltätigkeit. Im Stehen ist das Tropfenherz wesentlich schmäler als im Liegen (Röntgen), eine Erscheinung, die in schwachem Maße sich auch beim normalen Herzen zeigt. Besteht das Tropfenherz in der Pubertät, so nennt man es *juveniles Herz*.

*Eine Vergrößerung der Herzdämpfung* beruht meistens auf Herzdilatation, die bei bedeutendem Umfang mit perikardialem Exsudat verwechselt werden kann, bei dem aber die Herzbewegung nicht oder nur schwach fühlbar, die Herztöne abgeschwächt sind. Der einspringende Herzleberwinkel ist perkutorisch bei der Dilatation noch vorhanden eher als bei Perikardialexsudat. Im Zweifelsfalle gibt das Röntgenbild die Entscheidung. Im Gefolge der Diphtherie kann das Herz eine ganz gewaltige Vergrößerung erlangen, so daß ich einmal zuerst glaubte, ein rechtsseitiges Pleuraexsudat vor mir zu haben, was aber beim Röntgen deutlich wurde. Bei schwerem Keuchhusten ist der rechte Ventrikel öfters dilatiert. Bei sekundären Anämien des Kleinkindes, besonders bei alimentären Formen, fand ich oft auffällige, bei der Heilung zurückgehende Dilatation.

*Dauernde Herzvergrößerungen* findet man in den ersten Jahren bei angeborenem Vitium, Struma, Thymushyperplasie, Status thymico-lymphaticus (hier nicht selten mit plötzlichem Tode), sodann auch bei Myxidiotie, hier nach beiden Seiten, auch bei Chondrodystrophie, sodann bei Rachitis mit indurativer Pneumonie, bei Spasmophilie, wegen Lungenblähung oft erst beim Röntgen entdeckt. Nach meinen Untersuchungen zeigen diejenigen Säuglinge besonders große Herzen, die neben großem Thymus gleichzeitig eine Struma haben.

Einer sog. **idiopathischen Herzhypertrophie** begegnet man in seltenen Fällen beim Säugling, vielleicht angeboren. Das Leiden schleicht sich ein mit Anorexie, verursacht Blässe, allgemeine Schwäche, manchmal Dyspnoe (auffällig beim Trinken), Cyanose, ohne daß seitens der Lungen ein Grund vorliegt, Schluckbeschwerden, große Leber und Milz, kleinen frequenten Puls, Stauungsbronchitis, beschleunigte Atmung, und kann plötzlich den Tod herbeiführen. Das gewaltige Herz weist sehr oft starke Rundzelleninfiltration auf. Bei solchen Fällen findet man deutliche Herzgeräusche bei intakten Klappen. Diese Erscheinungen stellen sich besonders bei gleichzeitigem Status thymico-lymphaticus ein.

Nicht zu verwechseln damit ist eine *Herzvergrößerung des Neugeborenen* im Zusammenhang mit der Geburt, mit Cyanose und Lungenstauung, die sich schon nach wenigen Tagen zurückbildet.

Eine Vergrößerung des Herzens kann durch Retraktion der Lungenränder bei anämischen älteren Kindern vorgetäuscht werden. Starker Sportbetrieb bei Adoleszenten kann zu deutlicher Herzvergrößerung führen.

Akute Herzvergrößerung stellt sich ein bei Diphtherie und Nephritis.

Eine *Verkleinerung der Herzdämpfung* findet sich hauptsächlich bei Lungenblähung. Eine absolute *Herzverkleinerung* entwickelt sich bei akuten und chronischen Ernährungsstörungen und allgemeiner Abzehrung.

*Dämpfung über der oberen Partie des Sternums* kann von einem *perikardialen Erguß* herrühren (schornsteinartiger Aufsatz über der Herzdämpfung) oder von starkem *pleuralem Erguß*, der das Mediastinum nach der anderen Seite verdrängt. Unter Berücksichtigung der sonstigen Verhältnisse von Herz und Lungen ist der Ursprung einer solchen Sternumdämpfung bald zu erkennen. Immer ist der Thymus in Betracht zu ziehen (S. 228f.).

Endlich kann eine Dämpfung im oberen Teile des Sternums veranlaßt sein durch starke Anschwellung und Verkäsung der *mediastinalen Lymphdrüsen* bei Tuberkulose, meist gleichzeitig mit den tracheobronchialen Drüsen, oder durch leukämische oder sarkomatöse Prozesse dieser Drüsen oder des Thymus.

**Die Auskultation des Herzens** erfordert ein Stethoskop ohne Membran, wobei die oben empfohlene Fixierung des Hörtrichters (S. 188) auf der Haut mit den Fingern besonders wichtig ist bei der Auskultation der Herzspitze. Es gelingt so, den Spitzenstoß zu betasten und gleichzeitig mit dem Ohr festzustellen, was erster und was zweiter Ton ist. Die notwendige Ruhe kann man bei Säuglingen erreichen durch Gabe des (Zucker-) Lutschers oder der Trinkflasche. Ängstliche Kinder lassen sich eher ein langes Schlauchstethoskop gefallen, wobei der Arzt sich möglichst seitlich hält, als das kurze Stethoskop, das ihnen den Kopf des Arztes in beunruhigende Nähe bringt.

Die *Herztöne* sind in der Norm lauter als bei Erwachsenen, die erste Altersstufe ausgenommen, und schärfer begrenzt. Infolge des niedrigen Blutdruckes überwiegt in den ersten 3—4 Jahren auch an den arteriellen Ostien meist der erste Ton. Beim Säugling sind beide Töne gleich stark, später erste Töne stärker an der Spitze, zweite an der Basis. Der zweite Pulmonalton ist bei Gesunden stärker als der zweite Aortenton und häufig akzentuiert, nicht nur beim Schreien und bei Erregung. Nach Anstrengungen wird der klappende zweite Pulmonalton schwächer, wenn keine Kreislaufstörung vorliegt. Hierbei ist er bisweilen gespalten, desgleichen der erste Ton an der Herzspitze. Einen stark akzentuierten, bisweilen gespaltenen zweiten Pulmonalton im Liegen findet man häufig bei schlaffem Herzen neben abgeschwächtem 1. Herzton (Vagusherz); auch bei Gesunden ist der zweite Pulmonalton im Liegen häufig gespalten.

Bei elenden Säuglingen ist der Puls oft nicht mehr fühlbar, so daß man die Frequenz der Herzkontraktionen nur am Herzen beurteilen kann. Bei sinkender Herzkraft, z. B. alimentäre Intoxikation, kann der erste Ton an der Spitze vor dem Tode verschwinden. Die Sepsis der Neugeborenen bewirkt bisweilen *Galopprhythmus* (ein dritter Ton unmittelbar vor dem ersten), der als erstes Zeichen der Herzlähmung (Verdoppelung des ersten Tones) besonders bei Diphtherie bemerkt wird. Nicht selten hört man bei Neugeborenen unklare Geräusche, die nach wenigen Tagen wieder verschwinden.

*Herzgeräusche* in den ersten 2—3 Jahren deuten meist auf *angeborene Herzfehler*. Erworbene kommen in dieser Epoche kaum vor und akzidentelle sind selten. Den echten Klappenfehlèrgeräuschen verwandt sind solche bei *funktioneller Insuffizienz*, denen man im Gefolge von Herzdilatation an der Mitralis und Tricuspidalis begegnet, so bei Nephritis und dekompensierten Herzfehlern. Ein systolisches Geräusch an der Spitze mit Verstärkung des zweiten Pulmonaltones im Verlauf von *Scharlach* verschwindet gewöhnlich später wieder. Bei *Myokarditis* zeigen sich oft systolische Geräusche bei intakten Klappen, ebenso bei starken Strumen mit Herzdilatation. Bei sehr schnellem Atmen im Spielalter muß man darauf achten, das Respirationsgeräusch nicht als Herzgeräusch aufzufassen.

*Die akzidentiellen Herzgeräusche* sind im Schulalter ungemein verbreitet. Sie finden sich hier mehr als bei der Hälfte der Kinder; vielfach sind es Schwächlinge und Neuropathen. Es sind leise, weiche, meist kurze systolische Geräusche, besonders in der Gegend der Pulmonalis oder Mitralis oder an beiden Stellen, überwiegend an der Pulmonalis, selten an der Mitralis allein. Die Herzdämpfung ist normal, höchstens ganz unbedeutend vergrößert. Der systolische Ton geht nicht verloren, das Geräusch ist mesosystolisch, kann aber auch im Beginn der Systole einsetzen. Charakteristisch ist die Inkonstanz, das Verschwinden oder Kommen bei Lagewechsel. Im Stehen verschwindet das Geräusch oft oder wird schwächer. Seltener ist es im Stehen vorhanden und verschwindet im Liegen. Man muß darum das Herz stets in beiden Stellungen auskultieren. Das Geräusch kann bei Aufregung, rascher Atmung, starkem Inspirium auftreten oder stärker werden und in der Ruhe verschwinden (souffle de consultation), ähnlich bei akutem Fieber, insonderheit bei Vasomotorikern. Das Geräusch ist oftmals am stärksten auf der Höhe der Exspiration. Im Liegen wird der zweite Pulmonalton stärker. Der Ursprung ist zum Teil vielleicht *kardiopulmonal* oder durch Anstreifen der Pulmonalis vorn bedingt. Bei *Anämischen* beruhen die akzidentellen Geräusche wohl auf der gesteigerten Strömungsgeschwindigkeit des dünnflüssigen Blutes, darum findet sich auch oft Nonnensausen daneben.

*In den ersten 3—4 Jahren sind akzidentelle Herzgeräusche selten*, nur bei Anämie werden sie auch hier manchmal angetroffen. Bei elenden Frühgeborenen und Atrophikern stellt sich bisweilen einige Tage vor dem Tode ein systolisches Geräusch ein, bei denen sich bei der Sektion das Herz als normal oder nur etwas dilatiert zeigt. Bei großen abgemagerten Kindern entstehen systolische akzidentelle Geräusche an der Mitralis, die vielleicht auf Insuffizienz der Muskelringe oder der Papillarmuskeln bei intakten Klappen beruhen (sog. *atonische Geräusche*). Sie werden bei Erregung schwächer im Gegensatz zu den akzidentellen Geräuschen.

Es ergibt sich aus allem, wie schwierig es manchmal bei Kindern hält, die Ursache eines systolischen Geräusches ohne längere Beobachtung zu erkennen, vor allem auch darum, weil die akzidentellen Geräusche ebenso wie die Mitralinsuffizienz im Schulalter ungemein häufig sind und weil bei der selteneren Mitralinsuffizienz anfänglich die Verstärkung des zweiten Pulmonaltones und die Dilatation des rechten Ventrikels fehlen können. Meist wird aber doch die Entscheidung nicht allzu schwierig. Es ist besonders Wert zu legen auf den leisen, inkonstanten mehr mesosystolischen Charakter der akzidentellen Geräusche gegenüber dem starken langgezogenen Geräusch und dem Fehlen des ersten Tones bei der Mitralinsuffizienz. Endokardiale Geräusche leiten sich nach dem Rücken fort, akzidentelle nur selten, so bei schwerer Anämie. Lungeninfiltration leitet auch die normalen Herztöne, die selbst bei gesunden Lungen bisweilen am Rücken zu hören sind. Organische Geräusche werden auf Digitalis stärker, akzidentelle nicht.

*Lautes, rauhes systolisches Geräusch über dem ganzen Herzen bei normaler Dämpfungsfigur* ohne Cyanose deutet auf **offenes Septum.** Schwirrende systolische kontinuierliche Geräusche mit dem Maximum der Intensität links oben neben dem Sternum ohne Herzvergrößerung und ohne Cyanose deuten auf offenes Septum oder **offenen Ductus Botalli.** Die organischen Klappen- und Lochgeräusche pflanzen sich leicht nach dem Rücken fort, so daß sie oft schon bei Auskultation der Lungen hinten links diagnostiziert werden können; bei Infiltration der rechten Lunge oder auch sonst bei jüngeren Kindern sind sie auch hier deutlich zu hören. Dies gilt besonders für die angeborenen Herzfehler. Die Geräusche der arteriellen Ostien pflanzen sich mehr nach oben fort, die der venösen mehr nach unten.

*Venengeräusche* sind bei älteren anämischen Kindern häufig in Form des bekannten *Nonnensausens.* Ältere Kinder lassen mitunter auch zu beiden Seiten des Sternums leise, aber langgezogene oder sogar kontinuierliche Geräusche erkennen, die inkonstant sind und öfters beim Lagewechsel ändern. Wahrscheinlich entstehen sie in den großen Venen. In einzelnen Fällen, am ehesten bei Anämischen, fand ich ein auffallend starkes Geräusch rechts vom Herzen, am stärksten unterhalb der Lage der Aortenklappe. Es ist ein langgezogenes, fast kontinuierliches, oft imposantes Sausen, das während der Systole verstärkt ist und vermutlich aus der Vena cava superior stammt. Bei vergrößerten Bronchialdrüsen entsteht bei starkem Zurückbiegen des Kopfes oben auf dem Sternum ein Gefäßgeräusch. Das gleiche Geräusch findet man aber oft auch bei gesunden älteren Kindern, nebenbei auch Geräusche in der Vena jugularis.

*Das perikardiale Reibegeräusch* ist manchmal recht schwer von einem endokardialen zu unterscheiden.

Über Cyanose s. S. 51.

*Zur Prüfung der Herzfunktion,* die praktisch meist größere Bedeutung besitzt als die Lokaldiagnose, dienlich ist rasches Steigen über zweimal zwei Treppen. Die Beschleunigung des Pulses hernach und besonders auch der Atmung soll bei guter Leistungsfähigkeit nach 2—3 Minuten zurückgegangen sein, auch die Erhöhung des Blutdrucks.

Bei *Kreislaufinsuffizienz* infolge akuter Herzerkrankungen entsteht durch Schädigung des Gefäßsystems Blässe und Atemnot (*Kollapstypus*). Bei *Dekompensation* führt die Herzschwäche zu Dilatation, Cyanose und Hydrops (*Stauungstypus*), S. 314.

Unter *Kollaps* versteht man ein akutes Versagen des Herzens und der Gefäße, das zu Blässe und Ohnmacht, auch zu Krämpfen führen kann. Das Blut sammelt sich oft in der Bauchhöhle. Puls kaum oder nicht fühlbar. *Shock* ist die schwerste Form von Kollaps (auch aus Schreck und anaphylaktisch), die rasch zum Tode führen kann.

Die *Röntgenuntersuchung* ist vielfach unentbehrlich. Am besten dient die Fernaufnahme (1½—2 m) in aufrechter Haltung bei mittlerer Inspirationsstellung, auch quer und schräg. Die Kymographie erlaubt, die Bewegungen des Herzens festzuhalten. Das Herz des gesunden

Kindes hat eine verstrichene Taille, es ist mitral konfiguriert. Beim Kleinkind sind links oft
nur 2 Bogen zu sehen.

Die *Elektrokardiographie* hat weniger Wichtigkeit als beim Erwachsenen, wo die häufigen
Myokarditiden, Angina pectoris und Herzinfarkt große Bedeutung besitzen. Bemerkenswert
ist es, daß bei Kindern ohne klinischen Befund und ohne Beschwerden das EKG doch oft
infektiöse Schädigungen anzeigen kann. Die Methode verlangt große Erfahrung, so daß sie
der praktische Arzt oft nicht beherrschen kann. Das EKG gibt Aufschluß über den Rhythmus,
Arythmien, Reizleitungsstörungen, aber nicht über die Leistungsfähigkeit und die genauen
anatomischen Schädigungen. Reizbildungsstörungen im Sinusknoten verursachen respiratorische Arythmie und Extrasystolen, paroxysmale Tachycardie. Über die Endocarditis
sagt sie nichts. Reizleitungsstörungen sind die Folge von infektiösen Schädigungen (Myokarditis bei Diphtherie u. a.), auch nach toxischen (Digitalis u. a.), wobei es bis zum totalen
Herzblock kommen kann. Wichtig ist das EKG vor allem bei der *diphtherischen Myocarditis*.
Verlängerung der Überleitungszeit, Senkung der ST-Strecke. Beim Tode in den ersten
Tagen ist es noch unverändert. Bei schwerer Diphtherie zeigt es oft, aber nicht immer, die
Schädigung des Muskels ½—1½ Wochen früher an als der klinische Befund. Beim Säug-
ling zeigen sich Besonderheiten.

## Angeborene Herzfehler.

*Angeborene Herzfehler* bieten der genauen Diagnose große Schwierigkeiten,
da sie häufig kombiniert auftreten und mit eigenartigen anderen Bildungsfehlern verbunden sein können (Einkammerigkeit, fehlende Klappenzipfel usw.).
Geräusche sind fast stets systolisch. In einzelnen Fällen ist das Geräusch selbst
auf Distanz bis zu einem halben Meter hörbar. Beim Saugen an der Brust stellt
sich häufig Blässe und Cyanose ein. Das EKG weist fast meist Rechtstypus auf.
Ödeme sind selten.

*Systolische Geräusche in den ersten Lebenstagen* können wieder dauernd verschwinden. Sie beruhen auf vorübergehendem Offenbleiben der fetalen Ver-
bindungswege.

Oft wird das Leiden (Cyanose, Geräusche) erst nach 1—2 Jahren deutlich
und macht sich zuerst nur durch Kurzatmigkeit bemerkbar. Bei vorhandener
Cyanose entwickeln sich *Trommelstockfinger* und tritt eine kompensatorische
*Hyperglobulie* auf. Manchmal besteht Zurückbleiben der körperlichen und
geistigen Entwicklung. Die Prognose der Fehler ohne Cyanose ist ziemlich gut.
Je früher und je stärker die Cyanose in Erscheinung tritt (oft sind damit Anfälle
von Dyspnoe und Kollaps verbunden), um so schlechter ist die Prognose. Die
infolge der Stauung starken Gefäßschatten täuschen leicht vergrößerte Bronchialdrüsen vor.

Die eingehende genaueste Diagnose der angeborenen Herzfehler (mit Angiocardiographie
usw.) ist wichtig geworden, seit in letzter Zeit besonders gewisse Fälle mit Cyanose (Morbus
caeruleus) mit gutem Erfolg operiert werden durch Anastomosenbildung u. a., am besten mit
3—7 Jahren, am ehesten solche vom Typ der *Tetralogie Fallot:* Pulmonalstenose, offenes
Septum ventric., Dextroposition der Aorta, die auf dem Septumdefekt reitet, Hypertrophie
des rechten Ventrikels. (Abb. 219).

*Die wichtigsten angeborenen Herzfehler sind:*

**1. Offenes Septum ventriculorum** (ROGERsche Krankheit). Starkes, langgezogenes, systolisches Geräusch über dem ganzen Herzen („Preßstrahlgeräusch").
Maximal links vom Herzen im dritten Intercostalraum. Bei großem Defekt sind
die Geräusche leiser als bei kleinem. Bei sehr großer Öffnung kann das Geräusch
fehlen oder inkonstant sein. Keine Cyanose. Der zweite Pulmonalton kann verstärkt sein. Befinden gewöhnlich nicht gestört. Das Herz nicht wesentlich vergrößert, oft etwas median gestellt. Bei älteren Kindern besteht oft ein Katzen-
schnurren im dritten Intercostalraum links. Das offene Septum begleitet häufig
andere Fehler.

**2. Offener Ductus Botalli.** Schluß normal mit 4 Monaten. Systolisches Geräusch, maximal an der Pulmonalis, deren zweiter Ton verstärkt ist. Systolisches Geräusch in den Carotiden. Keine Cyanose. Nach Jahren erscheint eine Dämpfung im ersten und zweiten Intercostalraum links vom Sternum durch Erweiterung der Arteria pulmonalis. Das Offenbleiben des Duktus wird durch asphyktische Geburt begünstigt. Neigung zu Ohnmachten und Krampfanfällen. Eine ähnliche Erweiterung der Pulmonalis sah ich bis jetzt zweimal bei älteren Kindern, wobei eine *angeborene Tricuspidalinsuffizienz* bestand (Autopsie), in einem Falle ohne Geräusch, aber mit starker Cyanose, mit Cor bovinum, verstärktem zweiten Pulmonalton und Recurrensparese.

**3. Pulmonalstenose,** der bei weitem häufigste angeborene Fehler, steht ganz im Vordergrund bei Kindern, die das 10. Jahr überlebt haben. Systolisches Geräusch an der Pulmonalis, der erste Ton ist hier undeutlich, der zweite Ton

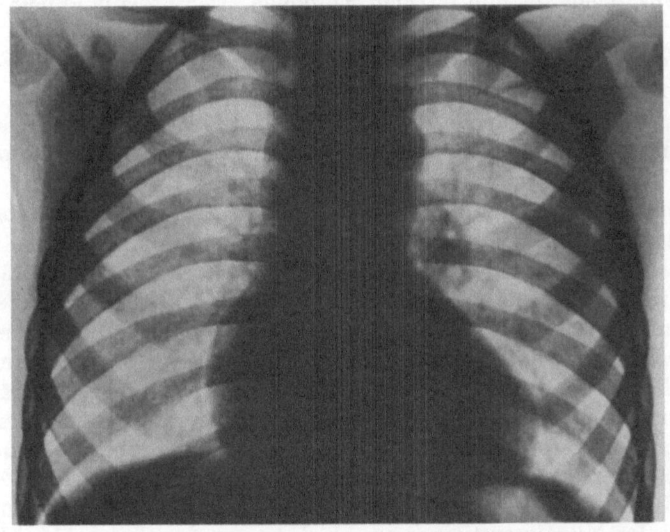

Abb. 219. FALLOTsche Tetrade. Autoptisch bestätigt. 3 Jahre. Hypertrophie des rechten Ventrikels. Spitze abgerundet und gehoben. Fehlen des Pulmonalisbogens. Lungenzeichnung spärlich.

abgeschwächt oder fehlend. Cyanose, Dilatation des rechten Herzens, Trommelschlägelfinger, später Herzbuckel. Verminderter Blutgehalt der Lunge. Oft verbunden mit offenem Duktus und offenem Septum, was ein längeres Leben ermöglicht. Bei hochgradiger Stenose kann das Geräusch fehlen. Die Erschlaffung der rechten Kammer zieht eine Überfüllung der Hautkapillaren nach sich.

**4. Transposition der großen Gefäße.** Die Aorta entspringt aus der rechten, die Pulmonalis aus der linken Kammer. Hochgradige Cyanose, Fehlen von Geräuschen, Verstärkung des zweiten Tones in der Pulmonalisgegend. Das Leben wird meist nur durch offenes Septum oder offenen Duktus einige Jahre ermöglicht. Das Herz ist meist groß und rund. Der Gefäßschatten ist sehr schmal, es fehlt der Aortenbogen links oben im Röntgenbild, was zur Diagnose hilft.

Die *Isthmusstenose der Aorta* läßt bei Kindern noch meist den bei Erwachsenen auffälligen Kollateralkreislauf vermissen. Charakteristisch für die Isthmusstenose ist: Blutdruck erhöht in den Armen, erniedrigt in den Beinen, Femoralispuls nicht tastbar.

In vielen Fällen ist man auf eine Wahrscheinlichkeitsdiagnose angewiesen und muß sich mit dem Befund eines „angeborenen" Herzfehlers begnügen, dessen Prognose sich nach dem Grade der Cyanose *„Morbus caeruleus"* und der Herzvergrößerung (Röntgenbild) richtet. Die Diagnose der einzelnen angeborenen Herzfehler hat große Bedeutung erlangt, seitdem es gelungen ist, einige operativ zu heilen (S. 236).

## Erworbene Herzleiden.

Die **akute Endokarditis** entsteht nach mannigfachen Infektionskrankheiten und macht neben Fieber, Dyspnoe, Pulsbeschleunigung, Herzdilatation und Geräusche, die von den betreffenden erkrankten Klappen ausgehen und zu *Klappenfehlern* führen. Der Beginn setzt oft mit Fieber ein, leisen Tönen, Nasenbluten, beschleunigter Senkung. In den ersten 2 Jahren ist die Endokarditis oft *septisch-ulcerös*, begleitet von eitrigen Embolien. Der Verlauf ähnelt der Miliartuberkulose.

Die *Endocarditis lenta* (S. 325) entwickelt sich am ehesten bei älteren Kindern an bestehenden Klappenfehlern. Anämie, schleppendes Fieber, Milztumor, Herdnephritis, embolische Hautblutungen. Erreger Streptococcus viridans. Heilung oft möglich durch Penicillin. Zu erwägen: Typhus, Bang, Sepsis, Miliartuberkulose.

Die **Klappenfehler** entstehen meist nach *Rheumatismus*, der erst vom 5. Jahre an sich häufiger zeigt und oft nur leichteste Gelenksymptome hervorruft, die übersehen werden. Sehr oft auch nach oder bei *Chorea minor*. Die Geräusche sind gewöhnlich weich und blasend, wogegen sie bei den angeborenen Fehlern laut und rauh sind. Die Zeichen sind ziemlich gleich wie bei Erwachsenen.

Die **Mitralinsuffizienz** überwiegt ganz. Sie verläuft oft lange unbeachtet. Differentialdiagnostisch sind hauptsächlich die akzidentellen Geräusche des Schulalters auszuschließen (s. S. 234). Fernerhin das angeborene offene Septum ventriculorum, da dieser harmlose Defekt meist erst zufällig entdeckt wird. Der hebende und resistente Spitzenstoß fehlt bei den akzidentellen Geräuschen. Gegenüber dem rauhen und verbreiteten Geräusch des offenen Septums ist das Geräusch bei der Mitralinsuffizienz am stärksten an der Spitze über der Mitralis und der erste Ton ist hier fehlend oder undeutlich. Ein stark akzentuierter zweiter Pulmonalton findet sich nur bei der Mitralinsuffizienz (zweiter linker Herzbogen vorgewölbt). Viele bei Kindern diagnostizierte „Mitralinsuffizienzen", auch solche, bei denen das Geräusch sich „nach der Pulmonalis fortpflanzt", sind nach einigen Tagen verschwunden oder erweisen sich sonst bei wiederholter Prüfung als akzidentelle harmlose Geräusche.

Die **Mitralstenose** macht oft nur verstärkten, zuweilen gespaltenen zweiten Pulmonalton, einen kleinen Puls und starke Verbreiterung des mittleren linken Herzbogens im Röntgenbilde. Der erste Mitralton ist häufig auffallend stark. Selbst bei schwachem meist praesystolischem Geräusch ist das Schwirren an der Spitze manchmal sehr vernehmlich. Sie entwickelt sich erst mehrere Jahre nach Beginn der Mitralinsuffienz.

**Akute Perikarditis** gelangt oft nicht zur klinischen Diagnose außer bei älteren Kindern, wo bei rheumatischer Endokarditis die begleitende Perikarditis sich durch kratzendes, oft absatzweises Reiben kundgibt, seltener durch starkes Exsudat bei Rheuma und Tuberkulose. Im Beginn Unruhe, Druck auf der Brust. Bei stärkerem Exsudat entsteht die bekannte dreieckige Dämpfungsfigur des Herzens; *die kleine Dämpfung nähert sich mehr und mehr der großen.* Eine eitrige oder fibrinöseitrige Perikarditis erscheint gern in Begleitung von

Sepsis, auch bei der Stillschen Krankheit, Pneumonie, Empyem. Häufig kann sie nur vermutet werden aus der Herzschwäche, der Abschwächung aller Herztöne und wird erst bei der Autopsie entdeckt. Sie macht nicht immer Herzvergrößerung, evtl. kann diese durch Lungenblähung oder Empyem der Pleura verdeckt sein. Bei tuberkulöser Natur liegen Bronchialdrüsen und andere tuberkulöse Herde vor, Herzgeräusche fehlen, bei rheumatischer Natur finden sich rheumatische und endocarditische Zeichen, Exsudat meist weniger groß.

*Punktion des Herzbeutels.* Feine Spritze, Einstich 1 cm außerhalb des Spitzenstoßes, aber noch innerhalb der Dämpfung. Bei der Durchstoßung des Herzbeutels fühlt man ein Nachlassen des Widerstandes.

Oft verkannt wird die **Perikardialverwachsung, Pericarditis adhaesiva,** die sich vom 5. Jahre an ab und zu im Gefolge von Rheuma (hier meist mit Klappenfehler), ferner bei Tuberkulose einstellt. Ihre Zeichen sind hauptsächlich die der *Herzinsuffizienz,* so daß sie leicht übersehen wird, wenn die vorangehende Perikarditis bzw. deren Exsudat nicht beobachtet wurde. Zuweilen entwickelt sich ein Herzbuckel. Die Diastole ist erschwert, das rechte Herz kann sich nicht ausdehnen; so entsteht starke Stauung der Halsvenen. Die Aufmerksamkeit wird häufig durch die bedeutende harte Lebervergrößerung, *die perikarditische Pseudolebercirrhose,* abgelenkt, die manchmal als Tumor oder Leberlues angesprochen wird, aber meist tuberkulös ist. S. Zuckergußleber S. 266. Die Leberschwellung kann neben Ascites und Milzschwellung das Bild beherrschen (Beine ohne Ödeme). Daneben können sich Ergüsse oder Verwachsungen im Pleuraraum, auch wieder perikardiales Exsudat einstellen. Selten finden sich direkte Zeichen der Verwachsung des Herzbeutels mit der vorderen Brustwand, von denen das diastolische Zurückfedern der Intercostalräume das Sicherste ist neben systolischen Einziehungen der Herzgegend. Wichtig ist auch eine mangelnde Verschiebung des Herzens bei seitlicher Lagerung. Nach Rheumatismus wird oft nur ein Klappenfehler und eine gewaltige Hypertrophie und Dilatation diagnostiziert. Bei Tuberkulose bieten Perkussion und Auskultation manchmal nichts Auffälliges. Abgesehen von der Lebervergrößerung fällt nur die Herzschwäche mit Neigung zu Cyanose und Dyspnoe auf (Röntgenbild!).

**Myokarditis** stellt sich bei schweren Infektionskrankheiten ein und führt zu Erbrechen, Dyspnoe, Cyanose, Zeichen der Herzschwäche und der Dilatation, evtl. auch zu systolischen Geräuschen, Anschwellung der Leber. Am meisten sehen wir sie bei Influenza des Kleinkindes und besonders nach *Diphtherie* in der zweiten und dritten Woche auftreten, vorher überwiegt die Kreislaufstörung, wobei sich Tachykardie und Extrasystolen, auch Bradykardie mit großer Blässe und Cyanose häufig einstellen. Der Puls ist schwach, überwiegend beschleunigt, aber oft regelmäßig. Es entwickelt sich eine bisweilen gewaltige Vergrößerung des Herzens mit systolischem Geräusch und Leberschwellung. Es handelt sich hier stets um eine äußerst gefährliche Erscheinung. Das Auftreten von Brechreiz und Leibschmerzen neben verlangsamtem Puls und starkem Sinken des Blutdruckes sind besonders ominös. Häufig stellt sich plötzlicher und unerwarteter Tod ein durch *Frühmyokarditis.* Noch nach 4—7 Wochen kann *Spätmyokarditis* unvermuteten plötzlichen Tod verursachen, der nach der 7. Woche nicht mehr zu befürchten ist. Die Myokarditis bei *Scharlach* macht selten selbständige Erscheinungen, sie veranlaßt aber manchmal mäßige Dilatation und Bradykardie in der 2. Woche und vorübergehende Geräusche.

Weiteres vgl. beim Puls S. 312 und Elektrokardiogramm S. 236.

Die *Dekompensation,* die sich bei vielen Herzkrankheiten einstellt, mit Unruhe, Vergrößerung auch der Leber, führt zu Stauungserscheinungen, Dyspnoen und Ödemen, Ascites.

Auf konstitutioneller Schwäche beruht das sog. *Vagusherz* (DOXIADES). Es ist groß, schlaff, verkleinert sich bei aufrechter Haltung, also ähnlich dem Tropfenherz. Der Puls ist frequent oder verlangsamt, der Blutdruck niedrig. Es besteht Neigung zu Ohnmachten, akzidentellen Geräuschen im Liegen, starker respiratorischer Arrythmie. Träge Kontraktionen. 2. Pulmonalton im Liegen verstärkt.

Das sog. **Pubertätsherz** (*Cor juvenum*) beobachtet man bei hochgeschossenen Adolescenten. Die Symptome sind: Herzklopfen, Kurzatmigkeit, hebender Spitzenstoß, verstärkter zweiter Aortenton, geschlängelte dicke Arterien. Die Tension übersteigt häufig 140 mm Hg. Bisweilen systolische Geräusche an der Spitze. Oft geht orthostatische Albuminurie damit einher.

*Plötzlichen unerwarteten Herztod* erlebt man bei Diphthie, Status thymico-lymphaticus, Spasmophilie, hier reflektorisch, so bei heftigem Schreck, kleinen chirurgischen Eingriffen (Injektionsstich u. a.).

# Nabel.

Die *Mumifikation der Nabelschnur* des Neugeborenen ist nach etwa 4 Tagen beendigt. Abfall meist Ende der ersten Woche, bei Frühgeborenen erst nach 8—10 Tagen. Die Abheilung der verbleibenden Nabelwunde kann gestört werden durch reichliche eitrige Absonderung (Pyorrhöe), die Entstehung eines stärkeren **Ulcus**, davon ausgehend durch **Omphalitis** mit Infiltration der Umgebung, selbst durch stinkende **Gangrän.** Nicht ganz selten belegt sich der Nabelgrund mit echter **Diphtherie** (graues Nabelulcus mit hartem Ödem), die Omphalitis und sogar Gangrän erzeugen kann. Omphalitis bewirkt eine Entzündung der Haut und des Unterhautzellgewebes um den Nabel mit Fieber und Druckschmerz. Relativ häufig bildet sich ein erbsengroßer Fungus (**Granulom**) mit dünneitrigem Sekret.

Die gefährlichen fortschreitenden **Nabelgefäßentzündungen,** die gewöhnlich sich im perivasculären Bindegewebe verbreiten, sind direkt meist nicht zu erkennen, da die Haut nicht verändert ist. Diese Störungen, die sich oft an ein Nabelulcus anschließen, machen sich darum in der Regel erst durch ihre üblen Folgen bemerkbar. Von diesen glücklicherweise selten gewordenen progredienten und schweren Nabelinfektionen ist zu erwähnen die *Thromboarteriitis,* die Pyorrhöe macht und Eiter ausstreichen läßt. Die Thrombose kann bis zur Hypogastrica reichen, Perikarditis oder allgemeine Sepsis bewirken. Sodann die *präperitoneale Phlegmone* (mit Hodenanschwellung, Erysipel). Viel häufiger und die wichtigste der schweren Nabelinfektionen ist die *periarteriitische Lymphangitis,* die zu plötzlichem Einbruch in die Gefäße, Kollaps, Sepsis, Peritonitis und metastatischen Eiterungen führt. Sie verläuft lange latent bei meist schon abgeheiltem Nabel. Sie kann noch im 2. Monat durch Pyämie oder septische Pneumonie den Tod herbeiführen. Seltener, aber auch gefährlich ist die *Thrombophlebitis umbilicalis,* die oft von *Thromboarteriitis* begleitet ist, wobei der Nabel meist unverdächtig aussieht. Sie macht Ikterus, Leberabsceß und Sepsis und kann noch 2—3 Wochen nach der Geburt auftreten.

**Nabelblutungen des Neugeborenen** nach Abfallen des Stranges sind immer verdächtig auf Sepsis und Lues. Blutung aus den Nabelgefäßen bei noch anhaftendem Nabelstrang kommt vor bei Stauung infolge von Atelektase, Asphyxie, Herzfehler. Sie kann auch das erste Zeichen echter Hämophilie sein. Häufiger aber beruhen sie auf Mangel an Prothrombin, so daß man Vitamin K anwenden wird (s. S. 103 und 438).

Das häufige **Nabelgranulom,** das durch Abbinden, Abschneiden und Trockenbehandlung leicht zu heilen ist, darf nicht verwechselt werden mit der sehr seltenen

**Persistenz des Ductus omphalo-mesentericus.** Diese verzögert ebenfalls die Heilung der Nabelwunde und schaut aus dem Nabelgrunde als ein samtartiges rötliches Zäpfchen hervor. Dieses ist glatter wie das Granulom, da es die umgestülpte Darmschleimhaut darstellt. Aus der zentralen, für die Sonde durchgängigen Öffnung kommt ab und zu trübe alkalische, auch kotige Flüssigkeit des Darmes (MECKELscher Divertikel). Die Behandlung verlangt Laparotomie.

*Harnträufeln aus dem Nabel* kündigt die außerordentlich seltene *Urachusfistel* an. Die Murexidprobe läßt Urin erkennen.

Bei starkem Übergreifen der Haut auf die Nabelschnur bleibt nach Abfall von dieser an Stelle der gewöhnlichen Nabelgrube ein *Hautnabel*, zapfenartig

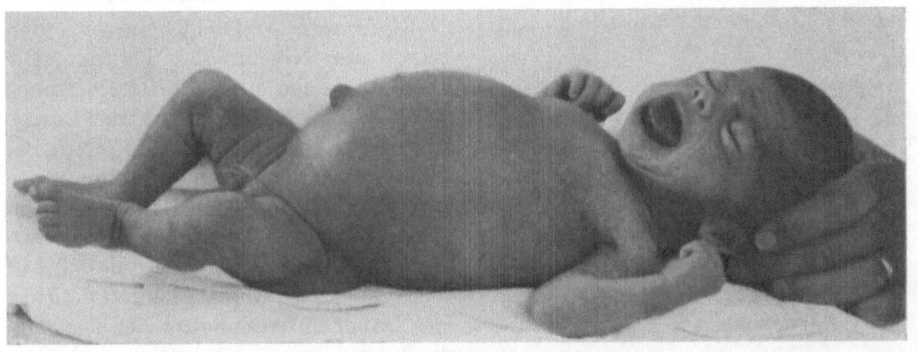

Abb. 220. Myxidiotie. (Athyreose.) 2 Monate. Stuhlverhaltung. Nabelhernie. Glänzender gespannter Bauch.

hervorragend, ein harmloser Schönheitsfehler. Selten ist der *Amnionnabel*, *Nabelschnurbruch*, wobei sich die Amnionscheide auf die Bauchhaut ausbreitet (Abb. 223).

**Nabelhernien** sind beim Säugling außerordentlich häufig, sie geben fast nie Anlaß zu Einklemmung. Eine besondere Disposition besitzen Myxidioten und Kretinen.

*Vorwölbung des Nabels* wird oft durch Ascites oder Peritonitis bewirkt. Hier bricht bisweilen der Eiter durch, vornehmlich bei Pneumokokkenperitonitis und Tuberkulose.

# Abdomen.

Der Bauch des Säuglings ist auffällig groß (Ernährungsaufgabe im Vordergrund). Die *Untersuchung des Abdomens* und seiner Organe verlangt Ruhe des Kindes, da die Muskelspannung beim Schreien und Pressen, auch die Abwehrspannung der Bauchdecken bei ängstlichen Kindern einen sicheren Erfolg der *Palpation*, der wichtigsten Untersuchungsmethode, vereitelt. Der Arzt sorge für warme Hände. Ältere Kinder veranlasse man gleichmäßig zu atmen und lenke ihre Aufmerksamkeit durch ein Gespräch ab. Bei jüngeren Kindern erleichtert die Bemerkung: Jetzt will ich nachfühlen, was du gegessen hast, oder: da fühle ich ein Stück Brot, Schokolade usw. die Palpation wesentlich. Säuglingen läßt man evtl. den Lutscher mit Zucker bestreut oder die Flasche geben. Vorteilhaft ist ruhige Rückenlage mit Hochziehen der Knie bzw. Hochheben der Kniekehlen. Sehr günstig wirkt es, wenn man die Untersuchung unter der schützenden

Bettdecke vornimmt oder im warmen Bade, nötigenfalls in Narkose, evtl. nach einem Veronalsuppositorium (0,2—0,4). Als geeignet für die Palpation ist bei rückwärts gebeugtem Kopf der Zeitpunkt der Ausatmung zu wählen, bei dem die vordere Bauchwand einsinkt. Für die Palpation der Milz ist der Zeitpunkt der Inspiration günstiger, die hierbei nach unten tritt. Das Tastgefühl wird gesteigert, wenn der Arzt mit der Volarfläche der Fingerbeeren (nicht mit der Kuppe) der einen Hand palpiert und mit der anderen Hand einen leichten Druck ausübt auf diese Finger.

Die *Bauchwand* liegt beim gesunden Kinde im Niveau des Thorax. Die Muskeln zeigen einen kräftigen Tonus. Die Umrisse des Magens und der Därme sind weder zu sehen noch zu fühlen. Bei *Pylorusstenose* ist manchmal der ganze hypertrophische Magen als steifer Quersack abzutasten, auch zu Zeiten, wo er nicht durch verstärkte Peristaltik mit Wellenberg und Wellental sichtbar ist. Daneben ist es hauptsächlich noch die Invagination, die pathologische Bewegungen und Steifungen im Leibe fühlen und sehen läßt. Bei starker Diastase der Recti sind gelegentlich in der Linea alba die Bewegungen der unterliegenden Eingeweide zu sehen.

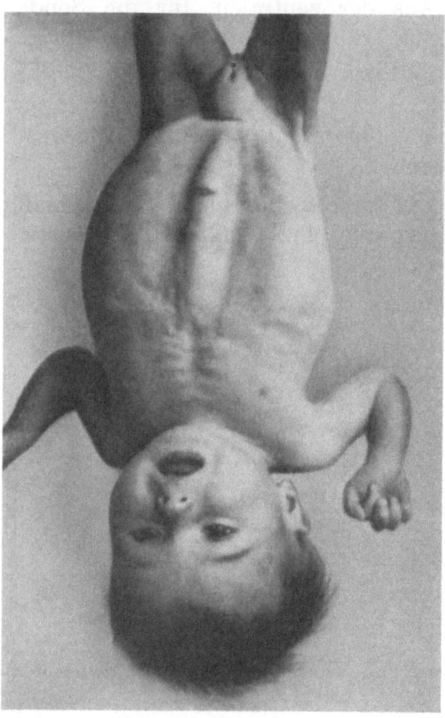

Abb. 221. Starke Diastase der Recti. Beim Aufhängen an den Beinen am stärksten hervortretend.

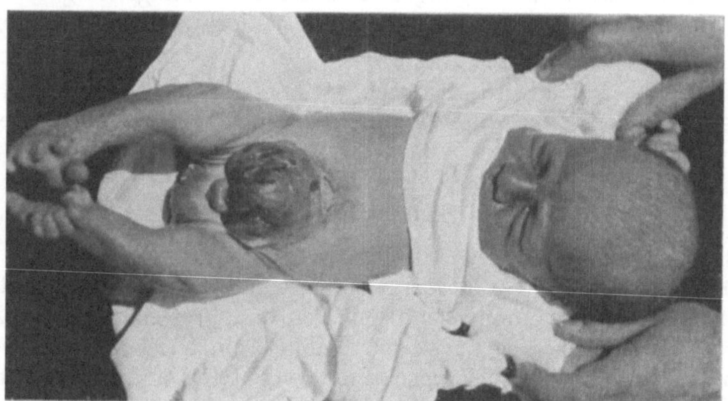

Abb. 222. Blasenektopie. 3 Wochen alt.

Bei tiefer Palpation fühlt man keine Resistenzen, höchstens wurst- oder nußförmige, verschiebliche indolente, feste oder eindrückbare Massen (*Skybala*), zumeist über der linken Beckenschaufel.

Eine *Spannung der Bauchdecken* finden wir häufig bei allgemeiner Hypertonie der Muskulatur, sodann bei Peritonitis, bei Pneumonie, bei Pyelitis, bei Mesenterialdrüsen. *Häufig auch in der Norm als Schutz- und Abwehrmaßnahme bei ängstlichen oder kitzligen Kindern.* Bretthart fühlen sich die Bauchmuskeln bei Tetanus an. Die Peritonitis jüngerer Säuglinge macht Meteorismus und glänzende gespannte Bauchdecken mit leichtem Ödem.

Eine *Erschlaffung der Bauchdecken* (mangelhafter Tonus) findet sich oft bei Rachitis und bei schweren Ernährungsstörungen, die bei starker Abmagerung soweit geht, daß man die Umrisse von Magen und Därmen, ihre Peristaltik und respiratorische Verschiebung durch die Bauchdecken hindurch sieht (Abb. 124).

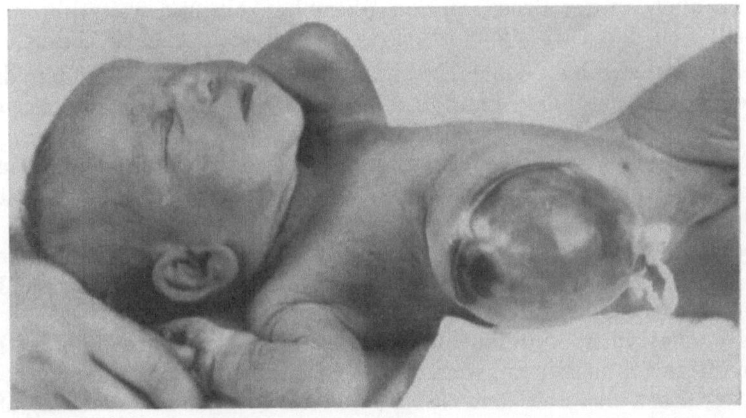

Abb. 223. Nabelschnurbruch. 7 Stunden alt. Leber durch Amnion durchscheinend.

*Angeborene Defekte* einzelner Bauchmuskeln oder *Lähmungen* von solchen bei Poliomyelitis werden leicht übersehen, wenn sie nicht sehr schwer sind oder wenn die Kinder im Augenblicke der Untersuchung nicht schreien (Abb. 267).

Eine frische fibrinöse *syphilitische Peritonitis* des Säuglings kann beim Betasten zu leichtem *Schneeballenknirschen* führen. Bei peritonealer Blutung im Säuglingsalter sieht man nicht selten eine bläuliche Verfärbung in der Linea alba durchschimmern.

Eine *starke Diastase der Musculi recti* findet sich oft bei Hypotonie der Bauchmuskeln. Beim aktiven Aufsitzen macht sich dies besonders deutlich, mehr noch in der Hängelage (Abb. 221). Die Hypotonie der Bauchmuskeln älterer Kinder führt beim Stehen zu einem Hängebauch.

Von wichtigen *angeborenen Mißbildungen* seien hervorgehoben die *Ectopia vesicae* (Abb. 222) und der *Bauchbruch* (Abb. 223).

## Leibschmerzen.

*Leibschmerzen* werden ungemein häufig geklagt, ohne daß sich immer eine Ursache dafür auffinden läßt. Das Epigastrium bildet gewissermaßen ein kindliches Gefühlszentrum. So erklären sich Leibschmerzen öfters als Ausdruck von Unlustgefühlen. Auch da, wo im Abdomen eine Schmerzangabe vorliegt, entspricht die Lokalisation noch weniger als bei Erwachsenen der betreffenden Stelle, so bei Pneumonie, bei Angina. Nicht selten stellen sie sich prodromal ein bei Masern, Scharlach und anderen Infektionskrankheiten. Bei Appendicitis wird sehr häufig der Schmerz in die Nabelgegend verlegt, selbst bei Pyelitis.

Bei der Untersuchung ist immer das Gesicht zu beobachten. Bei entzündlichen Schmerzen hat das Kind das Bedürfnis, die betreffende Gegend ruhig zu halten und vermeidet Berührungen. *Spastische Schmerzen* steigern sich rasch zur Höhe und gehen dann allmählich wieder zurück. *Begleitschmerzen* nennt man solche, deren Herd außerhalb des Leibes liegt: Angina, Diphtherie, Nasopharyngitis, Pleuritis, Pericarditis, Coxitis, Spondylitis. Als *toxisch* hat man Schmerzen bezeichnet, die im Verlauf von Poliomyelitis, Meningitis, Purpura abdominalis u. a. auftreten und mit Bauchdeckenspannung verbunden sein können.

Die Leibschmerzen sind eine sehr vieldeutige und oft unsichere Erscheinung, die durch den Zustand des Nervensystems und die Suggestion in weitem Maße beeinflußt wird. Wenn im Bereich des Abdomens geklagt wird, so tut man darum gut, auch an der Brust, an den Oberschenkeln und weiterhin zu prüfen. Dabei stellt sich dann oft die Wertlosigkeit der ersten Angabe heraus.

Im Kindesalter fehlen viele Krankheiten völlig oder fast völlig, die beim Erwachsenen eine besonders häufige Ursache von heftigen Schmerzen sind, so Magengeschwür und Magenkrebs, Pankreasnekrose, tabische Krisen, Gallensteine, Nierenstein- und Blasensteinkoliken, Adnexaerkrankungen. Immerhin werden als Seltenheiten Pankreasnekrose mit Ileuserscheinungen, selbst solche mit Gallensteinkoliken bei älteren Kindern beobachtet. Ulcera des Magens und Duodenums sind selten. Nicht so sehr selten sind Nierensteinkoliken, ausnahmsweise eine Stieltorsion einer Ovarialcyste oder Mesenterialcyste, Entzündung eines MECKELschen Divertikels die Ursache.

Bei systematischer Untersuchung geben gesunde ältere Kinder bei der Palpation öfters Schmerzen an, worüber sie vorher nicht geklagt haben, besonders häufig in der Linea alba über dem Nabel (wie viele gesunde Erwachsene), Mädchen in der Pubertätszeit in der Ovarialgegend.

Auffällig sind die häufigen Leibschmerzen bei Krankheiten, die weit ab vom Krankheitsherd liegen, so bei Angina, ferner bei allgemeinen Infektionskrankheiten (Diphtherie, Masern, Scharlach). Akute schmerzhafte mesenterielle Lymphadenitis rechts unten kann sich bei Pharyngitis einstellen.

**Hyperästhesie der Bauchhaut** kann Peritonitis vortäuschen. Berührung derselben oder Erhebung einer Falte zeigt Druckempfindlichkeit. Diese Hyperästhesie findet sich bei Peritonitis (Periappendicitis), oft aber auch bei frischem Typhus, bei nervösen älteren Kindern, bei Meningitis, besonders bei cerebrospinaler, dann sehr oft ausstrahlend bei Pneumonie und Pleuritis als viscerosensorischer Reflex, auch im Beginn der Poliomyelitis. Die Hyperästhesie geht oft über den Bereich des Abdomens hinaus (vgl. auch bei Appendicitis S. 250).

Der **peritonitische Leibschmerz** ist in der Regel andauernd, steigert sich bei Palpation, oft auch bei der Perkussion, bei Bewegung, bei Husten, beim Aufsitzen, bei der Peristaltik. Er ist häufig von Erbrechen und Fieber, Meteorismus oder Exsudat begleitet. Bei der Palpation ergibt sich Muskelabwehr. Im Beginn der Appendicitis ist manchmal der Schmerz rechts diffus, um sich bald auf die gewöhnliche Stelle zu beschränken.

Der **Darmkolikschmerz** ist besonders häufig bei Säuglingen in Begleitung der Dyspepsie, auch bei jungen Brustkindern. Er stellt sich periodisch anfallsweise ein mit Anziehen der Beine, heftigem Geschrei, verschwindet oft nach Abgang von Stuhl oder Blähungen, auf ein Kamillenklistier oder Wärmeapplikation auf das Abdomen. Druck auf das Abdomen, das Auflegen des Säuglings mit dem Bauch auf die flache gespreizte Hand (Großmutterhandgriff) wirken beruhigend. Ist die Kolik durch ein Passagehindernis erzeugt, so zeigt sich gleichzeitig Darmsteifung.

Von *weiteren Schmerzursachen* sind zu erwähnen *entzündliche Darmaffektionen*, besonders Colitis, Dysenterie, Hyperazidität, tuberkulöse Mesenterialdrüsen, FEERsche Krankheit, Ulcus ventriculi et duodeni im Schulalter, tuberkulöse Geschwüre, Wirbel- und Beckenkaries, Rheumatismus, Askariden, Typhus, diabetisches Präkoma mit Erbrechen (Acidosis), Icterus epidemicus schon vor der Gelbfärbung. Fernerhin stenosierende Prozesse, die bei der verstärkten Peristaltik erwähnt sind (s. S. 256).

Beim Kinde denkt man immer auch an *Invagination* und *Spulwürmer*, an spastische Obstipation (colitis spastica). Einmal erlebte ich heftige Leibschmerzen bei urämischen Darmgeschwüren. Nicht selten gehen die Schmerzen von tuberkulösen Mesenterialdrüsen aus (ältere Kinder), vom Nierenbecken, seltener von der Leber oder von den Ovarien. Bei schwerer akuter Nephritis schmerzt der Druck auf die Lendengegend. Im Gefolge von häufigen und starken Keuchhustenanfällen werden die Bauchdecken nicht selten recht druckempfindlich. Bei Spondylitis stellen sich manchmal Leibschmerzen ein (Druckempfindlichkeit oder Steifigkeit der Wirbelsäule?), lange dauernde Bauchmuskelspannungen, bevor die Diagnose gestellt wird. Ileus irgendwelcher Ursache (s. S. 248) verursacht plötzliche heftige Schmerzen.

Kleine bis erbsengroße *epigastrische Fett- und Netzhernien* finden sich in der Linea alba über dem Nabel. Sie werden aber zu Unrecht als häufige Ursache von Schmerzen angeklagt. *Bauch- und Leistenhoden* können bei Druck schmerzhafte Sensationen auslösen.

Schwer erklärlich sind die *heftigen Schmerzen im Leib bei drohender diphtherischer Herzlähmung*, ebenso die **rezidivierenden Nabelkoliken älterer Kinder** (MORO). Man begegnet diesen nicht selten jenseits des 4. Lebensjahres, besonders in ängstlicher Umgebung bei hypersensiblen Individuen, die zu plötzlichem Erblassen neigen, oft an Obstipation leiden. Aus unklaren Gründen stellen sich dabei von Zeit zu Zeit unvermittelt heftige Schmerzen in der Nabelgegend oder darüber ein mit Erblassen, die nur kurze Zeit dauern. Niemals besteht stärkeres Fieber, selten Erbrechen, Muskelabwehr fehlt. Wahrscheinlich ist ein Gefäßkrampf die Ursache, woraus sich die Bradykardie erklärt; jedenfalls beseitigt Atropin häufig die Schmerzen. Ein Teil dieser Fälle ist wohl als Appendicitis leichten Grades zu deuten oder als Torsion des Wurmes. Gleichzeitige Eosinophilie und Lymphocytose lassen einen Teil der Fälle als vagotonisch auffassen. Tuberkulose des Darmes und der Mesenterialdrüsen müssen ausgeschlossen werden, ebenso Ascariden (Eosinophilie?). Die Nabelkolik macht keine Linksverschiebung im Blute und keine Vermehrung der Neutrophilen, im Gegensatz zu entzündlichen Prozessen. Verwechslung mit Appendicitis, Ulcus des Magens oder Duodenums ist nicht immer mit Sicherheit auszuschließen, auch nicht kongenitale Mißbildungen des Harnapparates (z. B. Ureterknickung). Leichter zu erklären sind die Schmerzen bei Perikarditis und Pleuritis, bei starker Obstipation, Ascariden, Pyelitis, Mumps (Pancreatitis), schwerer im Beginn von Angina, Masern.

Vielfach verkannt wird die *Paranephritis*, die bei älteren Kindern nicht ganz selten einige Wochen nach einer Eiterung mit Fieber und Schmerzen hinten unter dem betreffenden Rippenbogen einsetzt, am stärksten in der Nierengegend, oft mit Abscedierung. Der Urin kann Blut und Eiweiß aufweisen.

Aus diesem bunten, durchaus nicht vollständigen Bilde ergibt sich, daß die Leibschmerzen an sich meist die Diagnose noch nicht klären und erst recht eine sorgfältige Untersuchung erheischen (s. die folgenden Abschnitte).

## Auftreibungen des Abdomens. Peritonitis.

Auftreibungen werden veranlaßt:

**1. Durch Meteorismus,** welcher die häufigste Ursache bildet. Ursache ist bisweilen *Aerophagie*, am ehesten beim Flaschenkinde, aber auch später (Kardiospasmus). Bei hochgradiger Ausbildung wird das Zwerchfell nach oben gedrängt; es entsteht Dyspnoe. Er findet sich akut und chronisch bei dyspeptischen Zuständen, am häufigsten im Säuglingsalter, durch übermäßige Kohlehydratgärung, bei älteren Kindern als „Kohl- und Kartoffelbauch". Sodann bei ungenügender Entleerung infolge von Verstopfung oder von Stenosen, am stärksten bei der HIRSCH-SPRUNGschen Krankheit (Abb. 228), bei der man des öfteren schon in den ersten Lebenstagen einen großen Bauch findet, aufgetrieben durch Kotansammlung und Gase. Der große Bauch bei Athyreosis, der infolge der Konstipation zu Ödem der Bauchdecken führen kann, bessert sich rasch auf Schilddrüsenbehandlung und unterscheidet sich dadurch von der HIRSCHSPRUNGschen Krankheit. Habituelle Überfütterung führt zu großem Bauch und zu massigen Stühlen. Bei Pylorusstenose ist oft nur die Magengegend vorgetrieben (Abb. 227). Bei Peritonitis ist Darmlähmung im Spiele. Der Zustand der Bauchmuskulatur beeinflußt den Grad des Meteorismus wesentlich. Schlaffe Bauchdecken (Rachitis, Milchnährschaden, Dekomposition) setzen der Ausdehnung des Leibes wenig Widerstand entgegen. Bei kräftigen Kindern lassen die Bauchdecken bei frischer Erkrankung nicht leicht eine bedeutende Auftreibung zu. So vermißt man diese z. B. oft im Beginn der akuten Peritonitis. Über Auftreibung durch Tumoren s. S. 256.

**2. Flüssigkeitsansammlung in der Bauchhöhle.** In leichten Graden besteht nur Dämpfung in den abhängigen Partien ohne Undulation. Kleine freie Ergüsse werden am deutlichsten in stehender vornübergeneigter Stellung oder in horizontaler Bauchschwebelage. Als Ursache kommen in Betracht:

**a)** Der **einfache, nicht entzündliche Ascites** als Teilerscheinung eines allgemeinen Hydrops bei Herz- und Nierenleiden. Besteht er nur im Abdomen, so handelt es sich gewöhnlich um Pfortaderstauung bei perikarditischer Lebercirrhose, auch als Folge von Concretio pericardii.

Dieser **Stauungserguß** macht mechanische Beschwerden und Druck auf das Zwerchfell. Eine häufige lokale Ursache ist Behinderung des Pfortaderkreislaufes, seltener auch Tumoren der Lebergegend. Beim Säugling findet man Ascites als Folge der biliären Cirrhose bei kongenitalem Verschluß der großen Gallenwege. Bei adhäsiver Perikarditis handelt es sich zum Teil um Exsudat, zum Teil um Transsudat, oft neben perikarditischer Lebercirrhose. Transsudate besitzen ein spezifisches Gewicht unter 1015.

Angeboren tritt Ascites auf neben allgemeinem Hydrops bei der *Erythroblastose* der Neugeborenen (S. 54 f.). Irrtümlich nahm ich Ascites an bei einem 3 Monate alten Kinde mit gewaltigem fluktuierendem Leib, dem eine Ovarialcyste zugrunde lag.

**b) Ein entzündlicher Erguß (Peritonitis).** Bei reichlicher, langsam ansteigender Flüssigkeit handelt es sich meist um chronische *tuberkulöse Peritonitis* (Abb. 224). Sie ist vom 3. Jahr an häufig. Im Gegensatz zum Stauungsascites, wo der Leib überwiegend nach den Seiten auseinandergedrängt ist, zeigt sich die mediane Gegend hauptsächlich vorgetrieben. Der Nabel verstreicht und wölbt sich vor. Abmagerung. Ein Milztumor fehlt meist im Gegensatz zu Lebercirrhose. Fieber, Diarrhöen und Schmerzen stellen sich ein, können aber auch fehlen, so daß zu Unrecht ein einfacher Ascites angenommen wird. Die PIRQUETsche Tuberkulinprobe kann öfters versagen, so daß erst die intrakutane Probe aufklärt (s. S. 225). Ursache ist oft rohe Kuhmilch (Typus bovinus). Es findet sich keine Ursache für Stauung. Stränge und Verhärtungen im Leibe (*adhäsive Form*), auch andere tuberkulöse Erkrankungen (Pleuritis, Drüsen) sichern die Diagnose. Im späteren Verlauf bricht der Eiter gerne durch den Nabel durch. Die Strangbildung rührt oft vom quer aufgerollten Netz her. Das Exsudat enthält in serösen Fällen vorwiegend Lymphocyten, bisweilen Blut. Die Beteiligung der Därme und der Mesenterialdrüsen (s. S. 261) lassen sich häufig nicht auseinander halten. Nach Jahren beweisen Kalkherde im Röntgenbild die Abheilung der tuberkulösen Mesenterialdrüsen. Eine chronische seröse Peritonitis nicht tuberkulösen Ursprun-

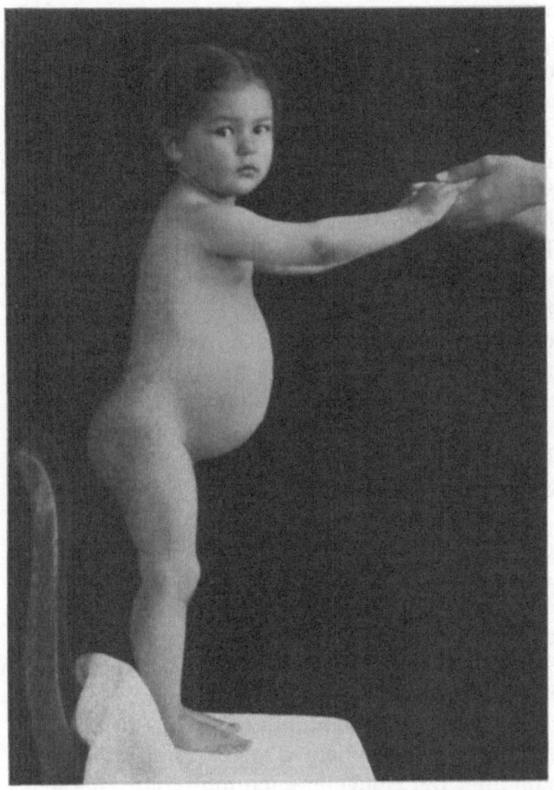

Abb. 224. Tuberkulöse Peritonitis. 3 Jahre.

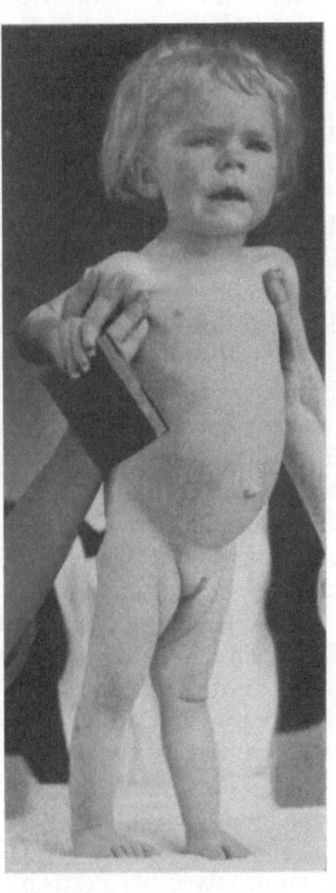

Abb. 225. Pseudoascites bei intestinalem Infantilismus. 2 Jahre alt. Genua valga et recurvata.

ges ist selten. Gelegentlich kann auch die einfache chronische Appendicitis zu Höckerbildung führen. Differentialdiagnostisch muß man vor allem Pneumokokkenperitonitis, Ascites bei Lebercirrhose, pericarditische Pseudolebercirrhose, Pericardialverwachsung, Ovarialcysten und Sarkomatosen ins Auge fassen. Die seltene *Aktinomycose* des Abdomens erscheint meist als chronische Anschwellung und Abscedierung des Coecums.

Bei einem 6jährigen Knaben sah ich ein seit Jahren rezidivierendes *Hämoperitoneum*, ausgehend von einem cystischen Lymphangiom der Mesenterialdrüsen, das zuerst als seröse tuberkulöse Peritonitis aufgefaßt worden war (PIRQUET negativ).

Oft verwechselt mit der tuberkulösen Peritonitis wird der **Pseudoascites**, der sich vom 2.—6. Jahre nach chronischen Diarrhöen mit sehr schlaffen Bauchdecken entwickelt. Er findet sich meist in Verbindung mit dem intestinalen

*Infantilismus* (Abb. 225). Der aufgetriebene Leib (Hängebauch) zeigt in den unteren Partien eine wechselnde Dämpfung. Es sind enteroptotische Darmschlingen mit reichlichem flüssigen oder halbflüssigen Inhalt, die zeitweise eine Pseudofluktuation ergeben. Diese ist im Stehen oft nicht leicht, eher im Liegen von einem freien Erguß in die Bauchhöhle zu unterscheiden. Die starke Abmagerung, die zeitweisen Diarrhöen (Stühle auffällig massig!), vorübergehende Temperatursteigerungen infolge der Darmgärung führen zur Diagnose „tuberkulöse Peritonitis". Eine negative Tuberkulinprobe, der starke Wechsel der Dämpfung und der Fluktuation, die vorausgegangenen lange dauernden Diarrhöen, die gewaltigen Stühle, starke Gewichtsschwankungen, auch das Zurückbleiben in der Entwicklung führen zur richtigen Diagnose (s. S. 307).

Oft stehen wir vor der wichtigen Frage, ob es sich um eine akute Peritonitis handelt oder nicht, sobald sich **ein peritonitischer Symptomenkomplex** einstellt. Ein solcher kann sich bei verschiedenen schweren Infektionskrankheiten einstellen, auch ohne Entzündung des Peritoneums (s. Pseudoperitonitis und unter Appendicitis S. 250). Bedeutsam für die *eitrige Peritonitis* ist ein schwerer Krankheitszustand. Die Temperatur kann dabei unbedeutend sein, bei Fieber ist sie im After relativ mehr erhöht ($1-2^0$ höher als in der Achsel). Auch bei unbedeutender Temperatur ist der Puls stark beschleunigt. Die Zunge ist trocken. Es besteht eine *Facies abdominalis* (Augen und Wangen eingesunken, Gesicht kühl und livide mit kaltem Schweiß, Nase spitz). Dem Leibweh entspricht Druckempfindlichkeit. Die Bauchdeckenreflexe und die abdominelle Atmung sind an der Stelle der Entzündung (bei Periappendicitis rechts unten), also evtl. überall abgeschwächt oder aufgehoben. Die Atmung wird mehr costal. Wenn Netz oder Därme vor den entzündeten Teilen liegen und so das parietale Blatt vor Entzündung schützen, ist die Druckempfindlichkeit trotz stärkerer Entzündung in der Tiefe gering, die Spannung der Bauchdecken kann fehlen. Diese können im ersten Beginn, auch bei Perforativperitonitis eingezogen sein.

Das **Bild des Ileus** (aufgehobene Darmpassage) bringt Zeichen des Shocks, Galleerbrechen, Koterbrechen, dies auch bei Säuglingen, heftigen, durch Druck nicht immer gesteigerten Leibschmerz, oft Blähung einer Darmschlinge. Der Ileus wird oft durch mechanischen Verschluß des Darmes hervorgerufen, hauptsächlich durch *Invagination, Incarceration*, seltener durch Volvulus, der rezidivieren kann, Strangulation durch ein MECKELsches Divertikel, durch Narbenzüge nach Periappendicitis, ab und zu durch Ascaridenknäuel. Unter den chronischen Ursachen ist die HIRSCHSPRUNGsche Krankheit in erster Linie zu nennen, Darmparalyse bei Peritonitis, Pneumonie. Bei Neugeborenen muß man an Darmatresie oder starke Stenose des Darmes denken. Nach kürzerem oder längerem Bestande führt der Ileus gewöhnlich zu einer Auftreibung des Leibes, durch Meteorismus oder Peritonitis, die sich auch vereint einstellen. Wichtig ist Spiegelbildung in den geblähten Darmschlingen.

Die **akute eitrige Peritonitis** macht im Gegensatz zur chronischen immer auf einen entzündlichen Prozeß im Leib aufmerksam: *plötzlicher Beginn, Fieber, Schmerzen, Erbrechen, Druckempfindlichkeit.* Der Leib ist gespannt; es ist *Muskelabwehr* vorhanden. Das Exsudat ist am Anfang unbedeutend und kann durch Meteorismus verdeckt werden. Es kann auch ohne Auftreibung des Leibes Meteorismus bestehen, der sich nur durch Hochstand der Leber verrät. Bei stürmischem Verlauf tritt der Tod ein, bevor das Exsudat eine merkliche Menge erreicht hat. Die häufigste Ursache ist die Appendicitis und nochmals die Appendicitis, so daß mit Rücksicht auf die Verantwortung des Arztes ihr unten einige besondere Bemerkungen gewidmet sind (S. 250). Nabelinfektion des Neugeborenen als Ursache kommt auch jetzt noch gelegentlich vor. *Perforative*

*Peritonitis* kann sich einstellen bei Appendicitis, Invagination (S. 259), eingeklemmten Hernien, Perforation eines tuberkulösen Darmgeschwüres, selten eines Typhusgeschwüres, durch Ascariden, oder eines Ulcus ventriculi bei älteren Kindern. Ähnlichkeit kann das Bild des Coma diabeticum bieten. Bei Enteritis der Säuglinge kann Durchwanderung von Darmbakterien (Coli, Streptokokken) die Ursache abgeben, ebenso bei Ileus. Im Säuglingsalter kann bei Dekomponierten die Perforation eines Ulcus duodeni vorliegen; diejenige eines MECKELschen Divertikels kommt in allen Altersstufen in Betracht. Beim Säugling ist die eitrige Peritonitis in den ersten Monaten nicht selten. Die Diagnose wird häufig erst spät gestellt, weil Kollaps und Diarrhöen die Aufmerksamkeit vom großen Leib ablenken.

Auf dem Lymphwege kann die akute Peritonitis entstehen von einer Pneumonie oder Pleuritis aus (Pneumokokkenperitonitis), von den Genitalien älterer Mädchen aus als *Gonokokkenperitonitis* (selten), die gewöhnlich auf das kleine Becken beschränkt bleibt. Diese *Pelveoperitonitis* macht Schmerzen im Unterbauch und lange dauerndes Fieber. Das Allgemeinbefinden leidet wenig. Der Fluor tritt vorübergehend zurück. Von einer Peritonitis, Appendicitis, Sepsis u. a. kann ein *subphrenischer Abszeß* entstehen, der das Zwerchfell hinaufdrängt und oft zu Empyem führt.

Die **Pneumokokkenperitonitis** tritt ganz überwiegend bei Mädchen jenseits des 4. Jahres, auch selbständig auf, wobei Herpes labialis und Pneumokokken im Vaginalsekret und im Urin einen Fingerzeig für die Ätiologie bieten können. Der Vaginalausstrich ergibt schon sehr früh Pneumokokken. Mitunter besteht Fluor, der den Beginn im kleinen Becken erklärt. Nach einem stürmischen Beginn erfolgt gewöhnlich ein Nachlaß nach einigen Tagen. Die Facies abdominalis fehlt. Sie verläuft in 90% mit Diarrhöen und führt zu großem, eitrigem, sich absackendem Erguß, der sich gerne durch den Nabel entleert. Die Bauchdeckenspannung ist nicht stark ausgesprochen, *fehlt auch häufig*. Die Schmerzen sind gewöhnlich nicht stark, aber ausgedehnt. Daneben im Beginn hohes Fieber, oft Katarrhe oder Pneumonie, starke Leukocytose mit Lymphopenie. Im späteren fieberlosen Stadium ähnelt das Bild der tuberkulösen Peritonitis (wenig Schmerzen). Bei älteren Säuglingen und im 2. Jahre erzeugt die Pneumokokkeninfektion mitunter eitrig-fibrinöse Exsudate der verschiedenen serösen Häute zu gleicher Zeit, solche der Pleura, des Perikards und des Peritoneums. Differentialdiagnostisch ist in erster Linie eine Periappendicitis auszuschließen, die bei gleich starkem Exsudat aber schwerere Erscheinungen macht und starke Muskelabwehr. Frühe Operation wirkt häufig nachteilig. Punktion mit nicht scharfer Kanüle ergibt die Pneumokokken.

Auf dem Blutwege können *schwere Infektionskrankheiten*, Scharlach, Erysipel, Sepsis zu *diffuser eitriger Peritonitis* Veranlassung geben. Eitrige Peritonitis älterer Kinder entsteht meist metastatisch. Unklare Abscesse irgendwo im Abdomen und vor allem im kleinen Becken sind stets verdächtig auf Appendicitis.

**Perforativperitonitis** mit *Gasansammlung* ist selten, da Magen- und Darmgeschwüre nur ausnahmsweise sich ausbilden und selbst bei Typhus nur etwa bei älteren Kindern. Bei einem kachektischen zweijährigen Kinde machte die Perforativperitonitis nach Ulcus duodeni keine erkennbaren Erscheinungen.

Die **Peritonitis der Neugeborenen und jüngerer Säuglinge** entwickelt sich aus einer Nabelsepsis (oft okkult) oder aus anderweitiger Sepsis, bei Lues, Erysipel usw. Sie führt gewöhnlich zum Tode, bevor das Exsudat deutlich wird. Meteorismus, glänzende, ödematöse Bauchhaut, galliges Erbrechen, Diarrhöe, Kollaps, daneben oft Ikterus und Hautblutungen deuten auf die Krankheit hin. Fieber kann fehlen. Bei noch offenem Vaginalsack kann Flüssigkeit im Scrotum auftreten. Bei schweren Allgemeinsymptomen, bei Sepsis oder Lues, entgeht sie oft der Beobachtung und macht nur den Eindruck von

Meteorismus. Manche Fälle von Sepsis veranlassen Meteorismus, ohne daß Peritonitis vorliegt.

Die **Meconiumperitonitis** beruht auf angeborener Darmstenose, wobei das Meconium schon vor oder bald nach der Geburt durchbricht. Tod unter Meteorismus (Pneumoperitoneum) nach wenigen Tagen. S. Pankreasfibrose S. 268.

**Pseudoperitonitis.** Bei manchen schweren Infektionskrankheiten treten Reizerscheinungen auf, Schmerz- und Druckempfindlichkeit im Abdomen mehr diffuser Art, aufgetriebener Leib, Erbrechen, die anfänglich an Peritonitis denken lassen, so besonders bei croupöser Pneumonie, bei Typhus und Sepsis, auch bei Scharlach und Masern. Dabei ist aber gewöhnlich die abdominelle Atmung nicht gehemmt, die Bauchdeckenreflexe sind nicht abgeschwächt.

Die *Punktion des Abdomens* bei starkem Erguß, diagnostisch und therapeutisch, macht man gewöhnlich zwischen äußerem und mittlerem Drittel der Verbindungslinie der Spina anterior superior ossis ilei und des Nabels, aber immer nur innerhalb eines deutlichen (flüssigen) Dämpfungsbezirkes. Der verwendete Troikart soll im Durchmesser nicht unter 3 mm messen.

Die Anlegung eines *Pneumoabdomens* durch Einblasung von Sauerstoff in den Peritonealraum vermittelst Punktion (Vorsicht!) läßt im Röntgenbild (Knieellbogenlage) sehr schön die Adhäsionen bei tuberkulöser Peritonitis erkennen.

Über die Auftreibungen des Leibes bei Milz-, Leber-, Nierenerkrankungen siehe dort, Ovarialcysten S. 253.

## Appendicitis (Periappendicitis).

Vgl. auch die drei vorherigen Abschnitte.

In jedem Fall von *Erbrechen, Leibschmerzen* mit oder ohne Fieber, *Druckempfindlichkeit des Abdomens, Urinbeschwerden* muß an die Möglichkeit einer Appendicitis gedacht werden. Wir verwenden hier die Bezeichnung Appendicitis auch für die Fälle, wo das Peritoneum der Umgebung des Wurmes entzündet ist, wo es sich also schon um *Periappendicitis* handelt. Gleichzeitige Diarrhöen sprechen nicht gegen Appendicitis, am wenigsten, wenn sie schleimig, eitrig oder blutig sind.

Im *1. Jahre* gehört Appendicitis zu den großen Seltenheiten, sie wird daher meist verkannt, um so mehr als dabei häufig Diarrhöe besteht, die auch in den folgenden Jahren zu Beginn auftreten kann. Auch im 2. Jahre ist sie noch ziemlich selten, vom 3. Jahre an wird sie zunehmend häufiger.

Es gibt hauptsächlich *drei wichtige Symptome: den spontanen Schmerz, die Druckempfindlichkeit in der Ileocöcalgegend*, die besonders charakteristisch ist, wenn der spontane Schmerz an anderer Stelle angegeben wird, endlich die *Muskelabwehr* der Bauchdecken.

*Spontaner Schmerz in der Ileocöcalgegend oder um den Nabel* ist höchst verdächtig, hauptsächlich wenn er durch Druck vermehrt wird. Bei einfacher Appendicitis kann er fehlen. Es kann aber auch eine Colitis (schleimiger Stuhl mit oder ohne Fieber), eine Tuberkulose der Cöcalgegend, Darminvagination, rechtsseitige Pyelitis, Pleuropneumonie vorliegen. Bei Kindern unter 6 Jahren wird der Schmerz häufig in die Nabel- und Magengegend verlegt. Starke Leibschmerzen sind nicht immer Anzeichen einer (schweren) Abdominalerkrankung, können aber bei einer solchen fehlen. Beim Säugling kann eine schlimme Appendicitis fast ohne Leibweh bestehen.

*Schmerzen und Beschwerden beim Wasserlassen* geben ein häufiges und wichtiges Symptom, falls der Urin normal ist. Nicht selten kommt es zu *schmerzhaften Blasenkrämpfen*. Solche treten auch infolge von Abkühlung, bei sehr saurem konzentriertem Urin auf. Erfolgloser Urindrang. Sensible Mädchen klagen bisweilen über *prämenstruelle Schmerzen* in der Appendixgegend. Leibschmerzen, die bei Mumps nach einigen Tagen in der Nabelgegend im Pubertätsalter sich einstellen, beruhen wohl auf Pancreatitis oder Oophoritis.

Bei akut auftretendem heftigem Schmerz, gellendem Aufschreien des Kindes, hochgradiger Druckempfindlichkeit und rascher Ausbildung einer Facies abdominalis liegt meist eine *Perforation des Wurmes* vor, die schon am 1. Tage der merklichen Erkrankung auftreten kann, die aber auch bei unbedeutenden Erscheinungen bisweilen nicht sicher auszuschließen ist.

*Die Untersuchung auf Druckempfindlichkeit* erfordert bei ängstlichen Kindern große Sorgfalt und das *geduldige Abwarten* eines Augenblickes, in dem das Kind nicht schreit und die Bauchdecken nicht willkürlich anspannt (s. S. 241). Ältere Kinder dissimulieren öfters die Schmerzen aus Furcht vor der Operation; anderen sind sie suggeriert durch die häufigen Fragen ängstlicher Eltern.

Leichte *Druckempfindlichkeit des ganzen Abdomens* spricht gegen Appendicitis, wenn nicht Zeichen einer schweren Erkrankung vorliegen. Eine solche findet sich oft bei ängstlichen und sensiblen Naturen im Schulalter. Ihre Genese ist unklar. Ohne daß dabei irgendwelche Störungen am Darm oder im Stuhl zu finden sind, ergibt etwas heißes Karlsbader Wasser nüchtern mit 2—5 Tropfen Spirit. Menthae pip. manchmal prompte Heilung. Bei leichter Appendicitis zeigt sich der Druckschmerz in der Ileocöcalgegend am sichersten, wenn der liegende Patient das gestreckte Bein in der Hüfte aktiv leicht beugt. Dabei wird auf dem angespannten Ileopsoas die Appendix der tastenden Hand entgegengebracht. Das rechte Bein wird oft in der Hüfte leicht gebeugt gehalten. Streckung verursacht Schmerzen und Vermehrung der Bauchdeckenspannung. Bedürfnis nach Ruhehaltung, Vermeiden des Aufsitzens ist bei lebhaften Kindern verdächtig. Bei jüngeren Kindern, die durch die Untersuchung des Bauches geängstigt werden, verursacht ein Schlag auf die Fußsohle des gestreckten, leicht erhobenen Beines bei frischer Periappendicitis und Peritonitis überhaupt, Schmerz durch Erschütterung des entzündeten parietalen Blattes.

Der Schmerzpunkt liegt oft höher als der MacBurneysche Punkt, gegen den Nabel zu oder sogar darüber („Magenschmerzen"). Drückt man die Finger in die Cöcalgegend ein, so entsteht bei peritonitischer Reizung besonders leicht eine Schmerzempfindung im Augenblick, wo man die Finger plötzlich zurückzieht (*Entspannungsschmerz*). Am meisten kennzeichnend ist ein Entspannungsschmerz, der in der Ileocöcalgegend auftritt, wenn man einen Druck auf das Colon descendens ausübt und nun die Finger rasch zurückzieht.

Die Appendix reicht beim Kinde öfters ins kleine Becken hinein, so daß trotz Entzündung keine Druckempfindlichkeit von vorne besteht. Bei retrocöcaler Lage des Processus können Druckempfindlichkeit vorne und peritonitische Erscheinungen auffallend gering sein. Die Betastung der Lendengegend von hinten ergibt dann oft Schmerzhaftigkeit. *Solche Fälle zeigen, daß die Palpation per rectum nie versäumt werden darf,* die eventuell eine teigige Infiltration und eine auffällig empfindliche Stelle aufdeckt. Douglasabscesse machen schleimige schmerzhafte Stühle, auch Urinverhaltung, ähnlich der gonorrhoischen Pelveoperitonitis.

Bei bereits vorhandener Periappendicitis stellt sich bei der Palpation deutliche *Muskelabwehr* (défense musculaire) in der Ileocöcalgegend ein, so ähnlich bei Strangulationsileus. Am besten läßt sich eine solche feststellen, wenn man die Fingerspitzen beider Hände gleichzeitig symmetrisch unter den Rippenbogen auflegt und die Bauchwand vergleichend bis zur Leistenbeuge abtastet.

Im Beginn der Periappendicitis ist die Bauchwand in der Ileocöcalgegend durch reflektorische *Muskelkontraktion* oft stark gespannt und hart. Zuerst tritt rechtsseitige Bauchdeckenspannung ein, im Beginn nur mit zarter Fingerkuppenpalpation wahrnehmbar. Bei irgendwie stärkerer Entzündung ist der

*Bauchdeckenreflex* rechts unten abgeschwächt oder aufgehoben. Beim Aussprechen des Wortes „Kitt“ fehlt in schweren Fällen die Muskelkontraktion rechts unten.

Wiederholtes *Erbrechen*, das auch bei leerem Magen noch anhält, ist immer verdächtig, ganz besonders, wenn es am Morgen nüchtern auftritt.

Eine *Anschwellung in der Tiefe* ist bei frischen Fällen fast nie nachzuweisen. Eine solche bildet sich erst vom 2.—3. Tage an und ist auch dann oft nur bei ganz weichen Bauchdecken nachzuweisen (Narkose). Oft entsteht eine tumorartige Anschwellung späterhin bei ablaufender Entzündung (Absceßbildung).

*Meteorismus* braucht sich überhaupt nicht einzustellen. Er erscheint mitunter erst nach tagelangem Bestande einer diffusen Peritonitis.

Die *Inspektion* ergibt bei einfacher Appendicitis nichts. Bei Periappendicitis ist die respiratorische Exkursion des Abdomens rechts unten vermindert oder aufgehoben, bei ausgedehnter Peritonitis oft im Bereich des ganzen Abdomens, mit Verstärkung der thorakalen Atmung.

Die *Perkussion* ist in schweren Fällen in der rechten Unterbauchgegend schmerzhaft, ein sehr charakteristisches Zeichen; in anderen Fällen fehlt dieser Schmerz. Zeigt bei Perkussion des Abdomens nur der MacBurneysche Punkt Schmerzen, so ist damit fast der Beweis einer Appendicitis gesichert. Fortdauer des Schlafes bei Tiefenpalpation spricht gegen Appendicitis.

Die *Hyperästhesie der Bauchhaut* ist bei Periappendicitis und Peritonitis in der Regel ausgesprochen. Sie findet sich aber auch bei vielen Lungen- und Allgemeininfektionen und leitet dadurch leicht irre (vgl. S. 366f.). Hier ist noch die Hyperästhesie bei frischer Kinderlähmung zu erwähnen, die dem Auftreten der Lähmungserscheinungen einige Tage *vorangeht*. Ich fand sie einmal so stark im Bereich des Abdomens, daß zuerst ernstlich an Peritonitis gedacht wurde. Neben bestehender starker Hyperästhesie ist bei Peritonitis meist auch gleichzeitig die Perkussion schmerzhaft, nicht aber bei der Hyperästhesie infolge von Pneumonie, Meningitis usw.

Wo es sich nicht um ganz unzweifelhafte Fälle handelt, muß man stets genau Umschau halten nach den vielen Störungen, welche zu **Pseudoappendicitis** führen.

Bei ganz verschiedenen Krankheiten können die Kinder über bestimmte Schmerzen im Unterbauche klagen, z. B. bei akuter *Angina, Otitis*, wobei man eine Entzündung der mesenteriellen Lymphdrüsen annimmt.

*Akuter Darmverschluß* kann anfänglich durch Erbrechen, Leibschmerzen und Kollaps eine Appendicitis vortäuschen. Man sucht darum nach *eingeklemmten Hernien*. Auch ein entzündeter Leistenhoden macht ähnliche Symptome. Man denke an *Invagination* und *Ascaridenknäuel* im untersten Ileum, die anfänglich kein Fieber und verschiebliche wechselstarke, oft schmerzhafte Darmsteifung machen. Solche sind im Röntgenbild zu erkennen. Bei *Invagination* erscheinen häufig schleimig-blutige Stühle bei tiefem Sitze; es handelt sich meist um Säuglinge (s. S. 259). Bei der Henochschen Purpura können die Blutungen in der Darmwand Bauchdeckenspannung auslösen. Die *akute Colitis* macht im Beginn neben Fieber und Brechen Schmerzen in der Cöcalgegend (Abdomen eher eingesunken), bisweilen auch toxischen Allgemeinzustand, aber keine Muskelabwehr. Die aufklärenden schleimigblutigen Stühle erscheinen oft erst nach 2—3 Tagen. Ein mäßiger, mit dem Stuhl gleichmäßig gemischter Schleimgehalt wird erst deutlich beim Verreiben des Stuhles mit etwas Wasser. In gewissen Fällen von heftiger *Kolik* (gespannter Leib, aber langsamer Puls) mit Erbrechen zeigt die rasche Besserung auf Kamilleneinlauf oder warme Umschläge (häufig bei Kolik des Säuglings), daß keine Appendicitis vorliegt. Starke Koliken sieht man auch bei der hämolytischen Anämie, bei der nicht immer Ikterus deutlich ist. Bei *Darmtuberkulose* ist relativ am meisten das Cöcum ergriffen und macht einen chronischen Ileocöcaltumor; sie kann durch Schmerz und Druckempfindlichkeit dieser Gegend irreführen. Eine Exacerbation der Entzündung *tuberkulöser Mesenterialdrüsen* (solche finden sich besonders häufig im Ileocöcalwinkel) gibt im Schulalter das Bild einer leichten Appendicitis mit hohem Fieber, aber schwacher Druckempfindlichkeit. Mesenterialdrüsentuberkulose macht Lymphocytose, Appendicitis dagegen Leukocytose. Beim Durchbruch verkäster Drüsen ins Peritoneum kommt es zu heftigen Perforationserscheinungen. Nicht selten läßt Ulcus ventriculi oder duodeni bei älteren Kindern an Appendicitis denken. Selbst eine *Spondylitis* oder Beckenosteomyelitis kann durch die ausstrahlenden Schmerzen irreführende Muskelabwehr auslösen. Von Appendicitis nicht zu unterscheiden ist die sehr seltene eitrige Entzündung eines MECKELschen Divertikels. Bei älteren Mädchen ist an eine Verwechslung mit der Torsion eines *gestielten Ovarialtumors* zu denken. Bei Mädchen im Alter der Pubertät kann eine *latente Menstruation* Erscheinungen hervorrufen (Schmerz, Druckempfindlichkeit, selbst Muskelabwehr), die einer Periappendicitis ähneln. Im Beginn von Angina, Grippe, Masern, Scharlach und anderen Infektionen, auch bei Diphtherie, stellen sich zuweilen täuschende Schmerzen in der Appendixgegend ein. Doch zeigt es sich dabei nur ausnahmsweise, daß es eine echte Appendicitis (*Begleitappendicitis*) war.

Es ist ratsam, die *rezidivierende Nabelkolik* älterer Kinder (s. S. 245) immer als verdächtig auf Appendicitis anzusehen, selbst solche Fälle, wo die Schmerzen teilweise suggestiv zum Verschwinden zu bringen sind. Es gibt vielleicht auch nervöse Spasmen des Cöcums und Colons ascendens als Grundlage gewisser Anfälle von Kolik älterer Kinder, die gut auf Atropin reagieren. Sehr zu berücksichtigen ist das *periodische Erbrechen älterer Kinder* (s. S. 272). Hier kann das Abdomen leicht druckempfindlich werden, doch führt das im Vordergrund stehende Erbrechen und der Acetongeruch zur richtigen Diagnose. Eine Verwechslung mit Appendicitis kann verhängnisvoll werden, weil die Narkose toxisch wirkt wegen der bestehenden Leberverfettung. Es gibt auch *trophallergische Koliken* bei gewissen Nahrungsmitteln. Solche habe ich z. B. auch von Hirse erlebt. Heftige Schmerzen zeigen sich auch bei Invagination und Akrodynie.

Relativ oft liegt *eine pneumonische Pseudoappendicitis* vor (viscerosensorischer Reflex). Hier entsteht am häufigsten eine Fehldiagnose. Kinder von 3 bis 7 Jahren verlegen bei Pleuropneumonie, auch bei Pleuritis, den Schmerz sehr häufig ins Epigastrium, dazu tritt noch Hyperästhesie der Bauchhaut und sogar Muskelabwehr rechts oder über dem ganzen Leibe. Das Kneifen der Haut ist schmerzhaft, nicht aber die Perkussion. Brechen und Fieber, mangelnder Husten wirken weiter irreführend, wenn noch nichts auf den Lungen zu finden ist. Auf den richtigen Weg leitet dann manchmal die anhaltend sehr hohe Temperatur, die stark beschleunigte und stoßende Atmung, das gerötete Gesicht. Bei Appendicitis zeigt sich gewöhnlich zuerst der Schmerz, bei Pneumonie das Fieber. Bei der *Röntgenaufnahme* entdeckt man einen Lungenschatten und nach 2—5 Tagen ist die Pneumonie auch klinisch nachweisbar. Nicht operieren, bevor nicht das Röntgenbild eine Pneumonie ausgeschlossen hat! Zugunsten der Pneumonie spricht der geringe Lokalbefund in der Blinddarmgegend trotz starker dort lokalisierter Schmerzen, eventueller Husten und Herpes labialis. Einen wichtigen diagnostischen Hinweis bieten Pneumokokken im Urin. Nicht ganz selten stellt sich übrigens eine Pneumokokkenperitonitis und -pneumonie gleichzeitig oder mit wenig Tagen Abstand ein. Eine pneumonische Pseudoappendicitis erscheint oft bei Oberlappenerkrankung, auch hierbei finden wir Schmerzen im Abdomen. Ja, die Hyperästhesie bei schwerer Pneumonie kann sich über die Brust und die Oberschenkel, selbst über den ganzen Körper ausdehnen wie bei Meningitis.

Ein 7 jähriger Knabe hatte seit 3 Tagen hohes Fieber, seit 1 Tag heftige Leibschmerzen. Leib hart, überall Muskelabwehr, Haut druckempfindlich am Abdomen und am Thorax vorn. Perkussion schmerzlos. Heute erscheinen links oben leichte Anzeichen einer Pneumonie, die später zu Empyem führten.

Bei schwerem *Abdominaltyphus* können die vorhandene Hyperästhesie und Schmerzangaben das Urteil trüben, so daß hier im Beginn der Erkrankung oft schon fälschlich operiert wurde. Irreleiten können anfänglich auch die Schmerzen bei Dysenterie, Colica mucosa, ja selbst bei rechtsseitiger Coxitis. Viel seltener führen Grippe und Scharlach irre. *Spulwürmer* verursachen oft Leibweh, das nicht selten täuscht. Auch *Oxyuren* können Schmerz und Druckempfindlichkeit in der Appendixgegend machen (Appendicopathia oxyurica), ebenso gastrointestinale Allergien, aber nicht Appendicitis.

Nicht selten läßt eine frische fieberhafte *Pyelitis*, die überwiegend sich rechts einstellt, durch die spontanen und Druckschmerzen, selbst durch vorhandene Muskelabwehr an Periappendicitis denken. Der Schmerz ist aber besonders stark hinten in der Lendengegend. Die Urinuntersuchung klärt die Sachlage. Der *paranephritische Absceß* (meist Staphylokokken) macht Lendenschmerzen, Druckempfindlichkeit, zuweilen Hinken. Zur Seltenheit kommt Kolik und Dysurie in Betracht bei *Nierensteinen*, eventuell bei Gallensteinen. Die heftigen Leibschmerzen bei *Purpura abdominalis* können im ersten Beginn die Diagnose fehlleiten. Mehrmals wurden uns Kinder von 5—10 Jahren als Appendicitis geschickt: spontane und Druckschmerzen in der Lebergegend, Brechen, Fieber. Bald darauf klärte ein *Ikterus* die Affektion als leichte epidemische Hepatitis auf; in einem anderen Falle bestand aber neben einem Ikterus eine perforative Appendicitis. Bei Diabetes kann das Praecoma irreführen.

Die **chronische Appendicitis** ist meist eher eine Reihenfolge leichter Attacken oder Störungen im Blinddarm, oft auch eine Vermutung bei wiederholten unklaren Bauchbeschwerden.

Im *Röntgenbilde* ist auf Kontrastmahlzeit (Bariumsulfat mit Sirup per os) die Appendix des gesunden Kindes oft zu sehen. Sie ist frei beweglich, füllt sich gleichzeitig mit dem Cöcum, und entleert sich vor oder mit dem Cöcum. Aufnahmen nach 12, 24, 48 Stunden.

Der Ausfall der Kontrastbreifüllung ist nicht ganz zuverlässig für die Diagnose eines gesunden oder kranken Wurmes. Füllt sich dabei der Wurm nicht oder dauert die Füllung 4 Tage, so spricht dies gegen einen normalen Zustand.

Nur in äußerst seltenen Fällen ist *akute* **Pankreasnekrose** beim älteren Kinde beobachtet. Erbrechen, schwerste Dauerschmerzen ohne starke Druckempfindlichkeit, Shock. Die Diagnose ist kaum je vor der Operation und dem Tod gemacht.

Wir lassen hier die *Allgemeinsymptome* der Appendicitis außer Betracht (Fieber, Puls, Erbrechen, Gesichtsausdruck usw.), da sie zur Genüge vom Erwachsenen her bekannt und ähnlich sind. Dort wie bei den Kindern können auch die schwersten Fälle fieberlos verlaufen und ist hoher Puls bei niedriger Temperatur ominös. Über den Blutbefund bei Appendicitis s. S. 323.

Im ganzen ist aber die Diagnose einfacher als bei Erwachsenen, da fast alle Affektionen der weiblichen Genitalien außer Gonokokken-Peritonitis auszuschließen sind, da ferner Geschwüre des Magens und des Darmes meist fehlen, ebenso Gallen- und Nierenkolik und Pankreaskrankheiten.

Gleichwohl bleibt das Bild der Appendicitis ein sehr verschiedenartiges und trügerisches, so daß bei der hohen Gefahr es verständlich ist, daß viele Chirurgen systematisch jeden verdächtigen Fall operieren. Dieses Vorgehen ist auch in den meisten Universitätskliniken üblich und führt dazu, daß die Studierenden das klinische Bild kaum kennenlernen, da die Fälle fast stets den chirurgischen Abteilungen zugehen, die sofort operieren. In meiner Tätigkeit an den Kinderkliniken von Heidelberg und Zürich habe ich Gelegenheit gehabt, ungewöhnlich viele Fälle von Periappendicitis und Pseudoappendicitis mit ausgezeichneten Chirurgen zusammen zu beobachten (der Chirurge des Züricher Kinderspitals operiert hier im Jahre etwa 200—300 Fälle). Nach wie vor erscheint mir die Diagnose oft schwer. In manchen Fällen, wo das typische Bild der Appendicitis vorlag, ergab die Operation nichts. Andererseits zeigten „sehr leichte" Fälle bei der Operation schon unerwartet schwere Veränderungen (Perforation des Wurmes, starke Eiterbildung, progrediente Peritonitis). Die operierten Fälle bieten in den letzten Jahren bei gleichzeitiger lokaler und oraler Anwendung von Sulfon-

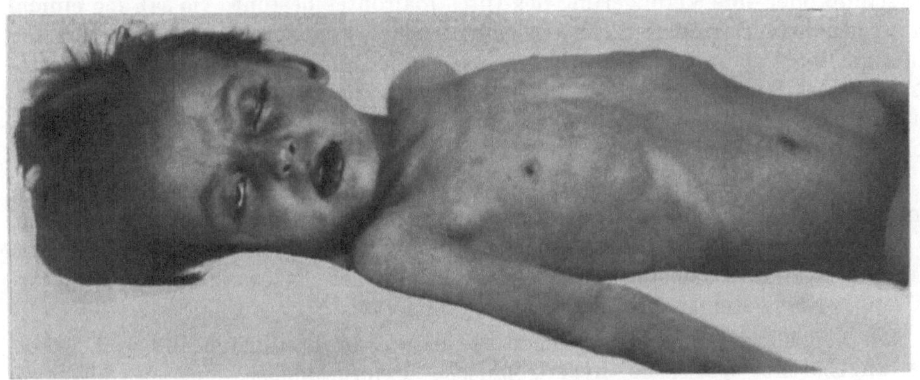

Abb. 226. Meningitis tuberculosa (Ptosis, Strabismus, Kahnbauch, Koma). 4 Jahre.

amiden eine außerordentlich bessere Prognose. So verlor der Chirurge des Züricher Kinderspitals, Dr. GROB, unter 100 Fällen, die schon perforiert eintraten, nur zwei!

Der gewissenhafte Arzt wird darum in zweifelhaften Fällen, sofern ein guter Chirurge zur Verfügung steht, lieber eine unnötige Operation vornehmen lassen, als durch Zuwarten bis zur Abklärung der Diagnose das Leben des Patienten gefährden! Trockenheit der Zunge, hohe Pulszahl, wiederholtes Erbrechen, Facies abdominalis und Muskelabwehr sind dringende Anzeichen.

## Einsinken des Abdomens

kann entstehen *durch ungenügende Nahrungsaufnahme* infolge mangelhafter Zufuhr, schlecht sezernierender Brust oder Trinkschwäche, böswilliger Absicht, Anorexie, bei habituellem Erbrechen. Bei Pylorusstenose sinkt nur der Unterbauch ein. Auch bei Invagination, selbst bei umschriebener Periappendicitis kann der Bauch anfänglich eingesunken sein! Im Gefolge von cerebrospinaler Meningitis sah ich bei einem 4jährigen Kinde aus dem muldenförmigen Bauch das Promontorium direkt hervorragen und die Bauchaorta und den obersten Teil der beiden Arteriae hypogastricae abgezeichnet.

*Weiterhin durch Kontraktion der Bauchdecken* im Beginn von Peritonitis, bei Meningitis (Abb. 226), *durch Kontraktion der Därme* (Darmspasmen) bei Colitis, Bleivergiftung usw.

# Resistenzen und Tumoren im Leibe, Steifungen von Magen und Darm, verstärkte Peristaltik.

Die *Besichtigung* nimmt öfters Teile im Bereich des Abdomens wahr, welche die Bauchdecken vordrängen. Am häufigsten sind es bedeutende Vergrößerungen von Leber und Milz, die eine Verschiebung mit der Atmung aufweisen. Seltener sind eigentliche Tumoren, beispielsweise der Nieren. Bei starken Muskelkontrakturen kann im ersten Augenblick der resistente Rectus abdominis über dem Nabel eine Geschwulst vortäuschen.

Die *normale Peristaltik* wird an der Oberfläche fast stets nur bei ungewöhnlicher Hypotonie und Atrophie der Bauchdecken deutlich, ganz ausnahmsweise in leichter Form bei gesunden jüngeren Säuglingen. Vielfach sind schwere Ernährungsstörungen die Ursache (Abb. 124). Sonst sieht man deutliche Peristaltik nur bei pathologischer Verstärkung. Eine solche tritt auf, wenn irgendwo ein Verschluß oder eine Verengerung des Intestinalrohres besteht. So sah ich einmal eine vermehrte Darmperistaltik bei einem großen angeborenen Blasendivertikel. Häufige Begleitsymptome sind Erbrechen, Leibschmerzen und eventuell Meteorismus. Das Erbrechen ist nicht fäkulent, wenn die Stenose oberhalb des Dickdarmes sitzt. Bei Säuglingen deutet schon *galliges Erbrechen* mit Wahrscheinlichkeit auf eine Darmstenose.

Bei *Neugeborenen tritt verstärkte Peristaltik* auf bei Atresie des Darmes (After, Rectum, Duodenum usw.). Bei tiefer Lage des Verschlusses bleibt das Meconium aus.

*Magendarmstenosen* verschiedensten Ursprungs künden sich an durch Erbrechen, Kolik, Darmsteifung, Magensteifung bei Pylorusstenose, Stuhlverhaltung. Nach einiger Zeit starke Indikanurie.

Bei Neugeborenen und Säuglingen ist weitaus am häufigsten und wichtigsten **die angeborene spastische hypertrophische Pylorusstenose,** die zu 80—90% Knaben betrifft, oft mehrfach in einer Familie. Meist im Alter von 1—2—4 Wochen

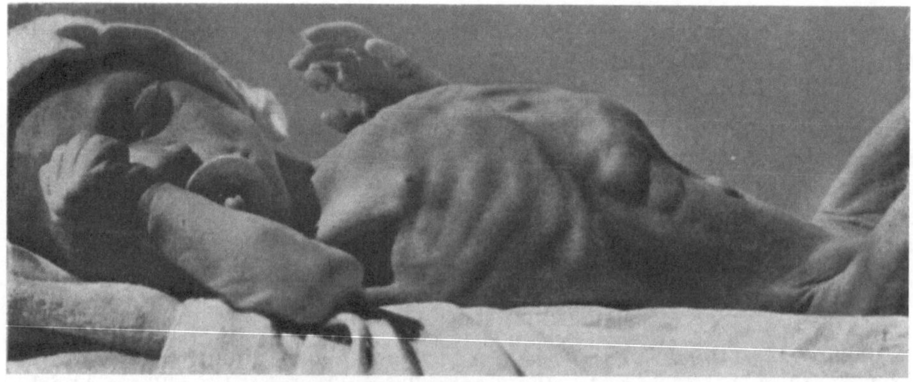

Abb. 227. Angeborene Pylorusstenose. 4 Wochen alt.

stellt sich beim gesunden Kinde täglich mehrmals heftiges Erbrechen nach den Mahlzeiten ein, was um so auffälliger ist, als es sich überwiegend um Brustkinder handelt, wie es sich später zeigt, hauptsächlich um Neuropathen. Pathognomisch ist das *gewaltsame gußweise Erbrechen hoch im Bogen.* Die Beobachtung des Abdomens sichert die Diagnose. Am deutlichsten während des Trinkens und kurz nachher erblickt man eine Steifung des Magens. Regelmäßig zeichnet sich auf den Bauchdecken eine *starke Peristaltik des Magens* ab, die wellenförmig wie Berg und Tal vom linken Rippenbogen sich nach der Leber hinschiebt. Der verdickte Pylorus ist oft außen am rechten Musculus rectus zu fühlen, so lange der Leib eingesunken ist, was in der ersten Zeit (Inanition) stets zutrifft. Auch das Antrum ist verdickt.

Die Untersuchung erfordert Geduld und Geschick. Am besten setzt sich der Arzt auf die linke Seite des Bettes und tastet unter der Decke sanft die Pylorusgegend rechts oberhalb des Nabels mit der warmen linken Hand ab, wobei es manches Mal erst nach 5—10 Minuten gelingt, den *olivenförmigen Tumor* zu fühlen, der von der Leber bedeckt sein kann. Bisweilen gelingt es, eine Kontraktion des Pylorus wahrzunehmen.

Der *Mageninhalt* und das Erbrochene sind stark sauer (HCl) und zeigen ab und zu Blutspuren, aber keine Galle. Der Stuhl ist selten und dunkel (Hungerstuhl), der Urin spärlich. Der große Verlust an Salzsäure führt zu *Hypochlorämie* mit Anorexie, verlangsamter Atmung, sich selten zum *Coma pyloricum* (*hypochloraemicum*) steigernd. In schweren Fällen verursacht die mangelhafte Flüssigkeitsaufnahme trockene Zunge, Exsiccation und selbst Fieberanfälle. Beim Röntgen mit Bariumbrei sieht man, daß die Magenentleerung oft weit über 4 Stunden verzögert ist. Der verlängerte Pyloruskanal zeichnet sich dabei im allgemeinen fadenförmig ab. Sind 3 Stunden nach einer Mahlzeit noch mehr als zwei Drittel im Magen, so ist gewöhnlich die Operation angezeigt.

Neben der anatomischen Hypertrophie besteht offenbar noch ein sekundärer *Spasmus des Pylorusmuskels*, der Unbehagen und Schmerz auslöst bei und nach der Nahrungsaufnahme, daher wohl die gerunzelte Stirne. Der Vagus fördert die Öffnung des Pylorus, der Sympathicus hemmt seine Kontraktionen. Deutliche Besserung auf Atropin und Eumydrin.

Der Magen ist selten wesentlich vergrößert, in ungewöhnlichen Fällen kann er aber später über den Nabel hinunterreichen und Peristaltik bis zur Spina ant. sup. rechts aufweisen. Spätestens nach 6—8 Monaten erfolgt Heilung. Die Pylorusstenose besteht aber in unschädlicher Weise noch viel länger, wenn die Krankheit nicht vorher zum Tode geführt hat. Konstant zunehmende Abmagerung mahnt aber dringend zur Operation (RAMSTEDT), solange der Zustand noch leidlich ist.

Diagnostische Schwierigkeiten bietet *die viel seltenere Duodenalstenose,* durch Strangbildung des Ligamentum hepatoduodenale u. a. erzeugt, welche die gleichen Symptome hervorruft, aber ohne Tumor. Liegt die Stenose suprapapillär, so fehlt Galle im Erbrochenen, liegt sie infrapapillär, so zeigt es Galle. Im Gegensatz zur Pylorusstenose macht sich das Leiden sofort nach der Geburt bemerkbar. Zu erwägen sind Pylorospasmus, Invagination.

Über das Erbrechen bei *Oesophagospasmus* s. S. 270.

**Die angeborene Dilatation und Hypertrophie des Colons** (HIRSCHSPRUNGsche *Krankheit*) **(Megacolon congenitum)** ist viel seltener als die Pylorusstenose (Abb. 228). Die HIRSCHSPRUNGsche Krankheit entwickelt sich meist in den ersten Monaten, sogar schon bei den Neugeborenen. Sie dauert viele Jahre und führt zu gewaltiger Auftreibung des Leibes, zum Teil durch Stuhlansammlung, zum Teil durch Meteorismus. Manches weist auf eine Störung des vegetativen Nervensystems hin. Es besteht zeitweise starke Peristaltik in den mittleren und unteren Teilen des Abdomens, das die erweiterten steifen, muskelhypertrophischen Colonschlingen durchscheinen läßt, leicht zu unterscheiden von der Peristaltik bei Pylorusstenose. Das Erbrechen ist oft fäkulent. Tagelange, selbst wochenlange Verstopfung. Später können blutig-eitrige Stühle, Ileus und Peritonitis eintreten. Typisches Röntgenbild (Abb. 229). Die erweiterten Dickdarmschlingen sind fühlbar, lassen oft einen Flüssigkeitsspiegel erkennen. Besonders ausgesprochen ist die Dilatation des Sigmoideums. Fast stets zeigt sich eine hufeisenförmige Schlinge der Flexura sigmoidea mit der Konvexität nach oben. Der überfüllte Leib führt zu costaler Atmung. Häufig besteht eine Knickung oder

Faltenbildung am Übergang des Rectums zum Sigmoideum, so daß plötzlich große Massen von Gas oder Stuhl entweichen, wenn man ein Darmrohr hoch einschiebt. Dabei wird die Ampulle des Rectums leer angetroffen. Ein Klistier

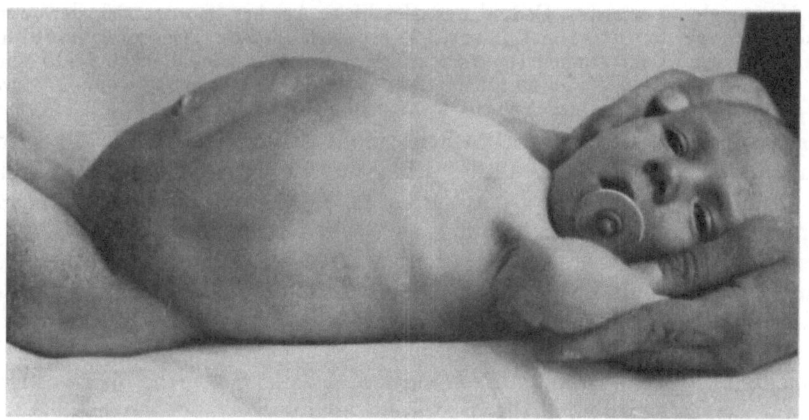

Abb. 228. HIRSCHSPRUNGsche Krankheit. 3 Monate. Dilatation und Hypertrophie des Colon. Starke Peristaltik des Colon.

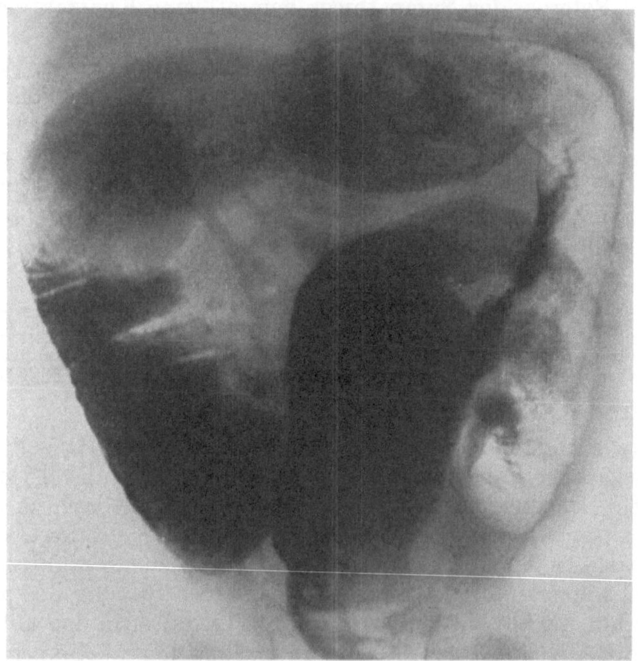

Abb. 229. HIRSCHSPRUNGsche Krankheit.
Nach Bariumeinlauf: S Romanum schlingenförmig verlängert. 3 Monate.

löst häufig sichtbare Peristaltik aus. Die Differentialdiagnose hat hauptsächlich zu berücksichtigen: Darmstenosen, Athyreosis, Bauchtuberkulose, Coeliakie, Ovarialcysten. Leichte Fälle verlaufen unter dem Bilde der chronischen Verstopfung.

Von erworbenen Krankheiten führt am häufigsten zu verstärkter Peristaltik die **Darminvagination** (Intussusception, Abb. 230). Sie bildet nach der eingeklemmten Hernie die häufigste Ursache des Ileus beim Säugling. Die Darminvagination betrifft mit der Hälfte sämtlicher Fälle die älteren Säuglinge in voller Gesundheit. Sie beginnt *plötzlich* mit *Shock, anfallsweisem Schmerz* und *Erbrechen*, das später fäkulent werden kann. Kollaps. Nach 1 Tag ist die Invagina-

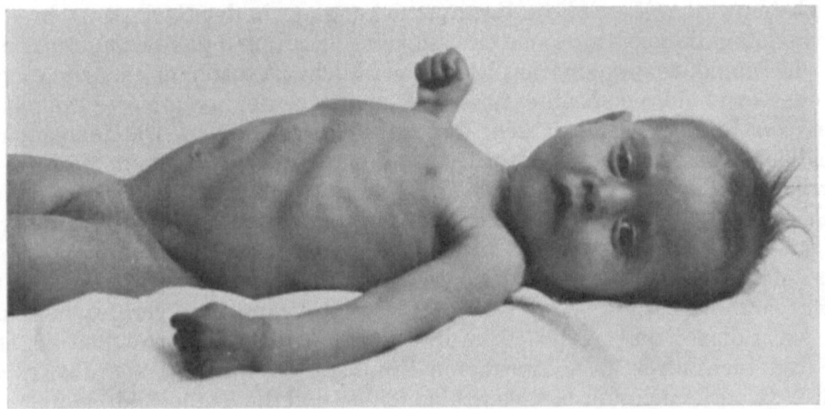

Abb. 230. Darmsteifung bei Darminvagination. 4 Monate.

tion nicht mehr reponibel. Nach einiger Zeit wird der Leib druckempfindlich das Kind macht gegen die Betastung Abwehrbewegungen. Im Beginn sind die Bauchdecken auffallend schlaff, nicht aufgetrieben. Zuerst erfolgt gewöhnlich kein Stuhl, dann erfolgen schleimige *blutige himbeergeleeartige Diarrhöen* mit Tenesmus. Daher häufige Verwechslung mit Colitis (Dysenterie), welche den lebensrettenden chirurgischen Eingriff versäumen läßt, aber gleich anfangs Fieber

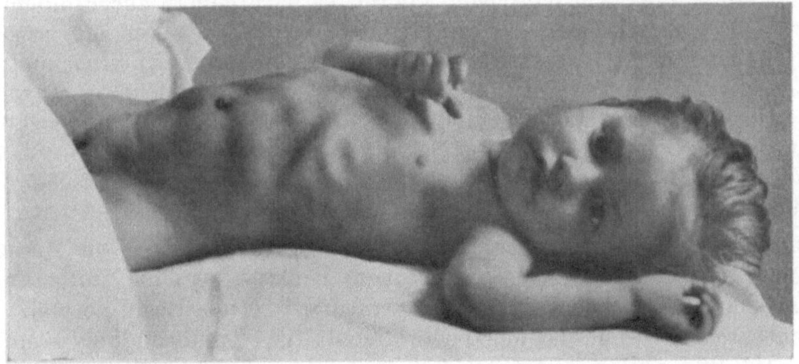

Abb. 231. Darmsteifung infolge tuberkulöser Striktur im unteren Jejunum.

macht im Gegensatz zur Invagination. Das Mikroskop zeigt nur wenig Leukocyten im Stuhl im Gegensatz zur Colitis. Blutige Stühle (bei etwa 90% der Fälle im Säuglingsalter, später 40%) erfolgen nach Stunden, spätestens nach 2 Tagen, fehlen aber bei hohem Sitz der Invagination. Oft ergibt sich ein Blutstuhl bei Digitalexploration und bei Wassereinlauf. Bald entwickelt sich ein ängstliches Gesicht, dann Facies abdominalis, und wenn die Reposition nicht spontan erfolgt oder rasch nach gestellter Diagnose operativ erzielt wird, so entwickelt sich das Bild einer Peritonitis mit Sepsis und Tod am Ende der 1. Woche. Am häufigsten handelt es sich um Invagination des Dickdarms, und zwar um eine Invaginatio ileocolica (80%) oder ileocoecalis. Dabei ist sichtbare Peristaltik und bügelartige schmerzhafte Darmsteifung, die oft erst nach 1 Tag deutlich wird, bei weichen Bauchdecken in der Nähe des Nabels rechts außen, später auch links, ein wichtiges Zeichen, das während eines Kolikanfalles am deutlichsten wird. Oft wird die Darmverdickung nur in der Narkose nachweisbar. Wertvoll kann die Leeraufnahme (Flüssigkeitsspiegel) und das Bariumröntgenbild sein. Die Dünndarminvagination ist weniger leicht zu tasten und macht auch weniger oder keine blutigen Stühle. In seltenen Fällen ist der invaginierte Teil mit dem Finger vom Rectum aus zu fühlen. Der After klafft bisweilen. Die Temperatur ist anfänglich normal oder nur subfebril. Ausnahmsweise verursacht ein MECKELsches Divertikel eine Invagination oder das Bild einer Appendicitis. Sofortige Operation ist notwendig! Die Differentialdiagnose hat den seltenen Volvulus zu berücksichtigen, der Muskelabwehr machen kann, sodann Brucheinklemmung, Appendicitis, Meningitis, Enteritis mit blutigem Stuhl, Darmpolypen, Darmblutung bei *Purpura abdominalis*, die sekundär eine Invagination verursachen kann, auch Ascaridiasis und Nabelkolik. Bisweilen macht die Invagination schon frühzeitig einen klinisch nachweisbaren Erguß. Eine *unvollständige Invagination* ist schwer zu erkennen, da blutige Stühle fehlen und die Tumorbildung nicht ausgesprochen ist. Zeitweise auftretendes Erbrechen und Stenoseerscheinungen lassen daran denken.

*Leistenhernien* sind bei Knaben überaus häufig. In vielen Fällen ist der Processus vaginalis nach der Geburt noch offen, so daß Bruch und Hoden die gleiche Hülle besitzen. Zwerchfellhernie s. S. 185.

Die **Einklemmung eines Leistenbruches** erzeugt neben heftigem Schreien Erbrechen (auch gallig!), Stuhlverhaltung und Kollaps, zeitweise sichtbare Peristaltik der Därme. Sie zeigt sich ganz überwiegend im Alter von $\frac{1}{2}$ bis $1\frac{1}{2}$ Jahren. Das schmerzhafte Schreien ist anhaltend, bei Invagination abwechselnd mit Ruhe. Am häufigsten kommt es naturgemäß zur Einklemmung bei männlichen Säuglingen. Da die Kinder in diesem Alter oft erbrechen, wird anfänglich die Sachlage leicht verkannt. Bei genauer Untersuchung zeigt sich aber in einer Scrotalhälfte eine pralle, druckempfindliche Anschwellung, die sich nicht reponieren läßt und eine strangförmige Fortsetzung in den Leistenkanal aufweist. Das Scrotum selbst ist oft gerötet und ödematös. *Entzündete Leistendrüsen* machen ähnliche Erscheinungen, ebenso die prallelastische Hydrocele funiculi spermatici im Leistenkanal bei Einklemmung.

Weitere Ursache verstärkter Peristaltik ist **Ileus infolge von Ascaridenknäuelung.** Es treten auf Kolik, Erbrechen, Kollaps, Apathie, aufgetriebener Leib, zuweilen blutige Faeces. Die Temperatur ist in der Regel normal. Fühloder sichtbare, bisweilen schmerzhafte Peristaltik, Tumorbildung kann auftreten. Das Bild ähnelt somit oft der Invagination. Zur Diagnose hilft der frühere Abgang von Ascariden. Andere Darmstenosen sind seltener, etwa eine tuberkulöse Striktur (Abb. 231) des Cöcums, solche durch Tumoren, Abscesse, Abschnürung des Darmes durch ein MECKELsches Divertikel, peritonitische Stränge von alter Periappendicitis her usw. Während der vermehrten Peristaltik sind die betroffenen Teile auch als versteift fühlbar.

*Volvulus* macht plötzliche Schmerzen mit Erbrechen, Ileuszeichen, z. B. bei MECKELschem Divertikel. Nach einiger Zeit Darmsteifung, oft Flüssigkeitsspiegel.

Bei einem Neugeborenen sah ich infolge von Harnretention durch ein Blasendivertikel starke Blasenerweiterung und doppelseitige Hydronephrose. Die sichtbare Peristaltik an dem großen Leibe war offenbar einer Darmstenose zuzuschreiben, verursacht durch die Blase, die das kleine Becken ganz ausfüllte.

Von soliden pathologischen Resistenzen und Geschwülsten fallen in Betracht die Vergrößerung von Milz, Leber und Nieren, die besonders besprochen werden (s. unten S. 262 f., 266, 336).

Infolge Harnretention bei Cystitis, Klappenbildung in der Urethra, bei Blasenkrampf, auch bei Meningitis kann die **gefüllte Harnblase** ähnlich dem graviden Uterus bis zur Nabelhöhe ansteigen, wodurch sie perkutabel, fühlbar und selbst sichtbar wird. Bei atrophischen Säuglingen fühlt man oft die normale Blase durch die dünnen Bauchdecken hindurch und kann ihre Kontraktionen direkt betasten.

**Skybala** fühlt man manchmal in überraschender Zahl und Größe bei Säuglingen, die an Verstopfung leiden und gleichzeitig dünne, atonische Bauchdecken besitzen, so am ausgeprägtesten bei Milchnährschaden. Hier sind sie gleichzeitig oft so hart, daß sie sich nicht eindrücken lassen. Die ähnliche Form des Stuhlganges, ihre Verschieblichkeit und Schmerzlosigkeit läßt sie leicht von Drüsengeschwülsten unterscheiden, abgesehen davon, daß sie täglich ihre Lage wechseln und nach Abführmitteln verschwinden. In seltenen Fällen besteht eine einzige, sehr große, kugelige Kotmasse, die mit einem Tumor verwechselt werden kann.

Die **Abdominaltuberkulose** entsteht durch verschlucktes Sputum oder von einer primären Darminfektion aus, neben Darmtuberkulose und Peritonitis als Mesenterialdrüsentuberkulose. Ursache ist oft rohe Kuhmilch mit Typus bovinus (S. 246).

Bei starker **Mesenterialdrüsentuberkulose** bestehen gewöhnlich Meteorismus, Diarrhöen, Fieber, ileocoecale Schmerzen, aber keine sicheren Zeichen; die vergrößerten Drüsen vor der Wirbelsäule sind nur selten zu fühlen; besser

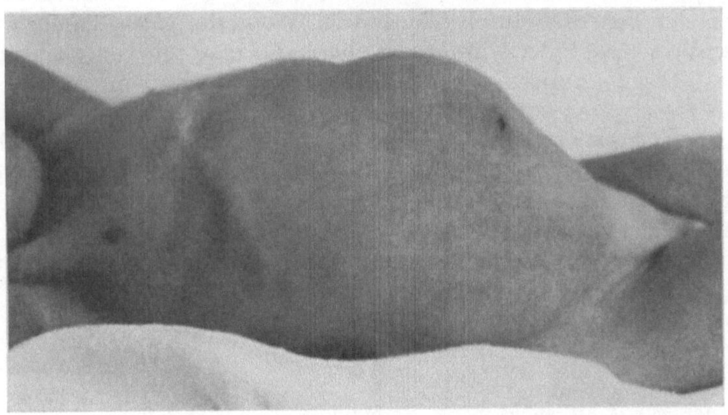

Abb. 232. Sarkom der linken Niere. 3 Jahre alt.

fühlt man sie, wenn sie nahe der Oberfläche liegen, manchmal als knollige Verhärtung, auch im kleinen Becken per rectum mit dem Finger, später oft Peritonitis. Bei akuter Entzündung wird Appendicitis vorgetäuscht (s. S. 253). Über die Symptome s. Kapitel S. 241 ff.

*Wurstförmige Tumoren*, durch die Bauchdecken fühlbar, gehen häufig von einer tuberkulösen und adhäsiven Peritonitis, von dem aufgerollten Netz aus.

(Skybala?). Gleichzeitig mit der tuberkulösen Peritonitis erscheinen oft tuberkulöse Halsdrüsen. Nach Jahren beweisen verkalkte Drüsen im Röntgenbild deren tuberkulösen Ursprung.

Bisweilen macht die *Peritonealtuberkulose* nur vereinzelte, rundliche bis faustgroße Herde, die dann Ähnlichkeit bieten mit den echten Tumoren (*Sarkome*, oft multipel) oder *Ovarialcysten, Dermoidcysten*.

Die *Lymphogranulomatose* beteiligt die Mesenterialdrüsen nur ausnahmsweise im Beginn in merklicher Weise.

Die **kissenartigen Pseudotumoren,** die infolge Stenosierung durch verstärkte Peristaltik mit Darmsteifung entstehen, sind oben besprochen (s. S. 256). Leicht zu unterscheiden von intraabdominellen Verhärtungen sind *die Kontrakturen der Bauchmuskeln*, die uns als visceromotorischer Reflex und als Muskelabwehr bei Peritonitis, besonders bei Periappendicitis entgegentreten, sodann bei Tetanus und Tetanie, auch die brettharten, hypertrophischen Bauchmuskeln bei allgemeiner Muskelhypertrophie infolge von angeborenem Cerebralleiden usw.

Auf einer Beckenschaufel fühlt man bei **Spondylitis** häufig einen walzenförmigen, nicht verschieblichen, schmerzlosen Senkungsabsceß, prall gespannt und fluktuierend. Er bildet bei mangelnder Deformität der Wirbelsäule einen wichtigen Hinweis auf Spondylitis.

**Verhärtungen der Bauchwand** werden häufig durch die chronische tuberkulöse Peritonitis erzeugt und können eine gewisse Ähnlichkeit mit der Kontraktur der Bauchmuskeln bilden. Die kuchen- oder strangartigen, druckempfindlichen Verhärtungen rühren von der Tuberkulose des Peritoneums, des großen Netzes und von Verwachsungen der Darmschlingen her. Daneben kann flüssiges Exsudat bestehen.

*Große, schleichend und schmerzlos sich entwickelnde Tumoren*, die hinter dem Colon der einen Bauchseite von oben nach unten wachsen, sich bei der Respiration nicht verschieben, sind meist **Nierentumoren,** darunter Hypernephrome, kongenitale Mischgeschwülste, oft teratoider Art (Abb. 232). Sie bevorzugen die ersten 4 Jahre, besonders das 2. und 3. Jahr. Selten machen sie Fieber und verraten sich bisweilen durch Hämaturie. Wenn der große Tumor die kleine darin aufgegangene Niere weit hinunterzieht, kann man ihn von oben umfassen. In Lage und Form ähnlich, aber fluktuierend sind Cystenniere und Hydronephrose. *Hydroureteren* entwickeln sich nicht selten aus angeborenem Fehler, mit oder ohne *Hydronephrose* und machen elastische, fluktuierende Anschwellungen über der Beckenschaufel und im kleinen Becken. Zur Diagnose erweist sich die Pyelographie als höchst wertvoll (s. S. 348). Große Ovarialcysten täuschen in jedem Alter leicht Ascites vor.

Die *Cystennieren*, oft kongenital, sind ganz überwiegend doppelseitig. Sie fluktuieren, haben aber eine buckelige Oberfläche.

# Milz.

*Allgemeines zur Untersuchung* s. S. 241.

Die *ausschlaggebende Palpation* geschieht so, daß man das Kind in rechte Diagonallage bringt und rechts stehend mit der rechten Hand untersucht, mit der linken Hand die Flanke entgegenhaltend. Ragt die Milz nicht wesentlich über den Rippenbogen hinaus und ist sie in ihrer Konsistenz nicht vermehrt, so gelingt es am ehesten, sie zu betasten, indem man die Fingerspitzen unter dem Rippenbogen in der vorderen oder mittleren Axillarlinie während des Exspiriums sanft von unten nach oben eindrückt. Beim Inspirium fühlt man dann oft die abwärtssteigende Milz. Bei sehr weichen Bauchdecken kann man so beim

Säugling bisweilen die normale Milz fühlen, die den Rippenbogen nicht überschreitet. Beim Ausbruch der kongenitalen Lues des Säuglings spürt die auf die vergrößerte Milz leicht aufgelegte Hand bei der respiratorischen Verschiebung nicht selten ein weiches Reiben als Folge einer fibrinösen Episplenitis.

Durch *subcutane Adrenalininjektion* 1:1000 ($\frac{1}{2}$—1 mg) verkleinert sich die hypertrophische, aber sonst normal arbeitende Milz häufig unter vorübergehender Überschwemmung des Blutes mit Lymphocyten.

Die Milz ist durch ihre Lage, ihre respiratorische Verschieblichkeit, ihre kantige Form so gut charakterisiert, daß sie nicht leicht mit etwas anderem verwechselt werden kann.

Durch starkes linksseitiges pleuritisches Exsudat kann ein *Tiefstand der Milz* bewirkt werden. Bei Säuglingen mit schlaffen Bauchdecken, so bei Rachitis und vorausgegangenem stark wechselndem Füllungszustand des Abdomens trifft man ziemlich oft eine *verschiebliche Milz*, die, ohne deutlich vergrößert zu sein, manchmal den Rippenbogen überschreitet und durch die Palpation sich nach oben bringen läßt, ebenso aber seltener in den folgenden Jahren.

**Milzvergrößerungen** sind in den ersten Jahren ungemein häufig und haben diagnostisch große Bedeutung. Bei gesunden Neugeborenen ist die Milz Mitte der 1. Woche oft fühlbar. (Starke Einschmelzung der Erythrocyten.) Sie treten bei den meisten Erkrankungen des Blutes und vielen Infektionskrankheiten auf, häufig mit Anämie, so bei Leukämie, Jaksch-Hayem, Gaucher, Cooley, fetaler Erythroblastose u. a. Ist die Vergrößerung nicht wesentlich, so wird sie nur wahrgenommen bei gleichzeitiger Vermehrung der Konsistenz. So läßt sich sehr häufig die weiche, vergrößerte Milz bei Sepsis und anderen akuten Infekten nicht palpieren. Bei akut tödlicher Sepsis liegt oft noch keine Vergrößerung vor. Bei vielen chronischen Milzerkrankungen ist die Milz hart und groß, darum leicht zu fühlen. Daneben bestehen häufig Wachstumsverzögerungen und Hypoplasie der Genitalien.

*Eine vergrößerte harte Milz in den ersten 3 Lebensmonaten*, vor allem schon bei der Geburt, spricht sehr für **Lues.** Sie kann lange das einzige Anzeichen bilden. Sie findet sich in den ersten 3—6 Monaten zwar viel seltener auch schon bei anderen **Infektionen,** bei Tuberkulose, länger dauernder Sepsis, Bronchitis usw., wie denn überhaupt ein Milztumor um so eher zustande kommt, je jünger das Kind ist. Auch bei Miliartuberkulose im Säuglingsalter ist die Milz fast stets vergrößert, selbst wenn sie selber nicht tuberkulös ist. Später führen noch

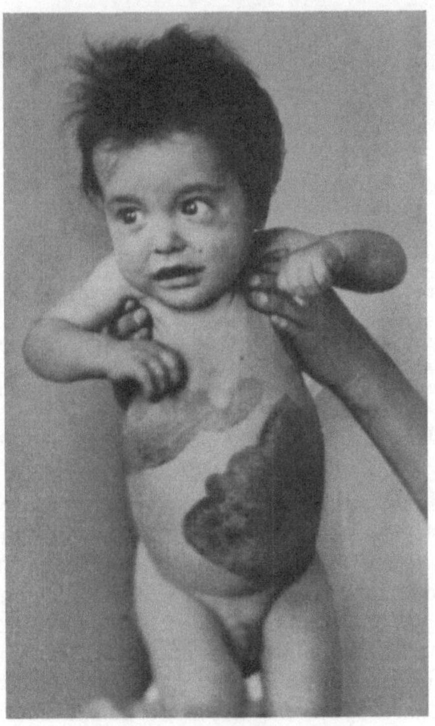

Abb. 233. Jaksch-Hayemsche Anämie. 1 ½ Jahre.

viele andere Infektionskrankheiten zu Milzvergrößerungen: Typhus, hier öfters druckempfindlich, die Febris undulans (Bangsche Krankheit), dann Scharlach, Röteln, Erysipel, Pneumonie, Pleuraempyem, Endocarditis lenta, Pericarditis,

Speicherungen, Sepsis, Fleckfieber, verbreiterte Tuberkulose u. a., die seltene WEILsche Krankheit, in mäßigem Grade auch öfters Rachitis, epidemischer Ikterus. Beim echten Rheumatismus fehlt sie. Sie ist aber wegen ihrer Weich-

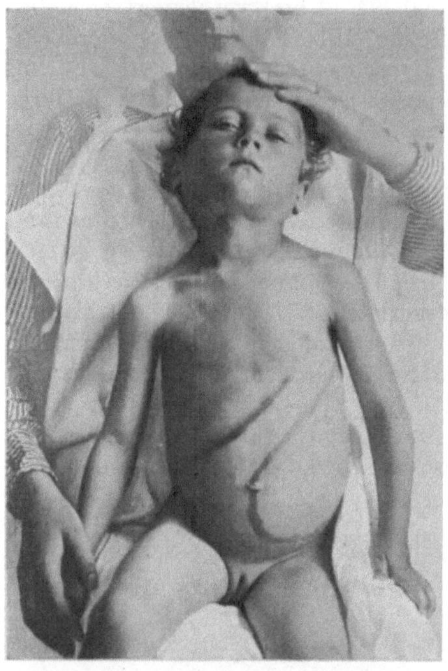

Abb. 234. Akute Lymphämie. 4½ Jahre. Seit 8 Tagen krank. Über dem Sternum und links davon starke Dämpfung. Hämogl. 45%, rote Bl. 3,3 Mill., weiße 1,5 Mill., neutrophile 2,5%, eosinophile 1%, Basoph. 1%, Myeloc. 2%, Lymphoc. 93½%, darunter 15% große. Path.-anat. Diagnose: Lymphosarkom des Thymus.

heit häufig nicht zu fühlen. Beim lymphämoiden Drüsenfieber (lymphatische Reaktion) findet sich daneben verbreitete Drüsenvergrößerung. Von weiteren Infektionen und Stoffwechselstörungen sind zu nennen: Lymphogranulomatose, SCHÜLLER-CHRISTIAN u. a., die Lipoidosen, von Blut- und Stauungskrankheiten: Leukämien, Cooley, haemolytische Anämie, Banti, Herzfehler (pericarditische Pseudolebercirrhose), Milzvenenstenose u. a. STILLsche Krankheit. Nach verschiedenen abgelaufenen Infektionskrankheiten kann eine harte vergrößerte Milz noch jahrelang bestehen. Die Perkussion erlaubt nur bei häufiger vergleichender Prüfung ein Urteil. Bei Amyloiddegeneration nach chronischen Eiterungen wird die vergrößerte Milz durch ihre harte Konsistenz leicht fühlbar. Von fremdländischen Infektionskrankheiten führen Recurrens, Malaria, Leishmaniose (Milzpunktion sichert hier die Diagnose) zu großen Milztumoren. Sekundär stellt sich Milzvergrößerung ein bei Lebercirrhose.

Beachtung verdient die **thrombophlebitische Splenomegalie** (*Milzvenenstenose, -thrombose*) im Schulalter, bei scheinbar Gesunden, von der Vena portae bzw. von der Vena lienalis ausgehend. Sie verläuft mit Thrombo- und Leukopenie, großer Milz, ohne Lebercirrhose und macht aus Varizen des Magens und des Oesophagus plötzlich mit heftigem Leibweh teilweise bedrohliches Blutbrechen und blutige Stühle mit schwerem Blutverlust, worauf der Milztumor vorübergehend zurückgeht. Wiederholt sich mit langen freien Intervallen. Milzexstirpation bringt Heilung. Invagination? Magenulcus? Purpura abdominalis?

Von *konstitutionellen Krankheiten* führen zu Milzvergrößerung der **Status thymico-lymphaticus.** Auf dieser Grundlage entwickelt sich bei Säuglingen öfters eine *Mastmilz*, die schon vor dem 6. Lebensmonat auftreten kann. Fernerhin trifft man vergrößerte Milz häufig in Begleitung der Rachitis, ohne daß man deshalb diese als direkte Ursache ansehen dürfte.

Von *Blutkrankheiten* sind in erster Linie die verschiedenen Formen von Anämie namhaft zu machen. Im Vordergrund stehen die *Leukämien*, in den ersten Jahren fast nur die lymphatische, später auch die myeloische, seltener *Lymphogranulomatose*. Steht im ersten Semester *Lues* als Ursache von großer harter Milz obenan, so kommt von ½—2 Jahren die JAKSCH-HAYEMsche Form in Erwägung, die zwar selten geworden ist, wobei die Milz gewaltig werden kann (Abb. 233). Weiterhin kommt das BANTIsche *Syndrom* in Betracht, mit Fibroadenie der hyperplastischen Milz, splenogener Anämie und Lebercirrhose, die erst spät hinzutreten. Selten, erst im Schulalter. Hier besteht größte Ähnlichkeit mit gewissen Formen von Lues. Starke Milzvergrößerungen zeigen sich bei den hepatolienalen Erkrankungen (s. u. u. S. 267), bei chronischer Tuberkulose als Amyloidmilz. Der *familiäre hämolytische Ikterus* weist nur mäßige Vergrößerung der Milz und Leber auf in stark wechselnder Größe; er führt bisweilen zu Schmerzanfällen in der Milz. Erwähnt sei noch die *Polycythaemia vera* (S. 319). Zu erwägen sind endlich die *Osteosclerosis congenita* (Abb. 137) und die familiäre *Megalosplenie* GAUCHER-SCHLAGENHAUFER (s. unten), die Reticulosen.

## Leber und Pancreas.

Die kindliche Leber ist relativ groß. Sie wiegt beim Säugling $^1/_{18}$, beim Erwachsenen $^1/_{40}$ des Körpergewichtes und überragt in der Norm in den ersten Jahren den Rippenbogen in der rechten Mammillarlinie bis zu 2—3 cm, selbst später noch um 1 cm. Bei Säuglingen mit weichen Bauchdecken kann sie fühlbar sein bei unveränderter Form und glatter Oberfläche, Abwesenheit von Ikterus. Die Leber tritt beim Kinde als deutliche Krankheitsursache stark zurück gegenüber dem Erwachsenen, Gallenleiden fehlen fast ganz.

Viele Krankheiten verlaufen mit Vergrößerung von Leber und Milz gleichzeitig, oft nur von einem dieser Organe. Zu den **hepatolienalen Krankheitsbildern** führen viele Infektionskrankheiten, so Lues, Tuberkulose, Malaria, Typhus, Bang, Drüsenfieber, Speicherkrankheiten, Kreislauf- und Pfortaderkrankheiten, Lebercirrhose, perikarditische Pseudolebercirrhose, BANTISCHES Syndrom, dann ganz besonders Blutkrankheiten, hämolytische Anämien, Leukämien, JAKSCH-HAYEM, Lymphogranulomatose. Bei der Hepatitis epidemica ist neben der Lebervergrößerung die Milz kaum auffallend. Die große schmerzhafte Leber bei toxischer Diphtherie ist ein sehr gefährliches Zeichen.

Außer bei den obgenannten Krankheiten findet sich **Vergrößerung der Leber** sehr häufig:

Bei **Stauungen** im Gefolge von unkompensierten Herzfehlern, chronischen Lungenleiden, auch bei akuten Ernährungsstörungen des Säuglings. Oft besteht dabei Druckempfindlichkeit. Hierher rechnet man auch die rasch eintretende, oft schmerzhafte Leberschwellung bei drohender diphtherischer Herzlähmung.

Bei **Gallenstauung** kann biliäre Cirrhose entstehen. Diese sehen wir neben starkem Ikterus bei der angeborenen Atresie der Gallenwege. Sie kann sich auch bei gummöser Cholangitis entwickeln. Nur äußerst selten begegnet man der hypertrophischen Cirrhose mit Ikterus (HANOT). Dabei muß Lues ausgeschlossen werden. Ich habe die Krankheit einmal beobachtet bei einem Säugling von 9 Monaten, mit starker Leukocytose.

Bei **fettiger Degeneration.** Dazu führen Ernährungsstörungen des Säuglings, so besonders die alimentäre Intoxikation, dann viele Infekte, Pyelitis, Sepsis, Tuberkulose, Miliartuberkulose, Rachitis. Es kann dabei alimentäre Glykosurie und Urobilinurie auftreten. Die Konsistenz ist etwas vermehrt.

Bei **Amyloiddegeneration** ist die Leber sehr groß und derb.

Eine **parenchymatöse Hepatitis** liegt dem epidemischen Ikterus zugrunde, ebenso dem seltenen familiären hämolytischen Ikterus, bei WEILscher Krankheit und Sepsis.

**Vergrößerung und Verhärtung der Leber (Cirrhose),** wobei die Milz auch vergrößert ist und häufig Pfortaderstauung und Ascites, auch Ikterus eintritt und später Schrumpfung nachfolgt. Oft sind Tuberkulose, Lues und Alkohol die Ursache. Eine Trennung in hypertrophische und atrophische Form läßt sich nicht durchführen (s. S. 54). Ikterus und Ödem der unteren Körperhälfte entwickeln sich später. TAKATA-ARA-Reaktion positiv. Tod oft nach Blutbrechen oder im Koma. Zuweilen Heilung möglich. Beim Säugling fällt die luetische nicht schrumpfende Cirrhose in Betracht, die familiär auftreten kann, die perikarditische *Pseudolebercirrhose* meist erst nach dem Kleinalter. Über biliäre Cirrhose bei Verschluß des Gallenweges S. 54.

Eine *eigenartige endemische familiäre Lebercirrhose* beim Kleinkind wurde in den letzten Jahren aus dem Tirol berichtet. Schleichende Entwicklung mit Apathie, großem Leib, Abmagerung.

Bei **chronischen Infektionen.** Am häufigsten bei **Lues der Säuglinge.** Hier ist die Affektion meist diffus und interstitiell, die Oberfläche uneben, der rechte Lappen vorzugsweise vergrößert. Ikterus fehlt fast stets. Bei seinem Vorhandensein liegt gewöhnlich gummöse Cholangitis vor. Bei gummöser Peripylephlebitis entstehen Acholie und Ascites. Bei **Lues tarda** entwickelt sich oft eine gummöse, höckerige Form der Leber mit Buckeln und Einziehungen. Die Leber ist sehr hart. Daneben manchmal auch Ascites und starke Venenerweiterung der Bauchwand.

Bei chronischer *Malaria* ist die Lebervergrößerung oft von Ikterus begleitet. *Kala-Azar (Leishmaniose)* führt zu großer, harter Leber. Bei *Tuberkulose* tritt die Vergrößerung selten in den Vordergrund, vielmehr der starke entzündliche Ascites. Die seltene *alkoholische Cirrhose* (mit sekundärer Verkleinerung) gleicht im Bilde sehr der tuberkulösen Peritonitis und ist häufig mit ihr verbunden. Das BANTISCHE Syndrom, vereinzelt im Schulalter auftretend, führt meist zu Vergrößerung der Milz (s. S. 264), dann der Leber und geht in Kachexie aus.

Auf **Blutstauung** beruhen auch die *kardiale* und die *perikarditische Cirrhose.* Die letztere entwickelt sich auf Grund einer rheumatischen oder tuberkulösen Perikardialverwachsung und macht eine sehr große und ungewöhnlich harte Leber, welche leicht die Aufmerksamkeit von der Herzaffektion ablenkt, besonders bei tuberkulösem Ursprung, wo das Herz kaum vergrößert ist und an Lues oder Tumor dieser Organe denken läßt. Durch Entzündung des Überzuges der Leber entsteht das Bild der *Zuckergußleber.* Nebenbei finden sich oft gleichzeitig exsudative Peritonitis und Pleuritis.

**Schwere Anämien** verursachen oft neben großer Milz starke Lebervergrößerung durch Neubildung von Blutbildungsherden, so die JAKSCH-HAYEMsche Anämie und die Leukämie.

Die Lebervergrößerung bei **allgemeiner Miliartuberkulose** kann schmerzhaft sein, wobei die Leber selbst nicht tuberkulös zu sein braucht.

Die *akute gelbe Leberatrophie* ist selten beim Kinde (Phosphorvergiftung und Infektionskrankheiten), nur ganz ausnahmsweise beim epidemischen Ikterus. Die zuerst große Leber verkleinert sich rasch unter Fieber und schweren cerebralen Erscheinungen.

**Leberabscesse** sind selten und verlaufen gewöhnlich ohne Ikterus. Sie können sich auf Grund von Nabelsepsis, von Trauma, von Appendicitis entwickeln (auch von Ascariden, die in den Choledochus eindringen) und eine schmerzhafte Vergrößerung des Organes herbeiführen, oft mit septischen Erscheinungen, Ikterus, Vorwölbung der Absceßgegend, Hyperästhesie und Ödem der Bauchwand. Täuschen kann die „Krise" beim haemolytischen Ikterus. Selten ist *Cholecystitis* (Schmerzen) bei Typhus, Sepsis, Scharlach.

Endlich verdienen noch Erwähnung die seltenen **Lebertumoren,** die angeborene, schnell wachsende Cystenleber, die schon bei der Geburt einen gewaltigen Umfang aufweisen kann, das Sarkom und das Carcinom, das meist sekundär ist und oft von Nierentumoren ausgeht, der fluktuierende Leberechinococcus. *Starke Leberschmerzen* sind selten, da Gallensteine und Cholangitis selten sind, die lokale Schmerzen, Ikterus und Muskelabwehr erzeugen, eventuell Empyem der Gallenblase (Röntgenaufnahme!). Am ehesten stellen sie sich bei schwerer Diphtherie (Folge der Blutüberfüllung und Spannung des peritonealen Überzuges ?) und bei Absceß ein.

Zur *Cholecystographie* dient die intravenöse Injektion von Jodtetragnost, das die Gallenblase erkennen läßt. 0,05 pro Kilo, Nachspritzen mit NaCl-Lösung. Wichtig für die Diagnose der Leber- und Gallenleiden ist die Duodenalsondierung.

Die TAKATA-ARA-*Reaktion* zeigt Parenchymschädigung der Leber an, so auch bei Cirrhose, versagt aber oft bei Hepatitis. Die Laevulose- und Galaktoseprobe besitzen praktisch keinen wesentlichen Wert.

Als ungewöhnlich, ganz eigenartig sind hier einzuschalten: die sog. **Speicherkrankheiten (Thesaurismosen).** Dahin gehören die **Lipoidosen,** die Erbkrankheiten sind. Es handelt sich um eine Gruppe hepatolienaler Erkrankungen, die nahe Beziehungen zu Störungen der Blutbildung aufweisen, zu Knochenmark und Lymphdrüsen. Es sind Stoffwechselkrankheiten mit *Anhäufung von Lipoiden im Blut, und Speicherung* im reticuloendothelialen Gewebe der betreffenden Organe, manchmal auch in Haut und Knochen. Die Diagnose wird gesichert durch Milz- oder Sternalpunktion und Nachweis der betreffenden Speicherzellen.

1. **GAUCHER-SCHLAGENHAUFERsche Krankheit** mit Kerasinspeicherung in der gewaltigen Milz, in der großen Leber, Knochenmark und Lymphdrüsen in großen Speicherzellen (GAUCHER-Zellen). Verlauf über Jahrzehnte. Leuko- und Thrombopenie. Die dem Licht ausgesetzte Haut wird bräunlich. Später kommt es zu Knochenbrüchen, Blutungen (Nase), zu Muskelhypertonien. Beginn ausnahmsweise schon beim Säugling mit Milzschwellung, die immerfort wächst. Die Diagnose wird gesichert durch Milz- oder Sternalpunktion und Nachweis der GAUCHER-Zellen. Oft familiär. Klinisch große Ähnlichkeit bietet sie mit NIEMANN-PICK, aber ohne Drüsenschwellung. Eine akute Form führt in 1—2 Jahren zum Tod.

Ein 6 Monate altes Kind, das trotz Muttermilch nie recht gedeihen wollte, immer blaß war, zeigte seit 1 Monat allgemeine Hypertonie und spastischen Husten, rasch wachsenden *gewaltigen Milztumor,* große Leber, mäßige einfache Anämie. WaR. negativ. Beim Tod mit 7 Monaten war die Milz mit typischen *Gaucherzellen* durchsetzt, ebenso Leber und Lymphdrüsen. Daneben Pachymeningosis haemorrhagica interna mit Hydrocephalus externus. Ein Geschwister war vor 3 Jahren, 8 Monate alt, unter den gleichen Erscheinungen gestorben; gleicher Sektionsbefund in Milz und Leber, ebenso Hydrocephalus externus. Demnach kann diese Krankheit schon viel früher auftreten und rascher tödlich verlaufen, als man nach den Angaben der Literatur annehmen möchte.

2. Die **NIEMANN-PICKsche Krankheit** mit Phosphatidspeicherung (Lecithin) in Milz, lymphatischem Gewebe und Knochenmark, Leukopenie. Pathognomonisch sind die „Schaumzellen". Rasche Vergrößerung von Leber und Milz, Lymphdrüsen, starke Abmagerung und Blutungen. Beginn im Säuglingsalter, vorwiegend bei Juden. Haut bräunlich. Oft Ausgang in amaurotische Idiotie. Tod im ersten oder zweiten Jahr. Zu erwägen ist die hämolytische Anämie.

3. **HAND-SCHÜLLER-CHRISTIANsche Krankheit** mit Speicherung von Cholesterin in granulomatösem Gewebe. Beginn im Kleinalter mit chronischem Verlauf. Milz und Leber nur wenig vergrößert. Schwere Veränderungen am Skelett (Röntgen), an Schädelknochen (Landkartenschädel), Becken, Oberschenkel mit Aufhellungen. Bisweilen mit Exophthalmus Diabetes insipidus, Kleinwuchs, Xanthomatose. Als septische Form ergibt sich die *infektiöse Retikuloendotheliose* mit Purpura.

4. Zu den Speicherkrankheiten gehört auch die nicht ganz seltene **Glycogenspeicherkrankheit (GIERKEsche Krankheit)** mit Ansammlung von Glykogen in der Leber, die zu gewaltiger Vergrößerung führt, vorab des linken Lappens, der die Milz vortäuschen kann, auch in andern inneren Organen (Herzvergrößerung). Beginnt im Säuglingsalter und wird oft durch periodisches Erbrechen eingeleitet. Die Unfähigkeit, das Glykogen in Traubenzucker zu verwandeln, verursacht Heißhunger und vermindert den Blutzucker auf 40—30 mg% (Hypoglykämie), Azetonurie, Schwächeanfälle. Pastöser Habitus, Haarausfall, Osteoporose, Dystrophie, Kleinwuchs (hepatischer Infantilismus). Im Schulalter öfters Besserung. Die kleinbleibende Milz läßt hämolytischen Ikterus und Lipoidosen ausschließen. Anfänglich denkt man etwa an Lebercirrhose oder Fettleber. Die Leberfunktion ist ungestört, wie bei den meisten Speicherkrankheiten.

5. Auch die **Cystinkrankheit** ist als Speicherkrankheit zu bezeichnen. Sie tritt familiär auf mit Retention von Aminosäuren (Cystin) in Kristallen in den Geweben, besonders in der Niere, wo sie zu interstitieller Nephritis (Amindiabetes) führt (S. 36). Cystin fehlt oft im Urin, macht aber oft Nierensteine. Anorexie, Anämie, Fieber.

## Pankreaserkrankungen.

Die **Pankreasinsuffizienz** (*Pankreasfibrose mit Bronchiektasien*). Beim Neugeborenen: Bild der angeborenen Darmstenose (Meconiumileus), operabel. Bei Überlebenden im 2.—6. Monat Dystrophie, Bronchopneumonie (infizierte Bronchiektasien.). Tuberkulose? Keuchhusten? Tritt nicht selten familiär, kongenital auf. Die Stühle sind weich, hell, fauligstinkend. Bei starker Fettzufuhr erscheint Steatorrhoe. Später kommt es zu Dystrophie, selbst zu Keratomalazie. Die Duodenalsondierung zeigt Fehlen von Lipase und Trypsin, verminderte Diastase. Die innere Sekretion ist ungestört. Das Krankheitsbild ist der Coeliakie ähnlich. Path.-An.: Verfettung und Sklerose des Pankreas. Ein Infekt führt meist zum Tode (Pneumonie).

Über *Meconiumperitonitis* s. S. 250.

Beim *Mumps* im Pubertätsalter können pankreatische Leibschmerzen sich einstellen.

# Störungen des Appetites und des Durstes.

*Mangel an Appetit* (*Anorexie*) hat die ersten 2—3 Lebenstage nicht viel zu bedeuten; dauert er länger, so liegt oft Lebensschwäche vor (Frühgeburt), Atelektase, Täuschung durch schwergehende unergiebige Brust, Schnupfen, Trismus. Das Loslassen der Warze unter Schreien ist ein erstes Zeichen des Tetanus neonatorum. Auch späterhin liegen oft mechanische Gründe vor: allgemeine Schwäche, Schwierigkeit zu saugen und zu schlucken, schmerzhafte Stomatitis, Rhinopharyngitis, Rachenmandeln, fernerhin Pyelitis usw., Ernährungsfehler, akute und chronische Magen-Darmleiden, Tuberkulose u. a. Säuglinge mit Pylorusstenose stoßen oft die Brust zurück. Widerwillen gegen gekochte Milch kann das erste Anzeichen von Barlow sein. Auch Mangel an Vitamin B¹, A, D, Allergie gegen gewisse Nahrungsmittel kann mitspielen. Neuropathen können hartnäckig die Nahrung verweigern, trotzdem die Magenentleerung ganz normal verläuft. Hunger und Durst sind bei jüngeren Säuglingen schwer zu unterscheiden. Darum werden diese im heißen Sommer gern überfüttert.

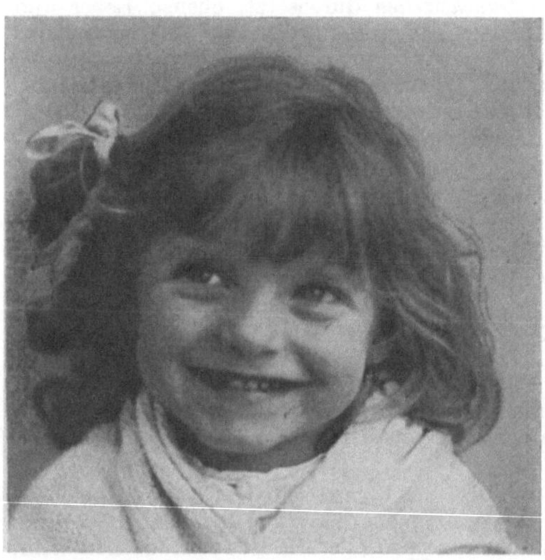

Abb. 235. „Zartes Kind". 4 Jahre. „Ißt nichts", Gewicht in 3 Wochen *ohne Zwang* um 0,7 Kilo gestiegen. Nervöse Mutter.

Jenseits des Säuglingsalters ist andauernder Mangel an Appetit, wo keine auffindbare Ursache vorliegt, bei fieberlosen Zuständen meist *Folge der Zwangsfütterung* zur „Stärkung" der Kinder (Abb. 235). Er besteht überhaupt nur in der Einbildung der Eltern, welche mit reichlicher, nahrhafter und leicht verdaulicher Kost das Kind stärken möchten.

Durch den steten Zwang kommt das Kind nie zu Appetit, wozu die häufig noch einförmige, unbeliebte Kost beiträgt; läßt man jeden Zwang weg, gibt bei Durst Wasser und nicht Milch, nur 3 Mahlzeiten im Tag, so stellt sich der Appetit von selbst ein und die Kinder gedeihen besser.

Bei älteren Kindern liegen oft *Mangel an frischer Luft und Bewegung* (Schule), geistige Überbürdung, *Neuropathie und Hysterie* oder latente Tuberkulose vor.

Hypazidität und motorische Insuffizienz, auch Würmer, müssen ausgeschlossen werden. Neuropathen haben oft launischen Appetit nach gewissen Speisen und verschmähen hartnäckig alles andere. Besserung bei Milieuwechsel und Nichtbeachtung. Als Ursache der Anorexie zeigt sich manchmal erst nach einigen Tagen eine Infektion (Pyelitis, epidemischer Ikterus).

*Vermehrter Appetit, bzw. übermäßige Nahrungsaufnahme* ist bei Säuglingen oft die Folge der mühelosen Aufnahme bei Flaschenernährung (übergroßes Saugloch), sodann häufig bei Dekomposition (Inanition des Organismus durch mangelhafte Verdauung), bei Rachitis (durch Vitaminhunger bedingt).

Zeitweiser *Heißhunger* bei älteren Kindern kann auf Darmreiz (Würmer) beruhen. Konstitutionell bedingt ist starker Appetit bei raschem Wachstum, oft bei exsudativer, neuropathischer Diathese mit Magerkeit oder Fettleibigkeit verlaufend, bei Diabetes.

Verlangen nach Erde, Salz, Sand, Mörtel usw. trifft man bei Idioten und Psychopathen, aber auch bei Mangel an wichtigen Nährstoffen (einförmige Milch- oder Mehlnahrung).

*Vermehrter Durst*, der sich nicht durch fieberhafte Krankheiten, abnorme Wasserverluste (Schweiße, Erbrechen, wasserreiche Stühle) erklärt, hat seinen Grund oft in übersalzener, gewürzter Kost. Mundatmer zeigen im allgemeinen infolge der Trockenheit des Mundes großes Wasserbedürfnis. Auch überreiche Milchnahrung macht Durst. Immer muß man mit der Möglichkeit von Diabetes mellitus oder insipidus (Tumor der Hypophyse?) rechnen oder mit Psychopathie. Diabetes insipidus zeigt sich auch nach Schädeltrauma, Lues und akuten Infektionskrankheiten, ist bisweilen familiär. S. auch S. 344.

Die hyperchlorämische-hypochlorurische Form des *Diabetes insipidus* besitzt keine Konzentrationsfähigkeit für die Chloride im Urin. Zu der selteneren hypochlorämischen Form bestehen Übergänge.

# Erbrechen.

Die Häufigkeit und Leichtigkeit des Erbrechens in den ersten Jahren erklärt sich aus dem geringfügigen Kardiotonus dieser Altersstufe. Das übrigens unrichtige Sprichwort „Speikind — Gedeihkind" zeigt, wie häufig und relativ unbedenklich das Erbrechen bei kleinen Kindern ist. Aber gerade dieser Umstand muß uns immer alle Möglichkeiten ins Auge fassen lassen, um nicht einmal eine schwerwiegende Ursache zu verkennen. Viel zu oft wird der Sitz der Krankheit im Magen vermutet, wo er anderswo sitzt (Infektionskrankheit, Gehirn, Nasen-Rachen-Katarrh). Das Erbrochene bei Kuhmilch riecht gewöhnlich stark ranzig im Gegensatz zu Frauenmilch, die fünfmal weniger niedrige flüchtige Fettsäuren enthält.

**Hartnäckiges Erbrechen von Geburt an** besteht bei Oesophagusatresie und Darmstenose, sogar ganz kleine Nahrungsmengen werden herausgewürgt. Erstickungsanfälle dabei deuten auf die häufige Kombination mit Trachealfistel. Es kann auch von verschlucktem Fruchtwasser herrühren.

**Beim habituellen Erbrechen der Säuglinge** kann man zwei Formen unterscheiden, *eine spastische Form*, die heftig und explosiv, oft mit Erbrechen im Bogen verläuft, mit eingesunkenem Leib und Obstipation. Günstig wirkt Eumydrin. Zweitens *eine atonische Form*, wo das Erbrechen langsam und mühelos erfolgt, daneben bisweilen Diarrhöe, die Muskeln schlaff sind, so bei den Ruminanten. Die Mütter bezeichnen nur die erste Form als Erbrechen, die zweite, der sie wenig Beachtung schenken, als *Schütten oder Herausgeben*. Das *Luftschlucken (Aerophagie)* bei der Flasche erzeugt Regurgitation.

Mit **heftigem Husten** verbunden ist das Erbrechen bei Entzündung der oberen Luftwege, bei *Keuchhusten*, Husten bei Tracheitis und Bronchialdrüsen, Bronchiektasien, perforierendem Empyem, frischer Pharyngitis und Adenoiden.

**Gastrointestinale Ursachen** des Erbrechens stehen beim Säugling durchaus im Vordergrund. Leibschmerzen sind häufig begleitend. Das Erbrechen bei Überfütterung und verdorbener oder ungeeigneter Nahrung ist eine nützliche Reaktion, die man nicht bekämpfen soll. Die Mütter nehmen vielfach zu Unrecht „Magenüberladung" und „verdorbenen Magen" an, wo das Erbrechen den Beginn einer Infektion anzeigt. In den ersten Lebenstagen ist leichtes Erbrechen so häufig, daß man es fast als physiologisch bezeichnen darf. Habituelle Überfütterung, zu häufige, zu große, zu heiße Mahlzeiten veranlassen Schütten, das bei Beseitigung dieser Fehler verschwindet (konzentrierte Nahrung, wenige Mahlzeiten), wenn sie nicht schon einen Bedingungsreflex oder einen stärkeren Katarrh geschaffen haben. Die häufigste Ursache sind gastrointestinale Dyspepsien, Intoxikation und Katarrhe, Enteritis, Kolik. Dem epidemischen Ikterus geht oft tagelanges Erbrechen voraus. Bei älteren Kindern kommt öfters auch Wurmreiz im nüchternen Zustande in Betracht, auch Trophallergie. Bei ihnen deutet bisweilen vorangehende Übelkeit, Blässe, belegte Zunge, Leibweh, nachherige Erleichterung auf den gastrointestinalen Ursprung. Verstopfung kann die Neigung zu Erbrechen steigern oder auslösen. *Kardiospasmus*, bzw. *Oesophagospasmus* ist bei älteren Säuglingen und späterhin nicht ganz selten, zum Teil primär und periodisch, sodann nach Verätzungen oder als Affektkrampf bei unlustbetonter Mahlzeit. Er verursacht Würgen und Erbrechen während der Mahlzeit oder nach einiger Zeit. HCl fehlt im Erbrochenen, so daß *Kongopapier* rot bleibt. Die Schlundsonde hat Schwierigkeit, in den Magen zu gelangen und läßt erkennen, an welchem Punkte der Spasmus sitzt, ebenso die Durchleuchtung nach Bariumbrei. *Monatelanges Erbrechen* stammt fast nie allein von chronischen Magendarmstörungen, die eine Seltenheit bilden. Fast stets liegen psychische Ursachen dabei vor. *Magenatonie* trifft man zuweilen bei zarten Kindern von 1—5 Jahren mit Gastroptose und verzögerter Magenentleerung. Konzentrierte Nahrung bringt Nutzen.

**Blutiges Erbrechen** in stärkerem Maße kommt bei Kindern selten vor, da das Magen- und Duodenalgeschwür selten vor der Pubertätszeit sich entwickelt. Bei Neugeborenen ist blutiges Erbrechen oft das Anzeichen von Meläna, auch von Sepsis. Bei Brustkindern ist immer damit zu rechnen, daß erbrochenes Blut von Rhagaden der Warze, in der ganzen Kindheit von verschlucktem Blut bei Nasenbluten aus Mund und Rachen stammen kann. Bei Säuglingen mit Dekomposition, überwiegend unter 6 Monaten, finden sich im Erbrochenen häufig feine schwärzliche Blutfäserchen aus dem Magen, sie kündigen immer einen ernsten Zustand an, dem oft bald der Tod nachfolgt. Ähnliches sieht man bei toxischer Dyspepsie. Zu größeren Mengen Blut führen Duodenalgeschwüre bei Dekomponierten nur in seltenen Fällen. Als Ursachen sind weiter zu nennen: hämorrhagische Diathesen verschiedener Art (Werlhof, Sepsis), schwere Anämien, verschluckte Fremdkörper, vereinzelt Lebercirrhose. (Über das Blutbrechen bei Thrombose der Vena portae s. S. 264.) Jedes Erbrechen kann bei heftiger Anstrengung zu leichten Blutungen Veranlassung geben, so z. B. bei Pylorusstenose, Keuchhusten.

Die Unterscheidung, ob Blut von den Lungen oder vom Magen stammt, ist oft schwer. In Betracht fällt, daß Lungentuberkulose auch bei älteren Kindern nicht häufig Hämoptoe macht.

**Erbrechen von Galle und Kot.** Infolge der erschwerten Rückläufigkeit durch den Pylorus beim Säugling *fehlt bei ihm Galle* im Erbrochenen sozusagen immer.

auch bei heftigem Erbrechen. Findet sich ausnahmsweise Galle darin, so liegt gewöhnlich ein schweres Passagehindernis vor; dabei kommt Pylorusstenose nicht in Betracht, sondern Stenosen, die im Duodenum (unterhalb der VATER-schen Papille) oder tiefer liegen, auch peritonitische Antiperistaltik. So erlebte ich bei einem elenden Frühgeborenen von 2 Monaten Gallebrechen, das verursacht war durch eine peritonitische Strangbildung unterhalb des Duodenums. Im späteren Alter findet sich Galle häufig bei heftigem Erbrechen (Peritonitis, Darmverschluß, Cerebralleiden, auch bei einfacher Magendarmstörung). *Kot* findet sich im Erbrochenen bei Darmverschluß, der das Colon betrifft,. so schon bei HIRSCHSPRUNGscher Krankheit im Säuglingsalter und bei Invagination, die im Bereiche des Colons sitzt, sodann bei Brucheinklemmung.

*Regurgitation der Nahrung* ähnelt oft dem Erbrechen. Sie zeigt sich bei angeborener Oesophagusatresie. Häufig später nach Verätzung des Oesophagus durch Laugen oder Säuren, womit gewöhnlich starker Speichelfluß verbunden ist.

**Rumination** läßt sich nicht selten bei neuropathischen Flaschenkindern beobachten. Einige bis längere Zeit nach der Mahlzeit steigt die Nahrung nochmals in den Mund herauf und wird zum Teil wieder verschluckt. Im Beginn erfolgt oft Rülpsen. Bei solchen Kindern bemerkt man, daß sie mit ihren Fingern leidenschaftliche Traktionen an der Zunge ausführen, bis die Nahrung wieder erscheint. Die Rumination ist meist deutlich lustbetont und wird oft durch Erbrechen veranlaßt, das anläßlich einer schweren Ernährungsstörung längere Zeit bestand. Das Übel wird leicht übersehen. Bei Breinahrung und Bauchlage verschwindet es oft.

**Toxisch-infektiöse Momente** bilden eine weitere wichtige Ursache. Als „*verdorbener Magen*" wird gewöhnlich das Erbrechen bei einer Infektion (Grippe, Pyelitis, Appendicitis u. a.) beschuldigt. Bei Säuglingen kann jede Infektionskrankheit über ihre ganze Dauer und noch länger zu Erbrechen führen, vor allem im Beginn, ausgesprochen bei Nasopharyngitis, ohne daß wesentliches Fieber dabei zu bestehen braucht. Vielfach liegen parenteral bedingte Ernährungsstörungen vor. Bei älteren Kindern kommt jeder heftige, initiale Fieberanstieg in Betracht, wobei Scharlach nicht so hervorsticht wie bei Erwachsenen. Wir sehen Brechen ebenso bei Pneumonie, Angina, Pyurie usw. Erbrechen, das erst im Verlauf der Diphtherie einsetzt, verdüstert die Prognose. Dem epidemischen Ikterus geht oft ein schwer erklärliches Erbrechen voraus (mit Urobilinogenurie). Nach einigen Tagen klärt die ikterische Hautfarbe und Bilirubinurie die Ursache. *Hitzschlag* und *Sonnenstich* erzeugen neben Erbrechen und Schwindel oft Coma und Krämpfe.

Toxisch ist das Erbrechen bei Nephritis und Urämie, bei Coma diabeticum, bei gewissen Medikamenten (Kalomel, Sulfonamiden u. a.), Vergiftungen, nach Verbrennungen, wo es prognostisch ein übles Zeichen ist. Unklar ist die Genese bei schweren Anämien.

Das **peritonitische und stenotische Erbrechen** ist durch seine Heftigkeit ausgezeichnet. Es ist oft mit Kollaps und heftigem Leibschmerz und im Gegensatz zum gastrointestinalen Erbrechen mit Stuhlverhaltung verbunden. Beim Neugeborenen handelt es sich oft um Sepsis (Peritonitis), selten um Darmatresie, bei Säuglingen in den ersten Monaten um **Pylorusstenose** (s. S. 256). Dabei besteht starke Magenperistaltik (Abb. 227), der untere Teil des Abdomens ist anfänglich klein. Charakteristisch ist hier das Auspressen des Mageninhaltes durch die eingeführte Sonde. Viel seltener liegt die HIRSCHSPRUNGsche **Krankheit** vor, wo neben starkem Meteorismus und sichtbarer Peristaltik großer Darmschlingen das Erbrechen bisweilen gallig und fäkulent ist (s. S. 257). Bei älteren Säuglingen denkt man bei plötzlichem Einsetzen und Kollaps an

**Invagination** (luftkissenartiger Tumor, eventuell blutige Stühle) (s. S. 259), später an starke Kotansammlung oder *Wurmknäuel*. Von sonstigen plötzlich einsetzenden Stenose und Erbrechen verursachenden Krankheiten sei noch die **Einklemmung von Hernien** erwähnt (s. S. 338), die im Säuglingsalter viel häufiger ist als später (Bruchpforten untersuchen!).

Endlich ist im ganzen Kindesalter **Peritonitis** zu erwägen (Leibweh, Fieber, Druckempfindlichkeit). Meist handelt es sich hier um Prozesse am Wurmfortsatz (s. S. 250).

Bei **Herzleiden** ist Erbrechen häufig, besonders wenn Stauungen eintreten. Ominös ist das Erbrechen *nach Diphtherie* bei drohender Herzlähmung, das meist von Bauchschmerzen begleitet ist.

**Neuropathie.** Bei neuropathischen Kindern führen alle Ursachen (Ernährungsstörungen, Infekte usw.), die auch sonst Erbrechen veranlassen können, mehr wie sonst zu Erbrechen, das dabei auch mehr selbständigen Charakter annehmen kann, so beim **habituellen, schwer stillbaren Erbrechen, dem sog. Pylorospasmus.** Dieses Erbrechen ist ziemlich häufig bei Säuglingen. Im Gegensatz zu echter Pylorusstenose besteht keine Verstopfung, keine sichtbare Peristaltik, höchstens fühlbare Magenkonturen. Es dauert oft über das 1. Halbjahr hinaus, zeigt Hypertonie der Muskulatur, auch der Bauchwand, häufig Diarrhöen. Es handelt sich um eine Übererregbarkeit des Nervensystems (Hyperästhesie der Schleimhaut?). Manchmal findet sich dabei Magenatonie, Luftschlucken. Das Leiden setzt oft spontan ein und kann die Patienten in schwerste, sogar tödliche Unterernährung bringen. Zum Glück ist das *unstillbare Erbrechen* selten; es kommt nur im 1. Quartal vor bei Flaschenkindern (fettreiche Nahrung, Überfütterung). Besserung oft auf Frauenmilch, fettfreie Kuhmilch oder breiige Nahrung. Das habituelle Erbrechen entwickelt sich meist im Anschluß an Dyspepsie, Darmgrippe usw. Hier, aber auch bei leichteren Formen von anhaltendem Erbrechen der Säuglinge zeigt sich deutlich, wie sich in der Ursache unentmischbar neuropathische, dyspeptische und infektiöse Momente vorfinden und potenzieren, bei älteren Säuglingen oft noch beeinflußt durch die Nervosität und Polypragmasie der Umgebung. Ekzematiker sind mehr wie andere disponiert. — Pylorusstenose (S. 256).

*Bei älteren Kindern* genügt Aufregung, morgens die bevorstehende Schule und Hysterie, um das Brechen auszulösen. Hirntumor? Habitueller Eßzwang schafft durch den Ekel oft einen Bedingungsreflex, selbst eine Virtuosität in willkürlichem Erbrechen, wobei Trotzreaktion mitwirkt. Anhaltendes nervöses Erbrechen führt zu eingesunkenem Leibe.

Die *Migräne* bei jüngeren Kindern läßt das Kopfweh gegenüber dem Erbrechen zurücktreten. Auch Astigmatismus und Anstrengung des Auges aus anderen Ursachen kann Erbrechen hervorrufen.

Das *hypochlorämische Erbrechen* (s. S. 257) kann Meningitis oder Appendicitis vortäuschen. Salzinjektionen helfen sofort (0,8%).

**Wichtig ist das periodische (cyclische, acetonämische) Erbrechen** der Kinder von 3—10 Jahren. Schon beim Kleinkinde führt Hunger (Mangel an Kohlehydraten) rasch zu Hypoglykämie und Hyperacetonämie, später zu Fettabwanderung in die Leber. Hier handelt es sich um ein besonderes Syndrom überwiegend neuropathischer Kinder, bei denen in Intervallen gewöhnlich ohne deutliche Ursache sich heftigstes Erbrechen einstellt. Bei Disponierten kommt es nach Verstopfung, fetten Speisen, Aufregung oft ohne merklichen Anlaß, nach stark riechenden Stühlen plötzlich in Intervallen von Wochen oder Monaten zu heftigstem, unstillbarem, galligem, selbst blutigem Erbrechen, 20—50 und mehrmal im Tage, das nach 2—4 Tagen meist auch plötzlich wieder aufhört, nachdem die Kinder schon bedrohlich erschöpft und ausgetrocknet sind. Auffällig ist die Hartnäckigkeit des Erbrechens schon nach kleinsten Mahlzeiten. Es besteht Verstopfung, die Temperatur ist am Anfang mitunter etwas fieberhaft. Charakteristisch ist die *starke Acetonausscheidung* im Urin und in der Exspirationsluft (Geruch wie Chloroform und Essigsäure), die dem Erbrechen ½—1 Tag vorausgeht, oder jedenfalls nicht erst nachfolgt (diagnostisch wichtig!). Die Atmung kann vertieft sein wie im Beginn des Coma diabeticum. Im Urin läßt sich Aceton, Acetessigsäure und Oxybuttersäure nachweisen. Ohnmachten, Tachykardie, Arrhythmie können sich einstellen. Heftiges Kopfweh legt den Verdacht von Meningitis nahe, mehr noch Somnolenz und Konvulsionen, die schwere Fälle begleiten. Kohlehydratentziehung kann einen Anfall auslösen. Der Bauch ist zwar meist eingesunken, doch können die Bauchmuskeln nach langem Erbrechen druckempfindlich werden. Es bestehen selten stärkere Schmerzen im Leib oder in der etwas vergrößerten Leber, was auf Appendicitis deuten könnte. Fieberhafte Krankheiten, Inanition können den Anfall auslösen. Im Blut Lymphocytose. Die sehr ausgesprochene Hypoglykämie kann auch von Hypochlorämie begleitet sein, die an sich Ähnlichkeit mit dem acetonämischen Erbrechen bietet. Ich erlebte zwei Todesfälle dieser rätselhaften, bei Intellektuellen nicht seltenen Krankheit, die auf einer Stoffwechselstörung beruht. In einem Falle konnte die Sektion gemacht werden, der Befund war ganz negativ. Die Kinder leiden im freien Intervall oft an Enteritis membranacea oder an Migräne. Die Diagnose macht sich per exclusionem, am schwierigsten beim ersten Anfall, bei dem Meningitis, Appendicitis, Peritonitis, Ileus, Indigestion, Migräne, Ikterus u. a. in Betracht fallen. Nicht selten bleibt die Diagnose auch bei sorgfältiger Beobachtung unsicher. Differentialdiagnostisch ist auch das *Coma dyspepticum* zu erwägen, das mit heftigem Erbrechen beginnt (s. S. 293). Zur Ähnlichkeit des acetonämischen Erbrechens mit Hypochlorämie s. S. 257. Bei Appendicitis ist das Erbrechen selten so andauernd, die Leibschmerzen sind stärker. Bei Infektionskrankheiten, ungenügender Nahrungsaufnahme mit Kohlehydratkarenz tritt in vielen Fällen **sekundäre Acetonämie** auf mit hartnäckigem Erbrechen. Beide Formen der Acetonämie heilen prompt, sobald es gelingt, dem Organismus ordentlich Kohlehydrate zuzuführen (Zucker per os oder per rectum), ein Punkt, der differentialdiagnostisch wertvoll ist. Auch gesunde Kinder zeigen nach Hungern in 1 bis 3 Tagen Acetongeruch und Ketonurie. Kohlehydratzufuhr wirkt sofort bessernd.

Bei *Calcariurie* tritt öfters Erbrechen neben Leibschmerzen auf.

**Cerebrales Erbrechen.** Alle Krankheiten des Hirnes, auch Tumoren und Abscesse, und seiner Häute, insonderheit Meningismus und Meningitis, auch Migräne können Erbrechen verursachen, das auch beim Säugling heftig und im Bogen erfolgt. Im Gegensatz zum gastrointestinalen Erbrechen ist die Zunge nicht oder wenig belegt. Es besteht oft Kopfweh, Verstopfung. Das Erbrechen erfolgt vielfach auch bei leerem Magen oder längere Zeit nach der Mahlzeit (nüchtern am Morgen ist verdächtig) und hinterläßt keine Erleichterung. Bei Gehirnerschütterung, ausgesprochener Meningitis, Encephalitis, Hydrocephalus ist die Diagnose meist ohnedies klar. Man denke aber daran, daß Erbrechen eines der ersten Zeichen der tuberkulösen Meningitis sein kann, daß es bei Hirntumoren und Hirntuberkel der Erkennung monatelang vorangehen kann. Bei Otitis deutet das Erbrechen sehr viel seltener als man fürchtet auf eine Beteiligung des Gehirns (Meningitis, Sinusthrombose).

Bei Säuglingen führt die Beobachtung einer gespannten Fontanelle dazu zu untersuchen, ob das Erbrechen etwa von einem beginnenden Hydrocephalus lueticus, von Pachymeningosis oder von einer Meningitis herrührt.

# Stuhlgang.

## Allgemeines über den Stuhl des Säuglings und seine Untersuchung.

Das **Meconium,** der fetale Darminhalt, wird in den ersten 2—5 Tagen nach der Geburt abgesetzt. Es ist grünlichschwarz, zäh, enthält Lanugohärchen und Epidermiszellen. Er mischt sich mit dem nachrückenden Milchstuhl und ist meist am 5. Tage ganz verschwunden. Der erste Milchstuhl erfolgt gewöhnlich am 3. Tag, je nach dem Zeitpunkt und der Größe und Art der Nahrungsaufnahme.

**Der Stuhl des gesunden Brustkindes** hat eine dottergelbe Farbe (Bilirubin), pastenartige oder dünnbreiige, homogene Konsistenz. Er riecht angenehm aromatisch-säuerlich nach freier Essig- und Buttersäure. Sein Fettgehalt besteht zu zwei Dritteln aus Fettsäuren, 5% Seifen, 25% Neutralfett. Der Kuhmilchstuhl enthält zirka 25% Fettsäuren, 65% Seifen und 8% Neutralfett. Diese großen Unterschiede bei Frauen- und Kuhmilch begründen weitgehend die Eigenschaften der Stuhlarten.

Der Bruststuhl reagiert gegen Lackmus schwach sauer, seltener leicht alkalisch, wobei er den aromatischen Geruch verliert. Alkalische Reaktion entsteht auch bei Zulage von Kuhmilcheiweiß (z. B. Plasmon), die den Stuhl seltener und fester macht und die Darmflora ändert. Der Gehalt der Frauenmilch an Milchzucker ist sehr hoch (7%). Dieser wird schwer gespalten und resorbiert, so daß er gewöhnlich erst im Colon starke Gärung bewirkt. Fader oder geruchloser Bruststuhl ist nicht normal. Der Bruststuhl wird in den ersten Wochen 3—5mal, später 1—3mal abgesetzt. Der „ideale" Frauenmilchstuhl ist selten. *Auch bei gutem Gedeihen und Befinden, wo also keine Nahrungsänderung angezeigt ist, weist er häufig dyspeptische Anzeichen auf.* Er ist dann sehr wasserreich, stark sauer und macht große Wasserhöfe in den Windeln. Der Urin ist leicht alkalisch. (Umgekehrt ist beim Flaschenkind der Stuhl alkalisch, der Urin sauer.) Er erfolgt 5—10mal täglich, ist zerfahren, enthält viel fein verteilten Schleim, der grünlich gefärbt ist oder sich bald grün färbt durch Oxydation des Bilirubins zu Biliverdin. Häufig sieht er aus wie gehackte, gekochte Eier, in denen neben grünen Schleimklumpen gelbe linsengroße Seifenbröckel liegen (Konglomerate aus Fettseifen, Bakterien usw.).

**Der Stuhl des gesunden Kuhmilchsäuglings** wird 1—2—3mal täglich abgesetzt. Er ist konsistent, fast doppelt so massig als bei Frauenmilch, wasserarm, homogen pastenartig oder fest wurstförmig, haftet nicht an der Windel, riecht käsig-faulig, ist nie grün. Die Farbe ist graugelb und ändert sich um so mehr gegen braun, je mehr Mehl oder Malz der Nahrung beigefügt ist. Weißlicher Stuhl ist nicht acholisch, sondern enthält den Gallenfarbstoff reduziert (Urobilinogen). Die Reaktion bleibt auch bei der sauren Buttermilch alkalisch oder neutral. Die Fettsäuren sind überwiegend an Alkalien oder Kalk gebunden, flüchtige sind wenige vorhanden. Je nach den Verhältnissen bewirkt die Coliflora Gärung oder Fäulnis.

Jede Abweichung des Stuhles des künstlich genährten Säuglings von dem hier beschriebenen Verhalten verlangt im Gegensatz zum „schlechten" Bruststuhl ernste Beachtung. Saurer Geruch ist abnorm. Bei Zufütterung von Blattgemüsen (Spinat) sieht man oft kleine Blatteile im Stuhl, auch bei ungestörter Verdauungsfunktion. Es ist dies nicht pathologisch und ohne Nachteil, beweist aber, daß das Gemüse den Säuglingen nur in feinst zerriebenem Zustande verabfolgt werden soll. Bei Bananengenuß enthält der Stuhl viele braune Fäserchen (Lugol positiv).

*Mikroskopisch* überwiegt im *Frauenmilchstuhl* der anärobe Bacillus bifidus Tissier (mit Gramfärbung blau, grampositiv), im Kuhmilchstuhl das Bacterium coli commune und das Bacterium lactis aerogenes (mit Gramfärbung rot), daneben acidophile Enterokokken. Zu empfehlen ist die modifizierte Färbemethode nach WEIGERT-ESCHERICH. Die *Darmflora* wird stark durch Milchzucker beeinflußt, der die Bifidusflora verstärkt. So erklärt es sich, daß der Stuhl jüngerer Flaschenkinder bei Milchzuckerzugabe den Geruch des Bruststuhles annehmen kann.

Magen und Duodenum des gesunden Säuglings sind keimfrei (Folge der Salzsäure). Bei Dyspepsie steigt das Bacterium coli im unteren Darme bis zum Magen hinauf. Bei akuter Dyspepsie wird der Stuhl schleimig gehackt oder spritzend sauer. Die Grünfärbung rührt vom Biliverdin her.

Sobald Mehle oder Kindermehle der Nahrung beigefügt werden, gewinnt die Probe auf LUGOLsche *Reaktion* Bedeutung.

Ein Stuhlteilchen wird auf einem Objektträger verstrichen und mit einigen Tropfen LUGOLscher Lösung (Jodi 1,0, Kali jodati 2,0, Aq. destill. 300,0) beträufelt. Die Jodlösung soll nicht direkt auf den Stuhl in der Windel aufgeträufelt werden, da der Windelstoff an sich oft die LUGOLsche Reaktion ergibt. Man muß ferner Vermischung des Stuhles mit stärkehaltigem Puder ausschließen. Makroskopische Blauschwarzfärbung des Stuhles bei der LUGOLschen Probe zeigt ungenügende Stärkeverdauung an und fordert zu Nahrungsänderung auf, zunächst zur Beschränkung des Mehles. Oft verschwindet auch die Mehldyspepsie bei allgemeiner Beschränkung der Nahrung oder bei Verminderung des Zuckers oder der Milch unter Beibehaltung des Mehles. Ein dünner, zerfahrener, oft schaumiger, fast stets sauer reagierender und stechend sauer riechender Stuhl läßt gewöhnlich schon bei der Besichtigung die Gärungsdyspepsie erkennen. Die positive LUGOLsche Reaktion beweist, daß dabei die ungenügende Mehlverdauung beteiligt ist.

In therapeutischer Hinsicht genügt gewöhnlich die *Prüfung des Stuhles beim Säugling durch Besichtigung* und auf *Reaktion gegen Lackmus und* LUGOL*sche Lösung*. Dies ist für die Praxis weit wichtiger als die mikroskopische Untersuchung. Das Sauerwerden des Säuglingsstuhles bei künstlicher Ernährung und auch der Eintritt positiver Jodreaktion lassen eine drohende Dyspepsie erkennen zu einer Zeit, wo der Stuhl noch befriedigend aussehen kann, und wird so die nötigen Maßnahmen veranlassen.

*Medikamente* haben einen starken Einfluß auf die Farbe des Stuhles. Eisen färbt schwärzlich, Bismut grauschwarz, Kalomel macht dünnen grünen Stuhl.

Bei ausschließlicher Wasser- oder Teediät erfolgt nach 12—30 Stunden der **Hungerstuhl** (*Teestuhl*). Er besteht aus spärlichem, grünlichem oder schwärzlichem Darmschleim, riecht fade, reagiert alkalisch und zeigt an, daß der Darm nun leer läuft. In keinem Falle soll die Hungerdiät länger fortgesetzt werden.

*Übermäßige Ernährung* bewirkt häufige und große Stühle.

Das Bilirubin, das aus der Auflösung der Erythrocyten stammt, wird im Dickdarm in Urobilin verwandelt und zu drei Viertel mit dem Stuhl entleert.

*Urobilin*, beziehungsweise seine Vorstufe, das Urobilinogen, ist ein normaler Bestandteil des Stuhles, fehlt aber noch bei Neugeborenen.

*Enkopresis*, d. h. das Kotlassen am Tag und in der Nacht in die Kleider und ins Bett, ist analog der Enuresis, aber außerordentlich viel seltener, zum Teil ein Zeichen der Verwahrlosung und des Trotzes.

## Krankhafte Veränderungen des Stuhles.

**Durchfälle, Diarrhöen** beschäftigen den Arzt um so häufiger und sind um so wichtiger, je jünger das Kind ist. Sie sind überwiegend alimentärer, aber auch infektiöser und konstitutioneller Natur. Beim Brustkinde sind sie oft noch innerhalb der Norm (S. 305). Besonders sind sie bedeutsam bei den Ernährungsstörungen des Flaschenkindes von der Dyspepsie und der Dystrophie bis zur Atrophie (S. 288—305). Zu beachten sind auch die auffälligen Hungerdiarrhöen (S. 292). Am Ende des Säuglingsalters tritt die Cöliakie in Erscheinung

(S. 307). Von Infektionskrankheiten stehen im Vordergrunde Enterocolitis und Ruhr (S. 296), sodann Typhus (S. 297), Darmtuberkulose (S. 308), Grippe und Influenza (S. 201). In allen Altersstufen spielen Neuropathie, Allergien und Stoffwechselstörungen eine Rolle (S. 364).

Wohl zu beachten ist, daß dünne Stühle auf den Windeln Wasser verlieren (Wasserhöfe) und dadurch nach einiger Zeit gebunden erscheinen.

Bei *Brustnahrung* ist der Stuhl oben schon beschrieben. Sind dabei Unruhe, Beschwerden, Kolik, Erbrechen vorhanden, so beseitigt man eine eventuelle Überfütterung durch Reduktion der Mahlzeiten und der Milchmenge. Liegt keine Überfütterung vor, so hilft oft Zugabe von 5—10 g Casein im Tage (Plasmon usw.) oder Zugabe einer künstlichen Mahlzeit (Buttermilch, Kuhmilch mit Mehlabkochung usw.), worauf die Stühle meist fester und seltener werden und die Beschwerden verschwinden. Helfen diese Maßnahmen nicht, so liegt wahrscheinlich eine parenterale Infektion vor (Pyelitis, Otitis u. a.).

Der **dyspeptische Säuglingsstuhl** bei *künstlicher Ernährung* erfolgt häufig, 2—10mal täglich und mehr. Er ist wasserreich, weich, breiförmig oder zerfahren, oft spritzend, bröckelig, glänzend durch innige Vermischung mit Schleim, oft schaumig durch die Gärung. Durch reichlichen Fettgehalt wird die Farbe weißlich-lehmartig, bei starker Acidität durch Biliverdinbildung oft grünlich, bei Mehl-Malznahrung mehr bräunlich. Ist die Grünfärbung nur auf der Oberfläche vorhanden, nicht im Innern des Stuhles, so beweist dies, daß sie erst nach der Entleerung erfolgt ist. Oft sind auch kleine, weißliche **Fettseifenbröckel** darin, die bei Zusatz konzentrierter Essigsäure und Erwärmen auf dem Objektträger Fettsäurenadeln ausscheiden. Der Geruch deutet auf Säuerung (Kohlehydrate und Fettsäuren) oder auf Fäulnis (Eiweiß); bei vorwiegendem Darmsekret ist er fade. Die Reaktion ist meist sauer, nur bei Hungerdiät oder starker Beimischung von Darmsäften und Darmschleim alkalisch. Bei reichlicher Zugabe von Mehl ist die Lugolsche Probe deutlich positiv. Bei sehr starkem Fettgehalt (*Fettstuhl*) ist der Stuhl weißlich atlasglänzend, dünnbreiig, stark sauer und enthält viele grampositive Bacillen. Färbung mit dünnem Carbolfuchsin läßt das Neutralfett ungefärbt, Fettsäuren werden intensiv rot, Fettseifen hellrot. Bei viel unverdautem Mehl (*Mehlstuhl*) sind die Stühle kleistrig, schaumig, riechen stark nach Essigsäure, geben starke Jodreaktion. Es finden sich viele jodophile Bakterien. Früher hat man die *Fettseifenbröckel* fälschlich als *Caseinbröckel* bezeichnet. Letztere treten außerordentlich selten auf, am ehesten bei Ernährung mit roher Vollmilch. Im Schnitt verhalten sie sich makroskopisch wie Käse oder Waschseife.

*Bei der alimentären Intoxikation des Säuglings* sind die Stühle wäßrig, spritzend, sehr häufig. Das schwer gestörte Allgemeinbefinden, der starke Säfteverlust zeigen den gefährlichen Zustand (s. S. 293). Bei Dystrophie (S. 299) und Atrophie (S. 303) sind die Stühle oft dünn, schleimig, je nach Zustand und Nahrung, wogegen bei Dysenterie Nahrungsänderung ohne wesentlichen Einfluß bleibt.

Eine merkwürdige Erscheinung bilden die *Hungerdiarrhöen*. Sie stellen sich nicht ganz selten ein bei zu knapper Kost, selbst an der Brust, meist aber bei partiell ungenügender Nahrung (Mangel an Kohlehydraten, Alkalien, Vitaminen) zufolge verstärkter Peristaltik. Am ehesten beobachtet man sie bei Hydrolabilen und Dekomponierten. Stühle dünn, schleimig, dazwischen auch dunkle und trockene Teile, Leib eingesunken.

Bei längerem Bestande der Dyspepsie oder Darmreizung durch toxisch-infektiöse Prozesse ergeben sich starke *Schleimbeimengungen*. Sind sie innig gemischt mit dem Stuhl, so nimmt man an, daß sie eher aus dem Dünndarm stammen; sind sie wenig gemischt, froschlaichartig, so stammen sie mehr aus dem Dickdarm. Sie veranlassen oft alkalische Reaktion des Stuhles. Bei infektiösen Prozessen (Influenza usw.) kann sich auch Eiter und Blut beigemengt finden, ohne daß der Dickdarm stärker beteiligt ist.

Wichtig ist die Beachtung des **Fettseifenstuhles.** Er ist heller als der normale Stuhl, meist grau oder sogar weiß, sehr wasserarm, trocken, wurst- oder nußförmig wie Ziegenkot und läßt sich aus der Windel ausschütteln. Häufig ist er so hart, daß er sich brechen läßt mit trockener, rauher Bruchfläche. Bei Mehl- oder Malzzugabe kann er bräunlich werden. Er wird selten, oft nur alle zwei Tage abgesetzt und kann durch seine Härte und Größe Rhagaden am After und leichte Blutungen veranlassen. Die Reaktion ist stark alkalisch, der Geruch käsig-faulig. Der Fettseifenstuhl kommt zustande beim Überwiegen von Fäulnisprozessen im Dickdarm. Es überwiegen gegenüber dem normalen Stuhl die Erdalkaliseifen (Ca, Mg) über die freien Fettsäuren und das Neutralfett (s. S. 274). Die weißliche Farbe ist Folge der Reduktion des Bilirubins zu farblosem Urobilinogen. Bei Zugabe von Kalk oder Casein zur Nahrung, bei Eiweißmilch erfolgt Fettseifenstuhl auch unter normalen Verhältnissen und wird darum zur Heilung von Gärungsprozessen (Dyspepsie, Dekomposition) auf diese Weise angestrebt. Sonst ist der Fettseifenstuhl das wichtigste Kennzeichen des *Milchnährschadens.* Weiche *Fettstühle* erscheinen bei Ikterus, Coeliakie, Pankreaserkrankungen.

Der **enteritische (kolitische) Stuhl** entsteht bei tiefgreifenden, infektiösen Darmprozessen, speziell bei den ruhrartigen Erkrankungen und bei Ruhr, und hat Spermageruch. Er ist schleimig, häufig auch blutig und eitrig. Starker Tenesmus deutet auf das Colon als Ursprung. Der Leib ist eingezogen. Oft klafft der After. In schweren Fällen ist der Geruch jauchig. Bei Ruhr lassen sich im frischen Stuhl (*sofort* Kultur anlegen!) bisweilen die Bacillen von SHIGA-KRUSE, bzw. die FLEXNERschen oder die Y-Bacillen nachweisen. Sonst findet man Streptokokken, auch Pneumokokken oder Coli, Pyocyaneus, ohne daß man diese Bakterien mit Sicherheit als ursächlich annehmen dürfte. Ähnliche Stühle sieht man bei Sepsis, Genickstarre, Malaria usw.

**Blutbeimengung** findet sich bei Neugeborenen infolge von Meläna, oft schon vom 2.—4. Tage an, bei Sepsis und Lues jüngerer Säuglinge infolge von Darmgeschwüren, beim Ulcus duodeni der Dekomponierten, später bei hämorrhagischen Diathesen, Barlow, schweren Anämien, Sepsis, Darmtuberkulose, Colitis, Dysenterie, Mastdarmprolaps, selten infolge von Magen- und Duodenalgeschwüren (ältere Kinder). Bei Typhus finden sich selten Darmblutungen und nur bei älteren Kindern, da der Prozeß nicht so tief in die Schleimhaut zu greifen pflegt wie bei Erwachsenen. Reines Blut, das mit Schleim unter Tenesmus entleert wird, stammt aus dem Dickdarm. Stammt das Blut aus dem Magen oder dem oberen Darm, so ist es teer- oder heidelbeersaftartig. Unverändert ist es bei den seltenen *Polypen des Rectums* und bei Polyposis (S. 281), tropfenweise auf dem Stuhl oder im Hemde bei den Rhagaden des Anus, mit Eiter und Schleim vermischt bei der seltenen Proctitis haemorrhagica und bei Enteritis ulcerosa. Mit Hämorrhoiden braucht man nur ganz ausnahmsweise zu rechnen. Wichtig ist es stets, an *Darminvagination* als Ursache zu denken, bei der schon nach 2—8 Stunden blutiger Stuhl erscheinen kann, bei Dünndarminvagination erst später neben Schollen unveränderten Epithels. Schleim ist oft dabei, aber kein Stuhlkot. Täuschung ist möglich durch verschlucktes Blut, Rhagaden der Brustwarze, Nasenbluten usw., kaum durch Wismut- oder Eisenfärbung (Stuhl dabei grau oder rein schwarz). Bei Ausbruch des Exanthems von Variola kann gleichzeitig mit Hautblutungen blutiger Stuhl auftreten. Stauungen führen bei Keuchhusten zu Blutungen. Über die schweren Blutungen bei thrombophlebitischer

Megalosplenie s. S. 103. Minimale Blutspuren sind nur chemisch zu erkennen (z. B. Benzidinprobe).

**Eiterbeimengung** erfolgt bei Durchbruch aus einem Absceß (Periappendicitis usw.), besonders aber bei *Colitis*, auch bei der Rectalgonorrhöe. Vielfach liegen die bei den Blutbeimengungen aufgeführten Krankheiten zugrunde. Prophylaktisch wichtig ist die frühe bakteriologische Diagnose der Dysenterie (s. S. 296), die anfänglich grünliche Flocken, dann schleimig-blutig-eitrige Stühle macht mit Kolik und Stuhldrang. Auf der Höhe der Krankheit fehlt der Nahrungskot. Häufiger ist die Pseudodysenterie im Spiel, welche Kinder unter 2 Jahren bevorzugt. Sie stellt sich auch als Folge von Grippe oder Sepsis ein. Bei Dysenterie und Pseudodysenterie sind die Stühle durchaus nicht immer blutig-eitrig, sondern nur schleimig oder porzellanartig. Da auch das Krankheitsbild nicht immer typisch ist, so kann die Diagnose oft nur aus der *sofortigen* sachkundigen bakteriologischen Untersuchung des Stuhles geschehen. Selbst diese versagt häufig und kommt viel zu spät, so daß nur die epidemische Verbreitung auf die Natur der Krankheit hinweist. Das Bild kann bei Darminvagination ähnlich sein, anfänglich fehlt aber das Fieber.

**Membranhaltig,** mit großen zusammenhängenden Fetzen, wie gekochtes Eiweiß, oder mit großen glasigen Schleimmassen untermischt erscheint der Stuhl bei der **Enteritis mucomembranacea.**

*Als Ursache von Diarrhöen bei älteren Kindern* sind außer den banalen und akuten Infektionen, auch enterale und parenterale, die zum Bilde des Darmkatarrhs, zur *Gastroenteritis* führen, namhaft zu machen: Intoxikationen, amyloide Degeneration des Darmes, schwere Infekte, Sepsis, Dysenterie, wobei das Colon descendens oft druckempfindlich wird, bei Typhus von der 2. Woche an (erbsenbrühartig). Nicht selten fehlt aber dünner Stuhl im ganzen Verlauf des Typhus. Die Tuberkulose des Darmes und der Mesenterialdrüsen entsteht besonders zwischen 3 und 8 Jahren. Sie macht graue, wässerigschaumige, stinkende Stühle, die mit festem Stuhl abwechseln. Das Fett erscheint unverdaut. Bisweilen sind die Stühle blutig-eitrig und enthalten Tuberkelbacillen. Daneben besteht starker Meteorismus. Das Cöcum ist manchmal druckempfindlich, es besteht mäßiger Schmerz und unregelmäßiges Fieber. Erstaunlich große, topfige, übelriechende Stühle charakterisieren die *Coeliakie* (s. S. 307).

Schwere Diarrhöen führen zu Acidose durch Verlust an Alkalien. Bei starken Diarrhöen und gleichzeitigem Erbrechen kann trotz dem Verlust von Basen (Darm) und HCl (Magen) das Basensäuregleichgewicht erhalten bleiben, aber bei Verminderung von Anionen und Kationen.

## Darmparasiten, Wurmkrankheiten.

Die Darmwürmer gewinnen beim Kinde eine viel größere Bedeutung als beim Erwachsenen, da einige derselben bei ihm viel häufiger vorkommen und stärkere und auch das Allgemeinbefinden mehr störende Erscheinungen hervorrufen. Immerhin schiebt das Laienpublikum den Würmern viel mehr Störungen zur Last als den Tatsachen entspricht, so vor allem die *blauen Ringe unter den Augen* und das *Nasenbohren*, womit ein Zusammenhang nicht bewiesen ist.

Ungemein häufig trifft man die **Oxyuris vermicularis (Madenwurm),** die im Dünndarm und im oberen Dickdarm lebt. Etwa alle 6—7 Wochen wandern die reifen Weibchen nach dem After und legen dort und etwas außerhalb ihre Eier im Beginn der Bettwärme zu Tausenden ab. Sie verursachen Jucken, Kratzen und Ekzem, unruhigen Schlaf, und können bei Mädchen Fluor und Onanie erzeugen. Fälschlicherweise hat man ihnen Fälle von Appendicitis (s. S. 254) zugeschrieben. Die Würmer sind 5—10 mm lang und bewegen sich im warmen Stuhl wie weiße Fadenstümpchen. Man findet sie 1—2 Stunden nach dem Schlafengehen am After. Abschaben des Afters mit einer Platinöse läßt oft die Eier finden, die sich auch im Fingernagelschmutz nachweisen lassen.

Die **Ascaris lumbricoides (Spulwurm)** ist ebenfalls außerordentlich verbreitet. Ihre Häufigkeit ist mit Zunahme der Rohkost wesentlich angestiegen, da Salat und Gemüse, mit menschlicher Jauche gedüngt, massenhaft Eier beherbergen. Die Larven durchbrechen die Dünndarmwand, gelangen mit dem Blut durch das rechte Herz in die Lungen, verursachen dort (2—3 Monate nach der Infektion) Husten, sodann Asthma und Urticaria, auch flüchtige Lungeninfiltrate, um dann vom Rachen aus wieder in den Darm zu gelangen und sich zu geschlechtsreifen Würmern zu entwickeln. Diese verursachen oft Leibweh, Erbrechen und Durchfall, auch Fieber, nicht selten *einen typhoiden Zustand, peritonitische Reizung* und *Ileus, Krämpfe,* selbst eine seröse Meningitis, Durchbohren der Darmwand und Peritonitis, durch Eindringen in den Choledochus Leberabsceß, durch Eindringen in die Glottis Erstickung. Im Blut oft, aber nicht immer, Eosinophilie. Die Würmer gehen spontan mit dem Stuhl ab, im Sputum stößt man zuweilen auf ihre Larven. Leicht findet man die Eier, indem man etwas Stuhl mit 5% Kochsalzlösung verreibt. Im Standglas steigen die Eier nach ½—1 Stunde hoch und finden sich oben im Häutchen. Bariumbrei nüchtern zeigt oft die Würmer nach 1—2 Stunden röntgenologisch im Ileum.

Von Bandwürmern trifft man fast nur die **Taenia saginata** (ungenügend gebratenes Rindfleisch), auch den **Botriocephalus latus,** der vom Fischfleisch stammt und ausnahmsweise schwere Anämie erzeugt. Von der Taenia saginata gehen spontan Proglottiden häufig ab. Außer Brechneigung und vagen Leibschmerzen wenig Störungen. Da nur starke Wurmkuren Erfolg versprechen, darf man keine vornehmen ohne sichere Diagnose.

Der *Trichocephalus dispar* ist ein seltener und harmloser Gast, der nur ganz ausnahmsweise schwere Diarrhöe und Anämie bewirkt.

*Distomum hepaticum* (Leberegel) wurde in seltenen Fällen beobachtet (z. B. Infektion durch Brunnkresse). Fieber, Leibschmerzen, Anämie, Eosinophilie bis zu 50%. Eier zahlreich im Duodenalsaft.

## Obstipation. Verhaltung des Stuhles. Inkontinenz. Tenesmus.

*Verstopfung.* Bei Neugeborenen kommt *Stenose oder Atresie des Darmes* in Betracht, die meist After, Rectum oder Duodenum betrifft, wodurch Erbrechen, großer Leib, eventuell Ileus verursacht werden, bei neugeborenen und jüngeren Säuglingen Pylorusstenose (bogenförmiges Erbrechen), sodann HIRSCHSPRUNGsche Krankheit (gewaltiger Leib bei leerem Rectum), wobei der stinkende Stuhl oft nur in wochenlangen Zwischenräumen erfolgt. Bei Rachitis und Myxidiotie ist Atonie der Darm- und Bauchmuskulatur an der Verstopfung beteiligt. Im ganzen Kindesalter sind von Bedeutung fehlerhafte Kost, beim Säugling zu viel Milch (Fettseifenstuhl), später einseitige, leichtverdauliche Kost überhaupt und ungenügende Bewegung. Bei Brustkindern mit Darmträgheit sind die Stühle meist weich, auch wenn sie nur alle 2—3 Tage entleert werden. Die spastische Konstipation verursacht Schmerzen und strangartigen, druckempfindlichen Darm, Ziegenkot (Appendicitis ?). Auch die Colica pseudomembranacea macht spastische Konstipation und heftige Schmerzen. Bei älteren Kindern kommt noch ein zu langes S-Romanum und Enteroptose in Betracht. Oft handelt es sich um *Pseudoobstipation* bei ungenügender Zufuhr oder mangelhafter Aufnahme von Nahrung (Hunger an der Brust, Pylorusstenose u. a.).

Fernere Ursachen sind *Lähmung der Peristaltik* bei Cerebralleiden, Schwäche oder Lähmung der Bauchmuskeln, Darmstenosen, Peritonitis, schwere Enteritis, dann Schmerzverhaltung bei Rhagaden am Anus, Unterernährung. Häufig bildet auch Willensschwäche und fehlerhafte Erziehung die Ursache von Verstopfung.

*Bei hartnäckiger Verstopfung* muß immer an ein direktes *Passagehindernis* gedacht werden. *Verstopfung bei Brustkindern,* die nicht auf Pylorusstenose beruht (s. S. 256) ist oft die Folge ungenügender Milchzufuhr, so daß auch der Urin spärlich ist und Inanition sich entwickeln kann. In anderen Fällen läßt vollständige Resorption der Milch bei spärlichen Darmsekreten nur wenig Kot anbilden. Hier hilft schlackenreiche Beikost (Mehl, Grießbrühe, Obst- und Gemüsebrei). Im ersteren Falle Zufütterung von Kuhmilch mit Malzextrakt.

*Verstopfung bei Flaschenkindern* ist häufig die Einleitung zu Milchnährschaden, der sich charakterisiert durch mangelndes Gedeihen bei reichlicher Milchnahrung und durch Seifenstühle. Besserung auf Verminderung der Milch mit Zugabe von Mehl oder Malzsuppe. Die Verstopfung bei hypothyreotischen Zuständen wird gern in ihrer Ursache verkannt (Knochenkerne der Hand?). Eine ungewöhnliche Länge des S-Romanum begünstigt die Stuhlverhaltung schon beim Kleinkind (Röntgenaufnahme mit Barium).

*Die Verstopfung älterer Kinder* ist meist die Folge von Erziehungsfehlern, einseitiger, leicht verdaulicher Kost, von viel Milch, Eiern, Brei, Zwieback usw. Starke Beschränkung der Milch, reichliche Zugabe von ungeschältem Obst (roh), Gemüse, Vollkornbrot mit Butter bringt in kurzer Zeit Besserung. Eine häufige Ursache führt auf längeren Gebrauch von Abführmitteln zurück. In der Schulzeit ist oft die strenge Disziplin schuld, die nicht erlaubt, während des Unterrichtes hinauszugehen.

Röntgenbilder erlauben die *spastische Obstipation* (Leib eingezogen; Ziegenkot; Feigenkranzkonfiguration des Darms im Röntgenbilde), die gut reagiert auf Belladonnapräparate, zu unterscheiden von der häufigeren *atonischen Obstipation* infolge von Darmträgheit bei schlackenarmer Kost.

*Incontinentia alvi.* Normale Kinder werden bei ordentlicher Erziehung spätestens mit 2 Jahren stuhlrein. Chronische Inkontinenz zeigt sich bei Idioten, dann bei schweren Cerebral- und Rückenmarksleiden (Spina bifida), vorübergehend bei Polyneuritis, Kinderlähmung, diphtherischer Lähmung. In seltenen Fällen besteht eine isolierte Sphincterschwäche (klaffender Anus). Psychische Ursachen sind selten. Oft handelt es sich um *paradoxe Obstipation,* wobei die Ampulle gefüllt ist.

*Tenesmus* findet sich am häufigsten bei Colitis und Dysenterie, dann bei Enteritis muco-membranacea, auch bei Peritonitis. Zu denken ist an Mastdarmpolyp und Fremdkörper im Rectum.

## Veränderungen am After.

Bei angeborener *Atresia ani* wird der Verschluß oft nur durch eine dünne, glatte Membran gebildet. Die *Atresia recti* wird durch Sonden- oder Fingeruntersuchung festgestellt, wenn mehrere Tage nach der Geburt noch kein Stuhl erfolgt. Unbeachtet zeigt sie nach Tagen Erbrechen, selbst Ileus. Manchmal besteht eine Verbindung des Darmes mit dem Harnapparat. *Ileumatresie* macht galliges, nicht kotiges Erbrechen, *Duodenalatresie* oder *-stenose* macht je nach dem Sitz, unterhalb oder oberhalb der Papille, galliges oder einfach saures Erbrechen.

*Tumorartig* erscheint der *Prolaps des Afters und des Mastdarmes* (Abb. 268), meist im 2.—5. Jahr. Er wird beobachtet nach Darmleiden, Obstipation oder Durchfällen, bei Phimose, bei Sphincterschwäche, Oxyuren, bei Blasenstein und rezidiviert oft.

Selten nur zeigt sich Soor außen am After (Erosionen).

Die *Hämorrhoiden* zählen zu den Seltenheiten. Ich sah einmal solche schon bei einem Kinde von 8 Monaten, dessen Mutter und Großmutter daran litten. *Polypen* im Rectum sind auch selten; sie machen Tenesmus, sind für den Finger palpabel (Spiegeluntersuchung) und können im After sichtbar werden. Abgang von etwas frischem Blut bei der Defäkation. Nach der Anamnese (Vorfall eines schleimhautbedeckten Teiles, Blutung) denkt man zuerst an den häufigeren Prolapsus ani. Die Palpation ergibt aber einen gestielten bis kirschgroßen *Polypen.* Bei *multipler Polyposis des Dickdarmes*, die nicht palpabel ist, werden die blutig-schleimigen Stühle bei nicht zu hoher Lage durch Rekto- und Sigmoidoskopie aufgeklärt. Colitis ulcerosa? *Rhagaden* (Fissura ani) an der Haut des Afters liegen meist nach hinten. Sie verursachen kleine Blutungen und Schmerzen, Sphinkterkrampf beim Stuhlgang, so daß dieser verhalten wird (Analerotik der Psychoanalitiker!), auch Anziehen der Beine. Sie erzeugen oft Pruritus, der sich auch auf Oxyuren einstellt. Die *Invaginatio ileocolica* kann den invaginierten Darm bis ins Rectum hinabschieben (blutige Stühle, Stenoseerscheinungen), wo er zu fühlen ist ähnlich der Portio uteri. Ausnahmsweise kann er sogar aus dem After hervortreten. Bei Darminvagination klafft manchmal der After. Selten entsteht neben dem After eine schmerzhafte Phlegmone (*Periproctitis*) bei schwächlichen Kindern, die stinkend abscedieren kann. Nur ganz selten handelt es sich um eine *tuberkulöse Mastdarmfistel.*

Die *Palpation per rectum* ist bei Verdacht auf Appendicitis stets vorzunehmen. Beim Kinde liegt der Wurmfortsatz öfters im kleinen Becken oder retrocöcal, so daß der Nachweis der Appendicitis von der Bauchwand aus sich leicht der Beobachtung entzieht. Per rectum fühlt man dann eine empfindliche Stelle rechts im kleinen Becken oder eine teigige schmerzhafte Infiltration. Ein Absceß im kleinen Becken bewirkt Tenesmen von Blase und Rectum. Bisweilen kann man auch verkäste Mesenterialdrüsen fühlen.

# Magendarmstörungen des Säuglings.

## Allgemeines zur Magendarmfunktion.

Beim jungen Säugling besitzt der *Magen* eine horizontale Dudelsackform; man kann ihn oft perkutorisch umgrenzen. Der Fundus ist noch klein, steht tiefer als der Pylorus. Nach dem 1. Jahr entwickelt sich häufig die Riederform, wenn das Kind gehen lernt. Bei Frauenmilchernährung ist der Magen durchschnittlich nach 2 bis 3 Stunden leer, bei Kuhmilchernährung nach 3 (bis 4) Stunden. Je fettreicher die Milch ist, um so länger dauert die Entleerung. Diese wird durch viele Störungen (Infektionen u. a.) verzögert. Bei neuropathischen Säuglingen bleibt jedoch die Frauenmilch oft länger im Magen als Kuhmilch. Bei Pylorusstenose ist im Gegensatz zum einfachen Pylorospasmus der Mageninhalt nach 3 Stunden großenteils noch zurückgehalten. Bei der Magenhypotonie älterer Kinder ergibt sich als häufige Erscheinung eine verzögerte Magenentleerung. Vor dem Röntgenschirm kann man, ohne der Nahrung Wismut oder Barium beizufügen, den Füllungsgrad des Magens beim Säugling gut verfolgen (Abb. 236). Bei flüssiger Kost, besonders im Anfang des Trinkens, zeigt der Magen eine große Luftblase. Bei Breikost ist die Magenblase klein oder fehlt infolge der Peristole. Es erklärt sich so die gute Wirkung der Breifütterung und der Breivorfütterung gegen das Erbrechen. Die ovale liegende Form des Magens bei flüssiger Nahrung geht bei Breikost in eine viel kleinere runde Form über. *Freie Salzsäure* ist bei Frauenmilchernährung nach 1 bis

1½ Stunden, bei Kuhmilch erst nach 2½—3 Stunden nachweisbar und nicht einmal regelmäßig. Während der Verdauung ist der Mageninhalt des Säuglings sauer, weniger durch Salzsäure als durch organische Säuren und saure Phosphate. Die normale H-Ionenkonzentration ist bei exsudativer Diathese vermehrt. Die Durchgangszeit der Nahrung bis zum Erscheinen des betreffenden Stuhlganges braucht bei Frauenmilch 4—24 Stunden, bei Kuhmilch 6—48 Stunden.

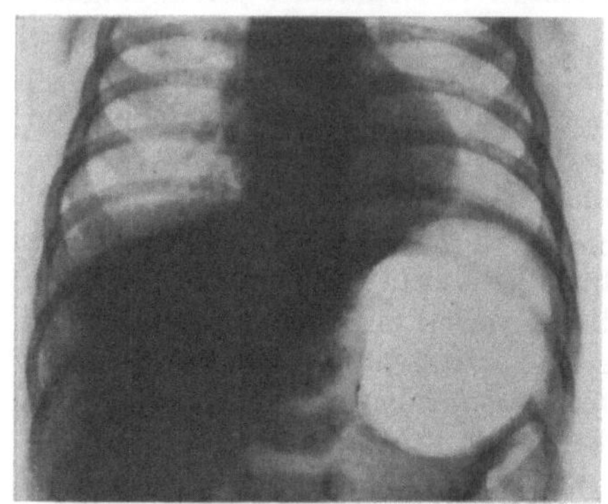

Abb. 236. Pylorusstenose. Gewaltige Magenblase 24 Stunden nach der Mahlzeit. 4 Wochen.

Die Entfernung des Mageneingangs vom Kiefer des Neugeborenen beträgt etwa 15 cm, beim älteren Säugling etwa 20 cm. Zur *Magenaushebrung* verwendet man einen Nélatonkatheter, der mindestens ein Kaliber von 6 mm schon bei Neugeborenen haben soll, bei älteren Kindern 8—10 mm (weiche Sonde).

**Motilitätsstörungen.** Die nicht häufige *Magenatonie*, überwiegend im 1. und 2. Jahr mit Magenerweiterung, erzeugt Anorexie, Erbrechen, aufgetriebenes Epigastrium, verzögerte Entleerung, Plätschergeräusche. Ursächlich ist häufig übermäßige Zufuhr von zu dünner Nahrung, die seltener geworden ist, sodann die Pylorusstenose. *Magenhypertonie* findet sich außer bei Pylorusstenose bei reizbarem vegetativem Nervensystem, mit Brechreiz, Hyperacidität, beschleunigter Magenentleerung, wozu öfters Zeichen von *Colica mucosa* hinzutreten. Besserung auf Atropin.

Die *Magensaftsekretion* erlischt viel seltener als beim Erwachsenen bis zur Achylie. Die Bestimmung ist nur ausnahmsweise nötig. Meist benutzt man jetzt den *Coffeintrunk* (0,2 Coff. natrobenzoic. in 200 ccm Wasser) mit 2—3 Tropfen 2% Methylenblau und nimmt bei liegender Sonde eine fraktionierte Aushebrung vor. Freie Salzsäure und Gesamtazidität sind in der Norm um ⅓ niedriger als beim Erwachsenen, etwa 20—40, bzw. 35—65. Das Pufferungsvermögen der Kuhmilch ist wegen des Kaseinreichtums dreimal größer als bei Frauenmilch. Die aktuelle Azidität des Magens bei Frauenmilch beträgt p*h* 4,5. Freie Salzsäure färbt das GÜNZBURGsche Reagens rot.

*Pankreassaft* kann man sich durch Katheterismus des Duodenums verschaffen. Zur *Duodenalsondierung* des Säuglings verwendet man einen langen 5 mm dicken Schlauch, an dem man bei 20, 25, 30 und 40 cm eine Marke anbringt. Man schiebt den Schlauch bis zur Marke 20 ein. Nach 5—20 Minuten ist der Schlauch gewöhnlich von selbst durch den Pylorus geschlüpft, was man an galligem, alkalischem Inhalt erkennt.

# Die Ernährungsstörungen des Säuglings.

Unter allen Krankheiten des Kindesalters bieten die Ernährungsstörungen des Säuglings die meisten Schwierigkeiten in der genauen Diagnose und besonders in der Therapie, die von der Diagnose direkt abhängt. Bei *keiner Krankheit ist das Leben des Kindes wohl mehr vom Wissen und Können des Arztes abhängig, wie bei den Ernährungsstörungen des Säuglings.* Eine falsche Diät, zu viel Nahrung, ein unangebrachtes Hungern kann rasch den Tod herbeiführen, rechtzeitiges Erkennen des Zustandes und folgerichtige Ernährung und Behandlung ein bedrohtes Leben noch retten.

Die richtige Diagnose des Wesens, der Art und des Grades der Ernährungsstörung besitzt darum fundamentale Wichtigkeit. Die Verwickeltheit der Ätiologie und der Pathogenese, der Symptome der Störungen, Nahrungsfehler, Pflegeschäden, Konstitution, enterale und parenterale Infektionen, das Ineinanderspielen und -greifen der einzelnen Faktoren, die fließenden Krankheitsbilder, die sich hauptsächlich in Störungen der Funktion äußern und morphologisch-anatomisch wenig Faßbares bieten, erklären es, daß wir bis jetzt noch keine ganz befriedigende und erschöpfende Einteilung besitzen, die von den einzelnen Autoren nach ganz verschiedenen Gesichtspunkten versucht wird.

Früher war eine Einteilung gebräuchlich nach dem Stuhl in *Dyspepsie*, *Katarrh*, *Enteritis* und *Enterokatarrh* (akuter Brechdurchfall), die aber unbrauchbar ist, da die gleichen Ernährungsstörungen je nach der Diät zu verschiedenen Stuhlarten führen können. Es zeigt dies schon, daß man dem Charakter des Stuhles für die Diagnose der einzelnen Störung nicht soviel Gewicht beilegen darf, wie dies früher geschah. Die Beteiligung des Gesamtorganismus, der Einfluß von Konstitution und Stoffwechsel sind so hervortretend, daß man nicht einfach von *Magendarmstörungen* sprechen darf. Auch die Bezeichnung *Verdauungsstörungen* ist noch zu eng. Zwar sind Verdauungsstörungen des Säuglings immer von Ernährungsstörungen begleitet, aber Ernährungsstörungen nicht immer in allen Stadien von Verdauungsstörungen. Nach dem Vorgehen von CZERNY hat sich mit Recht die Bezeichnung **Ernährungsstörungen** eingebürgert.

CZERNY-KELLER gehen in ihrer Einteilung von *ätiologischen Gesichtspunkten* aus und unterscheiden **alimentäre, infektiöse und konstitutionelle Ernährungsstörungen.**

Als *alimentäre Ernährungsstörungen* bezeichnen sie solche, die durch unverdorbene, aber nach Qualität und Quantität nicht bekömmliche Nahrung hervorgerufen wird. Hierher rechnen darf man auch die Störungen infolge von *Vitaminmangel*, zu denen neuerdings solche hinzutreten wegen Vitaminüberfütterung (allzu große Zufuhr von bestrahltem Ergosterin [Vigantol usw.]). Am besten charakterisiert ist hier der *Milchnährschaden*.

Als *infektiös-toxische Erkrankungen* bezeichnen sie solche, welche durch Infektion des Chymus (exogen, z. B. bei Dysenterie, Paratyphus, endogen durch Gärung der Milch im Darm) hervorgerufen werden. Es sind darunter die *Toxikosen*, die vom Bilde der leichten Dyspepsie bis zur schwersten Intoxikation variieren können. Sie können auch durch parenterale Infektion (z. B. Sepsis, Grippe) hervorgerufen werden.

Zu den *konstitutionellen Störungen* zählen sie solche, die durch anatomische Fehler (Pylorusstenose) oder Krankheitsanlagen (exsudative, neuropathische Diathese, Rachitis, Spasmophilie) gekennzeichnet sind.

Sehr häufig liegen aber die verschiedenen ätiologischen Faktoren nebeneinander vor und lassen sich erst im Verlaufe der Behandlung nach Tagen oder Wochen erkennen oder überhaupt nicht feststellen, besonders da, wo die Anamnese fehlt. So ist es selbst bei der gewöhnlichen Dyspepsie im Anfang häufig schwierig festzustellen, ob die Ursache alimentär, infektiös oder konstitutionell ist, um so mehr als in vielen Fällen diese 3 Faktoren zusammenwirken. Die Einteilung nach ätiologischen Gesichtspunkten, die wissenschaftlich unsere Erkenntnis mächtig gefördert hat, ist darum praktisch im einzelnen Falle oft nicht anwendbar.

FINKELSTEIN läßt sich von den praktischen Bedürfnissen leiten und sucht im vorliegenden Krankheitsbilde hauptsächlich den *Grad der Ernährungsstörung* festzustellen. Im Moment, wo der Arzt zur Behandlung und Heilung einer Ernährungsstörung gerufen wird, sind die ursächlichen Momente, selbst bei guter Anamnese, oft nicht durchsichtig und in ihrer gegenseitigen Wertigkeit unentwirrbar. FINKELSTEIN sucht darum festzustellen, *wie stark die Funktionsstörung ist*, d. h. festzustellen, in welchem Maße die Ernährungsfunktion noch erhalten ist oder gelitten hat. Er sucht eine *funktionelle Diagnostik* zur Wegleitung für die Behandlung zu geben. Theoretisch wäre es am einfachsten und sichersten, *eine Belastungsprobe* des Patienten vorzunehmen und festzustellen, wie seine Reaktion auf eine gegebene Menge und Art von Nahrung ist. In den

Fällen, wo eine schwere Störung vorliegt (Dekomposition oder Intoxikation), würde uns eine reichliche Nahrungsmenge das Krankheitsbild sofort deutlich machen (starker Durchfall, Gewichtssturz, Koma, Glykosurie usw.), aber zugleich oft auch eine bedenkliche Verschlimmerung oder gar den Tod herbeiführen.

Es ist darum von höchster Wichtigkeit, daß wir womöglich schon aus dem vorliegenden Zustande des Patienten, *unterstützt von der Anamnese*, uns ein Urteil über den Grad der Funktionsstörung bzw. Toleranzschädigung machen, um so eine Handhabe für das richtige Vorgehen zu gewinnen. Dabei muß man stets eingedenk sein, daß nicht nur zuviel Nahrung, sondern auch zu wenig (bei Unterernährung und Dekomposition) gewaltig schaden kann. Hier ist die Vorgeschichte von größter Wichtigkeit (s. unten), Perioden vorausgegangener Durchfälle und Abnahmen, Nahrungswechsel in ihren Ursachen und Folgen, Auswirkung ungewollter Belastungsproben usw.

Wir teilen, wie die meisten deutschen Autoren, die *Ernährungsstörungen ein in akute (einfache und toxische Dyspepsien)*, ich reihe hier auch die Enterocolitis ein, *und chronische (Dystrophien und Atrophien)*.

**Bei der Anamnese** *ist auf folgende Punkte zu achten:*

**Alter.** Bei Kindern unter 3 Monaten, hauptsächlich bei frühgeborenen, sind alle Störungen weit ernster zu nehmen als bei älteren Säuglingen. So ist z. B. eine Diarrhöe bei einem Flaschenkind von 4 Wochen, die länger als 2 Tage dauert, stets eine ernste Krankheit, viel weniger bei einem Kinde von 4 Monaten.

**Art der Ernährung. Vorgeschichte.** *Bei Brustkindern* sind Ernährungsstörungen seltener und weniger gefährlich. Großenteils sind sie konstitutionell (endogen) oder dann bei schwerem und hochfieberhaftem Charakter der Ausdruck einer parenteralen Krankheit. Mehr wie 3stündiges Anlegen begünstigt Überfütterung. Mangelnde Zunahme, Unruhe nach dem Trinken lassen an zu wenig Muttermilch denken. Dabei fehlt nicht selten das Hungergeschrei. Jedoch geben das eingesunkene Abdomen, die seltenen trockenen Stühle und das seltene Durchnässen der Windeln Verdacht. Auffälligerweise erbrechen hungernde Kinder nicht selten und zeigen häufige schleimige Stühle (Hungerdyspepsie). Die Kontrolle der getrunkenen Milchmengen durch die Waage deckt hier die Ursache der Störung auf (durchschnittliche Muttermilchmengen s. S. 287). Die welke Brust der Mutter, welche vor dem Trinken Milch nicht im Strahl auspressen läßt und nachher gar nichts mehr, weist auf die Ursache hin. Sonst kann der Fehler auch beim Kinde liegen (Schwäche, Ungeschicklichkeit, verengte Nase).

Bei *künstlicher Ernährung* frägt man, ob anfänglich und wie lange die Brust gereicht wurde. Gedeihen dabei? Seit wann künstlich ernährt, wie zuerst? Was später? Was in letzter Zeit? Wie war das Gedeihen bei den einzelnen Nahrungsgemischen, Stuhl, Allgemeinbefinden? Die Menge der einzelnen Nahrungsbestandteile muß *genau* erforscht werden (Milch, Mehl, Wasser, *Zucker* usw.). Man lasse sich Löffel und Flasche zeigen. Wieviel Flaschen wurden im Tag, wie viele in der Nacht gegeben? Erfolgte noch Beinahrung, Brot usw.? Kamen früher schon Störungen vor, Diarrhöen? Gewichtsstillstand, Abnahme, wann und wie lange? Ungekochte Milch und rohe Butter bringen viele Gefahren, Typhus, Bang, Tuberkulose, auch von seiten der Streptokokkenmastitis.

War das Kind bis jetzt gesund, besitzt es ein gutes Gewicht, so ist eine frische Störung mit Diarrhöe und Erbrechen ohne stärkere Allgemeinerscheinungen wahrscheinlich als *einfache Dyspepsie* aufzufassen. Ist in der letzten Zeit die Nahrung, besonders die Milch oder der Zucker gesteigert worden und erkrankt der Säugling rasch mit Fieber, heftigem Erbrechen, spritzenden Stühlen, großer

Mattigkeit oder zerfallenen Gesichtszügen, so liegt wohl eine *toxische Dyspepsie* (*alimentäre Intoxikation*) vor. War früher schon ein oder mehrmals Diarrhöe mit längerem Gewichtsstillstand oder Abnahme da, ist das Kind wesentlich hinter seinem Sollgewicht zurück, so ist auch eine frische Diarrhöe nicht als einfache Dyspepsie, sondern als *Dekomposition* aufzufassen. Wenn in letzter Zeit das Kind bei größeren Milchmengen trotz „guten, festen" Stühlen (Seifenstühlen) nicht zugenommen hat und Steigerung der Milchmenge keine Zunahme bewirkt bei Andauer der harten Stühle, so liegt hier sicherlich ein *Milchnährschaden* vor.

Man sieht, wie wertvolle Fingerzeige eine gute Anamnese bieten kann.

Die **sorgfältige klinische Untersuchung** läßt uns oft schon das erstemal, aber durchaus nicht immer, eine genaue Diagnose stellen.

Um leichte Störungen wahrzunehmen, muß uns das **Bild des gesunden Säuglings** wohl vertraut sein, so daß wir hier die Hauptpunkte in Erinnerung rufen:

*Die Haut des Körpers* ist weich, glatt, gut durchfeuchtet, von rosiger Farbe, die eine Folge ist der durch die Lipoide des Fettes gelieferten Lipochrome. Auch die Fußsohlen sind rosig, solange das Kind noch nicht geht. Aufgehobene Falten gleichen sich sofort aus. Die Gesichtshaut ist schwerer zu beurteilen, da sie in ihrer Farbe stark vom Aufenthalt an Luft und Sonne beeinflußt wird. Auch erbliche Anlagen spielen bei der Wangenfarbe mit. Die Lippen zeigen ein frisches Rot, die Ohren sind schön rot durchschimmernd. Die ganze Haut ist frei von eitrigen und ekzematösen Prozessen oder von Folgen davon.

Die Innenseite der Oberschenkel weist eine bis zwei tiefe Hautfalten auf.

Der *Mund* ist frei von Nahrung, die Schleimhaut ist nicht gerötet, die Kieferleisten sind blaß.

Der *Panniculus der Haut* ist stark entwickelt und derb, gibt den Gliedern eine plastische Rundung und läßt sich nicht leicht von den Muskeln abgrenzen.

Deutlich tastbare *Lymphdrüsen* sind nicht vorhanden.

Die *Weichteile* fühlen sich prall an, so daß sich nicht leicht Falten bilden lassen (guter Turgor, „festes Fleisch"). Dies läßt sich am besten an der Innenseite der Oberschenkel und an den Nates prüfen. Eine aufgehobene Hautfalte ist prall und gleicht sich rasch aus nach dem Loslassen. Dieser *Turgor* der oberflächlichen Weichteile des gesunden Neugeborenen weicht nach wenigen Tagen einer physiologischen Welkung, die Ende des 1. Monates wieder verschwindet. Zuerst erhalten Gesäß und Oberschenkel wieder ihre feste gute Füllung, sodann Gesicht, Brust und Schultern, zuletzt der Bauch. Der gute Turgor beruht auf der Prallheit und dem starken Quellungszustand der Haut und dem kräftigen festen Fettpolster.

Die *Muskulatur* besitzt einen leichten, aber deutlichen Tonus, die Bauchdecken sind straff, schwer eindrückbar, im Niveau des Thorax. In den ersten Monaten ist eine leichte Hypertonie der Flexoren und Adductoren physiologisch. Die *peripheren Nerven* sind nicht übererregbar.

Die *Knochen* zeigen keine Merkmale von Rachitis, die *Zähne* entsprechen dem Alter. Der Schädel ist schon in den ersten Wochen hart, die Nähte sind aneinanderliegend.

Die *Stimmung* ist heiter und ruhig, zu Äußerungen von Lust bereit. Es besteht reges Interesse an der Umgebung und Freude an Bewegungen, z. B. beim Ausziehen und im Bade. Schreien und Unlustäußerungen werden nur durch Hunger und Unbehagen ausgelöst. Anhaltendes Schreien ist oft der Vorbote nervöser oder cerebraler Störungen oder von Rachitis.

Über die Entwicklung der Sinnesorgane, der motorischen und intellektuellen Leistungen s. S. 356. Über die Feststellung des Bewußtseins s. S. 9f.

Der *Schlaf* ist tief und dauert in den ersten Monaten von einer. Mahlzeit zur andern, später ist das Kind nach der Mahlzeit einige Zeit wach, aber ruhig und zufrieden. Auf heftige Geräusche (Händeklatschen) reagiert das wache Kind höchstens einmal mit stärkerem Zusammenfahren (keine Schreckhaftigkeit).

Viele Säuglinge erfüllen diese Idealforderungen nicht ganz, auch ohne daß sie ernährungsgestört sind.

Zur **Beurteilung der Ernährungsfunktion** sind noch eine Anzahl weiterer Symptome als Zeichen der Gesundheit wichtig, die sich erst durch fortgesetzte Beobachtung feststellen lassen.

**1. Die Monothermie.** Gesunde Säuglinge, besonders an der Brust, die im Zimmer und vorwiegend im Bett gehalten werden, zeigen eine auffällig gleichmäßige Temperatur im After (Abb. 284), wobei Morgen- und Abendtemperatur höchstens um 0,4—0,5⁰ differieren, um ein durchschnittliches Mittel von 37,1 bis 37,3, so daß die Morgentemperatur 36,8—36,9, die Abendtemperatur 37,2 bis 37,3 beträgt. Temperaturen über 37,5 und unter 36,8 fallen außerhalb der Norm (s. S. 423f). Die fortlaufende Temperaturmessung des Säuglings, „auch wenn kein Fieber da ist", besitzt für den Arzt große Wichtigkeit. Beim Abweichen der Temperatur von der Norm muß man sorgfältig äußere Ursachen ausschließen, ungenügende Bekleidung bei kühlem Wetter, übermäßige Bekleidung in der heißen Jahreszeit, Überhitzung durch Wärmeflaschen usw.

**2. Regelmäßigkeit im Gewichtsanstieg** und im **Längenwachstum** ist eines der sichersten Zeichen ungestörter Ernährung. Es kommt nicht auf einen großen täglichen Anstieg an, sondern auf eine regelmäßige tägliche Zunahme. Bei gleichmäßiger Ernährung, Wägung zur nämlichen Tageszeit, in gleichem Abstand von den Mahlzeiten, ergibt sich bei gesunden Brust- und Flaschenkindern oft 6—12 Wochen lang fast Tag für Tag in geradezu erstaunlicher Weise eine regelmäßige Gewichtszunahme von 15—25 g je nach dem Alter, erstaunlich, weil ja Stuhl- und Urinentleerung störend wirken könnten. Man muß berücksichtigen, daß gesunde Frühgeborene, auch gesunde Neugeborene einige Wochen lang eine Zunahme vermissen lassen können, ohne daß eine Unterernährung oder krankhafte Störung vorliegt. Bei der *hypoplastischen Konstitution* bleibt Massen- und Längenwachstum trotz richtiger Ernährung und Ausbleiben von Ernährungsstörungen ungenügend, wogegen bei Hypotrophie der Übergang zu richtiger Ernährung Zunahmen bedingt.

Für das Wachstum wichtig ist die *Zellquellung.* Das Eiweiß ist quellungsfähig, befördernd wirken Kohlehydrate und Salze, besonders Natriumsalze und Vitamine. So wirken Zulagen von Zucker, Mehlen und Natriumsalzen zur Grundnahrung wasseranziehend (hydropigen) und damit gewichtsvermehrend. Zur Quellung muß *Zellfestigung* hinzu kommen, um das abgelagerte Wasser festzuhalten. Fette und Kalksalze hemmen übermäßigen Ansatz, aber ermöglichen soliden Aufbau.

**3. Eine starke Immunität** gegen pyogene und viele andere pathogene Bakterien, unterstützt durch genügende Vitaminzufuhr. Daraus erklärt sich die fehlende Disposition für Soor, Pyodermien, Otitis, Pyelocystitis, die unbedeutende Erkrankung an Grippe usw. Bei Neugeborenen und in den ersten Monaten ist die Reaktionsfähigkeit gegen Infekte und die Fähigkeit zu Antikörperbildung noch sehr gering.

**4. Normale Toleranzbreite.** Diese besteht, solange ein Säugling die Nahrung nach Menge und Zusammensetzung so bewältigt und verarbeitet, wie wir sie einem ganz gesunden zumuten dürfen. Es besteht dann *eine normale Reaktion* des Säuglings gegen die Nahrung, wobei Stuhl, Gewicht, Temperatur usw.

physiologischen Ablauf aufweisen. *Von einer paradoxen Reaktion* spricht man, wenn die Nahrung, die ein gesunder Säugling mit Nutzen oder doch ohne Schaden verarbeitet, Störungen veranlaßt.

Im allgemeinen enthält die Nahrungsmenge, welche ein gesundes Brustkind zu ausreichendem Gedeihen bedarf, pro Tag und Kilo Körpergewicht im 1. Quartal etwa 100 Kalorien (*Energiequotient:* E. Q. = 100) und sinkt bis am Schluß des 1. Jahres auf etwa 70 (bis 80) Kalorien. Dabei finden sich auch unter normalen Verhältnissen Abweichungen nach oben und unten von 10 bis 20 Kalorien. Die *Erhaltungsdiät* bezeichnet die Nahrungsmenge, die genügt, um das Kind in seinem Gewichte zu erhalten, aber keine Zunahme erlaubt. Sie liegt etwa 25% unter dem normalen Energiequotienten.

Der *Energieumsatz* des Gesunden ist ungefähr proportional der Körperoberfläche. Diese beträgt pro Kilo Gewicht: beim Neugeborenen 800 qcm, beim Halbjährigen 620 qcm, beim Einjährigen 530 qcm, beim Vierjährigen 500 qcm, beim Erwachsenen 300 qcm.

Die *Muttermilchmengen* des gesunden Säuglings betragen im Durchschnitt Ende der 1. Woche 300—400 g, mit 4 Wochen 700 g, mit 8 Wochen 800 g, mit 3 Monaten 900 g, mit ½ Jahr 1000 g; wobei die Menge nach oben und unten um 100—200 g variieren kann je nach dem Gehalt der Milch (besonders an Fett) und nach der Konstitution des Kindes. Ich habe festgestellt, daß die optimale Menge Kuhmilch für den Säugling nicht über 500—600 g im Tage beträgt, natürlich mit den nötigen Zusätzen, wogegen führende Autoren bis zum ersten Weltkriege 1 Liter und mehr angaben. Vorteilhaft ist es, wenn die Dauernahrung des künstlich ernährten jüngeren Säuglings ähnliche Verhältnisse im Gehalt an Eiweiß, Fett und Kohlehydrat bietet, wie die Frauenmilch, also 1 : 3 : 6, und die Wassermengen bei Frauenmilchernährung nicht wesentlich über- oder unterschreitet. Der *Wasserbedarf* des Säuglings beträgt je nach dem Alter etwa 150—100 g pro Kilogramm Körpersubstanz. Wird diese Menge wesentlich unterschritten, so entsteht Fieber, Somnolenz, Gewichtsabnahme, Erbrechen, Verfall. Auf verstärkte Wasserzufuhr erfolgt dann sofortige Besserung.

Als *Eutrophie* bezeichnet man den ganz guten *Gesundheitszustand*, wobei sich Turgor, Tonus, Längen- und Gewichtswachstum, Immunität und Resistenz, bestimmte Funktionen (Sitzen usw.) in normalen Grenzen bewegen.

Säuglinge, die auf Ernährungseinflüsse leicht in ungünstigem Sinne reagieren, bezeichnet man als *tropholabil*, solche, die Änderungen der Nahrung in Menge und Zusammensetzung gut ertragen, „die leicht aufzuziehen sind", als *trophostabil*. Die *Tropholabilität* findet sich häufig mit *Hydrolabilität* zusammen, die konstitutionelle Grundlagen aufweist.

Als *Dysergie* bezeichnet man den Mangel an Immunität, im weiteren Sinne jede geschädigte Funktion und damit jede funktionelle Minderwertigkeit. Das dysergische Kind ist also funktionell geschädigt, das dystrophische dazu noch morphologisch. Vitaminmangel kann Dysergie erzeugen, vorerst ohne Dystrophie.

Nach dem Gesagten liegt eine Ernährungsstörung vor, wenn die Reaktion des Kindes auf die Nahrung von der Norm abweicht, d. h. wenn die Ernährungsfunktion gestört ist. Daraus folgt ohne weiteres, daß die engere Diagnose der Ernährungsstörung oft erst nach einigen Tagen oder erst nach längerer Zeit gestellt werden kann, wann sich gezeigt hat, wie das Kind auf eine Nahrung von bestimmter Menge und bekannter Zusammensetzung reagiert.

*Frühgeborene und lebensschwache Säuglinge* neigen besonders zu Ernährungsstörungen. Daneben bestehen oft oberflächliche Atmung, Cyanose, Untertemperatur, Ödem, kraftloses Saugen. Die Kinder liegen dabei in anhaltendem Schlummer und schreien kaum.

**Die Zeichen der Ernährungsstörung** betreffen nicht nur die Funktionen des Magendarmkanals, wenn auch der Charakter der Stühle (s. S. 275 f.) wichtig ist. Es braucht heute kaum mehr betont zu werden, daß es ein Unding ist, die Ernährungsstörung, wie es früher etwa geschah, nur nach der Stuhlkontrolle zu beurteilen und danach die Ernährung leiten zu wollen. Wichtiger noch ist die Beachtung der anderen Funktionen, deren Eigenschaften eben beim gesunden Säugling zum Teil schon geschildert wurden. Der Appetit ist gestört, Erbrechen ist häufig. An Stelle der normalen Stühle treten überwiegend diarrhöische, oft mit Schleim, Eiter, Blut. Aber viele *parenterale Störungen* verlaufen wenigstens zeitweilig mit guten Stühlen.

*An Stelle der Monothermie* treten flackernde Temperaturen, Fieber, Untertemperaturen. Das Fieber bietet zuweilen die Eigentümlichkeit, auf Nahrungsverminderung oder -entziehung zu verschwinden (*alimentäres Fieber*).

Die rosige Haut wird blaß, trocken und durch Wasserverlust welk und runzelig. Der Turgor nimmt ab (s. S. 47). Intertrigo, eitrige Infektionen treten auf. Der Tonus der Muskulatur ist vermindert oder gesteigert.

Über den *Puls*, die *Atmung*, die Störungen von *Herz, Niere, Psyche* usw. s. dort.

*An Stelle des regelmäßigen Gewichtsanstieges* treten schwankende Werte, Gewichtsstillstand, plötzlicher Abfall, unerklärliche Zunahme usw. Bei starker Magerkeit, wobei das Fettpolster großenteils oder ganz geschwunden ist, spricht man von *Atrophie im engeren Sinne*, im Gegensatz zur Abmagerung infolge von Tuberkulose usw.

Der *Verlust der Immunität* (Vitaminmangel?) bringt Neigung zu Katarrhen, Soor, Pyodermien, Pyelitis.

Als *Folgen der Ernährungsstörungen* kommt es zur Entwicklung von Rachitis, Spasmophilie, Zeichen exsudativer Diathese, Fettsucht, Anämie usw.

*Die Toleranz sinkt.* Während der gesunde Säugling etwa 100 Kalorien pro Kilo im Tage mit Nutzen verarbeitet, erträgt der ernährungsgestörte nur noch 80, 60 oder 30 oder noch weniger, wenn nicht störende Folgen auftreten sollen. In gesunden Tagen kann die Zusammensetzung der Nahrung in weiter Grenze ohne Schaden verändert werden. Bei Ernährungsgestörten führt oft schon unbedeutende Verschiebung in der Menge der einzelnen Bestandteile zueinander (*Korrelation der Nahrungsstoffe*) zu merklichem Schaden. Je schwerer eine Störung ist, um so größer ist natürlich auch die Toleranzschädigung, d. h. um so mehr sinkt die Nahrungsmenge, die noch ohne Schaden vom Magendarmkanal bewältigt wird, um so eher also kommt es zu einer Toleranzüberschreitung.

*Eine Toleranzüberschreitung* kommt seltener zustande durch *eine absolute Überernährung* (Überfütterung). Erhält der gesunde Säugling mehr Nahrung als er zu normalem Gedeihen braucht, so kann er fettleibig werden, wobei der Panniculus bei vorhandener exsudativer Diathese einen pastösen Habitus annimmt. Die Überlastung des Magendarmkanals führt aber häufiger zu unvollkommener Bewältigung der Nahrung; sie verursacht endogene Gärungen und dyspeptische Erscheinungen. Diese Überfütterungsdyspepsie ist in ihrer Diagnose und Therapie sehr klar.

In den meisten Fällen liegt *eine relative Toleranzüberschreitung* vor, d. h. die Ernährungsfunktion ist vermindert, wenig oder stark, so daß das Kind nur noch einen gewissen Teil der Nahrung mit Nutzen oder wenigstens ohne Schaden erledigt, die es nach seinem Alter und Gewicht zu ordentlichem Gedeihen erfordern und ohne Schädigung verarbeiten sollte. Die Toleranz kann vorübergehend so gesunken sein, daß augenblicklich fast überhaupt keine Nahrung mit Nutzen bewältigt wird, wo sogar kleine und kleinste Mengen des Alimentes toxisch wirken (*schwerer Grad der Toxikose, alimentäre Intoxikation*).

**Die Einteilung der Ernährungsstörungen künstlich ernährter Säuglinge** der täglichen Praxis nach rein ätiologischen Gesichtspunkten stößt auf große Schwierigkeiten, wie oben ausgeführt wurde. Häufig besteht keine einheitliche Ätiologie. Alimentäre, infektiöse und konstitutionelle Momente haben gleichzeitig oder nacheinander eingewirkt; es wird deren Anteil im einzelnen erst nach längerer Beobachtung klar. Zudem sind naturgemäß vielfach fließende Übergänge von einer Gruppe zur anderen vorhanden. Es kann auch die eine Form rasch in die andere umschlagen.

Die meisten Fälle lassen sich aber ohne Zwang in die folgende Einteilung einreihen, die nach klinischen und therapeutischen Gesichtspunkten gerichtet ist:

**Die akuten Ernährungsstörungen** beruhen auf Gärungs- und toxischen Prozessen im Magendarmkanal (*einfache und toxische Dyspepsie*) oder auf infektiösen Prozessen enteralen (*Enteritis, Dysenterie*) oder parenteralen Ursprungs.

**Chronische Ernährungsstörungen** (Ernährungsschäden). In den *leichteren Formen* führt die Hemmung des Neuaufbaues von Körpersubstanz zu ungenügender Zunahme, Gewichtsstillstand oder langsamer Abnahme. Die Fälle, bei denen Verdauungsstörungen klinisch keine deutliche Rolle spielen, wo Durchfälle fehlen, nennt man *einfache Dystrophien*. Hieran reihen sich die Nährschäden bei einseitiger Milch- oder Mehlernährung (*Milchnährschaden, Mehlnährschaden*) oder bei *ungenügender Ernährung* überhaupt (*Inanition*), wozu auch Vitaminmangel führt. Wenn stärkere Gärungsprozesse im Darm Diarrhöen über längere Zeit unterhalten, so liegt die *dyspeptische Form der Dystrophie* vor. Stellt sich eine starke Einschmelzung von Körpersubstanz ein, zeigen sich bedeutende rasche Gewichtsverluste, zunehmender Verfall, so liegt die *schwere Form* der chronischen Ernährungsstörungen vor, die man in den vorgeschrittenen Stadien *Dekomposition* nennt, mit Rücksicht auf die Einbuße an Körpersubstanz *Atrophie*, bei der die Ernährbarkeit mehr und mehr leidet und schließlich ganz unmöglich wird.

Die *Prognose der Dyspepsie und der Durchfälle* hängt weitgehend vom Ernährungszustand ab (s. S. 22 f.), von der Art der Durchfälle (einfach oder toxisch) und von der bisherigen Dauer. Die Dyspepsie wird von den Eutrophikern gut, von den Dystrophikern mäßig gut, von den Atrophikern schlecht ertragen. In den ersten Lebenswochen ist jede Dyspepsie ernst zu nehmen.

Die *Unterscheidung in Eutrophie, Dystrophie und Atrophie* ist wichtig, da die Leistungen dieser drei Stadien entsprechend verändert sind (Abb. 240—242). Im allgemeinen ist die Toleranz der Eutrophie groß, der Dystrophie beschränkt, der Atrophie sehr klein, so daß hier jeder Hunger oder jede Nahrungsveränderung gefährlich wird. Einfacher Hungerzustand mit starker Abmagerung ist aber weniger schlimm als Atrophie und durch die Anamnese zu unterscheiden. Der Ernährungszustand, der durch die drei Stadien bezeichnet wird, bietet demnach zwar ein bequemes, aber nur grobes und nicht allgemein gültiges Kriterium der Leistung und der Immunitätsgröße. Denn es ist dabei stets noch die *Funktionsfähigkeit des Organismus* zu berücksichtigen, die man als *Euergie, Dysergie, Anergie* benennen kann, die sich aber nicht sofort dem Auge zu erkennen gibt wie der Ernährungszustand, sondern erst durch die Beobachtung und die Probe auf die Ernährungsfunktion und den Grad der Widerstandskraft gegenüber Infektionen. Ein Euergiker hat keine Neigung zu Durchfällen im Gegensatz zum Dys- und Anergiker. So kann ein Eutrophiker dysergisch sein, ein Dystrophiker anergisch usw.

Die einzelnen Formen der Dystrophie sind am besten durch die Art ihrer Reaktion auf Heilnahrung zu erkennen. Lediglicher Nahrungsbeschränkung ist ohne charakteristischen Einfluß, wogegen sie bei Dekomposition zu Gewichtsverlust, Senkung der Temperatur und Verlangsamung des Pulses führen kann.

Zur genauen Diagnose einer Ernährungsstörung und zur Beurteilung der
Wirkung der Behandlung ist eine *kurvenmäßige Aufzeichnung*, welche täglich
Temperaturen, Pulszahlen, eventuell Respirationszahlen, Volumen und Zu-
sammensetzung der Nahrung, Zahl und Charakter der Stühle übersichtlich

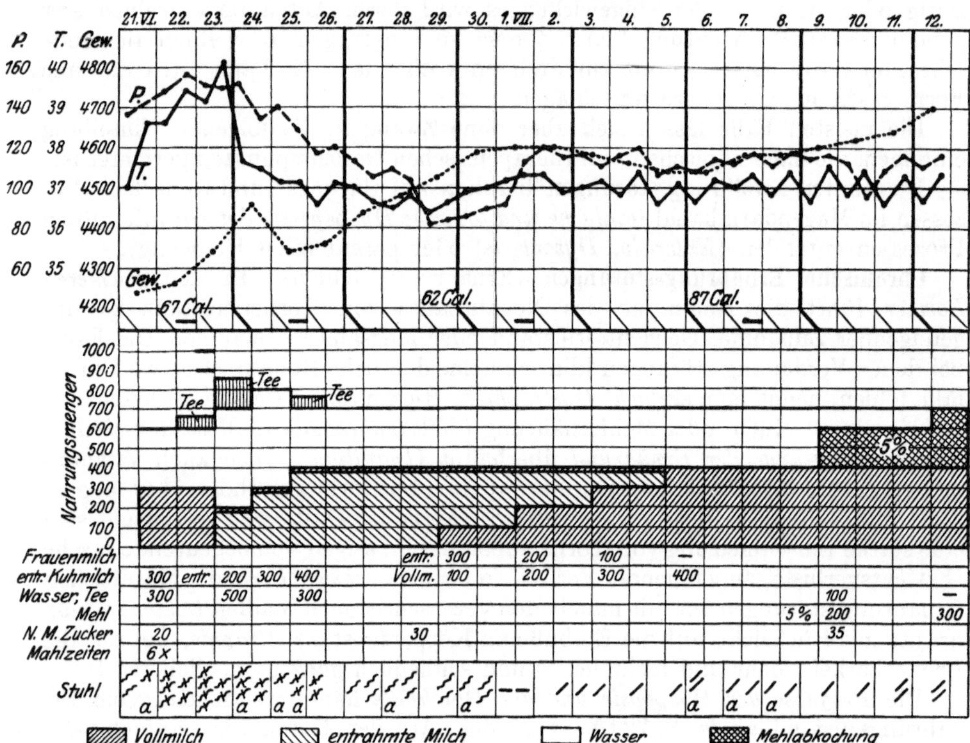


Abb. 237. 3 ½ *Monate alt, heftige Dyspepsie.* Die Kurve zeigt die günstige, fieberwidrige und gewichts-
befördernde Wirkung des Ersatzes der Vollmilch durch völlig entrahmte Milch (23. 6.). Infolge
der Unterernährung kommt es dabei zu langsamem Pulse und leichten Untertemperaturen;
es deutet dies auf einen Zustand von Dystrophie hin. Vom Zeitpunkte an, wo Nutromalt (Nährzucker) von 20 auf 30 g erhöht wird (28. 6.) und wo die entrahmte Milch allmählich durch Vollmilch
ersetzt wird (29. 6.), steigen Puls und Temperaturen bald wieder zur Norm. Zugleich kommt es
aber zu Gewichtsstillstand trotz gutem Befinden und guten Stühlen als (häufige) Folge der fett-
reichen Nahrung nach der fettlosen, zugleich ein Beweis, daß die Zunahme in der Periode der ent-
rahmten Milch (26. 6.—1. 7.) kein Gewinn war an normaler Körpersubstanz, sondern auf Wasserretention beruhte infolge der salzreichen, fettlosen Kuhmilch. Der kleine Energiequotient dieser
Periode zeigt dies schon an. Die Zulage von 5 g Nutromalt und 10 g Mehl am 9. 7. ergeben dann
rasch eine stetige Gewichtszunahme. (In den Originalkurven sind die hier schraffierten Nahrungsbestandteile immer durch besondere Farben dargestellt, was den Überblick sehr erleichtert.)

vorführt, außerordentlich nützlich, bei schwierigen Störungen geradezu unentbehrlich. Auf Abb. 237 ist eine solche Kurve, wie sie sich stets bei Säuglingen
empfiehlt, kopiert. Die Größe, 24 : 36 cm, entspricht genau dem Format unserer
Krankengeschichten und ist darum leicht aufzubewahren. Je nach der Schwere
des Falles ist die Kurve für 10 oder 30 Tage ausreichend (im vorliegenden Falle
für 30 Tage, wovon aber nur 21 kopiert sind).

# Akute Ernährungsstörungen.

Bei den akuten Ernährungsstörungen mit Durchfall unterscheiden wir **drei**
**hauptsächliche Gruppen:**

1. **Alimentäre Störungen** durch verdorbene oder ungeeignete Nahrung,
quantitativ oder qualitativ schädigend.

**2. Spezifische Darminfektionen:** Enterocolitis, Ruhr, Pseudodysenterie, Paratyphus und Typhus abdominalis.

**3.** Die zahlreichen **parenteralen Ernährungsstörungen,** ausgehend von einem Herd außerhalb des Magendarmrohrs. Durch parenterale Infektionen erzeugt, so Grippe, Influenza, Otitis, Pyelitis, Pneumonie, eitrige Infektionen irgendwelcher Art usw. Solche parenterale Störungen sind beim Erwachsenen, auch schon beim älteren Kinde, fast unbekannt, ein Beweis dafür, daß beim Kleinkinde, vorab beim Säugling, eine Organerkrankung in ihrer Auswirkung weit ausgreift.

**Die häufigsten Formen sind solche mit gärenden (sauren) Stühlen.** Sie beruhen auf toxischen Prozessen (Toxikosen nach CZERNY-KELLER) im Magendarmkanal, durch exogene, vielfach Coli-, häufiger aber endogene Infektion der Nahrung und des Darmes erzeugt, unterstützt durch die Verminderung der Salzsäureproduktion. Die gewöhnliche Säuerung der Kuhmilch beruht meist auf dem Streptococcus lacticus des Euters. Beim gesunden Kinde ist der Dünndarm ganz keimarm, wenn er in den Verdauungspausen leer wird. Bei der Dyspepsie wird er durch von unten herauf wandernde Colibakterien besiedelt, die bis in den Magen vordringen. Es besteht vermehrte Peristaltik, Brechen und Durchfall mit vermehrter Schleimbildung. *Der leichte Grad dieser Störung ist die einfache akute Dyspepsie, der schwere Grad die toxische Dyspepsie.*

**1. Die einfache akute Dyspepsie** (*leichte Toxikose*) ist gekennzeichnet durch *Erbrechen* und zahlreiche *diarrhöische Stühle*. Es ist die häufigste von allen Ernährungsstörungen. Sie tritt primär beim gesunden Säugling auf infolge absoluter Überfütterung, sodann im Anschluß an Dystrophien und überall da, wo die Ernährungsfunktion so weit gesunken ist, daß auch normale oder subnormale Mengen von Nahrung zu krankhafter *Gärung* (Bildung niederer Fettsäuren, Essigsäure u. a.) im Magendarmkanal führen, besonders im Dickdarm durch bakteriellen Kohlehydratabbau. Bakterieller Eiweißabbau führt zu *Fäulnis*. Diarrhöen im 2. Lebenshalbjahr können der Vorbote von Barlow sein. Häufig ist eine exogene Infektion die Ursache: Respirationskatarrh, Pyelitis, Paratyphus u. a.

Die Hauptsymptome sind: Gestörter Schlaf und Appetit, Erbrechen, Apathie, verzögerte Magenmotilität, Fehlen freier Salzsäure im Magen, Meteorismus, Kollern im Leibe, Unruhe, Schmerzen, Kolik und Diarrhöen. Das Erbrochene riecht bei Kuhmilchernährung stark ranzig durch Vermehrung der flüchtigen Fettsäuren. Sekretion und Peristaltik des Darmkanals sind gesteigert.

Die *Stühle* sind vermehrt, dünn, nach kurzer Zeit schleimig, wässerig (großer Wasserhof der Windeln), gehackt, öfters mit kleinen Gasblasen infolge der Gärung durchsetzt. Sie riechen sauer und reagieren sauer, zum Teil durch niedere Fettsäuren, die durch Gärung entstehen und den Darm zu vermehrter Peristaltik reizen, seltener faulig mit alkalischer Reaktion. Die Farbe ist oft grünlich durch Oxydation des Bilirubins zu Biliverdin. Die Reaktion gegen Lackmus ist sauer, solange noch wesentlich gärende Nahrungsteile im Darme sind, bei Überwiegen der Fäulnisprozesse alkalisch. Bei Nahrungsentziehung wird die Reaktion alkalisch durch Alkaliverlust des Organismus und durch den Darmschleim, auch wenn kein Kot in die Entleerung mehr gelangt (Hungerstuhl). Als Zeichen der verschlechterten Resorption erscheinen oft kleine, weißgelbe Fettseifenbröckel. Wo bei reichlicher Milchnahrung viel Fett unverdaut bleibt, ist der Stuhl glänzend seifig, riecht stark fettsauer und enthält eine Menge grampositiver Bacillen. Schlechte Fettverdauung läßt sich mikroskopisch durch Färbung mit Carbolfuchsin erkennen (s. S. 276). Bei unverdautem Mehl zeigt der saure Stuhl oft kleine Blasen, färbt sich mit Lugol deutlich blauschwarz an den mehlführenden Stellen. Bei viel unverdautem Mehl wird der Stuhl kleisterig und riecht stechend nach Essigsäure.

Das *Gewicht* kann anfangs noch ansteigen, steht dann aber still oder nimmt mäßig ab.

Die *Temperatur* zeigt größere Schwankungen als in der Norm und erhebt sich öfters zu subfebrilen Werten.

Das Bild der Dyspepsie entsteht nicht nur aus der genannten endogenen Gärung heraus, sondern oft auch *bei enteralen* oder *parenteralen Infektionen*. Klinisch sind diese Formen nicht immer sicher zu trennen. Polynucleose und starke Linksverschiebung im neutrophilen Blutbild spricht für infektiöse Ursache, Fehlen hiervon für alimentäre oder konstitutionelle Ursache. Infektiöse Durchfälle bringen Eiweiß- und Zylinderausscheidung im Urin, die bei leichten alimentären Störungen fehlen. Starker Schleimgehalt und höheres Fieber als 38,5 spricht für *infektiöse Grundlage*, vornehmlich dann, wenn das Fieber auf strenge Diät nicht zurückgeht. Ist dies der Fall auf Tee oder dünnen Schleim während einem Tag, so ist eine alimentäre Störung wahrscheinlich die Ursache. Hohes Fieber und leichter Durchfall sprechen für eine infektiöse Ursache. Ausgesprochene Erschlaffung der Bauchdecken spricht für einen ernsten Zustand.

Für eine genaue Diagnose muß man feststellen, ob die Dyspepsie primär ein vorher gesundes Kind betroffen hat, oder ob es schon vorher öftere oder längere Störungen erlitten hatte. Falls schon öftere Dyspepsien oder Infektionen vorausgegangen sind, stärkere Gewichtsverluste, so daß Abmagerung oder ausgesprochene Atrophie vorhanden ist, so tut man gut, den Fall nicht als Dyspepsie aufzufassen, sondern als *Dekomposition*.

Man muß sich über den *Grad der Dyspepsie* Rechenschaft geben: Hält die Dyspepsie, d. h. die schlechten Stühle bei kleinen Nahrungsmengen an oder tritt sie schon bei ganz kleinen Mengen auf, so handelt es sich um eine ernstere Form, ebenso wenn schon kleine Änderungen der Nahrungsbestandteile gegeneinander erneute Störungen auslösen. Je jünger der Säugling, um so schwerer ist die Affektion einzuschätzen. Bei Eutrophie tritt auf richtige Diät rasch Besserung ein, schwerer bei Dystrophie, sehr schwer bei Atrophie (Gewichtssturz, Kollaps). Immer ist den Ursachen nachzuspüren: zuviel Zucker? zuviel Fett? Infektion usw.?

Die *Wirkung der Nahrung* ist bei einfacher Dyspepsie diagnostisch zu verwerten. Eine Gärung der Kohlehydrate stellt die primäre Störung dar. Die Gärung der Fette folgt erst nach. Das Casein bekämpft die Gärung, die Molke begünstigt sie. Von den Zuckerarten vergärt am leichtesten der Milchzucker, dann der Rohrzucker. Am schwersten vergären die dextrin-maltosehaltigen Präparate (Nährzucker, Nutromalt usw.), diese dürfen also am ehesten Anwendung finden. Bei neuropathischen jungen Säuglingen, die zu wenig Nahrung aufnehmen, sieht man die merkwürdige *Inanitionsdyspepsie*: Erbrechen und zerfahrene alkalische schleimige Stühle (*Hungerdiarrhöe*), ausgelöst durch verstärkte Peristaltik, besonders da, wo Kohlehydratmangel vorliegt. Hier wirkt Nahrungsvermehrung günstig im Gegensatz zur Gärungsdyspepsie.

Protrahierten, selbst chronischen Verlauf sieht man bei *parenteraler Dyspepsie* (Pyelitis, Otitis, Pharyngitis, Grippe), auch bei Vitaminmangel und Cöliakie. Die modernen *Sauermilchen* bilden den größten Fortschritt in der Heilung der akuten Durchfallserkrankungen, so daß ein längerer Mißerfolg dabei es als möglich erscheinen läßt, daß eine tiefere Ursache (Tuberkulose u. a.) vorliegt.

**2. Die toxische Dyspepsie (alimentäre Intoxikation, schwere Toxikose). Brechdurchfall, Cholera infantum, Coma dyspepticum.** Dieser heftigste Grad der akuten Ernährungsstörung entsteht aus der Dyspepsie heraus. Es sind in der Hauptsache Eiweißabbauprodukte, welche die toxischen Erscheinungen bewirken. Die Hauptsymptome sind:

*Bewußtseinsstörung.* Im Beginn Zeichen von Mattigkeit, Schläfrigkeit. Das Kind verfällt nach dem Aufwecken rasch wieder in Schlafsucht. Der Blick ist starr, verloren, der Lidschlag selten, das Gesicht nimmt einen maskenartigen Charakter an mit umränderten eingesunkenen Augen (Abb. 238). Die Bewegungen der Extremitäten sind langsam und zeigen öfters Fechterstellung der Arme mit Faustschluß (Abb. 2). Der Tonus der Muskeln ist vermindert, ganz auffällig am Bauche.

Die Haut wird trocken, in bleibenden Falten abhebbar. In schweren Fällen kommt es zu Koma, oft mit Krämpfen und Lähmungserscheinungen (Abb. 239). Das Koma kann durch wildes, gellendes Geschrei („schreiende Gichter") und Jaktation unterbrochen werden.

*Toxische Atmung.* Die Atmung ist thorakal, ausgiebig, vertieft, ächzend, pausenlos, oft beschleunigt, wie die eines gehetzten Wildes. Durch die gesteigerte Atmung wird die Wasserabgabe durch die Perspiratio insensibilis bis aufs Doppelte gesteigert. Der Thorax ist vorn oben hochgewölbt (Lungenblähung), später entstehen sterile Hypostasen ohne Husten. Die *Exsiccose* durch Wasserverlust begünstigt den toxischen Eiweißzerfall und die Bluteindickung. Das Herz ist klein, der Puls stark beschleunigt. Je jünger der Säugling, um so mehr steigt die Gefahr bei ungenügender Flüssigkeitsaufnahme. Braucht doch das gesunde Brustkind im 1. Quartal 150 g Wasser pro Kilo und Tag, der Erwachsene 35—40 g.

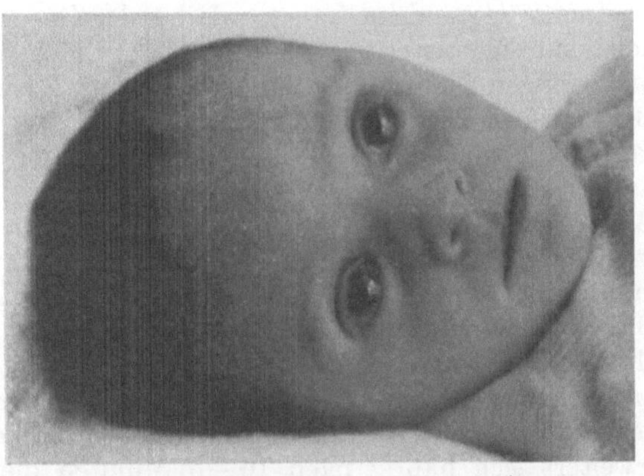

Abb. 238. Alimentäre Intoxikation. Eintrocknung der Conjunctiva und der Cornea im unteren vom Lidschlag nicht berührten Teil des Auges. 4 Wochen.

Im spärlichen Urin findet sich *alimentäre Glykosurie* (Austritt durch den Darm ins Blut), meist Lactose oder Galaktose aus der Milch, auch Saccharose oder Maltose, je nach der Nahrung. Der Zucker kann aber auch fehlen. Für die TROMMERsche Probe muß der Urin wegen des starken Ammoniakgehaltes vorher gekocht werden. Es zeigen sich neben Eiweiß viele hyaline, gekörnte *Zylinder und Urate* (Eiweißzerfall). Der Eintritt der Intoxikation trifft meist zeitlich mit der Urinstockung, dem Wasserverluste und dem Gewichtssturz zusammen.

Infolge der mangelnden Nahrungsaufnahme, des Erbrechens, der dünnen Stühle und des Wasserverlustes durch die toxische Atmung entsteht sehr leicht *Exsiccose* mit Gewichtssturz, Einsinken der Fontanelle und der Augäpfel. Das Blut zeigt starke Leukocytose und durch die Eindickung einen Anstieg des Eiweißgehaltes von 6 bis auf 9%, Vermehrung des Hämoglobins und der Roten.

Als Einleitung der Störung tritt gewöhnlich *Fieber* auf. Sofern es alimentär bedingt ist, wird es meist durch das Zusammenwirken von Zucker und Molke erzeugt. Besonders bei enteralen und parenteralen Infektionen ist der Beginn plötzlich und hoch fieberhaft. Daneben bestehen heftiges *Erbrechen* und *Durchfall*, worauf sich allmählich oder überraschend schnell das volle Bild der Intoxikation entwickeln kann. Der Verlust der Alkalien durch den Stuhl erzeugt *Acidose*, aber nicht durch Ketonkörper, also *keine Ketose*. Der Stoffwechsel erzeugt vermehrte saure Produkte. Von einem Tag zum andern können Gewichtsstürze um mehrere 100 g einsetzen, oft mit Kollaps. Nahrungsentziehung vermag den Gewichtssturz häufig zu unterbrechen, wogegen sie ihn bei der Dekomposition steigert. Die Temperatur kann mehr als 40⁰ erreichen, auch normal sein, selbst subnormal, wenn sich die Intoxikation bei Dekomposition entwickelt, da sich hier der Einfluß der Intoxikation und die subnormale Tendenz der Dekomposition mischen. Differentialdiagnostisch ist das *Durstfieber* zu erwägen (s. S. 311).

Die *Stühle* sind im Anfang wie bei der Dyspepsie. Auf der Höhe der Krankheit sind sie wässerig, schleimig mit grünlichen Flocken, spritzend und sauer, bei geringen Nahrungsresten und starker Darmsekretion später oft alkalisch. Bei heftigem Erbrechen erscheinen kaffeesatzartige Blutspuren. Die vermehrte Peristaltik kann durch die Bauchdecken hindurch schwach sichtbar werden.

Der starke *Gewichts- und Säfteverlust* macht die *Haut* trocken, grau und derb. Bei jungen Säuglingen kann sich Sklerem der Waden und des Rückens entwickeln. Oft nimmt sie eine blaßviolette hortensienartige Färbung an. Vasomotorische Erytheme sind nicht selten. Aufgehobene Falten bleiben stehen. Die *Fontanelle* sinkt ein, die Züge werden spitz. Manchmal tritt Hypertonie der Muskeln ein, vielleicht als Folge der Wasserverarmung. Die toxische *Herz- und Kreislaufschwäche* führt zu kleinem beschleunigtem Puls, kühler Haut und bewirkt Kollaps. Auf Einträufelung von 1 Tropfen Adrenalin (1 : 1000) ins Auge erweitert sich häufig nach 10—15 Minuten die Pupille (Löwische Reaktion). Es beweist dies eine *Reizung des sympathischen Nervensystems*, mit der man auch die Hyperämie von Haut und Schleimhäuten (Conjunctiva und Mund) zusammenbringt. Es handelt sich um eine *Acidose*, vermehrte Säurebildung im Blute und erhöhten Ammoniakkoeffizienten im Harn.

Viele der aufgezählten Symptome können fehlen oder zurücktreten, selbst die toxische Atmung und die Glykosurie im Augenblick, wo der Patient zur Beobachtung gelangt, besonders dann, wenn das Kind schon vorher auf Hungerdiät gesetzt wurde.

In dem wechselvollen Bilde treten drei Formen am meisten hervor. Der *choleraartige Typus* ist bedingt durch starken Wasserverlust. Man findet oft einen skleremartigen Zustand, der an den Waden beginnt, Haut und Unterhaut so derb macht, daß Abhebung einer Falte unmöglich wird. Beim *Hydrocephaloid* treten die nervösen Reizsymptome hervor. Die Krämpfe und die Bewußtlosigkeit, das Fieber und das Erbrechen, das die vorliegende Störung begleiten, bieten Ähnlichkeit mit Meningitis. Die eingesunkene Fontanelle, die fehlende Nackenstarre, die starken Diarrhöen sprechen aber gegen eine echte Meningitis. Zudem ist die tuberkulöse Meningitis, die meist in Betracht kommt, in den ersten 6 Monaten selten. Eher kann im einzelnen Falle einmal eine cerebrospinale Meningitis das Bild der Intoxikation machen, wobei Nackenstarre und gespannte Fontanelle fehlen können. Bei der am häufigsten vorliegenden *soporösen Form* steht die Betäubung im Vordergrund. Sie wird am ehesten verkannt. Außer Meningitis fällt noch schwere Ruhr in Betracht, bei der Rückfälle ähnlich der Intoxikation auftreten, sodann Typhus, Peritonitis usw. Die toxische Atmung besteht aber nur bei der toxischen Dyspepsie. Nicht selten entwickelt sich mit dem Bilde schwerer toxischer Dyspepsie eine Bronchitis oder Bronchopneumonie (*Bronchoenterokatarrh*).

Die *Diagnose* ist unschwer, sobald man sich gewöhnt hat, die Physiognomie der Säuglinge genau zu beobachten (Abb. 2). Die Intoxikation stellt sich ähnlich ein bei schweren enteralen, wie bei parenteralen Infekten, so bei Pyelitis, Otitis, Ruhr, Sepsis, Influenza. Mastoiditis bleibt oft lange verborgen. Hier entwickelt sich eben die *Intoxikation auf infektiöser Basis*, nicht auf alimentärer. Die Symptome können aber durchwegs die gleichen sein, Bewußtseinsstörung, toxische Atmung, alimentäre Glykosurie, Fieber usw., nur ist die Prognose schlechter. Ist die Störung alimentär bedingt, so ist nach 24 Stunden bei Aussetzen der Nahrung deutliche Entgiftung eingetreten, das Fieber geht zurück, bei infektiöser Ursache nicht. Sehr oft tritt aber eine Infektion zu einer primären alimentären Intoxikation hinzu, meist als Colipyelitis oder Colisepsis. Die Bezeichnung alimentäre Intoxikation stimmt insofern, als das Aliment die Intoxikation veranlaßt. Es sind aber stets bakterielle Prozesse am Krankheitsbild beteiligt. So erklärt es sich leicht, daß viele alimentäre Intoxikationen in Pyelitis oder Sepsis ausgehen. Bei der alimentären Form (tiefe Atmung, Koma) kann das Fieber fehlen, die infektiöse Form läßt oft Koma und tiefe Atmung vermissen. Oft denkt man an Meningitis, auch an Peritonitis. Aber umgekehrt kann auch Meningitis oder Encephalitis als Intoxikation imponieren.

Als *alimentäre Anaphylaxie* bezeichnet man toxische Symptome, die bei einzelnen Kindern auf gewisse Nahrungsmittel (z. B. auf Eier) erfolgen und die Brechen, Diarrhöen, Kolik, Ödem, Urticaria, Kollaps verursachen können über Kuhmilchanaphylaxie s. S. 307.

Bei elenden dekomponierten Kindern macht eintretende Intoxikation wenig deutliche Symptome (das Fieber kann fehlen), so daß sie leicht übersehen wird oder nur durch zuckerhaltigen Urin entdeckt wird.

Die *Diagnose* wird durch die Wirkung der Nahrung unterstützt. Anfänglich wirkt jede nennenswerte Menge Nahrung, selbst Frauenmilch, toxisch. Vorübergehendes Aussetzen der Nahrung bringt Besserung. Steht eine Intoxikation fest, so erhebt sich die Frage, ob sie primär ist oder sekundär zu einer Infektion hinzugetreten. Nur die alimentär verursachte Intoxikation ist alimentär stark zu beeinflussen. Erfolgt auf Teediät Entfieberung und Entgiftung, so liegt eine einfache alimentäre Intoxikation vor. Erfolgt dabei Entfieberung, aber unvollständige Entgiftung, so handelt es sich oft um alimentäres Fieber bei einem dekomponierten Kinde. Erfolgt Entgiftung, aber keine Entfieberung, so liegt eine alimentäre Intoxikation bei einer Infektion vor. Ergibt sich endlich keine oder unvollständige Entfieberung und Entgiftung, so muß man eine schwere Infektion mit schwerer Allgemeinschädigung, eine Autointoxikation annehmen. Differentialdiagnostisch sind mannigfache Infekte zu erwägen, Meningitis, Peritonitis, toxische Ruhr usw.; auch Ileus (Invagination, Sepsis, Hitzschlag). Die große Atmung zeigt immer eine Stoffwechselintoxikation an.

Die *Prognose* richtet sich nach dem Zustand des Kindes beim Eintritt der Intoxikation und nach den früheren Verhältnissen. Tritt die Intoxikation bei einem kräftigen Säugling auf, als Folge von Überfütterung aus frischer Dyspepsie nach wenigen Tagen, so ist bei sofortiger Diagnose und Nahrungsentzug die Prognose trotz des schweren Bildes meist gut. Pfropft sie sich auf eine Infektion oder eine Dekomposition oder eine Dystrophie stärkeren Grades auf, so ist sie äußerst zweifelhaft. Tritt eine schwere Dyspepsie jenseits des Säuglingsalters auf, so kann sie, obschon selten, auch schwer toxisch verlaufen mit Bewußtseinsstörung (*Coma dyspepticum*).

Eine eigenartige kontagiöse Ernährungsstörung wurde in den letzten Jahren mehrerenorts bei Säuglingen im 1. Trimenon in Anstalten beobachtet in Form von *gelben Diarrhöen* mit heftigem Erbrechen. Nach 3—4 Tagen werden die Stühle gelb und übelriechend wie Sauerkraut. Ballonbauch, Darmatonie, toxischer Verlauf mit Exsikkation. Heilung durch Sulfonamide.

**3. Die akute Enteritis (Colitis)** stellt die bestcharakterisierte Form der infektiösen **Magendarmstörungen** dar. Da das Bild bei Brusternährung und bei
älteren Kindern nur wenig abweicht, so werden diese Verhältnisse hier mit-
berücksichtigt.

Vom klinischen Standpunkt aus empfiehlt es sich, hier gewisse *ausgesprochene
Infektionskrankheiten einzureihen, die vom Magen-Darmkanal ausgehen, und die*
**Colitis und die Ruhr (Dysenterie)** *unter dem Namen* **akute Enterocolitis** zusammen-
zufassen. Dabei ist vorwiegend das Colon erkrankt. Die Fälle sind gekennzeichnet
durch akuten Beginn mit Fieber, Erbrechen, oft Krämpfen und Bewußtlosigkeit,
mit starken Darmerscheinungen, schleimig-blutig-eitrigen Stühlen, durch ihre
Kontagiosität und die ausbleibende Wirkung des Nahrungsentzuges. Ursächlich
sind gewisse Streptokokken, Paratyphus B, Bacterium enteritidis Breslau
(rohe Enteneier), vor allem Dysenteriebacillen und hier in erster Linie die *Pseudo-
dysenteriebacillen* Kruse-Sonne (*E.-Ruhr*). Die Inkubation dauert 3—5 Tage.

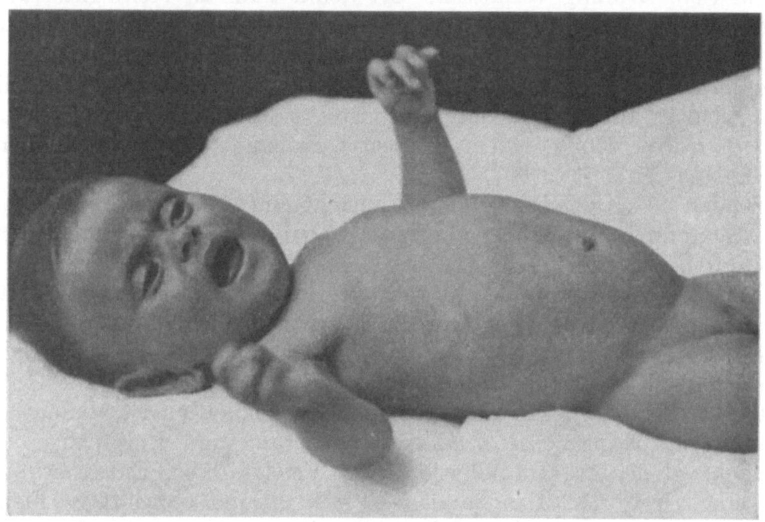

Abb. 239. Intoxikation, Sepsis. 3 Monate. Somnolenz mit Jaktation.
Tremor der Hände. Hautblutungen.

In den letzten Zeiten hat in Europa, so auch in Deutschland die **Bacillenruhr
(Dysenterie)** zugenommen, so daß häufig die Hälfte der Fälle der Durchfallserkrankungen beim Säugling und Kleinkind sich darauf zurückführen. Bevorzugt ist der Hochsommer. Die Ansteckung von Mensch zu Mensch ist sehr
ausgesprochen, wie die vielen Familien- und Anstaltsepidemien beweisen. Im
Säuglingsalter bringt die Krankheit oft Lebensgefahr unter dem Bilde *der Intoxikation.* Der Beginn setzt mit Fieber ein, oft hoch, meist aber nur wenige Tage
dauernd, mit Erbrechen und Leibweh. Schwere Fälle können mit Krämpfen und
Meningismus einsetzen. Charakteristisch sind *schleimig-blutige Stühle,* die nach
1—3 Tagen eintreten. Manchmal erfolgen nur 1—3 Stühle im Tag, häufig aber
alle ½ bis ¼ Stunden, nur ganz wenig, mit *starken Tenesmen,* wobei klaffender
After und Prolaps des Afters auftreten können. Die Stühle riechen sperma-
ähnlich. (Auch bei Douglasabsceß kommt es zu schleimigen Stühlen und zu
Tenesmus.) Der Leib ist eingesunken. Auf der Höhe der Krankheit fehlt der
Nahrungskot. Das Colon wird druckempfindlich. Später kann es zu Kollaps und
zu Untertemperaturen kommen. Im Darm entstehen manchmal Geschwüre und

Nekrosen. Manche Fälle verlaufen toxisch, mit Krämpfen, Somnolenz, Kreislaufschwäche in 1—2 Tagen tödlich, andere mehr in choleriformer oder enteritischer Form. Der große Wasserverlust bewirkt Einsinken der Fontanelle, der Augen und allgemeine *Exsiccation*. Andere Fälle verlaufen ohne Fieber und ohne charakteristische Stühle als leichte Dyspepsie mit schleimigen Stühlen, beim Säugling manchmal porzellanartig. Bei längerer Dauer entwickelt sich Dystrophie mit Neigung zu Rezidiven. Komplikationen sind vielfach im Gefolge: Otitis, Bronchopneumonie, Pyurie, Nephritis, Petechien, Nervenlähmungen, selten Meningitis. Die Diagnose ist auf den klinischen Verlauf und den Genius epidemicus angewiesen, da sie bakteriologisch nur aus ganz frischem Stuhl möglich und schwierig ist. Agglutination ergibt sich erst nach 10—14 Tagen und noch später. Differentialdiagnostisch sind zu erwägen: *Darminvagination*, die aber ohne Fieber einsetzt (s. S. 259) und im blutigen Stuhl nur wenig Leukocyten aufweist, HENOCHsche Purpura, Colitis ulcerosa, selten Appendicitis, Typhus oder Meningitis cerebrospinalis, Colitis mucosa, Grippe, Masern, Sepsis. Bewährt hat sich bei der Ruhr die Behandlung mit Sulfonamiden, was diagnostisch gegenüber anderen Colitiden helfen kann.

*Schwere toxische Enterocolitis* anfangs des 1. Trimenons wurde in der Schweiz endemisch in Säuglingsabteilungen beobachtet, oft ulcerös. Meist Tod nach 3—9 Tagen.

Äußerst selten ist beim Kinde die **Colitis ulcerosa.** Allmählich aus scheinbar einfacher Enterocolitis heraus entwickelt sich ein schweres Krankheitsbild mit hohem Fieber und septischen Symptomen, zeitweisen Verbesserungen und Verschlimmerungen, mit häufig blutigeitrigen, oft rein eitrigen Stühlen auf Grund tiefgreifender Geschwüre des Colons. Sie führt auch zu hämorrhagischer Diathese auf septischer Grundlage. Das Leiden hat keine Beziehung zur Dysenterie. Es kann jahrelang dauern und unter Anämie und Osteoporose zum Tode führen. Das Bild ähnelt einer chronischen Ruhr, weniger einer Darmtuberkulose.

Zu den Darmkrankheiten ist auch der selten gewordene *Typhus abdominalis* zu zählen, der vom 5.—6. Jahre an kaum Unterschiede bietet gegenüber dem Erwachsener. Es sei darum hier nur auf einige Eigenheiten beim jüngeren Kinde hingewiesen.

## Der Typhus abdominalis der jüngeren Kinder. Paratyphus.

Bei *Säuglingen* ist der Typhus gewöhnlich so milde, daß er leicht übersehen wird und, wie ich es öfters erlebt habe, erst aus den davon ausgehenden Infektionen nachträglich erkannt wird. Inkubation 2—3 Wochen. Je jünger das Kind ist, um so mehr wiegen leichte Formen „*gastrisches Fieber*" vor. Beginn oft mit Angina, ileocoekalen Schmerzen. Das Fieber zeigt einen kontinuierlichen Typus, ziemlich hoch, ohne das Befinden wesentlich zu stören, dauert kürzere Zeit, ist weniger hoch als im Schulalter und bei Erwachsenen. Klinische Anzeichen außer Fieber können lange oder überhaupt fehlen. Abortive Formen sind häufig, nervöse Erscheinungen treten zurück. Darmblutungen oder gar Perforation gehören in den ersten Jahren zu den Ausnahmen. Der Prozeß verläuft im Darm mehr oberflächlich, so daß auch die Sektion bei Säuglingen eher das Bild einer allgemeinen Sepsis ergibt. Im ersten Beginn sind beim Säugling die Bacillen weder im Blut, noch im Urin und Stuhl nachzuweisen. Die Krankheit verläuft häufig als kurzer Katarrh mit Durchfällen. Diese können über die ganze Dauer ausbleiben im Gegensatz zu Paratyphus. Nachträglich bringt die Infektion der Mutter oder die Agglutination die Diagnose.

Im ganzen bietet die Krankheit in den ersten Jahren das Bild einer gutartigen, fieberhaften Allgemeininfektion. Auch bei hohem Fieber ist das Befinden oft wenig gestört. Gewöhnlich sind die Stühle diarrhöisch, selbst schon von Anfang an (bisweilen erbsenbrühartig). Dies ist aber in den ersten Jahren bei fieberhaften Störungen eine alltägliche Erscheinung, so daß nicht gleich der Verdacht auf Typhus wachgerufen wird, bis in der 2. Woche Milzschwellung und Roseolen wahrgenommen werden. Die Roseolen sind meist spärlich und auf den Bauch beschränkt. Der Milztumor kann in leichten Fällen fehlen und ist bei vielen anderen Infektionen so häufig, daß sein diagnostischer Wert nicht allzu hoch anzuschlagen ist. Die Pulsverlangsamung ist nicht oft vorhanden. Im Beginn sind toxische, etwa scharlachartige Erytheme manchmal zu sehen. In schweren Fällen können Apathie, Nackenstarre und gespannte Fontanelle ein meningitisartiges Bild veranlassen. So ist die Diagnose klinisch in den ersten Jahren häufig nicht sicher, bis das Laboratorium sie ermöglicht: die Diazoreaktion des Urins, besonders aber die Leukopenie im Blut in der 2. Woche (S. 322), die ansteigende Agglutination nach der 2. Woche, die auch bei Paratyphus vorhanden sein kann, der Nachweis der Bacillen. Bei Typhusvaccinierten ist aber die Agglutination kaum zu verwerten, da sie hier positiv wird und sehr viele Jahre anhalten kann. Immerhin sprechen hohe Agglutinationswerte, die noch nach Monaten da sind, für überstandenen Typhus. Bei Ikterus ist die Agglutination nicht beweisend. Auch bei Typhusvaccinierten stellen sich die typhusspezifischen Blutveränderungen ein. Die Bacillenkultur aus dem Blut gelingt häufig in der 1. Woche mit Rindergalle. Zuerst findet man die Bacillen im Knochenmarkpunktat, wogegen die Stuhluntersuchung in vielen Fällen versagt. Im späteren Verlauf erscheinen sie oft im Urin (Ansteckungsgefahr!).

Bei jedem Fieber, das ohne nachweisbare Ursache mehr wie 3—5 Tage dauert, ist Typhus in den Bereich der Erwägungen zu ziehen, aber ebenso Pyelitis, Influenza, Otitis, zentrale Pneumonie, Sepsis, Drüsenfieber, Leukämie, Meningitis, Bronchialdrüsen- oder Miliartuberkulose, Typhobazillose, Dysenterie usw. Bei Miliartuberkulose fehlt manchmal die Leukopenie, es können aber wie bei Typhus Roseolen und Diazoreaktion sich einstellen. In schweren Fällen haben Leibschmerz oder peritonitische Reizung bei Typhus schon fälschlich zur Diagnose Appendicitis und zur Operation Veranlassung gegeben. Die Lumbalpunktion läßt Meningismus von einer Meningitis unterscheiden. Periostitische Abscesse entwickeln sich ab und zu in der Rekonvaleszenz. Sie sitzen mit Vorliebe an den Tibien. Vom 4.—5. Jahre aufwärts verläuft der Typhus ähnlich wie beim Erwachsenen. In seltenen Fällen ist ein typhusartiger Symptomenkomplex durch *Granulomatose* verursacht. (Über die Bangsche Krankheit s. S. 299.) Zur Diagnose siehe auch S. 71, 322, 426.

Der **Paratyphus** ist zeitweise häufig. Am meisten begegnet man der B-Form, oft mit Leukopenie. Er verläuft meist unter typhösen aber auch unter gastroenteritischen oder dysenterischen Erscheinungen oder als Pyelitis. Er beginnt akut, zuweilen mit Herpes und Schüttelfrost bei älteren Kindern, verläuft zuweilen mit Leukocytose. Der Paratyphus B ist vielerorts viel häufiger geworden als der Typhus. Er ist ihm im klinischen Bilde oft sehr ähnlich (große Milz), wenn auch von kürzerem Verlauf, so daß häufig nur die bakteriologische oder serologische Untersuchung die Unterscheidung bringt. Er hat eine kürzere Inkubationszeit (3—6 Tage) und ist besonders häufig beim Säugling. Oft verläuft er mit Diarrhöe und Bronchitis (Grippe?), kann auch Appendicitis, Meningitis, Toxikose ähneln. Die Roseola ist viel häufiger und ausgebreiteter (Extremitäten, Gesicht) als bei Typhus, meist schon Ende der 1. Woche, selbst masernartig. Im Blut, Urin, Stuhl finden sich die Bacillen. Verwechslung liegt nahe mit Gastroenteritis infolge von Enteritisbacillen. Paratyphus A ist sehr selten.

Das **Fleckfieber**, (*Typhus exanthematicus*), das zu sehen ich nie Gelegenheit hatte, ist selten beim Kleinkinde und gewöhnlich milde. Inkubationszeit 5—21 Tage. Der Beginn ist plötzlich, grippeartig, Darmsymptome sind unbedeutend. Das

Exanthem erscheint früher als bei Typhus (3.—6. Tag), meist auf Bauch und Brust zuweilen masernartig, später selten petechial werdend. Das Maximum der Temperatur wird staffelförmig meist in 2 Tagen erreicht, und hält 10 bis 14 Tage mit Kopfweh an, selbst mit Bewußtseinsstörungen. Conjunctivitis, gedunsenes Gesicht und Bronchialkatarrh stellen sich von Anfang an ein. Häufiger als beim Erwachsenen bleibt das Exanthem aus. Die Milz wird nicht tastbar. Oft folgt eine kleienartige Schuppung nach. Zur Zeit des Exanthems besteht eine leichte, relative Neutrophilie. Die Diagnose wird durch die WEIL-FELIXsche Agglutination sehr erleichtert (Ende der 1. Woche).

Die **BANGsche Krankheit** ist in den letzten Jahren mehr bekanntgeworden (Febris undulans) und auch schon bei älteren Kindern beobachtet, meist von infizierter Milch aus. Das länger dauernde Fieber setzt von Zeit zu Zeit einige Tage aus und beeinflußt das Allgemeinbefinden wenig. Es besteht Leukopenie, relative Lymphozytose, Milz-Leber-Schwellung, Neigung zu Nasen- und Darmblutungen, Diazoreaktion, Roseolen. Verwechslung mit Typhus, Tuberkulose, Sepsis, Paratyphus, Dysenterie, Appendizitis, Influenza, Rheuma liegt nahe. Der Bacillus abortus findet sich im Blut. Agglutination zeigt sich oft von der 2. Woche an.

Der **Botulismus** entsteht durch Vergiftung mit verdorbenem Fleisch und Gemüsekonserven (z. B. Bohnen). Die Krankheit setzt erst ½—1—2 Tage *nach* der Aufnahme ein: Brechdurchfall und heftige Erscheinungen ähnlich der Atropinvergiftung, trockener Mund, Schlingbeschwerden, Schluck- und Augenmuskellähmungen, Krämpfe, Kollaps. Tod durch Pneumonie oder Bulbärparalyse.

In seltenen Fällen erleiden exsudative Kinder Anfälle mit ruhrartigen Stühlen, die zahlreiche eosinophile Zellen enthalten (*eosinophile Darmkrisen*).

# Chronische Ernährungsstörungen.

## 1. Dystrophien.

Der Ernährungszustand ist verschlechtert, der Turgor der Weichteile herabgesetzt, die Haut trocken und blaß. Durchfälle fehlen in der Regel im Anfang, jedenfalls bei den meisten Formen. Die gewöhnlich vorhandene *Magerkeit* entsteht langsam durch Mangel an Zunahme, nicht durch direkte stärkere *Abmagerung* (Abb. 241). Auch das Längenwachstum kann später leiden. Die Temperaturen zeigen leichte Störungen.

Krankhafte Begleiterscheinungen von Seiten des Magendarmkanals können fehlen. Es besteht eine *Hemmung des Aufbaues* durch mangelnde Zufuhr an Baumaterialien, zum Teil an Vitaminen oder durch ungenügende Resorption im Darm oder durch Verlust infolge Zersetzung (Hunger aus äußeren oder inneren Ursachen). Es liegen vor Fehler der Pflege, Nahrung, der Verdauung oder des Stoffwechsels, der Körperzellen. Meist handelt es sich um *Mangelkrankheiten* oder *Fehlnährschäden.* Zugrunde liegen *konstitutionelle Minderwertigkeit*, qualitativ ungeeignete Nahrung (Milch-Mehl-Nährschaden), quantitative Unterernährung, zum Teil auf Vitaminmangel oder Kohlehydratmangel beruhend, endlich chronische dyspeptische Zustände, die schließlich zu Inanition mit Hypoglykämie und Alkalipenie führen können. Oft fehlen deutliche Darmstörungen, die bei der dyspeptischen Form im Vordergrund stehen. Die *Abnahme des Fettes* beginnt am Bauch, dann an Brust, Rücken, oberen und unteren Extremitäten, am Gesäß, zuletzt im Gesicht. Umgekehrt erfolgt der Fettansatz in der Rekonvaleszenz am Bauch erst nach Auffüllung sämtlicher anderer Fettdepots. Die Elastizität und Glätte der Haut leidet wohl, geht aber nicht verloren. Der Muskeltonus kann erhöht sein, beim Mehlnährschaden insbesondere. Der intermediäre Stoffwechsel ist gestört. Die Immunität ist vermindert. Die Dysergie ruft der Dystrophie.

**a) Der Milchnährschaden** (CZERNY-KELLER) bildet hier die bestcharakterisierte Ernährungsstörung und ist gekennzeichnet durch die *festen alkalischen Seifenstühle* (s. S. 277). Diese Endprodukte der Verdauung sind alkalisch mit Verlangsamung der Peristaltik und durch Fäulnis der eiweiß- und kalkreichen Nahrung. Es zeigt sich bei calorisch ausreichender und unverdorbener reichlicher Nahrung ein Zurückbleiben des Körperanbaues hinter der Norm, ohne wesentliche sonstige krankhafte Begleiterscheinungen, speziell bei festen Stühlen, z. B. bei 100 und mehr Calorien pro Kilo im 2. Quartal, wobei ein grobsichtlicher Grund fehlt. Die Störung entwickelt sich bei einseitiger oder vorwiegender Milchnahrung, wobei der große Kohlehydratbedarf nicht gedeckt ist und Mangel an Vitamin C sich einstellt. Das Körpergewicht schwankt zwischen Stillstand und mäßigen Abnahmen, wodurch es im Laufe der Monate zu Atrophie kommen kann. Die Haut wird blaß und bekommt einen Stich ins Gelbliche. Der Bauch wird groß, meteoristisch. Die Inguinaldrüsen sind vergrößert. Der Turgor der Weichteile, der Tonus der Muskulatur sinkt stark, die Haut wird glanzlos, die motorischen Leistungen sind verzögert, was zum Teil auf der häufig begleitenden Rachitis beruht. Damit im Zusammenhang entwickeln sich Schweiße, Anämie und Spasmophilie. Die Temperaturen sind schwankend. Ab und zu besteht Erbrechen. Das pathognomonische Symptom sind die Seifenstühle, die durch Wasserklysmen nicht erweicht werden (unlösliche Kalkseifen). Oft sind sie als harte Knoten im Leibe palpabel. Der Urin wird ammoniakalisch, was auf Alkalipenie hinzeigt. Der Milchnährschaden entwickelt sich oft auch ohne übermäßige Milchzufuhr, wobei konstitutionelle Momente, vorausgegangene Infekte und andauernder Zimmeraufenthalt (im Winter) die Disposition liefern. Besteht Hydrolabilität, so verlieren die Kinder manchmal sehr rasch an Gewicht und gehen in Dekomposition über.

*Diagnostisch* wichtig ist es, daß Vermehrung der Milch keine Besserung bringt (paradoxe Reaktion), öfters aber Vermehrung der Kohlehydrate ohne Verminderung der Milch, so einfache und dextrinierte Mehle, besonders Malzextrakt (Malzsuppe), wodurch die normale Gärung im Colon erzielt wird. Man kann sogar sagen, daß der Milchnährschaden auf einem besonders großen ungedeckten Kohlehydratbedürfnis beruht.

*Differentialdiagnostisch* zu berücksichtigen sind darmgesunde Kinder, die durch frühere Erkrankungen stark im Gewicht zurückgeblieben sind. Solche brauchen zum Gedeihen oft 120—150 Calorien, nehmen also bei Milchvermehrung in der Nahrung auf solche Mengen zu. Kinder mit Milchnährschaden tun dies nicht.

*Der Nahrungsbedarf des untergewichtigen Kindes* ist eben prozentual höher als beim vollgewichtigen. Man darf annehmen, daß das erstere Kind zum Gedeihen mindestens soviel Calorien braucht, als ein gleichalteriges Kind von *Sollgewicht*[1] zur Erhaltung brauchen würde. Beispiel: Ein normales Kind von 6 Monaten und 7 Kilo braucht etwa 90 Calorien pro Kilo = 630 im Tag. Seine Erhaltungsdiät ist 75% davon = 475 Calorien. Demnach braucht ein untergewichtiges Kind von 6 Monaten und 4 Kilo Gewicht zum Gedeihen nicht bloß 360 Calorien, sondern mindestens 475.

Die richtige Diagnose des Milchnährschadens wird durch den Erfolg der Behandlung bestätigt. Oft genügt schon Milchverminderung und Kohlehydrat-

---

[1] Gewicht des normalen Kindes von entsprechendem Alter.

vermehrung (Mehl). In hartnäckigen Fällen tritt der Erfolg erst ein, wenn Malzextrakt zugefügt wird, sei es als Beigabe in gewöhnlicher Form oder als KELLERsche Malzsuppe oder Maltosan.

Eine ähnliche Störung ist gekennzeichnet durch *das verzögerte und ungenügende Gewichts- und Längenwachstum* bei ordentlichen Stühlen, die aber nicht Seifenstühle sind. Hier hilft auch die Therapie des Milchnährschadens nichts. Steigerung der Nahrung über das Normale bringt keine Verbesserung des Wachstums, sondern führt zur Dyspepsie. Hier liegen angeborene Störungen des Wachstumstriebes vor (*Hypoplasie*), oft schwer zu unterscheiden von verzögerter Entwicklung durch ungeeignete Nahrung (*Hypotrophie*); vgl. S. 37.

**b) Der Mehlnährschaden** entwickelt sich auf Grund ausschließlicher oder überwiegender Mehlnahrung, um so leichter und stärker, je jünger das Kind ist. Es handelt sich um eine besondere Form der *Inanition*, die früher oder später gerne in Dekomposition übergeht. Anfänglich bleibt das Aussehen gut, so daß die Gewichtszunahme, der pralle Turgor Gedeihen vortäuscht. Die starke Kohlehydratzufuhr begünstigt die Wasserretention. Später werden die Weichteile schwammig, die Haut grau. Nicht selten entsteht eine elektrische Übererregbarkeit der peripheren Nerven. Bei Mehlfütterung ohne Salzzugabe kann *die atrophische Form* des Mehlnährschadens mit starker Austrocknung und *Hypertonie der Muskeln* bei bräunlichroter Hautfarbe auftreten. Diese Hypertonie bietet einen Unterschied zu anderen Formen der Atrophie. Der Magen leidet Mangel an Salzsäure. Bei reichlicher Salzzugabe entsteht bei Hydrolabilen leicht die *hydrämische Form*, die durch Gewebsschädigung zu alimentärem Ödem führt. Die Stühle sind anfänglich fest, bräunlich, riechen nach Essigsäure. Sie werden leicht sauer, schaumig und schleimig. Starke Gewichtsschwankung und Neigung zu Infekten aller Art (Soor, Pyelitis, Pyodermien, Pneumonie usw.) durch verminderte Immunität zeigen das Gefährliche dieser Störung. In schweren Fällen kann eine *Xerosis der Konjunktiven und Trübung der Hornhaut* auftreten (Mangel an Milchfett). Hungerödem s. S. 56.

Bei längerer ausschließlicher Mehlfütterung (ohne Kochsalzzugabe) wird im Urin kein Chlor mehr ausgeschieden, so daß Zusatz von Salpetersäure und salpetersaurem Silber nur mehr leichte Opalescenz ergibt, keine Flocken.

**c) Dystrophie bei ungenügender Ernährung.** Sie entwickelt sich langsam, wenn das Kind lange Zeit zu wenig Nahrung erhält, so infolge zu starker Verdünnung der Nahrung und ungenügendem Zuckerzusatz oder infolge von mangelndem Appetit oder bei Inanition durch anhaltendes Erbrechen. Viele hungernde Brustkinder schreien nur wenig. Diese *Hungerdystrophie* ist oft begleitet von Hungerdiarrhöe, ist schwer zu unterscheiden von der gefährlichen Dekomposition. Bei älteren, stark unterentwickelten Säuglingen unterschätzt auch der Arzt manchmal den Nahrungsbedarf, der 110—140 Kalorien pro Kilo betragen kann. Anderseits kann anhaltende Unruhe den Grundumsatz bis zu 100% steigern, so daß scheinbar genügende Nahrungsmengen den Bedarf lange nicht decken. Kalte Hände und Füße, Neigung zu Untertemperaturen im kühlen Zimmer geben einen Fingerzeig für die bestehende ungenügende Kalorienzufuhr.

**d) Dystrophie durch Vitaminmangel.** Am ehesten droht sie durch *Mangel an Vitamin C*, der durch ausschließliche oder überwiegende Ernährung mit stark gekochter Milch, Kindermehlen und Dörrgemüsen bei Ausschluß von frischem Gemüse und Obst entsteht und sich bis zu ausgesprochenem *Barlow* (s. S. 107) steigern kann. Die Gewichtszunahme wird ungenügend, die hinzutretende Dysergie begünstigt Infektionen. Selten ist die deutliche *A-Avitaminose*, die im ersten Weltkrieg in Dänemark bei Ernährung mit völlig entrahmter Milch häufig auftrat, bei Säuglingen (s. S. 147). Margarine und andere A-freie

Fette schützen nicht vor dieser *Dystrophia alipogenetica* mit Hemeralopie und Xerophthalmie. Nahe Beziehungen weisen auf

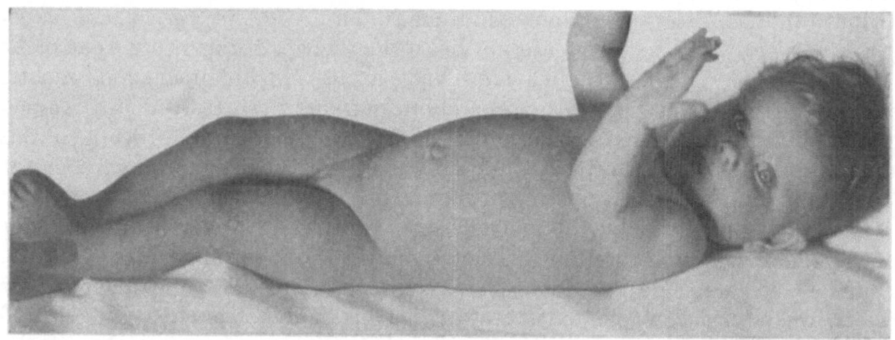

Abb. 240. Eutrophie. 5 ½ Monate alt, 6,2 Kilo (Geburtsgewicht 3,5 Kilo), 63 cm lang, Kopf 41 cm, Brust 39 cm.

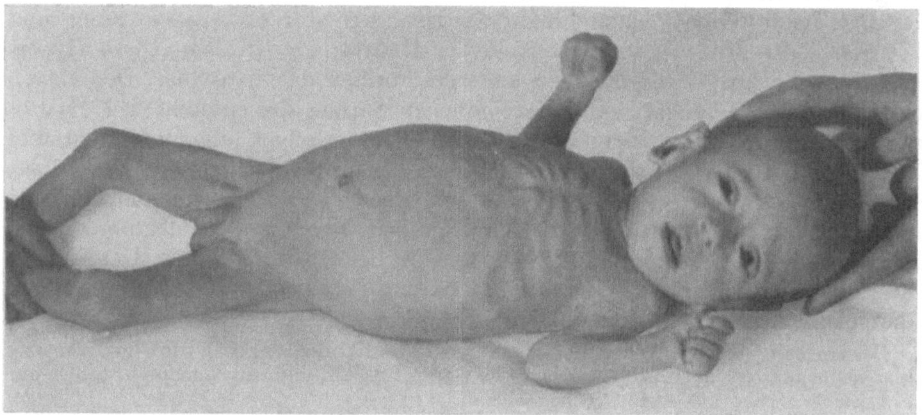

Abb. 241. Dystrophie. 10 Wochen alt. 3,7 Kilo, Kopf 36 cm, Brust 36 cm. Fettpolster besteht noch in leichtem Maße (an den Wangen erhalten).

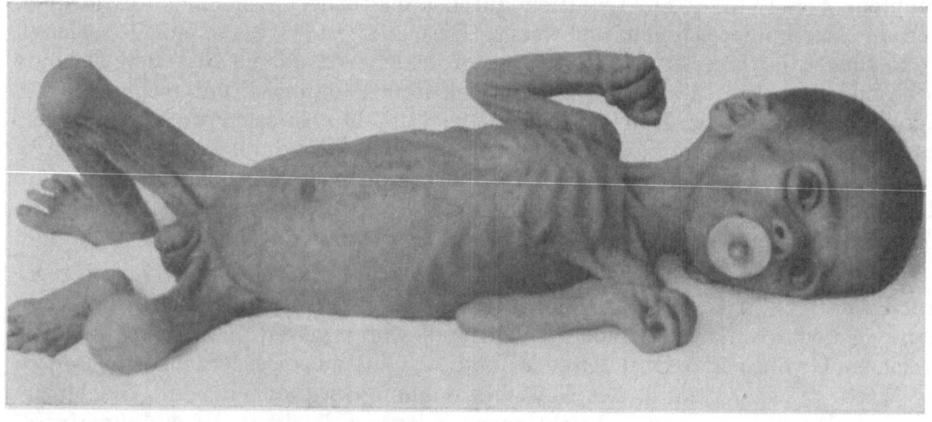

Abb. 242. Dekomposition (schwere Atrophie). 5 Monate alt, 3,2 Kilo. Schwund sämtlicher Fettpolster, auch des Wangenpolsters.

**e) Die Dystrophie durch Infekte.** Solche kann jederzeit, oft auf dem Wege über Dyspepsie bei längerer Dauer sich ausbilden, in manchen Fällen unterstützt durch ungeeignete Ernährung. Dabei fällt ins Gewicht, daß der Vitaminbedarf bei Infektionen und Darmstörungen stark gesteigert ist.

**f) Dyspeptische Form der Dystrophie** (*chronische Dyspepsie*). Reizerscheinungen des Magendarmkanals mit häufigen dünnen und gärenden (sauren) Stühlen. Die Magenentleerung ist oft verzögert bei der *chronischen gastrogenen Dyspepsie*, mit aufgetriebenem Leib und Erbrechen als Folge von Magenatonie (Dilatation). Rasche beträchtliche Gewichtsverluste fehlen; bestehen solche, so handelt es sich schon um Dekomposition oder toxische Dyspepsie. Die Stühle enthalten oft unverdaute Nahrungsreste (Fett, Mehl). Eine Dystrophie zeigt sich auch bei richtiger und ausreichender Nahrung, wo die Stühle ohne nachweisbaren Grund erst allmählich dyspeptischen Charakter angenommen haben. Auch Unterernährung des Brustkindes kann zu Dystrophie führen (s. Hungerdyspepsie S. 306).

Bei den chronischen Zuständen des Nichtgedeihens, die man als *Dystrophien* zusammenfaßt, braucht es im einzelnen Falle oft längere Zeit der Beobachtung und funktioneller Prüfung, bis man zu einer genauen Diagnose gelangt. Stets ist Tuberkulose zu bedenken. Bei allen Formen der Dystrophie wirkt Neuropathie, auch exsudative Diathese, verschlimmernd. Nimmt ein solches Kind im 1. Halbjahr bei einfacher Normalnahrung ($^1/_{10}$ des Gewichtes an Milch, $^1/_{100}$ an Kohlehydraten BUDINsche Zahl) und guten Stühlen in einigen Tagen nicht zu, so ist der Nahrungsbedarf größer als ihm angeboten wurde (Dystrophie durch Unterernährung), oder es braucht mehr Kohlehydrate (Milchnährschaden), oder es liegt ein Infekt vor. Es kann sich auch um die dyspeptische Form der Dystrophie handeln oder um eine *konstitutionelle Hypoplasie*, die nicht zu beeinflussen ist, so bei angeborenem Herzfehler.

Bei *älteren Säuglingen* entwickelt sich bisweilen eine *Mageninsuffizienz*. Sie kennzeichnet sich durch schwere Anorexie, Mattwerden, Nichtgedeihen, Gewichtsstillstand, verminderten Turgor.

## 2. Atrophie, Dekomposition.

Tritt zur Dystrophie, besonders zur dyspeptischen Form, eine stärkere Schädigung alimentärer oder infektiöser Natur hinzu, so entwickelt sich leicht eine schwere Störung und später Wachstumsverzögerung, durch rasch fortschreitenden *Körperschwund* (*Dekomposition, Atrophie*) gekennzeichnet. Wir sehen dann einen Folgezustand der einfachen oder dyspeptischen Dystrophie auftreten, oft unterstützt durch konstitutionelle Hydrolabilität. Bei der Entstehung wirken konstitutionelle, alimentäre und infektiöse Faktoren nebeneinander.

Die Bezeichnung *Dekomposition* (FINKELSTEIN) deutet schon an, daß hier die Ernährungsstörung sich parenteral geltend macht und Körpersubstanz einschmilzt, so auch den Eiweißbestand der Muskeln. Es kommt zu starkem Wasser-, N-, Alkali- und Kalkverlust des Darmes und des Körpers, entsprechend zu vermehrter Ammoniakabgabe durch den Urin. Dyspeptische Erscheinungen mit Diarrhöen, die längere Zeit dauern oder sich öfters wiederholen, führen so zu starker Körperabnahme, die bald langsamer, bald schneller erfolgt, und damit eben zur Dekomposition. In vorgeschrittenen Fällen treffen wir starken Schwund des Fettgewebes, selbst des ganzen Wangenpolsters, greisenhaftes Aussehen, großen Mund, eingesunkene Fontanelle, blaßgraue trockene Haut, Rötung der Fußsohlen, meteoristisch gespannten oder weichen Leib (Abb. 31).

Die Muskeln können hypertonisch oder atonisch sein. Anfänglich besteht große Unruhe, häufiges Schreien, andauernder Hunger und Durst, so daß das Kind die ganze Faust in den Mund steckt. Der Fettbestand, der beim gesunden Säugling 10—12% beträgt, sinkt bis auf 3% herunter. Das ursprüngliche Gewicht sinkt bis auf zwei Drittel ab (*Questsche Zahl*), ja noch mehr, wobei meist die Erholungsmöglichkeit verloren ist.

Die Bezeichnung *Dekomposition* umfaßt die Summe der tiefgreifenden funktionellen Stoffwechselstörungen, wogegen *Atrophie* das Ergebnis derselben, die schweren Verluste an Körpersubstanz bezeichnet.

Die Symptome sind vielfach denen der Intoxikation entgegengesetzt. Der *Puls* wird langsam (100—80—70), auch unregelmäßig. Es bestehen Untertemperaturen von 36,7—36,0 und weniger, neben starken subfebrilen, selbst febrilen Schwankungen infolge der Darmgärungen oder parenteraler Infektion. Bei schweren Störungen bleibt das Fieber häufig aus. Neigung zu Kollaps. An kühlen Tagen stellen sich besonders leicht Untertemperaturen ein, da die Kinder ihre Reserven aufgezehrt haben und gewissermaßen von der Hand in den Mund leben. Bisweilen kommt es zu Präödemen (s. S. 55), zu Ödemen und zu Cyanose. Auffällig an dem blassen Gesicht sind die geröteten Lippen und die rote Mundschleimhaut. Die *Atmung* ist manchmal unregelmäßig und zeigt verlangsamtes Exspirium. Die *Haut* wird welk, glanzlos, in Falten abhebbar. Häufig aufgetriebener Bauch durch Meteorismus und Muskelerschlaffung. Die Arteria brachialis wird sichtbar. Der Turgor ist vermindert, das *Längenwachstum* bleibt stehen. Das Gesicht ist greisenhaft, auf Haut und Knochen abgemagert. Selbst das Saugfettpolster der Wangen ist aufgezehrt (Abb. 31).

Der *Stuhl* ist meist dyspeptisch, zeitweise bei Besserung oder knapper Ernährung kann er auch normal werden. In einzelnen schweren Fällen wird er durch Blutbeimengungen schwärzlich (Duodenalgeschwür). Der Alkaliverlust des Darmes führt zu erhöhter $NH_3$-Ausscheidung und zum Angriff der Körpersubstanz zur Deckung dieses Alkaliverlustes.

Der intermediäre Stoffwechsel arbeitet nicht mehr. Die Ernährungsfunktion erlischt, die Nahrung wird nur noch in minimaler Menge verdaut und verwertet. So entsteht eine *paradoxe Reaktion*, deren Größe und Schwere ein wichtiges Merkmal bildet.

Leichte Änderungen der knappen Diät, Infektionen irgendwelcher Art führen zu gefährlichen Störungen und raschen Gewichtsstürzen, zu Intoxikation. Die Neigung zu Infektionen mancher Art (Pyodermien, Soor, Pyelitis, Otitis, Bronchitis) und die Widerstandslosigkeit ist geradezu charakteristisch. Die Kinder ertragen nur ganz kleine Mengen Nahrung ohne Schädigung. Vermehrung derselben führt häufig zu schweren und stürmischen Störungen mit starkem Gewichtsabfall, was eben anzeigt, daß es sich nicht um eine bloße Dyspepsie handelt, sondern um eine tiefgreifende Schädigung des ganzen Organismus, mit pathologischen Wasser- und Salzverlusten. Auf unbedeutende Störung, auf jeden Durchfall kommt es zu starker Gewichtsabnahme (*Reversion*). Bestehende *Hydrolabilität* äußert sich in der Neigung zu Ödemen, andererseits in den starken Wasserverlusten.

Gegenüber der Dystrophie, die kurzen Hunger erträgt, fällt beim Atrophiker nach 12—24stündiger Wasserdiät die Temperatur, der Puls verlangsamt sich, Gewichtssturz und Kollaps können auftreten, selbst plötzlicher Tod.

Der *Verlauf* ist meist protrahiert. Verschlimmerung wechselt mit Besserung. Sehr häufig erfolgt der Tod plötzlich und unerwartet im Kollaps und dies besonders auf Hungerdiät hin, häufig auch unter toxischen Erscheinungen (Autointoxikation infolge Leberinsuffizienz?), die sich schon bei unbedeutender Steigerung der Nahrung einstellen können, oder unter allmählichem Auslöschen mit Untertemperaturen und Areflexie, oder durch Hinzutreten von Sepsis. In schweren Fällen zeigt sich im Beginn der Heilung eine scheinbare Verschlimmerung (Gewichtsabnahme), besonders bei Frauenmilch.

Die *Diagnose* muß vor allem eine Verwechslung mit der viel günstigeren Dyspepsie ausschließen. Wiederholte Dyspepsien, Untertemperaturen, Abmagerung auch mäßiger Art, rasche Gewichtsverluste, Neigung zu parenteralen Infektionen weisen auf Dekomposition hin. Die Entscheidung bringt die Reaktion des Kindes auf die Nahrung. Stellt sich bei mäßigen Nahrungsmengen eine paradoxe Reaktion ein, heftiger Durchfall, beträchtliche Gewichtsabnahme, treten auch bei kleinen Nahrungsmengen und unbedeutenden Verschiebungen in der Zusammensetzung deutliche und hartnäckige Störungen auf, so besteht eine Dekomposition. Besonders die Untertemperaturen, der Kollaps, die Pulsverlangsamung und der bedeutende Gewichtsverlust auf Nahrungsentzug (gefährlich!) sind für die Diagnose wichtig. Bei der Heilung der Dekomposition ist zu beachten, daß zuerst oft eine scheinbare Verschlimmerung eintritt, dann kommt es zur *Reparation* (Periode der Besserung des Allgemeinzustandes und der Toleranz ohne Zunahme des Gewichts) und schließlich zum Wiederaufbau (solide Gewichtszunahme). Die *heilende Atrophie* täuscht oft Dystrophie vor, jedoch die Blässe, das fehlende Bauchfett, die großen Gewichtsschwankungen sind verdächtig. Dabei kann ein kleiner Infekt, eine leichte Ernährungsstörung zur Katastrophe führen.

*Starke Atrophie aus anderer Ursache* (Tuberkulose, Pylorusstenose, Inanition durch ungenügende Nahrungszufuhr) muß natürlich ausgeschlossen werden. Leicht wird die Atrophie des Säuglings der *Tuberkulose* verdächtig, da die chronisch käsige Pneumonie, ebenso die chronische viscerale Drüsentuberkulose des Säuglings (Mesenterialdrüsen) oft ohne Fieber einhergeht. Inanitionszustände haben in ihrem Wesen vielfach Gemeinsames mit der Dekomposition und erfordern eine ähnliche Behandlung im Beginn, obschon die Prognose besser ist. So kann man Fälle von Pylorusstenose, die in äußerst elendem und abgemagertem Zustande der RAMSTEDTschen Operation unterzogen wurden, meist schon nach wenigen Tagen mit vollen Nahrungsmengen ernähren.

*Dekomposition und Hungerzustand* sind aber nicht immer leicht zu unterscheiden. Dabei ist die Anamnese wichtig. Eine langsame Abnahme spricht für Inanition, eine rasche und ungleichmäßige für Dekomposition.

## Ernährungsstörungen des Brustkindes.

Solche schlimmer Art sind selten. Mangelhaftes Gedeihen oder Dyspepsie kann sich später aus exsudativer oder neuropathischer Diathese erklären. Hier sei nochmals hervorgehoben, daß „dyspeptische" Stühle keinen Grund zu Nahrungsänderungen bieten, solange ungestörtes Gedeihen anhält. In den ersten Wochen sind dünne, schleimige Stühle fast als normal zu bezeichnen. Eine *starke Dyspepsie* der ersten Wochen bei wesentlich gestörtem Allgemeinbefinden ist aber verdächtig auf enterale oder parenterale Infektionen. Häufig handelt es sich um die Folgen der Ablaktation. In diesem Falle verschwindet der physiologische angenehm säuerliche Geruch des Bruststuhls. Oft ist die Dyspepsie neben Flatulenz der Vorbote von exsudativer Diathese. Bei überfetter Frauenmilch (6—7—9% Fett, normal 4%) kann es zu Erbrechen, Anorexie, Fettstühlen, Verstopfung und Gewichtsstillstand kommen, eine Störung, die in unseren

Gegenden selten ist. Während der Menses sind die Stühle des Säuglings manchmal schlechter, die Zunahme setzt vorübergehend aus. Eine *Fettbestimmung* läßt sich leicht machen mit dem Acidbutyrometer von GERBER. Da die ersten der Brust entnommenen Portionen fettarm sind, der Fettgehalt der Milch mit zunehmender Entleerung immer fettreicher wird, so benutzt man zur Fettbestimmung am sichersten einen Teil der ganzen Tagesmenge, die also der Brust durch Abpumpen oder Abspritzen entnommen werden muß. Eine *zu milchreiche Ammenbrust* führt zu Unruhe, Erbrechen, Meteorismus, Flatulenz und vermehrten Stühlen. Ein *Milchfehler*, d. h. ungeeignete Beschaffenheit der Milch, also etwa die erwähnte Überfettung, ist nur *ungemein selten* die Ursache einer Ernährungsstörung beim Brustkind, so häufig sie auch in Laienkreisen angenommen wird. Sofern das Kind nicht zuviel Milch erhält oder zu wenig (milchreiche Amme bei zartem Kinde, Milchmangel, zu schwer gehende Brust), erweist sich darum ein Ammenwechsel sozusagen stets als nutzlos, da die Ursache der Störung oder des Nichtgedeihens am Kinde haftet (exsudative Diathese? Neuropathie?).

Häufig begegnet man der *Unterernährung an der Brust*. Sie ist die Folge von Hypogalaktie oder schwer gehender Brust oder von Trinkfaulheit, Neuropathie, Erschwerung des Trinkens (Coryza), häufigem Erbrechen usw. Wägung der Milchmengen! (s. S. 287). Ein Teil der *hungernden Brustkinder* ist ruhig und still, verstopft (zähe, dunkle Stühle), die Muskulatur hypotonisch, ein anderer Teil ist unruhig, schreit heftig, zeigt Erbrechen und Diarrhöen (*Hungerdyspepsie*), Hypertonie der Muskulatur. In beiden Formen ist die Diurese spärlich. Bei ungenügender Brustnahrung kann der Stuhl nur alle 3—5 Tage erfolgen, aber doch weich sein.

Andererseits ist eine *Obstipatio paradoxa* ziemlich häufig. Dabei erfolgt bei genügend Milch und gutem Gedeihen nur alle 2—3 Tage ein weicher Stuhl, was sich aus der schlackenarmen Nahrung und der guten Resorption erklärt. Zulage von etwas Mehl und Gemüsepüree bringt Abhilfe. Höchst ausnahmsweise verbirgt sich dahinter ein in Bildung begriffenes Megacolon.

Wenn nicht eine schwere Infektion vorliegt, so geht eine vorhandene Störung selten über das Stadium der Dyspepsie hinaus. Häufig stellt sich dabei das Bild der *Kolik* ein mit Flatulenz, Blässe, Unruhe und Intertrigo. Ursache ist oft Überfütterung an milchreicher Brust und verlangt weniger und kürzere Mahlzeiten. Ist die Dyspepsie Folge parenteraler Infektion (Influenza, Pyelitis), so zeigt sich meist ein im Verhältnis zu den Darmerscheinungen starkes Fieber. Entwickelt sich eine Dystrophie, so erscheint sie fast stets in der dyspeptischen Form.

In vielen Fällen ist die Dyspepsie *konstitutioneller Ursache*. Ein Ammenwechsel erweist sich als nutzlos. Es handelt sich gewöhnlich um neuropathische und exsudative Naturen, woraus sich die starke Intertrigo, die Unruhe, die Kolikanfälle, Schlaflosigkeit und Schreckhaftigkeit erklären. Zahlreiche, oft spritzende Stühle. Das Gedeihen ist mangelhaft (*Dystrophie*), wozu auch noch das anhaltende Erbrechen beiträgt. Dieses habituelle, hartnäckige, oft kaum zu beeinflussende Erbrechen erweckt bisweilen den Verdacht auf Pylorusstenose (s. S. 271). Sichtbare Magenperistaltik fehlt aber und der Stuhl ist häufig und dünn. Das mangelnde Gedeihen wird durch Anorexie begünstigt. Oft gedeihen die Kinder erst, wenn sie Caseinzulage erhalten oder 1—2 Flaschen Kuhmilchmehlnahrung im Tage. Es kann sich auch um eine Darmgrippe handeln.

Seltener liegen exogene Ursachen vor (Überfütterung, Infektion). Die parenteral erzeugte Dyspepsie beginnt mit Erbrechen und Fieber, erst nachher setzen Durchfälle ein.

Frühgeborene und Debile nehmen bisweilen trotz guter Ernährung bei Frauenmilch einige Wochen nicht zu, ohne daß man dafür eine Ursache findet. Es kommt dies sogar ab und zu bei ausgetragenen normalen Neugeborenen vor.

*Verstopfung* kann durch schwache Peristaltik und ungewöhnlich starke Resorption bedingt sein. Manchmal handelt es sich um ungenügende Nahrung oder Pylorusstenose.

Als Ausdruck der *Neuropathie* aufzufassen sind die seltenen Fälle von *Idiosynkrasie*, die beim Anlegen an die Brust oder auf die erste Gabe Kuhmilch Kollaps und Ohnmachtsanfälle bekommen. Nur höchst selten ereignet es sich, daß ein neuropathisches Kind, das wegen Ernährungsstörung von Kuhmilch auf Frauenmilch gesetzt wurde und das nun wieder Kuhmilch erhält, schon auf minimale Mengen (schon auf 5—10 g!) schwer erkrankt, eine Erscheinung, die wohl eine *Anaphylaxie gegen Kuhmilch* darstellt. Kollaps, Durchfall, Fieber, Gewichtssturz, Zuckerausscheidung stellen sich ein: das Bild der alimentären Intoxikation.

## Die Ernährungsstörungen der Kinder jenseits des 1. Jahres

erheischen noch einige Bemerkungen. *Die akute Dyspepsie* kann bei heftigem Auftreten ausnahmsweise ein ähnliches Bild machen wie die alimentäre Intoxikation des Säuglings: Erbrechen, Fieber, Somnolenz oder Koma (*Coma dyspepticum*), selbst von Krämpfen begleitet, unregelmäßiger Puls, Eiweiß und Zylinder im Urin. Meist liegt eine starke Magenüberladung zugrunde. Auffallend ist der starke Acetongeruch der Exspirationsluft, auch der Urin ist stark acetonhaltig. Nach einigen Tagen entwickelt sich bisweilen ein epidemischer Ikterus. Diagnostisch kommen in Betracht Appendicitis, Typhus und Meningitis. Die rasche Besserung nach Nahrungsabstinenz während 1 bis 2 Tagen hilft zur Diagnose.

Länger dauernde oder *chronische Dyspepsie* trotz sorgfältiger Diät zeigt, daß eine tiefere Ursache vorliegt, entweder infektiöser Art oder konstitutionelle Schwäche. Zeiten von Besserung und Verschlimmerung wechseln ab, ordentliche Stühle mit solchen, die Blut und Eiter zeigen. Im Vordergrund steht häufig die Gärung der Kohlehydrate. Bei schlaffen anämischen Kindern tritt eine Atonie des Magens hervor mit hartnäckiger Appetitlosigkeit und Erbrechen.

**Cöliakie, HERTER-HEUBNERsche Krankheit, intestinaler Infantilismus.** Diese chronische Krankheit beginnt schleichend Ende des 1. Jahres oder im 2. Jahr, betrifft meist blonde Individuen und beruht auf schwerer *Verdauungsinsuffizienz mit Störung der Motilität und der Resorption im Darme*, die mit den Jahren mehr und mehr zu starker Entwicklungshemmung führt. Der Darm, auch das Colon, wird verlängert, erweitert und atrophisch.

Der Appetit ist wechselnd, die Zunge glatt, die Salzsäure im Magen vermindert. *Charakteristisch sind die Stühle*, öfters dünn, meist aber breiförmig, nur 1—2 im Tage, *erstaunlich groß* (nicht selten 500—1000 g), weich, in Gärung (schaumig), auch atlasglänzend durch unverdautes Fett. Es besteht ausgesprochene *Intoleranz* gegen Kohlehydrate, ebenso gegen Fett, verschlechterte Resorption der Vitamine, speziell von $B_1$ und K. Zeitweise starke Gewichtsstürze, an einem Tag 500—800—1000 g, zeigen die *Hydrolabilität* an, die auch Ödeme verursacht. Es besteht Demineralisation des Organismus mit Hypophosphatämie, auch Hypocalcaemie durch die gewaltigen Stühle, was zu Tetanie und Osteoporose Anlaß gibt. Diese erklärt öftere *Spontanfrakturen* der langen Röhrenknochen. Auffallend ist der weiche *zunehmende Bauch*, der gewaltigen Umfang annimmt, oft mit Meteorismus. Es kommt zu deutlicher Undulation, die leicht Ascites vortäuscht, aber rasch wechselt und nach einer starken Stuhlentleerung vorübergehend verschwinden kann. Dieser *Pseudoascites* wird durch die großen Flüssigkeitsmengen innerhalb des Dünndarmes hervorgerufen. Im Röntgenbild ergibt sich Beschleunigung und Verlangsamung der Chymusbewegung, wobei die Flüssigkeitsstauung Spiegelbildung erzeugen kann. Selten ist die Milz vergrößert.

Die Kinder erweisen sich mehr und mehr als *Psychopathen*, sind launisch, anspruchsvoll, an ihren Eigenheiten festhaltend. Perioden von Besserung und Verschlimmerung wechseln in monatelangen Intervallen und bringen wieder krisenhafte Durchfälle. Mit der Zeit entwickelt sich eine progressive Abmagerung, hypochrome Anämie, Hypotonie der dürftigen Muskeln, X-Beine (s. Abb. 225), braune Haut an den Händen und ·stark beschränktes Längenwachstum. Hämorrhagien, meist der Haut, zum Teil veranlaßt durch Prothrombinmangel, und Exsiccose können nach Jahren noch zum Tode führen. Zu beachten sind die *Nachteile einer Hungerkur* und die Intoleranz gegen die gewöhnliche Dyspepsiediät. Einen großen Fortschritt bedeutet die Therapie mit rohen Bananen oder Äpfeln und Buttermilch. Das Wesen der eigentümlichen Krankheit, die sich in einer schweren *Motilitäts- und Sekretionsneurose des Verdauungskanals* auswirkt, ist noch nicht abgeklärt (zum Teil vagotonisch?). Anfänglich findet oft Verwechslung mit tuberkulöser Peritonitis statt. Große Ähnlichkeit besitzt die Krankheit mit der einheimischen Sprue, die bei Erwachsenen nicht ungewöhnlich ist, manchmal auch mit der Colitis ulcerosa.

Als **Enteritis muco-membranacea** erscheint bei älteren Kindern nervöser Konstitution eine chronische Darmstörung, bei der sich ab und zu lange häutige Schleimfetzen im Stuhle mit Schmerzen zeigen oder der harte Stuhl von Schleim überzogen ist. Es handelt sich um eine Sekretionsneurose, die mit Kolikanfällen verläuft (**Colica mucosa**). Man denkt bisweilen an Dysenterie oder Invagination. Die Darmspasmen bessern auf Atropin. Bisweilen scheint Fleischüberfütterung im Spiele zu sein.

**Darmtuberkulose** ist häufig vom 3.—4. Jahre an (s. S. 261). Sie macht neben zeitweisem Fieber Diarrhöen mit Kolik, abwechselnd mit Verstopfung, oft unverdaute, fettreiche, übelriechende, zeitweise blutige Stühle, Leibweh, Abmagerung. Der große Bauch ist zuweilen druckempfindlich. Man denkt an Coeliakie, besonders bei Ascites. Die Stühle enthalten ab und zu Tuberkelbacillen. Oft führt erst eine tuberkulöse Peritonitis, Darmstenose (Abb. 231) oder Perforativperitonitis zur Diagnose. Die Darmtuberkulose kann auch latent ohne Diarrhöen verlaufen. Sie ist primär durch Typus bovinus (rohe Kuhmilch) oder durch Lungentuberkulose verursacht.

Über die infektiösen Magendarmstörungen s. S. 296.

## Nervöse Magendarmleiden.

Bei Säuglingen ist **die angeborene hypertrophische Pylorusstenose** (s. S. 256) am wichtigsten. In den ersten 2 Wochen, häufiger von der 2.—6. Woche, beginnt *schweres Erbrechen im Bogen*, häufig auch bei Brustkindern. Daneben besteht eine sichtbare *wellenförmige Peristaltik* des aufgetriebenen Magens bei kleinem Abdomen, Stuhl spärlich, (s. Abb. 227). Die Inanition führt in schweren Fällen bis zum Tode.

Gegen schweres habituelles Erbrechen (S. 269) spricht die starke Peristaltik. Diese kann allerdings auch noch bei der sehr seltenen Duodenalstenose auftreten. Bis jetzt sah ich einen einzigen Fall von habituellem Erbrechen, der einmal so starke Peristaltik zeigte, daß er Pylorusstenose vortäuschte und mich fälschlicherweise bewog, das Kind operieren zu lassen. Peritonitische Stränge oder Verkürzung des Ligamentum hepatoduodenale sind ebenfalls selten, die ein ähnliches Bild machen können. Die schmerzhaften Würgkrämpfe, welche schwere Fälle begleiten können, sind nicht wohl zu verwechseln mit der Rumination. **Die HIRSCHSPRUNGsche Krankheit** ist leicht von der Pylorusstenose zu unterscheiden (s. S. 257).

**Das habituelle und unstillbare Erbrechen der Säuglinge** (S. 272), der *sogenannte* **einfache Pylorospasmus**[1], ist nicht selten und kann bis zu tödlicher Inanition führen. Es entsteht im Anschluß an eine Dyspepsie oder Infektion. Eine ausgesprochene Peristaltik des Magens fehlt. Meist ist Diarrhöe vorhanden. Oft wird freie Salzsäure vermißt. Heilung durch Frauenmilch. Manchmal wirkt entrahmte Kuhmilch am besten.

**Das periodische Erbrechen (acetonämisches Erbrechen)** älterer Kinder trifft man hauptsächlich in den besser situierten Ständen im Alter von 3—8 Jahren (s. S. 272). Es handelt sich um neuropathische, oft verzärtelte Kinder. Es ist zum Teil vielleicht ein Äquivalent der Migräne (s. S. 422).

**Nervöse Anorexie** darf nur diagnostiziert werden, wenn weder am Magendarmkanal noch irgendwo an einem Organ eine Störung nachzuweisen ist. Sie ist meist psychisch bedingt. Öfters entsteht sie auf hysterischer Grundlage. In den meisten Fällen besteht aber die Appetitlosigkeit des Kindes nur in der Einbildung der Eltern, welche glauben, ihr Kind durch kräftige Nahrung und durch zwangsweise Fütterung stärken zu können.

Durch Nahrungszwang entsteht **nervöses Erbrechen** als Gewohnheitsreflex, aus Ekel gegen Überfütterung oder gewisse Speisen. Die Diagnose des nervösen Erbrechens darf nicht leicht gestellt werden, da in einzelnen Fällen sich dahinter ein Hirntuberkel (Tuberkulinprobe?) oder sonst ein schleichendes Hirnleiden (Tumor, Stauungspapille?) verstecken kann.

## Die stenosierenden Störungen des Magendarmkanals

haben schon Berücksichtigung gefunden bei der Besprechung des Erbrechens, des Stuhlganges und der sichtbaren Peristaltik. Hier seien nur noch einige der wichtigsten Affektionen, die in Betracht fallen, zusammengestellt, deren sofortige chirurgische Behandlung oft absolut notwendig ist.

Die *Pylorusstenose* (S. 256).
Die *Darminvagination* (S. 259).
Die *Hernieneinklemmung* (S. 338).
*Angeborene Darmverschlüsse* (S. 279).
*Erworbene Darmverschlüsse* durch Tuberkulose, Volvulus, Ascaridenknäuel.
Darmstrikturen bei Appendicitis (S. 260) u. a.
Die HIRSCHSPRUNG*sche Krankheit* (S. 257).

## Übersicht der wichtigsten Symptome der Magendarmstörungen.

Zur Erleichterung der Diagnose der Ernährungsstörungen beim Säugling sei hier noch auf **die Bedeutung einiger Haupterscheinungen** hingewiesen, insonderheit für die Unterscheidung der wichtigsten Formen, der Nährschäden und der Dekomposition, der Dyspepsie und Intoxikation, in welche die meisten Ernährungsstörungen der Säuglinge eingereiht werden können.

---

[1] Die verbreitete Bezeichnung *Pylorospasmus* sollte besser vermieden werden, da sie zu beständiger Verwechslung mit der wesensverschiedenen *Pylorusstenose* führt, bei der auch ein Spasmus des Pylorus mitspielt.

*Gewicht.* Stillstand, leichte Schwankungen nach oben und unten, aber ohne starke Gewichtsstürze, finden sich bei Milchnährschaden und Dyspepsie. Bei lange dauerndem Milch- und Mehlnährschaden kann die mangelnde Zunahme bei anfänglich noch fortschreitendem Längenwachstum zu Magerkeit, weniger zu Abmagerung führen, und damit schließlich doch zu Atrophie (Dekomposition). Starke Gewichtsabnahmen ergeben sich bei Dekomposition und bei Intoxikation oft sehr rasch und stark, bei Dystrophie auch mehr allmählich, aber andauernd und schließlich zu Atrophie führend.

*Unerklärliche Körperzunahme* bei geringer Nahrungsaufnahme (Erhaltungsdiät oder weniger) bildet oft ein Zeichen von *Präödem oder Ödem* (s. S. 55) und deutet meist auf Dekomposition. In der Heilungsperiode nach starker Abnahme ist jedoch eine unmotivierte Zunahme in der ersten Zeit auch bei Dyspepsie und Intoxikation möglich, da der Organismus zu dieser Zeit das Bedürfnis hat, seinen Wassergehalt zu erhöhen.

Starke Schwankungen im Gewicht nach oben (zum Teil als Ödem sichtbar) und unten beruhen vielfach auf *konstitutioneller Hydrolabilität* und stellen sich leicht ein, da wo das richtige Verhältnis von Eiweiß, Salzen, Kohlehydraten und Wasser in der Nahrung fehlt. Die *hydrolabile Konstitution* täuscht manchmal Eutrophie vor, bis eine infektiöse Störung zu starkem Gewichtsverlust führt. Die lockere Wasserbindung ist hier endogen bedingt, im Gegensatz zu Mehlnährschaden, wo die unzweckmäßige Nahrung die Schuld trägt. Die Säuglinge im ersten Trimester sind physiologisch hydrolabil, so daß hier leicht Atrophie eintritt. Stark hydrolabil sind die Kinder mit Ekzem und Erythrodermie. Deutlich ist der Einfluß der Art der Nahrung auf die *Gewichtsverhältnisse.* *Salzreiche und fettarme Nahrung*, Buttermilch, entrahmte Milch, begünstigen den Gewichtsanstieg für einige Zeit durch Einlagerung wasserreicher Körpersubstanz, worauf nachher ohne sichtlichen Grund Gewichtsabnahme oder Stillstand durch Ausschwemmung des locker gebundenen Wassers erfolgen kann, bei eintretenden Störungen in sturzartiger Form. In ausgeprägtem Maße ergeben sich diese starken Anstiege und Abfälle nur da, wo eine Störung des Salz- und Wasserstoffwechsels besteht, so bei Dekomposition. Diese Verhältnisse haben hier sogar diagnostischen Wert. Bei *fettreicher und salzarmer Kost* erfolgt der Gewichtsanstieg viel langsamer und zögernder, die Zunahme ist aber dafür echter und dauerhafter, so bei Ernährung mit Frauenmilch, Sauermilch und Vollmilch, Buttermehlnahrung.

Starke *Mehlfütterung* führt ebenfalls gerne zu starken aber labilen Zunahmen, hauptsächlich wenn noch salzreiche Zugaben (starke Fleischbrühe, Kochsalz) erfolgen.

Gleichbleibendes Gewicht bei fortschreitender Besserung des Allgemeinbefindens (*Reparationsstadium*) trifft man oft nach schweren Ernährungsstörungen, besonders bei Brusternährung.

*Temperatur.* *Schwankende Werte* mit größeren Ausschlägen nach oben, bis 37,8° im After oder nach unten bis 36,6° finden sich häufig bei Dyspepsie und Dystrophie. Die Temperatur kann bei Dyspepsie vorübergehend bis auf 38 oder 38,5° ansteigen.

*Hohe Temperatur,* 39—40°, findet sich bei alimentärer Intoxikation, bei enteraler und parenteraler Infektion. Verschwinden nach Weglassung der Nahrung, bei Einschiebung eines Teetages, spricht für reine alimentäre Intoxikation. Bei schwülem heißem Wetter und übermäßig warmer Bekleidung muß man in dumpfen Großstadtwohnungen auch an die Möglichkeit eines *Hitzschlages* denken. Das rasche Verschwinden des Fiebers auf ein kühles Bad und leichte Bekleidung ist hier zu erwarten. Im Brutschrank und bei reichlichen Wärmeflaschen kommt oft eine *Wärmestauung* bis auf 39⁰ und mehr zustande, um so eher, je jünger das Kind ist. Die Ursache klärt sich, wenn das Fieber beim Weglassen der Wärmezufuhr rasch verschwindet.

Ein *Durstfieber* kann sich bei sehr knapper Wasserzufuhr einstellen. Ein Fünftel der Säuglinge zeigt ein solches, wenn pro Kilo Körpergewicht nur 50—60 g Wasser im Tag geboten werden. *Durstschäden* äußern sich in Trockenheit der Haut und der Schleimhäute, eingesunkener Fontanelle, spärlichem hochgestelltem Urin, dunklen Stühlen, Unruhe, Somnolenz, hechelnder Atmung, Kollaps, einem Zustande, der vielfach der Pneumonie ähnelt. Bei schwer Ernährungsgestörten kann bei reichlicher Nahrungszufuhr (Eiweiß!) schon weniger starke Wasserbeschränkung erhöhte Temperaturen auslösen. Nicht ganz klar ist die Ursache beim *transitorischen Fieber* (S. 426).

*Untertemperaturen sind ein* wichtiges Symptom:

1. *Der Unterernährung.* Selten sind sie hervorgerufen durch ungenügende Nahrungszufuhr bei guter Ernährungsfunktion, z. B. bei versiegender Brust, Pylorusstenose. Häufig durch Dekomposition, hier öfters durch fieberhafte Zacken unterbrochen. Vorsichtige Mehrzufuhr von Nahrung, besonders von Kohlehydraten, ist imstande, die Temperatur zu erhöhen. Bei sorgfältiger Pflege, Wärmekrügen usw. tritt die Untertemperatur häufig nicht in Erscheinung, leicht aber, sobald man das Kind längere Zeit entblößt oder es nur dünn bekleidet oder bei kühlem Wetter ins Freie bringt.

2. Die *Abkühlung an sich* kann aber auch beim gesunden Säugling Untertemperaturen veranlassen, hervorgerufen durch ungenügende Bekleidung, kalte Außentemperatur, oder bei gesunden Frühgeborenen, die am 1. oder 2. Tag nach der Geburt bei kühlem Wetter, es braucht nicht Winter zu sein, ins Freie gebracht werden (z. B. ins Spital). Frühgeborene erleiden dadurch oft eine Abkühlung bis auf 32⁰, selbst 30⁰. Die mangelhafte Wärmeregulierung dieser Altersstufe, die succulente stark durchblutete Haut vereinigen hier ihre abkühlende Wirkung bis zur tödlichen Schädigung. Selbst ausgetragene Neugeborene können unter den angeführten Umständen eine Abkühlung um mehrere Grade erfahren. Diese Gefahren müssen den Arzt veranlassen, Frühgeborene und zarte Säuglinge nur selten und immer rasch zu untersuchen und jeweilen nur teilweise auf kürzeste Zeit zu entblößen. Das beste Mittel gegen solche Untertemperatur ist ein heißes aufsteigendes Bad (37—41⁰).

Ich habe es als nützlich empfunden, bei allen jüngeren oder schwächlichen Säuglingen, die ins Freie gebracht werden, vor und nach dem Ausgang die Aftertemperatur zu bestimmen. Sinkt sie um mehr als 0,2⁰ C, so zeigt dies an, daß die Kleidung ungenügend war, oder daß die Ernährung gestört ist. Nicht selten wird dann eine Dekomposition vorliegen, worauf oft schon ein schwaches oder fehlendes Fettpolster hinweist.

*Pulsverlangsamung* findet sich bei Lebensschwäche, bei Inanition und Abkühlung, besonders häufig bei Dekomponierten, hier öfters mit Irregularität verbunden. Der langsame Puls bei dekomponierten Säuglingen (70—100) täuscht leicht über den Ernst des Zustandes.

*Atmung.* Vertiefte Atmung, pausenlos und beschleunigt, ist eine häufige Begleiterscheinung der alimentären Intoxikation. Sie wird oft fälschlich als Zeichen von Pneumonie aufgefaßt.

*Sensorium.* Apathie und leichte Somnolenz bis zu schwerstem Koma ist ein wichtiges Glied im Symptomenkomplex der alimentären Intoxikation. Apathie ist auch ein häufiges Zeichen von Schwäche, z. B. bei Dekomposition.

*Muskelhypotonie* ist verbreitet bei Milchnährschaden, Rachitis und schweren atrophischen Zuständen. *Muskelhypertonie* findet sich oft bei Mehlnährschaden, auch sonst bei chronischen Ernährungsstörungen, wie bei vielen Cerebralleiden.

*Albuminurie* ist häufig bei alimentärer Intoxikation. Daneben finden sich meist viele Zylinder und Urate. Albuminurie, welche durch die viel häufigere Pyelocystitis verursacht wird, erkennt man an den zahlreichen Leukocyten und Bakterien. Eiweiß und Zylinder bei einfacher Dyspepsie deuten auf eine infektiöse Ursache.

*Glykosurie* weist meist auf alimentäre Intoxikation hin. Bei zarten Frühgeborenen ist sie in den ersten Wochen ohne großen Belang und beruht auf Fermentmangel.

*Erbrechen* ist bei allen Störungen sehr häufig. Oft entsteht es auf infektiöser oder neuropathischer Grundlage und kann sich, wenn einmal aufgetreten, ohne tiefere Ursache monatelang halten. Heftiges bogenweises Erbrechen neben Verstopfung ist verdächtig auf Pylorusstenose, Darmverschluß (eingeklemmter Bruch?) oder Meningitis, findet sich aber auch oft bei den verschiedensten akut einsetzenden Infekten (Pyelitis usw.).

*Verstopfung bei Brusternährung* deutet oft auf ungenügende Milchsekretion bzw. -aufnahme (Saugschwäche).

Trockene, graue, harte, wurst- oder nußförmige, stark alkalisch reagierende, käsig riechende Stühle (*Seifenstühle*) beim Flaschenkinde sind charakteristisch für Milchnährschaden. Der Gehalt an wasserunlöslichen Kalkseifen ist sehr groß, derjenige an Alkaliseifen verringert. Unter normalen Verhältnissen treten die Seifenstühle bei eiweißangereicherter und kalkreicher Nahrung auf.

*Diarrhöen* sind nicht immer der Ausdruck einer Darmgärung, sondern bisweilen die Folge ungenügender Nahrung (*Hungerdiarrhöen*) und zu geringer Kohlehydratzugabe, von Vitaminmangel. Im Gegensatz zu den Gärungsdiarrhöen bessern sich diese durch Nahrungsvermehrung. Hungerdiarrhöen ergeben meist alkalische Reaktion des Stuhles, Gärungsdiarrhöen saure, sofern die Darmsekrete nicht allzu reichlich sind. Gewaltige weiche gärende Stühle sind charakteristisch für Cöliakie.

*Häufige dünne Stühle bei Frauenmilch*, schleimig-grünlich mit gelben Seifenbröckeln sind in den ersten Monaten oft vorhanden und verlangen bei gutem Gedeihen keine Behandlung.

Über die *diarrhöischen Stühle bei künstlicher Ernährung* s. S. 291 f.

*Starke Schleimbeimengung* zum diarrhöischen Stuhl weist oft auf infektiöse Grundlage hin. Schleimig-blutig-eitrige Stühle mit Tenesmus erscheinen bei Enterocolitis und bei Dysenterie.

# Puls.

Die *Untersuchung* geschieht womöglich im Schlafe, sonst am besten zum Schluß, aber *vor* einem unangenehmen Eingriff, z. B. vor der Racheninspektion. Die Differenz im Beginn und am Ende der Untersuchung gibt übrigens wertvolle Fingerzeige. So läßt die nachträgliche Verminderung gegenüber dem Beginn je nachdem auf ein erregbares Nervensystem schließen. Die Untersuchung geschieht am besten an der Radialis mit warmer Hand. Beim kleinen und unruhigen Kind benutzt man vorteilhaft beide Hände, die eine zur Entspannung des Armes und zur richtigen Ruhighaltung des Kindes. Die Zählung soll mindestens 60 Sekunden dauern. Zwang hilft nichts und macht störrische Kinder noch ungebärdiger. Hier hilft Abwarten, Ablenkung, Untersuchung unter der Decke.

*Physiologisch* beträgt die *Frequenz* bei Neugeborenen 120—140 Schläge in der Minute. Sie schwankt in den ersten Monaten stark und beträgt Ende des 1. Jahres etwa 120—110, mit 5 Jahren 100, mit 10 Jahren 80—85 bei Knaben und 85—90 bei Mädchen. Diese Zahlen gelten für den ruhigen Schlaf. Im Wachen beträgt die Frequenz 10—40 mehr, je nach Alter, Temperament und Zustand. Die Differenz ist schon bei gesunden Individuen beträchtlich. Nervöse haben einen raschen Puls und zeigen große Labilität. Das Zahlenverhältnis zur Respiration beträgt vom 3. Jahr an etwa 4:1. Außer Frequenz und Rhythmus kann man mit dem Finger die Spannung beurteilen, die dem Blutdruck entspricht, und die Größe des Pulses, die dem Pulsdruck entspricht. Das Schlagvolumen beträgt pro Kilo beim Säugling das Doppelte gegenüber dem Erwachsenen.

*Beschleunigung des Pulses* ist außerordentlich häufig schon bei gesunden Kindern durch Erregung, Schmerz usw. Sonst bei fieberhaften Affektionen, Infektions-, Herz- und Lungenkrankheiten, bei Neuropathie und Akrodynie. Sehr lange anhaltend, findet sie sich bisweilen bei Polyneuritis, nach schwerer Diphtherie und bei Bronchialdrüsentuberkulose durch Druck dieser Drüsen auf den Vagus. Bei zunehmender allgemeiner Schwäche und Erlahmung der Herzkraft stellen sich vermehrte Frequenz und fortschreitendes Kleinerwerden meist gleichzeitig ein.

*Paroxysmale Tachykardie*, vom Sinus ausgehend, ist schon in den ersten Lebenswochen nicht selten, 250—300 Pulse mit Dyspnoe und Kollaps, Herzdilatation und Leberschwellung. Gute Digitaliswirkung.

*Verlangsamung des Pulses* (*Bradykardie*) findet sich nicht ganz selten als familiäre Eigentümlichkeit. Vaguswirkung wird erst bei älteren Kindern deutlich. Sodann bei Lebensschwäche, Untertemperatur, Erbrechen, Inanition und Dekomposition, bei Hirnaffektionen mit Druckvermehrung, am häufigsten bei Hirntumor. Sinusbradykardie durch Vaguswirkung. Dann bei tuberkulöser Meningitis vorübergehend im Stadium der Reizung; bei Säuglingen fehlt diese Verlangsamung gewöhnlich. Seltener findet sie sich bei cerebrospinaler Meningitis, häufig bei Mumpsmeningitis. Nach der Geburt stellt sie sich infolge von Hirntrauma ein, später bei Kolikschmerz, Icterus epidemicus, auch bei Nephritis und Urämie. Bei Typhus ist sie nur deutlich bei älteren Kindern, auch bei Bang. Relativ oft tritt sie bei Scharlach auf im Verlauf der 2. Woche, worauf wochenlange Beschleunigung eintreten kann. Sie ist hier ohne Bedeutung im Gegensatz zur Diphtherie, wo sie ein prognostisch sehr ernstes Zeichen darstellt. Häufig begegnet man ihr in der Rekonvaleszenz von akuten Infektionskrankheiten, besonders von croupöser Pneumonie und Influenza. Bei der rheumatischen Endocarditis zeigt sich zuweilen in den ersten Wochen Sinusbradykardie.

*Arrhythmie* findet sich oft in leichtem Maße bei jüngeren gesunden Kindern im Schlaf, nach akuten Infekten, fernerhin bei Nervösen (auch hier im Schlafe häufiger wie im Wachen), sodann bei Übelkeit und bei akuten Darminfekten. Vielfach ist sie vergesellschaftet mit Bradykardie im Gefolge von Herzaffektionen wie bei Erwachsenen, in der Rekonvaleszenz, nach Diphtherie (selbst jahrelang), auch bei Meningitis, speziell bei der tuberkulösen Form. Die Arrhythmien sind am besten zu analysieren durch das Elektrokardiogramm. Reizbildungsstörungen können respiratorische Arrhythmie, Extrasystolen, paroxysmale Tachykardie und Herzflimmern, so bei schweren Mitralfehlern, erzeugen.

Recht häufig zeigen ältere Kinder *respiratorische* (*infantile*) *Arrhythmie*, d. h. Rascherwerden des Pulses auf der Höhe des Inspiriums gegen das Ende hin (Sinusarrhythmie). In leichtem Grade ist sie physiologisch und verschwindet auf kräftige Atropindosen und auf Digitalis. Sie ist am deutlichsten bei langsamer Atmung. Die Träger sind vagolabile Kinder mit schlaffer Muskulatur, manchmal mit Herzdilatation. Bei Neuropathen stellen sich mitunter harmlose *Extrasystolen* ein, nach 5—8 Schlägen bei normaler Pulsfrequenz. Sie bessern sich auf Kalkzufuhr und bei Fieber. Extrasystolen sind Systolen außerhalb des normalen Rhythmus, gefolgt von einer kompensatorischen Pause mit Wiedereintreten des ursprünglichen Rhythmus. Sie sind auch durch Auskultation am Herzen zu erkennen. Der erste Ton ist laut, der zweite schwach oder fehlend. Am Radiuspulse ergibt die Extrasystole eine kleinere Welle. Nur ein Teil der älteren Kinder verspürt dabei am Herzen ein unangenehmes Gefühl. Viele Extrasystolen sind toxischer (Digitalis, Salicyl) oder infektiöser Natur (Angina, Rheuma, Typhus, Myocardkrankheiten, besonders Diphtherie). Das EKG zeigt den Ursprung. Bei den spät auftretenden diphtherischen Herzstörungen handelt es sich großenteils um Reizleitungsstörungen. Sie lösen oft Bradykardie, auch partiellen und selbst totalen Herzblock aus. Es handelt sich hier gewöhnlich um eine *Myokarditis*. Die Pulsfrequenz (Ventrikelkontraktionen, Kammerautomatie) kann bis zur Hälfte sinken und zeigt die Gefahr an. Der *Pulsus paradoxus* (Abschwächung im Inspirium) tritt bei schwerer Kehlkopfstenose (Croup) auf. Selten hat er seine Ursache in Mediastinalaffektionen.

*Unfühlbarwerden des Pulses* finden wir bei Säuglingen häufig, wenn Herzschwäche vorliegt. Es ist dies kein so ganz übles Zeichen wie bei älteren Kindern, in den Fällen, wo Kontraktion der Arterie infolge von Kälte und Cyanose der Gliedmaßen die Ursache ist. Hier bessert ein heißes Bad (40°C) oft den peripheren Kreislauf in auffallender Weise und läßt den Puls wieder gut fühlbar werden. Bei fadenförmigem und schwindendem Pulse ist man genötigt, die Auskultation des Herzens zu benutzen, um die Zahl der Herzkontraktionen noch bestimmen zu können. Bei auffallend schwachem Pulse untersuche man am anderen Handgelenk, ob nicht ein anormaler Arterienverlauf vorliegt.

*Sichtbare Pulsation im Epigastrium* zeigt sich bei mageren Kindern (Aufregung) und betrifft die Bauchaorta. Besonders geht sie aber von starker Vergrößerung des linken Vorhofs aus bei Herzleiden.

Die *akute Kreislaufschwäche* (Kollaps) bei Schmerzen, Infekten, Diphtherie u. a. äußert sich in kleinem Puls, kalter und grauer Haut, Blässe, Ohnmachten, Tachykardie, gesunkenem Blutdruck, bisweilen mit Krämpfen, sogar plötzlichem Tod. Das Blut sammelt sich im Abdomen und in der Leber. Analeptica (Coramin, Cardiazol, Coffein) wirksam.

Die *chronische Kreislaufschwäche* bei Herzaffektionen (Dekompensation) macht Cyanose, Dyspnoe, gefüllte Venen, Ödeme und Leberschwellung. Das Herz ist dilatiert. Hier ist Digitalis wirksam.

*Embolie der Hirngefäße* erlebt man bei Diphtherie, Scharlach u. a. Eintritt apoplektiform mit Konvulsionen, Herdsymptomen.

Funktionsprüfung des Herzens s. S. 235.

## Der Blutdruck

läßt sich schon gut bei jüngeren Kindern messen mit dem Apparat von RIVA-ROCCI oder v. RECKLINGHAUSEN, wobei man eine schmälere Manschette (zirka 5 cm bei im Säugling, später 7—9 cm) als für den Erwachsenen braucht. Die Untersuchung erfordert in den ersten Jahren etwas Zeit und Geduld. Der systolisch-diastolische Druck läßt sich bei älteren Kindern in der Ellbeuge auskultatorisch mit dem Stethoskop feststellen (KOROTKOFF). Man komprimiert mit der Manschette den Oberarm bis zu völligem Verschluß der Arterie. Vermindert man dann den Druck allmählich, so hört man in der Ellbeuge mit dem Stethoskop bei beginnender Eröffnung der Arteria cubitalis (Erreichung des Maximaldruckes deutlich) leise Töne erscheinen und fühlt den Radialpuls. Bei weiterem Nachlaß des Druckes zeigt der Übergang der klopfenden Töne in leise den diastolischen Druck an. Oszillatorisch liegt dieser Minimaldruck vor im Zeitpunkt, wo die großen Oszillationen in die kleinen übergehen.

Die auskultatorische Prüfung gibt höhere Werte als die palpatorische, ebenso schmälere Manschetten höhere Werte als breite.

*Die ungefähren Werte bei Gesunden betragen:*

|  | systolisch (Maximum) | diastolisch (Minimum) |
|---|---|---|
| 1 Jahr | 75—80 mm Hg | 60 mm Hg |
| 6 Jahre | 85—90 „ „ | 65 „ „ |
| 10—12 „ | 100 „ „ | 70 „ „ |
| 12—15 „ | 110—120 „ „ | 70—80 „ „ |

*Den normalen systolischen Blutdruck der verschiedenen Lebensjahre* kann man bequem nach der KATZENBERGERschen Formel berechnen, wonach der Druck 80 + 2 x beträgt. 80 ist der Wert für das Säuglingsalter, x bedeutet die Zahl der Lebensjahre, so daß daraus z. B. für das Alter von 5 Jahren ein systolischer Druck von 90 mm Quecksilber zu erwarten ist. Dabei liegt eine Vermehrung von + 10 bis 20 mm Hg noch innerhalb der Norm. Brauchbare Vergleichswerte erhält man nur bei wiederholten Untersuchungen unter geeigneten Bedingungen: Gleiche Tageszeit, Ruhe, Vermeidung von Aufregung und vorhergehender Anstrengung.

*Erhöhung* (Hypertension) finden wir unter den gleichen Bedingungen wie beim Erwachsenen, z. B. bei Nephritis und Urämie, aber nicht parallel dem RN, bei gesteigertem Hirndruck, bei Nebennieren- und Hypophysenerkrankungen und -tumoren. Bei chronischer Pyelitis zeigt er eine Beteiligung der Nieren an. Sodann bei frischen Infekten, vorübergehend bei Neuropathen (und beim Schreien!) um 10—30 mm gegenüber der Norm, was man wohl beachten muß, ferner bisweilen bei spasmophiler Diathese. Bei Adoleszenten begegnet man bei guter Gesundheit zuweilen einem Blutdruck von 150 bis 180 mm Hg, wobei die Arterien oft als rigide fühlbar werden. Diagnostisch wertvoll, sogar ausschlaggebend ist der stark erhöhte Blutdruck (120—160) bei der FEERschen Krankheit. Weitere Ursachen sind Aortenstenose, Hirnödem und die Veränderung der Arteriolen bei der äußerst seltenen *essentiellen Hypertension* (okkulte eiweißreie Nephritis?). Der *blasse (renale) Hochdruck* und der *rote (extrarenale) Hochdruck* zeigen sich beim Kinde weniger ausgesprochen als beim Erwachsenen. Beim extrarenalen Hochdruck fehlt die Retinitis, der diastolische Druck ist ziemlich normal.

*Erniedrigung (Hypotension)* findet sich bei Ernährungsstörungen mit Säfteverlust usw., bei schweren Infekten, bei Ikterus, plötzlich bei Kollaps. Rasches Sinken bis unter 60 mm ist bei Diphtherie ein sehr ominöses Zeichen. Die Druckerniedrigung bei Herzschwäche verläuft mit Stauung, diejenige bei Vasomotorenschwäche ohne Stauung. Chronische Erniedrigung stellt sich ein bei SIMMONDSscher und ADDISONscher Krankheit. Wichtig ist sie bei Asthenie, wo der Blutdruck wie bei Vasolabilen im Liegen 10—20—30 mm Hg kleiner sein kann als im Stehen, je nach dem Alter.

# Blutgefäße.

Die Brachial- und Radialarterien sind in der Pubertätszeit oft verdickt und rigide, aber nicht geschlängelt, im Gegensatz zur Arteriosklerose der Erwachsenen. Bei atrophischen Säuglingen sieht man öfters geschlängelte und pulsierende Arterien neben erhöhtem Blutdruck. Am besten ist dies an der Brachialarterie festzustellen über der Ellbeuge bei gebeugtem Vorderarm.

Der normale Venenpuls am Halse ist wie beim Erwachsenen sichtbar, aber nicht fühlbar, wogegen der positive, systolische Venenpuls bei starker Stauung, so bei Trikuspidalinsuffizienz auch fühlbar ist. Über erweiterte Venen vgl. S. 52.

Die seltene *Periarteriitis nodosa* ist von Anämie und Fieber bis zum Tode begleitet, macht kleine subkutane Verdickungen der Gefäßwand und knotige Veränderungen der Haut und der Muskeln, Neuritis, Albuminurie, erhöhten Blutdruck. Die Knötchen an den Gefäßen sind oft nicht zu fühlen.

# Blutgewinnung. Wassermannsche Probe.

*Technik der Blutgewinnung.* Zu mikroskopischer Untersuchung und zur Hämoglobinbestimmung erhält man genügend Blut, wenn man mit dem FRANCKEschen Schnepper auf das äthergereinigte Ohrläppchen oder eine Fingerkuppe einsticht (Finger nicht quetschen). Im 1. Jahr ist die große Zehe vorzuziehen. Zur Gewinnung einer größeren Menge (3—4 ccm) für die WASSERMANNsche Probe usw. genügt oft auch die Fingerkuppe, wenn man vorher ein warmes Handbad gibt. Sonst macht man beim jungen Säugling mit einem schmalen, spitzen Skalpell einen *tiefen* Stich in die Mitte der Ferse oder schneidet eine sichtbare Schädelvene der Temporalgegend an. Dabei muß man nur Sorge tragen, die Haut nicht zu verschieben. Oder man kann durch blutige Schröpfung das nötige Blut gewinnen. Bei älteren Kindern, auch bei mageren Säuglingen kann man eine sichtbare Cubitalvene anschneiden oder nach ´warmem Handbad mit Schnepper die mediale dorsale Arterie des Zeigefingers an der dritten Phalanx anstechen in der Höhe der Basis des Nagelbettes. Das warme Hand- oder Fußbad macht überhaupt die Blutung immer viel ergiebiger.

Die *Gerinnungszeit* des Blutes aus Fingerblut beträgt nach SAHLI und FONIO 10—20 Minuten, nach BÜRKER 4—5 Minuten. Die *Blutungszeit* hört nach DUKE am Ohrläppchen, jede halbe Minute auf Fließpapier getropft, in 2—3 Minuten auf. Das normale Blut ist leicht alkalisch (pH = 7,4).

Die *Retraktion* in paraffiniertem Glasröhrchen beginnt in 30—60 Minuten. Die genaue Ausführung der Methoden findet sich in den einschlägigen Büchern, z. B. in der differentialdiagn. Symptomatologie von CATEL.

Zur *bakteriologischen Untersuchung* muß man die sterile Punktion einer Vene heranziehen, wozu die „Venüle", „Liquoid" sehr nützlich ist. Bei Säuglingen gelingt dies oft überraschend leicht an einer Temporalvene, die z. B. bei Lues und bei Rachitis auffallend weit ist. Bei noch offener Fontanelle bietet die *Punktion des Sinus longitudinalis* im hintersten Teil der großen Fontanelle eine zweckmäßige Methode. Man führt sie am besten im Liegen aus, wobei man sich den Kopf gut festhalten läßt. Falls die Sagittalnaht noch klafft, so sticht man in der Mitte zwischen großer und kleiner Fontanelle ein, sonst im hintersten Winkel der großen Fontanelle mit einer starken Nadel, 1 cm lang, 0,7—1,0 mm dick, genau in der Medianlinie in spitzem Winkel nach hinten (etwa 0,5—0,8 cm tief). Die Kanüle muß einer Spritze aufgesetzt sein zur Vermeidung von Luftembolie. Vorher Jodanstrich. Haare sind abzurasieren. Ohne wichtigen Grund vermeidet man die *Sinuspunktion* auszuführen, da sie nicht ganz ungefährlich ist bei schwachen Individuen, hämorrhagischer Diathese oder ungeschicktem Vorgehen (piale und subdurale Blutungen, Thrombose). Besser und ungefährlich ist die Punktion der Vena jugularis externa am hängenden Kopfe. Bei älteren Kindern benutzt man wie bei Erwachsenen eine Cubitalvene. Günstig hierzu sind sichelförmig gekrümmte Nadeln, die in ihrer Mitte einen angelöteten blattförmigen Griff tragen. Blutkultur bei Typhus: 2—3 ccm direkt auf Galle gebracht, ergibt schon in den ersten Tagen in 90% die Typhusbacillen, wogegen die Agglutination erst nach einer Woche positiv ausfällt.

Große Bedeutung hat die *Sternalpunktion* für den Kenner, biologisch und besonders für die Leukämien, die bei großer Milz so öfters entdeckt werden. Bei der Lymphämie findet man fast nur (pathol.) Lymphozyten. Drüsenfieber und lymphatische Reaktion leicht auszuschließen. Von der akuten Myelose ist die myeloische Reaktion schwer zu unterscheiden. Eventuell Tumorzellen (Sympathogoniom). Beim Säugling ist die Tibia vorzuziehen, (oberes Drittel medial).

*Die* WASSERMANN*sche Probe* kann bei angeborener Lues die ersten 4 Wochen negativ sein in Fällen, wo klinische Symptome noch fehlen. Sie kann ausnahmsweise bei florider Lues fehlen. Umgekehrt beweist positiver Wassermann aus der Nabelschnur oder einer Vene in den ersten Tagen nach der Geburt nichts, ebenso nicht positiver Wassermann Kreißender oder frisch Entbundener, ein häufiges Vorkommen bei ganz Gesunden. Nicht ganz selten ist Wassermann auch positiv ohne Lues bei Kindern nach Pferdeseruminjektion, bei Scharlach, bei Ziegenmilchanämie, bei Malaria, bei gewissen Bronchopneumonien schwächlicher Kinder (s. S. 203). Zur Provokation einer positiven Reaktion macht man eine Neosalvarsaninjektion (0,01 pro Kilo bei jüngeren Säuglingen) und entnimmt nach 2—8 Tagen wieder Blut zur Probe. Der Wassermann der Mutter eines luetischen Säuglings kann negativ sein. Bisweilen gibt bei luetischer Mutter das Nabelschnurblut einen positiven Wassermann, obschon er später beim Kinde immer negativ ist und dieses gesund bleibt. Bei Lues älterer behandelter Kinder kann der Liquor spinalis einen positiven Wassermann ergeben, wo das Blut negativ ist, was die Regel bildet bei cerebrospinaler Lues. Es ist beachtenswert, daß es Formen von Lues beim Säugling gibt, wo keinerlei klinische Anzeichen vorliegen und nur der positive Wassermann die Krankheit verrät. Im allgemeinen entspricht einem positiven Wassermann im Liquor fast stets ein positiver Wassermann im Blut, aber nicht umgekehrt.

Statt der WASSERMANN-Probe kann auch diejenige nach MEINICKE oder SACHS-GEORGI verwendet werden, die weniger Blut erfordert. Nachweis der Spirochäten S. 85 aus den Efflorescenzen.

## Blutzusammensetzung.

*Physiologisches. In den ersten Tagen* finden sich öfters Erythroblasten, auch Anisocyten, selten noch über die ersten Wochen vereinzelt Myelocyten, viele Reticulocyten. Bei spät Abgenabelten sind Hämoglobingehalt und Erythrocytenzahl wesentlich höher als bei früh Abgenabelten, so daß man nach der Geburt 6—8 Millionen *rote Blutkörperchen* (rote Hautfarbe!) und 120—140% Hämoglobin finden kann, mit einem Maximum am 2. Tag, später nur noch 5 bis 4 Millionen. Viele Makrocyten bis zum 2. Monat, Normoblasten, die rasch verschwinden. Das überflüssige Hämoglobin wird zu anhepatischem Bilirubin abgebaut (Icterus neonatorum). Nach 10—14 Tagen nimmt das Blut seine normale Zusammensetzung an. Bis zum Alter von 3 Monaten nehmen die Roten auf 4 Millionen ab, das Haemoglobin auf 75% (SAHLI), um von da an langsam zuzunehmen.

Die *Lebensdauer der Erythrocyten* wird auf 30—100 Tage geschätzt, was die Neigung der Frühgeborenen und Schwächlinge zu Anämie erklärt.

Das Blut von *Frühgeborenen* enthält anfänglich viele kernhaltige Rote, viele unreife Leukocyten, Myeloblasten und Myelocyten. Bei normalen Frühgeborenen und bei Debilen sinken die Erythrocyten in den ersten Monaten auf 3—4 Millionen, das Hämoglobin auf 60—50% (Frühgeborenenanämie). Gegen die Mitte des 1. Jahres nähern sich diese Verhältnisse wieder der Norm. Es kann aber noch eine hypochrome Anämie fortbestehen. Auf Infektionen erfolgt nur schwache leukocytäre Reaktion.

Der Hämoglobingehalt des normalen Blutes ist auf 16 g auf 100 ccm festgesetzt worden. Nach SAHLI beträgt er bei gesunden Säuglingen nach der Neugeborenenperiode 70%, bei älteren Kindern 80—85%, in der Pubertät bis 90%. Die Schwankungen betragen 10% und mehr. Genauere Werte bietet das Colorimeter von AUTENRIETH und KÖNIGSBERGER, das auch 20 cmm Blut verlangt. Über *Scheinanämie* s. S. 324.

Die *weißen Blutzellen* sind *in den ersten Tagen* sehr zahlreich (20000 bis 30000). Von der 3. Woche an bieten sie die regulären Verhältnisse. Die in den ersten Tagen überwiegenden Polynuclären betragen in der 3. Woche nur noch die Hälfte der Lymphocyten. Bis zum 5. Jahr überwiegen die Lymphocyten, darunter finden sich viele große Formen, erst nachher überwiegen die granulierten Zellen. Mit 15 Jahren sind die Verhältnisse wie beim Erwachsenen. Die *Neutrophilen* bleiben nach den ersten Lebenswochen in ihrer absoluten Zahl pro Kubikmillimeter fast das ganze Leben hindurch ungefähr gleich zahlreich.

Die *Lymphocyten* nehmen vom 2. Jahr an absolut ab bis auf ein Drittel, parallel dem Abbau des lymphatischen Apparates. In den ersten Monaten findet man manchmal TÜRCKsche Reizformen. Sehr zahlreich sind die *Monocyten* (und Übergangsformen), die beim Säugling bis zu 15% betragen, auch späterhin gegenüber dem Erwachsenen stark hervortreten. Nach anhaltendem Schreien der Kinder (5—10 Minuten), speziell beim Säugling, können sich die Lymphocyten auf kurze Zeit um 4—8000 vermehren! (*Schreilymphocytose*, ähnlich im Krampfanfall). Eine Adrenalininjektion (½—1 ccm der Lösung 1 : 1000) macht vorübergehend auch starke Lymphocyteneinschwemmung ins Blut, die bei vorgeschrittener Lymphogranulomatose ausbleibt.

Eine *Verdauungsleukocytose* ist beim künstlich genährten Säugling nicht regelmäßig zu finden. Beim ersten Übergang von Frauenmilch zu Kuhmilch erscheint bisweilen eine Leukocytose. Aber alle diese Verhältnisse sind schwankend und regellos.

Die wichtigsten Abweichungen in der *Zusammensetzung und in der Menge der weißen Blutkörperchen* nach den verschiedenen Altersstufen gegenüber dem Erwachsenen zeigt folgende Tabelle:

| | Summe | Polymorph-kernige | Lymphocyten | Monocyten | Eosino-phile |
|---|---|---|---|---|---|
| Neugeborene .. | 20—30000 | 70% | 20% | 8—10% | 2% |
| Säuglinge ..... | 8—12000 | 20—40% | 50—75% | 12—15% | 2—4—5% |
| 2—5jährige ... | 8—10000 | 35—50% | 40—50% | 3—8% | 3—7% |
| Schulkinder ... | 10—8000 | 40—60% | 30—40% | 3—8% | 2—5% |
| Erwachsene ... | 6—8000 | 60—70% | 20—35% | 4% | 3% |

SCHILLING teilt die neutrophilen granulierten Zellen in 4 Klassen nach der Form der Kerne. Bei Gesunden fehlt die erste Form (Myelocyten). Mit zunehmendem Alter nehmen die ausgereiften Formen (Segmentkernige) zu, etwa folgendermaßen:

| | Säuglinge | 2.—7. Jahr | Erwachsene |
|---|---|---|---|
| Myelocyten...................... | 0,5—0% | — | — |
| Jugendformen .................... | 0,5% | 0,3% | — |
| Stabkernige .................... | 8% | 5—6% | 4% |
| Segmentkernige ................. | 16% | 40% | 65% |

## Eigentümlichkeiten der kindlichen Blutpathologie im allgemeinen.

Bei der Geburt ist das myeloische Parenchym auf das graurote Mark, das lymphatische Parenchym auf Lymphdrüsen und Milz beschränkt. Häufig stellt sich in pathologischen Zuständen der *embryonale Blutbildungstypus* wieder ein mit Bildung von Megaloblasten und Myelocyten, kernhaltigen und polychromatischen Erythrocyten, Bildung extramedullärer Blutbildungsherde in Milz, Leber und Lymphdrüsen, nicht nur bei Anämie, sondern auch bei Infektionskrankheiten. Die Reaktionsfähigkeit des myeloischen und erythroblastischen Gewebes ist sehr ausgesprochen, so daß es oft zur Ausschwemmung von Normoblasten, von Myelocyten, zu Leukocytose, zu starker Lymphocytenbildung und selbst zu leukämieartigen Bildern kommt. Der häufig entstehende Milztumor ist besonders dann verfänglich, wenn viele Myelocyten auftreten. Die starke Neigung zu Lymphocytose führt auch leicht zur Annahme einer Lymphämie, die aber nur dann wahrscheinlich wird, wenn sie 80—90% erreicht und Lymphdrüsenschwellung vorliegt. Besonders leicht reagiert der *Säugling* auf verschiedenartige Schädigungen mit Rückfall in megaloblastischen Blutbildungstypus, so daß fast perniciosaartige Bilder entstehen können.

*Abnahme des Hämoglobins*, ähnlich wie bei der Chlorose, mit ziemlich normaler Erythrocytenzahl, findet sich häufig bei *Milchnährschäden*, bisweilen mit Leukopenie verbunden, oft bei Ekzem (bis auf 40%).

*Eine Erhöhung des Färbeindex* kann sich in schweren Fällen von *Jaksch-Hayem* einstellen, sodann bei echter primärer *Anaemia perniciosa*, die aber vor dem 8. Jahr kaum je sicher beobachtet ist. Eine Erhöhung findet sich auch oft bei Dekomposition und intestinalem Infantilismus mit Verminderung der roten Blutkörperchen.

*Vermehrung der Erythrocyten* wird durch die gesteigerte Reticulocytenbildung bewirkt. Auch bei gesunden Kindern fanden wir in der Klinik nicht selten 6 Millionen und darüber. Sonst trifft man eine Vermehrung bis auf 8—10 Millionen bei angeborenen Herzfehlern, besonders bei Pulmonalstenose, im allgemeinen parallel der Stärke der Cyanose. Bei der Akrodynie steigt die Zahl häufig auf 6—7 Millionen, wohl durch Bluteindickung wie bei der Intoxikation der Säuglinge, wo sie 6 Millionen betragen kann mit gleichzeitiger Vermehrung des Serumeiweißes.

Eine seltene familiäre Blutkrankheit ist die **idiopathische Polycythaemia vera,** die schon beim Kleinkind anfangen kann mit Leber-Milzschwellung, Cyanose und Schwindelanfälle macht, und die roten Blutkörperchen bis auf 11 Millionen steigern kann, das Hämoglobin bis auf 120—150%. Blutdruck erhöht, Thrombocytose.

**Fetale Erythroblastose** s. S. 53. Die zugehörige kongenitale Anämie kann für sich allein auftreten.

Eine *Resistenzverminderung der Erythrocyten* findet sich bei der *kongenitalen hämolytischen Anämie* (Milzschwellung) bei der Ikterus jahrelang fehlen kann (s. S. 55). Starker Zerfall der Roten macht Bilirubinämie und vermehrte Ausscheidung von Urobilinogen und Urobilin im Stuhl.

*Eine Vermehrung der neutrophilen Leukocyten* tritt bei vielen Infektionskrankheiten auf, bei Phlegmonen, Pyelocystitiden, Sepsis, Angina, Pneumonie, Peritonitis, bei alimentärer Intoxikation auf infektiöser Basis usw., auch bei Vergiftungen, meist mit gleichzeitiger Verminderung, bzw. mit Verschwinden der Eosinophilen. Über die Verminderung von Leukocyten bei bestimmten Infektionskrankheiten s. S. 321. Fehlt bei croupöser Pneumonie und besonders bei eitriger Appendicitis die Leukocytose bzw. verschwindet sie und macht gar einer Leukopenie Platz, so ist die Prognose ernst. In den ersten 2 Jahren überwiegt bei pyogenen Infektionen zuweilen die *Vermehrung der Lymphocyten* diejenige der Polynucleären. Bei Infektionen treten unter den granulierten Leukocyten im Blutbilde nach Schilling (s. S. 318) mehr und mehr Stabförmige, Jugendformen, selbst Myelocyten auf gegenüber den Segmentkernigen. Diese *Linksverschiebung* ist um so stärker, je schwerer die Infektion ist und gibt einen brauchbaren Maßstab für die Beurteilung des Falles. Bei Tuberkulose mit progredientem Verlauf findet sich eine relative Neutrophilie, die bei inaktiver Tuberkulose fehlt.

Die DOEHLE*schen Leukocyten-Einschlüsse* (basophile Verklumpung) sind fast stets bei frischem Scharlach vom 2.—6. Tag vorhanden und haben darum für die Diagnose einen gewissen Wert. Ebenso finden sie sich bei der Pneumonie und gelegentlich auch bei anderen Krankheiten. Bei Röteln fehlen sie und sind selten bei Masern.

*Eine Verminderung der neutrophilen Leukocyten, Neutropenie, Granulocytopenie*, findet sich bei Lymphämie, bei der lymphatischen Konstitution, bei leichter Tuberkulose ohne Komplikation, im anaphylaktischen Shock, bei schwerer Influenza am Ende der 1. Woche. Nach *Seruminjektion* in *ganz* großen Dosen kommt es nach 10—20 Tagen nicht selten zu einer Leukopenie von 4000—6500 mit Neutropenie. Lymphocyten bleiben unverändert. Störung der Reifung der Myelopoese mit Schädigung des Markes kann die Zahl der Weißen bis auf 2000—1000 vermindern. Manchmal zeigt sich Neutropenie mit relativer Lymphocytose bei Typhus, Bang, Paratyphus, Masern, Röteln, Exanthema subitum, Influenza, Parotitis. Sie tritt ein bei schlimmem Verlauf gewisser Infektionskrankheiten (Appendicitis, Pneumonie). Bei vielen Infektionskrankheiten erscheinen nach der Leukocytose in der Rekonvaleszenz Leukopenie und Vermehrung der Eosinophilen und Lymphocyten. Nicht selten macht Miliartuberkulose starke allgemeine Leukopenie. Eine solche darf demnach in der Differentialdiagnose zwischen Typhus und Miliartuberkulose nicht für Typhus entscheiden. Auch sonst ist Leukopenie mit zunehmender Lymphopenie und Fehlen der Eosinophilen ein schlechtes Zeichen bei Tuberkulose.

**Agranulocytose.** Selten ist die SCHULTZsche Form. Eher trifft man die *Aleukia haemorrhagica*, die in *Aplasie* und *Panmyelophthise* ausgehen kann. Fieber, nekrotische Angina, Anämie mit Thrombopenie, Haemorrhagien, zuweilen Ikterus. Die Weißen gehen bis auf 10—5% zurück, die granulierten bis auf 0%. Auch die Roten sind vermindert. Infaust. Agranulocytose bei Nirvanol geht auf das Aussetzen des Mittels sofort zurück. Pyramidon macht bei Kindern keine Agranulocytose.

*Eine Vermehrung der Eosinophilen* stellt sich leicht ein. Diese erreichen schon in der Norm höhere Werte als bei Erwachsenen, nicht selten 4—6%. Eine ausgesprochene Vermehrung trifft man bei der exsudativen Diathese, aber durchaus nicht regelmäßig. Sie geht hier oft parallel der Stärke der Hautaffektionen. Sodann bei Asthma bronchiale, als anaphylaktische, allergische Erscheinung nach Seruminjektion nach Verschwinden des Exanthems, bei vielen Hautkrankheiten (Pemphigus u. a.); bei eosinophilem Lungeninfiltrat, gewissen Enteritiden, bei Scharlach und Erythema infectiosum, bei Lymphogranulom, trotz Fieber. Weiterhin postinfektiös und postfebril nach vielen Infektionen, hier oft monatelang. Von Darmparasiten bewirken vor allem die Trichinen eine Vermehrung, sodann Anchylostomum und Echinococcus, auch Trichocephalus. Dagegen fehlt eine Vermehrung recht oft bei Tänien, Botriocephalus, bei Ascaris, Oxyuren.

*Ein Fehlen oder eine starke Verminderung der Eosinophilen, auch der Basophilen*, zeigen viele akute (s. oben) fieberhafte Krankheiten. Chronische Tuberkulose kann oft noch beträchtliche Zahlen von Eosinophilen aufweisen.

*Thrombopenie* findet sich bei vielen Infektionen, bei Werlhof, Leukämie und verursacht Haut- und Schleimhautblutungen; sie verlängert die Blutungszeit infolge Ausbleibens des Thrombus, vermindert die Retraktion. Gerinnung normal.

*Myelocyten* treten leichter auf als bei Erwachsenen. Sehr zahlreich trifft man sie bei der JAKSCH-HAYEMschen Anämie.

*Lymphocytenvermehrung* ist in der Regel in den ersten Jahren physiologisch. Sodann findet man sie bei Status thymico-lymphaticus und Thymushyperplasie, bei Eisenmangelanämie, bei exsudativer Diathese und Basedow, ganz besonders bei Pertussis. Als postinfektiöse Erscheinung kann sie viele Wochen und Monate andauern. Begünstigend hat auch die Kriegskost gewirkt. Beim Schreien und anderen Muskelanstrengungen kann die Lymphocytenzahl um einige Tausend vorübergehend zunehmen (s. oben). Bei Rachitis besteht oft eine Lymphocytose neben Mononukleose. Die Myeloblasten sind sehr ähnlich den Lymphocyten, geben aber die Peroxydasereaktion, die Mikromyeloblasten nur zum Teil. Die Differenzierung ist sehr schwierig (s. S. 329).

Die *Monocyten* (S. 318) nehmen oft in der Heilungsperiode von Infektionen zu. Drüsenfieber s. S. 323.

Als *lymphatische Reaktion im weiteren Sinne* bezeichnet man die starke Vermehrung der reifen, kleinzelligen Lymphocyten bei Keuchhusten, die sich oft beim Kleinkinde einstellt, sodann bei vielen Viruskrankheiten, Rubeolen, Exanthema subitum. Beim Säugling versagt bei schwerer Infektion (Sepsis) rasch die neutrophile Kampfphase, es erscheint dann öfters Lymphocytose.

Neuerdings wird als besondere Krankheit eine *akute infektiöse Lymphocytose* in Epidemien beschrieben, mit 40000—80000 Lymphocyten (bis zu 90%). Sie ist gutartig, zeigt bisweilen ein Exanthem, außer Diarrhöen sonst keine Symptome. Drüsen unbedeutend, keine Milzvergrößerung, keine Angina, leichte Bronchitis. Dauer 1—4 Wochen. Keuchhusten ?

In einem Fall von *pseudo-membranöser Angina* bei einem 4 jährigen Kinde fanden wir bei 30000 Weißen 69% Lymphocyten, dabei viele pathologische Formen (Rieder-, lymphoblastische und Radkern-Reizformen). In einem Falle von schleppender *Bronchopneumonie* bei einem pastösen ³/₄ Jahre alten Kinde fanden wir 63000 Weiße, darunter 19% neutrophile, 72% Lymphocyten mit 2% Plasmazellen. Das eigentümliche Blutbild mit gleichzeitigem blutigem Auswurf und Vergrößerung der Milz gab Verdacht auf Lymphämie; mit fortschreitender Genesung kehrte es aber zur Norm zurück.

*Lymphocytenverminderung* stellt sich bei akuten fieberhaften Infekten ein; ein Absturz dabei ist ein übles Zeichen, so bei Lymphämie. Sie findet sich ferner bei Lymphogranulomatose, bei vorgeschrittener Drüsentuberkulose, Miliartuberkulose, tuberkulöser Meningitis.

## Blutbild bei den wichtigsten Infektionskrankheiten.

In unklaren Fällen kann das Blutbild für die Diagnose sehr wichtig werden. Leider bleibt aber in den leichten und darum schwer erkennbaren Fällen ein typisches Blutbild häufig aus. Sodann ist zu beachten, daß die verschiedenen Stadien einer Krankheit meist verschiedene Änderungen machen und daß Komplikationen das Bild verwischen, so daß z. B. Eosinophilie in gewissen Stadien des Scharlachs fehlen kann. *Nur wiederholte Untersuchungen* erlauben ein Urteil. Dann aber gelingt es oft sicher, z. B. eine tuberkulöse Meningitis von einer eitrigen zu unterscheiden, Typhus von Sepsis, Sepsis von Werlhof usw.

Wo die Diagnose klinisch nicht einwandfrei ist, muß vielfach die *Untersuchung des Blutes* auf Mikroben und des Serums auf spezifische Antikörper (Agglutinine, komplementbindende Ambozeptoren) herangezogen werden, wobei Misch- und Sekundärinfektionen zu berücksichtigen sind. Für die *Blutentnahme* zur bakteriologischen Untersuchung ist die Behring-Venüle sehr vorteilhaft.

Bei vielen Infektionen lassen sich als Abwehrreaktion im weißen Blutbilde oft folgende Phasen als gewöhnliche Typen erkennen. 1. Kampfphase mit neutrophiler Leukocytose mit Linksverschiebung und Aneosinophilie. 2. Monocytäre Abwehrphase. 3. Lymphocytäre, eosinophile Heilphase in der Rekonvaleszenz.

*Bei Infektionskrankheiten* findet im allgemeinen eine *Vermehrung der Neutrophilen und eine Linksverschiebung statt,* indem die Stabkernigen sich auf Kosten der Segmentkernigen vermehren (normale Verhältnisse S. 318). Toxische Granulabildung. Aber *gewisse Infektionen* (siehe oben), lymphämoides Drüsenfieber, *verlaufen mit Leukopenie und relativer Lymphozytose,* auch noch andere Infektionen beim Säugling. Typhus, Paratyphus, Bang, Masern, Mumps, Influenza, Dreitagefieber, charakterisieren sich durch Neutropenie und meist relative Lymphocytose. Bei ungünstigem Verlauf der mit Leukocytose einhergehenden Infektionen kommt es oft zu Leukopenie (Appendicitis, Pneumonie).

Diagnostisch wichtig kann die *Wirkung der Heilmittel* sein. So ist z. B. Penicillin wirksam bei Staphylo-Strepto-Pneumokokken, unwirksam gegen gramnegative Prozesse und Viruskrankheiten. Typhus, Dysenterie, Coli, Influenza, Poliomyelitis.

**Scharlach.** Starke Verminderung des Hämoglobins und der Erythrocyten. Bilirubinspiegel erhöht. Vom 1.—2. Tag an nehmen Eosinophile und Lymphocyten ab und vermehren sich die Neutrophilen auf 12—20000 mit Linksverschiebung. Die *Eosinophilen* nehmen vom 3. Tag an zu und erreichen ein Maximum (8—20%) am Ende der 1. Woche bei starker Neutrophilie (anaphylaktische Komponente). In leichten Fällen kann die Eosinophilie ausbleiben. Aber schon eine normale Zahl von Eosinophilen spricht bei bestehendem Fieber für Scharlach. Bei eintretender Sepsis oder Eiterung (z. B. Pyelitis) verschwinden die Eosinophilen. Ende der ersten Woche können die Lymphocyten sich stark vermehren (in einem Fall 55000), geradezu unter starkem Überwiegen gegenüber den Neutrophilen das Bild einer lymphatischen Reaktion machen. Die DOEHLEschen Einschlüsse finden sich regelmäßig in den Neutrophilen, aber auch bei anderen Krankheiten. Selten wird die WASSERMANNsche Probe positiv.

**Masern.** Im Beginn des Exanthems entwickelt sich bisweilen eine mäßige *Leukopenie*, die bei Scharlach fehlt, Neutrophilie mit Linksverschiebung am deutlichsten bei vollem Exanthem. Auftreten von Plasmazellen, starker Rückgang der Eosinophilen, also umgekehrt wie bei Scharlach. Auftreten von Eosinophilen bei masernartigem Ausschlag muß an eine anaphylaktische Affektion denken lassen. Positive Diazoreaktion während der Florition. Das Blutbild schwankt aber oft, so daß die Diagnose daraus wenig Gewinn zieht.

**Röteln.** Vom 2. Tage an kann mehrere Tage lang durch Neutropenie Leukopenie entstehen (bis zu 3000—4000). Die Eosinophilen bleiben. Es folgt Lymphocytose. Es erscheinen viele Plasmazellen (große Radkernformen), Lymphoblasten, TÜRKsche Reizformen, ähnlich einer lymphatischen Reaktion. Bei Masern und septischen Krankheiten überwiegen die lymphoblastischen Plasmazellen.

**Erythema infectiosum.** In den ersten 2 Tagen oft deutliche *Leukopenie* durch Abnahme der Neutrophilen. Meist *Eosinophilie*, bis zu 8—10%. Die relative Lymphocytose spricht gegen Scharlach, während Eosinophilie bei beiden Krankheiten besteht. Das Blutbild ähnelt der anaphylaktischen Reaktion.

**Exanthema subitum.** Charakteristisch ist eine *starke Leukopenie* von 6000 bis 3000 mit Überwiegen der Lymphocyten bis zu mindestens 80%, selbst 90% bei Exanthemausbruch. Riederformen und Mononukleäre. Nach 7—9 Tagen ist das Blutbild wieder normal.

**Varicellen.** Das Blutbild ist häufig ohne Besonderheit. Bisweilen zeigt sich Leukopenie mit Linksverschiebung unter zunehmender Vermehrung der Lymphocyten, starker Rückgang der Eosinophilen.

**Variola.** Prodromal kann Neutropenie eintreten und Vermehrung der Monocyten, sodann *Vermehrung der Neutrophilen* mit starker Linksverschiebung bis zu den Myelocyten. Vermehrung der Lymphocyten, lymphocytäre Reizformen, Leukopenie sprechen für Varicellen. In der letzten milden Epidemie in der Schweiz (Alastrim) war das Blutbild nichtssagend.

**Typhus abdominalis.** Das Blutbild ist sehr wertvoll. Leukocytose fehlt. In schweren Fällen entwickelt sich Ende der 1. Woche eine *Leukopenie* von 6000 bis 4000 mit Linksverschiebung und relativer Lymphocytose. (Bei Paratyphus unbedeutend.) Später absolute Lymphocytose und Kreuzung mit der Neutrophilenkurve. Die Lymphocyten sind stark vermindert bis zur 3. Woche, ebenso, aber weniger die Neutrophilen. Diese sinken bis zur Entfieberung. Die Eosinophilen fehlen über die ganze Dauer der Krankheit. Im Verhalten der Eosinophilen und in der Leukopenie besteht Ähnlichkeit mit Influenza und Masern. Vor Ende der 1. Woche sind mit Rindergalle (2 ccm Blut, 5 ccm Galle) die Bacillen züchtbar. Das Blutbild des Paratyphus B gleicht in vielem demjenigen des Typhus. Bei der BANGschen Krankheit besteht von Anfang an Neutropenie und Lymphocytose.

Wichtig ist das PFEIFFERsche Drüsenfieber (*infektiöse Mononukleose*), auch als **lymphämoides Drüsenfieber** bezeichnet (GLANZMANN) (s. S. 122). Es besteht eine Vermehrung der lymphoiden, zum Teil sehr großen plasmazellartigen Zellen bis auf 60—90% und 30—50000, und somit Ähnlichkeit mit der lymphatischen Leukämie, doch ist das rote Blutbild unverändert, die Thrombocyten normal, und das Protoplasma der Lymphocyten ist stark basophil. Die eigentlichen Plasmazellen sind nicht häufig. Manchmal stehen die Monocyten im Vordergrund. Neigung zu diphtheroider Angina, Milz- und Leberschwellung. Zuweilen morbilli-scarlatiniforme Exantheme Ende der 1. Woche. Die Krankheit betrifft vorzugsweise das Kindesalter und gibt gute Prognose. Lymphogranulomatose ?

**Fleckfieber.** Schon vor dem Exanthem kann Neutropenie bestehen. Später meist neutrophile Leukocytose.

Bei den **septischen Krankheiten** hängt das Blutbild nicht von der Art des Erregers ab, sondern von der Schwere der Infektion und der Reaktionskraft des Kindes. Mit der Zeit stellt sich hypochrome Anämie ein durch Rückgang der Roten und des Hämoglobins. Meist entwickelt sich eine Leukocytose durch Vermehrung der Neutrophilen, beim Säugling auch durch überwiegende Vermehrung der Lymphocyten bedingt. In schweren Fällen starke Linksverschiebung bis zum Auftreten von Myelocyten und Myeloblasten, was um so leichter eintritt, je jünger das Kind ist. Es treten auch Normo- und Megaloblasten auf. Eosinophile sind spärlich. Auftreten von Leukopenie ist ein schlimmes Zeichen.

Die **Appendicitis** macht starke *neutrophile Leukocytose* in günstigen Fällen, bis zu 30000. Starker Rückgang der Leukocyten bei Andauern des Fiebers und der übrigen Krankheitssymptome ist ungünstig, ebenso starke Linksverschiebung. Das Blutbild ist aber unzuverlässig, so daß die Operation nicht davon abhängig gemacht werden kann.

**Meningitis.** Die eitrige und die cerebrospinale Form machen starke neutrophile Leukocytose im Gegensatz zur tuberkulösen Form.

Die **akute Poliomyelitis** führt meist zu leichter Leukocytose.

Die **pandemische Grippe (Influenza)** verändert die Zahl der Leukocyten nicht oder führt in schweren Fällen nach einigen Tagen zu Leukopenie, die besonders vor der Entfieberung ausgesprochen ist. Die Lymphocyten sind anfänglich am stärksten vermindert. Bald erscheint eine relative Lymphocytose.

**Diphtherie.** Neutrophile Leukocytose. In schweren Fällen Linksverschiebung bis zu den Myelocyten. Die Eosinophilen sind stark vermindert.

**Keuchhusten.** Die meisten Fälle zeigen vom Ende des katarrhalischen Stadiums an eine Vermehrung der Weißen von 20—40000, ja 60—100000. Schon 15—20000 sind verdächtig. Es besteht dabei eine Lymphocytose. In einem Fall sah ich noch in der 5. Woche 52000 Leukocyten, davon 42000 Lymphocyten. Die Leukocytose beginnt in drei Viertel der Fälle schon im katarrhalischen Stadium, ist demnach wertvoll für die Frühdiagnose, erreicht das Maximum in den ersten konvulsivischen Tagen und klingt nach einigen Wochen wieder ab.

Bei Lungenkomplikationen nehmen die Neutrophilen zu, ohne Verminderung der Lymphocyten. Bronchitis, die nicht auf Keuchhusten beruht, führt zu einer Vermehrung der Neutrophilen.

**Mumps.** Das Bild ist schwankend, oft Neutropenie mit relativer Lymphocytose.

**Serumkrankheit.** Gewöhnlich nur nach sehr großen Gaben (50—100 ccm) kann sich 2—3 Wochen nach der Injektion eine Verminderung der Neutrophilen einstellen, ohne Abnahme der Eosinophilen.

Die **croupöse Pneumonie** bewirkt starke neutrophile *Leukocytose* bis etwa 50000, mit Verminderung der Lymphocyten. In schweren Fällen starke Linksverschiebung und Rückgang der Eosinophilen.

Die **Bronchopneumonie** macht auch Leukocytose bis zu 20—50000. Die Neutrophilen überwiegen nicht so stark wie bei der croupösen Pneumonie. Fehlen der Leukocytose und starke Linksverschiebung gibt schlechte Prognose.

Die **alimentäre Intoxikation** führt zu neutrophiler Leukocytose.

**Lues congenita.** Bei Neugeborenen und jüngeren Säuglingen entwickelt sich oft starke *Lymphocytose*. In schweren Fällen kann ein JAKSCH-HAYEM-artiges Blutbild auftreten.

**Tuberkulose.** Trotz Blässe zeigen die Roten und das Hämoglobin lange Zeit normale Werte. Bei der Lungentuberkulose spricht eine absolute und relative Vermehrung der Lymphocyten für gute Prognose, zunehmende neutrophile Leukocytose und Linksverschiebung für schlechte. Eine Zahl von mehr als 10—12000 Weißen bei Neutrophilie und Linksverschiebung spricht gegen Tuberkulose. Die *Miliartuberkulose* macht keine wesentlichen Veränderungen oder Leukopenie aller Weißen mit relativer Polynucleose, was gegen Typhus spricht. Die Eosinophilen können verschwinden.

Der **echte Rheumatismus** zeigt meist leichte Erhöhung der Neutrophilen, später der Lymphocyten. Die Eosinophilen verschwinden nicht. Charakteristisch ist die *stark beschleunigte Blutsenkung*, die monatelang dauern kann. *Milzschwellung fehlt* im Gegensatz zu Sepsis.

# Anämien und Blutkrankheiten.

Eine völlig befriedigende *Einteilung* läßt sich noch nicht aufstellen. Gerade wie bei den Ernährungsstörungen wirken die verschiedenen ätiologischen Momente oft beim einzelnen Falle zusammen, was auch für die folgende Gruppierung gilt, wobei die Typen nicht immer in reiner Form auftreten. *Über die Erythroblastosen der Neugeborenen* s. S. 53. Frühgeborenenanämie S. 317.

Vielfach gelangen unreife Elemente ins Blut, Zellen von embryonalem Typus, Myeloblasten, Megalocyten. Der Färbeindex kann über 1 ansteigen (hyperchrome Anämie). Starker Blutzerfall macht vermehrte Bilirubinbildung und führt zu starkem Gehalt des Urins und des Stuhles an Urobilinogen und Urobilin.

Die häufigen *Scheinanämien* (s. S. 51) sind verbreitet, insonderheit im Schulalter (es handelt sich vielfach um Neuropathen), die bei 60—75% Hämoglobin (SAHLI) sehr blaß aussehen können, erklären sich durch verminderte Durchsichtigkeit oder verminderte Blutfülle der Haut (Spasmen der kleinen Hautgefäße, Blutüberfüllung im Abdomen?), kleines Herz.

**Alimentäre Anämien.** Solche entwickeln sich am häufigsten beim älteren Säugling und im 2.—3. Jahr, vor allem bei ausschließlicher oder überwiegender Milchdiät, wobei Eisenmangel (Serumeisen) ein wichtiger Faktor ist. Darum trifft man die *Kuhmilchanämie* am ausgesprochensten bei **Milchnährschaden** und damit auch die Rachitis. In den leichteren Fällen ist der Blutbefund oft chloroseartig, d. h. die Erythrocyten sind wenig vermindert (4—3 Millionen) bei starker Hämoglobinverarmung (50—20%) (hypochrome Anämie) mit Färbeindex bis zu 0,4 herunter. Daneben Poikilocytose, oft Lymphocytose. Späterhin stärkere Abnahme der Roten, Auftreten von Normoblasten und Myelocyten, auch Myeloblasten. Anfänglich besteht oft Fettleibigkeit mit gelblicher Hautfarbe, eine Milzschwellung mäßigen Grades, weniger der Leber. Ammoniakgeruch des Urins. Frühgeborene und Zwillinge erkranken besonders leicht. In schweren Fällen finden wir Übergänge zur JAKSCH-HAYEMschen Form oder diese selbst (s. unten). Vermehrung des Urobilinogens im Stuhl (und Hämosiderosis in Leber und Milz) deutet auf Hämolyse. Später Dystrophie.

Viele und unklare Formen von Anämie mäßigen Grades sind hierher zu rechnen, die aus Vitaminmangel und ungenügender Eisenzufuhr (Barlow, Mehlnährschaden usw.) entstehen.

Als alimentär sind auch die *Anämien bei Avitaminosen* zu bezeichnen. Bei Cöliakie Mangel an $B_1$, bei Barlow an C (hypochrom), bei Dermatitis seborrhoides an H, bei Mangel an Vitamin A Thrombopenie.

Die Behandlung ist naturgemäß eine alimentäre. Sie muß speziell die Milch auf 300—100 g im Tag herabsetzen, nach dem 1. Jahr eventuell ganz entfernen. Daneben gibt man vitaminreiche Nahrung, viel Gemüse und Obst, auch Fleisch und Leber. Nicht selten aber bleibt die Zahl der Roten und der Hämoglobingehalt durch lange Wochen hindurch weit unter der Norm, bis Zugabe von Eisenpräparaten in großer Dosis (3mal 0,1—0,3 Ferr. reductum) rasch und sicher die vollständige Heilung herbeiführt. Gleichwohl mußte man hier nach allem die Diagnose auf alimentäre Anämie stellen. Oft besteht eine Verminderung des Serumeisens, wie auch bei infektiösen Formen.

Die **Ziegenmilchanämie** zeigt viel Ähnlichkeit mit JAKSCH-HAYEM, doch ist die Milzschwellung nicht so ausgesprochen. Erbrechen, Anorexie, gelbliche Farbe und Darmstörungen sind häufig, daneben *Dystrophie*, rote Zunge. Auch das Blut ist ähnlich wie bei JAKSCH-HAYEM und Perniciosa: erhöhter Färbeindex, Erythroblasten, Megaloblasten, Thrombopenie. Sehr starke Verminderung der Roten und des Hämoglobins bis auf 30—10%, Urobilinogenurie. In mehreren Fällen auch Hautblutungen. Beginnt früher als der Milchnährschaden, oft schon im 2. Quartal und ist schwerer. Eisentherapie im Gegensatz zu Kuhmilchanämie ohne Nutzen, wohl aber Wechsel auf Kuhmilch und Leber.

**Infektiöse Formen der Anämie.** Sie bewirken überwiegend einen starken Verlust von Erythrocyten und Hämoglobin. Hier tritt bei jüngeren Säuglingen in erster Linie die **congenitale Lues** hervor (relative Lymphocytose). Man findet viele kernhaltige Rote, bisweilen Myelocyten. Bei Mischinfektion kann starke Leukocytose auftreten. Die **Malaria** verläuft bei Kindern häufig atypisch als Anämie mit Kachexie, mit gastrointestinalen und pulmonalen Erscheinungen. Oft geben *chronische Eiterprozesse* die Ursache: Osteomyelitis, Empyem, Amyloidose u. a.

Bei **Sepsis,** die nicht allzu bösartig auftritt und einen längeren Verlauf nimmt, entwickelt sich schon bei jüngeren Säuglingen eine starke Anämie. Das Überwiegen der neutrophilen Leukocyten und ihre absolute Vermehrung weisen hier auf das infektiöse Moment hin. Bei *Endocarditis lenta* steht oft die Anämie im Vordergrunde. Bei Sepsis im Säuglingsalter findet man manchmal eine vorwiegende Vermehrung der Lymphocyten, besonders auch auf Grund von Lues.

Bei **Tuberkulose** entwickelt sich selten eine stärkere Anämie, sofern nicht Kavernen, fistelnde Knochen- und Gelenkleiden (Amyloid) vorliegen. Relativ oft zeigt sich bei älteren Kindern mit Tuberkulose eine Scheinanämie (blasses Gesicht, selbst blasse Schleimhäute bei gutem Hämoglobingehalt).

Erblich sind gewisse *angeborene Anämien*, darunter eine gutartige hypochrome, sodann die *hämolytische Anämie* (S. 55), die Marmorkrankheit (S. 129), die Sichelzellenanämie, die **Erythroblastenanämie** (COOLEY).

Diese familiäre Krankheit findet sich fast ausschließlich am Mittelmeer (Griechenland und Italien), bisweilen nach Mitteleuropa verschleppt, und entsteht schleichend mit Sinken der Roten auf 2—3 Millionen, gewaltiger Erythroblastose und Poikilocytose. Die Haut wird bräunlich, ikterisch, Milz gewaltig, auch Leber vergrößert. Kachexie, Asiatengesicht. Im Röntgenbild: Schwere *Osteoporose*, die den eigenartigen „Bürstenschädel" erzeugt; Atrophie der Tabula externa.

*Fetale Erythroblastose* s. S. 53. Nicht zu verwechseln ist die leichte hypochrome Anämie der Neugeborenen von der schwereren hyperchromen *Anaemia congenita*, mit Erythroblastose.

**Aregeneratorische, aplastische Anämie,** *hämorrhagische Aleukie, Panmyelophthise* (S. 320) sind selten. Versagen der Knochenmarksfunktion. Hochgradige Verminderung von Hämoglobin usw., Erythrocyten schwer vermindert. Leukopenie, Thrombopenie. Bei schweren Infekten, nach Röntgenbehandlung. Hämorrhagien, nekrotische Angina. Die Panmyelophthise leitet oft eine Leukämie ein.

**Konstitutionelle Momente** spielen vielfach in die beiden genannten Gruppen und auch in die folgenden hinein: Neuropathie, Rachitis, Myxidiotie, mongoloide Idiotie, exsudative Diathese usw. Es wird besonders die exsudative Diathese in Verbindung mit Anämie für einen Milztumor verantwortlich gemacht. *Frühgeborene* zeigen trotz rosigen Aussehens in einer großen Zahl der Fälle ausgesprochene Anämie (Absinken von Hämoglobin und Roten) mit einem Maximum im 3. Monat und Erholung mit ½ Jahr. (Anaemia haemolytica s. S. 55 unter hämolytischem Ikterus.)

**Außerordentlich selten** und wohl erst vom Schulalter an wird die **perniziöse Anämie** beobachtet. Achylie bildet viel seltener als bei Erwachsenen die Einleitung. Der sog. endogene Faktor fehlt. Dabei sind die Megalocyten auffällig (Färbeindex über 1), auch die Neutropenie. Das Serum ist dunkel (Hämolyse), die Zunge glatt. Perniciosaartig kann das Blut werden bei schwerer Cöliakie und Ziegenmilchanämie.

Eine *eigenartige familiäre perniziosaartige Anämie* (FANCONI) sah ich bei 3 Brüdern von 5—7 Jahren. Mikrocephalie von 42—44½ cm bei guter Intelligenz, starke Hautblutungen, Hypoplasie der Hoden, starke Hautpigmentierungen. Ausgang in Tod.

**Anämie durch Blutverluste** findet sich nicht allzu häufig, dann aber zum Teil sehr schwer, so bei Meläna, Magenblutungen bei Thrombose der Vena portae, bei Werlhof und anderen hämorrhagischen Diathesen, Leukämie. Nachfolgend sieht man Reizerscheinungen durch Ausschwemmung von Erythroblasten und Myelocyten. Rascher Verlust von 30 g Blut pro Kilo bringt Ohnmachten und Lebensgefahr, wobei die Blutmenge von über 70 ccm pro Kilo bis gegen 20 herabgehen kann.

*Wurmanämien* sind selten ausgesprochen: Trichocephalus, Ankylostoma duodenale, Botriocephalus.

Die **Proletarieranämie** ist als einfache hypochrome Anämie bei vielen Stadtkindern zu finden (Stubenanämie). Mangel an Licht, Luft, Bewegung.

Die **JAKSCH-HAYEMsche Anämie** (*A. pseudoleucaemica infantum*) ist eine dem Kinde eigentümliche und die schwerste Form der gewöhnlichen Anämien. Sie ist, wie die begleitende Rachitis, seit 30—40 Jahren stark zurückgegangen.

Sie stellt eine sekundäre Form vor, wobei eine Reizwirkung des kindlichen Markes auf verschiedene Schädigungen alimentärer, infektiöser (auch bei angeborener Lues) und konstitutioneller Natur vorliegt mit embryonalem Blutbildungstypus. Man findet sie auch bei Ziegenmilchernährung des Säuglings. Bevorzugt ist das Alter von ½—2 Jahren. Rachitis und Milchüberfütterung überwiegen unter den nachweisbaren Schädlichkeiten. Fieber fehlt fast immer. Neubildung myeloider Blutbildungsherde in Leber, Milz, Lymphdrüsen, führen zur

Vergrößerung dieser Organe, vor allem der Milz, die die Heilung jahrelang überdauern kann. Die Erythrocyten sind oft auf 2 Millionen vermindert mit Hyperchromämie. Es finden sich viele Erythroblasten und Megaloblasten, Poikilocytose, Oligochromämie, basophile Körnelung. Die *Vermehrung der Weißen* (15000—50000) beruht oft auf einer Vermehrung der Lymphocyten oder der Polynukleären, je nachdem die Ursache mehr alimentär oder infektiös ist. Häufig zeigen sich Myelocyten, auch Myeloblasten, und zahlreiche Monocyten, bisweilen vermehrte Eosinophile. In schweren Fällen beobachtet man bisweilen Haut- und Schleimhautblutungen. So ist die Verwechslung trotz Fieberlosigkeit mit myeloischer Leukämie, die früher sehr häufig war, naheliegend und erklärlich. Doch heilen die Fälle von JAKSCH-HAYEM bei rechtzeitiger Behandlung. Die myeloische Leukämie ist selten vor dem 4.—5. Jahre beobachtet. Ausnahmsweise kann die Anämie fehlen, das Blut enthält aber Erythroblasten und Myelocyten bei relativer Lymphocytose. Daneben besteht der obligate Milztumor. Ähnlichkeit mit Perniciosa liegt öfters vor.

Von den **eigentlichen Leukämien,** an die man stets denken muß bei *Blässe, Milz- und Drüsenschwellungen* und *Hämorrhagien,* kommt besonders in Betracht die **akute lymphatische Leukämie (Lymphämie).**

Sie ist relativ häufig im Spiel- und Schulalter, kommt auch schon beim Säugling vor. Sie verläuft oft in larvierter Form, vielfach sepsisartig, so daß hier ein kurzer Überblick wünschbar erscheint. Die Anhäufung lymphoiden Gewebes in den Lymphdrüsen, den lymphoiden Organen, Thymus, Nieren, verursacht deren Vergrößerung. Die Bildung der Granulierten und der Roten wird überall, auch im Mark, unterdrückt. Der *Verlauf ist fast immer akut* und führt in 2 Wochen bis in einigen Monaten zum Tode. Es findet sich eine absolute und relative Vermehrung der Lymphocyten, große und kleine (oft 100000—500000 und mehr), die 85—90—99% der Gesamtsumme der Weißen ausmachen können. Daneben finden sich Lymphoblasten, auch Myelocyten. Bei den ganz akuten Formen überwiegen die großen Lymphocyten, die schwer von Mikromyeloblasten zu unterscheiden sind (s. S. 329). Daneben besteht Oligo- und Poikilocytose. Selten tritt eine vorübergehende Granulocytose auf. Die Blutungszeit ist verlängert, die Gerinnung normal. Oft sind die Weißen wenig oder nicht vermehrt, selbst stark vermindert (5000—2000) (Aleukämie). Die Spezifikation der Weißen ist wichtiger als ihre Zahl. Bei septischen Komplikationen geht die Lymphämie zurück, so daß JAKSCH-HAYEM oder Perniciosa vorgetäuscht werden kann, selbst Typhus oder Drüsenfieber. Anderseits kann die Verstärkung der physiologischen Lymphocytose durch Lues bei Milz- und Drüsenerkrankungen an Lymphämie (s. Abb. 126) denken lassen.

Die klinischen Erscheinungen sind mannigfaltig und führen ohne Blutuntersuchung vielfach zu falscher Diagnose, besonders wenn die Schwellung der Lymphdrüsen und der Milz fehlt, oder wenn sie zurückgegangen ist, wie es gegen das tödliche Ende hin vorkommt, wo ein Lymphocytensturz eintreten kann. Im Beginn Blässe und oft Nasenbluten, Fieber, Angina, Thrombopenie, Hautblutungen. Bisweilen Knochenschmerzen mit frühzeitigen periostitischen Auflagerungen der langen Röhrenknochen (s. auch S. 137). Klinisch kann die lymphatische Leukämie als *progressive Anämie* unter starker *Anschwellung der peripheren Lymphdrüsen* verlaufen. Häufig tritt eine *hämorrhagische Diathese* in den Vordergrund mit Petechien und Echymosen, so daß ein gewöhnlicher Werlhof diagnostiziert wird. Diese Form ist häufig. In anderen Fällen entsteht das *Bild einer Sepsis* mit Herzgeräuschen. Es entstehen *nekrotische Prozesse auf den Tonsillen* („Diphtherie", „septische Angina") oder am Zahnfleisch. In anderen Fällen tritt eine *Schwellung der Mediastinaldrüsen und des Thymus* in den Vordergrund mit Stridor. Man stellt Thymusdämpfung fest, Raumbeengung im Mediastinum mit Venenerweiterung, Trachealstenose usw. Bei aggressivem Wachstum und wenig verändertem Blutbefund handelt es sich um *Lymphosarkomatose.* Wieder in anderen Fällen kommt es zum Bilde des **Chloroms** (Chlorolymphämie). Es entstehen Blutbildungsherde unter dem Periost, die mit Vorliebe am Schädel, am Becken, an den Rippen kleine höckerige Tumoren bilden und zu Protrusio bulbi, Facialislähmung usw. führen können. Von diesen Formen habe ich mehrere Fälle unter 2 Jahren beobachtet (s. Abb. 166). Es gibt auch Myelochlorome. Ausnahmsweise kann auch das Bild der MIKULICZschen *Krankheit* auftreten (Anschwellung der Tränen- und Speicheldrüsen). Schließlich kann die Lymphämie die ganze Zeit hindurch als unklare Anämie, verbunden mit hämorrhagischer Diathese verlaufen und erst nach dem Tod durch die Untersuchung von Milz und Knochenmark aufgeklärt werden. Die Diagnose kann große Schwierigkeiten bieten, wenn wiederholte genaue morphologische Blutuntersuchungen unterlassen werden, auch gegenüber lymphämoidem Drüsenfieber (S. 122), Barlow, Rachenlues, Typhus. Bei septischen Komplikationen kann Verwechslung stattfinden mit Diphtherie, JAKSCH-HAYEM. Vereinzelte Fälle verlaufen mit Leukopenie (lymphatische Aleukämie). (WERLHOFsche Krankheit s. S. 104).

In einem Falle bei einem Kinde von 3 Jahren dauerte das Leiden über $\frac{1}{2}$ Jahr. Wochenlange Perioden verliefen mit starker Anämie (1,5 Millionen Rote, 33% Hgl), Leukopenie (4000), 80—90% Lymphocyten, und zeigten erst spät Lymphdrüsen- (und Parotis-) Anschwellungen zur Zeit auftretender Lymphocytose (17 000 Weiße, 98% Lymphocyten). Zuletzt rasche Verminderung des Hämoglobins und der Roten, Lymphocytensturz, Verschwinden der Lymphdrüsen und Tod.

Eine *lymphatische Pseudoleukämie*, d. h. eine aleukämische Form der Lymphämie, welche die Ausschwemmung der pathologischen Zellen ins Blut nicht zustande kommen läßt, kann Werlhof, Sepsis, Purpura fulminans vortäuschen und später in deutliche Lymphämie übergehen. Wiederholte Blutuntersuchungen sind dann imstande, Aufklärung zu bringen. Umgekehrt kann vermehrte Lymphocytose ein Drüsenfieber, selbst Leukämie (bei Keuchhusten) vortäuschen.

Differentiell kommen gegenüber den lymphatischen Leukämien in Betracht außer den eben genannten Krankheiten noch Skorbut, Endocarditis ulcerosa, Sepsis, Lymphogranulom, Agranulocytose, nekrotische Angina, Diphtherie, PLAUT-VINCENT, Panmyelophthise. Nicht selten schlagen *lokale Lymphosarkome* nach längerer Zeit in ausgesprochene allgemeine lymphatische Leukämie um. Die Sternalpunktion läßt eine lymphatische Reaktion ausschließen.

**Chronische myeloische Leukämie (Myelämie).** Sie ist wesentlich seltener als die akut verlaufende lymphatische Form. In den ersten 4—5 Jahren kommt sie nur ausnahmsweise vor.

Das myeloische Gewebe wuchert im Mark und macht Neubildungen in den Lymphdrüsen, in Milz und Leber, wo es das lymphatische Gewebe ersetzt. Der Verlauf ist meist chronisch, oft in Schüben, und führt zu hartem, *großem*, ja gewaltigem *Milztumor*, zu Fieber, später zu Anämie, Blutungen der Nase, später der Haut und der Schleimhäute. Die Milzvergrößerung ist manchmal das erste Zeichen. Die myeloischen Wucherungen können zu Seh- und Hörstörungen führen, auch zu Rückenmarkslähmungen. Die Lymphdrüsen vergrößern sich gewöhnlich erst spät und nur mäßig. Es besteht eine Vermehrung der Weißen auf 100000—500000 und mehr. Alle granulierten Arten sind vermehrt, neutrophile, eosinophile und basophile. Oft finden sich Myelocyten, auch eo- und basophile Myeloblasten. Anfänglich ziehen manchmal Knochenschmerzen die Aufmerksamkeit auf sich. Die Abgrenzung gegen die JAKSCH-HAYEMsche Anämie kann schwer werden. Differentialdiagnostisch müssen auch Sepsis und Granulomatose berücksichtigt werden, wo ebenfalls hohe Leukocytenzahlen vorkommen. Die vermehrten eo- und basophilen Zellen sprechen für Leukämie. Ein sub- und aleukämischer Verlauf (*myeloische Pseudoleukämie*) ist selten. Die Dauer erstreckt sich auf zwei und mehr Jahre. Tod oft unter Myeloblastenschub. Im Alter der myeloischen Leukämie kommt auch Chloroleukämie zur Entwicklung.

Nicht selten ist die **Myeloblastenleukämie**, die überwiegend im Kindesalter sich zeigt, die immer akut verläuft und die früher meist als lymphatische Leukämie mit großer Milz aufgefaßt wurde. Ein Teil der Autoren (GLANZMANN) glaubt, daß die meisten akuten Lymphämien eigentlich Myeloblastenleukämien sind. Klinisch ist sie kaum zu unterscheiden, vielleicht durch die größere Milz. Im Mark sind die Roten und die Granulocyten unterdrückt. Im Blut finden sich überwiegend pathologische Myeloblasten (ohne Myelocyten), die äußerst leicht mit Lymphocyten und Monocyten verwechselt werden, besonders wenn sich nicht Übergänge zu Myelocyten finden, was nicht immer der Fall ist, daneben auch Mikromyeloblasten. Oft besteht ein *Hiatus leucaemicus* [reife neutrophile Leukocyten, die zwar oft auch fehlen, neben pathologischen Myeloblasten ohne Übergangsformen (Myelocyten) dazwischen]. Fehlen von reifen eosinophilen und basophilen Leukocyten. Dieser Hiatus kommt nicht vor bei der leukämischen Reaktion. Die Sternalpunktion gibt die Unterscheidung.

Die Myeloblasten sind ungranulierte Vorstufen der Myelocyten, besitzen feines netz-artiges Chromatingerüst und geben die Oxydasereaktion als wichtiges Unterscheidungs-merkmal gegen die Lymphocyten. Die Mikromyeloblasten und Paramyeloblasten geben diese Reaktion nur teilweise.

Vereinzelt treten im Gesicht tumorartige Hautinfiltrationen auf. Mehrmals sah ich Fälle, in denen anfänglich rheumatische und Knochensymptome irreleiteten.

Knabe, 5 Jahre alt. Seit 6 Wochen Schmerzen in Brust und Extremitäten. Anschwel-lung des rechten Mittelfußes, Fieber. 2,9 Mill. Rote, 5100 Weiße (47% Lympho), Myelocyten 2%, Myeloblasten 3%, Eo. 1%. Osteomyelitis? Sepsis? Später Weiße auf 1000 vermindert, sodann Vorwölbung der Stirne, 34500 Weiße mit 52% Myeloblasten, Übergänge zu Myelo-cyten, Milz- und Drüsenschwellung. Tod.

Dem **Sympathogoniom (Neuroblastoma sympathicum)** begegnet man, als einem der häufigsten malignen Tumoren, beim Kleinkind, ausgehend von einem Tumor der Nebennieren. Fieber, schmerzhafte Metastasen in den Knochen. Schädel durch weiche periostale Wucherungen aufgetrieben, mit fleckigen Auf-hellungen. Exophthalmus, mit Blutungen. Tumoren im Mediastinum (Dys-pnoe), in Haut und Leber. Blut später wie bei myeloischer Leukämie (Chlorom?). Sternalpunktion sichert Tumorzellen. Zum Teil Monocytenleukämie.

Wie von *lymphatischen Reaktionen* (s. S. 321), so spricht man von *akuten myeloischen Reaktionen* bei starker Ausschwemmung von Myelocyten und Mye-loblasten, im Beginn von Infekten, so bei Lues congenita, Sepsis, Pneumonie, hämolytischer Anämie, auch bei alimentärer Anämie mit Milztumor (JAKSCH-HAYEM). Die Unterscheidung von Myelämie bietet oft große Schwierigkeiten. Der gute Ausgang hilft zur Diagnose. Bei einem 6jährigen, leicht ikterischen Kind, das akut mit schwerster Anämie und myeloischer Reaktion erkrankte (22% Hämoglobin) entpuppte sich eine hämolytische Anämie.

Die **Lymphogranulomatose (Lymphogranulom, HODGKINsches Granulom)** macht chronische Granulationsgeschwülste der Lymphdrüsen und des Media-stinums mit Neigung zu Nekrose und Induration. Später werden oft Leber und Milz vergrößert. Am häufigsten entwickeln sich, besonders am Halse, harte, gewaltige indolente Drüsentumoren (s. S. 121) unter wiederholten fieberhaften Perioden, dann in der Achsel oder sonstwo (ohne Beteiligung der Haut), so im Mediastinum, Abdomen, mit zunehmender Anämie, später Kachexie. Bisweilen dauernde Diazoreaktion. Häufig Urobilinogenurie. Die Krankheit betrifft mehr die Erwachsenen, ist aber bei älteren Kindern nicht selten. Nur ausnahmsweise ergreift sie die ersten Jahre. Dieses Leiden ist als spe-zifische Krankheit anzusprechen. Es kann einige Jahre dauern, scheint aber immer letal auszugehen. Im Blut zeigt sich oft Leukocytose mit Neutrophilie, Lymphopenie, im späteren Verlauf charakteristisch, Eosinophilie in zirka einem

Viertel der Fälle. Das Blut kann aber auch ganz unverändert bleiben. Bisweilen besteht Pruritus; es treten morbilli- oder scarlatiniforme Exantheme auf. Oft besteht ein aleukämisches Blutbild (*Pseudoleukämie*). Charakteristisch sind die STERNBERGschen Riesenzellen in den beteiligten Drüsen.

Ich beobachtete einen einzigartigen Fall in dem ungewöhnlich frühen Alter von drei Jahren, der gewaltige Tumoren der rechten Halsdrüsen und im Mediastinum hatte, eine Lymphocytose ohne Eosinophilie bot, durch eine Probeexcision sich als echtes Granulom erwies (spärliche Reste von lymphatischem Gewebe, zellreiches Granulationsgewebe mit massenhaften eosinophilen Leukocyten, STERNBERGsche Zellen) und der mit 24 Jahren klinisch noch geheilt war (Röntgenbestrahlungen) (Abb. 243).

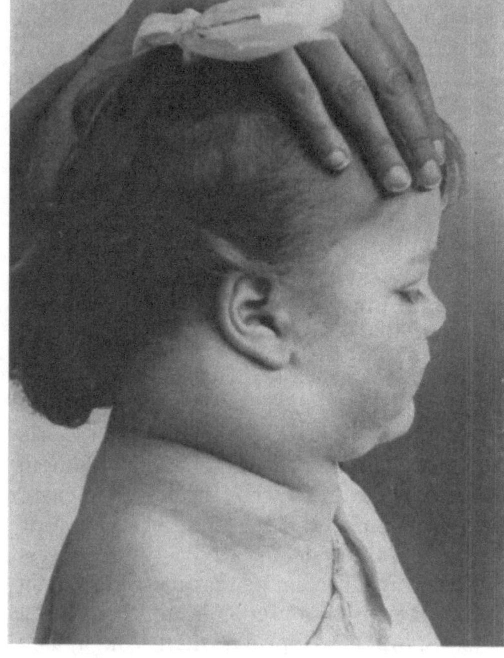

Abb. 243. Lymphogranulomatose. 3 Jahre alt. Vergrößerung der Halsdrüsen rechts, auch der supraclavicularen.

Unklare, wiederholte Fieberperioden mit verborgenen Lokalisationen der Krankheitsherde finden oft erst nach langen Monaten die richtige Deutung.

Differentiell ist bei lokaler Beschränkung (Hals) *Lymphosarkom* und *Lymphosarkomatose* zu erwägen. Dabei fehlen aber Blutveränderungen, Leber- und Milzschwellung. Bei rätselhaften fieberhaften Abdominalerkrankungen denke man an Lymphogranulom der Mesenterialdrüsen. Bei verbreiteter Beteiligung der peripheren Drüsen und gerade bei den großen Halsdrüsen denkt man an Tuberkulose und Lues tarda. Erweichung oder Durchbruch findet jedoch bei Lymphogranulom nie statt, häufig aber bei Tuberkulose und auch bei Lues.

Die *Chlorose* findet sich erst von der Entwicklung der Pubertät an. Sie ist (mit dem schnürenden Korsett?) ganz verschwunden.

Die *paroxysmale Hämoglobinurie* macht Anfälle von Fieber, Erbrechen, Oligocytose, relative Lymphocytose, nachher Milztumor, Ikterus, Urobilinurie (s. S. 345).

Über die *hämorrhagischen Diathesen* vgl. S. 104.

Zu den Blutkrankheiten darf man in praktischer Hinsicht die *Sepsis* und die *Syphilis* rechnen. Die Sepsis ist schon vielfach berührt worden als Ursache von Ikterus (S. 54), von Exanthemen (S. 72), von Blutungen (S. 102), von Gelenkerkrankungen, von Anämie u. a. Hier seien die Besonderheiten der Sepsis beim Neugeborenen und Säugling kurz zusammengestellt.

## Die Sepsis beim Neugeborenen und beim Säugling.

Auffällig im ganzen Säuglingsalter ist die große Neigung zu eitrigen Infektionen und die ungenügenden Abwehrkräfte dagegen, die unzureichende Bildung von Antikörpern. Wichtig ist der Nachweis einer Eintrittspforte oder eines primären Eiterherdes. Die ersten Monate schaffen eine Prädisposition. Beim Neugeborenen wird sie meist durch die Nabelwunde geboten oder durch das Fruchtwasser (Puerperalfieber der Mutter) und äußert sich selten vor Ende der 1. Woche. Erbrechen und Durchfall bilden die Einleitung. Ikterus und Zerfall folgen oft. Es gehen außer den vielen gutartigen und sichtbaren Nabelinfektionen bösartige Formen von Sepsis aus, nachdem der Nabel schon verheilt ist, durch eitrigen Zerfall von Gefäßthromben bei lymphangitischen fortschreitenden Phlegmonen, Periarteriitis (s. S. 316) usw. Daneben und in den folgenden Monaten bieten Rhagaden, Ekzem, Pyodermien, Erysipel, Rhinitis, Stomatitis, BEDNARsche Aphthen, besonders häufig Otitis und die Schleimhaut der Harnwege (Pyelocystitis) den pyogenen und anderen Bakterien Einlaß, denen der Organismus nur wenige Schutzkräfte entgegenstellen kann. Frühgeborene und Luetiker sind besonders wehrlos.

Je jünger das Kind ist, um so eher besteht Neigung zur Ausbreitung und Generalisation der Infektion. Bei Neugeborenen erwägt man zuerst Asphyxie, Geburtstraumen. Der Verlauf ist meist so rasch, oft stürmisch, daß es nicht zu pyämischen Metastasen kommt. Solche finden sich am ehesten bei der relativ gutartigen Pneumokokkeninfektion, aber auch bei Strepto- und Staphylokokkeninfektion als Empyem der Pleura, Perikarditis, Peritonitis, Gelenkeiterungen usw. Allgemeinintoxikation beherrscht das Krankheitsbild mit Blutungen und Diarrhöen, Unruhe und Apathie, angstvollem, zerfallenem Gesichtsausdruck, Bewußtseinstrübungen, Tremor und Hypertonien, Konvulsionen. Hohes und unregelmäßiges Fieber wechselt mit Kollapsen ab. Besonders bei Neugeborenen sind die Temperaturen oft normal oder subnormal. Schüttelfröste fehlen. Eine ächzende, tiefe Atmung mit schmerzhafter Exspiration läßt oft Pneumonie vermuten, wo es sich um *toxische Atmung* handelt. Reizsymptome der Niere, mit Blut, Eiweiß und Zylindern weisen auf die schwere Infektion hin. In seltenen Fällen besteht Hämoglobinurie. Wichtig ist der Gesamteindruck: Apathie, Schlaffheit, fahle gelbe Farbe, umränderte Augen. Häufig auch eine *ikterische Hautfarbe* und Leberschwellung. Füße und Lippen werden cyanotisch. In den ersten Monaten kann sich Sklerem ausbilden. Von größter diagnostischer Bedeutung sind *toxische Exantheme* und Ödeme. Die Hauterscheinungen können auch blasig oder ekthymaartig sein. Vor allem aber

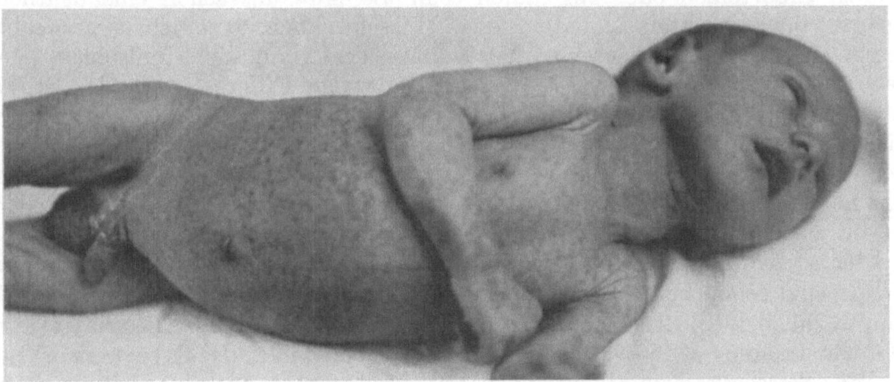

Abb. 244. Colipyelitis und Sepsis. 14 Wochen alt. Verbreitete Hämorrhagien der Haut.

häufig ist *eine hämorrhagische Diathese*, die sich auf der Haut und in den Schleimhäuten, bei Neugeborenen zuweilen um den Nabel einstellt (Abb. 244). Im Blut besteht meist Neutrophilie. Eine angelegte Kultur oder diejenige des steril entnommenen Urins läßt die ursächlichen Bakterien auffinden. Begleitende Peritonitis verrät sich oft nur durch Meteorismus. *Milzschwellung* ist mehrheitlich vorhanden, aber klinisch wegen der Weichheit des Organes nicht immer nachzuweisen. Nicht selten ist die Milz aber auch bei der Sektion klein und bietet nicht das Bild der Sepsis. Nur bei längerer Dauer gelangen Eiterherde in Gelenken usw. zur Ausbildung. Der Tod tritt häufig in wenigen Tagen nach kollapsartigem Absturz ein.

Bei Debilen und Frühgeborenen ist das Fieber manchmal durch Kollaps verdeckt. Bei lokalen Eiterungen bestehen anhaltende Fiebertemperaturen.

Die Bilder sind also recht wechselvoll, wobei manchmal gastrointestinale Störungen mit stinkenden Stühlen, manchmal bronchopneumonische im Vordergrunde stehen, bisweilen verbreitete Hämorrhagien. Differentialdiagnostisch muß man berücksichtigen, daß ein einfacher Icterus neonatorum Haut- und Schleimhautblutungen erzeugen kann, daß Blutungen im Säuglingsalter auch durch Hämophilie, Meläna, Barlow oder Lymphämie hervorgerufen werden (s. S. 102 f.).

## Die Syphilis beim Säugling.

Die *Syphilis congenita* war in den letzten Jahrzehnten bis zum zweiten Weltkriege gewaltig zurückgegangen.

In prophylaktischer und therapeutischer Hinsicht ungemein wichtig ist die *Syphilis des Säuglings*, deren Symptome schon an manchen Stellen beschrieben sind, deren Gesamtbild eine zusammenfassende Darstellung verdient.

Zur Diagnose oder zu einem Verdachte gelangt man oft erst nach Abschluß der vollständigen Untersuchung. So leicht die Diagnose in vielen Fällen auf den ersten Blick ist, so schwer wird sie andere Male, so daß sie vom Arzte übersehen wird, zum großen und nicht wieder gutzumachenden Nachteil des Patienten. *Gehört doch die Behandlung der frühzeitig erkannten angeborenen Lues zu den dankbarsten Aufgaben, ihre Verkennung ist oft die Ursache der fürchterlichen Lues tarda.* Die Diagnose der Säuglingssyphilis bildet geradezu den Prüfstein auf die Beobachtungsgabe und die feineren Kenntnisse des Arztes. In vielen Fällen findet sich bloß das eine oder andere Symptom. Hauterscheinungen können ganz fehlen oder abgelaufen sein. So muß uns schon eine deutliche Anämie in den ersten Monaten, eine Milzschwellung, eine leicht gespannte Fontanelle, eine unbedeutende Verdickung der Haut der Fußsohlen, eine Seborrhöe der Augenbrauen, 1—2 scheibenförmige Efflorescenzen der Stirne, die verminderte Bewegung in einem Arm usw. die Erwägung der angeborenen Lues aufdrängen und uns nach anderen Erscheinungen fahnden machen. Bei der schweren Verantwortung, die die richtige Erkenntnis dem Arzte aufbürdet, scheint es angebracht, hier noch die wichtigsten Merkmale zusammenzustellen, die im einzelnen bei der Besprechung der Organe schon angeführt wurden.

*Aborte vom 6. bis 7. Monat an, Frühgeburten oder faultot zur Welt gekommene Kinder* sind schon bedeutsame Punkte der Anamnese. Die fötale Lues betrifft hauptsächlich die inneren Organe, Leber, Milz, Knochenbildung. Ein Primäraffekt ist äußerst selten (an der Nase oder am Nabel, bei oder nach der Geburt erworben).

Ein *Blasenausschlag* (Pemphigus) an Händen und Füßen bei der Geburt kommt nur bei Lues vor (Abb. 102). Seltener erscheint er erst in der 2. bis 4. Woche mit Abschilferung der Haut, so daß dabei noch der Pemphigus neonatorum in Frage kommt, der aber nicht primär an diesen Stellen auftritt. Die meisten Fälle von Lues congenita scheinen bei der Geburt gesund zu sein und entwickeln die Erscheinungen erst nach Wochen oder Monaten. Allerdings besteht oftmals schon von Geburt an eine *schnüffelnde Atmung*, die leicht übersehen wird, bis etwa *blutig-eitriges Sekret* sich einstellt. Findet sich in den ersten Wochen bei einem Säugling *eine große harte Milz*, überhaupt eine deutlich fühlbare Milz, so ist dies fast beweisend, sogar bis zu 3 Monaten, da im ersten Trimenon nur selten andere Infekte (protrahierte Sepsis, Tuberkulose) die Ursache bilden. Eine *Leberschwellung* hat weniger Bedeutung. Multiple *kleine Drüsenschwellungen* sind verdächtig, doch nicht beweisend. Stark ins Gewicht fallen dagegen beidseitig deutlich tastbare *Cubitaldrüsen*, sofern keine Affektionen der Hände vorangegangen sind. *Auffallende Blässe* in den ersten Monaten ist ungemein verdächtig (verminderter Hämoglobingehalt, verstärkte Lymphocytose). Unklare *protrahierte subfebrile Temperaturen* gehen öfters der Manifestation luetischer Symptome voraus.

Von *Hautveränderungen* sind vornehmlich *das diffuse und das circumscripte Syphilid* (S. 82) zu beachten, die sich stets erst einige Zeit, gewöhnlich erst einige Wochen nach der Geburt einstellen.

Von seiten des *Nervensystems* ist vorab eine *gespannte Fontanelle* zu beachten, die der Vorläufer eines leichten Hydrocephalus sein kann, erweiterte Kopfvenen, anhaltendes unerklärliches Schreien, *Glotz- und Glanzaugen* (Abb. 16), Neuritis optica oder Chorioretinitis. Der Liquor cerebrospinalis kann eine

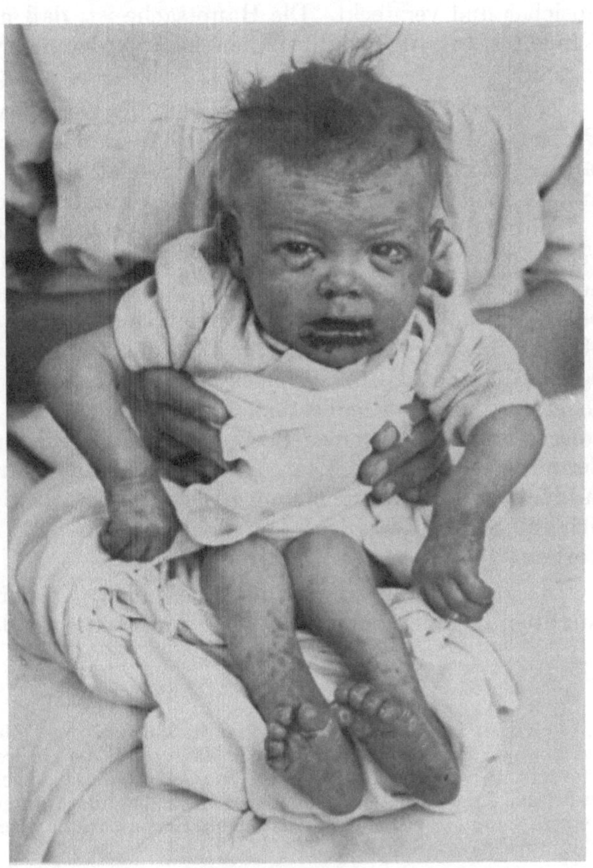

Abb. 245. *Schwere Lues congenita.* 2 Monate. Papulomakulöses Syphilid der Stirne, der Handrücken, der Unterschenkel. Rhagaden am Munde und an den Lidspalten. Verlust der Augenbrauen und Wimpern. Borkige seborrhoische Auflagerungen im Haarboden vorn (die spätere Alopecie einleitend). Pergamentartige Verdickung der Haut der Fußsohlen. Osteochondritis und Periostitis an den unteren Enden der Vorderarme.

leichte Vermehrung an Eiweiß und Lymphocyten aufweisen. Im Gehirn entwickeln sich disseminierte meningitisch-encephalitische Herde, die Augenmuskellähmungen, Epilepsie u. a. auslösen.

Am *Knochensystem* entwickeln sich als Ausdruck der *Osteochondritis* schmerzhafte Anschwellungen der Ellbogen- und Kniegegend mit lähmungsartiger Erscheinung der befallenen Glieder, die typische Röntgenbilder ergeben (Abb. 147). Die *wichtige streifenförmige Periostitis* (S. 136) der langen Röhrenknochen wird radiologisch oft vor der Osteochondritis erkannt. Am Schädel treffen wir ab und zu *Sattelnase* und nach einigen Monaten hyperplasierende *Periostitis der*

*Stirnbeine* (Caput natiforme), selten die Verdickung der ersten Phalanx der Finger oder gar eine vereiternde Spina ventosa.

*Albuminurie* mit oder ohne Nierenelemente, mit oder ohne Blut ist eine öftere Begleiterscheinung. Hodenverhärtung s. S. 337.

Die Fülle von Erscheinungen, welche durch Lues im 1. Jahr hervorgebracht wird, ist also außerordentlich groß und mannigfach, im einzelnen Falle allerdings sehr wechselnd, manchmal aufdringlich (s. Abb. 245), manchmal nur unsicher und versteckt. Die Hauptsache ist, daß man die Krankheit bei jedem Kinde ins Auge faßt und beim leisesten Verdacht sorgfältig nach anderen Zeichen forscht.

Zur *Sicherung der Diagnose* dient die WASSERMANN*sche Probe* oder andere Proben (S. 317). In vereinzelten Fällen, die sonst ganz symptomlos verlaufen, zeigt uns einzig der positive Ausfall dieser Probe die latente Krankheit an. In solchen Fällen ist, wie bei allen zweifelhaften Fällen, zu einer Röntgenaufnahme der Extremitäten zu raten. Auch wenn diese scheinbar normal sind, verrät ein gutes Radiogramm fast stets die spezifische Osteochondritis, eher noch die ossifizierende Periostitis der langen Knochen (Abb. 147). Man muß bedenken, daß syphilitisch geborene Kinder, die noch keine Anzeichen bieten, oft erst nach 5—7 Wochen (zur Zeit des Manifestwerdens der Krankheit) eine positive Probe geben. Noch sicherer beweisend ist das Auffinden der Spirochaeta pallida, das manchmal überraschend leicht gelingt, wenn man sich aus einer Rhagade oder einer Roseola, die man mit einer Platinnadel reizt, etwas Serum verschafft und nach BURRI mit Tusche färbt (s. S. 85). Erzeugt man auf luetischer Hauterscheinung Blasen durch Collodium cantharidatum, so lassen sich im Serum der Blase Spirochäten auffinden. (Dunkelfeldbeleuchtung mit starkem Trockensystem oder mit Tusche.)

Die differentiell in Betracht fallenden Krankheiten finden sich bei den einzelnen Organen aufgeführt. Für Lues tarda ist das Gumma charakteristisch.

## Blutchemie.

In vielen Fällen liefert die physikalisch-chemische Untersuchung des Blutes wertvolle Stützpunkte für die Diagnose. Da es dazu dank den Mikromethoden nur sehr wenig Blut erfordert, so werden sie heutzutage in allen wissenschaftlichen Kliniken angewendet. Der praktische Arzt ist selten in der Lage, alle selbst auszuführen, aber er muß doch ihren Wert kennen, damit er sie nötigenfalls einem Laboratorium überweisen kann (über die Art der Blutentnahme s. S. 316).

| | Das Serum des gesunden nüchternen Kindes enthält im Durchschnitt: | Minimum der erforderlichen Blutmenge: |
|---|---|---|
| Calcium...................... | 9—11 mg% | 3 ccm |
| Phosphor (anorganisch) ......... | (3) 4—6 mg% | 1—2 ccm |
| Chloride (als Cl) .............. | 340—370 mg% | 0,5—1 ccm |
| Gesamteiweiß (Säugling 5—6 gr%) | 5,5—7,5 gr% | 1 ccm |
| Albumin : Globulin............. | 55—70 : 45—30 | 2 ccm |
| Bilirubin..................... | bis 0,8 mg% | 2 ccm |
| Reststickstoff (Säugling 20—25). | 30—40 mg% | 2 ccm |
| Gesamtcholesterine ............. | 150—200 mg% | 2,5 ccm |
| Blutzucker im Gesamtblut....... | 80—110 mg% | 0,3 ccm |
| Wassermann ................... | | 3—4 ccm |

In der Norm liegt der Wert des $p_H$ bei 7,4, woran der Organismus nach Möglichkeit festhält.

Der **Blutzucker** ist um so niedriger, je jünger das Kind ist. Er beträgt beim nüchternen Säugling 76 mg%, später 80—100 mg%. Für die Beurteilung des Diabetes ist seine Feststellung unerläßlich. Hier beträgt der Nüchternwert oft über 120 mg%, im Koma 300 bis 700 mg%.

*Zuckerbelastungsprobe.* Auf orale Zufuhr von 20—30 g Traubenzucker nüchtern ist der Zuckergehalt nach vorübergehender Steigerung beim Gesunden nach 2 Stunden wieder normal. Gibt man jetzt wieder diese Dose, so ist der Anstieg ausbleibend oder weniger stark. Im gleichen Versuch beim diabetischen Kinde steigt der Zucker sehr stark an, bleibt mehrere Stunden hoch und steigt nach der zweiten Dosis wieder deutlich an (fehlender Staubeffekt).

Die sachgemäße Behandlung des Diabetes mellitus verlangt fortlaufende Kontrolle des Blutzuckers. Die Unterdrückung der Ketose ist wichtiger als die Erstrebung völliger Glykosuriefreiheit.

*Hypoglykämie* tritt beim Kinde allgemein viel leichter auf als beim Erwachsenen, da sein Organismus wesentlich größeren Bedarf an Zucker aufweist. *Hypoglykämie* ist manchmal habituell, so im (Kohlehydrat)-Hungerzustand. Sie tritt ein bei Überfunktion des Inselapparates, ferner als sehr wichtige Erscheinung bei übermäßiger Zufuhr von Insulin in der Behandlung des *Diabetes* (s. S. 12), wo bei rascher Entstehung zuerst noch etwas Zucker im Urin sein kann. Der Blutzucker sinkt auf 50 mg% und tiefer. Es entsteht dann *hypoglykämischer Shock*, der größte Beachtung fordert. Einleitend zeigen sich Hunger, Kopfschmerzen, Schweiße, dann Zittern, Erbrechen, Herzklopfen, Schläfrigkeit. Der Puls bleibt langsam. Sehr rasch können sich *Krämpfe* und Sopor einstellen. Dieses *hypoglykämische Koma* steht im Gegensatz zum diabetischen Koma, wo keine Krämpfe auftreten und der Puls sehr beschleunigt und schwach wird. Sofortige Zufuhr von Zucker, bei Bewußtlosigkeit intravenös, bringt Heilung. Hypoglykämie findet sich auch bei *acetonämischem Erbrechen* (S. 272) und bei Cöliakie. Unerklärlich zeigt sich die *spontane Hypoglykämie* von Zeit zu Zeit, meist infolge von Hyperinsulinismus, oft nüchtern, nach Hungern und Erbrechen, wozu Krämpfe hinzutreten können. Heilung auf Zucker.

*Hyperglykämie* wird beobachtet bei FEERscher Krankheit.

*Lipämie* mit milchigem Plasma zeigt sich bei übermäßiger Fettzufuhr, bei Diabetes und Nephrose.

Die Kenntnis des **Reststickstoffes** ist bei Nephritis hochwichtig. Werte über 45 mg% (Säugling 30) zeigen ungenügende Ausscheidung durch den Harn an. Bei toxischen Ernährungsstörungen zeigen solche vermehrten Eiweißabbau an. Verminderung des Eiweißes findet sich bei Verwässerung des Blutes, bei Nephrosen, Dystrophien usw.

Große Bedeutung hat die Bestimmung des **Calciums** und des **anorganischen Phosphors** im Blut bei der *Rachitis* erlangt. Sie liefert hier das feinste Diagnosticum und läßt zuerst Verbesserung und Verschlimmerung erkennen. In der Norm enthält das Blut 9 bis 11 mg% Calcium und 5—6 mg% anorganischen Phosphors im Serum. Bei florider Rachitis bleibt der Kalkgehalt ziemlich normal (8—10 mg%), der Phosphor sinkt unter 4 mg% bis zu 3 und 1 mg% (Hypophosphatämie). Ein kräftiger Vitaminstoß verbessert die Resorption von Kalk und Phosphor im Darm. Bei Spasmophilie findet sich Hypocalcämie (7—6 mg%) und meist Phosphatstauung. Bei *Rachitis sind also die Verhältnisse entgegengesetzt wie bei der Spasmophilie.* In der Norm beträgt die Summe von P × Ca = 40; unter 30 bedeutet floride Rachitis, es sei denn, daß gleichzeitig Spasmophilie vorliegt. In der Norm ist das Verhältnis von Ca : P = 2,0—2,5 im Serum, bei Rachitis gesteigert bis zu 3,5, bei Spasmophilie vermindert bis 1,4.

Viel Beachtung verdient die **Senkungsgeschwindigkeit der roten Blutkörperchen.** Sie ist z. B. mit dem Mikro-Hämosedimeter von SCHMIDT und LANGER (mit Anweisung) leicht auszuführen, und erfordert nur 2—3 Tropfen Blut. Die Senkung beträgt normal jenseits des 1. Monates beim Säugling und Kleinkinde 9—11 mm nach einer Stunde, im späteren Alter 8—6 mm; beim Erwachsenen zirka 5 mm. Senkung darüber bedeutet Erhöhung. Verlangsamt ist die Senkung bei Neugeborenen, Ikterus, Kachexie. Beschleunigt (Überwiegung des Globulins gegenüber dem Albumin) bei Toxikosen und bei gewissen akuten Infektionskrankheiten, z. B. Scharlach, toxischer Diphtherie, Croup, Pneumonie, bei Leukämie, entzündlichen, eitrigen Prozessen, gewöhnlich erst nach 1—2 Tagen, zunehmend mit der Schwere des Infektes, am stärksten oft erst nach Abklingen des Fiebers, und noch lange anhaltend, stark bei Nephrose und Nephritis. Beim *echten Rheumatismus* ist die Senkung hochgradig beschleunigt und bleibt es lange in der Rekonvaleszenz.

Besonderen Wert hat die Senkungsgeschwindigkeit gewonnen bei der *Tuberkulose*. Sie erlaubt hier oft bei wiederholten Proben *eine aktive Form der Lungentuberkulose zu unterscheiden* und Besserung und Verschlimmerung festzustellen, indem sie bei aktiver fast stets beschleunigt ist, bei inaktiver meist unbedeutend oder nicht. So kann ein negativer Untersuchungsbefund und eine verstärkte Senkung auf einen verborgenen Herd aufmerksam machen. Bei *Keuchhusten* kann die Senkung schon früh vermindert sein und so die Frühdiagnose unterstützen.

## Nieren. Äußeres.

*Untersuchung*. Beim Säugling ist die Niere relativ groß und reicht oft bis gegen den Darmbeinkamm herunter, so daß sie, begünstigt durch den horizontalen Rippenverlauf, in diesem Alter bei weichem und kleinem Abdomen auch unter normalen Verhältnissen manchmal abtastbar wird.

Man hebt das Kind, das mit dem Gesäß aufliegt, mit einer Hand sanft im Nacken etwas in die Höhe, wodurch das Abdomen entspannt wird. Die andere Hand umgreift nun in der ungleichnamigen Seite so die Nierengegend, daß Mittel- und Zeigefinger unter der zwölften Rippe gegen die Wirbelsäule vorgeschoben werden und die Muskeln etwas nach vorn drängen. Der Daumen dieser Hand geht nun von der Axillarlinie aus, die Därme wegschiebend, allmählich medianwärts in die Tiefe. So kann eine vergrößerte Niere, bei Säuglingen oft schon eine normale, zwischen den drei Fingern gefühlt werden.

Mit dieser Palpationsmethode fühlt man bei Säuglingen oft eine *vergrößerte Niere* bei Pyelonephritis und Nephropathien, die kaum zu verwechseln ist mit Drüsentumoren oder einem Psoasabsceß. Bei älteren Kindern beobachtet man auch schon die *Wanderniere*, die verschieblich ist und ihre Lage wechselt. Sie ist charakteristisch durch ihre Form und ihre Druckempfindlichkeit.

Relativ häufig finden sich beim Kinde große **bösartige Nierentumoren** (Abb. 232), die hauptsächlich das 2. und 3. Jahr heimsuchen. Das Wachstum geschieht rasch und symptomlos, so daß sie oft erst entdeckt werden, wenn der unbewegliche, das Colon vor sich herschiebende höckerige, zuweilen Pseudofluktuation aufweisende Tumor die Gegend zwischen Rippenbogen und Darmbein schon ausfüllt und die Bauchwand vordrängt. In der Regel handelt es sich um teratoide Mischgeschwülste, Sarkome, Carcinome, Hypernephrome. Der Urin führt zeitweise Blut, Zylinder und Eiweiß.

Als glatter gespannter und fluktuierender Tumor findet man auch die nicht allzu seltene **Hydronephrose.** Sie kann angeboren sein und ist ausnahmsweise doppelseitig. Anfänglich aseptisch, kann sie später zur fieberhaften *Pyonephrose* werden. Zeitweise zurückgehaltener Urin (Leibweh, Harnverhaltung und Harnflut) weist auf Ureterenstörung hin. Oft entwickelt sie sich zu einem gewaltigen Tumor. Wie bei den echten Tumoren, so kann der Urin auch hier bisweilen blutig sein. Ähnliche Erscheinungen macht die **Cystenniere** (s. S. 262).

Eine gewaltige doppelseitige Hydronephrose sah ich bei einem 14tägigen Kinde mit Hypertrophie und Dilatation der Blase, verursacht durch Urinretention infolge eines Blasendivertikels, das den Eingang der Harnröhre bedeckte.

## Männliche Genitalien.

Der **Descensus des Hodens** ins Scrotum ist in der Regel bei der Geburt vollendet, er tritt bisweilen aber erst 1—3 Monate nachher ein. Der Leistenkanal ist anfänglich noch offen, manchmal bis zum Schulalter, so daß die Hoden zeitweise wieder zurücktreten können. Auch der gesunde Hoden ist druckempfindlich. Sehr häufig trifft man in den ersten Jahren den *Leistenhoden*, d. h. das Scrotum ist leer und der Hoden steckt im Leistenkanal, hier oft schon durch das Auge als flache Vorwölbung sichtbar, immer leicht tastbar. Meist ist der Hoden im Leistenkanal nicht fixiert. In der Wärme tritt er hinunter, bei

Kälte usw. steigt er hinauf. Durch Streichen von oben nach unten kann er dann leicht ins Scrotum befördert werden. Viel seltener ist er im Leistenkanal fixiert, dabei oft atrophisch und kann sich unter den *Erscheinungen des eingeklemmten Bruches* entzünden. Nach dem 11. Jahr tritt ein rasches Wachstum der Hoden ein, das in der Regel mit 16 Jahren vollendet ist. *Hypoplasie* der Hoden findet sich bei Cöliakie, bei großen pastösen Knaben, Mongolismus, Dystrophia adiposogenitalis, auch bei einer dieser ähnlichen Adipositas, bei der sich aber im 15.—18. Jahr noch normale Entwicklung einstellt (s. S. 31).

**Vergrößerung der männlichen Genitalien** kommen vor bei Tumoren der Nebennieren oder der Epiphyse (s. Pubertas praecox S. 21). Einen auffallend *kleinen Penis* findet man häufig bei Mongoloiden.

Der **eigentliche Kryptorchismus,** d. h. das Zurückbleiben des Hodens in der Bauchhöhle ist nicht selten. Bei dauerndem Kryptorchismus ist die betreffende Hälfte des Scrotums verkleinert. Bevor man ihn diagnostiziert, muß man das scheinbar leere Scrotum und den Leistenkanal genau abtasten, und findet dann meist den Hoden, der bei Säuglingen wegen seiner Kleinheit leicht versteckt bleibt, wenn man den Leistenkanal von oben nach unten streichend auspreßt und mit der anderen Hand palpiert. Mehrmals nachprüfen! Daneben oft Leistenhernie, die Hoden vortäuschen kann. Hypospadie des ganzen Penis und des Scrotums führt bei noch nicht stattgehabtem Descensus leicht zur Annahme eines weiblichen Geschlechtes (*Pseudohermaphroditismus masculinus*).

Von Erkrankungen des Hodens sind bemerkenswert:

**Entzündliche Vergrößerungen.** *Bei luetischen Säuglingen* sind die Hoden oft vergrößert und verhärtet. Diese diagnostisch wichtige Orchitis findet in den Lehrbüchern im allgemeinen zu wenig Berücksichtigung. Bei der seltenen *Tuberkulose* erkrankt ein Hoden mit dem Nebenhoden akut unter starker höckeriger Anschwellung und Vereiterung, ohne oder mit Fistelbildung. Erst im Pubertätsalter stößt man bei *Mumps* auf die bei Erwachsenen häufige Orchitis, die zu einer großen und schmerzhaften Anschwellung mit Ödem des Scrotums führen kann. Sie erscheint etwa 1 Woche nach dem Mumps. Ich sah diese Orchitis einmal bei einem 14jährigen Knaben ohne Parotitis als einziges Symptom des Mumps.

*Atrophie des Hodens* stellt sich im Kindesalter sehr selten nach *Mumps* ein, da seine Mitbeteilung frühestens in der Pubertät sich einstellt.

**Hydrocelen.** Sie sind besonders in den ersten Monaten häufig, fluktuierend, durchscheinend bei Taschenlampe. Hier oft neben Intertrigo dieser Gegend; sie resorbiert sich meist spontan. Die angeborene Hydrocele kommuniziert oft mit der Bauchhöhle. Sie läßt sich in diese auspressen und wird leicht als Hernie angesprochen. Eine *Hydrocele funiculi spermatici* liegt über dem Hoden und läßt sich nicht zurückschieben. Sie ist prallelastisch und spitzt sich nach den beiden Enden zu. Nicht verwechseln mit eingeklemmter Hernie.

Von sonstigen Anomalien im Bereich des Scrotums sind außerordentlich häufig **die Leistenbrüche,** fast nur bei Knaben, die in keinem Alter so häufig sind wie beim Säugling. Die Anlage ist angeboren. Meist sind sie unter gurrendem Geräusch leicht reponibel, im Gegensatz zur Hydrocele. Im Stehen und beim Schreien (Pressen) tritt der Bruch etwas herunter. Der daneben liegende Hoden läßt sich gewöhnlich gut von einer Hydrocele unterscheiden. Bei Irreponibilität handelt es sich oft um einen verwachsenen Bruchsack. Gegenüber der Hydrocele fehlt die Fluktuation. Beim Schreien wird die Geschwulst größer und gespannter.

Der *eingeklemmte Leistenbruch* findet sich naturgemäß auch wieder am häufigsten bei männlichen Säuglingen (s. auch S. 272). Die Hernie ist prall gespannt und schmerzhaft. Erbrechen. Ist die Einklemmung nicht älter als ½ Tag, so kann man sie im warmen Bade, am besten aber in Narkose gewöhnlich noch zurückbringen (keine Gewalt anwenden!). Nicht selten wird ein *Leistenhoden,* der auch Einklemmungserscheinungen bewirken kann, mit Hydrocele des Funiculus spermaticus oder einem eingeklemmten Leistenbruch verwechselt, wenn er durch Torsion eine schmerzhafte Anschwellung bewirkt und zu Kollaps führt. Die leere Scrotalhälfte hilft zur Diagnose. Selbst eine *entzündete Leistendrüse* ist nicht immer leicht von einer eingeklemmten Hernie zu unterscheiden, wenn zur schmerzhaften Anschwellung am Leistenkanal Fieber und Erbrechen hinzutreten. Manchmal wird durch die Palpation der Leistengegend eine Erektion veranlaßt. Es handelt sich dabei um geschlechtlich erregbare Individuen, oft um Onanisten.

**Eine Verklebung des Präputiums** mit der Glans penis ist in den ersten Monaten normal. Sie wird fälschlicherweise oft als **Phimose** angesprochen. Es dauert oft mehrere Jahre, bis sich das Präputium ohne künstliche Lösung vollständig hinter die Glans zurückschieben läßt. Mit ziehenden Bewegungen der Hand, eventuell durch Zuhilfenahme einer stumpfen Sonde lassen sich diese Verklebungen beim älteren Säugling leicht lösen. Man soll nicht jahrelang zuwarten mit der stumpfen Lösung, um nicht Onanie durch den Reiz des Sebums anzuregen. Läßt sich dann das Präputium ohne Schnürung hinter die Glans schieben, so darf man nicht von Phimose sprechen, die oft diagnostiziert und operiert wird, wo sie nicht da ist. Löst sich die Verklebung im 1. Jahre nicht, so sammeln sich darunter im Sulcus gelbliche Massen von Sebum an, die durch das Präputium durchschimmern und zu Entzündung (Balanoposthitis), Onanie und Enuresis führen können.

Schließt man alle Fälle aus, wo nach Lösung der epithelialen Verklebungen das Präputium sich ohne Gewalt zurückschieben läßt, so trifft man selten eine echte **Phimose.** Dabei ist das Präputium rüsselförmig verlängert oder in seiner vorderen Mündung so verengert, daß es beim Versuch der Rücklagerung einreißt. In diesen Fällen ist eine Operation angezeigt. Nur selten ist Erschwerung der Harnentleerung und Pyelocystitis die Folge von Phimose.


# Weibliche Genitalien.

*Beim Neugeborenen* zeigt sich in den ersten Tagen zwischen den geschwollenen Labien eine schleimig-gelatinöse, weißliche Masse, die viele Epithelreste enthält. Es ist dies eine physiologische leichte Vulvovaginitis (Follikelhormonwirkung) (*Desquamativkatarrh*). Selten nur kommt es Ende der 1. Woche zu einer leichten *Blutung aus der Vagina* bzw. der Uterusschleimhaut (s. S. 180). Diese harmlose, durch mütterliche Hormonwirkung zu erklärende Blutung kann kaum verwechselt werden mit einer septischen Vaginalblutung, die erst später erfolgt und durch das schlechte Allgemeinbefinden einen schweren Zustand anzeigt.

Zur Vaginaluntersuchung in den ersten Jahren ist ein Ohrtrichter dienlich.

Bei Säuglingen und später trifft man oft *katarrhalisch-eitrige Entzündungen der Vulva und Vagina.* Am wichtigsten ist die frühzeitige Erkenntnis der **Vulvovaginitis gonorrhoica.** Sie erscheint selten beim Neugeborenen, meist etwa nach 3—4 Wochen, häufig vom 2. Jahr an. In frischem Zustande läßt sich die Diagnose meist schon von bloßem Auge machen, noch bevor man die typischen Gonokokken gefärbt hat. Die großen Labien sind gerötet und mit grüngelbem, dickrahmigem, fadenziehendem Eiter bedeckt, der am Rande oft borkig eingetrocknet ist. Ebenso sind Hymen und die Eingänge von Urethra und Vagina entzündet und eiterbedeckt. Die Wäsche zeigt gelbe Flecken. Ist das Sekret schon spärlich geworden, serös-schleimig, so läßt sich noch ein wenig durch Druck vom After oder Damm her aus der Vaginalöffnung herauspressen. Dann gelingt die Diagnose nur durch den Nachweis der intracellulären gramnegativen Gonokokken. Während die akuten Fälle mit dem rahmigen grüngelben Sekret kaum zu übersehen sind, entgehen die leichten und ausheilenden Fälle oft der Diagnose, die wie die chronischen keinen merklichen Ausfluß machen. Wasserbrennen. Es kann in Anstalten zu sehr mißlichen Übertragungen (Badewanne!) kommen. Es ist darum notwendig, jeden Fall von Vulvitis mikroskopisch zu untersuchen. Im chronischen Stadium ist eventuell die Kultur erforderlich. Rectalgonorrhöe ist nicht selten, wird aber nicht immer beachtet. Bei Knaben ist Gonorrhöe sehr selten.

Eine zweite häufige Affektion ist die **Vulvitis simplex.** Hier sind die Entzündungserscheinungen unbedeutend, das Sekret spärlich, meist mehr serösschleimig als eitrig. Oft besteht nur eine Rötung der Innenseite der Labien. Urethra und Vagina sind nicht beteiligt im Gegensatz zur Gonorrhöe. Meist handelt es sich um einen Ausdruck der exsudativen Diathese, wobei noch andere Symptome derselben, wie Ekzem, Strophulus usw., vorhanden sind, besonders häufig Intertrigo der Inguinalfalten. Die Vulvitis simplex stellt ja auch nur eine Art Intertrigo vor. Daneben besteht oft ein pastöser Habitus, oder das Kind ist gemästet, ohne daß ein solcher besteht. Die exsudative Ursache wird durch den Rückgang der Affektion nach knapper, mehr vegetabiler Kost bewiesen. Sie macht sich besonders da geltend, wo noch örtliche reizende Ursachen hinzutreten, wie Onanie, Oxyuren, Unreinlichkeit. Bei akuten Infektionskrankheiten kann weiterhin eine stärkere Vulvitis eintreten, naturgemäß wieder am ehesten auf dem Boden der exsudativen Diathese. Sie nimmt dann öfters einen eitrigen Charakter an, so besonders bei Masern, Pocken, Windpocken (hier von den Efflorescenzen und Kratzeffekten ausgehend), auch bei Skrofulose. Die Unterscheidung von der gonorrhoischen Form macht sich aber unschwer. Eine Vaginitis kann monatelang unterhalten werden durch einen *Fremdkörper*, so in einem Fall durch einen Glaswürfel (Sonde!) Bei älteren Mädchen beunruhigt oft grundlos ein leichter harmloser *Pubertätsfluor*. Bei eitrigem Ausfluß älterer Mädchen kommt ausnahmsweise eine *Tuberkulose der Genitalien* in Frage.

Eine **Vulvovaginitis diphtherica** stellt sich in seltenen Fällen bei Diphtherie des Rachens ein, am ehesten bei kachektischen Kindern und durch Vermittlung von Onanie. Bei Varicellen, Typhus usw. entwickelt sich ausnahmsweise eine membranöse Entzündung, ohne daß Diphtheriebacillen im Spiel sind.

Glücklicherweise höchst selten ist die **Vulvovaginitis gangraenosa,** etwa bei Diphtherie oder Erysipel oder gar auf Grund von Noma.

**Blutungen aus der Vagina** stellen sich ab und zu ein bei hämorrhagischer Diathese und Sepsis. In der regelmäßigen Wiederholung und wegen der vorzeitigen Geschlechtsentwicklung kaum zu verkennen ist die **Menstruatio praecox,** so selten sie ist. Sie kann schon in den ersten Jahren auftreten (s. S. 21). Bei älteren Mädchen muß man Endometritis, Metritis und Ovarialerkrankungen als Quelle unregelmäßiger Blutungen berücksichtigen.

**Leistenhernien** sind viel seltener als bei Knaben. In einzelnen Fällen enthalten sie das Ovarium. Auch Hydrocelen kommen vor.

# Harn. Allgemeines.

*Gewinnung.* Jenseits des Säuglingsalters ist der Urin meist im Nachttopf zu erhalten, nur muß bei bestehender Diarrhöe Sorge getragen werden, daß nicht ein kleiner Spritzer Stuhl dazu gelangt, der dann „eiweißhaltigen" Urin ergibt. Die Vulva, besonders bei älteren Mädchen, muß vor der Urinentnahme sorgfältig mit reinem Tuch oder Watte und Wasser gereinigt werden, sonst kann beigemengtes Sekret eine Eiweißreaktion ergeben. Druck auf das Hypogastrium kann bei Kleinkindern eine Entleerung auslösen. Im Sprechzimmer ist der Urin im Beisein des Arztes oft nicht erhältlich. Genügt das Hinausgehen des Arztes für 2 Minuten nicht, so gelingt es dem Kinde meist auf dem Aborte, Urin zu lösen.

Beim Säugling, der noch nicht an den Topf gewöhnt ist, erfordert die Uringewinnung besondere Maßnahmen. *Gleichwohl ist bei der außerordentlichen*

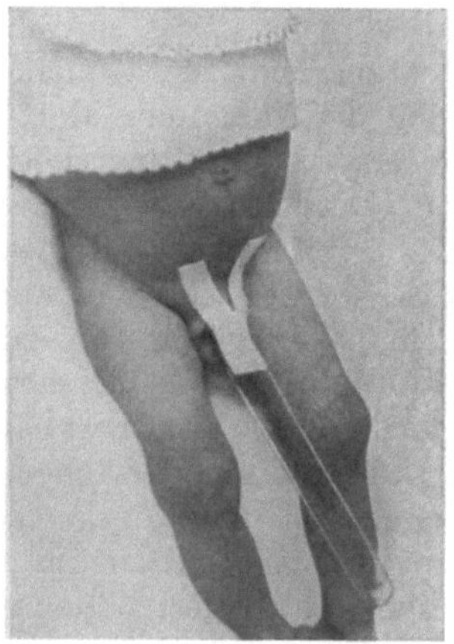

Abb. 246. Uringewinnung beim männlichen Säugling.

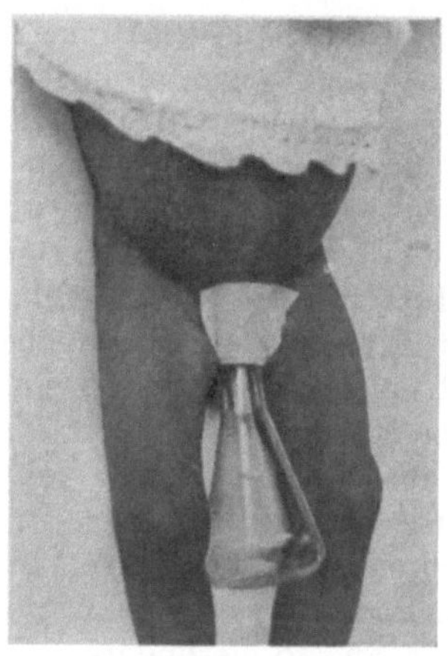

Abb. 247. Uringewinnung beim weiblichen Säugling.

*Häufigkeit der Erkrankung der Harnwege beim Säugling (Pyelocystitis) die regelmäßige Untersuchung des Urins unerläßlich, um so mehr als Urinbeschwerden meist fehlen.* Bei chronischen Ernährungsstörungen untersuche man den Urin wöchentlich, auch wenn kein Verdacht vorliegt. Die Gewinnung geschieht bei Knaben in den ersten 2 Jahren durch Anhängung eines Reagensröhrchens an den Penis vermittelst eines Heftpflasters (Abb. 246), eventuell genügt auch ein gürtelartiges Band zur Befestigung. Bei Mädchen befestigt man besser einen kleinen Erlenmeyerkolben über die Vulva, ebenfalls vermittelst Heftpflaster, in das man ein Loch geschnitten hat, gerade so groß, daß man den Hals des Kolbens durchzwängen kann (Abb. 247). Das Heftpflaster muß die Afteröffnung frei lassen. Nach einer $\frac{1}{2}$ bis spätestens 2 Stunden findet man in der Regel genügend Urin im Glas. Weniger sicher, aber bequemer, gewinnt man den Urin des Säuglings durch Hochlagerung auf dem Topf mit Fixierung des Rumpfes. Bei älteren Kindern fängt man den Urinstrahl direkt auf oder benutzt einen reinen Nachttopf. Ein kleiner Zusatz von Thymol ist nötig zur Verhütung von Zersetzung, falls die Untersuchung nicht in den nächsten Stunden erfolgt.

Die *Blasenspiegelung* ist bei Mädchen mit 6 Monaten möglich, bei Knaben mit 2 Jahren (Spezialist!).

*Physiologisches.* Die Blase tritt nach dem Säuglingsalter tiefer ins Becken. Gefüllt kann sie bis zum Nabel reichen (z. B. bei Meningitis). Die *Entleerung des Urins* beim Kinde erfolgt in den ersten 2 Tagen nur 1—2mal, später häufiger, etwa 10—20mal in 24 Stunden beim Säugling, 7mal im 2. Jahr, 4—6mal beim älteren Kinde. Neugeborene lassen oft in den ersten 2—3 Tagen gar keinen Urin, je nach der Größe der Nahrungsaufnahme, nachher unter Geschrei den roten Nierensand. Daß hier die schwache oder mangelnde Flüssigkeitsaufnahme schuld ist, nicht etwa eine Atresie der Harnwege, läßt sich leicht durch Einführen einer Sonde oder eines feinen Katheters beweisen.

Die *Menge des Urins* hängt unter normalen Verhältnissen vorwiegend von der aufgenommenen Flüssigkeitsmenge ab. Sie beträgt während der ganzen Kindheit allmählich abnehmend etwa 70—60% derselben, so daß der Säugling bei den gewöhnlichen Nahrungsmengen Ende der 1. Woche etwa 200 ccm, in der 4. Woche etwa 400 ccm entleert, das Kind im 2.—5. Jahr 500—800 ccm, mit 9—14 Jahren 1000—1500 ccm.

Das *spezifische Gewicht des Urins* beträgt in den ersten Tagen 1007—1012, sinkt dann rasch auf 1003—1005. Bei älteren Säuglingen beträgt es 1006 bis 1012, vom 2. Jahr an 1010—1018.

Die *Farbe* ist bei reiner Milchnahrung, speziell beim Brustkind, auffallend hell, wie bei schwerem Diabetes des Erwachsenen. Ein *Nachdunkeln* an der Luft kann auf Alkaptonurie beruhen, auch auf starkem Phenolgehalt (Eiweißfäulnis im Darm, Salolgebrauch).

Die *Reaktion* des Urins zu Lackmus ist in der Norm leicht sauer, bei Brustkindern und später bei vorwiegend vegetabiler Kost oft neutral oder leicht alkalisch. Alkalisch ist sie auch bei *Kalkariurie*, gewissen Fällen von Cystopyelitis, bei Zufuhr von viel Alkalien. Häufiges Erbrechen vermag durch den Salzsäureverlust den Urin ebenfalls alkalisch zu machen. Bakterienzersetzung macht den Urin alkalisch durch ammoniakalische Gärung mit üblem Geruch, bei Colipyelitis Indolgeruch.

Beim *Neugeborenen* ist der Harn der ersten Tage trübe (Urate, Harnsäure, Epithelien), daneben besteht leichte Albuminurie, die bei Frühgeborenen wochenlang anhalten kann. Diese scheiden bisweilen auch Spuren von Milchzucker aus. Der Harnsäureinfarkt der Neugeborenen führt in der 2. Hälfte der 1. Woche zu Harnsäureausscheidung. Bis zur 2.—3. Woche erscheinen rostbraune Flecken in den Windeln, die zum Teil harnsaure Salze sind.

**Polyurie und Pollakisurie** stellen sich häufig beim Säugling ein, dem übermäßige Flüssigkeitsmengen zugeführt wurden, sodann bei Diabetes mellitus und insipidus, auch bei Schrumpfniere (mit niedrigem spez. Gewicht!). Häufiges Urinieren ist oft ein Zeichen von Cystopyelitis, Erkältung, Neuropathie, „scharfem" (ammoniakalischem) Urin.

**Oligurie beim Brustkind** weist auf ungenügende Milchaufnahme hin (Wägen der Milchmengen!). Sie ist sodann eine häufige Erscheinung bei schwerem Erbrechen (Pylorusstenose), oder bei starkem Wasserverluste durch Erbrechen und Durchfall. Bei Herzschwäche und Nierenaffektionen kann es bisweilen bis zur *Anurie* kommen. Bei Nephritis, insonderheit im Verlaufe des Scharlachs, rückt die bis zur Anurie sich steigernde Abnahme des Urins die Gefahr der Urämie in die Nähe. Die regelmäßige Urinmessung gewinnt darum hier große Bedeutung. Bei schweren Infektionskrankheiten älterer Kinder sind *fortlaufende Urinmessungen* wichtig, da sie einen wertvollen Maßstab liefern, ob die aufgenommenen Flüssigkeitsmengen nicht allzuweit hinter dem Wünschbaren zurückbleiben und ob es nicht notwendig wird, die Trinkmengen zu erhöhen, bzw. durch Tropfeinläufe oder sogar Infusionen zu ergänzen.

**Enuresis.** Mit 1 Jahr sind die meisten gesunden Kinder bei ordentlicher Erziehung am Tage reinlich, nach ungefähr 2 Jahren auch nachts. Verzögert sich die willkürliche Beherrschung der Entleerung bei normalen Kindern ohne wesentlichen Drang über diese Zeit hinaus, so liegt Enuresis vor, die viel häufiger als *Enuresis nocturna* denn als *Enuresis diurna* eintritt. Nicht zur eigentlichen Enuresis zu rechnen ist das unwillkürliche Einnässen, das infolge von organischen Erkrankungen der Harnorgane auftritt (Cystitis, Pyelitis, Blasen- und Nierentuberkulose, Blasenstein, Nephrose, Schrumpfniere usw.). Man rechnet dazu auch nicht die Fälle bei Idioten, Gehirn- und Rückenmarksleiden (Enuresis ist ein Frühsymptom der Tabes), bei Poliomyelitis (aus Furcht vor der schmerzhaften Bewegung) und postdiphtherischer Lähmung. Als Ursache ist meist eine neuropathische Konstitution anzuschuldigen, oft auch Hysterie oder mangelhafte Erziehung, eine „reizbare Blase“, Gleichgültigkeit oder Trotzreaktion. Man muß aber auch auf Onanie, Phimose, Balanitis, Fissura ani, Vulvitis, Oxyuren, adenoide Vegetationen, Diabetes usw. als begünstigende Bedingungen achten. Inwieweit es sich um eine erhöhte Reflexerregbarkeit des Detrusors oder um eine Schwäche des Sphinkters handelt, läßt sich schwer feststellen. Die günstige Wirkung des Atropins in gewissen Fällen spricht im ersteren Sinn.

Der Spina bifida occulta wird mit Unrecht eine große Bedeutung zugeschrieben. In seltenen Fällen liegt eine mangelhafte Entwicklung des Sphinkters zugrunde. Einnässen in der Nacht kann die Folge eines nächtlichen epileptischen Anfalles sein.

*Inkontinenz der Blase* zeigt sich bei Cystitis, vorab bei Lähmungen der Blase, bei Gehirn- und Rückenmarkserkrankungen. Die Blase ist dabei häufig überdehnt.

**Dysurie und Retention.** *Neugeborene* entleeren, wie oben erwähnt, oft 2 bis 3 Tage lang keinen Urin, dabei mag außer der mangelnden Flüssigkeitsaufnahme bisweilen auch eine spastische Verhaltung durch Harnsäurekonkremente im Spiele sein. Eine seltene Mißbildung der unteren Harnwege oder eine epitheliale Verklebung ihres Ausganges oder der Vulva läßt sich durch Sonde oder Katheter auffinden. Urindrang mit Schmerzen tritt ein bei Pyelitis, Blasensteinen, Appendicitis.

*Anurie* stellt sich oft ein bei Meningitis, Myelitis, selten bei Tetanie, reflektorisch bei Balanitis, Vulvitis, Cystitis, Appendicitis und Peritonitis, auch bei Hysterie, nach Poliomyelitis, bei postdiphtherischer Lähmung usw. Selten ist sie mechanisch bedingt durch Phimose, Blasentumoren, Harnsteine. Bei Spasmophilie führt Krampf des Schließmuskels zu Ischuria paradoxa.

Einmal beobachtete ich einen Fall von Harnretention bei einem 3 jährigen Knaben mit starker Blasenüberdehnung, die wochenlang bestand. Es handelte sich um eine Schleimhautfalte in der Prostatagegend, die nicht durch den gewöhnlichen Katheter, sondern erst durch einen Knopfkatheter erkannt wurde (Widerstand beim Zurückziehen).

Die *stark gefüllte Blase* läßt sich perkutorisch nachweisen, bei mageren und schlaffen Bauchdecken noch leichter durch die Palpation, oft sogar durch die Inspektion.

**Der Geruch des frischen Urins** ist oft auffällig urinös bei Atrophikern und besonders bei schwerer Rachitis infolge des gesteigerten Ammoniakkoeffizienten. In anderen Fällen wird er aus dem gleichen Grunde rasch alkalisch und nimmt bald den urinösen Geruch an, auch in Abwesenheit einer Cystitis oder Pyelitis. Die häufigste Form der Pyelitis, die Coliinfektion, läßt den Urin sauer und gibt ihm „Jasmingeruch“.

# Pathologische Harnbestandteile.

S. auch das vorige Kapitel.

In der *Feststellung pathologischer Harnbestandteile* muß man sehr vorsichtig sein. Fand man doch bei älteren Waisenhausknaben in Berlin in 11% Eiweiß, in 27% rote Blutkörperchen und Zylinder. In Bern fand man bei jüngeren Schulkindern in 27%, bei älteren in 38% Albuminurie. Es ist auch zu bedenken, daß Palpation der Niere Eiweiß, rote Blutkörperchen und hyaline Zylinder zur Ausscheidung bringen kann.

Wertvoll ist schon die *vorläufige Untersuchung* im *Hause des Patienten*. Ist der frisch gelassene Urin in einem *Glas* ganz klar, so ist eine Pyelitis ausgeschlossen. Ist er klar oder trübe und wird nach Aufkochen und Zusatz von einigen Tropfen Essig klar (phosphorsaurer Kalk und Magnesia), so enthält er kein Eiweiß. Bleibt er dabei trübe oder wird er beim Aufkochen trübe, oder nach Essigzusatz, so besteht Albuminurie.

**Unechte Albuminurien,** d. h. Beimischungen von Eiweiß zum Urin aus den erkrankten Harnwegen (Nierenbecken und tiefer), finden sich beim Kinde sehr häufig. Sie sind im allgemeinen kenntlich an der gleichzeitigen Beimengung von Eiter und Bakterien, am Mangel von Nierenelementen. Eiweiß, das aus Eiter stammt, übersteigt in der Regel nicht $1^0/_{00}$. Bei abheilender Pyelitis sieht man Eiweißausscheidung die Bakteriurie und Pyurie überdauern. Beim Säugling spielt die Cystopyelitis die wichtigste Rolle. Seltenere Ursachen sind Vulvovaginitiden, gelegentlich Tumoren und Blasensteine. Die Unterscheidung von *renaler Albuminurie* ist nicht immer leicht, um so mehr, als im Säuglingsalter bisweilen eine Pyelonephritis vorliegt, worauf öfters der erhöhte Blutdruck aufmerksam macht.

**Echte renale Albuminurien:**

1. Die **physiologische Albuminurie** der Neugeborenen in den ersten Tagen, die selten länger dauert als 14 Tage. Vorwiegend findet sich der Essigsäurekörper. Bei den Frühgeborenen sieht man sie oft viele Wochen lang anhalten, offenbar als Ausdruck der noch mangelhaften Nierenfunktion. Es handelt sich um unbedeutende Ausscheidungen. Als physiologisch darf man vielleicht auch die Albuminurie ansehen, die bei älteren Kindern nach starken Körperanstrengungen oder kalten Bädern vorübergehend sich einstellt. Nach Genuß von rohem Hühnereiweiß ist Albuminurie beobachtet.

Bei starken Wasserverlusten bzw. mangelnder Wasseraufnahme (Ernährungsstörungen, Neugeborene, Pylorusstenose) tritt oft der Essigsäurekörper im Urin hervor, daneben hyaline Zylinder, Leukocyten. Diese *Dehydratationsalbuminurie* verschwindet bei ordentlicher Wasseraufnahme.

2. Die **pathologische Albuminurie** erscheint unter den gleichen Verhältnissen wie bei den Erwachsenen, so bei Fieber, Infektionskrankheiten, Kreislaufstörungen, Anämien, Ikterus, Intoxikationen, bei akuten und chronischen Nierenerkrankungen. Im Säuglingsalter findet man sie regelmäßig bei der alimentären Intoxikation, häufig auch bei Dystrophie mit Infektion. Bei der *Sepsis der Neugeborenen* ist sie von Zylindern und Epithelien begleitet; ebenso manchmal bei der *kongenitalen Lues*, hier in einem Teil der Fälle mit Blut.

Bei Mädchen im Schulalter geben Beimengungen aus Vulva und Vagina eine leichte Eiweißreaktion, so daß nur filtrierter Urin nach Auswaschung der Vulva verwendet werden darf, in zweifelhaften Fällen Katheterurin.

3. Zwischen der physiologischen und der pathologischen Albuminurie steht die **orthostatische Albuminurie,** die im Schulalter eine große, leicht verkannte Rolle spielt (s. S. 349).

**Glykosurie.** Glykosurie (Traubenzucker) kann bei der TROMMERschen Probe in stark konzentriertem Urin vorgetäuscht werden durch die reduzierende Wirkung von reichlichem Gehalt an Harnsäure, an Kreatinin usw. Glykosurie wird nicht selten beobachtet bei der konstitutionellen Hyperthermie, auch bei der FEERschen Krankheit.

*Zuckerausscheidung bei Gesunden* erfolgt erst, wenn etwa durch überreiche Kohlehydratnahrung der Blutzucker auf 150—180 mg% gesteigert ist. Die Zuckerbestimmung geschieht sicher und leicht durch den LOHNSTEINschen Apparat.

*Transitorische Glykosurie* tritt gelegentlich auf bei schweren Infekten und Gehirnaffektionen, bei Meningitis, Tumoren des Gehirns, Gehirnerschütterung, Lues, Epilepsie, Leberleiden usw.

**Echter Diabetes** ist in den ersten Jahren selten. Er verläuft im ganzen Kindesalter oft so rasch tödlich, daß das Koma eintreten kann, nachdem die Eltern kaum seit 1 Woche bemerkt haben, daß das Kind übergroßen Durst empfindet. Der Blutzucker steigt bis auf 200—300 mg%. Regelmäßige Bestimmung ist unerläßlich für eine rationelle Behandlung.

Der **renale Diabetes** (Glycosuria innocens) ist nicht selten. Er ist symptomlos, manchmal familiär und zeigt sich schon beim Säugling. Der Blutzucker ist normal, nicht selten erniedrigt. Sogar bei unterschwelligen Werten enthält der Urin ein wenig Traubenzucker. In einem Fall schied der 7jährige gesunde Knabe 50 g im Tage aus. Vermehrung oder Verminderung der Kohlehydrate in der Nahrung haben keinen wesentlichen Einfluß auf die Zuckerausscheidung. Die Affektion ist harmlos, wird aber oft mit leichtem Diabetes verwechselt, wenn der Blutzucker nicht bestimmt wird. Insulin ist wirkungslos.

Eine **alimentäre Zuckerausscheidung** stellt sich oft bei *Früh*- und *Neugeborenen* (Lactosurie) ein, beruhend auf Fermentmangel. Ausnahmsweise findet man Saccharosurie bei gesunden Kindern nach ganz übermäßiger Zuckerzufuhr, so bei maßlosem Genuß von Süßigkeiten. Sodann bei den schweren Dyspepsien der Säuglinge (alimentäre Intoxikation). Es handelt sich in der Regel um die mit der Nahrung eingeführte Zuckerart. Bei Darreichung von Milchzucker erscheint Milchzucker, der also ungespalten resorbiert wurde, auch Galaktose. Galaktosurie zeigt sich oft bei Leberkrankheiten. Bei Fütterung von Malzextrakt erscheint Maltose, bei Rohrzuckerfütterung Rohrzucker. Der Nachweis des Zuckers erfordert gewisse Kautelen und verschiedene Proben. Traubenzucker dreht rechts (Dextrose), reduziert, gärt. Der Rohrzucker (Saccharose) dreht rechts, er entgeht im Urin leicht dem Nachweise, da er erst durch Kochen mit Säuren gespalten werden muß, um die Reduktionsprobe mit alkalischer Kupferlösung zu ergeben. Er vergärt mit Hefe. Der Milchzucker vergärt nicht, gibt aber Reduktion und dreht rechts. Bei der TROMMERschen Probe ist längeres Kochen nötig, da bei hohem Ammoniakgehalt sonst das Kupferoxydul nicht ausfällt. In schweren Fällen von acetonämischem Erbrechen kann noch äußerst selten Glykosurie bestehen. Besteht dabei Somnolenz und toxische Atmung, so liegt Verwechslung mit Coma diabeticum nahe. Zur sicheren Identifikation der Zuckerarten ist die Darstellung des betreffenden Osazons nötig.

Die *Assimilationsgrenze* (Retentionsfähigkeit) *für Zucker* ist bei exsudativer Diathese öfters herabgesetzt. Die Assimilationsgrenze des Säuglings für die verschiedenen Zuckerarten ist verhältnismäßig groß. Die Assimilation der Lävulose ist bei Leberkrankheiten meist herabgesetzt.

*Lactosurie* trifft man bei Leberleiden, bisweilen physiologisch bei Neugeborenen.

Beim **Diabetes insipidus** ist die vermehrte Harnbildung primär und Ursache des gewaltigen Durstes auf Grund einer Hypophysenstörung im Hinterlappen.

Die mangelnde Konzentrationsfähigkeit für Chloride (NaCl) senkt das Gewicht auf 1006—1002. Zufuhr von 3—5 g Kochsalz ist kaum imstande, die Konzentration zu erhöhen. Der Urin ist frei von Eiweiß und Zucker. Die zwangsmäßige Polyurie besteht auch bei Verminderung der Flüssigkeitszufuhr. Einschränkung der Flüssigkeitszufuhr, dürsten während 12 Stunden (oft nachteilig), erhöht das spezifische Gewicht nicht, aber Gabe des Hinterlappenhormons. Oft wirkt Neuropathie mit als Ursache, auch Lues und Hirntumor. Verwechslung mit Schrumpfniere? (s. S. 269.)

**Hämaturie** ist eine häufige pathologische Erscheinung. Bei spärlichen Erythrocyten muß der Urin rasch mikroskopiert werden, da sie im alkalischen Urin schnell zerstört werden.

Leichtere oder stärkere *Blutbeimengungen* rühren in den meisten Fällen von einer Nephritis her, wobei die vorhandenen Harn- und Blutzylinder auf den Krankheitsherd hindeuten. Die Hauptursache sind der Scharlach (Beginn in der 3.—5. Woche, meist um den 20. Tag), oft auch eine Angina, wo die Hämaturie schon nach kurzem einsetzen kann, selten Varicellen in der 2. Woche, oder andere Infektionskrankheiten. Urin braunrot, viel Eiweiß. Weitere Ursachen sind Nierentuberkulose, Nierentumoren, Nierensteine, Embolie der Arteria renalis oder Thrombose der Vena renalis, heftige Cystopyelitis, Urotropinmedikation, Kristallbildung infolge von Sulfonamiden. Oft ist die Blutung der Ausdruck einer **hämorrhagischen Diathese,** so bei *Werlhof,* bei schweren Anämien, Sepsis, Miliartuberkulose, Diphtherie, Lues, selten bei orthostatischer Albuminurie. Bei älteren Säuglingen muß man stets an *Barlow* denken (Zahnfleischblutung?). Dabei können auch kleine, nur mikroskopisch erkennbare Mengen von Blut wegleitend sein. In leichten Fällen der BARLOWschen Krankheit bilden nicht selten die Nierenblutungen das erste und einzige Zeichen. Sind nur die letzten Portionen bluthaltig oder stärker bluthaltig, so handelt es sich meist um Blasenerkrankungen, Cystitis, Tuberkulose, Papillome, Blasensteine.

Eine „*essentielle*" *Hämaturie,* die hartnäckig auch rezidivierend auftreten kann, ist schwer von Nephritis zu unterscheiden (nur *spärliche* Nierenelemente), bleibt oft unklar in der Genese (Herdnephritis? Tumor? Folge von Oxalurie?). Sie erhöht den Blutdruck und den Rest-N nicht.

Vereinzelte Erythrocyten (*Erythrocyturia minima*) lassen sich in allen Altersstufen, vom Säugling bis zur Pubertät, auch unter normalen Verhältnissen gar nicht selten im zentrifugierten Urin nachweisen.

**Cylindrurie** kann Folge von starker Salzsäurezufuhr sein.

**Hämoglobinurie** ist selten; sie findet sich gelegentlich bei schweren Infekten und Intoxikationen neben nephritischen Symptomen, z. B. bei Scharlach, Verbrennung, bei Kali chloricum-, Carbolsäure-, Purgen-, Naphtholvergiftung. Benzidinprobe positiv bei fehlenden Erythrocyten.

**Paroxysmales Auftreten von Hämoglobin** (*Methämoglobin*) ist stets verdächtig auf Lues. Urin rotbraun. Abkühlung gibt oft die Veranlassung dazu. Eintauchen einer Hand 10—20 Minuten in kaltes Wasser kann einen Anfall auslösen. Die Störung setzt mit Erbrechen und Frost, selbst Schüttelfrost, ein, dauert 1—2 Stunden. Kopfweh, Cyanose, Nesselausschlag, Milzschwellung, Ikterus und Urobilinogenurie folgen nach. *Rotbraunfärbung* findet sich auch bei vielen Medikamenten (Prontosil, Pyridium, Santonin u. a.), *Schwarzbraunfärbung* bei Porphyrinurie, bei Alkaptonurie (erst beim Stehen).

**Grünfärbung des Urins** oder schwärzliche Färbung ergibt sich am ehesten nach Salolgebrauch, sodann bei Gebrauch von Phenol, Kreosot, Naphthalin, Resorcin.

**Pyurie** ist meist die Folge von Cystopyelitis, weiterhin von Nierentuberkulose. Trübung des frisch gelassenen Urins bei Säuglingen ist ganz überwiegend die Folge von Gehalt an Eiterkörperchen (neben Bakterien). Ursache sind *Colibacillen*, seltener Staphylo- und Streptokokken u. a. Nach dem 1. Halbjahr überwiegen die Mädchen stark (aufsteigende Infektion durch die Vulva). Die Eiterkörperchen sind oft schwer zu unterscheiden von kleinen Nierenepithelien. Sie finden sich auch ohne Cystopyelitis bei Scharlach. Plötzliche starke Eiterbeimengungen des Urins erscheinen bei Nierenabscessen oder beim Einbruch einés Abscesses aus der Nachbarschaft (Periappendicitis). Für das bloße Auge kann *Kalkariurie* (Phosphaturie) im ersten Augenblicke Eiter vortäuschen, das Sediment ist aber rein weiß.

Als Folge ungenügender Wasseraufnahme zeigt sich die *Dehydratationspyurie*.

Bei *akutem Beginn* bietet *der Säugling das Bild einer schweren Allgemeininfektion* mit hohem Fieber, ähnlich der schweren alimentären *Intoxikation oder Meningitis*. Besonders jenseits des Säuglingsalters wird über Schmerzen unter dem Nabel geklagt. Spannung der Bauchdecken. Pyurie ohne Bakterienbefund ist sehr verdächtig auf Tuberkulose der Blase oder der Nieren. Die *Colipyelitiden* heilen sehr gut auf Sulfonamidmedikation, nicht aber die alkalische Enterokokkenpyurie.

Die *außerordentliche Häufigkeit der Pyurie bei Säuglingen*, wobei Lokalanzeigen ganz fehlen können, *bedingt die Urinuntersuchung bei jedem kranken Kinde*, auch wenn es fieberfrei ist. Bei Ernährungsstörungen kommt es vielfach zur unscheinbaren *Begleitpyurie*, auch bei Grippe, Pneumonie u. a.

**Chronische Pyurien** sind stets auf Mißbildung der Harnwege verdächtig. Der Ureterenkatheterismus gelingt bei Knaben oft schon vom 3. Jahre an. Bei einem Kind von 6 Monaten fand sich vorn unter der Milz eine weiche Resistenz, per rectum links neben der Blase ein Tumor, beides in Größe wechselnd. Operation: Hydropyonephrose und Hydroureter links, Stenose am Ureterausgang. Heilung. (Über Pyelographie s. S. 348.)

**Acetonurie** findet sich bei Inanition, bei Diabetes, wo ihr Verschwinden wichtiger ist als die Zuckerfreiheit, und bei fieberhaften Infekten, vielfach bei Scharlach. Bemerkenswert ist das starke Auftreten von Aceton bei dem periodischen Erbrechen älterer Kinder (s. S. 272), allgemein bei vollkommener Kohlehydratentziehung (durch Störung des Eiweiß- und Fettstoffwechsels) neben Oxybuttersäure und Acetessigsäure. Acetonurie und Acetonämie (mit obstartigem Geruch des Atems) treten bei Kindern überhaupt leichter ein als bei Erwachsenen.

**Indicanurie.** Indican fehlt beim Neugeborenen und beim gesunden Brustkinde. Sonst ist die Bedeutung ähnlich wie beim Erwachsenen und deutet auf Eiweißfäulnis im Darm, darum sehr ausgesprochen bei Hirschsprung.

**Kalkariurie** (*Phosphaturie*) macht alkalischen, schon beim Lösen trüben milchigen Urin, reich an phosphor- und kohlensaurem Kalk und bildet ein Häutchen auf der Oberfläche. In leichten Fällen scheidet der schwach alkalische Urin erst beim Kochen die Salze aus. Das Sediment ist dann grobflockig, reinweiß und löst sich auf Säurezusatz. Begleitet wird sie oft von Blässe, Urindrang, Leibweh und Erbrechen.

**Alkaptonurie** beruht auf ungenügendem Abbau gewisser Aminosäuren (Homogentisinsäure). Der Urin wird im Stehen und in den Windeln dunkelbraun. Familiär. Bläuliche Verfärbung an Ohren, Nase, Skleren.

*Porphyrinurie*, selten angeboren, macht den Urin portweinfarbig, ist oft von Photophobie und Hydroa vacciniformis begleitet, Leibschmerzen. Appendicitis ?

*Oxalurie* löst Kolikschmerzen aus, begleitet oft die *Colica mucosa*.

**Cystinurie** (*Amindiabetes*), oft hereditär, ohne klinische Anzeichen, ein Zeichen der Cystinkrankheit, begünstigt durch eiweißreiche Nahrung, macht Schwarzfärbung des Urins auf Kochen mit Bleiacetat und Kalilauge. Sie kann renalen Zwergwuchs verursachen (S. 36) und Cystinablagerung im Mesenchym, Speicherung im reticuloendothelialen System. Häufig fehlt das Cystin im Urin.

**Vermehrung des Ammoniaks** im Urin zeigt Gärung an oder daß die Säuren darin zu reichlich sind, als daß die Alkalien und alkalischen Erden sie sättigen könnten, so daß Ammoniak vorgeschoben wird (S. 436) bei Diarrhöen, Rachitis, Milchnährschaden u. a., und verrät sich durch scharfen urinösen Geruch. Bei chronischer Cystitis kann der Urin schon in der Blase ammoniakalisch werden.

**Bilirubinurie** zeigt sich bei vielen Formen des Ikterus (S. 53), ergibt die GMELINsche Probe. Der bierbraune Urin gibt beim Schütteln gelben Schaum, färbt sich mit Chloroform goldgelb.

**Urobilinogenurie,** die eine vermehrte Ausscheidung von Urobilinogen bedeutet, macht einen braunroten Urin. Urobilinogen ist die Vorstufe des Urobilins. Beide Stoffe finden sich in minimaler Menge im normalen Urin. Urobilinogen findet sich namentlich bei Leber- und Herzleiden, Scharlach (in zwei Dritteln der Fälle, in der Mitte der 1. Woche beginnend und wochenlang anhaltend) und anderen Infektionskrankheiten, bei Hämolyse (hämolytischer Ikterus und Perniciosa). Bei Erysipel nicht vorhanden. Fast ausnahmslos findet man sie bei croupöser Pneumonie, seltener bei katarrhalischer. Der Urin muß immer durchaus frisch untersucht werden. Bei Ikterus kann die Urobilinogenurie der Gelbfärbung der Haut vorausgehen. Sie verschwindet ganz bei starkem Ikterus, d. h. wenn gar keine Galle mehr in den Darm gelangt und tritt bei eintretender Besserung wieder auf. Unter dem Einfluß von Licht und Luft entsteht dann das Urobilin beim Stehen im Glas aus dem Urobilinogen. Bei Verschluß des Ductus choledochus enthält der Urin kein Urobilinogen.

**Gallensäuren,** die bei Gallenstauung auftreten und wohl stets mit *Bilirubin* ausgeschieden werden, in ihrem Auftreten also einen echten Bilirubinikterus anzeigen, sind sehr leicht und schön durch die Probe von HAY nachzuweisen, die zu wenig benutzt wird: Man gibt in ein Spitzglas etwa 50 g frischen filtrierten Urin und streut in die Mitte eine Messerspitze Schwefelblumen (Sulfur crudum sublimatum). Nur bei Gegenwart von Gallensäuren fallen die Schwefelblumen durch den Urin zu Boden, da sie die Oberflächenspannung vermindern. Je mehr Gallensäuren vorhanden sind, um so rascher fallen die Schwefelblumen.

Die **Diazoreaktion** findet sich besonders bei Typhus, Paratyphus, Masern, Fleckfieber, sodann auch bei Miliartuberkulose und bei anderen Formen von Tuberkulose mit schlechter Prognose, auch bei Lymphogranulom, nicht aber bei Scharlach und Erysipel, Röteln. Ihr Fehlen bei hochfieberhaftem Krankheitsverlauf spricht mit ziemlicher Wahrscheinlichkeit gegen Typhus.

**Bakterien** finden sich im frischen Urin hauptsächlich bei Cystopyelitis (S. 353). Ganz überwiegend handelt es sich um Colibakterien. Bei cystitischem Urin, wo man bei der gewöhnlichen mikroskopischen Untersuchung und auch in der Kultur keine Bakterien findet, handelt es sich häufig um Tuberkulose des Harnapparates. Bei vielen infektiösen Allgemeinerkrankungen und Organerkrankungen können die betreffenden Bakterien im Urin nachgewiesen werden, so bei Sepsis (Strepto- und Staphylokokken), bei Osteomyelitis (Staphylokokken), bei fieberhaftem Ekzem (Staphylokokken), bei Pneumonie (Pneumokokken), so daß man oft ihr Vorkommen diagnostisch und differentialdiagnostisch verwerten kann, so z. B. für Pneumonie gegen Appendicitis. Harn ohne Eiter, aber mit Bakterien findet sich bisweilen im Beginn oder bei der Ausheilung einer Pyelitis.

*Die Untersuchung auf Bakterien* muß immer *sogleich* nach sorgfältiger Gewinnung des Urins vorgenommen werden, die bei Mädchen nur durch *Kathe-*

*terismus* möglich ist. Am besten eignet sich ein halbweicher (Seiden-) Katheter für Knaben. Die Urethraöffnung wird bei weiblichen Säuglingen oft zu hoch gesucht, direkt unter der Klitoris, wo man eine seichte Spalte zu erblicken glaubt. Sie befindet sich aber immer tiefer, direkt über dem Eingang in die Vagina oder sogar im obersten Teil derselben.

Steht der gewöhnliche Urin längere Zeit vor der Untersuchung, so täuscht die stark gewucherte Bakterienflora leicht eine Bakteriurie vor, bzw. eine Cystopyelitis, dies um so mehr, als die Zersetzung des Urins eine „Eiweißtrübung" zustande kommen läßt. Urethra und Vagina, vielleicht oft auch der normale Urin, enthalten stets einzelne Colibacillen. Zur Anlage einer Kultur darf unter allen Umständen nur sorgfältigst gewonnener Katheterurin verwendet werden. Die *Zersetzung* des Urins durch Bakterienwucherung wird durch Zusatz einer Spur von *Thymol* verhindert.

*Harnzylinder* haben die gleiche Bedeutung wie beim Erwachsenen. Hervorzuheben ist ihr massenhaftes Vorkommen bei alimentärer Intoxikation und ihr rasches Verschwinden bei der Besserung, ihr Auftreten nach Salzsäuremilch.

Ein wertvoller Fortschritt ist die *Pyelographie* mit Uroselektan oder Perabrodil. Die retrograde Pyelographie ergibt eher deutlichere Bilder, ist aber weniger schonend als die intravenöse. Bei Knaben unter 2 Jahren sind die Ureteren für den Katheter noch nicht zugänglich. Es ergibt sich, wie überraschend häufig Anomalien der Harnwege, die oft erst nach Jahren anläßlich einer Infektion in Erscheinung treten, Ursache einer Pyelitis sind.

Die *Harnsäureausscheidung* bei Neugeborenen ist stark und führt bisweilen die ersten 14 Tage zu Harnsäureinfarkt. Man findet braune Uratniederschläge oder uratbedeckte Zylinder. *Harnsaure Salze* in großer Menge stellen sich bei alimentärer Intoxikation ein (Eiweißzerfall).

*Krystalle von oxalsaurem Kalk* trifft man relativ oft bei orthostatischer Albuminurie. Sulfonamide in großen Dosen können bei schwacher Flüssigkeitszufuhr zu Kristallbildung und Hämaturie führen.

*Nierenblasensteine* sind in gewissen Ländern (Ungarn, Thüringen, im Balkan) ziemlich häufig, vorwiegend beim männlichen Kleinkinde, sonst selten. Sie bilden sich gelegentlich um einen Fremdkörper oder bei Sulfonamidtherapie. Sie machen Urindrang, Blutabgang, Pyurie, Kolik (Nabelkolik ?), Schmerzen im Penis, Analprolaps. Steine aus Harnsäure geben keine Schatten.

Nun bestehen bisweilen *urologische Erkrankungen,* zeitweise *ohne auffälligen Harnbefund,* so chronische Niereninsuffizienz, bei blassem Hochdruck, Nephrose ohne Albuminurie, Abflußstörungen.

## Die Funktionsprüfung der Niere.

Diese geschieht nach NOEGGERATH und ECKSTEIN in folgender Weise. In der Vorperiode gibt man während mehreren Tagen eine gleichmäßige Grundkost, am besten salzarm, lactovegetabil, mit täglicher Gewichtsbestimmung des Kindes. Der Ausfall der Prüfungen kann im 1. (—3.) Jahr nicht sicher verwertet werden. Im akuten Stadium einer Nephritis darf die Prüfung nicht vorgenommen werden, auch nicht bei Dekompensation. Bei Fieber und Diarrhöe ist sie wertlos, auch bei Störungen des Wasserstoffwechsels.

*Verdünnungs- und Konzentrationsversuch*: Das Kind erhält nüchtern vom 2. Jahr an je nach dem Alter 400—700—1000 ccm Wasser mit etwas Fruchtsaft nach Entleerung der Blase. Dann wird der Urin während 4 Stunden halbstündlich, dann 2 stündlich, dann während 12 Stunden 6 stündlich aufgefangen und Menge und spezifisches Gewicht jeder Portion bestimmt. In der Norm wird die zugeführte Menge in 2—4 Stunden ausgeschieden bei niedrigem Gewicht (bis 1002—1004). Beim Kleinkind findet oft ein Überschießen der Harnflut statt. Am Nachmittag oder am nächsten Tag gibt man nur Trockenkost: Buttersemmel und 1 Tasse Kakao — Apfel mit Zwieback — Fleisch mit Gemüse oder Pudding — Weißbrot mit Käse — Rührei und 1 Tasse Kakao. Das spezifische Gewicht soll bei dieser Kost rasch auf 1025—1030 ansteigen.

*Kochsalzprobe.* Vorher muß während einigen Tagen die Kochsalzzufuhr schwach und gleichmäßig erfolgen. Man fügt dann der Kost an 1 Tage je nach dem Alter 1—3—5 g Kochsalz zu in Oblaten oder 50 g Wasser und bestimmt den NaCl-Gehalt im Urin 2 stündlich, den Nachturin in toto (STRAUSSsches Chloridometer). Das zugeführte Kochsalz soll in 24 Stunden ausgeschieden sein, wobei der höchste Wert mindestens 0,3% betragen soll. Hypochlorurie zeigt sich bei Erkrankungen des Tubularapparates, auch bei Diabetes insipidus. Beim Kleinkind ist die Ausscheidung in der Norm verzögert. Das Körpergewicht soll sich nicht verändern. Es spricht für eine extrarenale Schädigung, wenn nach dem Wasserstoß die Harnmenge durch Kochsalzzufuhr verringert wird und wenn im Konzentrationsversuch Kochsalzzufuhr keine wesentliche Verminderung der Harnmenge bewirkt.

*Eiweißprobe.* Man gibt 10 g Harnstoff in 2 Portionen und fängt den Urin wie bei der Kochsalzprobe auf. Am 1. Tag werden 3,5—4 g N ausgeschieden, am 2. Tag 0,5—1,0 g. Einfache Bestimmung nach MARSHALL mit Ureaseferment. Ungenügende Ausscheidung zeigt Erkrankung des glomerulären Apparates an. Auch hier zeigen die ersten Jahre Besonderheiten. Die Bestimmung des Rest-N im Blut macht die Harnstoffprobe überflüssig.

## Urämie.

Die *echte (azotämische) stille Urämie* ist relativ selten und entwickelt sich schleichend. Sie stellt sich ein bei völligem Ureterenverschluß (z. B. durch Geschwülste) oder durch weitgehende Verödung der Glomeruli bei Nephritis, bei Schrumpfniere. Charakteristisch ist der stark erhöhte Reststickstoff im Blut (*Azotämie*), der normal 25—40 mg% beträgt (Säugling 20—25 mg%), Appetitmangel, Erbrechen, Kopfweh, Verminderung des Urins und seines spezifischen Gewichtes bilden oft die Einleitung. Urinöser Mundgeruch, fibrilläre Muskelzuckungen, Somnolenz und Koma, bisweilen Krämpfe (Krampfurämie) folgen nach, toxische Atmung, auch Amaurose. Bei längerer Dauer kann sich eine *Retinitis albuminurica* bilden. Eine seltene Ursache ist Verstopfung der Tubuli durch Kristalle bei Sulfonamidbehandlung.

Häufiger ist die *eklamptische,* oft akut einsetzende *Urämie,* die nicht mit Stickstoffretention einhergeht, sondern mit Kochsalz- und Wasserretention. Häufig besteht Hydrops. In der Hauptsache handelt es sich um ein Hirnödem durch Chlorretention. Sie führt zu Kopfschmerz, Erbrechen, erhöhten Reflexen, gesteigertem Liquordruck, verlangsamtem Puls, Anstieg des Blutdruckes auf 150—200 mm Hg, tonisch-klonischen Zuckungen, eklamptischen Krämpfen, Sehstörungen. Häufig bei Nephritis, selten bei Nephrosen. Oft kommt es zur Heilung.

Extrarenal kann Urämie begründet sein durch Verminderung der Blutmenge infolge Dehydration (Diarrhöen).

Die Unterscheidung in echte und eklamptische Urämie läßt sich in vielen Fällen nicht durchführen, da oft Mischformen vorkommen. Ein Aderlaß von 100—300 g wirkt bei beiden Formen günstig, besonders bei der echten Urämie, eine Lumbalpunktion oft ausgezeichnet bei der eklamptischen.

## Die orthostatische Albuminurie

ist gekennzeichnet durch eine zeitweise Ausscheidung von Eiweiß, die besonders am Morgen nach dem ersten Aufstehen erfolgt, bei ununterbrochenem Liegen, also in der Nacht, stets verschwindet. Sie findet sich hauptsächlich im Schulalter sehr häufig, am häufigsten bei Mädchen und wird fälschlicherweise oft als Nierenerkrankung angesprochen. Nach der Pubertät kommt sie kaum mehr vor. Betroffen werden am ehesten nervöse, schlaffe, muskelschwache Individuen, *Vasomotoriker* mit Tachykardie, labilem Blutdruck, mit Neigung zu Kopfweh, zu Erbrechen, Herzklopfen, Farbwechsel, Ohnmachten, mit feucht glänzenden

Augen, mit kleinem Herzen und Akrocyanose. Bevorzugt sind Kinder mit starker runder Lendenlordose, wo der Scheitel der Lordose am 1. oder 2. Lendenwirbel sitzt (*lordotische Albuminurie von* JEHLE, Abb. 248—250). Die Bedeutung der Lordose gibt sich daraus zu erkennen, daß viele ältere Kinder, die spontan keine orthostatische Albuminurie zeigen, nach 5—10 Minuten Stehen in strammer Haltung mit aufgenötigter Lendenlordose Eiweiß ausscheiden (*A. provocativa*).

Diese Eiweißausscheidung kann man bei der Hälfte der Kinder zwischen 10 bis 14 Jahren hervorrufen. Das Wesen der orthostatischen Albuminurie ist noch unklar. Es scheint sich um eine vasomotorische Zirkulationsstörung auf konstitutioneller Grundlage zu handeln, zufolge einer Tonusschwankung im vegetativen Nervensystem (Sympathicushypotonie = = Vagotonie).

Die *Diagnose* verlangt einige Vorsichtsmaßregeln. Da der erste nach der

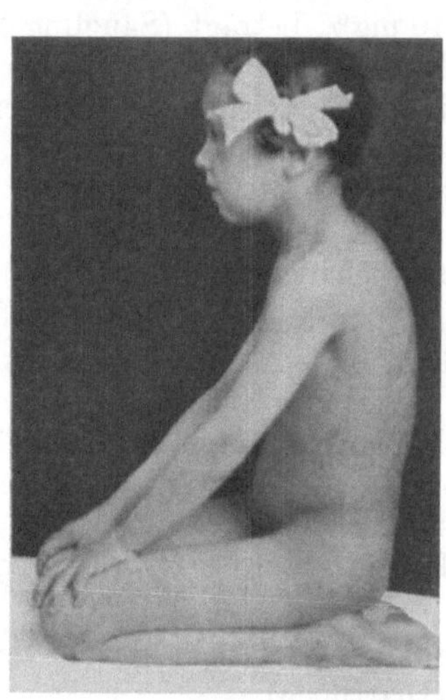

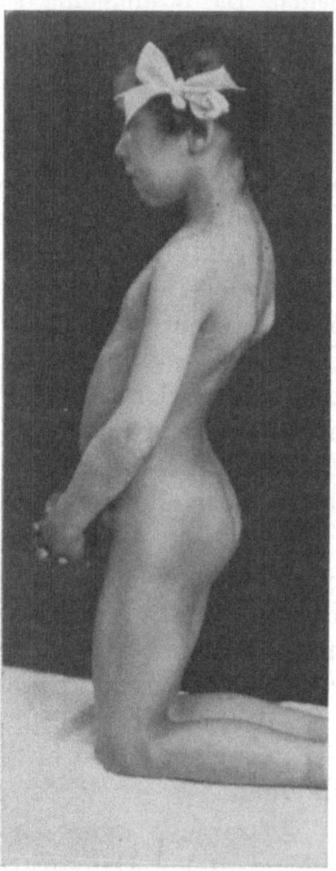

Abb. 248.                    Abb. 249.                    Abb. 250.

Orthostatische Albuminurie. 8 ½ Jahre. Nach 10 Minuten Stehen viel Eiweiß und einige Zylinder im Harn. In hockender Stellung (Abb. 249) ohne Eiweißabsonderung, die in Gebetstellung (Abb. 250) besonders stark ist.

Nacht ausgeschiedene Urin vom Aufsein am Abend her noch eiweißhaltig sein kann, so ist der erste Morgenurin nicht maßgebend. Entscheidend ist die zweite Morgenportion, die *nach dem Liegen ohne vorheriges Aufstehen* entleert wird. Unter normalen Verhältnissen muß sie vollkommen eiweißfrei sein. Bei Mädchen beruht eine Nubeculabildung im Morgenharn oft auf einem Desquamativkatarrh der Scheide. Steht nun das Kind auf und zeigt sich schon nach wenigen Minuten, besonders beim ruhigen Stehen, weniger beim Gehen, nicht im Sitzen mit Kyphose, Eiweiß im Urin, so handelt es sich meist um orthostatische Albuminurie. Am stärksten ist die Ausscheidung beim Knien in Gebetstellung (Abb. 250). Es kann die Eiweißausscheidung am Nachmittag wieder verschwinden, an einzelnen Tagen kann sie fehlen. Auf Zufuhr von 10 g $NaHCO_3$ im Tag bleibt die Eiweißausscheidung häufig aus.

Charakteristisch für die orthostatische Albuminurie ist besonders das *Auftreten eines schon in der Kälte durch Essigsäurezusatz ausfallenden Eiweißkörpers.*

Die *Untersuchung* geschieht folgendermaßen: Der frisch gelassene und filtrierte Urin wird mit 3 Teilen destilliertem Wasser verdünnt, um Harnsäureausfällung und damit Trübung in konzentriertem Urin zu verhüten. Man gibt in 3 Reagensgläser je eine Probe. Die erste dient zum Vergleich, der zweiten und dritten setzt man wenige Tropfen verdünnte Essigsäure zu, der dritten noch einige Tropfen 10% Ferrocyankalilösung. Bei positivem Ausfall zeigt sich schon im Glas mit Essigsäure allein, oft erst nach 1—2 Minuten deutlich, eine Trübung, die im dritten Glas mit Ferrocyankali noch verstärkt auftritt, sofern noch Serumalbumin dabei ist. Bei Albuminuria provocativa ist der Essigsäurekörper schwach vertreten. Der Niederschlag kann sehr bedeutend sein, manchmal aber nur schwach. Am besten nimmt man die Trübung wahr, wenn man die drei Gläser gegen das helle Fenster vor einen schwarzen Hintergrund hält.

*Morphologisch* finden sich nur vereinzelte weiße und rote Blutkörperchen, die auch sonst beim gesunden Kinde nicht selten im zentrifugierten Urin vorhanden sind. Auch vereinzelte hyaline, seltener granulierte Zylinder können vorhanden sein, ausnahmsweise selbst epitheliale Zylinder.

*Differentialdiagnostisch* ist zu beachten, daß ausklingende, seltener beginnende Nephropathien bisweilen einen orthostatischen Typus zeigen und deutlichen Essigsäurekörper. Zahlreiche Zylinder, stärkere Blutbeimischung, erhöhter Blutdruck, Herzhypertrophie, Zurücktreten oder Fehlen des Essigsäurekörpers sprechen gegen orthostatische Albuminurie. Manchmal ist eine längere Beobachtung zur Entscheidung nötig. Differentialdiagnostisch kommt am meisten in Betracht die *Pädonephritis* (S. 353). Gewöhnlich läßt aber das völlige Verschwinden des Eiweißes nach Bettruhe, das im Stehen stärker ist als im Gehen, das Auftreten des Essigsäurekörpers nach dem Aufstehen, die Diagnose rasch zu. Nicht zutreffend ist es, beim Auftreten einzelner Zylinder eine orthostatische Albuminurie auszuschließen. Dieser Standpunkt ist zwar für den Arzt vorsichtig und bequem, für den Orthostatiker aber nachteilig, wenn man ihn deshalb zu lange dauernder Bettruhe verdammt. Bemerkenswert ist es, daß der Essigsäurekörper bei beginnender Scharlachnephritis oft zuerst erscheint und bei Amyloidniere in größerer Menge vorkommt.

# Nierenerkrankungen.

Nierenkrankheiten mit nachweisbarer Ursache (Angina, Scharlach, Impetigo), fast stets akut auftretend, gehen überwiegend in Heilung über. Solche, die unvermerkt allmählich sich einstellen, sind meist schwierig und verlaufen chronisch.

Neuerdings bemüht man sich auch bei den Kindern nach den Forschungen am Erwachsenen die rein degenerativen Veränderungen der Niere als *Nephrosen* von den entzündlichen, den *Nephritiden*, abzutrennen.

Die **Nephrosen (tubuläre Nephropathien)** beruhen auf toxischen, nicht entzündlichen Veränderungen, ohne Hämaturie und ohne erhöhten Blutdruck.

Die **akute Nephrose** findet sich meistens vorübergehend als *febrile Albuminurie in Begleitung von Infektionskrankheiten*, besonders ausgesprochen bei Diphtherie. Im Urin finden sich wenig oder mäßig Eiweiß, Epithelien, Leukocyten und Zylinder.

Ziemlich selten, aber äußerst wichtig ist die

**Chronische genuine Lipoidnephrose,** auf Grund von Bakterien (Pneumokokken u. a.) und Stoffwechselgiften, meist unbekannter Natur. Schon beim

Kleinkind, meist im Schulalter. Der Beginn ist schleichend mit Anorexie, Blässe, oft Durchfällen. Es besteht eine Degeneration der Tubuli mit Störung des Wasser- und NaCl-Haushaltes. N-Ausscheidung und Konzentrationsfähigkeit sind ungestört. Ausgesprochen ist die Neigung zu *starken, weichen, interzellulären Ödemen,* auch Ascites. Der Urin ist spärlich, sehr eiweißreich, besitzt ein hohes Gewicht (bis 1030 und mehr). Viele Zylinder, viele verfettete Epithelien mit *doppelbrechenden Lipoidtropfen* im polarisierten Lichte. In Nieren und Leber starke Lipoidspeicherung (Polarisationsmikroskop). *Keine Hämaturie.* Das Blut weist eine starke Verarmung des Gesamteiweißes auf (Albumine) bis auf ein Fünftel, bei Vermehrung der Globuline. Zunahme des Cholesterins. Der *Blutdruck ist normal,* Senkung sehr stark erhöht. Oft fieberlos. Besserung und Verschlimmerung über Jahre. Häufig interkurrente gefährliche Infekte, besonders Pneumokokkenperitonitis, die heilend wirken können. Es gibt auch eine „trockene Form", fast ohne Ödem, aber mit den sonstigen Zeichen. Nach Monaten oft nephritischer Einschlag. Starke Ausscheidung von NaCl auch nach dem Verschwinden der Ödeme (trockene Chlorretention) bei gutem Verlauf.

Die **akute hämorrhagische Glomerulonephritis** beruht meist auf hämolytischen Streptokokken, entsteht besonders im *Verlaufe von Scharlach* in der 3.—6. Woche. Der Beginn fällt meistens auf das Ende der 3. Woche. Im Urin finden sich nicht selten Streptokokken. Ein Gewichtsanstieg um diese Zeit mit Urinverminderung muß auf die Möglichkeit einer Nephritis aufmerksam machen, wenn sich auch nur Spuren von Eiweiß finden. In solchen Fällen zeigt sich nach 3—5 Tagen manchmal eine schwere blutige Nephritis mit Leibschmerzen, selbst Tod nach 1—2 Wochen. Sie stellt sich fernerhin ein *nach Angina,* hier aber im Gegensatz zu Scharlach schon nach ganz kurzer Zeit, sodann nach Impetigo, Masern, Windpocken, Erysipel, auch bei Grippe, Sepsis, Lues und infektiösen Ernährungsstörungen.

Charakteristisch ist die Vermehrung des Reststickstoffes im enteiweißten Blutserum. In der Norm enthält dieses 25—40 mg %. Klinisch äußert sich diese Krankheit in *blutigem Urin,* in Oligurie, die oft bis zur Anurie geht, in *Blutdrucksteigerung,* Verstärkung des 2. Aortentones, Herz vergrößert. Die Eiweißmenge bleibt mäßig, Zylinder zahlreich, Ödem ist vorhanden oder kann selten fehlen. Blutsenkung stark und lange gesteigert. In der Rekonvaleszenz werden noch lange Erythrocyten ausgeschieden. In den schweren Formen ist Urämie nicht selten, die eklamptische und die echte Form, sie geht aber meist in Heilung aus. Doch ist Übergang in eine chronische Form nicht ganz selten. Bei starker Blutdrucksteigerung besteht Neigung zu eklamptischer Urämie, insonderheit bei gleichzeitigen Ödemen. Prognose fast stets gut. Bisweilen geht die Krankheit in Pädonephritis aus, selten in Schrumpfniere.

Häufig sind *Mischformen von Nephrosen und Nephritiden,* **glomerulotubuläre Nephropathien,** wo Wasser, Kochsalz und Stickstoff schlecht ausgeschieden werden. Diese Formen finden sich besonders bei Infekten an exsudativen Kindern (Ekzem, Impetigo, Otitis, Ernährungsstörungen des Säuglings). Der Ausgang ist nicht selten Niereninsuffizienz und Tod. Bei frischen Fällen läßt sich die Einteilung in einzelne Formen relativ leicht vornehmen. Schwierig wird sie im ablaufenden und chronischen Stadium.

Die *Herdnephritis* tritt meist akut nach Infekten auf, macht nephritischen Urin, aber ohne Störung der Nierenfunktion, ohne Ödem, ohne erhöhten Blutdruck. Sie beruht auf Glomerulitis kleiner Nierenteile.

Die **chronischen Nierenerkrankungen,** die beim Erwachsenen vorkommen (große weiße und bunte Niere, Schrumpfniere), sind selten. Besonders die

**Schrumpfniere (Nephrosklerose)** findet sich, aber nur ausnahmsweise, etwa nach Scharlach oder chronischer Pyelonephritis, Kopfschmerzen, Gehirnblutungen, Urämie. Sie kann sich der Erkennung entziehen, da der Urin eiweißfrei sein kann bei wenig hyalinen Zylindern und roten und weißen Blutkörperchen (zum Teil vielleicht Herdnephritis?), Isosthenurie. R. N. vermehrt, Blutdruck erhöht. Dabei Polydipsie, Diarrhöen, bisweilen renaler Zwergwuchs (S. 36). Die spärliche Zylindrurie, das niedrige spezifische Gewicht (1010—1012) und besonders der erhöhte Blutdruck sind wichtige Hinweise.

Dagegen findet sich beim Kinde oft eine eigenartige chronische Nierenerkrankung, die sog. **Pädonephritis** (Heubner). Sie entwickelt sich vom 3.—4. Jahre an, oft nach Infekten und macht außer Blässe, Mattigkeit und Appetitlosigkeit kaum subjektive Erscheinungen. Die Fälle heilen fast stets. Hydrops und Blutdrucksteigerung sind selten, so daß man in der Diagnose ganz auf die Urinuntersuchung angewiesen ist. Diese ergibt nur schwachen Eiweißgehalt, oft von orthostatischem Charakter. Zylinder finden sich nur vereinzelt, meist sind es hyaline und granulierte, ebenso sind Erythrocyten spärlich. Nach meiner Auffassung sind die Fälle von Pädonephritis großenteils der orthostatischen Albuminurie zuzurechnen oder einer chronischen Herdnephritis. Das Auftreten von wenigen hyalinen und granulierten Zylindern berechtigt nicht zu einer Abtrennung. Auf einen Wasserstoß soll manchmal eine Ausscheidung von Erythrocyten und Zylindern erfolgen. Hier zu erwähnen ist der *läsionelle Typus der orthost· tischen Albuminurie*, der sich nach wiederholten Infekten (Anginen) einstellt, wobei häufig schon der Nachturin den Eiweißkörper enthält. Diese Fälle beweisen, daß eine reinliche Scheidung in Albuminurie und Nephritis nicht immer leicht ist.

Die **Nierenödeme** lagern sich im lockeren Bindegewebe ab, ähnlich wie bei Hungerödem und bei Dekomposition. So werden die Augenlider und das Scrotum vorzugsweise befallen. Kochsalzentziehung wirkt günstig gegen das extrarenalbedingte Ödem, Coffeinpräparate gegen das renalbedingte.

**Nierentuberkulose** ist selten (Schulalter) verkäsend, oft viele Jahre latent, meist mit Allgemeintuberkulose. Beginn mit Pollakisurie, abakterieller Pyurie. Anfänglich leicht verwechselt mit Colipyelitis. Große Neigung zu beidseitigen Erkrankungen. Pyelonephritis? Verwechslurg mit Smegmabacillen? Nierensteine (S. 254), öfters erzeugt durch Sulfonamidtherapie, Nierentumoren (S. 262).

**Paranephritischer Absceß** entwickelt sich nicht selten nach Furunkulose, Nephritis, bei Osteomyelitis des Beckens, Appendicitis u. a. Schmerzen in der Lendengegend, Beugestellung des betreffenden Oberschenkels, steife Wirbelsäule. Spondylitis?

# Pyurie, Cystopyelitis, Pyelitis.

Solange man nicht weiß, woher der Eitergehalt des Urins stammt, spricht man von Pyurie.

Eitrige Katarrhe und Entzündungen der Harnwege sind in den ersten Jahren, speziell im 2.—4. Quartal, so ungemein häufig, *daß bei jedem Patienten die Urinuntersuchung vorgenommen werden muß.* Meist handelt es sich um eine Erkrankung des Nierenbeckens (Pyelitis), weniger der Blase allein. Gewöhnlich sind beide Teile ergriffen (Cystopyelitis). Dysurie oder Schmerzanzeichen fehlen häufig, am ehesten beim Säugling. Je jünger das Kind ist, um so mehr stehen Allgemeinerscheinungen im Vordergrund.

Bei ernährungsgestörten *Säuglingen*, auch im Verlauf der Grippe, Paratyphus usw. ist die **Pyelitis** ungemein verbreitet, bei Knaben wie bei Mädchen. Meist tritt sie hier in *schleichender Form* auf, fieberlos oder mit subfebrilen Temperaturen, verursacht aber Erbrechen, Störungen des Allgemeinbefindens und hindert das Gedeihen. Seltener, aber doch noch häufig, ist die *schwere akute Form.* Sie setzt mit hohem Fieber ein, macht heftiges Erbrechen, schwere

Störungen des Allgemeinbefindens, Appetitlosigkeit, Unruhe, Apathie und fahle Blässe. Zeichen, die auf den Harnapparat hinweisen, treten bisweilen erst 2—3 Tage nach dem hohen Fieberbeginn auf. Das Gesicht erhält einen ängstlichen, schmerzhaften Ausdruck. Allgemeine Konvulsionen können sich einstellen. Es besteht verbreitete Hyperästhesie, auch am Abdomen (Appendicitis?). Kernig und Nackenstarre lassen oft an *Meningitis* denken, oft ähnelt das Bild *der alimentären Intoxikation*, mit der es häufig verbunden ist oder der die Pyelitis nachfolgt. Die Atmung wird dabei vertieft, die rechte Niere palpabel, es kann auch das Bild an Pneumonie denken lassen, aber mit negativem Lungenbefund. Besonders leicht geschieht die Verwechslung mit infektiösem Darmkatarrh. In schweren Fällen kommt es zu Harnvergiftung und Ausgang in Sepsis. Manchmal wird die Niere beteiligt (Pyelonephritis). Störungen der Harnentleerung machen selten sich beim Säugling deutlich bemerkbar, fast regelmäßig aber beim älteren Kinde.

Blasenkrämpfe s. S. 250.

Verwechslung mit dem Eiter einer Vulvovaginitis ist leicht zu vermeiden.

Da es sich meistens um Colipyelitis handelt, ist der Urin gewöhnlich sauer: Es entwickelt sich bald ein urinöser Geruch. Der Urin ist trübe, wolkig, enthält massenhaft Eiterkörperchen, die oft in Schollen zusammenliegen. Die Colibacillen sind oft so kurz (Karbol-Fuchsin-Färbung), daß sie als Kokken imponieren. In schweren Fällen finden sich viele Erythrocyten. Daneben findet man zahlreiche dicke plumpe Bakterien (Colibacillen), seltener finden sich Strepto- oder Staphylokokken u. a. Die Bakterien sind nur beweisend im ganz frischen Urin. Bei Säuglingen machen die Coliinfektionen 90% der Fälle aus. Die Colibacillen lassen sich mitunter im Blute nachweisen. Zu Beginn stellt sich Bakteriurie ein, dann Albuminurie und erst nachher erscheinen die Eiterkörperchen. Bei hartnäckiger Pyelitis ist öfters *Hydronephrose* die Ursache der schwierigen Abheilung. Häufiger, wie man früher wußte, sind angeborene *Ureter- mißbildungen* im Spiele (vgl. S. 348 Pyelographie).

*Jenseits des Säuglingsalters* sind die Cystopyelitiden seltener, sie bevorzugen die Mädchen. Spontane Leibschmerzen und die Druckempfindlichkeit der Blasengegend, öfters der rechten Nierengegend (Druck von hinten), Fieber und Erbrechen lassen zuerst an *Periappendicitis* denken. Die Untersuchung des Urins bringt rasch die richtige Diagnose. Der unklare Fieberzustand kann anfänglich auch Typhus abdominalis vortäuschen. *Chronische Pyelitis* älterer Kinder ist oft mit Nephritis verbunden.

*Dehydratationspyurie* entsteht beim Säugling durch starke Beschränkung der Wasseraufnahme. Es stellt sich neben Albuminurie mit Zylindern und Erythrocyten infolge des mangelnden Zirkulationswassers eine Ausscheidung von Leukocyten ohne Bakterien ein.

Die *Onanie* ist im Kindesalter sehr verbreitet, bei Knaben besonders im Schulalter mehr als bei Mädchen, an sich meist ohne gesundheitliche Schädigung. Schon beim Säugling kommt sie nicht selten vor und kann durch Phimose, Vulvitis, Oxyuren, Neuropathie und Schwachsinn angeregt werden. In den ersten Jahren geschieht sie häufig nicht mit den Händen (Masturbation), sondern durch Pressen der Schenkel und Reiben an Gegenständen. Die Erektion, die beim Säugling die Miktion anzeigt, ist nicht onanistischer Natur. Aber in seltenen Fällen kommt es schon beim älteren Säugling zu sexuell gefärbter Erregung und selbst zu Orgasmus. Einmal erlebte ich es, daß ein Säugling von Zeit zu Zeit die Schenkel krampfhaft zusammenpreßte und mit glänzenden Augen geistesversunken sich ganz steifmachte, so daß der Arzt an Meningitis dachte.

Bei älteren Kindern dient die Onanie (oft Verführung) deutlich zur Befriedigung eines sexuellen Triebes. Das Schuldbewußtsein darüber, mehr noch die Verängstigung durch unverständige Eltern, erzeugen im späteren Kindesalter manchmal schwere Neuropathie.

# Nervensystem.
## Die Untersuchung des Nervensystems

erfordert viel Zeit und Erfassung des geeigneten Augenblickes. Zur Prüfung des *Facialisphänomens* kann nur ein Moment völliger Ruhe benutzt werden, wann die Physiognomie entspannt ist. Ebenso läßt sich der *Tonus der Muskeln* nur beurteilen, wenn dieselben erschlafft sind und nicht durch aktive Bewegungen und Widerstand angespannt werden. *Leichte Bewußtseinsstörungen*, wie sie z. B. häufig bei der alimentären Intoxikation eintreten, werden verwischt, wenn das Kind beunruhigt und bewegt wird usw.

Das **Bewußtsein** ist bei Kindern vom 2. Halbjahr an leicht zu beurteilen (siehe darüber S. 9). Immer ist zu berücksichtigen, daß durch Schwäche und Erschöpfung die Reaktion auf die Reize der Außenwelt gehemmt sein kann. In diesem Falle werden aber noch Cornealreflex auf Berührung und Abwehrbewegungen auf Nadelstiche vorhanden sein.

Die **Störung des Bewußtseins** (s. S. 9) kann auf leichte Apathie und Benommenheit beschränkt sein. Beim jüngeren Säugling wird sie leicht übersehen und die mangelnde oder träge Bewegung, der starre Blick nicht beachtet. Es ist aber die Somnolenz bei der alimentären Intoxikation für die richtige Diagnose und die rasche Einleitung der rettenden Therapie von hoher Bedeutung (Abb. 2 und S. 293). Am wenigsten übersieht man die leichten Störungen, wenn man sich frägt, wie man den vorliegenden Zustand beurteilen würde, sofern es sich um ein älteres Kind oder einen Erwachsenen handeln würde.

Bewußtseinsstörungen jeden Grades trifft man bei Gehirnhaut- und Gehirnaffektionen, sodann bei allgemeinen Krämpfen, bei schweren toxischen und fieberhaften Zuständen. Bewußtseinsstörungen bei hohem Fieber darf man nicht ohne weiteres auf organische Gehirnstörungen beziehen, selbst dann nicht, wenn dabei Reizsymptome, wie Konvulsionen, Nackenstarre und KERNIGsches Symptom auftreten. Solche begleiten häufig schwere Fälle von Grippe, Pneumonie, Typhus, Sepsis usw. (Meningismus). Bewußtseinsstörungen ohne Fieber oder bei subfebrilen Temperaturen deuten viel eher auf eine organische Störung und finden sich besonders häufig bei der tuberkulösen Meningitis. Leicht wird eine cerebrospinale Meningitis übersehen, weil in den meisten Fällen, abgesehen von foudroyantem Verlauf oder vom Beginn, das Sensorium erhalten ist. Auch bei der eitrigen Meningitis findet sich häufiger als man nach den Lehrbüchern glauben sollte, das Sensorium anfänglich ordentlich erhalten. Bei cerebrospinaler Meningitis und bei der alimentären Intoxikation verfallen die Patienten oft in eine charakteristische Apathie, sobald man sie in Ruhe läßt, ebenso bei Encephalitis lethargica. Beim ersten Insult der Poliomyelitis ist man leicht geneigt, eine Meningitis anzunehmen, da das Sensorium vorübergehend gestört sein kann, wenn daneben noch allgemeine Hyperästhesie besteht. Bei hysterischen Anfällen ist im Gegensatz zu epileptischen das Bewußtsein nicht tief und jedenfalls nicht nachwirkend gestört. Bei den epileptischen Absenzen ist das Bewußtsein oft nur so kurz getrübt, daß sie leicht übersehen oder nur als vorübergehende Geistesabwesenheit eingeschätzt werden.

*Echte Ohnmachten* sind selten. Sie betreffen meist ältere Neuropathen mit labilem Gefäßsystem, mit Neigung zu Herzklopfen, Farbwechsel, feuchten

Händen, Schreckhaftigkeit. Es sind „*Vasomotoriker*“, die Neigung zum Erröten und Erblassen besitzen, zu fleckiger Rötung der Haut, so bei Orthostatikern. Bei einem psychischen *Schock* kommt es zu Schwindel und Ohnmacht durch Verschiebung großer Blutmengen ins Splanchnicusgebiet. Der Eintritt geschieht langsam mit Erblassen. Plötzliches Eintreten mit Steifigkeit, Zuckungen, nachfolgende Verwirrtheit sprechen gegen einfache Ohnmacht, ebenso das Fehlen einer vasomotorischen Konstitution, das Fehlen einer auslösenden Ursache, das Vorhandensein einer Aura, tiefe Bewußtlosigkeit. Stark neigen Kinder mit orthostatischer Albuminurie zu Ohnmachten, besonders wenn man sie im Versuch stehen oder knien läßt, auch zu Kollaps und Erbrechen. In den ersten Jahren trifft man Ohnmachten bei den respiratorischen Affektkrämpfen. Diesen nahe verwandt sind die *affektepileptischen Anfälle*, die reaktive Erscheinungen sind im Gegensatz zu den epileptischen Ohnmachten.

Die **Beurteilung der Intelligenz und der geistigen Entwicklung** bildet einen wichtigen Teil der ärztlichen Prüfung. Der Neugeborene ist infolge der Rückständigkeit der Markscheiden (S. 410) ein Pallidum-Wesen, dessen Krämpfe in den ersten Monaten von den subkortikalen Zentren ausgehen, erst später von der Hirnrinde. Im Schulalter bestehen keine Schwierigkeiten. Hier ist gewöhnlich das vergleichende und darum sichere Urteil des Lehrers maßgebend (Prüfung auf Schwerhörigkeit!). Doch erlaubt schon der *Kopfumfang* ein gewisses Urteil. Ein besonders großer Kopf bietet keinerlei Gewähr für besondere Intelligenz, dagegen schließt ein Kopfumfang unter einer gewissen Größe bedeutende Intelligenz aus. Nach BAYERTHAL ist bei 7jährigen Knaben bei einem Kopfumfang unter 48 cm (Mädchen unter 47 cm) eine sehr gute Intelligenz ausgeschlossen, ebenso bei 10jährigen unter 49 cm (Mädchen 48,5 cm). *Ausnahmsweise* kommen noch sehr gute Leistungen vor bei 7jährigen Knaben mit einem Kopfumfang unter 50 cm (Mädchen unter 49 cm), bei 10jährigen unter 52 cm (Mädchen 51 cm). Im Einzelfalle hat der Arzt zu untersuchen, ob gewisse spezielle Qualitäten rückständig oder geschädigt sind. Hierbei erweisen sich die Methoden von BINET-SIMON-BOBERTAG[1] und von BÜHLER-HETZER („Entwicklungstests“) als gut brauchbar. Diese Methode gestattet mit einiger Sicherheit die eigentliche Intelligenz des Kindes zu beurteilen und nicht nur sein angelerntes Wissen.

Wir können hier nur kurz die Testmethode berühren. Für jedes Lebensjahr sind „Tests“ aufgestellt, die bei normaler Intelligenz richtig gelöst werden müssen. Löst ein 6jähriges Kind z. B. 5 Tests des 5jährigen, 3 des 6jährigen, 1 des 7jährigen, so ist sein Intelligenzalter $5 + {}^4/_5 = 5^4/_5$ Jahre.

*Tests für 3 Jahre.*

1. Nase, Mund und Augen zeigen: Zeige Deine Nase usw.
2. Wiederholen von Sätzen mit 5—6 Silben: Ich bin ein gutes Kind. Ich habe einen schönen Hund.
3. Wiederholen von 2 Zahlen, z. B. 3, 7; 4, 6; 9, 5. Es soll bei 3 Versuchen einmal richtig wiederholt werden.
4. Nennen des Familiennamens: Wie heißt Du? Wird nur der Vorname gesagt, so soll die zweite Frage folgen: Und wie heißt Du noch?
5. Vorzeigen von Bildern, die einen einfachen „Vorgang“ darstellen. Das Kind soll imstande sein, Personen und Dinge aufzuzählen (ohne Zusammenhang): Sieh das Bild an, sage was Du siehst. Was machen die Leute?

*4 Jahre.*

1. Angabe des Geschlechts: Bist Du ein kleiner Knabe oder ein Mädchen?
2. Benennen von bekannten Gegenständen, die man zeigt: Schlüssel, Messer, Geldstück. Was ist das?
3. Wiederholen von 3 Zahlen, z. B. 7 1 4, 2 8 6, 5 8 9.

---

[1] Verlag Marhold, Halle a. S.

4. Vergleichen von zwei Linien: Man zeichnet mit Tinte zwei Linien parallel untereinander, die eine etwa 5 cm, die andere 6 cm lang: Welche Linie ist größer?

5. Zwei Gewichte vergleichen: (Zwei gleich große Schächtelchen): Gib mir das schwerere.

Je jünger das Kind ist, um so schwerer und unsicherer wird unser Urteil, darum am schwierigsten im ersten halben Jahre. Gesunde Sinnesorgane vorausgesetzt, darf man damit rechnen, daß ein normales Kind mit 2—3 Monaten gut fixiert, daß es mit 3—4 Monaten in der Richtung des Schalles blickt. Damit wissen wir nicht nur, daß Sehvermögen und Gehör gut arbeiten, sondern daß auch die vermittelnden Assoziationen des Gehirnes normal funktionieren und daß kein wesentlicher Intelligenzdefekt vorhanden sein wird. In vielen Fällen von Rachitis macht sich ein Mangel an körperlicher und geistiger Regsamkeit geltend, die viel mehr die Folge von verspäteter als von mangelhafter geistiger Entwicklung ist.

Die **wichtigsten Stufen der normalen geistigen Entwicklung,** die im Einzelfalle natürlich oft zeitliche Abweichungen ergibt, ohne daß damit ein pathologisches Verhalten schon vorläge, sind folgende:

*In den ersten 2 Wochen* ist das Dasein rein vegetativ ohne Beteiligung des Großhirns. Die Bewegungen werden noch vom Pallidum beherrscht und gelangen erst später unter den Einfluß des übergeordneten Striatums. Große Gebiete des Gehirns und der Pyramidenbahnen sind in den ersten Monaten noch ohne Markbekleidung, daher grau, so daß bei den Neugeborenen noch automatische und reflektorische Bewegungen vorherrschen. Sie sind instinktiv, unkoordiniert und ziellos, fast athetotisch, von Mitbewegungen in anderen Körperteilen begleitet. Die Pupillen reagieren schon in den ersten Stunden auf Lichteinfall. Nach einer Woche wird der Kopf nach dem Licht gedreht, die Augen starren, aber blicken noch nicht, die Lider werden bei grellem Lichte geschlossen. Auf heftige Schalleindrücke schreckt das Kind schon in den ersten Tagen zusammen. Die Schmerzempfindung der Haut des Neugeborenen ist noch stumpf.

Ein *tonischer Fußgreifreflex* besteht bei 98 % der gesunden Neugeborenen bis zum Gehenlernen. Druck auf die Fußsohle (Kopf der Metatarsen) erfolgt Beugung und Adduktion der Zehen.

*In der 3.—4. Woche* treten koordinierte Augenbewegungen auf. Ein Gegenstand, der direkt ins Auge fällt, wird oft verfolgt. Freude an leuchtenden Gegenständen. Angenehme Gehörseindrücke wirken beruhigend.

*Im zweiten Monat* stellen sich Lallen, Ausdruckbewegungen, Lächeln ein, am Ende des Monats bisweilen schon lautes Lachen bei Lustgefühlen, Fixieren mit Aufmerksamkeit. Das Lachen und Weinen des Säuglings geschieht unter Mitbewegungen des ganzen Körpers.

*Im dritten Monat* zeigt sich willkürliches Fixieren. Die vorher öfters auftretenden unkoordinierten Augenbewegungen („*Schielen*“) verschwinden. Aufmerksamkeit auf die Umgebung, willkürliche Bewegungen der Arme stellen sich ein.

*Im dritten bis vierten Monat wird der Kopf in der Richtung eines Schalles gedreht,* in der Rückenlage vom Kissen erhoben (in der Bauchlage schon im Alter von wenigen Wochen). Die reflexartigen Bewegungen treten gegenüber den willkürlichen zurück. Rinde und Pyramidenbahnen treten in Aktion, die Massenbewegungen treten zurück.

*Im vierten bis fünften Monat entwickeln sich sichere Greifbewegungen.*

*Im fünften bis sechsten Monat* beginnt das Kind sich aufzusetzen. Mit sechs Monaten stemmt sich das Kind beim Aufstellen mit seinen Füßen fest gegen die Unterlage. Erkennung vertrauter Personen.

*Im dritten Quartal* wird der Verkehr mit der Umgebung reger, durch Lallaute und Gebärden unterstützt. Suchen gefallener Spielsachen mit den Augen. Es zeigt sich Verständnis für einzelne Worte, seltener noch Nachsprechen von solchen. Blicken nach Richtung auf die Frage: Wo ist Papa?

*Im vierten Quartal* fängt das Kind an, zu stehen und sinnvolle Worte zu sprechen. Freude an Gelb und Rot. Willkürliches Greifen. Bitte-bitte machen.

*Im fünften Quartal* kommt es zu freiem Stehen und Gehen und Bildung von 6—8 Wörtern. Selbständige Willensäußerungen. Neigung zu Nachahmung.

*Sechstes Quartal*: Mehrung von zweckdienlichen Handlungen. Schachtelöffnen, Nachsprechen kurzer Wörter.

*Siebentes bis achtes Quartal*: Ruckweise Vermehrung des Wortschatzes, Satzbildungen, Fragen.

*Drittes Jahr*: Bildung von zusammengesetzten und Nebensätzen. Nachsprechen längerer Wörter. Wer? und Wo? fragen. Selbständiges Essen mit dem Löffel. Entwicklung weiteren Farbensinnes. Logische Antworten und Handlungen. Zahlenbegriffe fehlen noch. Entstehung des Ehr- und Schamgefühls.

Beim Säugling steht das *Triebleben* mit Äußerungen der Lust und Unlust im Vordergrunde. Die Affekte werden allmählich deutlich und bestimmen das Temperament und die Willenshandlungen. Die *Erziehung* soll schon beim Säugling einsetzen. Vom 2.—4. Jahr (*Trotzalter*) hat sie mit dem wachsenden Selbständigkeitsbedürfnis zu rechnen, das nicht unterdrückt, sondern weise gelenkt werden soll. Der *Trotz* bekundet sich bisweilen in hartnäckigem *Mutismus* (Schweigesucht), der auch durch Angstneurose und Hysterie bedingt sein kann. Später wirkt die Erziehung hauptsächlich durch das *Beispiel der Eltern* und *ihre Selbsterziehung*. Mit dem Beginn der Pubertät erfährt die sich gestaltende Persönlichkeit tiefgreifende seelische Veränderungen mit vorübergehender starker *Psycholabilität*. Unter dem Einfluß der leibseelischen Umformung im *Beginn der Pubertät* treten die Knaben in die *Flegeljahre*, die sich durch Widerstand gegen die Autorität und ungezügeltes polterndes Benehmen bekunden, wogegen die *Mädchen übersensibel* und schwärmerisch werden.

Auch bei Normalen gibt es wesentliche Abweichungen von dem geschilderten Entwicklungsgang und späteres Eintreten der einzelnen Fortschritte. Große zeitliche Schwankungen zeigt die **Sprachentwicklung,** die auf vermehrtem Lallen im 5.—8. Monat aufbaut. Das Sprachverständnis ist für einzelne Personen und Gegenstände (Mama, Milchflasche, Uhr) fast stets am Ende des ersten Jahres schon vorhanden. Daneben kann sich das selbständige Sprechen bei guter Intelligenz bis ins 3. Jahr verzögern, wogegen die frühreifen Kinder, die schon im Anfang des 2. Jahres über einen bedeutenden Wortschatz verfügen, durchaus nicht immer besonders gescheit sind. Die Mädchen sprechen durchschnittlich früher als die Knaben. Von den *Sprachstörungen* sei nur die häufige *Dysarthrie*, die unvollkommene Aussprache erwähnt. Sie kann stoßend, spastisch, explosiv sein oder paralytisch beim Unvermögen zu Lippen- und Zungenlauten. *Aphasie* zeigt sich gerne nach schwerem Typhus und Keuchhusten.

Eine eigentümliche und seltene Störung ist die **Hörstummheit.** Dabei können die Kinder bei normaler Intelligenz und gutem Gehör bis zum 4.—8. Jahr nicht sprechen, verstehen aber alles Gesprochene. Meist liegt ein mangelnder Nachahmungstrieb und eine Willenshemmung zugrunde, bisweilen allerdings durch leichte Debilität begünstigt. Seltener ist eine sensorische Aphasie die Ursache.

Bei aufmerksamer Untersuchung wird man feststellen können, ob ein Intelligenzdefekt nur vorgetäuscht wird, ob die Kinder wegen Taubheit (nach cerebrospinaler Meningitis usw.) oder Schwerhörigkeit infolge von Adenoiden (Ohruntersuchung) nicht sprechen oder das Gesprochene nicht verstehen. Vorgetäuscht wird Intelligenzmangel durch das steife ausdruckslose Gesicht bei allgemeiner Gliederstarre (LITTLEsche Krankheit). Bei Psychopathen besteht eine Störung der Gemüts- und Willensbildung.

Bei **verminderter Intelligenz** (Oligophrenie, Schwachsinn) unterscheidet man 3 Grade:

Die *Debilität* bezeichnet den leichtesten Grad des Schwachsinns. Das Kind hat die Kenntnis seiner Umgebung, von Personen und Sachen, es lernt sprechen, wenn auch verspätet. Es versagt in den komplexen Vorstellungen, hat aber ordentliche Allgemeinbegriffe. Die ethischen Begriffe sind meist schwach entwickelt, das ethische Empfinden ist oft mehr beeinträchtigt als die eigentliche

Intelligenz. Die Ideenassoziation ist mangelhaft und darum die Begriffsbildung erschwert. Es reagiert ein älteres normales Kind auf ein Reizwort in der 2. Sekunde, bei Intelligenzstörung verzögert (Abb. 251, 252). Sehr oft öffnet erst das Scheitern in den oberen Schulklassen den Eltern die Augen.

*Bei den Imbecillen* (ausgesprochener Schwachsinn) sind die Kenntnisse mangelhaft, das Triebleben steht im Vordergrund. Die Kinder werden verspätet reinlich, machen viele stereotype Bewegungen. Das Sprechvermögen bleibt beschränkt. Abstrakte Begriffe fehlen. Urteil, Kombinationen, Assoziationen sind ganz unvollkommen. Bei angeborenen oder früherworbenen *Defektpsychosen* ist eine Erschwerung oder ein Ausfall des Erwerbes psychischer Leistungen vorhanden. Bei leichteren Formen überwiegen auch hier die *ethischen Defekte*, deren primären Mangel man als *moralisches Irresein* bezeichnet.

Die *Idiotie* (*Blödsinn*) bezeichnet den höchsten Grad der Störung, wo die Intelligenz auf einer tiefen tierischen Stufe steht. Die Kinder fixieren und greifen noch nicht mit 1 Jahr, „fremden nicht"[1]. Sie sind ganz unreinlich, lernen nicht selbständig essen, können nicht sprechen, sind unaufmerksam (Abb. 253). Bei jüngeren Säuglingen sind nur die schweren Grade erkennbar: Unfähigkeit zu saugen, keine Schmerzäußerung auf Nadelstiche, Indifferenz gegen die Umwelt.

*Der Umklammerungsreflex* (MORO) (Erschütterungsreflex) bildet einen Bogengangreflex, er tritt bei zentralen Defekten auch noch jenseits des 1. Lebensjahres auf. Sonst zeigt er sich in der Norm bei kräftigen Säuglingen nur in den 3—4 ersten Lebensmonaten. Es sieht aus, wie wenn das Kind hilfesuchend die Mutter umklammern wollte, sobald man neben ihm heftig auf den Tisch schlägt.

Sehr wichtig ist die Feststellung der *Ursachen der Intelligenzdefekte*, darunter Alkoholismus und Lues der Eltern, dabei meist auch Lues des Kindes. Intelligenz-

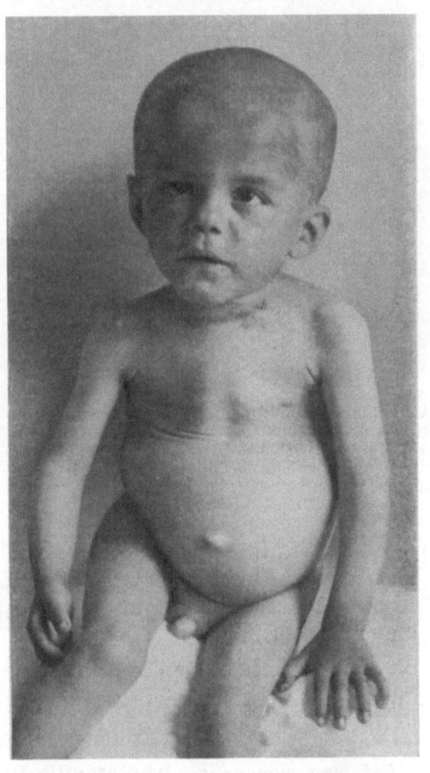

Abb. 251. Debilität. Geheilter Hydrocephalus. 3 ¼ Jahre. Kopfumfang 53 cm.

störung kann als einziges Zeichen von Lues in Erscheinung treten. Die *juvenile Paralyse* ist recht selten. Beginn im Schulalter. Ihre Frühdiagnose wird durch genaueste körperliche Untersuchung bei Störungen der Persönlichkeit außerordentlich erleichtert. Sie führt zu Intentionszittern, Charakterveränderungen, Sprachstörungen, zu gesteigerten Reflexen (Patellar-), langsamer Abnahme der Intelligenz und zu fortschreitender Verblödung mit epileptiformen Anfällen und Pupillenstarre. Der Liquor enthält zahlreiche Lymphocyten, Wassermann positiv. Oft Ähnlichkeit mit syphilitischer Encephalitis. Sodann schwere Bildungshemmungen des Gehirnes, oft mit Mikrocephalie oder Hydrocephalie verbunden, Geburtstraumen, Meningitis, Encephalitis, infantile Cerebrallähmung, tuberöse Hirnsklerose (Talgdrüsengeschwülste im Gesicht?), Athyreosis, Kretinis-

---

1 Sie unterscheiden fremde und vertraute Personen noch nicht.

mus usw. Je tiefer die Intelligenz steht, um so eher findet man Degenerationszeichen in der Kopfform, an den Ohren, den Zähnen usw. Wenn man von
mongoloider, amaurotischer und Myx-Idiotie spricht, so hat man hier mehr

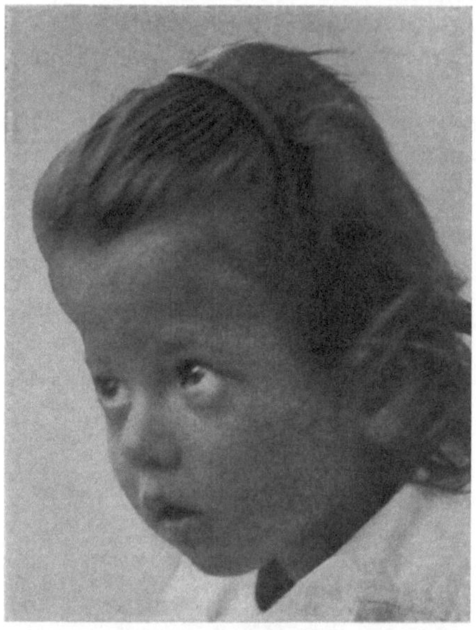

Abb. 252. Leichte Debilität. 2 Jahre. Spasmen und erhöhte Reflexe der unteren Extremitäten (LITTLE). Olympierstirne als Folge
eines Megalocephalus (keine Rachitis!). Frühgeburt, etwa 750 g. Gewicht mit 10 Wochen
1700 g.

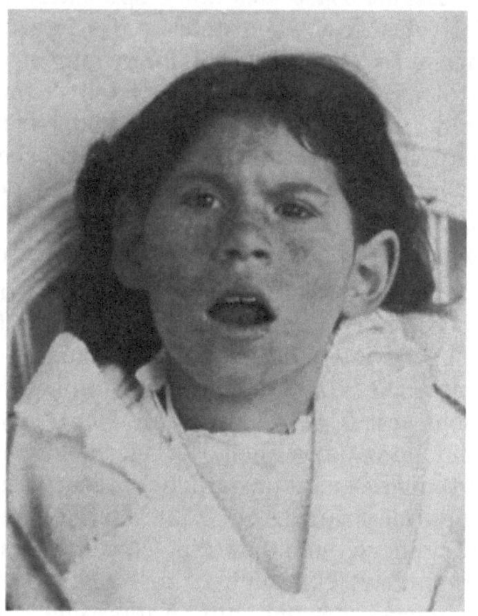

Abb. 253. Spastische Idiotie. 10 Jahre.
Fliehende Stirne, Mikrocephalie.

die Ursache im Auge als den Grad der Oligophrenie, die bei Myxidiotie von
leichter Demenz bis zu schwerer Idiotie variieren kann. Bei der mongoloiden
Idiotie findet man fast nie die höchsten Grade des Defektes, also keine Idiotie
im engeren Sinne.

Von Ursachen für die *erworbene Idiotie*, die erst nach mehreren Jahren entstehen kann, sind wichtig: die cerebrospinale Meningitis, Encephalitis (cerebrale Kinderlähmung), Epilepsie, Lues.

Auf eine eigenartige **frühinfantile Demenz** hat ZAPPERT aufmerksam gemacht. Mit
3—5 Jahren wird die Sprache singend und geht zuletzt verloren unter zunehmender Verblödung (Dementia praecox?). Die **Dementia infantilis** (HELLER) entwickelt sich vom
2.—6. Jahr mit Unruhe, Sprachstörungen und Verblödung bei intelligentem Ausdruck.
Die Existenz einer *Idiotia thymica* mit Osteoporose bei Defekt des Thymus ist nicht festgestellt.

Bei allen Graden von Schwachsinn unterscheidet man eine *agile Form*, die
durch starken Bewegungsdrang und allgemeine motorische Unruhe gekennzeichnet ist und eine *torpide Form*, die sich durch Stumpfheit und träge oder
mangelnde Bewegungen auszeichnet. Die mongoloide Idiotie wird nach dem
1. Jahr fast stets agil. Der Myxidiote ist auffällig torpide. Imbezillität und
Idiotie kündigen sich oft schon nach der Geburt an durch Ungeschicklichkeit
im Saugen, stark verminderte Schmerzempfindung, allgemeine Muskelhypertonie, bald dann durch mangelndes Interesse an der Außenwelt, durch Mangel
an Fixier- und Greifbewegungen. Bei angeborener oder durch Geburtstrauma
entstandener Idiotie ist im Gegensatz zur später erworbenen die Physiognomie

meist mehr und auffallend verändert und verrät durch den Ausdruck und die Kopfform das frühzeitige Erscheinen der Schädigung. Häufig liegt hier Mikrocephalie und fliehende Stirne vor, die ebenso durch Geburtstrauma bedingt sein kann. Auch schwere Ernährungsstörungen und Rachitis können die geistige Entwicklung hemmen. Bei Blinden und Tauben ist die Intelligenz sehr schwer zu bestimmen. (Man denke an HELEN KELLER.) Bei Aphasie erlaubt bisweilen die Prüfung der Geschicklichkeit und der Überlegtheit der Handbewegungen ein Urteil.

## Die mongoloide Idiotie (Mongolismus)

ist ein seltsames und recht häufiges Leiden unbekannter Natur (oft mit Mikrogyrie). Sie wird oft verkannt und mit Myx-Idiotie verwechselt. Eine erbliche Anlage liegt nicht zugrunde. Öfters sind Erschöpfungszustände der Mutter,

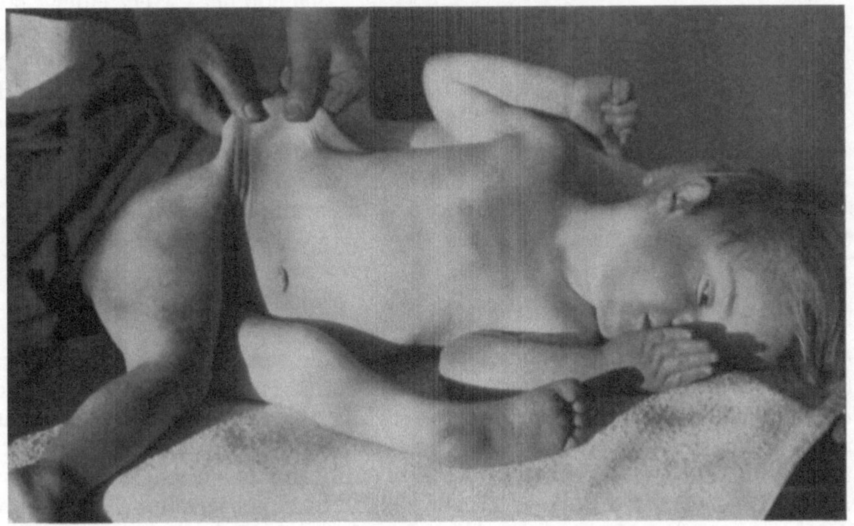

Abb. 254. Mongoloide Idiotie. 3 Jahre alt. Hypotonie. Cutis laxa. Beliebte Stellung (betrachtet die Finger).

z. B. zahlreich vorausgegangene Geburten im Spiel (Durchschnittsalter 40 Jahre). Sie ist schon in den ersten Wochen deutlich und führt zu typischen körperlichen Störungen, die sie dem Erfahrenen leicht kenntlich machen. Das Auftreten der Epiphysenkerne ist verspätet, ebenso die Zähne und der Fontanellenschluß. Die *Physiognomie* ist in einigermaßen ausgeprägten Fällen ganz charakteristisch (s. Abb. 24, 25). Die lange Zunge beleckt die rauhe Haut der Umgebung des meist offen gehaltenen Mundes. Der Gaumen ist steil und hoch. Häufig sind adenoide Wucherungen vorhanden. Die Wangen sind rauh und gerötet. Neben der Physiognomie fallen die mißgebildeten spitzen und weichen Ohrmuscheln auf. Das Hinterhaupt ist flach, der Kopf kugelförmig. Die Kleinfinger sind einwärts gekrümmt. Es besteht eine durchgehende Querfurche im vorderen Teil der Hohlhand (Affenfurche), Abstehen der großen Zehen. Ganz besonders hervorstechend ist eine *ungemeine Schlaffheit der Gelenke* (s. Abb. 254) mit *Muskelhypotonie*, so daß man die Füße mit Leichtigkeit vornüber hinter die Ohren bringen kann. Dazu kommt eine weiche, fettreiche und leicht abhebbare Haut (*Cutis laxa*). Der Leib ist groß und zeigt oft eine Nabelhernie. Stets ist die Intelligenz gestört. Auffällig ist die Freude an Musik. Die meisten Kinder zeigen einen bemerkenswert gleichmäßigen mittleren Intelligenzdefekt. Im 1. Jahr sind sie gewöhnlich apathisch, später werden sie agil und machen Grimassen in affenähnlicher Weise. Auffällig bei jüngeren Kindern ist die andauernde Betrachtung der vor die Augen gehaltenen gespreizten Hand, bei älteren die tiefe rauhe Stimme. Nicht selten Schielen, Nystagmus. Die Genitalien bleiben hypoplastisch. Oft ist ein angeborener Herzfehler oder sind andere Mißbildungen vorhanden. Die Therapie ist machtlos. Es gibt aber öfters Fälle, die neben dem Mongolismus noch *Zeichen von Myxidiotie* aufweisen. Diese werden in ihrer hypothyreotischen Quote durch Schilddrüsenfütterung günstig beeinflußt. Die meisten Kinder erliegen schon im ersten Dezennium interkurrenten Krankheiten.

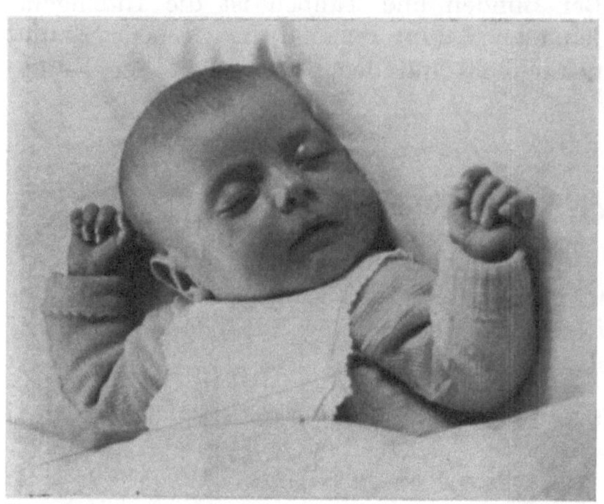

Abb. 255. 3 Monate. Schlafhaltung des gesunden Säuglings.

## Schlaf.

Der *Schlaf des gesunden Kindes* ist dauernd und fest, beim Säugling 20 bis 16 Stunden, beim Kleinkind 16—12 Stunden, beim älteren Kinde 11—9 Stunden im Tag. In den ersten Wochen wacht der Säugling nur zur Zeit der Mahlzeit auf, um rasch wieder einzuschlafen. Dabei nehmen die Arme häufig die intrauterine Haltung ein, wie sie beistehendes Bild (Abb. 255) zeigt, wogegen das Kind in kranken Tagen meist die Arme hängen läßt. Mit zunehmendem Alter nimmt das Wachsein tagsüber immer zu. Vom 2. Jahr an schläft das gesunde Kind selten mehr zwischen den Mahlzeiten, mit Ausnahme des ein- bis zweistündigen Mittagsschlafes, der gewöhnlich mit Vorteil bis gegen die Schulzeit hin innegehalten wird. Beim älteren Kinde bestehen *zwei Gipfel der Schlaftiefe:* bald nach dem Einschlafen und in den frühen Morgenstunden. *Frühgeborene und junge debile Säuglinge* liegen gewöhnlich in anhaltendem Schlummer.

*Unruhiger, durch Geschrei unterbrochener Schlaf* ist in den ersten Monaten oft ein Zeichen der Ernährungsstörung oder des *Hungers*. Heftiges Geschrei bei Brustkindern ist häufig ein Anzeichen von Kolik. Vom 2.—3. Monat an tritt unruhiger Schlaf auf als Vorläufer der *Rachitis*, die sich auch mit Kopfschweißen und Blässe einleitet, worauf bald die Zeichen der Kraniotabes deutlich werden. Gellendes Aufschreien des Säuglings, der darauf wieder in Apathie verfällt (schreiende Gichter) findet sich bei *alimentärer Intoxikation* und *Sepsis*. Fieber und Schmerz stören regelmäßig den Schlaf.

Schon im Säuglingsalter kann leiser und unruhiger unterbrochener Schlaf, häufig von Schreien begleitet, der Ausdruck einer *neuropathischen Konstitution* sein, wie in der ganzen Kindheit. Verwöhnte Kinder werden am Einschlafen gehindert, wenn die gewohnte Umgebung (Spielzeug, Mutter) fehlt. Vom

3. Jahr an äußert sich die Neuropathie oft auch im *Pavor nocturnus,* wobei das Kind nach 2—3 Stunden nachts erschreckt und mit Geschrei aufwacht, sich an die Mutter klammert und nach einiger Zeit wieder einschläft, ohne recht wach geworden zu sein. Vielfach handelt es sich um Kinder mit adenoiden Vegetationen.

*Schlaflosigkeit* ist vielfach bedingt durch organische- und Infektionskrankheiten, durch Rachitis (Frühsymptom), durch Neuropathie und Übermüdung.

*Schlaflosigkeit älterer Kinder* kam in den letzten Jahrzehnten oft als Zeichen, mehr noch als Nachkrankheit der *Encephalitis epidemica* zur Beobachtung. Die Kinder finden bis gegen Morgen den Schlaf nicht, sind unruhig und geschäftig im Bett, kämmen sich die Haare, stehen auf usw., um dann bis gegen Mittag in tiefen Schlaf zu verfallen. Von den vielen sonstigen Ursachen seien nur Erziehungsfehler und Furcht vor dem Alleinsein (Dunkelheit) erwähnt.

## Neuropathische und psychopathische Störungen

finden sich bei Kindern ungemein häufig, teils erblich, häufig erworben oder anerzogen durch Verzärtelung und unrichtige Behandlung, Erziehungsfehler, ungünstige Einflüsse der Umgebung. Sehr nachteilig wirken inkonsequentes Verhalten der Eltern ohne Autorität, gestörte Familienverhältnisse. Das einzige Kind einer Familie ist besonders diesen Schädlichkeiten ausgesetzt. Die *Neuropathie* wird oft durch die exsudative Diathese begünstigt. Reize, welche den Körper, die Sinnesorgane oder die Psyche betreffen, lösen bei Neuropathen eine stärkere Reaktion aus als in der Norm und halten länger an. Übermäßige Beanspruchung führt bei Schulkindern häufig zur Erschöpfung des Nervensystems, zur *Neurasthenie.* Die kindliche Psyche ist an sich schon hemmungsloser als beim Erwachsenen und antwortet darum leicht mit Äußerungen der Wut, des Schreckens, Mangel an Selbstbeherrschung, mit Labilität des Vasomotorensystems und der Stimmung. Das vegetative Nervensystem (Vagus und Sympathicus) spielt hier nach den verschiedensten Richtungen eine hervorragende Rolle (Herz und Zirkulation, Respiration, Verdauungsapparat, Haut usw.), so daß man direkt von einem *vagolabilen* oder *sensiblen Kinde* spricht. Es braucht eine genaue Untersuchung der ganzen Persönlichkeit, auch der Umgebung, um zu erkennen, ob eine Störung funktionell oder organisch ist, wobei die Kleinkindertests von BÜHLER und HETZER eine wertvolle Hilfe geben.

Die *Vagolabilität, besser als* **vegetative Labilität** bezeichnet, spielt in jedem Alter bei Gesunden und Kranken eine gewaltige Rolle und umfaßt mannigfache Störungen. Im weiteren Sinne ist sie zur Neuropathie zu rechnen, womit somatische und psychische Einflüsse und Erscheinungen verknüpft sein können. Häufig sind aber die psychischen Verhältnisse dabei normal. Stark beeinflußt wird das Triebleben. Da das vegetative Nervensystem enge Beziehungen hat zu den endokrinen Drüsen und den Hormonen, so sind die sich ergebenden Störungen ungemein vielfältig und beteiligen manche Organe und Systeme. Zugrunde liegt eine *Konstitutionsanomalie* (S. 430), mehrheitlich angeboren, die mit Vorliebe leptosome Individuen ergreift, als Neigung zu einer *Störung der Regulation des vegetativen Nervensystems.* Alle Funktionen desselben werden bald mehr, bald weniger beteiligt, *Stoffwechsel, Blutbildung, Kreislauf, Atmung, Verdauung, Schlaf* usw. Haltung und Charakter der Persönlichkeit erhalten bestimmte Kennzeichen, die auch die Reaktionsfähigkeit auf äußere Einflüsse und die Beziehungen nach außen beeindrücken, was nicht nur im Leben des Individuums, sondern ganzer Völker zur Geltung gelangt.

Bei den verschiedenen Krankheiten sind schon viele der wichtigsten Störungen aufgeführt, so die Schweißbildung S. 50, das Erröten S. 49, bei den Augen S. 143, bei den Kreislaufsorganen (Herzklopfen, Vagusherz, Bradykardie, respiratorische Arrythmie, Ohnmachten, plötzlicher Tod), Heuschnupfen, Asthma, Erbrechen, Diarrhöe und Verstopfung, Nabelkoliken, Glykosurie und anderes mehr. Es ist vielfach *unmöglich, sicher zu unterscheiden zwischen Störungen, die durch den Sympathicus und solche, die durch den Parasympathicus bewirkt werden.* Beim Säugling ist der Vagus mehr entwickelt als der Sympathicus, so daß z. B. Atropin wenig wirksam ist. Es liegt eine *Dystonie des vegetativen Nervensystems* zugrunde, die sich eben in der *Labilität und der Störung der Regulation* äußert. Bei schweren andauernden Störungen kommt es zu starken somatischen Schädigungen, so bei der RAYNAUDschen und bei der FEERschen Krankheit.

*Bei älteren Kindern* zeigen sich Facialisphänomen, Lidflattern, Herzklopfen, Farbwechsel, schlechter Schlaf, Pavor nocturnus und Enuresis nocturna, Pollakisurie, Onanie, acetonämisches Erbrechen, Nabelkolik, Darmspasmen, Erregbarkeit, Ohnmachten, Wutkrämpfe, Stottern, Stereotypien, wie Nasenbohren, Schaukelbewegungen, feuchte Hände und Füße, Hyperthermien u. a. Ferner sind hier zu nennen Asthma bronchiale, Migräne, die Tickkrankheit, Stottern, Kopfschmerzen, krankhafte Phantasietätigkeit, pathologische Träumerei, Zwangshandlungen, Ermüdbarkeit, Somnambulismus, depressive Stimmung, Aufregungszustände, Wutanfälle usw. Als *Lustneurosen* bezeichnet man das Fingerlutschen, die Rumination (S. 271) und das Nägelkauen (verbreitet bei Debilen). Es können sich ausgesprochene *Psychopathien* entwickeln mit gestörter Seelenharmonie, veränderten Trieben und Instinkten, Schwererziehbarkeit, Grübelsucht, Hemmungslosigkeit, krankhafte Ängstlichkeit usw. Schon *beim Säugling* tritt die Neuropathie in Erscheinung als Schreckhaftigkeit, häufiges Schreien und Weinen, Neigung zu Schweißen, leiser Schlaf, gesteigerte Reflexe, Dermographismen, Anorexie, Erbrechen, Rumination, starke Fieberreaktionen, vermehrte Darmperistaltik und mangelhaftes Gedeihen. Ein Haarschopf auf der Scheitelhöhe findet sich bei diesen Säuglingen öfter als bei anderen. *Fingerlutschen* deutet in den ersten Monaten nicht immer auf Hunger. Es kann bis zu 2 Jahren als normal angesehen werden. Wie später, ist es oft der Ausdruck von Schlafbedürfnis, Langeweile, Neuropathie, ohne sexuelle Grundlage. Nach *Encephalitis epidemica* (S. 412) entwickelte sich zuweilen eine merkwürdige Wesensänderung: die Kinder wurden unsozial und hemmungslos, dreist, fingen an zu spucken und verfielen in erregten Schwachsinn. Nicht mit Neurasthenie zu verwechseln ist die depressive mürrische Stimmung im Beginn der tuberkulösen Meningitis, bei allgemeiner Tuberkulose oder bei Gehirntumor, auch bei der Akrodynie des Kleinkindes. Sexuelle Störungen (Onanie u. a.) sind in vielen Fällen die Verschuldung der Umgebung und Verführung.

Siehe auch Konstitution S. 430.

Die eigentlichen *Defektpsychosen* sind meist angeboren (Hirnleiden, Geburtstraumen), so Lues, amaurotische Idiotie, Mongoloid, Kretinismus, Epilepsie usw., mit Störungen der geistigen und ethischen Entwicklung. Dabei sind häufig Degenerationszeichen deutlich (Mikrocephalie u. a.). Bei den Spätformen der Encephalitis epidemica zeigen sich Charakterveränderungen (Unreinlichkeit, Bösartigkeit, Agitation). Die Anamnese erlaubt die Unterscheidung von angeborenen, intellektuellen und ethischen Defekten.

Die *Schizophrenie* (*Dementia praecox*) kann ausnahmsweise schon beim Schulkinde, auch schon früher, beginnen mit zurückgezogenem Wesen, Gereiztheit und Stereotypien, Apathie oder Erregung, bleibt aber lange undifferenziert und macht nur den Eindruck von Neuropathie oder Hysterie.

## Suggestibilität und Hysterie.

Die **Suggestibilität** wird in den ersten Jahren außerordentlich groß, sobald sich das Bewußtsein entwickelt. In diesem Alter sind die Kinder noch wenig gewohnt, selbständig zu denken und zu handeln, sondern sich von ihrer Umgebung leiten zu lassen. Der Arzt benutzt diese Eigenschaft oft unbewußt in seinen therapeutischen Maßnahmen. Der Schmerz nach einem Fall verliert sich rascher, wenn man bei der Einreibung versichert, daß er dadurch beseitigt werde. Erklärt die Mutter ihrem Kinde, das nicht einschlafen kann, daß ihm das Auflegen der Hand auf den Kopf Schlaf bringe (die Erklärung ist oft entbehrlich dabei), so stellt sich der Schlaf meist auch bald ein. Bei Kindern wie auch bei Erwachsenen ist der Erfolg der ärztlichen Anordnungen vielfach weit mehr der Persönlichkeit des Arztes zuzuschreiben als den speziellen Maßnahmen oder Arzneien. Es gilt dies weitgehend für die Symptome des Appetites, des Erbrechens, des Schmerzes, des Hustenreizes usw. Wertvoll ist es, in Gegenwart der Kinder den Zweck der angegebenen Anordnungen zu erklären. Dabei wird die *Wirkung einer Arznei* erhöht, wenn sie nicht farblos oder geschmacklos ist. Allerdings soll sie nicht direkt unangenehm sein.

In mancher Hinsicht sind gesunde, verständige und gut erzogene Kinder der Suggestion leichter zugänglich als verwöhnte und verzogene Kinder aus nervöser und unverständiger Umgebung. Diese sind mißtrauisch, haben oft schon störende Autosuggestionen. Bei Kindern muß die ärztliche Befragung und Untersuchung ganz besonders vorsichtig und voraussetzungslos vorgenommen werden, sonst veranlaßt man viel leichter als bei Erwachsenen die Antwort, die man erwartet. Die verfängliche Frage einer ängstlichen Mutter: Tut es dir wirklich nicht mehr weh ? ist das beste Mittel, das Schmerzgefühl an der einmal betroffenen Stelle zu fixieren, wobei z. B. der Zorn über fehlbare Geschwister noch beitragen kann. Vom 3. Jahr an ist *Hypnose* möglich, aber meist entbehrlich. Die große Suggestibilität im Wachzustande ist ausreichend, kann auch mit großem Nutzen zur Erziehung verwendet werden.

Die *plastische Seele des natürlichen Kindes* ist durch den Arzt leicht zu beeinflussen. Sobald dieser durch ein freundliches, geschicktes und sicheres Verhalten das Vertrauen (auch der Mutter!) erworben hat, erschließt es sich ihm willig und ganz, so daß er Einblick erhält in sein Wesen und Leiden und damit eine starke Handhabe gewinnt für eine erfolgreiche Behandlung.

Die Suggestibilität des Kindes erklärt es, daß vom 2. Jahr an häufig **hysterische Erscheinungen** auftreten. Krankhafte psychische Reaktionen, Geltungssucht. Psychische Ursachen lösen dabei oft körperliche Symptome aus. Zuerst treffen wir sie im Gebiet der Ernährungsfunktion, bei der Nahrungsaufnahme in Form von Nahrungsverweigerung, Erbrechen, Fehlen von Selbstbeherrschung und Willenskraft usw. Einflüsse der Umgebung, psychische Traumen, vorausgehende Krankheiten sind häufig das auslösende Moment. Dabei entstehen oft pathologische Bedingungsreflexe (s. S. 370), so Erbrechen auf eine bestimmte Nahrung, Blinzeln nach Conjunctivitis, Aphonie nach Kehlkopfkatarrh oder Intubation. Die kindliche Neigung zur Nachahmung, die eigenartige Einstellung zur „Lüge“, welche häufig durch das Verhalten der Umgebung unterstützt wird, erklären viele hysterische Symptome, die so fixiert werden, die Phantasielügnerei, sog. Choreaepidemien. Es sind besonders frühreife Kinder aus überängstlicher und neuropathischer Umgebung, die das Bedürfnis empfinden, Aufmerksamkeit zu erregen, die leicht der Hysterie verfallen. So sind oft die Zustände von Erbrechen, Kopfweh, Somnambulismus zu erklären. Die Kinder gefallen sich in der Krankheit, weil sie vermehrte Aufmerksamkeit und Liebe erfahren, weil sie nicht zur Schule gehen müssen.

Im großen ganzen äußert sich die *Hysterie* in gleicher Weise wie bei Erwachsenen. Es sind aber große Krampfanfälle bis gegen die Pubertät selten. Die
sog. *Dauerstigmata* sind wenig zu finden, wenn der Arzt Sorge trägt, sie nicht
hervorzurufen. Schon im Beginn des 2. Jahres sind oft deutliche Anzeichen
wahrnehmbar, zum Teil als Imitationsneurose, auch als Angstzustände. Bei
älteren Kindern beherrschen plumpe Symptome oft als einzige Äußerung das
Krankheitsbild, plötzlich eintretende Kniegelenkskontrakturen oder Abasien
nach einem Fall, Lähmung eines Beines nach Schreck usw.

Für die *Diagnose* der leichten Erscheinungen ist im allgemeinen der Gesamteindruck der Persönlichkeit und der Umgebung maßgebend, der Gegensatz
zwischen dem geringen objektiven Befund und den vom Patienten und der
Umgebung drastisch und mit Befriedigung vorgetragenen Symptomen. Manchmal wird die Diagnose auch zu Unrecht gestellt, wo es sich z. B. um Gehirntumoren oder eine schleichende Meningitis handelt!

## Schreckhaftigkeit

kommt am leichtesten zur Wahrnehmung bei heftigen Geräuschen und unerwarteten andersartigen starken Sinneseindrücken. Wenn ein Kind auf wiederholtes Händeklatschen immer stark zusammenfährt, nicht nur beim erstenmal,
so muß man dies als Schreckhaftigkeit bezeichnen. Die Schreckhaftigkeit ist
ein häufiges Zeichen der Neuropathie und findet sich hier schon im ersten
Säuglingsalter. Sie fehlt aber auch nicht selten dabei. Erworben stellt
sie sich oft ein bei cerebralen Diplegien und bei Epilepsie. Fast als
pathognomonisch ist die auffallende Schreckhaftigkeit auf Schalleindrücke bei
*amaurotischer Idiotie* zu bezeichnen. Dabei habe ich Wörter mit dem Vokal a
als besonders wirksam empfunden. Kaum mit Schreckhaftigkeit zu verwechseln
sind die tetanischen Stöße auf Geräusche und Berührung beim Tetanus.

## Hyperästhesie.

**Sensorielle Hyperästhesie** stellt sich akut ein bei Meningitiden und bei Tetanus.
Im Beginn der tuberkulösen Meningitis vermeiden die Kinder oft das helle
Tageslicht und sind gegen Geräusche auffallend empfindlich. Starke Lichtscheu besteht bei der Conjunctivitis, bei FEERscher Krankheit, vor allem im
Beginn der Masern und bei Phlyktänen. Neuropathie und Migräne bilden
habituelle Ursachen.

Bei der **Berührungshyperästhesie** ist oft nicht leicht zu entscheiden, ob eine
Hyperästhesie der Haut besteht, oder ob die Empfindlichkeit durch die Bewegung oder durch Druck auf Nerven und Muskeln ausgelöst wird. Oft sind
verschiedene dieser Ursachen vereint vorhanden.

*Eine allgemeine Hyperästhesie der Haut* trifft man am häufigsten bei den
verschiedenen Meningitiden. Sie ist am stärksten bei der cerebrospinalen;
bei der tuberkulösen ist sie manchmal unbedeutend. Die Pflegerin nimmt sie
deutlich wahr, sobald sie die Kinder bewegt, auskleidet usw. Bei der cerebrospinalen Meningitis ist die Empfindlichkeit besonders auffällig bei der Bewegung der Beine, z. B. beim Unterschieben einer neuen Windel. Beim frischen
Insult der epidemischen Kinderlähmung ist die Hyperästhesie oft sehr groß.
Es ist hier nicht sowohl die Berührung der Haut, als die passive Bewegung,
welche starke Schmerzen auslöst. Dadurch kann nicht nur der Verdacht auf
Meningitis, sondern auch auf Coxitis, Peritonitis usw. erregt werden. Bei heftiger
fieberhafter Pyelocystitis der Säuglinge besteht oft eine beträchtliche Berüh-

rungs- und Bewegungsempfindlichkeit, so daß der Gedanke an eine Meningitis oder Periappendicitis nahe liegt, der durch bestehende Nackenstarre unterstützt wird. Man muß es sich deshalb zur Regel machen, bei Meningismus in den ersten Jahren sofort den Urin zu untersuchen. Eine allgemeine Hyperästhesie oft hochgradiger Art findet man bei schweren hochfieberhaften Infektionskrankheiten, so bei Pleuropneumonie, bei Typhus und Influenza, bei der Serumkrankheit.

*Lokale Hyperästhesie* bzw. Druck- und Bewegungsempfindlichkeit trifft man bei der Invasion der epidemischen Kinderlähmung in der später gelähmten Region. Hier können die betroffenen Nerven wie bei Polyneuritis wochenlang druckempfindlich bleiben.

HEAD*sche Zonen* erscheinen bei Pneumonie, Pleuritis, Peritonitis, Pyelitis usw. Oft wird bei Pleuropneumonie über Druckempfindlichkeit des Abdomens geklagt, ja es kommt zu einer Kontraktur der Bauchmuskeln, so daß fälschlich eine Periappendicitis angenommen wird (s. S. 253).

Eine *Hyperästhesie der Wirbelsäule* findet sich in erster Linie bei cerebrospinaler Meningitis, sodann in den ersten Tagen der epidemischen Kinderlähmung. Bei beiden Krankheiten kann Nackenstarre dabei sein, das Blutbild und der Liquor sind jedoch different (s. Tabelle S. 421). Bei der tuberkulösen Spondylitis ist die Empfindlichkeit meist auf die kranke Gegend beschränkt, häufig fehlt sie. Nicht ganz selten ist der Rheumatismus der Wirbelsäule, besonders der Halsregion. Bei älteren Mädchen findet sich auf Grund von Neuropathie und Hysterie oft eine Druckempfindlichkeit einzelner Wirbel, so daß man eine Spondylitis vermutet. Die ungehemmte Beweglichkeit, das normale Röntgenbild, eventuell eine negative Tuberkulinprobe klären die Sachlage.

## Hypästhesie und Anästhesie.

Außer in den ersten Lebenstagen findet man herabgesetzte Schmerzempfindlichkeit der Haut bei Idioten, gleichzeitig mit Abstumpfung des Geschmackes.

Bei schweren Geburtstraumen mit Rückenmarksverletzungen zeigen die betroffenen Partien neben der Lähmung meist völlige Anästhesie, ebenso bei Meningomyelocele spinalis.

Sonst sind die Verhältnisse wie bei Erwachsenen. Zu erwähnen ist etwa nur, daß bei Diphtherie öfters eine starke Hypästhesie der Haut an den Gliedmaßen besteht, auch wenn keine Lähmung vorliegt. Die Empfindlichkeit gegen Injektionen (Serum) erweist sich dabei als abgestumpft. In den ersten Lebenswochen muß man bisweilen die Prüfung auf Schmerzempfindlichkeit der Haut heranziehen, wenn es schwer fällt oder unmöglich ist, auf anderem Wege Aufschluß über das Vorhandensein des Bewußtseins zu gewinnen.

## Neuralgien

treten seltener auf als bei Erwachsenen, anfallsweise, an den Austrittsstellen der Nerven, kennzeichnen sich durch die bekannten Druckpunkte. Sensibilitätsstörungen fehlen, entgegen der Neuritis. Sie sind in den ersten Jahren nur ganz ausnahmsweise vorhanden. Am häufigsten stellen sich Supraorbitalneuralgien bei Refraktionsfehlern, sodann Occipitalneuralgien bei älteren Kindern ein, seltener am Nervus saphenus oberhalb des Kniegelenks, am Nervus obturatorius unterhalb des POUPARTschen Bandes. Nur genaueste Untersuchung schützt vor Verkennung und vor Verwechslungen. Man denke daran, daß Intercostalneuralgien oft ein Zeichen von Spondylitis sind, daß Ischias äußerst selten ist und oft durch beginnende tuberkulöse Coxitis, auch durch frische Poliomyelitis vorgetäuscht wird. Einmal beobachtete ich einen 8jährigen Knaben, bei dem die Nervenschmerzen, die durch den Druck eines Beckensarkoms erzeugt waren, zur Diagnose „Ischias“ geführt hatten. Sehr zurückhaltend muß man mit der Diagnose „rheumatische Schmerzen“ sein; nur zu oft verbirgt sich bei jüngeren Kindern dahinter die tuberkulöse Erkrankung eines Knochens oder eines Gelenkes.

**Neuritiden** stellen sich seltener ein als bei Erwachsenen, z. B. bei Infektionskrankheiten (Diphtherie, Influenza). Über Polyneuritis s. S. 396.

# Reflexe.

Der ausgetragene Säugling zeigt *reflexartige (impulsive) Spontanbewegungen* am ganzen Körper, ausfahrend, ziellos. In den ersten Monaten ist ein *tonischer Handgreifreflex* vorhanden. Ein in die Hohlhand gelegter Stab wird so fest umschlossen, daß man daran oft das Kind freischwebend hochheben kann. Konstant ist auch der *Fußgreifreflex* der Neugeborenen, wobei Druck auf die Fußsohle vorn Plantarflexion der Zehen auslöst. *Schreit- und Kriechbewegungen* zeigen sich schon beim Neugeborenen, ebenso die *Stehbereitschaft* beim Berühren des Bodens mit den Fußsohlen.

Zu einem sicheren Urteil braucht es *wiederholter* Untersuchung an verschiedenen Tagen, hauptsächlich beim negativen Ausfall der **Sehnenreflexe.** Am wichtigsten sind die *Patellarreflexe.* Ihr gelegentliches Fehlen in den ersten Jahren kommt bei ganz gesundem Organismus vor. Die Prüfung geschieht im Bett am besten so, daß man durch die untergelegte Hohlhand das Knie leicht beugt, sich von der Erschlaffung überzeugt und während des Beklopfens der Sehne die Aufmerksamkeit durch Sprechen mit dem Kinde abzulenken sucht. Ein günstiger Zeitpunkt ist während des Essens, beim Trinken und Spielen. Bei jüngeren Kindern ist es vorteilhaft, sich durch vorheriges Abtasten den Ort der Sehne zu merken. Oft zucken die Adduktoren mit. Bei jüngeren Säuglingen werden die Reflexe häufig durch die physiologische Hypertonie verdeckt, später durch pathologische.

**Verstärkung der Patellarreflexe** (und der sonstigen Sehnenreflexe) findet sich bei *Drucksteigerung im Gehirn* in vielen Fällen. So bei Meningitiden, bei Pachymeningosis haemorrhagica interna, bei Hydrocephalus chronicus, bei Tumoren, bei Wegfall der kortikalen Hemmungen. Vor dem Tode pflegen sie zu verschwinden. Bei Genickstarre sind sie manchmal abgeschwächt, ja selbst fehlend. Fernerhin trifft man eine Verstärkung bei den meisten *Gehirnleiden, die mit Spasmen einhergehen,* so vor allem bei den cerebralen Kinderlähmungen. Bei der halbseitigen Lähmung sind oft die Reflexe auf beiden Seiten gesteigert, bei Hydrocephalus schon im ersten Beginn. Die permanente Kontrakturstellung verhüllt leicht den gesteigerten Reflex. Weiterhin sind die Patellarreflexe gesteigert bei den meisten spastischen Spinalleiden und bei den Myelitiden, die über dem Lendenmark gelegen sind. Bei Spondylitis sind die Patellarreflexe oft verstärkt, auch wenn keine Kompressionslähmung vorliegt; sie sind aber ein Zeichen, daß eine solche droht. Bei Frühgeborenen trifft man häufig auf gesteigerte Reflexe, die später wieder zurückgehen.

Eine Steigerung findet man oft bei cerebellarer Heredoataxie, bei der infantilen Paralyse, bei Neuropathen, häufig bei Hysterie, bei Psychoneurosen, nicht aber bei Tetanie. Schon Fieber kann die Reflexe steigern. Bei Diphtherie kann der Abschwächung eine Zeit der Steigerung vorausgehen. Bei Chorea minor verharrt bisweilen der Unterschenkel kurze Zeit in der Streckstellung, in welche die Beklopfung der Sehne ihn versetzt hat. Dieser GORDONsche Reflex kommt aber gelegentlich auch sonst vor.

**Abgeschwächte und fehlende Patellarreflexe resp. Sehnenreflexe.** Man trifft sie *bei den meisten spinalen und peripheren Lähmungen*, die mit Schlaffheit einhergehen. So bei Poliomyelitis anterior acuta, nicht immer nur da, wo der betreffende Muskel ergriffen ist, aber bisweilen schon vor der Lähmung. So bei Myatonia congenita usw. Eine häufige Ursache ist *große Muskelschlaffheit* an sich und Muskelatrophie infolge von Rachitis und von schweren Ernährungsstörungen, bei Mongolismus, bei Chorea mollis, schweren Anämien. Die gelähmten Sehnen sind oft mit bloßem Auge als erschlafft erkennbar. An Stelle ihrer straffen Spannung sieht man eine Einsenkung oder gar direkt eine Grube (Abb. 256).

Unter den Polyneuritiden ist vor allem die diphtherische zu nennen. *Nach Diphtherie* fehlt häufig wochenlang der Patellarreflex, auch ohne Lähmung. Dieses Fehlen ist so charakteristisch, daß man daraus rückblickend noch die Natur einer abgelaufenen Angina erkennen kann. *Schwere Infekte* können vorübergehend die Patellarreflexe zum Verschwinden bringen. Relativ oft sieht man dies in der Fieberperiode der croupösen Pneumonie. Mehrmals habe ich sie auch bei Genickstarre vermißt. Bei älteren Kindern mit Ataxie kommt die FRIEDREICHsche Tabes, seltener die luetische Tabes in Betracht.

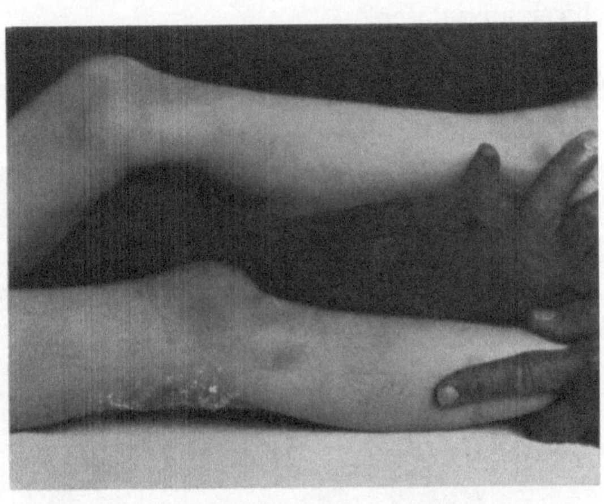

Abb. 256. Atonie der rechten Quadrizepssehne nach Poliomyelitis.

Das STRÜMPELLsche *Tibialisphänomen*, das später bei cerebraler Hemiplegie typisch ist, bildet in den ersten Monaten eine physiologische Erscheinung. Bei Beugung des paretischen Beines im Hüft- und Kniegelenk spannt sich die Sehne des Tibialis anterior an mit Dorsalflexion und Einwärtsdrehung des Fußes.

Der MENDEL-BECHTEREWsche *Reflex* (Beklopfen des Fußrückens über dem Os cuboideum) ist entsprechend und löst bei Pyramidenschädigung eine Plantarflexion der 2.—5. Zehe aus.

**Hautreflexe.** Solche sind natürlich in gelähmten Teilen nicht auszulösen, bzw. herabgesetzt. Lebenswichtig ist der *Saugreflex des Neugeborenen*, der auch durch Berühren der Lippen erzeugt wird. Am wichtigsten ist die Prüfung des **BABINSKISchen Fußsohlenreflexes**, der darin besteht, daß bei leichtem Bestreichen der Außenseite der Fußsohle eine Dorsalflexion der großen Zehe stattfindet (Abb. 257). Er ist ein sicheres Zeichen einer Pyramidenstörung. Oft ist er begleitet von einer schwächeren Dorsalflexion der anderen Zehen, zum Teil mit fächerartiger Spreizung. Das Pathognomonische ist aber die Dorsalflexion der großen Zehe. Es braucht Geduld und wiederholte Prüfung, um bei jungen und unruhigen Kindern zu einem sicheren Urteil zu gelangen, da der ausgelöste Kitzel störende Abwehrbewegungen erzeugt. Auch unter normalen Verhältnissen ist der Babinski im 1. Jahr fast immer positiv (Unreife der Pyramidenbahnen), vereinzelt noch bis ins 3. Jahr. Im allgemeinen verliert er sich, wenn die Kinder gehen gelernt haben, so daß er bei Rachitis und Idiotie länger wie sonst sich erhält. Im Schlafe ist er auch bei älteren Kindern häufig positiv. Abgesehen von diesen Ausnahmen deutet ein positiver Babinski fast stets auf Erkrankungen der Pyramidenbahnen und wird darum vor allem bei cerebralen spastischen

Lähmungen gefunden, bisweilen auch bei Hydrocephalus und bei Meningitiden. Erweist er sich anschließend an epileptiforme Krämpfe einseitig positiv, so kann man daraus mit einiger Wahrscheinlichkeit auf einen cerebralen Herd schließen, wenn sich gleichzeitig vorübergehend gesteigerte Patellarreflexe, vielleicht auch noch Kontraktur dieses Beines einstellen. Im Gegensatz dazu soll bei hysterischen Krämpfen der Babinski negativ sein. Bauchdecken- und Cremasterreflex sind in der Norm während des ersten halben Jahres gewöhnlich schwer auszulösen.

In den ersten Lebenswochen stellt sich beim Berühren der Lippen und der Mundschleimhaut regelmäßig ein *Saugreflex* ein, später nur noch beim Hunger.

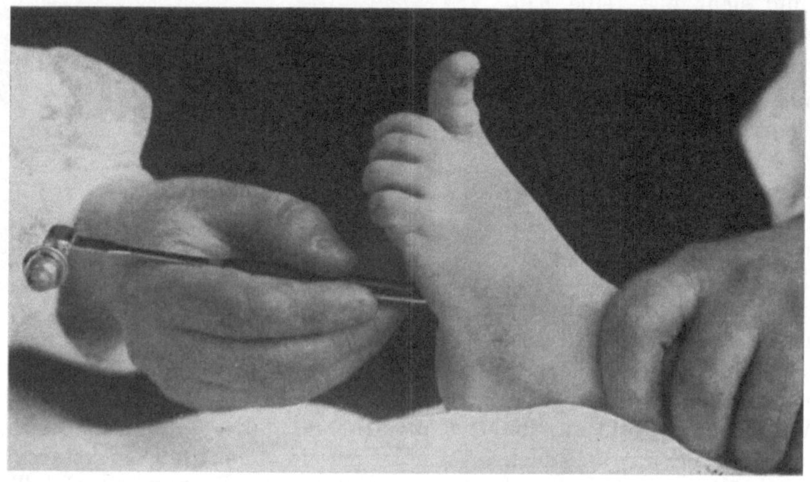

Abb. 257. Positiver Babinski (cerebrale Hemiplegie).

Die *koordinierten Reflexe* (Saug-, Würg- und andere) sind zweckmäßig und werden besser als *Instinkthandlungen* bezeichnet. Anfänglich erfolgen sie stets auf Triebregung. Später können sie durch den Willen unterdrückt werden.

Von anderen Reflexen sei hier noch anhangsweise erwähnt: Das *Nackenphänomen* von BRUDZINSKI: Hebt man bei flachliegendem Körper den Kopf durch die untergeschobene Hand hoch, so werden die Knie angezogen, meist auch die Ellbogen gebeugt und die Arme etwas gehoben. Im ersten (und zweiten) Jahr ist dieser Reflex noch physiologisch und sehr verbreitet. Später findet er sich bei Meningitis, cerebralen Störungen und Rachitis.

**Pathologische Bedingungsreflexe** stellen sich bei neuropathischen und hysterischen Individuen oft über lange Zeit hartnäckig ein nach vorausgegangenen Störungen, die auf organischer Basis beruhen (Bedingungsneurosen). So Blinzeln nach abgeheilter Conjunctivitis. Einmal sah ich ein Kind durch Wochen hindurch ein schiefes Gesicht innehalten, das es beim Auftreten einer Phlyktäne infolge der Blendung eingenommen hatte. Husten verbleibt nach früherer Bronchitis. Besonders oft nimmt der Husten nach abgeheiltem Keuchhusten auf Grund eines frischen Katarrhs wieder Keuchhustencharakter an. Erbrechen überdauert die Magendarmstörungen, Kontrakturen schmerzhafte Gelenkaffektionen, hartnäckiger Harndrang überdauert Blasenaffektionen usw. Auch manche Störungen im Schlaf, Pavor nocturnus, Husten, Erbrechen, motorische Unruhe, können vielleicht als psychogene Reflexe aufgefaßt werden. Andererseits sind gewisse *Bedingungsreflexe als gute Erziehungsmittel* anzuwenden, so z. B. das Pfeifen oder ein bestimmter Ton (immer der nämliche) zur Urinauslösung.

## Elektrische Erregbarkeit der Nerven.

Die *elektrische Prüfung* stößt beim Kinde leicht auf Schwierigkeiten, so daß man sich dann am besten damit begnügt, nur einen Nerv oder einen Muskel zu prüfen, diesen aber gründlich. In wichtigen Fällen darf man ausnahmsweise zur Narkose greifen. Zweckmäßig nimmt man die Untersuchung allmählich im Laufe der therapeutischen Behandlung vor, bzw. man vervollständigt sie dabei.

Wir wollen hier nur weniges hervorheben, so die Tatsache, daß die *elektrische Erregbarkeit der Nerven* in den ersten 6 Wochen im Vergleich zu später schwächer ist, sodann vor allem die **wichtige Prüfung auf Spasmophile Diathese (tetanoider Zustand).** Am besten benutzt man hierzu den Nervus medianus in der Ellbeuge oder den Nervus peronaeus am Fibulaköpfchen, wozu keine Narkose nötig ist. Die große indifferente Elektrode (50 qcm) setzt man auf Brust oder Bauch, die STINTZINGsche Normalelektrode (3 qcm Fläche) in die Ellbeuge. Den negativen Pol des galvanischen Stromes erkennt man daran, daß er beim Eintauchen der sich nahe liegenden Leitungsdrähte in Wasser Bläschen von Wasserstoff entwickelt. Die Schwellenwerte erkennt man nur sicher, wenn die Hand des Kindes erschlafft ist, man muß dies also abwarten durch genaue Beobachtung der Finger. Gut sichtbar ist die Zuckung des Kleinfingerballens. Der Arzt legt vorteilhaft einen Finger in die Hand des Säuglings, wobei fast noch unsichtbare Zuckungen fühlbar werden.

Nach THIEMICH und MANN gelten folgende Werte am Medianus als Durchschnitt:

|  | KSZ. | An SZ. | An ÖZ. | KÖZ. |
|---|---|---|---|---|
| Normale Kinder unter 8 Wochen | 2,6 MA. | 2,9 MA. | 5,1 MA. | 9,3 MA. |
| Normale Kinder über 8 Wochen | 1,4 „ | 2,2 „ | 3,6 „ | 8,2 „ |
| Manifeste Spasmophilie | 0,6 „ | 1,1 „ | 0,5 „ | 1,9 „ |
| Latente Spasmophilie | 0,7 „ | 1,1 „ | 0,9 „ | 2,2 „ |

*Ausschlaggebend für die Diagnose ist die Kathodenöffnungszuckung. Die galvanische Erregbarkeit ist krankhaft gesteigert, wenn die Kathodenöffnungszuckung (KÖZ.) unter 5 MA. eintritt. Dieser Wert ist als pathognomonisch für Tetanie anzusehen.* Nach Teediät kann aber die Übererregbarkeit einige Tage aussetzen, ebenso nach Chloral oder gerade nach einem Anfall. Im 2.—3. Monat kann die hier noch seltene Spasmophilie schon bei höheren elektrischen Werten vorkommen. Auch sonst gelegentlich. Elektrische Übererregbarkeit ist manchmal das einzige Anzeichen vorhandener spasmophiler Diathese und kann verschwinden, ohne daß je klinische Äußerungen sich einstellen. Charakteristisch, aber nicht so wichtig ist das frühere Eintreten der AnÖ.-Zuckung vor der AnSZ., die besonders jenseits des Säuglingsalters getroffen wird. Bei der *Spasmophilie* ist das Gleichgewicht von Ca und P labil. Nimmt der Knochen plötzlich viel Kalk auf, so sinkt der Blutkalkspiegel, und wenn nun der Phosphorgehalt des Blutes rasch ansteigt (Phosphatämie S. 335), wie bei der ersten Sonnenbestrahlung im Frühling, bei Quarzlampenbestrahlung, so sinkt die KÖZ. auf kleine Werte und es kann ein Krampfanfall ausgelöst werden.

Die Prüfung der galvanischen Erregbarkeit der peripheren Nerven ist leicht durchzuführen und ungemein wichtig, da sie uns oft einzig Aufschluß geben kann über die *Natur eklamptischer Krämpfe.* Bei der großen Verbreitung der Spasmophilie ist aber zu bedenken, daß nicht selten auch organische Krämpfe neben der spasmophilen Diathese vorkommen, ohne durch diese veranlaßt zu sein. Fast sicher kann man jedoch einen spasmophilen Ursprung von Krämpfen ausschließen, wenn die elektrische Prüfung normale Werte ergibt. Absolut gilt dies freilich nicht. In einigen Fällen zeigt sich bei akut einsetzenden Tetanie-krämpfen die Nervenübererregbarkeit nicht gleich am 1. Tage, sondern erst nach einiger Zeit. Die Prüfung ist deshalb so wertvoll, weil sie neben der mechanischen Übererregbarkeit uns die latente Spasmophilie *(Latenzsymptome)* erkennen und behandeln läßt und weil uns dadurch später eintretende Krämpfe oft ihre Natur verraten.

Sonst gelten die gleichen Verhältnisse wie beim Erwachsenen.

Bei *Poliomyelitis* mit Lähmung ist anfänglich die Erregbarkeit der be-troffenen Nerven gegen beide Stromarten vermindert, später tritt *Entartungs-reaktion* ein. Das wichtigste Kennzeichen derselben ist die träge galvanische Zuckung. Ist die faradische Erregbarkeit nach 4 Wochen noch da, so ist Erholung zu erwarten. Bei partieller EaR ist die Hoffnung noch monatelang bestehend. Bei kompletter EaR ist die Aussicht auf Erholung sehr gering. Hier sind die Kerne der motorischen Nerven zerstört oder fast ganz zerstört.

## Mechanische Erregbarkeit der Nerven.

Für die *Diagnose der latenten und manifesten Spasmophilie* (t e t a n o i d e r Zu-s t a n d u n d T e t a n i e) ist die mechanische Übererregbarkeit gewisser peripherer Nerven sehr wertvoll. Wenn sie auch nicht so zuverlässig ist wie die galvanische Übererregbarkeit, so ist sie für den praktischen Arzt wegen der leichten Aus-führbarkeit vorerst wichtiger. Alle nachgenannten Phänomene sind selten vor dem 2. Lebensquartal zu erwarten. Ihr Auftreten wird begünstigt durch Infektions-krankheiten.

**1. Das Chvosteksche oder Facialisphänomen** beruht in einer Zuckung im Facialisgebiet beim Beklopfen der Wange in der Mitte zwischen Mundwinkel und Gehörgang, besser noch vor dem Lobulus auriculae, nicht unterhalb des Arcus zygomaticus. Zur Prüfung eignet sich der Perkussionshammer besser als der Finger, weil dieser eher eine täuschende mechanische Erschütterung hervor-ruft. Als sicher positiv ist das Phänomen zu bezeichnen, wenn die Nase oder gar die Stirne mitzuckt, wogegen bloßes Zucken der Oberlippe nichts beweist.

Die Prüfung hat nur Wert, wenn sie in der Ruhe oder im Schlaf vorgenommen wird. Lachen, Weinen oder sogar gespannte Aufmerksamkeit kann seine Aus-lösung unterdrücken. Man muß immer auf beiden Seiten prüfen, da die Über-erregbarkeit nur auf einer Seite vorhanden sein kann. Unter 2 Jahren darf ein deutliches positives Facialisphänomen fast stets als beweisend für Spas-mophilie angenommen werden, so daß man hier eher auf die elektrische Unter-suchung verzichten kann. Bei älteren Kindern, besonders im Schulalter, findet es sich auch sonst häufig (bis zu 10—20%). Hier ist es meist nur der Ausdruck einer neuropathischen Konstitution, so bei vasomotorischer Erregbarkeit, bei Enuresis. Man darf das Facialisphänomen nicht mit dem physiologischen Lippen- und Mundphänomen verwechseln, das in den ersten Wochen bei Be-klopfen der Lippe sich in einer Kontraktion oder in einem Spitzen des Mundes äußert, und das am deutlichsten im Schlaf auszulösen ist *(Schnutenphänomen)*. Frühgeborene und Kinder der ersten Wochen zeigen nicht selten (im Schlaf regelmäßig) mechanische Übererregbarkeit des Facialis ohne elektrische Über-erregbarkeit, also ohne spasmophile Diathese. Das gleiche fand ich neben Pero-neus- und Ulnarisphänomen in auffälligem Maße bei amaurotischer Idiotie, bei der das Beklopfen des Schädels Zuckungen des ganzen Körpers auslöste. Das Facialisphänomen erscheint bisweilen als Vorbote einer diphtherischen Lähmung.

**2. Das Peroneusphänomen** besteht in einer Zuckung im Peronealgebiet, wenn der Nervus peroneus beim Wadenköpfchen oder außen an der Fibula, etwa zwischen dem oberen und mittleren Drittel, beklopft wird. Bei jüngeren Säuglingen ist dieses Phänomen regelmäßiger bei Spasmophilie vorhanden als das Facialisphänomen. Es ist auch leichter zu prüfen, weil es durch die Unruhe des Kindes weniger beeinflußt wird und darum recht brauchbar ist. Nach dem 1. Jahr verliert sich allmählig die Pathognomonität.

**3.** Ähnlich zu bewerten ist das **Ulnaris- und Radialisphänomen,** das zustande kommt beim Beklopfen der Nervenreizstellen am Condylus internus humeri, bzw. am Oberarm. In analoger Weise löst das Beklopfen des Ischiadicus eine Zuckung der von ihm innervierten Muskeln aus.

Peroneus-, Ulnaris- und Radialisphänomen findet man wie das Facialisphänomen bei älteren neuropathischen Kindern.

**4.** Beweisend für Spasmophilie ist das TROUSSEAUsche Phänomen. Es besteht in der Tetaniekrampfstellung der Hand und Finger (Geburtshelferhand, Pfötchenstellung, Abb. 159, 263, 264), hervorgerufen durch zirkuläre Kompression des Oberarmes mit der Hand.

Man übt dabei einen Druck auf die Nerven im Sulcus bicipitalis aus oder nimmt eine zirkuläre Umschnürung des Oberarms mit einer elastischen Binde während ein bis drei Minuten vor. Die Kontrakturstellung der Finger, die sich besonders deutlich am Widerstand gegen passive Bewegungen zu erkennen gibt, überdauert einige Zeit die Umschnürung.

Das TROUSSEAUsche Phänomen ist zwar beweisend, fehlt aber häufig und ist oft schmerzhaft, so daß dadurch bedrohliche Stimmritzenkrämpfe ausgelöst werden können. Seine Anwendung wird dadurch beschränkt. Einmal sah ich dabei durch spontane Karpalspasmen eine Infraktion des rachitisch erweichten Radius eintreten.

## Tonische Spannungen in bestimmten Muskelgruppen, Nackenstarre, KERNIGsches Symptom.

Die *Prüfung auf* **Nackenstarre** erfordert beim Kinde einige Vorsicht, da es die Muskeln oft aus Widerstreben und Furcht versteift. Man schiebt die Hand zwischen Kissen und Kopf und versucht in einem ruhigen Moment, ob das *Heben des Kopfes* auf Widerstand stößt. Bei starker Nackenstarre ist das Hinterhaupt in den Nacken, das Kinn in die Höhe gedreht, so daß das Kind im Liegen die Seitenlage einnimmt. Die Versteifung der Wirbelsäule äußert sich in der Schwierigkeit, das Kind aufzusetzen oder die Lendenwirbelsäule zur Vornahme der Lumbalpunktion kyphotisch durchzubiegen.

Wohl reflektorisch ausgelöst ist die Starre der Nackenmuskulatur, der Opisthotonus und das KERNIGsche Symptom, die man hauptsächlich als Ausdruck meningitischer Reizerscheinungen findet.

**Nackenstarre** findet sich:

1. Bei Spondylitis der Halswirbel und bei Rheumatismus dieser Gegend.

2. Als Ausdruck von *Meningismus* bei schweren Infekten, besonders bei Pneumonie, bei Influenza, Typhus, Encephalitis. Der Druck des Liquor cerebrospinalis ist dabei gewöhnlich erhöht.

3. Als wichtiges Zeichen von *Meningitis,* am stärksten ausgesprochen bei der cerebrospinalen, wo sie oft erst nach einigen Tagen sich einstellt, aber selbst wochenlang fehlen kann. Bei der tuberkulösen Meningitis ist die Nackenstarre meist schwächer und zeigt sich oft erst zur Zeit der Bewußtseinstrübung. Bei luetischer Meningitis ist sie manchmal nur angedeutet.

4. Bei *Sinusthrombose,* Gehirnabsceß, Kleinhirntumor.

5. Als Teilerscheinung *allgemeiner Muskelrigidität,* so bei cerebraler Kinder-

lähmung, Hirnsklerose, schwerer Idiotie, bei Tetanie, Tetanus, Mehlnähr-schaden und Hypertonie der Säuglinge aus den verschiedensten Gründen.

6. *Willkürlich und reflektorisch bei schmerzhaften Affektionen des Halses und Nackens und ihrer Nachbarschaft*, so als Abwehrmaßnahme bei Otitis, Mastoiditis, bei schmerzhaften Cervicaldrüsen, starker *Nasopharyngitis*, so auch bisweilen bei luetischer Coryza, Retropharyngealphlegmone usw., bei Occipital-neuralgien, Anginen. Oft auch aus Ängstlichkeit, zeigt sich Nackenstarre bei Affektionen, die bei Bewegung von Rücken und Rumpf Schmerz auslösen würden, so bei der Invasion der Kinderlähmung, bei Pleuropneumonie, Pyelitis, Peritonitis, Spondylitis der Dorsalwirbelsäule usw. Bei einigen dieser Krank-heiten, besonders bei Pneumonie, auch bei Grippe und Influenza, ist oftmals der Druck des Liquor cerebrospinalis erhöht, was eine Mitleidenschaft des Nervensystems anzeigt.

7. Bei *inspiratorischer Dyspnoe* verschiedenen Ursprungs (Kehlkopfdiph-therie, Struma).

Das KERNIGsche Symptom wird am besten geprüft im Liegen durch Erheben des gestreckten Beines. Das Symptom ist positiv, wenn dabei die Beugung im Hüft-gelenk bis zum rechten Winkel nicht gelingt oder Schwierigkeiten macht, die sich nicht zeigen, wenn die Bewegung mit gebeugtem Knie ausgeführt wird. Beim Säugling ist in der Norm schon ein gewisser Widerstand vorhanden, der bis ins 2. Jahr hinein dauern kann. Nach Infektionskrankheiten in den ersten Jahren mit Meningismus bleibt es bis-weilen noch lange bestehen.

Das KERNIGsche Symptom findet sich bei den gleichen Krankheiten, die bei der Nackenstarre (1—5) aufgezählt sind. Manchmal fehlt oder überwiegt das eine oder andere Symptom. Zu erwähnen ist noch, daß bei allgemeiner Tetanie das KERNIGsche Symptom oft ausgesprochen ist. Häufig dreht sich dabei die Innenseite der Fußsohle nach der anderen Körperseite (SCHLESINGERsches Tetaniesymptom). Frische Poliomyelitis der unteren Extremitäten und die höchst seltene Ischias geben naturgemäß auch das KERNIGsche Symptom.

Das LASÈGUEsche *Symptom* besteht in Schmerzen, die beim Aufheben des gestreckten Beines hemmend in der Kniekehle auftreten. Häufig im Beginn der Poliomyelitis, regelmäßig bei Ischias.

## Klonische Krämpfe in einzelnen Muskeln und Muskelgruppen ohne Bewußtseinsstörung.

Solche sind nicht häufig. Sie werden beobachtet: Präparalytisch bei Polio-myelitis in den später der Lähmung verfallenen Muskeln, bei Encephalitis epidemica, hier am häufigsten als *Myoklonie* der Bauchmuskeln, bei der JACK-SONschen Epilepsie, bei Tic und Paramyoklonus, bei Hysterie usw. Myoklo-nische Zuckungen sind meist auf ein oder einige Gebiete (immer die gleichen) beschränkt. Sie heißen auch *galvanoid*, da sie der Wirkung dauernder galva-nischer Reize entsprechen. Sie sistieren bei intendierten Bewegungen. Die seltene *familiäre Myoklonie* beginnt im Schulalter mit epileptiformen Anfällen, später Zuckungen der Nackenmuskulatur. Von charakteristischen Bewegungs-störungen und von Tremor ist hier abgesehen (s. S. 389 f.).

Bei schwerem *Typhus* und anderen Infektionen sieht man gelegentlich *Subsultus tendinum* an den Handrücken wie bei Erwachsenen. Bei der *Torsions-neurose*, die von den Basalganglien ausgeht und die vorwiegend jüdische Kinder im Schulalter ergreift, treten progressiv ziehende, drehende Bewegungen des Rumpfes und der Schultern auf (*Dystonia musculorum*), am deutlichsten beim Gehen, ähnlich der *bilateralen Athetose*, wo eine extrapyramidale Hyperkinese vorliegt, auch bei Hysterie. Daneben besteht eine Lordose.

# Allgemeine klonisch-tonische Konvulsionen mit Bewußtseinsverlust (Eklampsien).

Solche sind in keinem Alter so häufig als in den ersten 2—3 Jahren (Unreife der Großhirnrinde) und sind im Volk als *Gichter* oder *Fraisen* wohlbekannt und gefürchtet. Nach der Geburt und in den ersten Monaten bilden Geburtstrauma nebst Infektionen die Hauptursache der Krämpfe. Vom 3. Monat an überwiegen funktionelle Ursachen dabei die Tetanie. Erst nach dem Kleinkindalter spielt die Epilepsie eine wichtige Rolle. Bei ganz leichtem Anfall beschränken sich die Zuckungen auf Gesicht und Augen. Meist wird aber der ganze Körper beteiligt. Die klinische Form der klonisch-tonischen Krämpfe ist ziemlich gleichartig und erlaubt keine spezielle Diagnose, die durch die Persönlichkeit des Trägers bestimmt wird (hysterisch oder epileptisch veränderte Psyche, oft familiär, elektrische Übererregbarkeit, halbseitige spastische Lähmung usw.). Ganz leichte Muskelkrämpfe der Extremitäten nimmt man am besten wahr, wenn man Hände oder Füße fixiert. Dabei stellt man auch fest, ob die Krämpfe halb- oder doppelseitig sind. Unter der Fülle der anfänglich schwer zu erkennenden Ursachen sind zu berücksichtigen:

**I. Organische Krämpfe,** beruhend auf Erkrankung des cerebrospinalen Systems. Sie hinterlassen oft Lähmungen oder Kontrakturen.

**1. Entzündliche Leiden des Gehirns,** meist mit Fieber verlaufend oder doch beginnend, zum Teil auf Gefäßspasmen beruhend.

a) **Meningitiden,** auch Virus-, Meningitis serosa und Pachymeningosis haemorrh. int. Sie verursachen meist Nackenstarre, Kernig, Kopfweh, Erbrechen. Die Fontanelle ist gespannt, auch nach dem Anfall. Bei der tuberkulösen Meningitis treten die Konvulsionen meist erst gegen das Ende auf. Hierher müssen zum Teil auch die Krämpfe im Beginn der epidemischen Kinderlähmung gerechnet werden. Sehr früh bewirkt die otogene Meningitis Krämpfe.

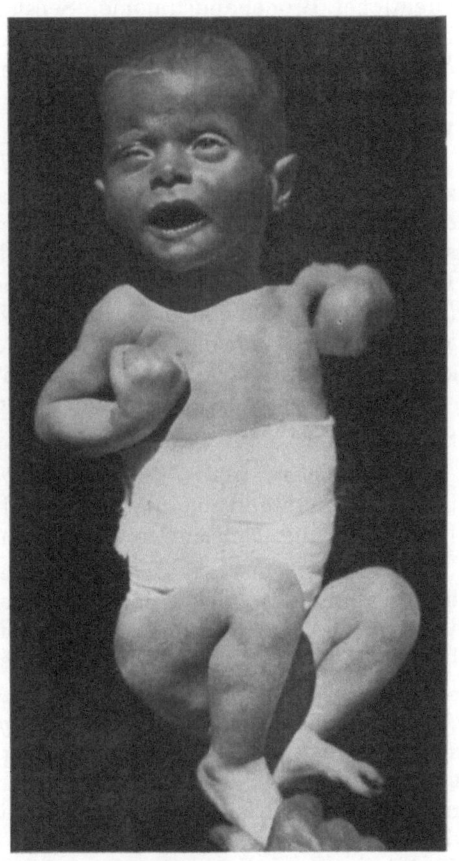

Abb. 258. Colimeningitis. 4 Monate. Kontrakturen der Extremitäten, links leichte Facialislähmung.

b) **Encephalitiden.** Sie machen oft Nackenstarre, nach einigen Tagen halbseitige Lähmungen, später Kontrakturen. Die Reflexe sind zuerst herabgesetzt, später gesteigert. Ausgang eventuell in Absceß. Bei der *tuberösen Hirnsklerose* treten frühzeitig allgemein Krämpfe hervor, auch bei STURGE-WEBER.

c) *Lues des Gehirns,* erscheint bei Säuglingen oft als Hydrocephalus mit gespannter Fontanelle und verschiedenen Störungen an Gehirn und Meningen, bei älteren Kindern als eigentliche Hirnlues oder Paralyse. Krämpfe mit nachfolgender Lähmung sind oft das erste Zeichen von Lues (oder Tumor).

Ferner *Solitärtuberkel des Gehirns*, die aber mehrheitlich latent verlaufen.

d) *Hydrocephalus chronicus*, zum Teil infolge von Meningitis serosa, cerebrospinaler Meningitis, Pachymeningosis.

### 2. Zirkulationsstörungen und Gefäßerkrankungen.

a) *Hyperämie*, bei hohem Fieber, Infektionskrankheiten, auch bei Sonnenstich. Gespannte, pulsierende Fontanelle. Siehe auch unter II, 1.

b) *Stauung* bei Herzfehlern, Keuchhusten. *Terminale Krämpfe* (mit Piaödem) bei Bronchopneumonie, Sepsis der Neugeborenen und anderen fieberhaften Krankheiten der Kleinkinder kurz vor dem Tode, wobei auch toxische Momente mitspielen. Cyanose. In einem Falle sah ich wiederholt Krämpfe auftreten jeweilen gleichzeitig mit einem Urticariaausbruch, wohl als Ausdruck von Hirnödem.

c) *Anämie des Gehirns* und *Zirkulationsschwäche* führt bei Säuglingen oft zu einem der tuberkulösen Meningitis ähnlichen Bild, dem sogenannten *Hydrocephaloid*. Man findet dieses besonders bei schweren toxischen Ernährungsstörungen mit starkem Säfteverlust. Im Gegensatz zu Meningitis ist aber die Fontanelle eingesunken, die Kopfknochen sind oft übereinander verschoben (s. S. 294). Anschließend an die *Ohnmachten von Vasomotorikern* können sich ausnahmsweise harmlose allgemeine Zuckungen anschließen, so bei orthostatischer Albuminurie, bei Migräne, beim seltenen Herzblock mit ADAMS-STCKES.

d) *Embolie*, vorwiegend der Arteria fossae Sylvii, bei Herzfehlern, Diphtherie, Scharlach usw., mit halbseitiger Lähmung.

e) *Thrombose und Gefäßerkrankungen*. Die Fälle unter d—f bewirken oft halbseitige Lähmungen, später Kontrakturen. *Sinusthrombose* bei Otitis, Sepsis, Herzfehler und bei schweren Ernährungsstörungen des Säuglings.

f) *Hämorrhagien* als Geburtstraumen, bei schweren Infekten. Bei Keuchhusten und Lues spielen noch organische Veränderungen der Gehirnrinde mit. Intraventrikuläre Blutungen sind besonders oft von Krämpfen begleitet, auch bei Leukämie, hämorrhagischen Diathesen.

g) *Verletzungen*. Die *Krämpfe der Neugeborenen* sind überwiegend tonischer Art, sie beruhen meist auf *Hirnblutungen*, die durch die Geburt hervorgerufen sind. Sie sind hartnäckig, oft halbseitig, von Nackensteifigkeit und Pulsverlangsamung begleitet; die Augen sind stark beteiligt. Es besteht Asphyxie ohne nachweisliche Ursache, Sopor, Atelektase. Die Fontanelle ist oft gespannt. In den freien Pausen machen sich cerebrale Störungen bemerkbar (Lähmungen u. a.). Doch ist es unmöglich, sichere topische Diagnosen der vorliegenden Schädigungen zu machen. Atem- und Saugzentrum sind vielfach gestört. Blutiger Liquor beweist nichts (s. S. 420). Es vergehen oft 5—8 Wochen bis zum Eintritt von Krämpfen nach den Geburtsverletzungen. Hypoglykämie kann sich einstellen. Bei Tetanus neonatorum liegt immer Trismus vor.

### 3. Chronische angeborene oder erworbene Gehirnleiden.

Sie entwickeln sich oft als Ausgang der unter 1 und 2 angeführten Störungen. Die Krämpfe wiederholen sich seit der Geburt, bzw. seit der Hirnläsion. Der Verlauf ist gewöhnlich fieberlos. Es handelt sich um Mißbildungen, Hydrocephalus, Folgezustände von Meningitiden, Encephalitiden (cerebrale Kinderlähmung). Häufig bestehen Gehirntumoren und Abscesse, Hirnsklerosen, Turmschädel, Mikrocephalie. Das Hirnleiden verrät sich häufig durch Imbezillität, Sehnervenatrophie, allgemeine Kontrakturen (Abb. 259).

Die sog. *genuine Epilepsie* läßt ihre Natur oft erst spät erkennen (s. unten). Im Anfall und kurz nachher ergeben sich manchmal halb- oder beidseitige Steigerung der Sehnenreflexe und positiver Babinski. Die Unterscheidung kann schwierig werden von *epileptiformer Reaktion* bei Erstickung, Autointoxikation, Urämie, Tetanie, endokrinen Krämpfen.

Die *Salaamkrämpfe* (Eclampsia nutans, bösartige Nickkrämpfe) sind ähnlich der Epilepsie, die häufig bei Idioten des ersten Jahres, meist um die Mitte, sich einstellt. Ruckweises Zusammenbeugen des Körpers und Aufwärtsschleudern der Arme, Anziehen der Beine, grußartiges Vorwärtsbeugen des Kopfes. Dauer höchstens wenige Sekunden. Nachher Ermattung. Die Zuckungen erfolgen in Serien von 10—30 Anfällen mit Pausen von einigen Sekunden. Oft Glieder psychopathischer Familien. Außer den Salaamkrämpfen sieht man noch andere verwandte *Blitzkrämpfe*, die den ganzen Körper durchzucken wie ein elektrischer Schlag, und andere bösartige *Nickkrämpfe* sich in Wiederholung einstellen, die ebenfalls zu geistigem Zerfall führen. Sie treten auch gehäuft auf, aber nicht in Serien (Petit mal?). Die JACKSONsche *Epilepsie* (Lues?) verläuft im Beginn ohne Bewußtseinsstörungen. Die Krämpfe setzen in einem bestimmten Gebiete, z. B. in der Hand, ein und dehnen sich auf

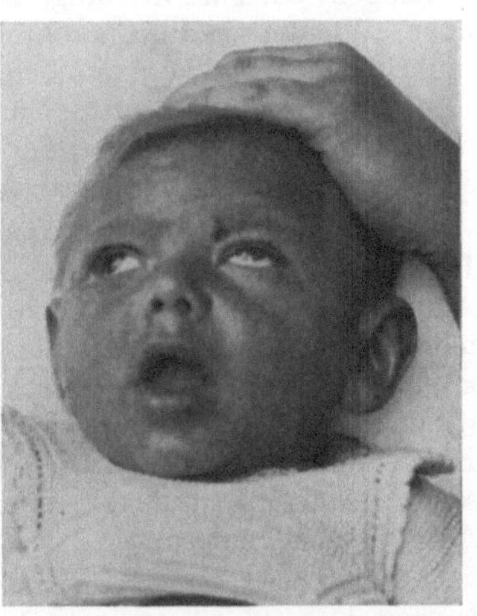

Abb. 259. Mikrocephaler Idiot im Moment eines Krampfes. 7 Monate.

die übrigen Körperteile aus (Rindenepilepsie, auch Fokalepilepsie genannt; es liegt aber nicht immer ein Rindenherd zugrunde).

**Genuine Epilepsie.** Erblichkeit ist häufig nicht nachzuweisen. Ist eigentlich organischer Natur, worauf eine leichte Facialisparese oder gesteigerte Patellarreflexe nach dem Anfall hindeuten, läßt aber klinisch keine Gehirnaffektion nachweisen. Die Intelligenz ist anfänglich gut. Die Diagnose ist in drei Vierteln der Fälle nur histologisch sicher zu erbringen (Rand-Ammonshornsklerose). Der Beginn ist nicht häufig vor dem 5.—8. Jahr. Die klinischen Symptome sind gleich wie beim Erwachsenen. Aura und Schrei fehlen aber oft. Plötzlicher Anfall in voller Gesundheit. Die Krämpfe (*Grand mal*) kehren ab und zu durch Jahre hindurch wieder, in großen Zwischenräumen, ohne Fieber, ohne äußere Ursache. Den Krämpfen geht zuweilen Wasserretention voraus (gedunsenes Gesicht). Die elektrische Erregbarkeit ist normal. Das Bewußtsein bleibt im Gegensatz zu hysterischen Krämpfen nach dem Anfall noch einige Zeit gestört. Im Anfall besteht reflektorische Pupillenstarre, positiver Babinski, die Patellarreflexe sind erloschen. Oft geht *Petit mal* daneben her, das selten als einziges Zeichen sich zeigt. Es ist häufiger als beim Erwachsenen und mit seinen kurzen Absenzen, starrem Blick, Schwindel, kurzen Ohnmachten, Zuckungen und ruckartigen Bewegungen fast pathognomonisch, jedenfalls charakteristischer für Epilepsie als die großen Anfälle. Petit mal ist weniger häufig als Grand mal. Oft beide Typen beim gleichen Kinde. Selten erscheint Petit mal als einziges Zeichen (10%). Es wird häufig übersehen, da es ohne Krampf verläuft. Es stellt sich Starrblicken oder Erblassen, Grimassieren oder Schielen ein, zwangsweise Bewegung des Kopfes oder einer Extremität, z. B. einer Hand. Dabei kleine Absenzen, bei denen das Bewußtsein nicht ganz aufgehoben ist. Die gleichen

Individuen können nebenher *epileptische Äquivalente* aufweisen, aber seltener. Nur ausnahmsweise treten paralytische Äquivalente auf in Form anfallsweiser Lähmungen. Als Äquivalente beobachtet man noch Schwindel, kurze Verwirrtheit, Erbrechen, stundenlange Kopfschmerzen vor dem Anfall, Zornanfälle. Die Diagnose ist mit Vorsicht zu stellen, da sich häufig hinter der „genuinen Epilepsie" ein anderes Leiden verbirgt, das erst nach langer Zeit erkannt wird. Spasmen, Hemiplegie, choreaathetotische Bewegungen sprechen dafür. Nicht selten geht ein Fall, der lange Zeit als echte Epilepsie aufgefaßt war, in Heilung über. Wichtig ist die Charakterveränderung. Die Differentialdiagnose hat alle funktionellen und organischen Krämpfe zu berücksichtigen, Blut, Liquor, Encephalogramm zu untersuchen. Die moderne *Elektroencephalographie* erlaubt oft die topische Diagnose der Hirnstörungen und die Unterscheidung einer echten und einer symptomatischen Epilepsie.

Die viel häufigere **symptomatische Epilepsie**, wobei zum Teil erbliche nervöse Belastung vorliegt, ist durch eine organische Hirnschädigung gekennzeichnet. Außer der seltenen spasmophilen Späteklampsie, die sich durch gesteigerte mechanische und galvanische Erregbarkeit der peripheren Nerven kundgibt, kommen differentialdiagnostisch in Betracht: Tumoren und Abscesse des Gehirns (Stauungspapille?, frühere Ohrleiden?), Hirnlues und Paralyse, Hydrocephalus, Hirnleiden, die sonst das Bild einer spastischen Cerebralparalyse machen (halbseitig gesteigerte Reflexe?) usw. Nachher manchmal Bewußtseinsverlust und Ausfallserscheinungen.

Die häufigen, sich wiederholenden, fieberlosen, nicht spasmophilen, epileptiformen Krämpfe der ersten Jahre zählen nur selten zur genuinen Epilepsie, sie sind fast stets der Ausdruck einer gröberen Gehirnaffektion und sind mit Intelligenzstörungen, Kontrakturen, Mikrocephalie usw. verbunden.

Die **tuberöse Sklerose,** die mit epileptiformen Krämpfen und Idiotie verläuft, macht die gleichen Tumoren wie im Gehirn in Herz und Nieren. Daneben oft Neurofibromatose (S. 90) und Adenoma sebaceum (s. S. 90) erleichtern die Diagnose.

Eine seltene Krankheit des Kleinkindes äußert sich in häufigen Anfällen mit Zuckungen im Gesicht, schmieriger Sprache, Schluckbeschwerden, erschwertem Gehen. Dieser *epileptiforme pseudobulbäre Symptomenkomplex* (ZAPPERT) verläuft günstig.

Die JACKSONsche Epilepsie ist in ihrer Eigenart leicht zu erkennen.

## II. Funktionelle Krämpfe.

Die Einteilung in organische und vorläufig funktionelle Krämpfe ist wissenschaftlich nicht durchführbar, aber praktisch nützlich, obschon bei vielen Fällen, die beim Krampfanfall funktionell erscheinen, Pyramidensymptome vorliegen, oder später nach Wochen, Monaten und Jahren sich die organische Natur verrät (Epilepsie usw).

**1. Die symptomatischen Krämpfe (Gelegenheitskrämpfe)** werden durch nachweisbare äußere (außerhalb des Zentralnervensystems gelegene) Ursachen hervorgerufen. Sie sind in den ersten 3—4 Jahren häufig, später selten. In den ersten 3 Monaten sind die Krämpfe ganz überwiegend organisch bedingt. Es sind *toxische und infektiöse Krämpfe*, die sich häufig nicht reinlich scheiden lassen. Sie sind meist von hohem Fieber und Bewußtlosigkeit begleitet.

a) *Endogene toxische Krämpfe*. Bei alimentärer Intoxikation und sonstigen schweren Ernährungsstörungen, Wärmestauung, bei Urämie, Acetonämie, mit Hypoglykämie, Keuchhusten, Hyperventilation, CO- und $CO_2$-Vergiftung bei Larynxstenose, Bronchiolitis, Bronchopneumonie, Botulismus, bei Verbrennung, selten bei FEERscher Krankheit usw. Ausnahmsweise können auch Darmparasiten Krämpfe auslösen, so Ascariden, am ehesten abgestorbene (eigene Beobachtungen). Von Krämpfen ist auch das Coma dyspepticum der älteren Kinder begleitet. Hierher kann man auch den Tetanus neonatorum rechnen (Abb. 261); er wird aber nicht selten fälschlich angenommen, wo eine eitrige Meningitis des Neugeborenen tonisch-klonische Krämpfe macht. Im Gegensatz zum Tetanus bestehen dabei oft Pupillendifferenzen. Wohl hierher gehören gewisse Krämpfe von Kindern eklamptischer Mütter, die bald nach der Geburt auftreten und im Gesicht beginnen. Viele dieser Krämpfe beruhen auf *Stoffwechselstörungen*, so auch diejenigen beim hypoglykämischen Koma des Diabetes. Gewisse Autoren berichten von allergischen Hirnkrämpfen.

*Hypocalcämische Krämpfe* mit elektrischer Übererregbarkeit können von den Nebenschilddrüsen aus erzeugt werden.

b) *Hypoglykämische Krämpfe* bei Hyperinsulismus, zuweilen nüchtern, mit acetonämischem Erbrechen (*acetonämische Krämpfe*), siehe auch S. 12 und 335, werden gern als epileptische aufgefaßt. Die *spontane Hypoglykämie* kündigt sich durch Hunger und Schwäche an. Sie tritt besonders nach langen Nahrungspausen auf, darum oft morgens nüchtern Krämpfe. Leicht zu beheben durch Zuckerzufuhr. Sie sind noch wenig bekannt.

c) *Exogene toxische Krämpfe:* Vergiftung mit Alkohol, Medikamenten (Santonin, Oleum Chenopodii, Strychnin, Atropin, Morphium, Salizyl, Insulin, Cardiazol usw.). Bei der seltenen *chronischen Bleivergiftung* (Spielzeuge) zeigen sich neben den Krämpfen Lähmungen der Beine.

d) *Infektiöse hämatogene Krämpfe, Initialkrämpfe, Fieberkrämpfe.* Sie umfassen wohl ein Drittel aller epileptiformen Kinderkrämpfe. Dauer Minuten bis Stunden. Diese sind sehr viel häufiger als die vorgenannten Formen. Nach dem 5. Jahr werden sie selten. Sie stellen sich bei fieberhaften Infekten ein. Gewöhnlich sind die Temperaturen über 39°, besonders im Beginn, aber auch begleitend oder prodromal, so bei Pyelitis der Säuglinge, bei Otitis, Angina, Masern, Scharlach, Diphtherie, Ruhr, Grippe, Pneumonie, Exanthema subitum usw., hauptsächlich auch bei Variola, wo sie vor Ausbruch des Exanthems (Petechien!) letal verlaufen können. Hyperpyrexie (Temperaturen über 41° C) führt neben Krämpfen vielfach zu Benommenheit. Zu nennen sind hier auch die Krämpfe bei postvaccinaler Encephalomyelitis. Bei Keuchhusten liegen oft organische Veränderungen vor (S. 412). Bei infektiöser Ursache nehmen die Hirnsymptome im Gegensatz zu cerebraler im Verlaufe der Krankheit ab. Häufig begleitet leichte Acetonämie die Krämpfe. Bei Säuglingen wölbt sich während der Krämpfe die Fontanelle vor, sie geht aber nachher im Gegensatz zu meningitischer Ursache wieder zurück. Begünstigend wirkt begleitende Hyperventilation. Bei infektiösen Krämpfen findet man häufig Nackenstarre, Koma, Zähneknirschen (*Meningismus*). Andauernde Hyperästhesie ist aber verdächtig auf Meningitis. Halbseitige Krämpfe beweisen noch keine Herderkrankung. Die sog. *Zahnkrämpfe* (s. S. 159) existieren nicht zu Recht. Die häufigen akuten Infektionskrankheiten des Kleinkindes sind beim Beginn mit hohem Fieber so oft von Krämpfen begleitet und überwiegen mit deren Zahl sehr die akuten Meningitiden und Encephalitiden. Sie sind in ihrer Mehrheit harmlos. Eher sind Krämpfe, die ohne Fieber einsetzen, ernsthafter Natur. Oft schwierig ist die Unterscheidung von Spasmophilie.

**2. Idiopathische Krämpfe.** Damit soll nicht nur bezeichnet werden, daß hier weder grob organische noch sog. Gelegenheitsursachen vorliegen, sondern daß die Krämpfe auch durch abnorme Erregbarkeit des Nervensystems ausgelöst werden. Sie neigen zur Wiederholung, oft über Jahre, sind meist fieberlos.

a) **Krämpfe bei spasmophiler Diathese (tetanoider Zustand),** *Eklampsie im engeren Sinne.* Die Spasmophilie gehört zu den häufigsten Ursachen der nicht organischen epileptiformen Krämpfe in den ersten 2 Jahren, aber kaum vor dem 3. Monat. Es besteht mechanische und galvanische Übererregbarkeit der Nerven (s. S. 371), häufig allerdings nicht proportional dem Grade der Krämpfe. Daneben zeigt sich oft Spasmus glottidis; seltener sind Karpopedalspasmen. Die Reflexe sind nicht gesteigert. Pupillen reaktionslos. Einem Anfall geht oft Unruhe voran. Das Bewußtsein ist in den Zwischenzeiten frei. Bisweilen werden die spasmophilen Krämpfe durch fieberhafte Infekte ausgelöst. Abortive Fälle beschränken sich auf Blaß- und Starrwerden des Gesichtes, Zuckungen der Augen. Allgemeine Krämpfe sind wahrscheinlich spasmophiler Natur, wenn das Kind vor kurzem Spasmus glottidis oder Karpopedalspasmen hatte. Die Krämpfe sind nicht von Schreien begleitet, dauern selten länger als einige Minuten und bevorzugen das Alter von 4 Monaten bis 2 Jahren. Sie traten aber schon bei einem 5 Wochen alten überfütterten Kinde auf (KÖZ. = 0,7 MA.!). Nach dem 2. Jahr sieht man die Krämpfe nur noch vereinzelt (*Späteklampsie*). Sie können bis ins Schulalter dauern und Epilepsie vortäuschen. Unter den Späteklamptikern trifft man Neuropathen, Hysterische, auch echte Epileptiker. Diese Krämpfe kommen nur höchst ausnahmsweise bei Frauenmilchernährung vor. Anderseits sah ich einige Male bei jüngeren Säuglingen wochenlang häufig auftretende fieberlose allgemeine Krämpfe mit Hypertonien, wo sich keinerlei Anzeichen einer spasmophilen Diathese auffinden ließen, wo speziell die elektrische Erregbarkeit normal war, und die prompt auf Frauenmilchernährung verschwanden. Ab und zu sieht man dagegen bei Flaschenkindern die Krämpfe dem Eintritt der Übererregbarkeit vorausgehen. Charakteristisch ist Hypocalcämie (s. S. 325). Zu beachten sind die Eklampsien im allgemeinen (S. 375f.). Sie sind oft von Fieber begleitet. Epilepsie? Urämie? Meningitis?

Die sog. **Neugeborenenspasmophilie** zeigt sich schon wenige Stunden nach der Geburt und dauert nur einige Tage. Schreckhaftigkeit, Zittern, Hypertonie, Krämpfe, Carpopedalspasmen, mechanische Übererregbarkeit, Hypocalcämie. Die Störung ist geburtstraumatischen Ursprungs, Hypoglykämie. *Keine Rachitis.* Folge von Verletzung der Epithelkörperchen?

b) **Hysterische Krämpfe.** Sie treten erst vom 2. Jahr an auf und unterscheiden sich von den epileptischen wie beim Erwachsenen. Langsamer Eintritt, ohne Erblassen. Pupillenreaktion erhalten. Der Anfall dauert oft lange. Kontrakturen, Lähmungen, Anästhesien. (Erlöschen des Würgreflexes.) Das Bewußtsein bleibt erhalten. Sie sind provozierbar. Die Intelligenz leidet nicht.

c) **Affektepileptische Krämpfe** entstehen auf neuropathischer Grundlage, ausgelöst jeweilen durch eine besondere Ursache. Sie sind zum Teil mit hysterischen verwandt. Es kann sich auch nur Bewußtlosigkeit ohne Krämpfe einstellen. Kinder von 1—5 Jahren reagieren bei Wut (*Wutkrämpfe*, Wegbleiben), Schrecken oder Zorn mit Schreien, wobei auf der Höhe des Inspiriums die Atmung stockt, Cyanose, Blässe, Bewußtlosigkeit und epileptiforme Zuckungen, oft mit Abgang von Stuhl oder Urin erfolgen (Abb. 260), womit der bedrohliche Zustand beendet ist. Diese *respiratorischen Affektkrämpfe* lassen den Kehlkopf fast stets frei und sind damit vom Stimmritzenkrampf gut zu unterscheiden. Häufig zeigt sich dabei eine vasomotorische Erregbarkeit, die zu Ohnmachtsanwandlungen führen kann. Sie zeigen damit ihre Verwandtschaft mit den sog. *psychasthenischen Krämpfen,* wo sich Ohnmachtsanfälle mit epileptiformen Anfällen nach heftigen psychischen Affekten mit Angstzuständen und Zwangsvorstellungen einstellen. Die psychasthenischen Krämpfe treten meist erst in der Pubertät auf, verursachen Petit und Grand mal und verschwinden später, ohne psychische Störungen zu hinterlassen.

Verwandt damit ist der *orthostatisch-epileptoide Symptomenkomplex, die Pseudoepilepsie der sog. Angioneurotiker* (HUSLER). Es handelt sich um vasolabile Orthostatiker im Schulalter mit Neigung zu Ohnmachten und epileptoiden Krämpfen. Hier finden wir wieder fließende Übergänge zu den gewöhnlichen affektepileptischen Anfällen.

Die Fülle der allgemeinen Krämpfe ist demnach im Kindesalter verwirrend groß, so daß ihr Ursprung und ihre Art oft erst nach langer Beobachtung und

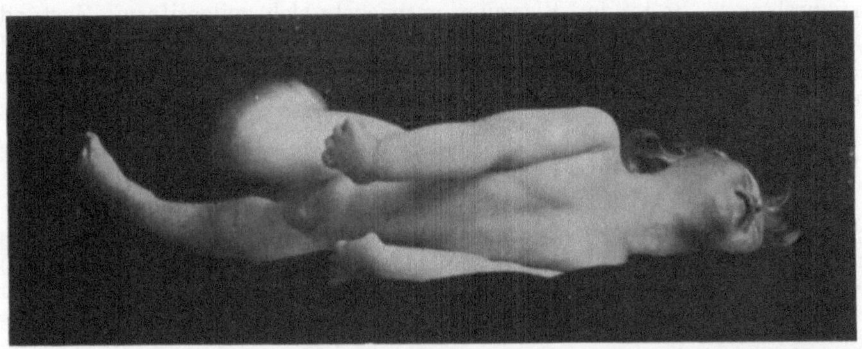

Abb. 260. Wutkrämpfe. 1½ Jahre. Stellen sich jedesmal ein, wenn das Kind die Lumbal-punktionsnadel erblickt. Abgelaufene Meningitis cerebrospinalis mit Hydrocephalus.

genauer wiederholter Untersuchung festgestellt werden kann (Fieber? Spasmophilie? Tuberkulose? Lues? Augenhintergrund? Liquor cerebrospinalis? Psychisches Verhalten? usw.).

Einen wertvollen Fingerzeig bietet das *Lebensalter*. Krämpfe bei Neugeborenen beruhen meist auf Geburtstraumen (Liquor blutig oder gelb?), sodann auf Tetanus oder Sepsis (Meningitis). Noch in den ersten 3—4 Monaten beruht die Mehrzahl der Krämpfe auf organischen Störungen (Hirndefekte, Hydrocephalus, Lues, Meningitis), oder sie sind die Folge von schweren Ernährungsstörungen oder terminal bei Pneumonien. Vom 4. Monat an bis zum Ende des 2. Jahres treten die spasmophilen Krämpfe hervor. Bei fieberlosen Krämpfen im 1. Jahre kommen daneben hauptsächlich Lues, Hydrocephalus, Sklerose in Betracht, im 2. Halbjahr auch tuberkulöse Meningitis.

Oft sah ich allgemeine fieberlose Krämpfe ohne weitere Symptome von der 5.—8. Lebenswoche an bei gesunden Säuglingen einsetzen, besonders bei Frühgeborenen. Die Krämpfe verschwanden häufig wieder nach einer bis mehreren Wochen, großenteils ohne spätere Störungen zu hinterlassen. Das auffällige Eintreten 5—8 Wochen nach der Geburt läßt vermuten, daß es sich hier um die Folgen eines Geburtstraumas handelt, nämlich von leichten Gehirn- bzw. Meningealblutungen, die hier das auslösende Moment abgeben. Solche Blutungen sind ja ungemein häufig.

Hier seien noch zwei seltene krankhafte Zustände mit Bewußtseinsstörungen angereiht, die ohne Krämpfe ablaufen:

d) Unter **Narkolepsie** versteht man nicht unterdrückbare Anfälle von plötzlicher Schlafsucht, die im Pubertätsalter (häufiger bei Erwachsenen) mehrmals des Tages eintreten für Sekunden oder Minuten. Typisch ist die Muskelerschlaffung. Sie stellt sich bei Affekten ein. Es besteht keine Beziehung zu Hysterie.

e) Streng davon abzutrennen sind die *gehäuften kleinen Anfälle mit Absenzen* **(Pyknolepsie)** (FRIEDMANN), die im Spielalter und später auftreten können (bis zu 30—100 im Tag), die ohne eigentlichen Bewußtseinsverlust einhergehen und bis zu 10 Jahren dauern können bei erregbarem Naturell. Alter überwiegend 2.—10. Jahr. Während wenigen Sekunden werden Bewegungen und Sprache unterbrochen ohne Hinfallen, ohne Konvulsionen. Der Blick wird starr, die Augen verdreht. Die blitzschnell mitten in der gewohnten Tätigkeit auftretenden „seelischen Pausen" werden leicht übersehen. Manchmal sinken die Kinder zusammen. Das Leiden ist ziemlich selten, betrifft zum Teil Neuropathen und Schwachsinnige. Meist sind diese Zufälle harmloser Natur und verschwinden nach jahrelangem Bestande. Bisweilen entwickeln sich epileptiforme Zustände. Es bestehen aber keine Beziehungen zu Epilepsie (Petit mal), es fehlt auch die epileptische Charakterveränderung. Die Anfälle reagieren nicht auf Brom oder Luminal.

## Tonische, auch klonische Krämpfe der willkürlichen Muskeln, Kontrakturen, Hypertonien, Dauerspasmen.

Spastische Lähmungen der Extremitäten deuten auf die Hirnrinde, Athetose, Rigidität, Tremor auf die Basalganglien, Ataxie und Koordinationsstörungen auf das Kleinhirn. Die Zerstörung des ersten Neurons (Pyramidenbahnen) bewirkt nach kurzer schlaffer Lähmung eine spastische Lähmung ohne fibrilläre Zuckungen und ohne Entartungsreaktion, mit Steigerung der Reflexe, Babinski.

Das *extrapyramidale myostatische System* mit seinen subkortikalen Zentren regelt den Tonus der Muskulatur (Hypertonien, Hypotonien) und bewirkt wächsernen Widerstand bei Dehnung (Rigor). Die *Pyramidenbahnen* erzeugen Spasmen und bewirken federnde Widerstandsbewegungen.

Tonische Krämpfe, zum Teil mit klonischen und Bewußtseinsstörungen verbunden, gestalten sich oft zu Dauerspasmen, die häufig auch primär auftreten.

### Tonische Krämpfe, meist allgemeiner oder doch ausgedehnter Natur.

**1. Bei chronischen Gehirn- oder Rückenmarksleiden,** spastischen halb- oder doppelseitigen Cerebrallähmungen, wobei die Lähmung oder Parese der Muskelrigidität gegenüber oft ganz zurücktritt, so bei LITTLEscher Krankheit, allgemeiner Gliederstarre. In vielen Fällen macht sich die Rigidität erst bei intendierten oder raschen passiven Bewegungen bemerkbar. Weiterhin sind häufige Ursachen Hirnsklerosen, von denen die diffuse zu rapidem geistigem Zerfall führt, Idiotie, Mikrocephalie, familiäre spastische Spinalparesen, oft von

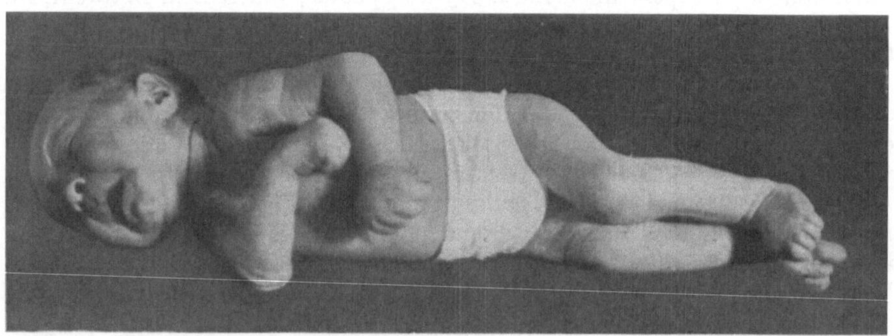

Abb. 261. Tetanus neonatorum (im tetanischen Stoß photographiert).

Nystagmus und Intelligenzstörungen begleitet, Hydrocephalus chronicus ververschiedensten Ursprungs (Abb. 282), Hirntumoren, Hirnlues usw. In vielen Fällen entwickeln sich dauernde Kontrakturen.

**2. Akute Krankheiten des Gehirns und seiner Häute.** Meningitiden, vornehmlich Genickstarre (Abb. 281, 63), Meningealblutungen, Sinusthrombose. Daneben bestehen oft Bewußtseinsstörungen und epileptiforme Krämpfe wie beim

3. **Meningismus** bei schweren Infektionskrankheiten (Typhus, Pneumonie, Influenza), zur Zeit hohen Fiebers. Fast stets mit Bewußtseinsstörung verbunden.

4. Bei **Hysterie.**

5. Bei **Tetanus**, mit Trismus verbunden, öfters durch tetanische Stöße unterbrochen (Abb. 261, 262). Das Bewußtsein bleibt erhalten. Die Anfälle werden reflektorisch ausgelöst (Geräusche, Berührungen, Erschütterungen, Reize, die bei amaurotischer Idiotie ganz ähnliche Stöße auslösen). Der *Tetanus neonatorum* beginnt meist in der 2. Hälfte der 1. Woche oder in der 2. Woche mit Unruhe, Verweigerung der Brust (Folge des Trismus), gespanntem Gesicht, senkrechtem Stirnrunzeln, Zukneifen der Augen, Herabziehen der Mundwinkel. Bald wird der ganze Körper in die Starre einbezogen. Von Zeit zu Zeit erfolgen tetanische Stöße. Zu Beginn zeigen sich auch klonische Krämpfe. Die Tetanusbacillen sind schwer nachweisbar, durch Verimpfung des Nabelsekretes auf Mäuse. Ähnliche Symptome, aber ohne tetanische Stöße und ohne Trismus machen *Geburtsverletzungen des Gehirns*, die sich aber schon früher zeigen, Encephalitis

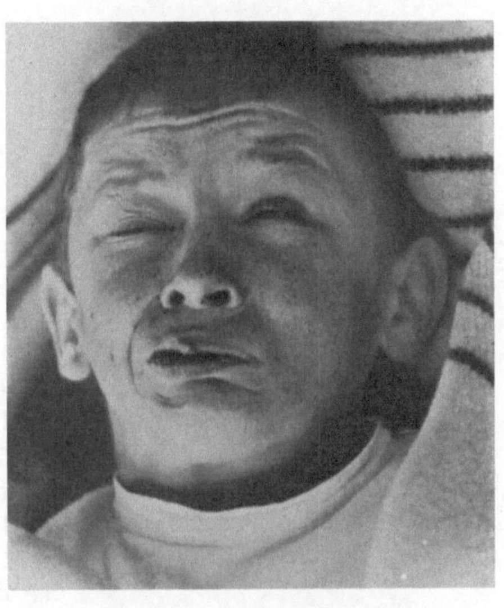

Abb. 262. Kopftetanus. 12 Jahre

neonatorum interstitialis, und vor allem die *septische Meningitis*. Letztere beteiligt aber die Augenmuskeln im Gegensatz zu Tetanus. Später bieten die

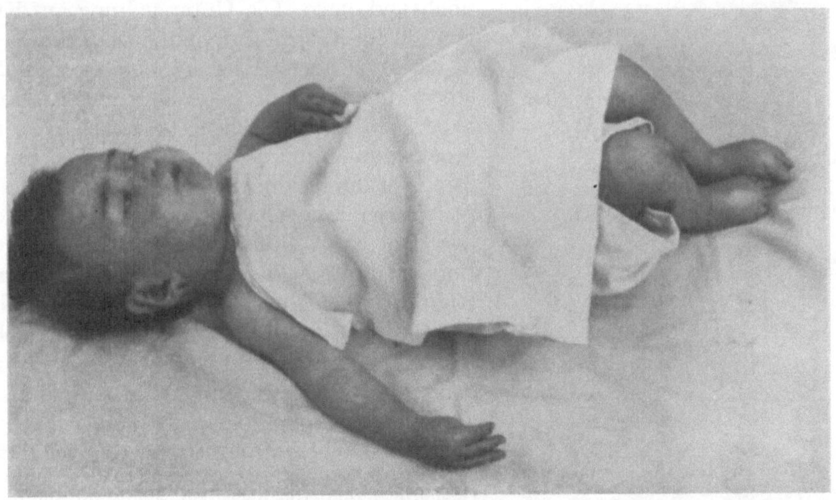

Abb. 263. Karpopedalspasmen mit Ödem der Fußrücken. Karpfenmund. 11 Monate.

Krämpfe bei Strychninvergiftung große Ähnlichkeit. Der *Pseudotetanus* älterer Kinder, der von den Beinen aufsteigt und die Arme und Schlund freiläßt, ist nur eine gutartige seltene Form. Die Genickstarre macht auch allgemeine Kontrakturen, Trismus fehlt aber.

**6. Tetanie (Spasmophilie)**, besonders von ½—3 Jahren, selten vor dem 3. Monat, als höchste Seltenheit im 1. Monat. Es besteht mechanische und galvanische Übererregbarkeit der peripheren Nerven und Neigung zu klonischen und tonischen Krämpfen (S. 371, 379, 385). Im Vordergrund stehen *Karpopedalspasmen*, oft stundenlang, selbst wochenlang anhaltend, in akuten Fällen manchmal von Schmerzgefühl begleitet. Gewöhnlich handelt es sich um Ernährungsgestörte und Dystrophiker, auch solche mit Coeliakie. Die typische Hand- und Fußstellung ist zuweilen von Ödem des Hand- und Fußrückens begleitet (Hypocalcämie), der Daumen eingeschlagen (Abb. 263). Im Beginn versteift das Kind beim Aufsitzen die Beine und vermeidet Greifbewegungen. Daneben bestehen Latenzsymptome der Spasmophilie und öfters eklamptische Anfälle oder Spasmus

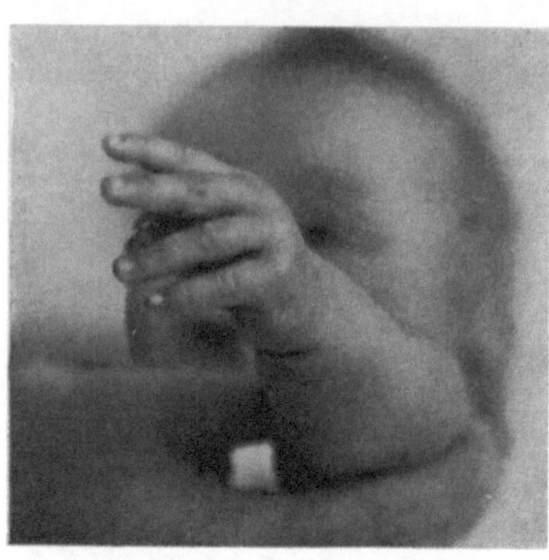

Abb. 264. Leichte tetanische Handstellung.

glottidis. Die pathologische Handstellung beschränkt sich oft auf eine schwache Kontraktur der gestreckten, im Metakarpophalangealgelenk gebeugten Finger und kann dann leicht übersehen werden (Abb. 264). In schweren Fällen ist die gesamte Muskulatur an der Versteifung beteiligt, sie führt zu erschwerter Atmung, Karpfenmund (Abb. 263), Strabismus, selten zu Blasenkrampf. Die Hypertonie kann auch bei normal gewordener galvanischer Erregbarkeit noch andauern. Die Untersuchung auf KÖZ. genügt (S. 371). Blutchemie S. 334.

7. **Myelitiden.** Hier handelt es sich fast stets um Kompressionslähmungen durch tuberkulöse Spondylitis (Gibbus?), in den Muskelgebieten, die unterhalb des Herdes ihre Nerven beziehen.

8. Bei **Encephalitis epidemica**, in den frischen Erkrankungen, mehr noch in den Folgezuständen, besteht oft eine dauernde Rigidität der Muskeln ohne Ausfallserscheinungen in den Pyramidenbahnen (ohne Reflexsteigerung und ohne Babinski) mit gebeugter Körperhaltung, Zittern, ein sog. *Parkinsonismus*.

Einen ähnlichen amyostatischen Symptomenkomplex, mit wächserner Starre der Glieder und des Gesichtes, zeigt die bisweilen schon im Schulalter beginnende **WILSON**sche **Krankheit**. Sie verläuft mit Dysphagie und grobem Tremor, macht Lebercirrhose. Die Cornea hat einen bräunlichen Rand. Linsenkern und extrapyramidale Bahnen sind beteiligt. Sie führt unter bulbären Erscheinungen in Monaten oder Jahren zum Tode. Blennosklerose S. 403. Über Torsionsneurose s. S. 374.

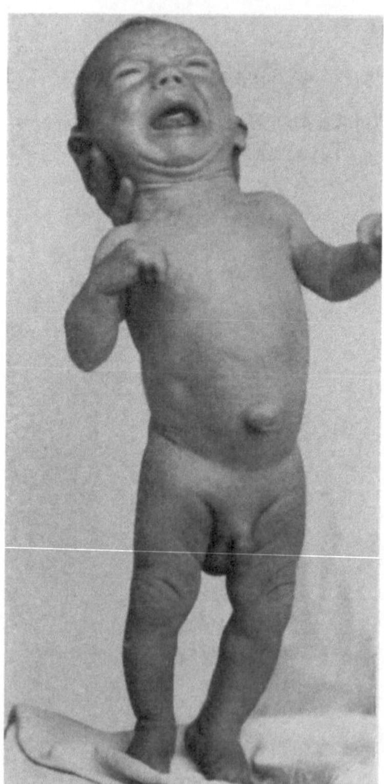

Abb. 265. Schwere Hypertonie unbekannter Ursache. 7 Wochen alt, spontan abgeheilt.

Häufiger als alle die genannten Formen sind im Säuglingsalter, insbesondere in der ersten Hälfte:

9. **Einfache Muskelhypertonien** (s. S. 115 und Abb. 118). Bei Frühgeborenen in den ersten Monaten und bei Neugeborenen trifft man vielfach physiologisch Myotonien an den Extremitäten. Sie beteiligen vorzugsweise die Flexoren. Die Reflexe sind manchmal gesteigert. Sonst treffen wir sie vornehmlich bei *Ernährungsstörungen der Säuglinge* (die Bauchdecken können dabei weich sein), meist ohne erhöhte galvanische Erregbarkeit; oft ist die mechanische Erregbarkeit gesteigert, nicht aber gleich häufig die Patellarreflexe. Die Mütter halten solche Kinder für besonders kräftig. Es handelt sich vielfach um einen Ausdruck des *Mehlnährschadens*, aber auch um den Ausdruck verschiedenartiger anderer Ernährungsstörungen, die oft mit Atrophie einhergehen. Am besten sind diese Muskelhypertonien durch Frauenmilch zu heilen. In anderen, auch abklingenden Fällen bleibt die Ursache ganz unklar (Abb. 265), so bei monatelang bestehenden Hypertonien bei Gesunden und bei schlecht gedeihenden Brustkindern. Bei cerebralen Defekten und Idiotie *ist die Muskulatur oft hypertrophisch*. Hier bleibt die Hypertonie dauernd bestehen. Bei jungen Säuglingen entwickelt sich häufig *eine verbreitete Hypertonie bei Infekten*, bei Sepsis, Lues, bei Pneumonie, bei verschiedenartigen Hautleiden. Oft ist Opisthotonus damit verbunden. Bei jüngeren Säuglingen mit allgemeinen Kontrakturen kommt es häufig zu einem ungemein festen *Faustschluß*, der nur mit Gewalt zu überwinden ist und starke Maceration der Epidermis der Handfläche bewirkt. Die genannten Fälle sind oft von organischen Gehirnleiden nur durch das Fehlen von Intelligenzstörungen zu unterscheiden. Diese sind aber in dem bevorzugten Alter (1—4 Monate) schwer festzustellen.

Die familiäre THOMSENsche *Myotonia congenita* macht schon beim Säugling Erschwerung der Augenbewegungen, des Schreiens, des Saugens, verzögerte Muskelkontraktionen (z. B. beim Händedruck), auch Muskelhypertrophien.

10. Die **Serumkrankheit** in seltenen Fällen. Die allgemeine willkürliche und reflektorische Versteifung der Muskulatur ist die Folge von heftigen Gelenkschmerzen. Durch Beteiligung des Kiefergelenkes kann Trismus entstehen und Tetanus vorgetäuscht werden.

11. **Lähmung einzelner Muskeln** kann zu dauernder Kontraktur und Verkürzung der gesunden Antagonisten führen, so bei Poliomyelitis, frühinfantiler spinaler Muskelatrophie, Myatonia congenita, amaurotischer Idiotie u. a. Wachstumseinbußen der gesunden Antagonisten entwickeln sich besonders ausgesprochen, wenn die Lähmung (z. B. Poliomyelitis) im Alter stärksten Wachstums, also in den ersten 2 Jahren eintritt. Zu Unrecht wird dann bisweilen eine *spastische* Lähmung angenommen.

## Spasmus glottidis (Stimmritzenkrampf).

Er zeigt sich im Alter von 4 Monaten bis zu 2 Jahren. Inspiratorischer tönender Krampf der Stimmbänder („Einziehen"), oft gefolgt von Atemstillstand, Cyanose und allgemeinen Krämpfen. Gleichzeitig stellt sich häufig eine Versteifung des Körpers und der Glieder ein. Nicht selten erfolgt der Tod dabei durch Herzstillstand. Fast stets Folge von Spasmophilie, deren Latenzsymptome (s. S. 372) man daneben findet, meist verbunden mit Rachitis, insonderheit Kraniotabes. Dem Anfall geht oft Unruhe und schlechte Laune voran. Ganz leichte Anfälle treten schon beim Lachen und Weinen auf. Zufuhr von Kaliumphosphat kann auch bei gesunden Säuglingen Spasmus glottidis bewirken, außerdem Übererregbarkeit der Nerven gegen den galvanischen Strom und

Karpopedalspasmen. Der Stimmritzenkrampf kann auch ausgelöst werden durch die erstmalige Bestrahlung mit Höhensonne, das Hinausbringen in die erste Frühlingssonne, auch durch die erstmalige Anwendung von Vigantol. Nur ganz ausnahmsweise tritt Spasmus glottidis infolge von Gehirnleiden auf (Epilepsie, Hydrocephalus, schwerer Little). Leicht zu unterscheiden ist der eigentliche Spasmus glottidis vom Glottiskrampf, der dem *Keuchhustenanfall* nachfolgt, auch vom *Stridor laryngis congenitus* (s. S. 195), der schon in den ersten Lebenswochen besteht, wo noch keine Spasmophilie vorhanden sein kann. Der Ton beim Stimmritzenkrampf ist rein und laut, beim Stridor laryngis etwas rauh und erinnert oft an den Ton eines aufgeregten Huhnes. Schwieriger zu unterscheiden ist *das inspiratorische Tönen*, das man beim Trinken und Schreien von Neugeborenen und beim Schreien jüngerer Säuglinge an der Brust wahrnimmt, hervorgerufen durch die physiologische Engigkeit der Stimmritze in diesem Alter. Es handelt sich aber hier vorzugsweise um die ersten 3—4 Lebensmonate, also um eine Zeit, wo der spasmophile Stimmritzenkrampf noch nicht auftritt oder doch selten ist. Über das *Wegbleiben*, die sogenannten Wutkrämpfe, s. S. 380.

Eine sehr seltene akute Ursache des Kehlkopfverschlusses ist eine *primäre Phlegmone der Epiglottis*, die rasch zum Tode führt.

## Spasmus nutans und rotatorius (Wackelkopf).

Es sind Dreh-, Nick- und Wackelbewegungen, die Kinder von ½ bis zu 3 Jahren besonders im Liegen und bei erhaltenem Bewußtsein unwillkürlich mit dem Kopf ausführen, am deutlichsten beim Fixieren. Imbezille, auch Neuropathen sind am meisten beteiligt, seltener Rachitiker in dunkler Wohnung. Manchmal stellt sich dabei Nystagmus ein durch Übererregbarkeit des Vestibularapparates, besonders wenn man den Kopf festhält. Die Bewegungen hören im Schlaf und bei Schluß der Augen auf. Nicht zu verwechseln mit diesen Krampfbewegungen ist das Wetzen des Hinterhauptes, das Rachitische und Ekzematiker (wegen des Juckreizes) auf der Unterlage vornehmen und das lustbetont und willkürlich ist.

Das *nächtliche Kopfschütteln* (*Jactatio capitis*), d. h. das Hin- und Herdrehen des Kopfes um die Längsachse beim Einschlafen und im Liegen betrifft überwiegend schwachsinnige Kinder. Es beginnt meist schon im 1. Jahr und kann lange dauern.

## Das Stäupchen (Kinderweh) der Neugeborenen.

In den ersten Lebenswochen beobachtet die aufmerksame Mutter im Schlafe des Kindes, am meisten bei Frühgeborenen, oft ruckartige Zuckungen der Augen, der Lider und des Mundes. Sie haben keine pathologische Bedeutung (leichtes Gehirntrauma?) und verlieren sich spätestens nach 2—3 Monaten. Oft entsteht der Eindruck eines Lächelns: „das Kind spielt mit den Engeln", heißt es im Volksmunde.

Die *Tickrankheit* s. S. 389.

## Ataxie.

Man kann folgende Formen von Ataxie unterscheiden: 1. *Sensorische A.* (spinale, lokomotorische) durch Störung zentripetaler sensibler Impulse. Ausfall bewußter Empfindungen. Alle Bewegungen gestört, verstärkt bei Ausschluß der Augenkontrolle. Romberg +, so bei Diphtherie, Polyneuritis. 2. *Motorische A.* (Rindenataxie) durch Mangel oder Verlust corticaler Koordination, ohne Ausfall bewußter Empfindungen. Romberg nicht ausgesprochen. 3. *Cerebellare A.* (pontobulbär, vestibular, statisch), am stärksten bei Erkrankungen des Wurmes. Stehen und Gehen, Gemeinschaftsbewegungen schwer beeinträchtigt (Heredoataxie), aber nicht die Bewegungen der einzelnen Muskeln. Adiadochokinesis. Die einzelnen Formen lassen sich häufig nicht reinlich unterscheiden.

Bei der Entwicklung der willkürlichen Bewegungen ist eine ataktische Unsicherheit (motorische A.) regelmäßig vorhanden und physiologisch. Vorübergehend sieht man beim ersten Aufstehen kleiner Kinder nach längerem Bettliegen einen ataktischen Gang (*Bettataxie*), der sich bald verliert. Auch große Schwäche kann die Bewegungen ataktisch gestalten. Sonst begegnet man der Ataxie besonders bei *infektiöser Polyneuritis*, am häufigsten bei der diphtherischen Lähmung. Dabei ist hauptsächlich die Ataxie der Beine im Gehen ausgesprochen, ohne daß eigentliche Lähmung besteht; die Patellarreflexe sind gewöhnlich verschwunden.

10 Jahre alt. Seit 10 Tagen schlechter Gang, Ptosis, paralyt. Strabismus. Patellarrefl. neg. Starke A., auch im Liegen, Romberg +. Sensibilität intakt. Stereoagnosie. Hypotonie der Muskeln. Heilung in 2 Monaten. Ursache unbekannt.

Sodann bei gewissen *spinalen und cerebralen Krankheiten*. Am wichtigsten ist hier die **hereditäre Ataxie** (FRIEDREICH).

Die beiden Formen der hereditären Ataxie: die FRIEDREICH*sche Tabes* (Beginn zwischen 4—12 Jahren), Degeneration des Kleinhirns und der Hinterstränge, und die *cerebellare Ataxie von* MARIE (entsteht meist erst nach der Pubertät) führen zu sehr starker Ataxie, die letztere Form zum torkelnden Gang des Betrunkenen, besonders Hypoplasie des Kleinhirns und Rückenmarkes. Die rohe Muskelkraft ist erhalten, es besteht aber meist ausgeprägte Hypotonie der Muskeln. Oft entwickelt sich Debilität im Laufe der Zeit. Die Entwicklung ist außerordentlich chronisch und progredient. In der ersten Form sind gewöhnlich die Patellarreflexe fehlend, bei der zweiten vorhanden, oft Nystagmus, überwiegend bei FRIEDREICH. Augenmuskellähmungen und Opticusatrophie, mehr bei MARIE. Bei der FRIEDREICHschen Tabes zeigen sich Sensibilitätsstörungen, Hohlfuß (Abb. 154), dorsal flektierte große Zehe, athetotisch-choreatische Bewegungen. Fließende Übergänge sind häufig. Eine gewisse Ähnlichkeit bietet die seltene *cerebellare Form der cerebralen Kinderlähmung*. Sie entwickelt sich aber schon in den ersten Jahren, ist nicht familiär und nicht progredient. Differentiell sind multiple Sklerose, familiäre progressive cerebrale Diplegien, andere spinale heredo-familiäre Erkrankungen noch zu erwägen.

Die luetische *Tabes dorsalis* kommt selten in Betracht, es besteht reflektorische Pupillenstarre, Opticusatrophie. Die Ataxie ist schwach. Beginn im Schulalter, manchmal zuerst mit Kopfschmerzen, Urininkontinenz. Lanzinierende Schmerzen fehlen.

Ataxie begleitet öfters auch andere *Erkrankungen des Kleinhirns* (Tumoren), *der Brücke, Herderkrankungen der motorischen Rinde*. Bei den cerebellaren Affektionen besteht vorwiegend eine Gleichgewichtsstörung. Darum ist das Gehen und Stehen am stärksten beeinträchtigt, während im Bette die Bewegungen normal sein können.

Erwähnung verdient die **akute cerebrale Ataxie,** eine seltene Störung encephalitischen Ursprungs, die nach Infektionskrankheiten, z. B. bei Pneumonie, auftreten kann, mit gesteigerten Reflexen und Gedächtnisschwäche einhergeht und nach einiger Zeit verschwindet. In der Form einer akuten Ataxie kann ausnahmsweise die HEINE-MEDIN*sche Krankheit* auftreten, die auch sonst ataktischen Gang machen kann.

## Athetose

bedeutet Unreife oder Störung des Striatums, so daß sie sich vorzugsweise bei Frühgeborenen und Neugeborenen einstellt. Vor allem sind Hände und Finger betroffen im Gegensatz zu Chorea. Sie findet sich am häufigsten im späteren Verlauf der *halbseitigen Form der cerebralen Kinderlähmung*, die nach der Geburt erworben wurde (s. Abb. 266), manchmal neben Intensionstremor. Weniger häufig ist die doppelseitige Form (Status marmoratus des Striatums, VOGT).

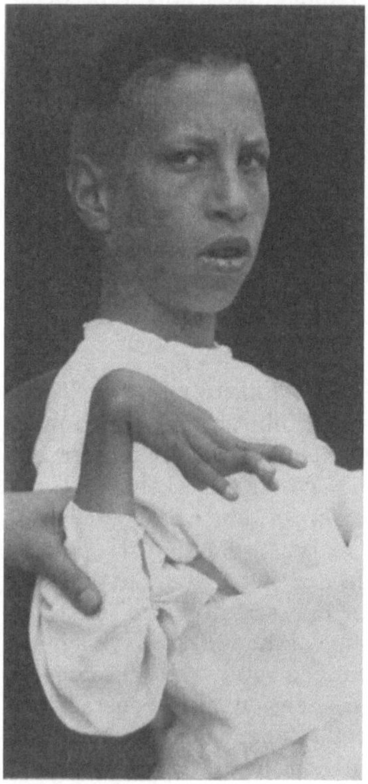

Diese *„idiopathische Athetose double"* entsteht in frühester Kindheit als einziges oder hauptsächliches Symptom auf kongenitaler Grundlage, oft bei guter Intelligenz. Choreatische Bewegungen, Hypotonie. Es handelt sich um einen amyostatischen Komplex. Es besteht andauernde Unruhe des Körpers und Grimassieren auch bei willkürlichen Bewegungen, ähnlich der Torsionsneurose. Doppelseitige Athetose kann eine seltene Form der cerebralen Kinderlähmung sein, mit Spasmen und Idiotie.

Athetose wird auch bei Encephalitis epidemica beobachtet (vgl. ferner Torsionsneurose S. 374).

Das *extrapyramidale System* beherrscht den Tonus und die unwillkürlichen Bewegungen der Muskulatur, bewirkt wächsernen Widerstand, Hypokinesen, fehlen der Mitbewegungen und Hyperkinesen (Myoklonien, Athetosen, Chorea, Torsionen.

Abb. 266. Athetose bei spastischer cerebraler Hemiplegie. Debilität. 13 Jahre.

## Choreatische Bewegungen.

Am häufigsten stellen sich solche ein bei **Chorea minor, Veitstanz,** selten vor dem 6. Jahr. Es liegen Störungen im Striatum vor. Die Dauer der Krankheit beträgt 3—6 Monate, selten mehr. Die meisten Fälle betreffen Mädchen im Schulalter. Es sind choreatische Spontanbewegungen neben choreatischen Intentionsbewegungen, daneben psychische Veränderungen, Verstimmung. Charakteristisch ist die allmähliche Entwicklung und das allmähliche Ausklingen nach Monaten. Auffällig sind die übertriebenen Affektbewegungen des Gesichtes, ähnlich Verlegenheitsbewegungen. Die Stimmung ist labil, reizbar. Oft findet sich daneben starke Hypotonie der Muskeln, z. B. lose Schultern, so daß in ausgesprochenen Fällen eine *Chorea paralytica* entsteht. Im Beginn der Krankheit zeigt sich im Liegen, besonders bei Aufforderung zum Tiefatmen, bei der Inspiration ein Einsinken des Abdomens, d. h. eine Aspiration des Zwerchfells, wie bei Phrenicuslähmung. Es handelt sich hier offenbar um eine Hypotonie der beteiligten Muskulatur. Die starke Beteiligung des Gesichtes kann anfänglich zu Verwechslung führen mit Tic, Verlegenheitsbewegungen und Hysterie. Die *Änderung der Schrift* erleichtert die Frühdiagnose. Ab und zu Eosinophilie und urticarielle Exantheme. Die Senkung ist normal, entgegen dem Rheumatismus (s. S. 130), der sehr oft beim gleichen Individuum sich zeigt, oft vorher, oft nachher. Die Diadochokinese ist gestört. Gordonreflex s. S. 368. Leicht zu unterscheiden ist eine Imitationsneurose, die ganze Schulklassen ergreifen kann. Manchmal ist der Charakter bei Chorea minor mehr halbseitig, dabei aber doch leicht zu unterscheiden von *den choreatischen Bewegungen bei der kindlichen Hemiplegie.* Hier bestehen gleichzeitig Rigidität der Muskeln, erhöhte Reflexe und häufig cerebrale Symptome (Debilität, Epilepsie). Mitbewegungen bei Bewegungsintentionen finden sich oft daneben. Bei der *cerebralen Diplegie* sind choreatische Bewegungen selten. Sie können aber ausnahmsweise neben Athetose das Bild beherrschen. Weiterhin bestehen Strabismus, Pseudobulbärparalyse (Lähmung der willkürlichen Bewegungen), Epilepsie und Demenz. Bei der *epidemischen Encephalitis* (E. lethargica) treten öfters choreaartige Zuckungen im akuten Stadium auf, bisweilen als anhaltendes und hervorstechendes Symptom. Daneben können Tremor, Propulsion des Ganges, torsionsspastische Bewegungen, Pseudobulbärparalyse (Speichelfluß) und Verblödung bestehen.

Bei der FRIEDREICHschen *und bei der cerebellaren Ataxie* trifft man choreatische Bewegungen neben grobschlägigem Tremor. Die an sich seltene *progressive Chorea* (hereditaria, HUNTINGTON) kommt vor dem Alter der Pubertät noch nicht vor. Sie äußert sich in Tremor, steifen Gliedern, undeutlicher Sprache.

In der Erscheinungsform viel Ähnlichkeit mit den choreatischen Bewegungen zeigen die *Ticbewegungen.* Die *Tickrankheit* zeigt sich etwa vom 4.—7. Jahr an. Sie dauert meist jahrelang, ergreift einzelne Muskelgruppen ohne Beziehung zu einem organischen Leiden, besonders das Gesicht und die Schultern. Sie bleibt oft auf eine oder wenige stereotype Bewegungen immer des gleichen Muskelgebietes beschränkt (Blinzeln, Zuckung am Munde, mit dem Kopfe). Die Bevorzugung des Gesichtes, die jahrelange Dauer sprechen gegen Chorea minor. Die unwillkürlichen, aber bewußten Zuckungen, die nicht mit einer organischen Erkrankung zusammenhängen, können für kurze Zeit unterdrückt werden.

Die blitzartigen Zuckungen bei *Chorea electrica* sind synergisch und beschränken sich auf symmetrische Muskelgruppen. Bei frischer Encephalitis epidemica treten nicht selten kontinuierliche *myoklonische Zuckungen* verschiedener Muskelgruppen auf, besonders charakteristisch bei Beteiligung der Bauchdecken und des Zwerchfells (*epidemischer Singultus*).

Bei gesunden Säuglingen ist *Singultus* eine häufige harmlose Erscheinung.


## Tremor.

*Gesunde Neugeborene* zeigen oft einen Tremor des Unterkiefers. Bei längerer Entblößung stellt sich bei Säuglingen und jüngeren Kindern (Vasomotoriker) leicht *Kältetremor* ein. Pathologischerweise begleitet ein Tremor verschiedene Affektionen des Nervensystems, Meningitiden und Kleinhirnaffektionen, Solitärtuberkel, Tumoren des Gehirns, Hydrocephalus chronicus, Lues spinalis, toxische Neuritiden, Pseudosklerose und WILSONsche Krankheit, auch die Encephalitis epidemica (s. das vorige Kapitel).

Bei *Meningitiden* beteiligt der Tremor in grobschlägiger Form vorwiegend die Gliedmaßen. In der Ruhe fehlt er oft, stellt sich aber bei passiven Bewegungen ein. So beobachtet man ein Zittern der Hände, sobald man den Kopf hochhebt. Dies besonders auffällig bei cerebrospinaler Meningitis. Fernerhin tritt Zittern auf bei Typhus und anderen schweren Infekten. Andauernd aber selten begleitet er die cerebrale Kinderlähmung, auch die Hysterie älterer Kinder, in Form von Schütteltremor der oberen Extremitäten, wie ich das in einer ausgedehnten Epidemie von „Chorea" bei Schulkindern beobachtet habe. Selten ist der *hereditäre familiäre Tremor*, der mit dem Alter zunimmt.

**Ein akuter cerebraler oder cerebellarer Tremor** als selbständiger Symptomenkomplex entwickelt sich in seltenen Fällen.

Im Alter von einem halben bis anderthalb Jahren entstehen grobe Zitterbewegungen in den Extremitäten, auch in der Ruhe, später nur bei intendierten Bewegungen. Daneben bestehen oft leichte Ataxie und Muskelspasmen. Die Dauer beträgt gewöhnlich mehrere Monate. Das Leiden schließt sich an Darm- und Lungenkrankheiten, an verschiedene Infekte an. Es heilt meist restlos aus. In einzelnen Fällen entwickelt sich aber Schwachsinn, der auf eine encephalitische Ursache hindeutet.

Schreiende Säuglinge machen bisweilen *Schüttelbewegungen der Arme*, die von den Müttern als Krämpfe aufgefaßt werden, die aber auf Beruhigung sofort nachlassen.

**Choreatische Zitterbewegungen** können bei Hysterie, Neurasthenie, cerebellarer Ataxie, bei schweren Infekten (Diphtherie) sich einstellen. Weiterhin tritt dazu als Ursache die Encephalitis epidemica. Die *Paralysis agitans* tritt äußerst selten und nicht vor der Pubertät auf. Sie wurde früher gerne mit der damals noch unbekannten WILSONschen Krankheit zusammengeworfen.

**Fibrilläre Zuckungen** treten unter den gleichen Bedingungen auf wie bei Erwachsenen. Sie werden aber seltener beobachtet, schon weil das reichliche Fettpolster sie eher verbirgt.

*Schüttelfröste* als Begleitung eines starken Fieberanstieges werden in der Regel erst vom 10. Jahre an häufig, meist ohne Bewußtseinsstörung.

## Zähneknirschen.

Es zeigt sich öfters auch bei Gesunden im Schlaf, mehr aber bei erregbaren und neuropathischen Naturen. Häufig ist es bei Idioten und so anhaltend, daß die Kauflächen der Zähne abgeschliffen werden wie bei Wiederkäuern. Oft wird es veranlaßt durch unruhigen Schlaf, akute Infekte, nervöse Reizungen, so auch durch Meningitis, ohne daß es dabei irgendwie pathognomonisch wäre.

## Pavor nocturnus.

Damit bezeichnet man das Aufschrecken im Anfang der Nacht unter Zeichen von Angst, Schreien, Anklammern an die Mutter, ohne volles Bewußtsein und ohne nachfolgende Erinnerung. Gelegentlich ist *Nachtwandeln* damit verbunden. Vereinzelt wird er ausgelöst durch leichte Infekte oder späte reichliche Mahlzeiten. Meist besteht er habituell über lange Zeit bei Neuropathen, frühreifen und verzogenen Kindern im Alter von 3—7 Jahren. Begünstigt wird er durch behinderte Nasenatmung (Adenoide), durch Darmstörungen, Würmer, unangenehme Träume, psychische Traumen, sexuelle Eindrücke.

## Schlaffe Lähmungen und lähmungsartige Zustände, überwiegend der Extremitäten.

Die Zerstörung der Vorderhornzellen und ihrer Bahnen führt zu schlaffen Lähmungen, Entartungsreaktion, fibrillären Muskelzuckungen, Erlöschen der Sehnenreflexe, degenerativer Atrophie der betroffenen Muskeln.

**I. Echte schlaffe Paresen und Paralysen.** Meist bestehen Atrophie der Muskeln, EaR. oder herabgesetzte und aufgehobene elektrische Erregbarkeit, Verminderung oder Aufhebung der entsprechenden Sehnenreflexe. Bei Mangel an willkürlichen Intentionen, d. h. beim Säugling, beurteilt man bei ungestörter Sensibilität den Grad von Parese und Paralyse an den Abwehrbewegungen auf *Nadelstiche*. Gewöhnlich handelt es sich um spinale Erkrankungen, und zwar um

**1. die Poliomyelitis anterior acuta (HEINE-MEDINsche Krankheit, epidemische Kinderlähmung)** mit Einschluß der LANDRYschen *Paralyse*, die auch bei Encephalitis epidemica und bei Polyneuritis beobachtet ist. Das Virus ist noch nach 4 Wochen in den Faeces nachweisbar. Es bestehen direkte und sehr häufig indirekte Übertragungen, schon in der Inkubationszeit. Die Lähmungen entsprechen nicht den Versorgungsgebieten der betreffenden Nerven. Bei anderen peripheren Erkrankungen ist dagegen die Lähmung mehr auf ein ganzes Nervengebiet ausgedehnt. Die Inkubationszeit beträgt 6—15 Tage.

Die Erscheinungsformen der Krankheit sind viel mannigfaltiger als man früher wußte und gehen anatomisch und klinisch über das Bild einer Poliomyelitis hinaus. Gegen früher haben sich die Fälle mehr zum Schulalter hinaufgeschoben und ist ein *zweiphasischer Typus* mehr hervorgetreten, und viele Abweichungen gegen frühere Zeiten, wie besonders auch die große Epidemie in der Schweiz 1941 (FANCONI) ergeben hat. Im *Vorstadium* zeigt sich Fieber mit Katarrh, Angina, Diarrhoen, Kopfweh. Nach einer fieber- und symptomlosen Latenzzeit (1—9 Tage) entwickelt sich das *meningitische Stadium* mit Nackensteifigkeit, Muskelspasmen, Kopf- und Gliederschmerzen, oft Schweißen, mannigfachen Zeichen der meningitischen Reizung. Auffällig zeigt sich für kurze Zeit zum Teil eine verbreitete Hyperästhesie der Haut, auch der beteiligten Nervenstämme, deutlich bei Berührung und passiven Bewegungen, Unmöglichkeit, das Kinn an das gebeugte Knie zu bringen (Spinalzeichen, Spine sign). Ausgesprochen ist das KERNIGsche Symptom und besonders Schmerzen bei dieser Prüfung (LASÉGUE) und das Dreifußzeichen (Amoss sign), wobei der Körper sich beim Aufsetzen auf die zurückgestreckten Arme stützen muß. Diese Zeichen stellen sich aber auch ein bei gewissen Meningitiden. Das meningitische Stadium dauert ½ bis 2 bis 3 Tage. Die folgenden Lähmungen (*paralytisches Stadium*) erreichen in ½—2 Tagen gewöhnlich das Maximum. Blase und Mastdarm sind bisweilen vorübergehend beteiligt. Bei Kleinkindern, die sich noch nicht aufsetzen und nicht gehen können, werden die Lähmungen oft übersehen.

Die Lähmungen bilden sich in der Regel auf die bekannten Prädilektionsstellen zurück. An den unteren Gliedmaßen sind die distalen Muskeln (Peronealgruppe)

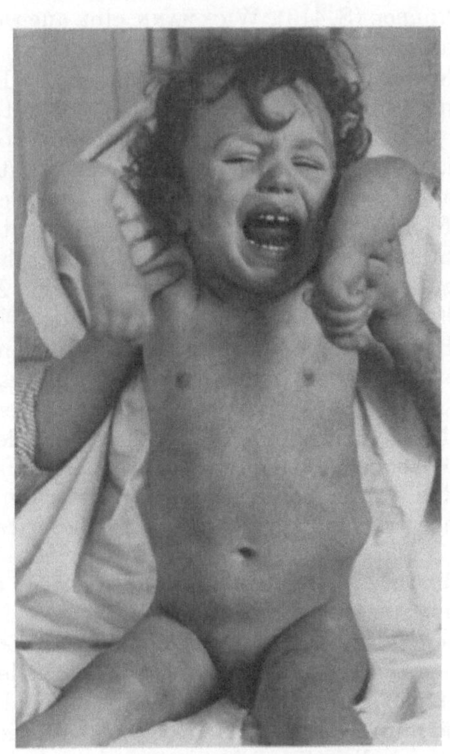

Abb. 267. Lähmung der linken Bauchmuskeln bei Poliomyelitis. 1 ¾ Jahre.

neben dem Quadriceps bevorzugt, an den Armen der Deltoides. Die Lähmung der Bauchmuskeln wird leicht übersehen. Die Lähmungen sind *schlaff, atrophisch,* die betreffenden Sehnenreflexe sind erloschen, die elektrische Erregbarkeit verändert in der Form der EaR. oder aufgehoben. Ist die Lähmung auf die oberen Gliedmaßen beschränkt, so können gleichwohl die Patellarreflexe gesteigert sein. Im Beginn fällt ab und zu ataktischer Gang auf.

*Ungewöhnliche Verlaufsarten sind zahlreich* und oft nur während einer Epidemie erkenntlich. Aufdringlich ist in den letzten Jahren die starke *epidemische Ausbreitung* (Hochsommer), ausgezeichnet durch die zunehmende Gutartigkeit, so daß oft bis zu drei Vierteln der Fälle ohne Lähmung verlaufen und die

Letalität stark gesunken ist. Anderseits hat sich eine Zunahme der bösartigen Fälle (bulbär) im Schulalter ergeben. Die sogenannte *polyneuritische Form* äußert sich in Schmerzen und in Druckempfindlichkeit der beteiligten Nerven, die wochenlang dauern können. Dieser Verlauf ergibt sich häufig, sobald man den Fall von Anbeginn an beobachten kann. Die *pontinen* und *bulbären Formen* beteiligen die Augenmuskeln (Abducens-, Oculomotoriuslähmung), den Facialis und die Schluckmuskulatur. Gefährlich ist die Vaguslähmung (Kehlkopf!). Tod oft an Bulbärparalyse. Die Beteiligung des Cervicalmarkes bewirkt Verengung der Pupillen. Die *Facialislähmung*, wobei vereinzelt auch das Gaumensegel gelähmt ist, zeigt sich nicht selten isoliert bis zu einem Zehntel der Epidemiefälle. Tödlich verläuft meist die aufsteigende LANDRY*sche Paralyse* durch Übergreifen auf das Atemzentrum. Nicht selten sind encephalitische Formen. Häufig sind in Epidemien *abortive Formen* vorhanden, die mit Fieber, Katarrh, Magendarmstörung ohne Lähmung verlaufen, sich aber durch Liquorveränderungen zu erkennen geben können (S. 419). WICKMANN gibt auch *ataktische Formen* an. Die von STRÜMPELL aufgestellte *polioencephalitische Form* hat keine Bestätigung gefunden. Viele leichte und abortive Fälle bieten das Bild einer serösen abakteriellen Meningitis und sind vielfach nicht davon zu unterscheiden (S. 409).

Die Differentialdiagnose hat im präparalytischen Stadium oft große Schwierigkeiten: Grippe und Influenza, Rheumatismus, Polyneuritis, tuberkulöse, zerebrospinale und Virusmeningitiden, die Schweinehüterkrankheit (S. 410), Guillain-Barré (s. unten), Osteomyelitis, Peritonitis u. a. fallen in Betracht. Im paralytischen Stadium sind zu erwägen: die PARROTsche Lähmung und rachitische Erschlaffungen außer den unten erwähnten Leiden, Myelitis, Myatonia, Diphtherie. Bulbäre Formen können diphtheritische- oder Phrenicuslähmung vortäuschen. Bei starker Hyperästhesie habe ich Verwechslungen mit Appendicitis und Coxitis erlebt. Die epidemische Kinderlähmung tritt nur ganz selten in den ersten Wochen auf. Doch können schon Neugeborene befallen werden. Bei einer Epidemie in einem Säuglingsheim sah ich 2 Frühgeborene befallen, der eine mit 4 Wochen, der andere mit 6 Wochen (1600 g schwer). Bei der *Hirnsyphilis* älterer Säuglinge und der folgenden Jahre, beruhend auf Endarteritis, treten Lähmungen verschiedener Hirnnerven und Hemiplegien auf, die später in Kontrakturen übergehen.

Die diagnostischen Schwierigkeiten lassen sich meist leicht überwinden durch die Lumbalpunktion (S. 417), die schon im präparalytischen Stadium den Ausschlag gibt. Dabei ergibt sich, daß viele *Fälle von Katarrhen* zu Epidemiezeiten larvierte Fälle von Poliomyelitis sind. Ja, ganz gesunde Familienmitglieder und Hausgenossen weisen zu 50—90% den typischen Liquor auf (s. Tabelle S. 421). In den letzten Jahren hat man eine wohl umschriebene Krankheit von der Kinderlähmung unterscheiden gelernt, mit der sie früher zusammengeworfen wurde. Es ist dies die nicht so seltene

**2. Polyradiculoneuritis (GUILLAIN-BARRÉ).** *Infektiöse Polyneuritis.* Sie ergreift außer den Wurzeln und den Nerven noch die peripheren Muskeln. Störungen von Blase und Mastdarm, Sensibilität. Schlaffe Paraplegie, auch als Landry verlaufend. Fieberloser Beginn. Aufsteigende symmetrische Schwäche und Lähmung der Beine und Arme. Verlust der Tiefenreflexe, Parästhesien, Spontanschmerzen, Druckempfindlichkeit der Nerven, oft Tetraplegien, Meningismus. Die Lumbalpunktion gibt die Diagnose: *Sehr viel* Eiweiß, aber keine oder nur unbedeutende Vermehrung der Lymphocyten (Zell-Eiweiß-Dissoziation). Fast immer Heilung nach Wochen oder Monaten. Selten Tod als Landry. Diphtherische, poliomyelitische Lähmung?

**3. Andere Myelitiden,** so die echte *Myelitis transversalis,* sind selten (Lues?), bei und nach Infektionskrankheiten, Poliomyelitis, zum Teil als Ausdruck der

Meningoencephalomyelitis disseminata. Häufig ist die **Kompressionslähmung** bei tuberkulöser Spondylitis. Diese kann Xanthochromie des Liquors machen, wie alle raumbeengenden Prozesse des Rückenmarkkanals, Tumoren usw. Sie besteht in dem durch das betroffene Segment versorgten Gebiete, wogegen die tieferen Teile meist spastisch sind. Es besteht also eine schlaffe Lähmung der Beine bei Myelitis lumbalis, eine spastische Lähmung der Beine bei Myelitis dorsalis, schlaffe Lähmung der Arme und spastische der Beine bei Myelitis cervicalis inferior (öfters mit Miosis und Ptosis verbunden). Daneben trifft man Störungen der Blase, des Mastdarms, der Sensibilität, solche trophischer Natur (Decubitus) nach bekannter Art. Die Kompressionsmyelitis verursacht häufig neuralgiforme Schmerzen, erhöhte Patellarreflexe schon vor der Lähmung, Gibbus und Senkungsabscesse (Beckenschaufel abtasten!). Kompressionslähmung kommt auch vor bei Chlorom der Wirbelkörper, selten bei Lymphogranulom. Verwechslung mit Myelitis und Polyradikulitis liegt nahe.

**4. Die Rückenmarkfunktion zerstörende Prozesse, ähnlich der Myelitis.**

a) *Verletzungen.* Hier ist die Zerreißung des Rückenmarks bei der Geburt hervorzuheben. Sie ist meist mit Bruch der Wirbelsäule verbunden, macht Paraplegie und Lähmung von Blase und Mastdarm, blutigen Liquor.

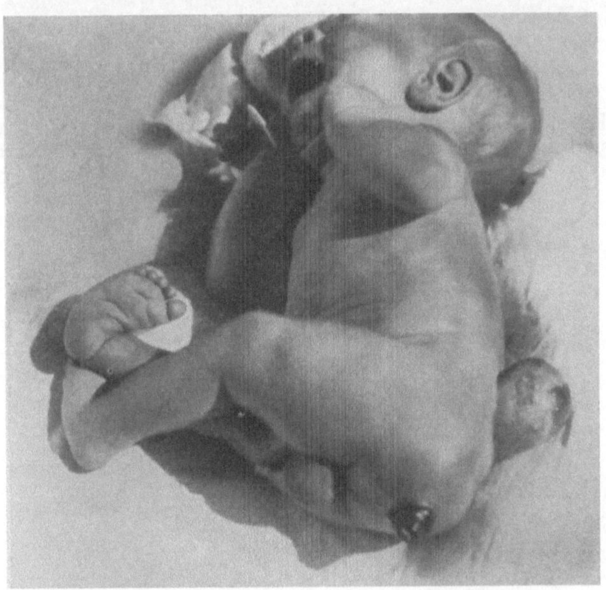

Abb. 268. Spina bifida lumbalis mit Myelomeningocele. 2½ Monate. Lähmung der Beine, Klumpfuß rechts, Prolapsus ani und Lähmung des Beckenbodens.

b) *Spina bifida*, oft mit Meningomyelocele der Lumbalgegend vergesellschaftet. Schlaffe Beine, Blasen- und Mastdarmstörungen, sehr oft mit Hydrocephalus. Meist Anästhesie der Beine, Lähmung des Beckenbodens (Abb. 268).

c) *Neubildungen.* Gliome, Tuberkulome und Gummata sind selten. Die Syphilis des Rückenmarkes äußert sich in spastischer Spinallähmung, Sensibilitätsstörungen und fehlenden Patellarreflexen.

d) **Myatonia congenita** (OPPENHEIM), ein familiäres Leiden. Bald nach der Geburt beobachtet man eine allgemeine symmetrische, hochgradig schlaffe Lähmung der Extremitäten und der Rumpfmuskulatur. Atrophie der Vorderhornganglienzellen. Die Beine sind stärker betroffen als die Arme. Das Gesicht, das Zwerchfell und die Schlundmuskulatur bleiben frei. Es kann aber auch der Facialis in seinem unteren Teile ergriffen sein. Die Arme stehen henkelartig ab, die Hände sind stark proniert (Abb. 269). Die Dorsalflexoren der Füße erkranken früher als die Wadenmuskeln. Es entsteht Equinovarus-Stellung. Die Sehnenreflexe sind herabgesetzt, ebenso die elektrische Erregbarkeit. Die Sensibilität ist ungestört, die Intelligenz gut. Die Krankheit ist nicht progressiv. Allmählich kann Heilung

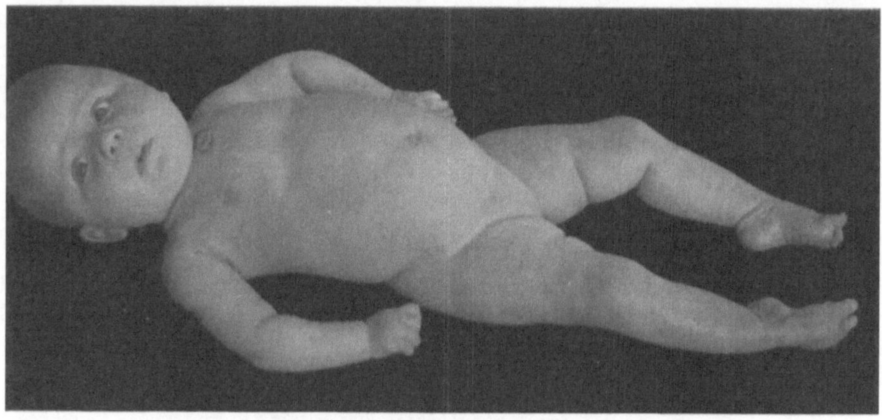

Abb. 269. Myatonia congenita. 3 ½ Monate. Henkelarme.

eintreten. Die Krankheit gleicht am meisten einer ausgedehnten akuten Poliomyelitis. Denn auch hier sind die Vorderhörner stark beteiligt. Die Poliomyelitis tritt aber nur ganz ausnahmsweise so früh ein und kommt nicht so ausgebreitet und streng symmetrisch vor.

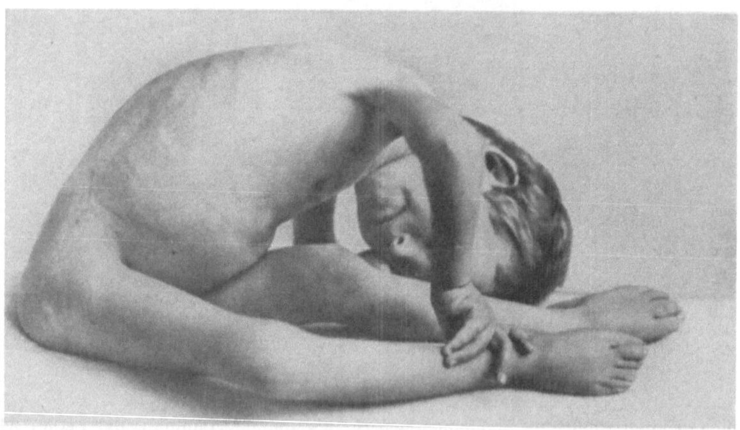

Abb. 270. Frühinfantile progressive spinale Muskelatrophie. 3 ½ Jahre alt. Streckkontraktur der Füße.

Die rachitische Myopathie entwickelt sich erst nach Monaten; die Gelenke sind dabei mehr erschlafft. Die *atonisch-astatische cerebrale Kinderlähmung* verläuft mit Idiotie. Ich habe Übergänge und Zwischenformen mit der folgenden Krankheit beobachtet. In einer Familie sah ich 3 Geschwister an Myatonie sterben, das letzte unter Bulbärsymptomen.

e) *Die seltene* **frühinfantile familiäre progressive Muskelatrophie** (HOFFMANN-WERDNIG) ist oft familiär. Atrophie der Vorderhornzellen. Sie beginnt gewöhnlich Mitte des ersten Jahres, ausnahmsweise schon in den ersten Wochen, mit Schwäche des Rückens und der Beine, die sich allmählich nach oben ausbreitet. Atrophie der Vorderhornzellen.

Gesicht und Sphincteren bleiben frei. Es entsteht allmählich eine sehr ausgebreitete atrophische schlaffe Lähmung mit Entartungsreaktion. Das starke Fettpolster täuscht oft über die Abmagerung der Muskulatur hinweg (Abb. 270). Tod nach mehrjähriger Dauer, gewöhnlich als progressive Bulbärparalyse. Es zeigen sich Schwäche der Augenmuskeln, der Sprache, des Schluckens. Die Krankheit gleicht am meisten der Myatonia congenita, mit der sie verwandt ist. Gegen diese sprechen der progressive Verlauf, fibrilläre Zuckungen und der spätere Beginn. Der symmetrische progressive Verlauf, der schleichende Anfang sprechen gegen Poliomyelitis.

Ich beobachtete einen Fall, der erst mit 3½ Jahren begann und mit 4½ Jahren an anschließender *progressiver Bulbärparalyse* starb. An vielen symmetrischen Stellen der Haut (Knie, Ellbogen, Kreuz) entstanden in den letzten Monaten tiefe bis markstückgroße Nekrosen wie bei *Ecthyma gangraenosum*. Eine seltene *cervicale Form* (GLANZMANN) zeigt Kraftlosigkeit der Halsmuskeln und Nachhintenfallen des Kopfes.

Die **Myasthenia gravis pseudoparalytica** zeigt sich als größte Seltenheit schon beim Kleinkind. Dysarthrie, Parese der Augenmuskeln, Diplopie, Bulbärparalyse, Ptosis.

f) *Die* **familiäre amaurotische Idiotie** (TAY-SACHS). Das Leiden (eigentlich eine cerebrale Lipoidspeicherkrankheit) befällt fast nur Juden, aber auch sonst Inzuchtfamilien. In einer allemannischen Bauernfamilie sah ich drei Geschwister daran sterben. Um die Mitte des ersten Jahres wird das bis dahin gesunde Kind teilnahmslos, das Sehvermögen geht zurück, später Erblindung. Es stellt sich zunehmende Verblödung und ausgebreitete, am Rumpf beginnende Muskelschwäche ein bis zu allgemeiner schlaffer Lähmung. Auch der Facialis wird oft beteiligt. Die Beine können spastisch werden und die Reflexe erhöht. Tod im 2. oder 3. Jahr. Pathognomonisch ist eine auffällige *Schreckhaftigkeit gegen Gehöreindrücke*, vor allem aber die Entwicklung eines kirschroten Fleckens in der Macula lutea inmitten einer grauen Verfärbung. Bei Erschütterung und starken Schalleindrücken sah ich oft Streckkrämpfe, ähnlich den Stößen bei Tetanus, sich einstellen. Daneben oft Sehnervenatrophie, Nystagmus. Im Gehirn besteht Degeneration der weißen Substanz der Hemisphären, eine Lipoidstoffwechselstörung, daher Beziehungen zur Krankheit Niemann-Pick. Ein ähnliches Leiden bei Kindern vom 6.—8. Jahr an, das VOGT als *juvenile Form* bezeichnet, verläuft mit epileptiformen Anfällen, ohne die spezifische Veränderung der Macula.

g) **Neurale, progressive Muskelatrophie.** Das Leiden entwickelt sich schleichend, meist im Beginn des Schulalters. Zuerst werden symmetrisch die Peronealmuskeln und andere Muskeln des Unterschenkels paretisch und atrophisch, so daß die Fußspitzen herabsinken und es zum sog. Steppergang kommt.

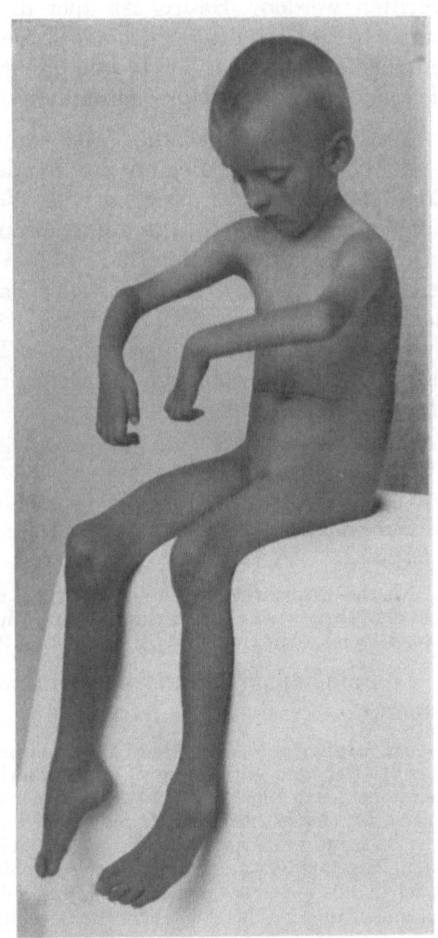

Abb. 271. Neurale Muskelatrophie. 7 Jahre.

Ebenso erkranken symmetrisch die Hand- und Vorderarmmuskeln. Es entstehen Krallen- und Klauenhände (Abb. 271). Die tiefen Reflexe verschwinden, fibrilläre Zuckungen können auftreten. Die elektrische Erregbarkeit ist herabgesetzt, auch in den angrenzenden, scheinbar freien Gebieten. Oft treten sensible und vasomotorische Störungen hinzu. Der außerordentlich chronische, sich über Jahrzehnte erstreckende Verlauf, die symmetrische Atrophie der distalen Teile der Gliedmaßen lassen kaum eine Verwechslung mit einem anderen Leiden zu. Es handelt sich um eine Degeneration der Hinterstränge mit Pyramidenbahnsklerose.

### 5. Meist periphere Lähmungen.

a) **Polyneuritis.** Die bei Erwachsenen typischen Formen, die symmetrisch an den distalen Enden beginnen und schubweise zentripetal fortschreiten, sind selten. Der Beginn geschieht oft akut unter Druckempfindlichkeit der Nerven, Sensibilitätsstörungen, mit Ausgang in Heilung.

In meinen Beobachtungen fehlte häufig eine Sensibilitätsstörung. Es bestand bloß eine symmetrische, schlaffe Lähmung der Extremitäten. Bisweilen zeigte sich langanhaltende Tachykardie, auch ungewöhnliche Schlaftiefe. Die Krankheit tritt nach schweren Infekten und Intoxikationen auf (bei Arsen- und Bleivergiftung), auch nach Alkoholmißbrauch, wobei speziell die Unterschenkel ergriffen werden. Häufig ist aber die Ursache nicht nachweisbar. Bei Säuglingen beruht sie öfters in einer Enteritis. Bei mangelnder Anamnese (Beginn plötzlich oder allmählich?) und nicht streng symmetrischer Ausbreitung läßt bisweilen erst die restlose Ausheilung die Unterscheidung von Poliomyelitis zu.

Weitaus überwiegen die Fälle von **postdiphtherischer Polyneuritis.** Sie setzt 2—4 Wochen nach Beginn der lokalen Erkrankung ein, in toxischen Fällen Ende der 1. oder anfangs der 2. Woche (*Frühlähmung*). Gewöhnlich gehen Gaumensegellähmung, Akkommodations- und Abducenslähmung voraus. Sodann folgen Paresen der oberen und unteren Extremitäten nach, hier oft mit Ataxie verbunden. In hartnäckigen Fällen kann die Druckempfindlichkeit der großen Nervenstämme 2—3 Monate dauern. Oft ist der Nacken auffällig beteiligt. Das Auftreten des Facialis- und analoger Phänomene und Steigerung der Patellarreflexe kündigen manchmal die Neigung zu Lähmungen an. Schon frühzeitig findet man positiven Romberg. Eventuell tödliche Zwerchfellähmung. Der starke Eiweißgehalt des Liquors bei kaum vermehrten Zellen ähnelt stark den Verhältnissen der GUILLAIN-BARRÉschen Krankheit. Die *Spätlähmung* tritt in der 5.—7. Woche auf. Weiterbestehen der Lähmung des Gaumensegels mit Rhinolalia aperta, nasaler Stimme, Lähmung des Sphinkter pupillae. Herztod s. S. 239.

Nur ausnahmsweise entstehen zentrale und periphere Lähmungen 1—2 Wochen nach Tetanus-, Diphtherieseruminjektionen und Diphtherieschutzimpfung (Paresen und Neuralgien, besonders im Arm und an der Schulter), Peroneallähmungen nach Chinininjektionen.

b) **Entbindungslähmungen.** Diese werden gewöhnlich kurz nach der Geburt bemerkt.

Am häufigsten ist **die obere Plexuslähmung** (ERB) (Verletzung der 5. und 6. Cervicalwurzel). Schulter und Oberarm sind schlaff gelähmt, der Arm nach einwärts gerollt, der Handteller nach auswärts gerichtet. Am meisten betroffen sind Deltoides, Infraspinatus, Biceps, Brachialis internus und Supinator longus. Hand und Finger bleiben frei beweglich. Eine Beugung des Armes (durch Nadelstiche) ist nicht zu erzielen. Entartungsreaktion fehlt anfänglich, entwickelt sich aber unter Atrophie bei längerem Bestande. Diese Geburtslähmung ist leicht zu verwechseln mit der Lösung der oberen Humerusepiphyse (Schmerzen), die Blutungen und Subluxation hervorruft (Abb. 272), der luetischen Pseudoparalyse und der *Distorsion des Humerusgelenkes*, auch ein häufiges Geburtstrauma. Dieses kann erzeugt werden durch Einhacken von zwei Fingern in die Achselhöhle oder bei der Armlösung. Dabei ist aber die Einwärtsdrehung des Armes stärker, oft besteht Crepitation und Schmerz in der Schulter. Die Schultergestalt ist verändert, es tritt frühzeitig Kontraktur ein. Auf Nadelstiche wird der Arm bewegt. Die elektrische Erregbarkeit ist normal. Später ist die passive Drehung erschwert. Die Röntgendurchleuchtung gibt oft die Differentialdiagnose zwischen diesen Verletzungsarten. Bei der Lösung der Humerusepiphyse zeigt sich veränderte Armrichtung des Humerus, eventuell eine Verlagerung des Knochenkernes des Humeruskopfes, der erst 3—6 Monate nach der Geburt auftritt. Die Poliomyelitis kann den Deltoides isoliert betreffen, dabei fehlt aber die Einwärtsrotation des Armes. Auch tritt die Krankheit erst später auf. Die Beteiligung der 4. Wurzel lähmt den betreffenden Phrenicus und macht diese Zwerchfellhälfte unbewegt.

Seltener wie die ERBsche Form der Plexuslähmung ist *der Unterarmtypus* (**untere Plexuslähmung**), wobei der 7. und 8. Cervical- und der erste Thorakalnerv geschädigt sind und oft Sensibilitätsstörungen entstehen. Es kommt zur Lähmung des Vorderarms und der Handmuskeln. Mitunter entsteht die KLUMPKE*sche Lähmung* mit Verengerung der Pupille, verkleinerter Lidspalte und Zurücksinken des Bulbus der betroffenen Seite. Manchmal ist dabei der obere Plexus mitbeteiligt, so daß eine totale Lähmung des Armes zustande kommt. Eine diesem Bild entsprechende *poliomyelitische Lähmung* ist außerordentlich selten, zudem stellt sie sich nur ganz ausnahmsweise in den ersten Wochen ein. Ebenso gehört eine ähnliche cerebrale Monoplegie zur großen Seltenheit. Die PARROT*sche Lähmung* entsteht gewöhnlich erst nach einigen Wochen oder Monaten, kann aber auch schon bei der Geburt vorhanden sein. Sie bevorzugt die Ellbogengegend, findet sich selten an der Schulter. Andere Zeichen von Lues und positive WASSERMANNsche Probe gestatten die Diagnose (s. S. 316).

c) Die **Facialislähmung** entsteht meist peripher (oberer Ast frei). Man trifft sie seltener als beim Erwachsenen, ziemlich häufig bei der Kinderlähmung, wo es sich um eine Kernlähmung handelt mit Beteiligung des Levator veli palatini. Beim Neugeborenen beruht sie meist auf Zangentrauma und bildet sich bald zurück, selten entsteht sie zentral durch Gehirnblutung, wobei Extremitäten und Oculomotorius mitbetroffen sein können. Später bildet Otitis (Tuberkulose u. a.) (Abb. 273) die Hauptursache, ab und zu Neuritis, ein Tumor, ein Solitärtuberkel der Zentralwindung. In den letzteren Fällen gehen öfters Konvulsionen nebenher. Nicht selten erscheint sie als einzige Lokalisation der Poliomyelitis. Eine Unterscheidung von Kernaplasie ist unschwer.

d) Der sog. **infantile Kernschwund, richtiger Kernmangel** genannt. Er ist erblich und wird schon bald nach der Geburt entdeckt. Am häufigsten betrifft er den oberen Teil des Facialis (Ptosis) (Abb. 163), oft auch den Abducens, seltener andere Hirnnerven, ist in der Regel doppelseitig. Er kann auch zu vollkommener Ophthalmoplegia externa führen. Encephalitis epidemica und Fleischvergiftung sind wegen des Alters leicht auszuschließen.

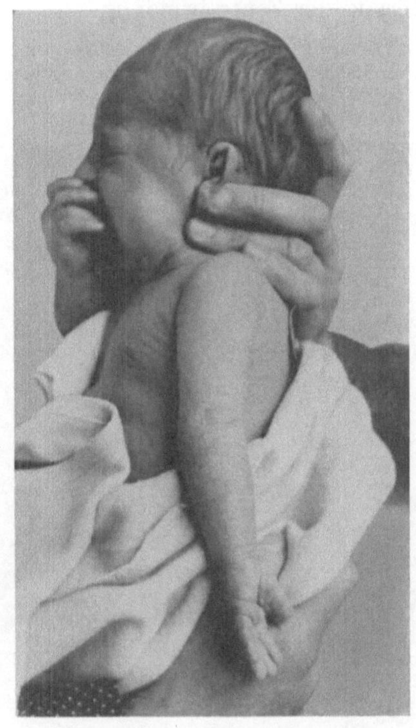

Abb. 272. Schulterlähmung (Epiphysenlösung). 4 Wochen alt.

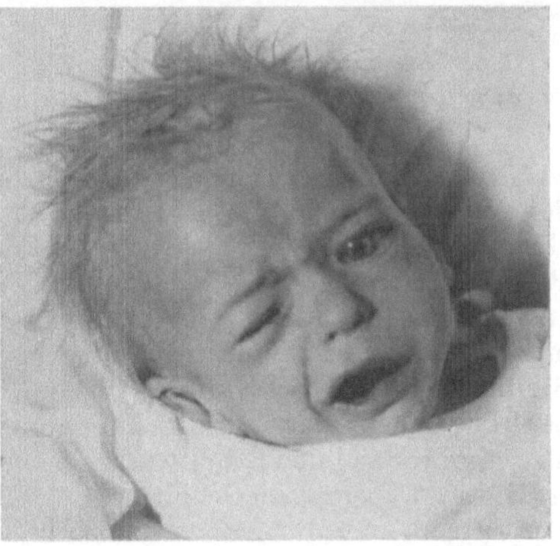

Abb. 273. Totale linksseitige periphere Facialislähmung bei chronischer Ohraffektion. 11 Monate.

e) Die **echte progressive Bulbärparalyse** ist äußerst selten. Dabei besteht Unfähigkeit zu pfeifen, die Zunge zu bewegen und zu schlucken, kraftloser Husten. Nasale Stimme und Regurgitation der Nahrung. Man sieht sie als Endstadium von Hoffmann-Werdnig. Zu unterscheiden ist die entzündliche Bulbärparalyse bei Poliomyelitis. Häufiger ist die *Pseudobulbärparalyse* (Abb. 274), zum Teil als besondere Form der bilateralen cerebralen Kinderlähmung bei Zerstörung der Zentralwindung.

Sie kann als *paralytische Form* auftreten: mit Lähmung des Gesichtes, der Zunge, der Kaumuskeln. Das Gesicht kann nur mimisch, aber nicht willkürlich bewegt werden. Die *spastische Form* verursacht Maskengesicht, Zwangslachen, Zwangsweinen.

*Periodische schlaffe Lähmungen* der willkürlichen Muskeln mit Reflexverlust sind ein seltenes familiäres Leiden, das im Schulalter beginnt. Das Gesicht bleibt verschont. Dauer Stunden bis Tage. Intervalle Tage bis Monate.

Hier wäre noch anzuschließen:

**f) Die Dystrophia musculorum progressiva.** Sie ist eine reine Muskelerkrankung, beginnt in ihren verschiedenen Formen, außer der häufigsten, der pseudohypertrophischen, die schon beim Säugling beginnen kann, meist erst im Pubertätsalter oder später. Die symmetrische Schwäche entwickelt sich ganz allmählich und wird erst nach 1—2 Jahren deutlich. Im Beginn zeigt sich Ermüdung im Gehen und Erschwerung des Treppensteigens. Sphinkter- und Sensibilitätsstörungen fehlen. Die Sehnenreflexe sind die erste Zeit erhalten. Die elektrische Erregbarkeit ist später herabgesetzt. Fibrilläre Zuckungen fehlen. Die Schwäche und Atrophie der Lenden-, Rücken- und Beckenmuskeln bedingen Lordose, schlendernden Gang, ähnlich

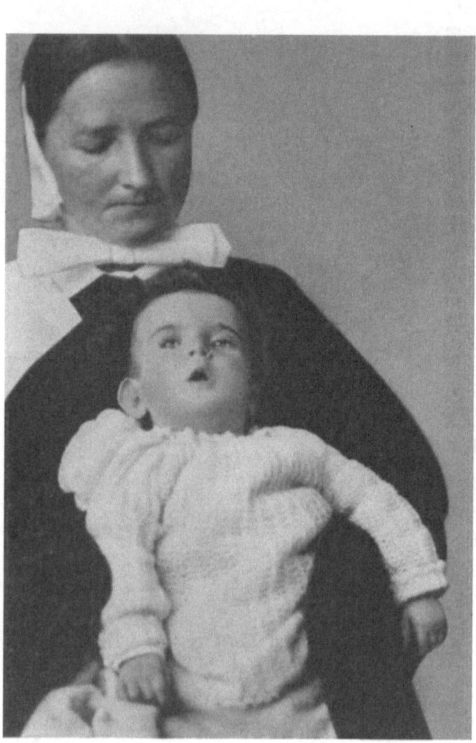

Abb. 274.  Pseudobulbärparalyse.  1 Jahr alt.

wie bei der Hüftgelenksluxation, oder bei Coxae varae und eine Erschwerung des Aufsitzens und Aufrichtens aus dem Liegen mit dem charakteristischen Heraufklettern am eigenen Körper. Häufig entwickelt sich eine lipomatöse Pseudohypertrophie einzelner Muskeln, am auffälligsten an den Waden und an den Nates (Abb. 275). Schwäche und Atrophie der Schulter- und der Beckenmuskeln, wo die Krankheit auch beginnen kann, führt zu den auffälligen losen Schultern. Selten ist der frühe Beginn in den ersten Jahren im Gesicht und bewirkt maskenartigen Ausdruck und die Unmöglichkeit, die Augen zu schließen und ergreift dann den Schultergürtel (*infantile Form*). Die *juvenile Form* beginnt erst in der Pubertät im Schultergürtel. Bei allen Formen der Dystrophie geht die Atrophie der Lähmung voraus und ist symmetrisch im Gegensatz zur Poliomyelitis.

**II. Unechte Formen der Lähmung.** Sie sind häufig verbunden mit Schmerzen des betreffenden Gliedes bei Druck und Bewegung und zeigen Veränderungen an Knochen und Gelenken.

**1. Funktionelle Lähmungen** (Hysterie) sind nicht häufig. Man trifft sie

gelegentlich bei älteren Kindern. Sie entstehen plötzlich, betreffen oft ganze
Gliedmaßen und sind durch Suggestion (Faradisation) auch wieder plötzlich

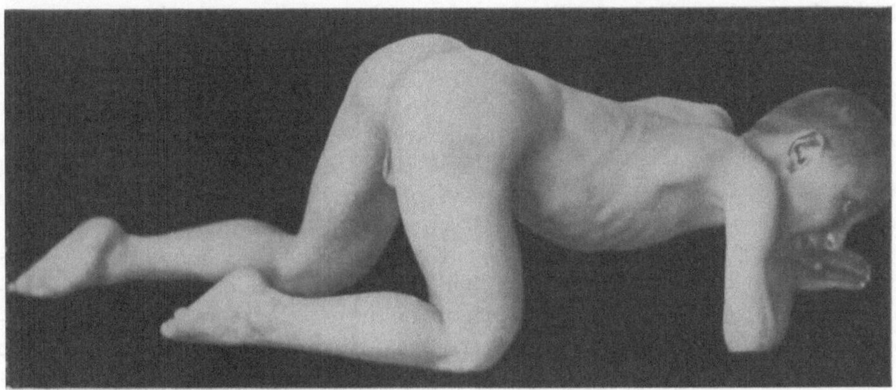

Abb. 275. Muskeldystrophie. Pseudo-Hypertrophie der Waden, der Quadrizipites, der Glutäen.
Atrophie des Schultergürtels. 10 Jahre.

zu heilen. Manchmal sind sie mit hysterischer Gelenkkontraktur verbunden.
Die elektrische Erregbarkeit ist natürlich unverändert.

In den ersten Lebensmonaten ist am häufigsten

**2. die luetische Pseudoparalyse (PARROTsche Lähmung)** infolge von Osteochondritis. Meist ist eine *starke Ver-
dickung* und Druckempfindlichkeit,
bisweilen Crepitation der betroffenen Epiphysengegend nachzuweisen. Am häufigsten werden
ergriffen die untere Humerusepiphyse, die obere an Radius und
Ulna. Es führt dies zu Schonung,
Schlaffheit und Herabhängen des
Armes (Abb. 142) und somit zu
großer Ähnlichkeit mit der Plexuslähmung durch Geburtstrauma (s.
S. 396). Hand und Finger bleiben
beweglich. Seltener besteht nur
das Bild einer isolierten Radialis-
lähmung (Abb. 276) durch vorwiegende Beteiligung der unteren
Radialisepiphyse, noch seltener das
Bild einer Ulnarislähmung. Auch
das Femur kann ergriffen sein
(Knie gebeugt, Füße beweglich).
Oft wird nur ein Glied ergriffen,
später sind oft mehrere beteiligt.
Charakteristisch ist das Röntgenbild (s. S. 136). Daneben trifft
man stets andere Zeichen von Lues:

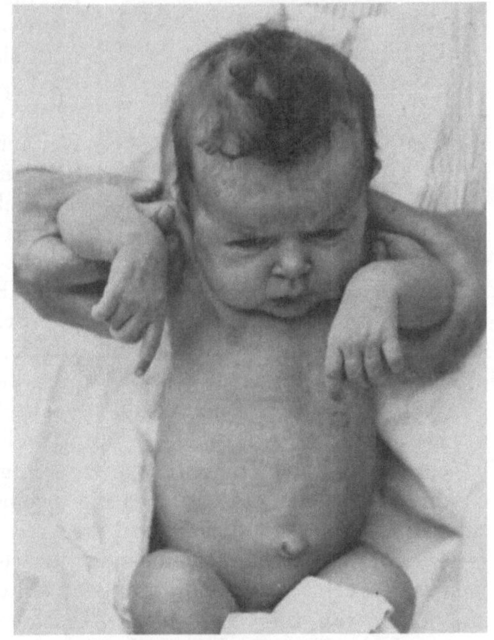

Abb. 276. Lues congenita. Lähmung der
Handextensoren. 5 Wochen alt.

Exantheme, Rhagaden, vergrößerte Cubitaldrüsen, große Milz, gespannte
Fontanelle, positiven Wassermann. Die spezifische Therapie bringt rasche

Heilung. Differentialdiagnostisch sind ähnliche schmerzhafte Pseudoparalysen durch Osteomyelitis, Arthritis und Barlow zu erwägen.

**3. Rachitis.** Es kann eine außerordentliche Schlaffheit und Schwäche aller Gliedmaßen und des Rumpfes Platz greifen und eine lähmungsartige Unfähigkeit und Unlust zu stärkerer Inanspruchnahme der Muskeln bewirken. Gleichwohl werden die Glieder gelegentlich (Bad, auf Nadelstiche) ordentlich bewegt. Zeitweise können die Reflexe fehlen. Die ursächliche floride Rachitis macht Druckempfindlichkeit der Knochen und führt zu vorbeugendem Geschrei bei der ärztlichen Untersuchung.

**4.** Schlaffheit oder Schonung eines Armes oder eines Beines findet sich oft nach Verletzung ohne nachweisbare Ursache (Muskelzerrung u. a.). Man muß dabei an eine **Fraktur des Schlüsselbeines** denken. Sie entsteht als Äquivalent der Radiusfraktur des Erwachsenen. Wenn jüngere Kinder einen Arm nicht mehr brauchen wollen, so findet man häufig am Schlüsselbein Anschwellung und Deformität, zum mindesten starke Druckempfindlichkeit als Ursache und Zeichen der Fraktur.

**5.** Die **Subluxation des Radiusköpfchens** (*schmerzhafte Lähmung* von CHASSAIGNAC) ist eine typische Verletzung jüngerer Kinder, wenn sie beim Anderhandführen stürzen und man sie zurückhalten will. Der Vorderarm wird proniert in Beugestellung gehalten, hängt schlaff herab und wird nicht benutzt. Einfache *Muskelzerrung* kann zu ähnlicher Schonung eines Armes führen. Verwechslung mit Poliomyelitis wäre möglich. Extension, Supination und Beugung des Vorderarmes behebt die Störung.

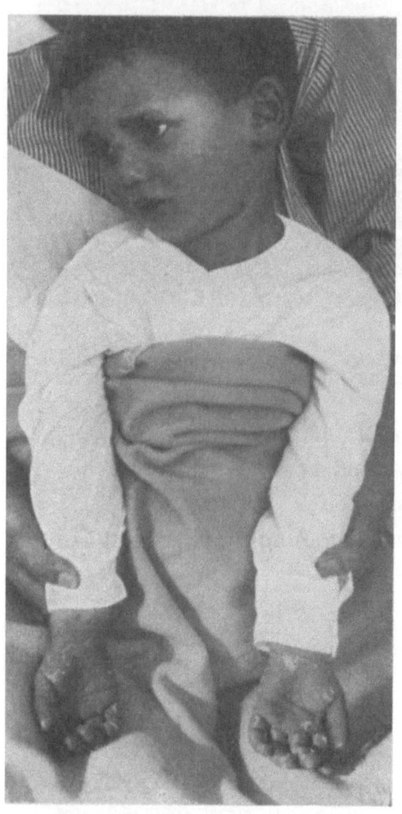

Abb. 277, Vegetative Neuropathie (FEER).
2 ¾ Jahre alt. Depressive Stimmung.
Desquamation der Schweißhände.

**6.** Bei der **BARLOWschen Krankheit** ist die Schonung und Unbeweglichkeit der betroffenen Extremitäten meist mit starker Druckempfindlichkeit verbunden, die geradezu zu Pseudoparaplegie führen kann.

**7. Akrodynie des Kleinkindes, FEERsche Krankheit,** die ich als eine Störung des vegetativen Nervensystems erkannt und als *vegetative Neuropathie des Kleinkindes* benannt habe. Sie ist noch zu wenig bekannt, wird aber in den letzten 30 Jahren in vielen Ländern häufig beobachtet, so besonders in Nordwestdeutschland, in der Schweiz und in Frankreich. Bevorzugt ist das Alter von ½—4 Jahren. Beginn schleichend, fieberlos, mit *Störungen des Allgemeinbefindens* (psychische Veränderungen, traurige, mürrische Stimmung, Anorexie, Leibschmerzen, Insomnie, Abmagerung), *Schweiße* mit *Hauterythemen* (oft scharlachartig), *Juckreiz, Zyanose* der *feuchtkalten Hände und Füße mit Desquamation, verminderte Motilität bis zu lähmungsartiger Schwäche, Tremor,* **Tachykardie, erhöhter Blutdruck, Hyperglykämie** (vermehrte Adrenalinausschüttung) und Hyperglobulie. Oft *trophische Störungen,* Ausfall von Haaren und Zähnen. Ulcerationen im Mund und auf der Haut, und Nekrosen, und

Abstoßung von Fingergliedern. Liquor (fast) stets normal. Verlauf chronisch. Meist Heilung nach Monaten. Tod in 5—10% an Pneumonie oder Sepsis. Auffällig sind starke *Lichtscheu*, psychische Depressionen, Schmerzen der Extremitäten (Akrodynie), selten Krampfanfälle. Leichte Fälle (Schweiße, Lichtscheu) sind an der Tachykardie und der Hypertension zu erkennen. Zu erwägen sind: Tuberkulöse Meningitis, Psychosen, Scharlach, Masern, Poliomyelitis, Polyneuritis, Rachitis, Guillain-Barré, Muskeldystrophie. Maisbranderkrankung, Ergotismus und Schweißfriesel sind in Zentraleuropa leicht auszuschließen, auch Pellagra. Die Grundlage bildet eine *degenerative Störung des vegetativen Nervensystems*, dessen Zentren im Hirnstamm liegen und die sich in einer *Dystonie des sympathischen und parasympathischen Systems* äußert.

Über Hypotonie bei Mongoloiden und bei Chorea mollis, bei schweren Ernährungsstörungen vgl. S. 116.

## Paresen der Extremitäten mit Rigidität der Muskulatur.

Die Muskeln sind dauernd oder zeitweise in Kontrakturstellung, besonders bei Bewegungsintentionen. Sie atrophieren nicht wesentlich. Oft hypertrophieren sie mit der Zeit beträchtlich. Die elektrische Erregbarkeit bleibt normal. Die Sehnenreflexe sind meist erhöht, aber wegen der dauernden Kontrakturstellung oft nicht zu beurteilen. (Vgl. auch Hypertonie der Muskeln, S. 115.) Es besteht im allgemeinen weniger eine eigentliche Schwäche der Muskeln als eine behinderte Gebrauchsfähigkeit infolge der Versteifung der Glieder durch die bestehende Muskelrigidität und die störende antagonistische Innervation, unterstützt auch durch Idiotie. Bei *spastischer Lähmung* fehlt die Kontrolle der Rinde und der Basalganglien.

In Betracht fallen

**1. cerebrale Affektionen, die spastische cerebrale Kinderlähmung, die Littlesche Krankheit, auch akute und chronische Erkrankungen des Gehirnes und seiner Häute,** oft mit Störungen des Bewußtseins und der Intelligenz verbunden, Meningitiden, auch luetischen Ursprungs, Hydrocephalus, Gehirntumor, Solitärtuberkel, Sinusthrombose, Embolie, Hämorrhagie des Gehirnes, Encephalitis und Gehirnabsceß, diffuse Hirnsklerose, vereinzelt Geburtslähmungen. Die Sehnenreflexe sind meist erhöht, der Babinski positiv. Diese Lähmungen, einmal ausgebildet, erfahren keine Progression. Starke Mikrocephalie deutet auf pränatale oder natale Schädigung. Die Encephalographie bringt oft Einblick in die grobanatomischen Verhältnisse.

Vor allem wichtig sind die **cerebralen Kinderlähmungen (mono-, hemi- und paraplegische Formen).** Bei akuter Entstehung ist die Lähmung zuerst schlaff. Bei *den doppelseitigen Formen* stehen die Spasmen gegenüber den Paresen oft durchaus im Vordergrund. Die Parese wird nur vorgetäuscht. Die Bewegung wird durch die gleichzeitige Innervation der Antagonisten erschwert oder unmöglich.

a) Die **hemiplegischen Formen** sind selten Folge einer intrauterinen Erkrankung oder eines Geburtstraumas. Überwiegend entstehen sie nach der Geburt durch Encephalitis, Hämorrhagie, Embolie, Thrombose oder Lues (Abb. 280). Am Ort der Störung entwickelt sich später häufig Porencephalie. In einem Falle führte die Lymphocytose des Liquors auf die luetische Ursache. Mit der Zeit entwickeln sich oft Tremor, Chorea, Athetose, Intentionsspasmus und Mitbewegung der befallenen Seite, Tonussteigerung und Kontrakturen (Spitzfuß u. a.). Der Arm ist meist stärker beteiligt als das Bein. Häufig treten später epileptische Krämpfe und Idiotie hinzu, auch Wachstumsstörungen der befallenen Extremi-

täten. Der Patellarreflex ist gesteigert, meist auch der anderseitige. Die Diagnose kann die schlaffe poliomyelitische Lähmung, auch wenn sie einmal halbseitig auftreten sollte, ausschließen. Bei dieser sind die Reflexe herabgesetzt,
die elektrische Erregbarkeit verändert. Bei Beobachtung im frühen Leben sind
auch Entbindungslähmungen zu berücksichtigen. Bei der cerebralen Schulterlähmung ist der spastische Zustand der Muskeln oft nicht deutlich. Die erhaltene
elektrische Erregbarkeit spricht aber für den cerebralen Ursprung und gegen

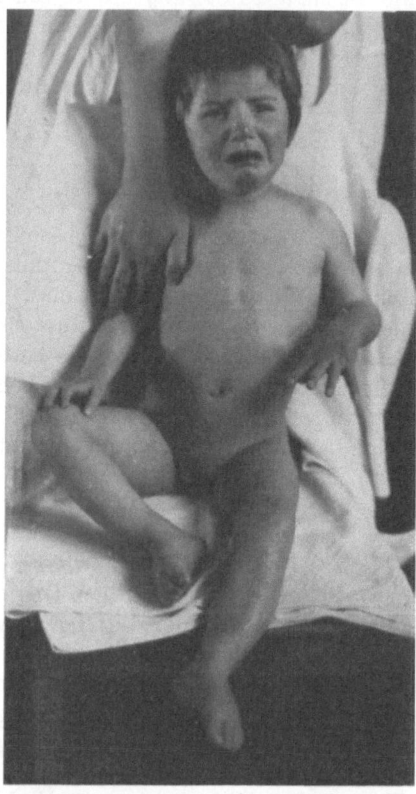

Abb. 278. Spastische cerebrale Hemiplegie
links, mit Imbezillität. 3 Jahre.

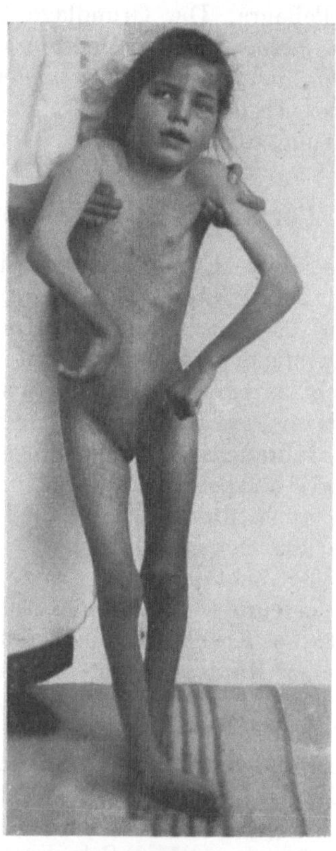

Abb. 279. Schwere LITTLEsche
Starre. Mikrocephalie. 7 Jahre.
Strabismus.

den poliomyelitischen. Hemiplegien im Verlaufe des Keuchhustens eintretend,
beruhen auf verschiedenartigen Gehirnaffektionen und gehen zum Teil wieder
zurück. Schwere Anämien (Leukämie) können ursächlich sein. Hirntumor?

b) Die **para- und diplegischen Formen** sind Folgen einer intrauterinen Gehirnstörung, die oft zu Mikrocephalie führt, bisweilen auch die Folge eines chronischen Hydrocephalus, der bei geschlossener Fontanelle schwerere Druckerscheinungen macht als vorher. Häufig sind sie die Folge von Frühgeburt
oder von schwerer Geburt (LITTLEsche *Krankheit*), ab und zu auch von Lues.
Frühgeburt bewirkt paraplegische Starre, schwere Geburt allgemeine Starre.
Bei ordentlicher und guter Intelligenz steht die starke Muskelrigidität auffällig
im Vordergrunde (*allgemeine Gliederstarre*), sie steigert sich bei willkürlichen
Bewegungen und hemmt sie bis zur Unmöglichkeit. Eigentliche Lähmungen
und Muskelatrophien fehlen. Bei der LITTLEschen Krankheit (Abb. 279) sind
die unteren Extremitäten stärker betroffen. Charakteristisch ist der Zehen-

gang mit gekreuzten Beinen. Der Verlauf neigt zur Besserung. Ausgesprochene Idiotie, Epilepsie und spätere Bewegungsstörungen (Athetose, Chorea) sind seltener als bei der hemiplegischen Form. Im Affekte treten oft Intentionsspasmen auf, Ataxie und Mitbewegungen, athetoide Spreizungen der Finger. Nach Frühgeburt bestehen oft nur Spasmen der Beine und Strabismus bei guter Intelligenz. Auszuschließen sind die Hypertonien bei schweren Ernährungsstörungen des Säuglings, bei Hydrocephalus. Hirntumoren entwickeln sich schleichend und führen zu Zeichen erhöhten Hirndruckes (Kopfweh, Brechen, Stauungspapille). Leicht zu unterscheiden ist Poliomyelitis, auch wenn sie ausnahmsweise mehr symmetrisch auftritt. Bei der *bilateralen spastischen Hemiplegie* sind auch beide Arme befallen (beidseitige hemiplegische Lähmung), daneben besteht Pseudobulbärparalyse. Spastische Paraplegien mit cerebralen Symptomen entwickeln sich mitunter bei älteren syphilitischen Kindern. Über die *atonisch-astatische Form* der cerebralen Kinderlähmung s. S. 117, auch über die cerebellare Form; sie ist besserungsfähig. Endogen hereditär bedingt sind gewisse **progressive Diplegien** (PELIZAEUS-MERZBACHER) mit spastischen Lähmungen, Sehnervenatrophie und Bulbärsymptomen. Der Beginn trifft oft schon den Säugling. Verlauf chronisch, erstreckt sich über Jahrzehnte. Nystagmus. Zerstörung der Markscheiden der Hemisphären, Verblödung, familiär. Siehe auch diffuse Hirnsklerose S. 413. Die **multiple Sklerose** kommt in den ersten 10—12 Jahren sozusagen nicht vor. Als Frühsymptome beachtet man Sehstörungen, rheumatische Schmerzen, Parästhesien und Ungeschicklichkeit in den Händen, nachher erst Intentionszittern. Allgemeine oder doch verbreitete Muskelrigidität fand sich recht häufig bei *Encephalitis epidemica*, auch bei den Spätformen. Charakteristisch ist der *Rigor* (vermehrter passiver Dehnungswiderstand). Nur ganz ausnahmsweise ist bei älteren Kindern auch die **WILSONsche Krankheit** (s. S. 384) und die **STRÜMPELLsche Pseudosklerose** zu erwägen, zwei amyostatische chronische Krankheiten, die vielleicht zum Teil identisch sind, woraus sich progressive hepatolentikuläre Degenerationen bei beiden erklären.

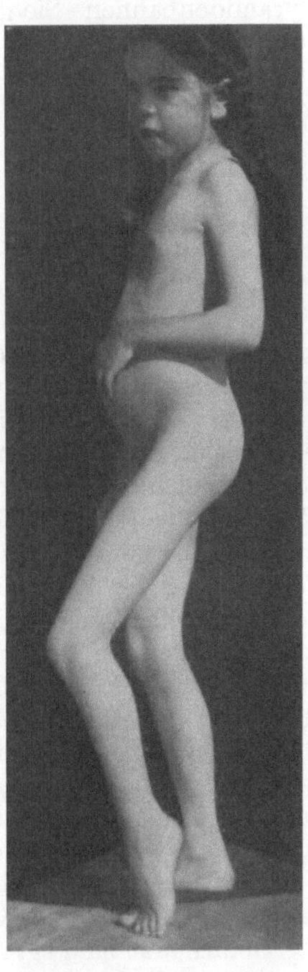

Abb. 280. Spastische Hemiplegie links. 11 Jahre. Wachstumsverkürzung von Arm und Bein.

Die WILSON*sche Krankheit* beginnt in der Pubertät und verläuft mit extrapyramidalem Rigor und Hyperkinese, Ataxie, Torsionsspasmen. Epileptoide Anfälle, skandierende Sprache und Demenz. Bei der *Pseudosklerose* überwiegt der Tremor. Sie ähnelt der multiplen Sklerose, macht mimische Starre, Antagonistenzittern, skandierende Sprache, apoplektische Zufälle, später Verblödung, bräunliche Pigmentierung der Peripherie der Hornhaut, die auch bei Wilson gesehen wird, aber weniger oft.

**2. Spinale Erkrankungen.** Die Fälle von LITTLE*scher Krankheit*, auch diejenigen, die keine Gehirnsymptome aufweisen, oder höchstens Strabismus, sind eigentlich Cerebralerkrankungen. Ebenso die verschiedenen Formen der sog. *spastischen Spinalparalyse*, die oft familiär auftreten und mit Krämpfen und Intelligenzstörung einhergehen können. Zum Teil gehören sie zum Typus PELIZAEUS-MERZBACHER.

*Myelitiden.* Sie sind meist die Folge von Kompression (tuberkulöse Spondylitis). Die Teile, die vom erkrankten Segment versorgt werden, sind schlaff, die von tiefer liegenden Segmenten versorgten sind gewöhnlich spastisch (s. S. 393).

Die *amyotrophische Lateralsklerose* ist äußerst selten. Sie erzeugt eine spastische Spinal- und Muskelatrophie. Sie beginnt in den Armen, ergreift dann die Beine und schließlich die bulbären Teile.

*Psychische spastische Zustände* bei älteren Kindern kommen bei Hysterie vor. Der Beginn ist oft plötzlich in wechselnder Ausdehnung.

Die *extrapyramidalen motorischen Bahnen* bilden einen Gegensatz zu den Pyramidenbahnen. Sie gehen vom Linsenkern über den Nucleus hypothalamicus zum Rückenmark und lösen unwillkürliche Bewegungen aus (choreatische, athetotische, myoklonische, Torsionsdystonie, federnde Rigidität). Die Sehnenreflexe sind ungestört. Babinski negativ.

## Cerebrospinale Reizerscheinungen (Meningismus, Meningitiden).

Seit etwa 30—40 Jahren haben die *Infektionskrankheiten des Nervensystems* stark zugenommen, so die Kinderlähmung, andererseits sind viele als neu hinzugetreten, die Encephalitis epidemica, besonders aber gewisse abakterielle lymphocytäre Meningitiden und Encephalitiden, sodann die Akrodynie des Kleinkindes. Seitdem die Liquoruntersuchung allgemein ausgeübt wird, sind hier große Fortschritte erzielt worden.

Beim Kinde setzen sich viele und wechselvolle Krankheitszeichen zu einem **cerebrospinalen Symptomenkomplex** zusammen, der vieldeutig ist und erst nach eingehender Beobachtung eine Diagnose erlaubt. Im Anfang überwiegen *Reizerscheinungen.* Im Vordergrund steht die *Leptomeningitis*, die stets vorliegt, wenn der vermehrte Liquor Zeichen der Entzündung aufweist, also hauptsächlich Vermehrung der Zellen und mehr oder weniger auch des Eiweißes.

Bei starker Vermehrung von Zellen (vorwiegend Neutrophilen) und Eiweiß, wie es bakterielle Infektionen verursachen, wird der Liquor trübe: *Meningitis purulenta.* Über 500—1000/3 Zellen in ccm machen den Liquor trübe, über 100/3—200/3 Zellen sprechen für eine entzündliche Ursache. Sind die Zellen in der Hauptsache Lymphocyten, dabei nicht stark vermehrt, so bleibt der Liquor klar oder nur wenig getrübt, man spricht dann von *Meningitis serosa.* Natürlich kommen Übergänge zur eitrigen Meningitis vor. Die serösen Meningitiden beruhen großenteils auf Virusaffektionen, zum kleinen Teil sind sie nichtinfektiöser Natur. Richtiger und schärfer als in eitrige und seröse Meningitiden teilt man ein in *bakterielle und abakterielle Meningitiden* (s. unten). Bei den Entzündungen der Gehirnhaut sind *mannigfache Symptome* möglich, oft vereinzelt, oft zahlreich. Am Anfang findet man, vorab beim Kleinkind, *Zeichen einer Allgemeininfektion* im Vordergrund: Fieber, Erbrechen, Schreien, Erregung, Delirien. Beim Säugling macht frühzeitig die gespannte Fontanelle sich geltend, später Schettern und Tympanie des Schädels (s. S. 40). Die Hirndruckerhöhung steigert die Reflexe. Die Reizung der Gehirnhaut bringt Nackenstarre, Opisthotonus, cutane und sensorische Hyperästhesie, vasomotorische Erytheme. Die *motorischen Reizerscheinungen* äußern sich in Zittern, Zuckungen, Strabismus, Krämpfen. Erst später stellen sich *Lähmungen* ein, eventuell Sopor und Bewußtlosigkeit. Oft bleiben die genannten Zeichen unklar und schwach. Dagegen bringt die *Liquoruntersuchung* fast stets im Anfang, häufig bevor ein sicheres klinisches Zeichen auf das Gehirn oder seine Häute hinweist, die richtige Diagnose. Sie muß darum beim ersten Verdacht vorgenommen und eventuell wiederholt werden (s. S. 417 f.).

Bietet die Krankheit das Bild einer Meningitis bei normalem Liquor, nur bei gesteigertem Druck, so spricht man von

**Meningismus (meningitische Reaktion).** Dieser Begriff hat seine Berechtigung und bildet eine Illustration zur Eigenart des Kindes, am ausgesprochensten des Säuglings, daß der ganze Organismus bei der Erkrankung eines Organs viel mehr in Mitleidenschaft gezogen wird als beim Erwachsenen, hier durch toxische Produkte einer Krankheit, die außerhalb des Zentralnervensystems liegt. Zu bedenken ist, daß *die Zeichen eines Meningismus einer Meningitis einige Tage vorausgehen können.* Bei der circumscripten Meningitis infectiosa gelangen die Bakterien nicht in den klaren Liquor, ebenso mitunter nicht in den Liquor bei otogener Meningitis. Es finden sich an umschriebenen Stellen über der Hirnrinde Leukocyteninfiltrate mit Nestern von Kokken. Erst der Verlauf, das Hervortreten der anfänglich verborgenen auslösenden Grundkrankheit und das Ergebnis einer wiederholten Lumbalpunktion erlauben den Ausschluß des zuerst angenommenen Meningismus. Je jünger die Kinder sind, um so häufiger zeigen sie (abgesehen von den ersten Lebensmonaten) Meningismus ohne Meningitis. Stark disponierend wirkt die spasmophile Diathese, die bei akutem Ausbruch infolge eines Infektes leicht eine Meningitis vortäuschen kann (Krämpfe, Nackenstarre, Schielen, Pupillendifferenz!).

Fast alle einzelnen Zeichen des cerebrospinalen Symptomenkomplexes kommen vor, das Bild ist aber weniger vollständig als bei den organischen Erkrankungen. Die Temperatur ist in der Regel hoch. Druckpuls fehlt gewöhnlich, dagegen sind Nackenstarre und Kernig häufig. Konvulsionen beteiligen sich fast nur in den ersten 3—4 Jahren. Lähmungen fehlen. Dagegen kann Ungleichheit der Pupillen sich einstellen. Die Patellarreflexe sind oft gesteigert. Die allgemeine Hyperästhesie kann sehr ausgesprochen sein. Die Fontanelle ist im Krampfe gespannt, häufig auch in der freien Zwischenzeit. Der Augenhintergrund ist normal, selten neuritisch verändert. Bald tritt das Grundleiden hervor und damit lassen meist die cerebrospinalen Reizsymptome nach.

Als Ursachen überwiegen: *akute Infekte* in ihren cerebralen Formen. Meningismus stellt sich häufig ein bei *croupöser Pneumonie*, Bronchopneumonie, bei Typhus, Sepsis, Osteomyelitis, Otitis, Pyelitis, bei Scharlach, Keuchhusten u. a. Bei der pandemischen Grippe sieht man ebenfalls oft Somnolenz, Delirien und Nackenstarre. Der *Liquor* ist klar, aber vermehrt, der *Druck erhöht*, ohne sonstige Veränderungen. Bakterien nur vereinzelt (bei Typhus ziemlich häufig) oder fehlend, Zellen in wechselnder kleiner Zahl. Immer ist mit der Möglichkeit einer echten komplizierenden Meningitis bei diesen Krankheiten zu rechnen. Schwierig ist die Unterscheidung von der *Meningitis serosa*, sofern man diesen Begriff, wie es gewöhnlich geschieht, sehr weit und vage faßt. Wo nur Reizsymptome vorliegen mit Drucksteigerung des Liquors, wo bakterielle und zytologische Veränderungen des Liquors fehlen, wo das Gehirn und seine Häute bei der Autopsie frei sind von Entzündung, wo also bloß toxische Einflüsse, die rasch zurückgehen, sich finden, nur dann darf man von Meningismus sprechen. Ein solcher stellt sich nicht selten auch bei Lungentuberkulose ein.

Stets ist zu bedenken, daß es, wenn auch nur höchst selten, Fälle von Meningitis gibt, auch von eitriger, wo durch Abschluß nach dem Rückenmark der Liquor spinalis unverändert sein kann, der Zysternenliquor aber positiv ist. Bei Kopfweh und Meningismus nach chronischer Otitis erwäge man stets Cholesteatomfolgen, selbst wenn Ausfluß fehlt und das Gehör gut ist.

Sodann sind ursächlich *akute toxische Prozesse*, oft afebril (Alkohol, Santonin u. a.). Die *Urämie* kann fast alle Zeichen der Meningitis hervorrufen, außer

Lähmung der Hirnnerven (Retinitis albuminurica). Der Puls ist verlangsamt, der Blutdruck erhöht.

Bei einer ungewöhnlich schweren *Ascaridiasis* eines 1½ jährigen Kindes (in wenig Tagen gingen über 400 Würmer ab) sah ich einmal Meningismus (Sopor, Nackenstarre) mit hohem Fieber bei normalem Liquor, der keine andere Erklärung fand (*Pseudomeningitis verminosa*). Heilung. Auch tödlicher Ausgang ist beobachtet.

Weiterhin kann Meningismus eintreten bei der *Hysterie* älterer Kinder. Hier ist er leicht durch die Fieberlosigkeit und durch die Übertreibung einzelner Symptome auf seine wahre Ursache zurückzuführen.

Erwähnt sei noch schließlich die *Serumkrankheit*. Die heftigen Gelenkschmerzen, die allgemeine Hyperästhesie, die Kernig und Nackenstarre verursachen, lassen öfters im Beginn ernstlich eine echte Meningitis in Erwägung ziehen.

Heftige Sonnenbestrahlung kann mit Erbrechen, Koma und Konvulsionen zu einer „Insolationsmeningitis" führen.

Außerordentliche Zurückhaltung ist bei der Diagnose Meningismus geboten, seit unsere Kenntnisse *der „sterilen" Meningitiden* sich überraschend erweitert haben, die man besser als abakterielle bezeichnet. Bei der vielfach noch unklaren Ätiologie *der Meningitis* ist folgende Einteilung in *zwei Hauptgruppen* zweckmäßig.

### I. Bakterielle Meningitiden.

1. *Meningitis tuberculosa*; 2. *Meningokokkenmeningitis*; 3. *Meningitis purulenta*; 4. *Meningitis syphilitica.*

### II. Abakterielle Meningitiden (*„sterile"*).

1. *Toxische Meningitiden;* 2. *lymphocytäre, monocytäre (sog. seröse Meningitiden*), durch Ultravira verursacht; 3. *Meningitis concomittans.*

Unter den bakteriellen Meningitiden sei zuerst erwähnt:

1. Die **tuberkulöse Meningitis** ist selten vor einem halben Jahr, von da an in den nächsten 2—3 Jahren zunehmend häufiger. Etwa drei Viertel aller Todesfälle an Tuberkulose im 1.—3. Jahr waren früher durch sie verschuldet. In den letzten Jahrzehnten ist sie beim Kleinkinde (s. S. 226) sehr stark zurückgegangen. Der Beginn ist schleichend, unbestimmt. *Verändertes psychisches Verhalten* geht meist einige Zeit voraus, so daß der Tag des Anfanges nicht festzustellen ist. Die Mutter fühlt, „das Kind ist seit einiger Zeit nicht gesund". Es zeigen sich verdrießliche Stimmung, Apathie. Erbrechen erfolgt häufig nur in den ersten Tagen. Subfebrile Temperaturen treten auf, gewöhnlich zu hoch für Dyspepsie und zu niedrig für Typhus.

Bei *Brustkindern* und auch anderen gesunden Säuglingen gestaltet sich der Beginn häufig unvermittelt, mitten aus der Gesundheit heraus, fast fieberlos, aber mit Fontanellenspannung. Fieber kann auch ganz fehlen. Pulsverlangsamung und Verstopfung sind selten, manchmal Diarrhöen und Meteorismus. Krämpfe treten schon im Beginn auf. Mäßiger Kopf- oder Leibschmerz. Der Kopfschmerz kann im Spielalter noch fehlen. Früh auftretende unregelmäßige seufzende Atmung, Arrhythmien, für kurze Zeit Bradykardie (Vagusreizung). Motorische Reizerscheinungen im Gesicht. Trotz Verstopfung fällt oft ein Kahnbauch auf. Eine positive Tuberkulinprobe oder das Vorhandensein einer offenen Tuberkulose in der Umgebung führt beim Säugling bisweilen zuerst auf die richtige Spur. Kernig positiv (nur über 2 Jahre wichtig), Nackenstarre und Hyperästhesie mäßigen Grades kommen zur Beobachtung. Überempfindlichkeit von Auge und Ohr, Dermographismus. Später basale Erscheinungen, Facialislähmung, Ptosis, Pupillenerweiterung, Anisokorie, zunehmende Somnolenz und Konvulsionen. Hartnäckige Konvulsionen, die schon im Beginn auftreten, mit halbseitigen Lähmungen, rühren oft von Solitärtuberkeln her. Chorioidealtuberkel findet man bei sorgfältiger Untersuchung ziemlich oft. Sehr charakteristisch ist der Liquorbefund (s. S. 419). Bei überwiegender Beteiligung der Konvexität ist die Veränderung des Liquors oft unbedeutend.

Die klinischen Bilder der tuberkulösen Meningitis sind somit sehr wechselvoll und trügerisch und geben so oft zu Irrtümern Anlaß. Die gleichzeitige allgemeine Miliartuberkulose wird überdeckt. Die späte Erkennung wird dem Arzte sehr übel vermerkt und kostet ihm oft die Praxis in jener Familie. So können Krämpfe als erstes Symptom sich einstellen. Der Charakter der Lähmung kann hemi- oder monoplegisch sein (Solitärtuberkel?).

In einem Falle fand ich neben den Zeichen eines Solitärtuberkels alle Zeichen einer tuberkulösen Meningitis. Der Liquor enthielt viel Eiweiß und Lymphocyten, aber nie Tuberkelbacillen. Beim Tode nach einem halben Jahre fand sich ein apfelgroßer Solitärtuberkel ganz nahe der Wandung des großen Ventrikels. Dieser hatte offenbar die Liquorveränderungen hervorgebracht. Daneben bestand eine *ganz frische* miliare Aussaat in den Meningen. Bei großen tumorartigen tuberkulösen Bronchialdrüsen (Abb. 209) mit günstigem Ausgang sah ich zweimal das Bild einer tuberkulösen Meningitis auftreten: Erbrechen, Unregelmäßigkeit von Atmung und Puls, Ungleichheit der Pupillen. In einem der Fälle war der Liquor vermehrt und enthielt reichlich Lymphocyten ohne Tuberkelbacillen.

Bei tuberkulöser Meningitis zeigt das Blut öfters Lymphopenie. Verführerisch kann in der ersten Zeit ein subakuter Magen-Darmkatarrh bei Kindern im Spielalter werden, wenn er mit Kopfweh und langsamem, selbst unregelmäßigem Pulse einhergeht. Die stark belegte Zunge spricht gegen Meningitis. Oft klärt eintretender Ikterus die Sachlage. In einem Falle von Diphtherie (die zuerst nicht sicher war) führte die eintretende diphtherische Herzstörung (unregelmäßiger Puls, Erbrechen, Apathie) anfänglich zum Verdacht einer tuberkulösen Meningitis. Bei anderweitiger schwerer, schon längere Zeit bestehender Tuberkulose wird die eintretende Meningitis nicht selten erst in den letzten Tagen beachtet. Zu erwägen sind Typhus, abakterielle Meningitiden, basale eitrige Meningitis, Encephalitis, Hirntumor, Appendicitis, Poliomyelitis, Pyelitis, Otitis, croupöse Pneumonie u. a.

Für die Diagnose äußerst wertvoll ist die cutane Tuberkulinprobe (S. 223). Differentiell sind sämtliche Krankheiten dieses Abschnittes zu berücksichtigen, auch Akrodynie (s. S. 400).

Nach Schlag oder Fall auf den Kopf treten einige Zeit nachher zuweilen die Zeichen erhöhten Hirndruckes ein mit Apathie und Erbrechen, meist ohne Fieber, so daß man anfänglich an tuberkulöse Meningitis denken muß. Zuweilen besteht Stauungspapille. Die Störung (*Hydrocephalus traumaticus, Meningitis serosa traumatica*) geht jedoch in Heilung aus. Lumbalpunktion wirkt günstig.

Bei einem 7jährigen Knaben mit positiver Tuberkulinprobe entwickelte sich im Beginn der Masern ein schweres meningitisches Bild (Koma, Krämpfe, Nackenstarre, Kernig, Pupillendifferenz [Neuritis optica?]). Der Liquor enthielt 200 Lymphocyten im Kubikmillimeter. Nach kurzem trat völlige Erholung ein. Es war eine Meningitis serosa (s. unten).

**2. Cerebrospinale Meningitis, Meningokokkenmeningitis (epidemische Genickstarre).** Sie ist die wichtigste Form der Meningokokken-Allgemeininfektion. Der Meningococcus intracellularis ist außerordentlich verbreitet (ubiquitär) und findet sich bei vielen Gesunden der Umgebung, in 5—20%, die z. B. an Katarrh leiden. Die Ansteckung geht fast stets von Erwachsenen aus. Zuerst findet man die Kokken in der Eintrittspforte (Nase). Der Beginn setzt plötzlich ein mit hohem Fieber, Erbrechen, Konvulsionen, auch Schüttelfrost, Kernig und Nackenstarre, Opisthotonus. Die Hyperästhesie ist hervorstechend, vornehmlich bei passiven Bewegungen, die schmerzhaft sind und häufig von Tremor begleitet werden. Das Aufsitzen wird vermieden, das Aufrichten stößt bei der Steifigkeit der Wirbelsäule auf Schwierigkeit. *Außer den ersten Tagen und in fou-*

*droyanten Fällen fehlt die Bewußtlosigkeit meist.* Das Exsudat betrifft hauptsächlich die Basis des Gehirns. Bei den Säuglingen verlaufen die Fälle oft mit
Schlafsucht. Bradykardie ist selten. Die vorgewölbte Fontanelle kann in der
2.—3. Woche zurückgehen oder überhaupt fehlen, wie die im allgemeinen auffällige Nackenstarre in den ersten Wochen fehlen kann. Anderseits fehlt mitunter Kernig bei heftiger Nackenstarre.

*Bei Säuglingen und jungen Kindern erlaubt oft nur die Lumbalpunktion die
sichere Diagnose.* Zufolge von Verwachsungen kann die Genickstarre als purulente
pseudoaseptische Form auftreten. Beim Säugling, der weitaus am häufigsten
befallen wird, können Fontanellenspannung, Nackenstarre, Fieber und Kernig
fehlen und gastroenterale Symptome, Respirationskatarrhe oder Schlafsucht die

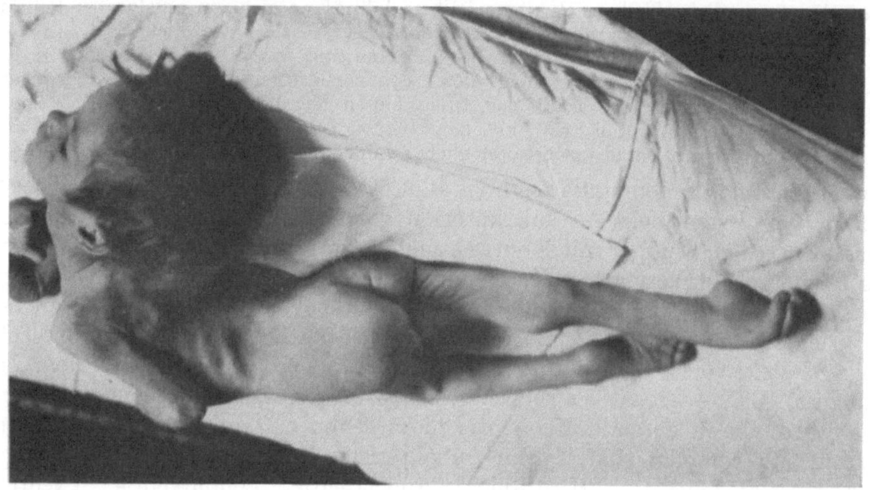

Abb. 281. Schwerer Opisthotonus und allgemeine Kontrakturen bei cerebrospinaler Meningitis.
3 Jahre.

Aufmerksamkeit ablenken, so daß die Krankheit später erkannt wird als bei
älteren Kindern, wo cerebrale Zeichen deutlich hervortreten. Foudroyante Fälle
mit Purpura gehören zum WATERHOUSE-FRIDERICHSENschen Syndrom (s. S. 109).
Bisweilen sind Hyperästhesie und Fieber die wichtigsten Anzeichen. Das
Blut zeigt eine starke neutrophile Leukocytose. Zur Züchtung der Kokken muß
*frischer* Liquor noch warm verwendet werden. Sie finden sich auch im Rachen.
Der *Herpes* (Mitte der ersten Woche) fehlt häufig bei jüngeren Kindern. Er
enthält die Kokken. Unter 3 Jahren kommt er sozusagen nie vor. Bisweilen
erscheinen roseolaartige oder hämorrhagische embolische Exantheme, am meisten
jenseits des Säuglingsalters. Der Verlauf ist oft intermittierend und schleppend.
Heilung durch Sulfonamidbehandlung meist möglich, sonst nicht selten Ausgang
in Blindheit, Taubheit, oder über das Stadium hydrocephalicum in Hydrocephalus
chronicus (occlusivus). Differentialdiagnostisch sind besonders zu erwägen: tuberkulöse Meningitis, der Meningismus bei epidemischer Kinderlähmung, andere
Meningitiden. Auch croupöse Pneumonie, Otitis, Influenza, Pachymeningosis
haemorrhagica, Encephalitis epidemica. Neben der Allgemeininfektion kommt
es oft zur Vergrößerung der cervicalen Lymphdrüsen. Bei Verstopfung des
Rückenmarkkanals finden sich die Kokken nur bei Zysternen- oder Ventrikelpunktion. Komplikationen sind Keratitis, Panophthalmie, Iritis, Gelenkseiterun-
gen. Zu erwägen sind auch andere Encephalitiden.

**3. Meningitis purulenta** betrifft überwiegend das Kleinalter. Bei kräftigen Kindern ist der Beginn plötzlich mit hohem Fieber, Konvulsionen, Hyperästhesie und Kernig. Bald Somnolenz und Koma. Meist läßt sich eine eitrige Quelle nachweisen von seiten des *Ohres*, der Nase, der Lungen (Pneumonie oder Empyem), Erysipel, Scharlach oder Sepsis. Bei jüngeren Kindern bildet auch Pyelitis den Ausgangspunkt (Abb. 258). So finden sich als Ursache Pneumo-, Staphylo-, Streptokokken, Coli-, Typhus-, Paratyphus-, Influenzabacillen. Die Pneumokokken- und die Influenzameningitis betreffen wie die Meningokokkenmeningitis ganz überwiegend die ersten 2 Jahre. Streptokokken bevorzugen die ersten 3 Monate. Bei Pneumokokkenmeningitis finden sich zuweilen die Kokken nur im Occipitalstich, nicht lumbal. Die otogene Meningitis zeigt gern einen basalen Typus, sie führt früh zu Sopor mit Druckpuls und starken Konvulsionen. Bradykardie fehlt gewöhnlich. Im Blut findet sich eine neutrophile Leukocytose im Gegensatz zur tuberkulösen Meningitis. Bei Neugeborenen (Sepsis) erinnert das Bild durch den dem Neugeborenen eigenen tonischen Charakter der Krämpfe oft an Tetanus. Die Krankheit wird leicht im Anfang verkannt, wenn keine ausgesprochene Somnolenz besteht. Diese fehlt nicht selten, wie überhaupt deutliche Zeichen bis kurz vor dem Tode fehlen können. Bei schwerkranken Säuglingen (mit Pneumonie u. a.) ist das Bild oft verwischt, so daß erst in den letzten Tagen etwa Ungleichheit der Pupillen auf die Diagnose lenkt, wenn nicht der Liquor untersucht wurde. Bei Säuglingen kann das Bild einer Sepsis mit Diarrhöen ganz in den Vordergrund treten und können meningitische Symptome und Nackenstarre fehlen, dagegen selten die gespannte Fontanelle. Das eitrige Exsudat ist nicht selten keimfrei (Prognose gut). So bei rhino- und otogener Meningitis, ebenso bei Encephalitis und Hirnabsceß (Meningitis concomitans), dabei führt ein operativer Eingriff manchmal noch zur Heilung. Das Bild ähnelt öfters einer croupösen Pneumonie. Siehe auch Meningokokkenmeningitis S. 407.

**4.** Die **Meningitis luetica** ist in den ersten Monaten nicht häufig in ihren stärkeren Formen. Sie verläuft mit Erbrechen, Konvulsionen und Schreien, mehr chronisch mit spontanen Remissionen. Es kann Verwechslung mit tuberkulöser Meningitis naheliegen. Hirnnervenlähmung, JACKSONsche Epilepsie oder Hemiplegie können sich einstellen als Folge von gleichzeitiger Encephalitis und Myelitis. Sehr oft führt die angeborene Lues zu gespannter Fontanelle, leichtem Hydrocephalus und die Lumbalpunktion ergibt Anzeichen der Beteiligung der Meningen. Neuroretinitis. Das Eiweiß des Liquors ist stark vermehrt.

**II. Abakterielle Meningitiden** (seröse Meningitiden).

Sie beruhen meist auf Virusinfektionen. Die Viruskeime sind nur im Elektronenmikroskop sichtbar. Sie dringen gewöhnlich durch die Schleimhäute der Respirationswege ein und ergreifen gerne das Gehirn und seine Häute.

**1. Toxische Meningitiden** stellen sich bei vielen Infektionskrankheiten ein: Influenza, Pneumonie, Pyurie, Typhus, Keuchhusten, Rheumatismus u. a. Der Druck ist stark erhöht. Der klare Liquor enthält wenig Lymphocyten, selten Polynukleäre. Pandy ist leicht positiv. Sie zeigen sich auch bei Urämie, Ascariden, Vergiftungen. Bei diesen Krankheiten kann sich auch nur *Meningismus* einstellen, ein Beweis, daß oft eine reine Scheidung nicht möglich ist und daß der willkürlichen Zuteilung zu Meningitis oder Meningismus ein Spielraum offensteht.

**2. Seröse Meningitiden** bilden oft ein Symptom von bekannten Viruskrankheiten, so obligat bei Poliomyelitis und Schweinehüterkrankheit, fakultativ bei *Mumps, Masern, Röteln, Varicellen*, nach *Pockenvaccination*. Hieher gehören noch viele andere neuzeitlich sporadisch oder epidemisch auftretende Meningitiden unbekannter Art. Sie verlaufen zum Teil mit encephalitischen Einschlägen, Pyramidenstörungen, Tremor. Der Liquor ist klar, höchstens leicht getrübt und weist überwiegend Lymphocyten auf, wenig Eiweiß. Das Bild bietet demnach Ähnlichkeit mit der tuberkulösen Meningitis (Poliomyelitis ?). Bei Infektionen in der Nähe der Ventrikel (Absceß, Mastoiditis usw.) entsteht zuerst oft eine aseptische Meningitis, später meist mit polymorphen Zellen.

**a) Poliomyelitis acuta** (s. S. 390).

**b) Schweinehüterkrankheit** (Molkereigrippe, maladie des porchers). Es ist eine Leptospirose. Beginn nach Inkubation von 1—2 Wochen plötzlich mit hohem Fieber, Kreuzschmerzen, Husten, Konjunktivitis, Herpes, Schweißen. Nach 1—4 Tagen Ruhepause von 1—2 Tagen, worauf meningitische Symptome auftreten und mehrere Tage dauern. Im Liquor starke Lymphocytose, Eiweiß kaum vermehrt.

**c) Die Meningitis parotidea.** Sie ist zeitweise nicht selten, setzt schon vor oder im Beginn des Mumps ein, häufiger erst um das Ende der ersten Woche. Oft fällt nur Bradykardie auf, die sich durch Lymphocytose des Liquors aufklärt. Sie macht starke Druckerhöhung, bisweilen Facialis- und Oculomotorius- und andere Lähmungen. Charakteristisch ist der Liquorbefund, der zu Verwechslung mit tuberkulöser Meningitis führen kann (s. S. 420). Die Speicheldrüsenerkrankung kann übersehen werden oder in einzelnen Fällen vielleicht fehlen. Nicht selten ist positiver Liquorbefund ohne meningitische Zeichen.

**3. Die gutartigen lymphocytären, idiopathischen Meningitiden.** Diese sind erst seit 20—30 Jahren mehr und mehr beobachtet worden als Anzeichen *unbekannter Viruskrankheiten*, vereinzelt oder in Epidemien auftretend. Sicher sind darunter verschiedene selbständige primäre Krankheiten, ohne daß man sie bis jetzt differenzieren konnte. Manchmal sind sie von encephalitischen Störungen begleitet, wie solche der Augen, Rigor, Ataxie, Tremor (Encephalomeningitis). Bisweilen sind sie von kleinfleckigen Exanthemen begleitet. Der Liquor enthält anfänglich mäßig oder viele Lymphocyten, später mehr Leukocyten. Druck erhöht, Keimfreiheit. Das Eiweiß ist wenig erhöht, der Zucker meist normal. Im Blute besteht Leukocytose, beschleunigte Senkung, Tryptophanreaktion negativ. Die Unterscheidung von tuberkulöser Meningitis, auch von Poliomyelitis bietet im Beginn Schwierigkeiten.

**4. Meningitis serosa concomitans (sympathica).** Sie wird von einem benachbarten Entzündungsherd ausgelöst (Otitis, Osteomyelitis des Schädels, Solitärtuberkel (s. S. 407), Sinusitis, Hirnabsceß. Diese toxische Form kann sich als bakteriell erweisen, sobald die ursächlichen Bakterien die Meningen erreichen.

Nach Lumbal- oder Zysternenpunktion oder Encephalographie stellt sich mitunter eine vorübergehende leichte lymphocytäre Meningitis ein, die einige Tage andauert.

## Erkrankungen des Gehirns.

Das Gewicht des Gehirns des Neugeborenen beträgt 370 g (bei Mädchen 350 g), mit einem Jahr 960 g (950 g), mit 10 Jahren 1240 g (1130 g). Das Gehirn vermehrt sich vom Neugeborenen bis zum Erwachsenen nur 3,7mal, das Gesamtgewicht 21mal, die Muskulatur 37mal. Die Markscheiden im Großhirn und in den Pyramidenbahnen fehlen bei der Geburt noch fast ganz.

**1. Hydrocephalus chronicus.** Er entwickelt sich bei vermehrter Bildung oder ungenügender Resorption des Liquors und Stauungen durch Tumoren und andererseits infolge degenerativer Prozesse, oft nach Meningokokken- oder

abakterieller Meningitis. Er ist oft angeboren oder in den ersten Monaten
schon deutlich. Erweiterung der Fontanelle und Spannung des Schädels. Die
gewaltig erweiterten Fontanellen sind vorgewölbt und zeigen keinen Puls.
Die Augen sind in charakteristischer Weise nach unten gedrückt und gerichtet
(Abb. 13). Wenn die äußere Gehirnschicht nicht über 1 cm dick ist, so wird die
hydrocephalische Flüssigkeit im dunkeln Raum bei anliegender Taschenlampe
sichtbar.

Spasmen, Zittern, Zuckungen, gelegentlich Krämpfe, Nackensteifigkeit,
Nystagmus, Stauungspapille, später Atrophie. Ist der Ursprung meningitisch,
so ist das Eiweiß im Liquor vermehrt. Steigerung der Reflexe tritt als Frühsymptom ein. Bei Säuglingen ist oft Lues die Ursache. Manchmal scheint hier lange
nur eine chronische Dystrophie zu bestehen (hartnäckiges Erbrechen). Durch
Druck auf die Hypophyse kann eine hypophysäre Adipositas sich entwickeln
(Abb. 37). Nach Fontanellenschluß drängen sich die Zeichen vermehrten

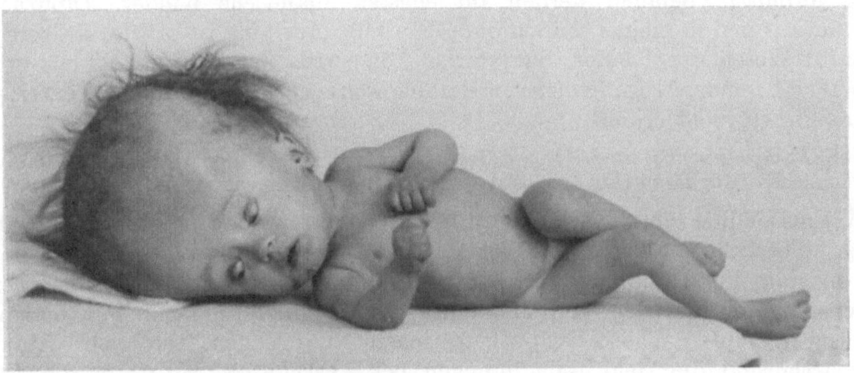

Abb. 282. Hydrocephalus chronicus congenitus. 18 Monate alt. Kopf 71 cm. Kontraktur
der Extremitäten.

Druckes in den Vordergrund (Schädeltympanie, Spasmen, [LITTLE?]), Sehstörungen. Bei Schluß der Nähte entwickeln sich mit der Zeit Impressiones
digitatae. Bei älteren Kindern kann ein *Hirntumor*, speziell der hinteren
Schädelgrube, genau die gleichen Erscheinungen machen wie der primäre Hydrocephalus. Weiterhin ist Hirnabsceß zu berücksichtigen. Auch die Folgen des
Solitärtuberkels sind manchmal ähnlich. Leichten Hydrocephalus findet man
bei Chondrodystrophie (auch bei Rachitis?). Ist der Druck gering, sinkt er
rasch bei der Lumbalpunktion, so handelt es sich meist um *Hydrocephalus
occlusivus* (Abschluß der Ventrikel durch arachnitische Verklebungen gegen die
Cysterna magna) im Gegensatz zum gewöhnlichen *Hydrocephalus communicans*.
Für die Diagnose erweist sich die Ventriculographie (s. S. 422) als wertvoll.
Kompression der Jugularvenen steigert den Lumbaldruck nicht bei Hydrocephalus occlusivus (QUECKENSTEDT*sches Zeichen*). Der *Hydrocephalus externus*
entwickelt sich bei Gehirndefekten oft ohne Kopfvergrößerung und ohne Drucksteigerung.

Bei *normalen Frühgeborenen* führt das starke Gehirnwachstum oft zu Spannung
der Fontanelle und zu kugelartiger hydrocephaler Kopfform, ohne daß sich
ein Hydrocephalus entwickelt (Megacephalus, s. Abb. 252), s. S. 41.

*Geburtstraumen bei Neugeborenen* (Blutungen) führen zu gesteigertem Hirndruck, machen gespannte Fontanelle, langsamen Puls und oberflächliche Atmung.
Das Lumbalpunktat ist bisweilen blutig. Ausgang oft in Tod.

**2. Das Hydrocephaloid** der Säuglinge ist keine Hirnerkrankung. Es entsteht in der Regel nach großen Säfteverlusten, bei schweren Ernährungsstörungen mit Diarrhöen. Konvulsionen. Bewußtseinsverlust und Pupillendifferenz führen oft zur Diagnose „Meningitis". Die Fontanelle ist aber eingesunken, die Schädelknochen sind übereinander verschoben, der Liquor ist normal, s. S. 294.

**3. Die Pachymeningosis haemorrhagica interna** betrifft meist nur Säuglinge. Geburtstrauma und Avitaminose sind fragliche Ursachen. Sie beginnt manchmal mit blutigem Schnupfen (nicht luetisch!), oft afebril und in Schüben, verläuft mit Eklampsie, Spannung der Fontanelle, Steigerung der Reflexe, Spasmen, Nackensteifigkeit, Krämpfen, und erstreckt sich über Monate. Stauungspapille stellt sich ein. Pathognomonisch sind Blutungen der Retina. Regelmäßig findet man bei der Punktion des Subduralraums im Bereich der großen Fontanelle leicht blutige oder gelbliche sterile Flüssigkeit. Mit einer feinen Punktionsnadel geht man etwa 2 cm neben der Sagittallinie ein und stößt schon in der Tiefe von wenig Millimetern auf den Erguß. Der Liquor spinalis ist meist unblutig. Befallen werden am ehesten anämische Kinder. Diphtherie und Lues waren in meinen Fällen ohne Einfluß. Auffällig ist oft das aufgeregte lebhafte Wesen der Kinder, das starke Aufsperren der Augen und ein grobschlägiger Tremor. Ausgang meist in Heilung, seltener in Hydrocephalus externus. Lumbaldruck nicht erhöht.

Die *Pachymeningitis haemorrhagica interna* ist selten, bei Infektionskrankheiten, bei schwächlichen Säuglingen (Lues, Sepsis). Sie ist klinisch kaum je zu erkennen.

**4. Encephalitis acuta.** Nach akuten Infekten einsetzende Encephalitis gibt sich durch plötzlich auftretendes Fieber, Krämpfe, Bewußtseinsstörungen und Meningismus kund und führt im späteren Verlauf häufig zur spastischen cerebralen Hemiplegie. Der Verlauf kann sehr mannigfaltig sein mit epileptiformen Krämpfen, choreatisch-athetotischen Bewegungen, cerebraler Ataxie. Eigenartig sind die Gehirnschädigungen bei *Keuchhusten*, wo es in schweren Fällen seltener zu Encephalitis kommt als zu Nekrose mit unverändertem Liquor, gewöhnlich erst nach dem Höhepunkt der Krankheit. Es sind aber auch seröse Meningitiden mit Sinusthrombose beobachtet. Bei schweren Infektionen (Scharlach, Typhus) erzeugen die toxischen Schädigungen häufig encephalitisartige Symptome. S. Encephalomyelitis disseminata.

Die *Encephalitis interstitialis neonatorum* ist degenerativer Natur und zeigt Zellhaufen in den Markstrahlen. Sie macht Krämpfe ähnlich dem Tetanus neonatorum.

5. Die **Encephalitis epidemica (lethargica, Economo),** die 1917 aufgetreten ist, wird nur selten mehr beobachtet. Sie beruht auf einer Polioencephalitis des Hirnstammes. Beginnt mit Fieber und Kopfweh, Schlafsucht oder Delirien. Kann anfänglich das Bild von Meningitis, Poliomyelitis, Hirntumor machen. Charakteristisch sind Augenstörungen: Ptosis, Schielen, Abducenslähmung (Doppeltsehen), auch Oculomotorius- oder Facialislähmung, Pupillendifferenzen, starres Gesicht (Abb. 12). In einem Teil der Fälle stehen Muskelhypertonien im Vordergrunde. Die hyperkinetische Form zeigt klonische Zuckungen der Glieder, myoklonische Zuckungen der Bauchmuskeln und Zwerchfellkrämpfe (Singultus). Bei andern choreaartige Unruhe, grober Tremor. Auffällig ist die nächtliche Agrypnie. Auch Athetose wird beobachtet. Die Erscheinungsformen sind überraschend vielfältig. Im akuten Stadium kann *Lethargie* vorherrschen oder eine LANDRY*sche Paralyse* rasch töten. Manche Formen sind abortiv, andere direkt meningitisch. Anfänglich kann die Ähnlichkeit des Liquors mit tuberkulöser Meningitis irreführen, die Lymphocyten sind aber weniger zahlreich. Der Druck des klaren Liquors ist erhöht, auch der Zucker. Unter den Spät- und Dauerschäden sieht man Formen mit *Agrypnie*, andere mit *amyostatischem Komplex* (Muskelrigidität, Tremor, langsame Bewegungen, starrer Ausdruck, gebeugte Haltung, Fehlen von gesteigerten Reflexen und von Babinski, mit chronischer *Chorea* und *Athetose*, also mit extrapyramidalen Störungen), Hypomanie, Demenz, cerebrale Fettsucht. Besonders häufig ist der *Parkinsonismus* bei älteren Kindern, der erst nachträglich auftritt, gebeugte Haltung mit Propulsion, Maskengesicht, langsame Bewegungen und Sprache, Salbengesicht,

Steifigkeit und Intentionszittern, Hemmungslosigkeit, Speichelfluß. Differentiell sind noch zu erwägen Meningitiden, Lues des Gehirns, LANDRYsche Paralyse bei Kinderlähmung, multiple Sklerose, Paralysis agitans, Schizophrenie.

**6. Encephalomyelitis disseminata infectiosa** entwickelt sich primär oder sekundär bei Infektionskrankheiten, bei vielen Viruskrankheiten mit Beteiligung der weißen Substanz. Unter den Infektionskrankheiten, die zu Encephalitis führen, oft mit Meningitis (siehe oben) und Myelitis verbunden (Meningoence-phalomyelitis disseminata), und zwar in vermehrter Zahl seit zirka 30 Jahren, sind hervorzuheben Masern, Röteln, Varizellen, Variola und Vakzine, Influenza, Mumps, mit Fieber, Bewußtlosigkeit, Krämpfe, Lähmungen. Heilung ist möglich, Ausgang oft in cerebrale Kinderlähmung. Wichtig ist die *postvaccinale Encephalomyelitis*, die meist 5—15 Tage nach der Impfung mit Fieber einsetzt, auch Krämpfen und Sopor, spastischen Lähmungen bei normalem oder verändertem Liquor. Auf je 100000 Impfungen in Deutschland wurde etwa 1 Fall beobachtet. Der Ausgang war in einem Drittel der Fälle tödlich. Differential-diagnose: Alle Formen von Enzephalitis, Myelitis, Poliomyelitis, Hirntumor, Spondylitis.

Die *Toxoplasmosis* ist eine seltene, erst kürzlich bekannt gewordene Protozoen-Encephalitis. Sie zeigt sich beim Kleinkinde, oft schon kongenital. Nekrotische, verkalkende Herde im Gehirn. Intelligenz gestört, Chorioretinitis, Augenlähmungen, Mikrophthalmie, Hydro-cephalus, Krämpfe.

Die **diffuse Hirnsklerose** (SCHILDERsche Krankheit) (*Encephalomyelitis peri-axialis*) ist nicht häufig. Sie entwickelt sich langsam im Kleinalter und führt nach Jahren unter epileptiformen schmerzhaften Anfällen zum Tode. Zunehmende Spasmen und Streckkrämpfe, Starre aller Muskeln, Opisthotonus, Extremitäten gekreuzt. Verblödung, Erblindung. Weiße Substanz verhärtet. Eine *früh-infantile Form* (Krabbe) beginnt akut im ersten Halbjahr und verläuft tödlich in 1 Jahr. Schreckhaftigkeit. Familiär. Little? Als chronische Form erscheint die Pelizaeus-Merzbachersche Krankheit, s. S. 403.

Auf einer *toxischen Encephalitis* beruht der **Botulismus** (s. S. 299).

*Tuberöse Hirnsklerose* s. S. 378.

**7. Der Hirnabsceß** ist großenteils eine Folge von chronischer eitriger Otitis (Cholesteatom?), seltener von akuter Otitis, Sinusitis oder von Traumen oder entzündlichen Herden (Lungenaffektionen, Bronchiektasien). Fieber kann fehlen. Meist besteht ein längeres Latenzstadium, bis zu 1 Jahr und mehr. Dann entwickeln sich Reiz- und Drucksymptome, langsamer Puls, Erbrechen, Kopfschmerz und Stauungspapille, die aber auch fehlen kann. Krämpfe, oft in der Form von Jackson. Monoparesen und Facialislähmung. Die Unter-scheidung von Tumor bereitet oft Schwierigkeiten. Hyperleukocytose des Blutes spricht für Absceß. Durchbruch in die Meningen oder in die Ventrikel führt rasch zum Tode und klärt die vorher unbestimmten Symptome auf. Bei Säug-lingen liegt oft eine Sepsis zugrunde, bei Frühgeborenen können dabei Krämpfe, Kontrakturen und Trismus, Asphyxie sich einstellen. Der *extradurale Absceß* (*Pachymeningitis externa*) ist gewöhnlich die Folge einer Otitis und macht lokalisierte Kopfschmerzen.

**8. Hirntumoren** entwickeln sich meist bei Kindern von über 2 Jahren. Zwei Drittel der Fälle liegen infratentoriell. Besonders bösartig sind die Medullo-blastome und Sarkome des Wurms. Mit der Zeit entwickeln sich Impressiones digitatae. Als Allgemeinsymptome infolge des erhöhten Druckes findet man Kopfweh, verlangsamten Puls, Stauungspapille (früh bei den häufigen Klein-hirntumoren), Hydrocephalus, Stupor und starren Blick. Andauerndes Kopf-weh und Erbrechen, besonders nüchtern, ist stets verdächtig auf Tumor oder

Urämie. Die Lumbalpunktion ist im Liegen vorzunehmen. Der Liquor ist morphologisch normal, bisweilen mit leichter Vermehrung der Lymphocyten. Die vaskularisierten Geschwülste (Gliome) wirken rasch drucksteigernd, am meisten bei ihrem Lieblingssitz in Kleinhirn und Brücke, nicht so die Tuberkel. Bei einem Gliom erlebte ich apoplektiformen Tod ohne vorangehende Gehirnsymptome. Solitärtuberkel können latent verlaufen, bis Meningitis hinzutritt. Die Schädelperkussion bei geschlossener Fontanelle ergibt Schettern und Tympanie (s. S. 40). Allgemeinsymptome fehlen bei Tumoren der Brücke und der Oblongata lange. Der Zustand ist protrahiert, Fieber fehlt meist. Kleinhirntumoren pflegen Nackenstarre, Schwindel, cerebellare Ataxie, Adiadochokinese und Muskelhypotonie zu bewirken. Hier ist die Lumbalpunktion gefährlich. *„Pseudotumoren"* können auch die Folge sein von Meningitis serosa (Arachnoiditis circumscripta) und abheilen. Aufschlußreich ist die Encephalographie. Im Beginn denkt man oft an Neuropathie oder Hysterie.

*Herdsymptome* hängen von der Lage des Tumors ab. Sie erscheinen als Ausfalls- und Fernwirkungen, Reizerscheinungen (Tremor, Zuckungen). Die topische Diagnose geschieht wie beim Erwachsenen. Bei Sitz in der motorischen Region kann sich JACKSONsche Epilepsie entwickeln. Bei der häufigen Lage im Kleinhirn entsteht starke Ataxie, besonders auch des Rumpfes mit Drehschwindel, Nackenstarre, Hypotonie der Kniebeuger. Lage im Stirnhirn (selten) macht oft epileptiforme Anfälle, solche im Pons und in den Hirnschenkeln die bekannte gekreuzte Lähmung (Facialislähmung auf der Tumorseite) usw. Die Diagnose ist oft erst beim Tode sicher zu stellen. Aufschlußreich ist häufig die Encephalographie. Differentialdiagnose: Lues cerebri, Meningitis, Encephalitis, Absceß, Hydrocephalus. Fontanellenspannung und Krämpfe deuten oft auf supratentorielle Blutung, Nackenstarre auf infratentorielle.

6 jähriger Knabe. Seit 2 Monaten Kopfweh und Erbrechen. Heute Schwäche im linken Bein, kommt in die Klinik, wird bewußtlos, halbseitige Krämpfe, Puls 50, Druck 80 cm $H_2O$, Liquor gelb, 21 Zellen. Tod nach 6 Stunden: Blutung in den Ventrikel von einem Sarkom des Plexus.

*Epiphysentumoren* führen zu beschleunigtem Wachstum, intellektueller Frühreife und Vergrößerung der Genitalien (s. S. 21).

**9. Intrakranielle Geburtsverletzungen** führen besonders bei Frühgeborenen zu Schluck- und Facialislähmungen. Viele Fälle bleiben bis zu 1 Woche und länger symptomlos. Intraventrikuläre Blutungen erzeugen das Bild des Tetanus. Genaue Lokalisationen sind meist unmöglich. Zyanose, Asphyxie. Begleiterscheinungen sind Reizsymptome (Schreien, Rigidität, Nystagmus, Krämpfe) oder Lähmungen mit Sopor und Erlöschen der Reflexe. Sofortige Zufuhr von Vitamin K vermag oft weitere Blutungen zu verhüten. *Spontanen Gehirnblutungen* begegnet man späterhin bei Keuchhusten, Leukämien, hämorrhagischen Diathesen, Lues und Tumoren. Zu erwägen: Meningitis, Tetanus der Neugeborenen. Nach normaler Geburt zeigt der scheinbar „gesunde" Säugling nicht selten später Gehirnstörungen.

**10. Die septische phlebitische Sinusthrombose** entsteht oft plötzlich nach Otitis, Pneumonie oder Sepsis. Die Thrombose des Sinus longitudinalis des Säuglings bewirkt gespannte Fontanelle, tonische Krämpfe mit starker Beteiligung der Augen, Jaktation und Tachypnoe. Sie führt zu Kernig und Nackenstarre und täuscht leicht eine Meningitis vor. Der Liquor kann normal sein, weist aber gesteigerten Druck auf. Durch seinen Blutgehalt gibt er häufig erst die richtige Diagnose. Ausgang tödlich. Blutig ist er auch nach Geburtstrauma und bei Pachymeningosis. Manchmal, besonders bei Säuglingen, treten die Zeichen einer fieberhaften Krankheit ganz in den Vordergrund ohne Gehirnerscheinungen. Thrombose des Sinus cavernosus tritt öfters zu Sinusitis hinzu (Ödem der Lider, Exophthalmus). *Die marantische Thrombose* verläuft fieberlos mit Sopor.

Amaurotische Idiotie (s. S. 395).

## Störungen der Augen. Inneres.

Die *ophthalmoskopische Untersuchung* ist beim Kleinkind oft schwierig; sie gelingt aber meist auch dem Nicht-Fachmann bei einiger Übung und Geduld, sie wird erleichtert durch einen elektrischen Augenspiegel. Außerordentlich unterstützt wird sie durch starke Erweiterung der Pupillen, wozu man eine halbe Stunde vorher ein oder mehrmals 1—2 Tropfen Homatropin 1% einträufelt. Am besten nimmt man die Einträufelung im Liegen vor und vermeidet die empfindliche Cornea zu treffen. Es empfiehlt sich, die Tropfen leicht anzuwärmen. Praktischer und viel sicherer in der Wirkung sind die winzigen Homatropintabletten (0,16 mg), die leicht hinter das Unterlid gebracht werden können und die Kinder nicht belästigen. Die Untersuchung im umgekehrten Bilde wird wesentlich erleichtert, wenn man eine große Linse benutzt, eine solche mit einem Durchmesser von 6 cm (etwa 15 D. konvex). Man läßt das Kind von der gewohnten Pflegerin auf die Knie nehmen, den Kopf, wenn nötig, leicht fixieren, aber sonst jeden Zwang und möglichst jede unnötige Berührung vermeiden, ebenso grelles Licht. Die gewünschte Blickrichtung erzielt man durch die Lenkung der Aufmerksamkeit auf einen begehrten oder glänzenden Gegenstand, wobei man den optischen Reiz nötigenfalls durch einen akustischen verstärkt (glänzende Klingel). So gelingt es manchmal überraschend leicht, allerdings mit Unterstützung von zwei Personen, selbst halbjährige Säuglinge zu spiegeln.

Zur *Bestimmung der Sehschärfe* bei lesensunkundigen Kindern kann man sich der Hacken von SNELLEN mit 3 Zacken bedienen oder der Ringe von LANDOLT, die an einer Stelle einen quadratischen Ausschnitt besitzen, der jeweilen verschieden gerichtet ist. Beim Kleinkinde sind auch die WOLFBERG-schen *Bilderbücher zur Bestimmung der Sehschärfe verwendbar* oder die Bildersehproben für die Nähe von LÖHLEIN (Verlag Bergmann) oder bekannte Gegenstände, wie Löffel, Tasse, Schlüssel, Uhr usw. Die Augen der Neugeborenen sind im allgemeinen hyperopisch. Die *Akkommodation* des emmetropen Auges beträgt mit 10 Jahren 15 D., so daß Lesen feiner Druckschrift auf $^1/_{14}$ Meter $= 7$ Zentimeter möglich ist. Wenn das Lesen in der Nähe aufgehoben ist bei guter Sehschärfe in die Ferne und ungestörter Pupillenreaktion, so handelt es sich wahrscheinlich um *Akkommodationslähmung*.

*Akkommodationslähmung* ist wichtig bei Diphtherie, wo sie stets beidseitig auftritt. Bei Kurzsichtigen wird sie leicht übersehen. Normalsichtige Schulkinder lesen mit Plus 3,0 D. feinen Druck auf $^1/_3$ Meter. Hyperope brauchen bis zu plus 6,0 D. und mehr dazu. Im Schulalter wird das Lesen erschwert oder unmöglich, im Spielalter das Einfädeln in eine Nähnadel unmöglich. Auch Augen- und Gehirnleiden können von Akkommodationslähmung begleitet sein.

*Farbensinn.* Die Unterscheidung von Farben ist schon im 2. Jahre deutlich, ja schon der junge Säugling reagiert anders auf Blau als auf Gelb. Blau bewirkt die längste Blickdauer, gelb die kürzeste. Die Benennung beginnt im 3. Jahr, oft zuerst bei Rot und Gelb, dann aber rasch bei anderen Farben, im allgemeinen später bei Grau und Blau. WARBURG empfiehlt das Farbenbenennungsvermögen als Mittel zur Intelligenzprüfung beim Schuleintritt zu verwenden. Vollgeistige Kinder benennen in diesem Alter Braun, Grau usw. richtig, minderwertige noch nicht Rot und Schwarz. Kontrastfarben werden schon im vorschulpflichtigen Alter richtig benannt.

Vgl. auch die Ausführungen S. 143—148.

Unter den angeborenen oder in der ersten Kindheit auftretenden Starformen erkennt man den vorderen *Polstar* als eine zentrale rundliche scharf umschriebene Trübung. Er kann auch nach Perforation eines gonorrhoischen Cornealgeschwürs auftreten. Der *Schichtstar*, die häufigste Starform beim Kinde, zeigt eine schalenförmige Trübungszone zwischen den zentralen und peripheren Teilen der Linse. Die Trübung ist gewöhnlich in der Mitte weniger dicht als in den Randpartien. Neben Entwicklungsstörungen scheinen Rachitis und Tetanie eine ursächliche Rolle zu spielen. Über die Störungen infolge von Rubeolen der schwangeren Mutter s. S. 70.

*Amaurotisches Katzenauge* (weißlich-gelber Reflex in der Tiefe) weist auf das bösartige Gliom der Netzhaut hin, nicht ganz selten beim Kleinkinde.

Besonders wichtig sind die *Veränderungen* im Augenhintergrund, vor allem an der Papille. Es kann beim hypermetropisch-astigmatischen Kinde gelegentlich zu Unrecht eine Neuritis angenommen werden (*Pseudoneuritis nervi optici*), da durch reichliches physiologisches Stützgewebe die Papille etwas prominent und trübrot, ihre Grenzen verwaschen, die Gefäße geschlängelt erscheinen können. Das häufige Kopfweh, das diese Refraktionsanomalien begleitet, kann den Verdacht auf Meningitis oder Tumor erwecken. Die normalen Gefäße des Augenhintergrundes und das Stationäre der Verhältnisse erweisen aber den Prozeß als normal. Trübung der benachbarten Retina beweist Neuritis.

Die *Stauungspapille* ist anfänglich schwer von Papillitis zu unterscheiden. Sie ist die Folge von Drucksteigerungen im Gehirn, so auch bei Schädelbruch, und findet sich einseitig bei Tumor und Absceß der gleichseitigen mittleren Schädelgrube, doppelseitig bei Tumor cerebri, cerebelli, Meningitis, Hydrocephalus, Turmschädel, Pachymeningitis, äußerst selten bei Encephalitis epidemica. *Solitärtuberkel* machen weniger oft Stauungspapille als echte Tumoren.

*Chorioretinitis diffusa* ist häufig bei kongenitaler Lues (Pfeffer- und Salzsprenkelung in der Peripherie) der späteren Jahre, doch finden sich schon im Säuglingsalter in der weitesten Peripherie gelbe oder gelbweiße Herdchen, aber ohne die späteren Pigmentveränderungen.

Bei der familiären amaurotischen Idiotie findet sich in der *Macula lutea* inmitten einer grauen Verfärbung ein *kirschroter Fleck*, ähnlich wie bei frischer Embolie. Später oft Atrophie des Sehnervs, Schielen, Nystagmus.

*Chorioidealtuberkel* als rundliche grauweiße Prominenzen im Fundus sind bei Miliartuberkulose im vorgeschrittenen Stadium ziemlich häufig bei Kindern über 3 Jahren.

*Neuroretinitis* leichtesten Grades findet sich bei der Mehrzahl der luetischen Säuglinge, gewöhnlich erst mit $^1/_2$ Jahr. Der Opticus ist oft anämisch, die Papille ist grau, die Grenzen sind verwaschen, die Mitte der Netzhaut trübe.

*Neuritis optica* findet sich häufig bei Meningitis, Encephalitis, mannigfachen intrakraniellen Entzündungen, Nebenhöhlenerkrankungen, auch ausnahmsweise bei Allgemeininfektionskrankheiten, nicht selten bei Nephritis neben Retinitis albuminurica, bei Leukämie u. a.

*Pigmentdegeneration der Retina* (fälschlich als Retinitis pigmentosa bezeichnet) ist oft ein Zeichen von Lues, wird sonst gewöhnlich erst nach dem 10. Jahre deutlich (sehr oft Blutverwandtschaft der Eltern) und verursacht Nachtblindheit und starke Einengung des Gesichtsfeldes, zeigt sich fernerhin bei gewissen Formen von Dystrophia adiposo-genitalis.

*Atrophie der Papille* ist häufig durch Neuritis und Stauungspapille bedingt und dann in ihrer Genese schwer zu unterscheiden. Primär sieht man sie bei Bildungsstörungen des Gehirns, bei amaurotischer Idiotie u. a. Temporale Atrophie ist ein Frühsymptom der multiplen Sklerose.

*Netzhautblutungen* finden sich zu 12% bei Neugeborenen, auch bei normaler Geburt und sind ohne besondere Bedeutung, sodann einige Monate später bei Pachymeningosis haemorrhagica, weiterhin bei Sepsis, Leukämie.

*Angeborene Blindheit* beruht häufig auf Lues der Sehnerven und der Netzhaut, auf Frühformen der Pigmentdegeneration der Netzhaut, auf Hydrophthalmus congenitus oder Star.

*Erworbene Blindheit*, die mit sichtbarer Hornhauttrübung einhergeht, stammt von früherer Blennorrhoea neonatorum her, von skrofulösen Augenleiden, von Lues tarda, in gewissen Ländern von Trachom und Variola. Bei durchsichtigen Medien sind oft Meningitis, Tumoren, Turmschädel im Spiel, Urämie, Chlorom. Bei Erblindung im 1. Jahr denke man an amaurotische Idiotie. Plötzliche Amaurose stellt sich bei Urämie ein.

*Vorübergehende Sehstörungen*, die bis zur Erblindung führen können, treten in seltenen Fällen bei Keuchhusten auf. Einmal sah ich sie dabei mit Taubheit verbunden, aber wie diese sich völlig zurückbilden.

## Lumbalpunktion, Cysternenpunktion, Encephalographie, Ventriculographie.

**Lumbalpunktion.** *Technisches.* Der beim Kinde leichte Eingriff kann von jedem Arzte beherrscht werden. Die nötige Übung ist gut bei Fällen von tuberkulöser Meningitis im komatösen Stadium zu erlangen. Der Patient wird auf einem schmalen Tisch in Seitenlage gebracht. Im allgemeinen wählt man zum Einstich eine Stelle, die etwa in der Höhe der Darmbeinkämme liegt. Man kann sich diese mit Blaustift notieren. Jedenfalls darf man beim Säugling nicht höher gehen. Die Verbindungslinie der Darmbeinkämme trifft etwa den dritten bis vierten Lendenwirbel. Bei Biegung der Lendenwirbelsäule im Sinne der Kyphose ist der erste Lendenwirbel der erste Wirbel, der deutlich vorsteht, wenn man von oben rechnet. Es ist dieser im Sitzen in Kyphose leicht zu erkennen.

Nun desinfiziert man die Gegend, am besten mit Äther. Jodtinktur verursacht bei der Punktion einen störenden Widerstand für die Nadel. Der Assistent hält nun den Patienten so, daß er mit der einen Hand den Kopf (nicht bloß den Nacken!), mit der anderen die Kniebeuge faßt und so die Lendenwirbelsäule in starke Kyphosestellung bringt, wobei der Scheitel dieser Kyphose gerade über der Tischkante liegen soll (Abb. 283). Ältere ungebärdige Kinder müssen sehr festgehalten werden, sonst kann die Nadel bei plötzlicher heftiger Bewegung abbrechen. Wichtig ist es, daß die beiden Darmbeinkämme *genau senkrecht* übereinander stehen, d. h. daß die Medianlinie genau horizontal zu liegen kommt. Der Arzt drückt nun an der gewünschten Stelle den Daumennagel der linken Hand hart unter dem Dorne des oberen Wirbels fest in den Interarcualraum ein und sticht nun die mandrinversehene Nadel, die etwa 1—1½ mm dick ist, dicht neben dem Nagel ein. Man bemüht sich dabei möglichst medial und horizontal einzustechen, senkrecht zum Bogen der Lendenkyphose oder ein klein wenig mehr kopfwärts. Sobald man die Haut durchstoßen hat und sicher zwischen dem Ende der Dornfortsätze durchgelangt ist, tut man gut, den Mandrin auszuziehen und nun die Kanüle *langsam* weiterzustoßen. Meist spürt man an einem plötzlichen Nachlaß des Widerstandes, daß man im Duralsack angelangt ist, oft merkt man es auch nur am Ausfließen des Liquors. Die nötige Einstichtiefe beträgt bei mageren jüngeren Säuglingen oft nur 1 cm, bei 2—3 jährigen Kindern etwa 2 cm, bei 5—10 jährigen 3—4 cm. Man macht leicht den Fehler, daß man bei Säuglingen zu tief sticht, nämlich in das Venengeflecht auf der Rückseite der Wirbelkörper, so daß der Liquor stark blutig ausfließt. Dadurch wird die Untersuchung desselben verunmöglicht. Eine minimale Blutbeimischung beim zuerst ausfließenden Liquor rührt von der Verletzung eines kleinen Blutgefäßchens im Einstichkanal her. Nach Zentrifugieren ist hier der überstehende Liquor wasserklar, bei pathologischer Blutung rötlich bis gelb. Sobald der Liquor ganz klar ausfließt, schiebt man ein frisches Reagensröhrchen unter und benutzt diesen Liquor zur Untersuchung. Ist der Ausfluß sehr schwach, so genügt oft ein unbedeutendes

Drehen der Nadel, ein leichtes Vorziehen oder Zurückziehen, um ihn in Gang zu bringen. Bei gesunden Kindern erhält man nur wenige Kubikzentimeter Liquor, bei erhöhtem Hirndruck und Meningitis ohne Schwierigkeit 20—40 ccm. Man kann ohne Bedenken soviel ablassen, als ohne Stockung ausfließt. Solange die Fontanelle offen ist, hat die Punktion kaum Bedenken. Nur bei *Verdacht auf Hirntumor*, speziell wo das Kleinhirn in Frage kommt, überhaupt bei stark gesteigertem Hirndruck, sofern man hier nicht auf die Punktion überhaupt verzichten kann, begnügt man sich mit der langsamen Entnahme von 1—2 ccm. Es empfiehlt sich, hier sofort die entsprechende Menge physiologischer Kochsalzlösung nachzuspritzen. Bei Hirntumor ist die Ventrikelpunktion weniger gefährlich als die Lumbalpunktion. Auch bei *Turmschädel* ist Vorsicht am Platze. Eine Narkose ist in den meisten Fällen überflüssig. Eine solche (ganz oberflächlich), bzw. Novocainanästhesie der Haut kommt nur in Frage bei älteren, sehr ängstlichen und ungebärdigen Kindern.

Eine *Punctio sicca* rührt meist von einem technischen Fehler her, sei es, daß man neben den Duralsack gelangt oder nicht tief genug vorgedrungen ist, oder daß bei ungünstiger Stichrichtung die Kanülenöffnung durch Blut oder Gewebe verstopft wurde. Durch Ein-

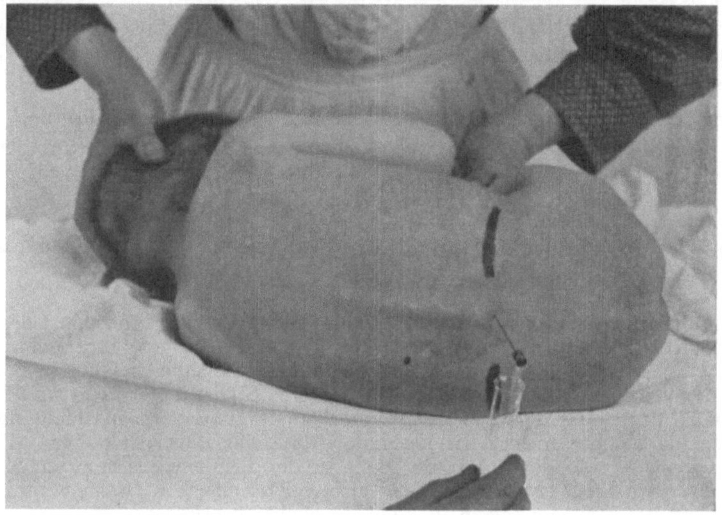

Abb. 283. Lumbalpunktion. Die schwarze Linie kennzeichnet die Darmbeinkämme.

schieben des Mandrins kann man das Lumen wieder frei machen. Auch bei richtigem Vorgehen kann die Punktion gelegentlich erfolglos bleiben, wenn ein Verschluß an der Schädelbasis (Foramen Magendie oder Aquaeductus) gegen das Rückenmark stattgefunden hat, z. B. bei chronischem Hydrocephalus occlusivus oder bei cerebrospinaler Meningitis, wenn der Inhalt dick eitrig-sulzig oder der Druck hochgradig gesunken ist (in agone). Durch Aspiration oder durch Injektion von einigen Kubikzentimetern physiologischer Kochsalzlösung kann man dann manchmal noch etwas Liquor gewinnen.

Es genügt, die Stichöffnung durch ein Heftpflaster zu verschließen. Zur Vorsicht mag man 2 Tage lang etwas Urotropin geben. Ist der Inhalt des Duralsackes durch Anstich einer Vene stark mit Blut durchsetzt worden, so muß man eine Woche bis zu einer zweiten Punktion zuwarten, will man den Einfluß der Blutung auf das Bild des Liquors ausschließen. Nach einer Blutung irgendwelcher Ursache in die Pia mater wird der Liquor xanthochrom.

*Physiologisches Verhalten des Liquors.* Der normale Liquor ist wasserklar, ohne Sonnenstäubchen und zeigt im Stehen keine Veränderung. Er enthält im Kubikmillimeter nicht über 4—8 Zellen, im 1. Trimenon bis zu 20, Lymphocyten neben ganz vereinzelten Erythrocyten. Die Zählung der morphologischen Elemente geschieht am besten in der FUCHS-ROSENTHALschen Kammer.

Der *Druck der Cerebrospinalflüssigkeit* beträgt im Liegen und in *der Ruhe* gemessen in der Norm beim Säugling höchstens 10 mm Quecksilber = 14 cm Wasser, später bis 18 mm Hg. Die Ausflußgeschwindigkeit ist kein Maßstab für die Größe des Druckes. Man kann diesen leicht messen in einem langen Glasrohr mit feinem Lumen, das vermittelst eines kleinen Gummischlauches über den Ausfluß der Punktionsnadel geschoben und vertikal gehalten wird (steriles Vorgehen!).

*Die wichtigsten Veränderungen sind folgende*: *Druckerhöhung* und vermehrter Liquor tritt ein bei eklamptischen Anfällen, bei schweren Infektionen (Meningismus), Meningitis, Polyneuritis, frischer Poliomyelitis, chronischem Hydrocephalus und vor allem bei vielen Hirntumoren, auch bei Turmschädel. Bei verlegtem Abfluß, z. B. bei Hydrocephalus occlusivus, fehlt Druckerhöhung. Lymphocyten finden sich bei allen chronischen Prozessen des cerebrospinalen Systems. Die erste Phase der NONNEschen Reaktion gibt die Ausfällung des Globulins. Diese findet sich bei allen akuten Meningitiden, am stärksten aber bei Lues. Ein frühes Zeichen beginnender Meningitis oder Poliomyelitis ist die PANDY*sche Reaktion*, welche die Vermehrung des Eiweißes anzeigt (Globulinreaktion):

Man gibt zu einigen Kubikzentimetern $6\frac{1}{2}\%$ Carbolsäure[1] (gesättigte Lösung) in einem Reagensröhrchen 1 Tropfen Liquor. Nach 2—3 Minuten entsteht an der Berührungsstelle eine bläulichweiße Trübung. Die Probe ist sehr empfindlich und erfordert fast keinen Liquor. Bei der Kochprobe mit Essigsäure entsteht in der Norm eine leichte Trübung; eine Flockung zeigt vermehrten Eiweißgehalt an.

Der Liquor beim gesunden Neugeborenen ist oft gelb (Bilirubin vom Ikterus neonatorum) und zeigt Pandy. Blutiger Liquor s. S. 420.

Der *Liquorzucker* beträgt normal 45—75 mg%. Vermindert ist er bei eitriger und tuberkulöser Meningitis und kann bei tuberkulöser schließlich ganz verschwinden. Bei lymphatischer und Virusmeningitis, Poliomyelitis bleibt er normal oder ist etwas erhöht. Bei Encephalitis ist er manchmal vermehrt, auch bei Tumor und Diabetes.

Der Chlorgehalt (als Chloride bestimmt) beträgt normal 720—750 mg % und sinkt unter pathologischen Verhältnissen, speziell bei tuberkulöser Meningitis, wobei die NONNEsche Probe positiv wird. Die Goldsolprobe (schwierig) gibt die Mengenverhältnisse von Globulin zu Albumin.

In der nachstehenden Tabelle sind die *Liquorbefunde* der wichtigsten Krankheiten zusammengestellt, wobei im allgemeinen die Verhältnisse der Anfangsstadien berücksichtigt sind und die häufigen Veränderungen im weiteren Verlauf außer Betracht bleiben müssen.

*Tuberkulöse Meningitis* (s. Tabelle). Ganz überwiegend Lymphocyten. Im späteren Verlauf und bei Mischinfektionen, etwa bei Lungentuberkulose, finden sich auch viele Neutrophile. Im Gerinnsel oder noch besser im Zentrifugat lassen sich häufig Tuberkelbacillen nachweisen.

*Cerebrospinale Meningitis* (s. Tabelle). Zahlreiche Neutrophile, oft mit eingeschlossenen Meningokokken (gramnegative Diplokokken, auch extrazellulär). Anfänglich ist der Liquor bisweilen klar und enthält trotzdem Meningokokken, die öfters im trüben Liquor vermißt werden. Der klare Lumballiquor kann bei Verwachsungen frei sein von Meningokokken. Ein eitriger Liquor ohne Bakterien spricht geradezu für eine cerebrospinale Meningitis. Im späteren Verlauf wird der Liquor ganz klar; es treten mehr und mehr Lymphocyten in den Vordergrund.

*Eitrige Meningitis* (s. Tabelle). Je nach der Ursache finden sich Pneumo-, Staphylo-, Streptokokken, Coli- und Influenzabacillen. Die Pneumokokken sind oft so zahlreich, daß sie an sich eine Trübung veranlassen.

*Poliomyelitis* (s. Tabelle). Schon am 1. Tag des Vorstadiums zeigen sich zahlreiche polynukleäre Zellen, nach 3—4 Tagen fast nur mononukleäre, die in der 2. Woche zurückgehen. Ebenso Vermehrung des Eiweißes von Anfang an, ansteigend bis in die 2. Woche.

---

[1] Acid. carbol. crystall. 10,0:150 Aq. destillata.

Die *Meningitis bei der epidemischen Parotitis* läßt den Liquor meist klar und zeigt stark vermehrte Lymphocyten. Keine Gerinnselbildung. Das Bild ist also dem der tuberkulösen Meningitis sehr ähnlich; um so mehr als sich oft Pulsverlangsamung einstellt und die Anschwellung der Parotis zur Zeit des Eintritts der Meningitis schon verschwunden sein kann.

Bei *Pachymeningosis haemorrhagica interna* enthält der Liquor oft etwas vermehrte Lymphocyten und etwas Blut. An den ausgelaugten Blutkörperchen und eventuell an einer Gelbfärbung des Liquors erkennt man, daß die Blutung nicht erst bei der Punktion verursacht wurde.

Der *chronische Hydrocephalus* (s. Tabelle).

*Abakterielle infektiöse (seröse) Meningitiden* (s. Tabelle) bei Viruskrankheiten.

Bei *Encephalitis epidemica* findet man eine mäßige Lymphocytose, die aber im Gegensatz zu tuberkulöser Meningitis im Verlauf abnimmt. Globulin und Zucker sind vermehrt. Bei *Keuchhusten* mit cerebralen Reizsymptomen zeigt sich bisweilen ein erhöhter Druck. Einige Autoren geben dabei auch Zellvermehrung des Liquors an.

*Hirntumoren* bewirken starke Drucksteigerung. Der Liquor ist meist klar, bisweilen mit leichter Vermehrung der Zellen und des Eiweißes.

Bei *Neugeborenen* ist der Liquor öfters blutig, ohne daß ein Hirntrauma bemerkbar wird, regelmäßig bei deutlichen Gehirntraumen.

Die *Syphilis* bewirkt bei der Beteiligung der Meningen beim Säugling (s. S. 333) eine mäßige Vermehrung der Lymphocyten, stärker des Eiweißes, bei klarem Liquor, ähnlich und stärker in den folgenden Jahren und bei Lues tarda. Wassermann ist im Liquor bei kongenitaler Lues in vier Fünfteln der Fälle positiv, Nonne-Apelt in zwei Dritteln der Fälle. Pleocytose und Goldsolreaktion finden sich etwa in der Hälfte der Fälle. Über Wassermann s. auch S. 316.

*Bei diphtherischer Lähmung* ergibt sich in einzelnen Fällen eine unbedeutende Lymphocytose, starke Vermehrung des Eiweißes (Globulin) und erhöhter Druck.

Infolge *Abschlusses des Gehirnes gegen das Rückenmark* kann ausnahmsweise das Lumbalpunktat bei Meningitis jeder Art normal bleiben, so besonders bei eitriger Meningitis cerebrospinalis. Nach Seruminjektion in den Lumbalsack kann der Liquor eine aseptische eitrige Reaktion erfahren.

Bei *Kompression des Rückenmarkes* wird der Liquor unterhalb der betreffenden Stelle *xanthochrom*, enthält viel Eiweiß und koaguliert leicht.

*Bluthaltig ist der Liquor* häufig bei Schädelverletzungen, bei Pachymeningitis, selten bei Pachymeningosis, Tumoren. Nach Zentrifugieren ist der überstehende Liquor rötlich bis gelb bei pathologischer Blutung, wasserklar bei frischer artifizieller Blutung (Punktion). *Blutiger Liquor* findet sich auch bei Sinusthrombose, bei Gehirn- und Meningealblutungen, und bei Geburtstraumen der hinteren Schädelgrube. Gelber *Liquor* (*Xanthochromie*) bei Neugeborenen ist Folge von Gehirntrauma oder Ikterus, kann auch bei normaler Geburt sich zeigen.

An Stelle der Lumbalpunktion wird oft angewendet die **Punktion der Cysterna cerebello-medullaris (Occipitalstich).** Sie macht weniger Nachbeschwerden als die Lumbalpunktion. Rasieren und Desinfektion der Gegend der Prominentia occipitalis. Der Patient liegt oder sitzt, wobei der Kopf *wenig* vorgebeugt und gut fixiert wird. An der tiefsteindrückbaren Stelle unter der Protuberantia sticht man über dem Epistropheus die Punktionsnadel senkrecht ein durch die Haut, richtet dann die Nadel stark nach oben gegen die tiefste Stelle des Os occipitale und durchstößt vorsichtig darunter die derbe Membrana atlanto-occipitalis. Nach Überwindung dieses Widerstandes schiebt man die Nadel noch etwa ½ cm vor in die Cysterne. Im ganzen muß man die Nadel beim Säugling etwa 1½—2 cm einstechen, mit 2—4 Jahren 2—3 cm, später ein wenig mehr. Im Sitzen braucht man nicht zu aspirieren, wohl aber im Liegen. Obschon der Eingriff ungefährlicher sein soll bei erhöhtem Hirndruck als die Lumbalpunktion, so ist davon doch in den ersten

# Liquorbefund bei den wichtigsten Meningitisformen.

Meist nach der Tabelle von Keller.

| | Normaler Liquor ab 6. Lebensmonat | Meningitis serosa | Abakterielle infektiöse Meningitis | Poliomyelitis Präparalyt. Stadium | Meningitis purulenta pseudoaseptica | Meningitis epidemica | Meningitis purulenta | Meningitis tuberculosa |
|---|---|---|---|---|---|---|---|---|
| Druck | 10—25 mm Hg Liquor „tropft" | erhöht bis sehr stark erhöht | erhöht bis gelegentlich stark erhöht | mäßig bis deutlich erhöht | erhöht | stark erhöht | stark erhöht | erhöht bis mittelstark erhöht |
| Aussehen | wasserklar, farblos | wasserklar, farblos | meist klar, manchmal Sonnenstäubchen oder leicht trüb | klar, seltener leicht trübe, farblos | trüb bis eitrig | trüb bis eitrig | eitrig | im Anfang klar mit Sonnenstäubchen, später Trübung |
| Veränderungen nach Stehenlassen | keine | meist keine, gelegentlich feines Fibringerinnsel | keine oder Fibringerinnsel | manchmal Spinngewebegerinnsel | eitriger Bodensatz und Gerinnsel | Bodensatz und grobes Gerinnsel | gelbgrün, gelegentlich hämorrhagisch, Bodensatz und Gerinnsel | spinnwebartiges Fibringerinnsel |
| Zellen im Kubikmillimeter | 0—8/3, meist Lymphozyten | nicht oder nur geringgradig vermehrt | vermehrt einige 100/3 — 1000/3, vorwiegend Lymphozyten | Die ersten 2 Tage vorwiegend polynucleäre Zellen, später fast nur mononucleär, selten über 800/3 | fast nur polynucleär | vorwiegend polynucleär | fast nur polynucleär | stark vermehrt, anfangs ganz überwiegend Lymphozyten, später auch Polynucleäre |
| Gesamteiweiß | 15—45 mg % | etwas vermehrt | vermehrt | leicht vermehrt | vermehrt | stark vermehrt | sehr stark vermehrt | vermehrt bis stark vermehrt |
| Pandy | negativ, manchmal leichteste Opaleszenz | Opaleszenz bis deutliche Trübung | deutliche Trübung | meist Trübung bis starke Trübung selten negativ | starke Trübung | starke Trübung | starke Trübung | Trübung bis starke Trübung |
| Nonne Apelt, Phase I | gelegentlich leichte Opaleszenz | wie normal | normal bis Trübung | normal bis selten Trübung | Trübung oder Niederschlag | Trübung oder Niederschlag | Trübung oder Niederschlag | schwache Trübung |
| Zucker | 45—75 mg % | normal | normal, eher etwas erhöht | normal bis mäßig erhöht | vermindert bis negativ | vermindert bis negativ | vermindert bis negativ | vermindert bis negativ |
| Chloride | 720—750 mg % | normal | — | normal | vermindert | vermindert | vermindert | meist erniedrigt |

Jahren, besonders bei Tumoren, abzuraten. Bei Kleinhirntumoren habe ich erlebt, daß die Nadel in den nach unten gedrängten Tumor geriet. Dabei sind einige Todesfälle beobachtet.

Leicht auszuführen ist die **Punktion des Seitenventrikels,** solange die Fontanelle noch offen ist. Man stößt die Punktionsnadel 1½—2 cm (zur Vermeidung des Sinus longitudinalis) neben der Sagittallinie in die große Fontanelle und geht etwas medianwärts und leicht nach hinten in die Tiefe. Fast unmittelbar unter der Membran trifft man blutige seröse Flüssigkeit bei Pachymeningosis (s. S. 412). In der Tiefe trifft man auf den erweiterten Ventrikel (4—4½ cm beim Säugling, bis 5 cm tief bei 3jährigem Kind). Von hier kann man bei Hydrocephalus occlusivus Flüssigkeit entfernen.

Die **Encephalographie** erlaubt bei Gehirnschädigung oft einen Einblick in die groben anatomischen Verhältnisse. Sie wird nüchtern vorgenommen in Narkose (Avertin, Pernocton), bei größeren Kindern im Dämmerschlaf. Vorzuziehen ist dabei der Lendenstich. Contraindikation: schwächliche Säuglinge, Tumoren der hinteren Schädelgrube. Der Liquor wird refracta dosi abgelassen und durch Luft mit Stempelspritze ersetzt, langsam in einer halben Stunde, beim Säugling 40—60 ccm, beim Kleinkinde 50—80 ccm. Mindestens die Hälfte des abgelassenen Liquors muß durch Luft ersetzt werden. Sofort nachher Röntgenaufnahme in allen vier Richtungen. Die eingefüllte Luft erregt leicht Kopfweh und Übelkeit, nach 6 Stunden oft Fieber und aseptische Meningitis, die mit dem Verschwinden der Luft weggeht. Bei geringer Füllung werden die Seitenventrikel nicht sichtbar, einseitige Füllung ergibt sich bei Tumoren. Bei Verklebungen (Meningitis), Hirndruck u. a. füllt sich der Subarachnoidalraum nicht. Bei cerebraler Kinderlähmung sind die Ventrikel stark deformiert (Hemiatrophie), bei Epilepsie und Idiotie oft vergrößert. Wertvoll auch bei Tumor und Absceß. Ein sicheres Urteil ist oft schwierig oder unmöglich und erfordert sorgfältige Vornahme der Prozedur und große Erfahrung.

## Schmerz. Allgemeines.

Bei Kindern, die noch nicht sprechen können, äußert sich der Schmerz meist in heftigem Schreien, Unruhe, Schlaflosigkeit, Jaktation und ängstlichem schmerzbewegtem Ausdruck.

Das **Schmerzgeschrei,** insonderheit des Säuglings, ist hoch und gellend und klingt häufig auf den Ton **i** oder **ei** aus, im Gegensatz zum Schreien aus Unbehagen, das eher auf ein breites **a** oder **ä** ausklingt. Begleitendes Anziehen und Abschnellen der Beine deutet oft auf *Kolik.* Heftiges Schmerzgeschrei wird manchmal durch akute Otitis media oder durch akute Phlegmone verursacht.

Kinder, die schon sprechen können, *lokalisieren den Schmerz gewöhnlich ungenau,* z. B. bei Pneumonie und selbst bei Meningitis ins Epigastrium, oder geben aus Ängstlichkeit Schmerzen an, wo keine bestehen. Man muß es sich darum zur Regel machen, bei Angabe von Druckempfindlichkeit stets auch symmetrische Punkte zu prüfen, sodann noch andere Körperstellen, z. B. auch die Brustgegend und die Oberschenkel, falls Druck auf den Bauch als schmerzhaft beklagt wird (vgl. darüber auch S. 243f.). Prüft man zuerst die schmerzhafte Stelle, so gibt das Kind nachher häufig alle anderen betasteten Stellen ebenfalls als schmerzhaft an. Es ist nützlich, erst zuletzt die Stelle zu untersuchen, wo man Schmerz vermutet. Bei Verdacht auf Otitis media der rechten Seite drückt man darum zuerst auf den Tragus des linken Ohres usw.

## Kopfschmerz.

Spontane Klagen über Kopfschmerzen werden unter 5 Jahren wenig geäußert. Fieber unter 39⁰ C macht selten starken Kopfschmerz, solcher unter 38—38,5⁰ C erweckt Verdacht auf Meningitis (tuberculosa). Bei älteren Kindern über 5 Jahre ist vielfach Neuropathie die Ursache, auch Hysterie, die oft schwer zu unterscheiden sind, Augenfehler, Sinusitis.

Er ist ohne organische Störungen viel seltener als bei Erwachsenen. Bei Säuglingen äußert sich der Kopfschmerz im Greifen nach dem Kopf, Zerkratzen des Gesichtes, Zupfen an den Haaren, Stirnrunzeln, in starkem Geschrei, Unruhe und Jaktation. Das Zerkratzen des Gesichtes bei Neugeborenen ist auf ihre impulsiven Bewegungen zurückzuführen. Der Kopfschmerz stellt sich besonders ein bei organischen Gehirnleiden, die den Druck erhöhen und die Meningen beteiligen. Bei Säuglingen findet man darum oft eine gespannte und vorgewölbte Fontanelle. In den ersten Lebensmonaten ist das häufige Schreien luetischer Säuglinge auf die meningoencephalitischen Veränderungen zurückzuführen, die ihren klinischen Ausdruck finden in der Neuritis optica, in der gespannten Fontanelle, nicht selten auch in einer Lymphocytose des Liquor cerebrospinalis. Auffällig tritt der Kopfschmerz häufig zurück bei tuberkulöser Meningitis in den ersten Jahren, selbst bis zum 4.—6. Jahr. Ich habe es schon mehrmals erlebt, daß Kinder mit tuberkulöser Meningitis nur über Leibschmerzen klagten und kein einziges Mal über Kopfschmerzen. Stark sind die Kopfschmerzen häufig bei Hirntumoren und Hirnabscessen, (besonders morgens früh), eitriger und cerebrospinaler Meningitis. Beim Kleinkinde sind Kopfschmerzen viel eher als organisch und ernsthaft zu nehmen (Meningitis, Tumor) als beim älteren Kinde. Auch Stoffwechselstörungen (z. B. Hypoglykämie) können die Ursache abgeben. (s. auch S. 272).

Man wird immer auch nach anderen Symptomen suchen (Stauungspapille, verlangsamter Puls usw.). Habituell findet sich Kopfschmerz oft im Schulalter bei Anämie, Neuropathie, bei geistiger Ermüdung, Astigmatismus, Asthenopie und bei Adenoiden. Bei *Migräne* tritt der Kopfschmerz in den ersten Jahren häufig gegen das Erbrechen zurück. Flimmerskotom. Sinusitis ist seltener schuld, eher dagegen supraorbitale Neuralgien. Beziehungen zu Epilepsie und acetonischem Erbrechen sind in Betracht zu ziehen.

Bei *Schulkopfschmerz* sind eventuell Refraktionsanomalien, Astigmatismus und Akkommodationskrampf zu berücksichtigen, ebenso Supraorbitalneuralgien, Adenoide und Stirnhöhlenkatarrh.

*Rheumatische Schmerzen* sind in der ersten Kindheit selten. Oft verbirgt sich dahinter eine Knochen- oder Gelenkerkrankung (Coxitis, Spondylitis, Osteomyelitis, Leukämie). Oft ziemlich stark sind die Schmerzen bei schwerer Rachitis (beim Aufheben unter den Armen), heftig bei Barlow und Serumkrankheit. Im Schulalter gibt Hysterie eine Ursache von Schmerzen ab.

*Lendenschmerzen* stellen sich ein bei perinephritischem Absceß, ab und zu auch bei Pyelitis und akuter Nephritis, retrocökaler Appendicitis.

*Dissimulation von Schmerz* kommt bei Kindern häufig vor. So ereignet es sich, daß der periappendicitische Schmerz geleugnet wird, wenn das Kind die eventuelle Notwendigkeit einer Operation erfahren hat, daß es Halsschmerz verneint, um der Racheninspektion zu entgehen.

## Temperaturverhältnisse, Hyperthermie, Hypothermie.

*Untersuchung.* Die Achselhöhlenmessung ist beim Säugling schwierig und bei Atrophikern fast unmöglich. Allgemein vorzuziehen ist die *Aftermessung*, auch bei älteren Kindern. Man führt in Seitenlage das gut eingeschmierte Thermometer *bis zum Beginn der Skala* (etwa 5—6 cm) ein, Richtung Kinn, und liest nach 3 Minuten ab, sodann nach 4 Minuten, bzw. so oft, bis die Temperatur nach einer Minute keine Steigerung mehr aufweist. Führt man das Thermometer beim Säugling nur etwa 3 cm tief ein, so ergeben sich nach den Beobachtungen an meiner Klinik oft zu tiefe Werte, die bis 0,5⁰ betragen können, speziell bei Atrophikern. Selbst unruhige Kinder sind in der Seitenlage durch Festhalten des obenliegenden Schenkels leicht in der nötigen Stellung zu fixieren. Manche Ärzte bevorzugen die Messung in der Inguinalfalte bei angepreßtem Oberschenkel.

Die *normale Aftertemperatur* beträgt nach der Geburt 37,6—38,1⁰, sinkt die nächsten Stunden auf 37—36,5⁰, am 2. Tag ist sie 37—37,1⁰. Am Ende des

1. Monats betragen die Tagesschwankungen 0,25⁰, in der Mitte des 1. Jahres 0,5⁰, von 3—4 Jahren an 1,0⁰. Die Aftertemperatur ist beim gesunden Säugling im Bett ohne künstliche Wärmezufuhr sehr konstant und schwankt in geringem Maße um den ungefähren Mittelwert von 37,1⁰ (36,9—37,3⁰). Die Axilla zeigt 0,3—0,6⁰, der Mund 0,2—0,3⁰ weniger. Diese *Monothermie* (Abb. 284) findet sich besonders beim Brustkinde, aber auch beim gesunden Flaschenkinde. Hier

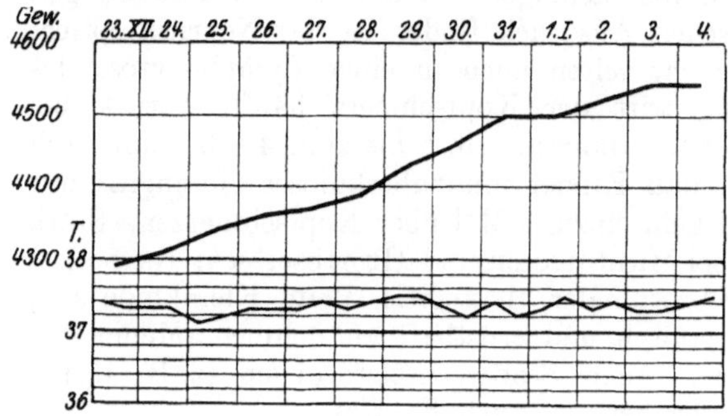

am ehesten dann, wenn die Nahrung nicht ungewöhnlich salzreich ist. Bei tiefer Einführung des Thermometers geht die normale Temperatur auch bei gesunden Säuglingen oft bis 37,5⁰. Jenseits des ersten Lebensjahres sind Aftertemperaturen in der Ruhe bis zu 37,5 und 37,8⁰ öfters bei völlig Gesunden anzutreffen.

Abb. 284. Monothermie eines gut gedeihenden Flaschenkindes (Eiweißrahmmilch) mit gleichmäßigem Gewichtsanstieg. Frühgeburt, 5 Monate (bettlägerig).

*Frühgeborene* zeigen einen initialen Temperaturabfall, der sich bei kräftigen Individuen nach wenigen Tagen ausgleicht. Sie haben wie Schwachgeborene eine mangelhafte Wärmeregulation und sind damit in gewissem Grade poikilotherm.

*Noch zu wenig beachtet ist es, daß gesunde Kinder, die außer Bett sind, nach dem Gehen und lebhaftem Spielen oft Aftertemperaturen bis 38 und 38,5⁰ aufweisen*

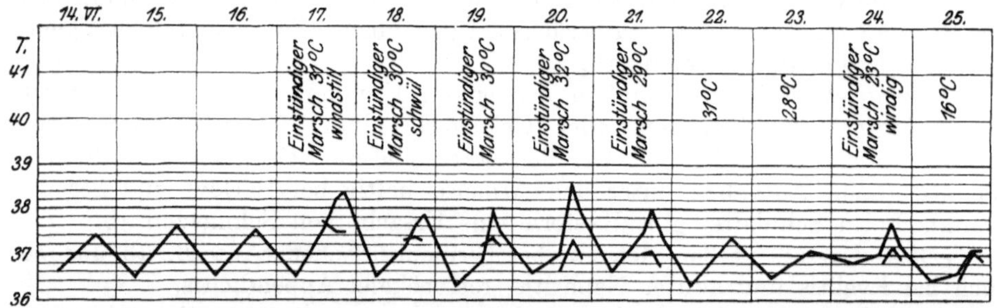


Abb. 285. Die ununterbrochene Linie bedeutet die Aftertemperatur, die am Nachmittag unmittelbar vor und nach einem Spaziergang von einer Stunde, sodann noch eine Stunde später notiert wurde. Unmittelbar vor und nach dem Spaziergang wurde auch die Achseltemperatur notiert, ebenso noch eine Stunde später (Bruchstücklinie). Der Knabe stand täglich auf, machte aber nur vom 17.—21. Juni, sodann am 24. Juni Spaziergänge. Die Lufttemperaturen sind in einer offenen Veranda im Schatten gemessen.
*Gesunder Knabe, frei von Tuberkulose, Pirquet negativ. 7 Jahre alt.*

*können* (**Hyperthermie**) (Abb. 285). Es handelt sich hier um *Bewegungs-* und *konstitutionelle Hyperthermien,* die nicht scharf zu trennen sind. Sehr oft zeigen sich diese bei exsudativen und neuropathischen, sehr fetten oder rekonvaleszenten Kindern. Solche werden von ängstlichen Eltern (und Ärzten) oft zu Unrecht wochenlang im Bett gehalten. Derartig erhöhte Temperaturen stellt man z. B. nach lebhaften Kindergesellschaften fest. Nach Herumspringen während 20 Minuten steigt die Aftertemperatur durchschnittlich um 0,9⁰ und steigt so oft über 38⁰. Solange dabei die Achseltemperatur 37,2⁰ nicht übersteigt, gilt diese Hyperthermie als physiologisch. Ähnlich kann anhaltendes Schreien des Säuglings die Temperatur zur Erhöhung bringen (*Schreifieber*). Auch das Aufnahmefieber *Moros* beim Spitaleintritt gehört hierher. In solch zweifelhaften Fällen ist die *vergleichende Achselmessung* wichtig. Selbst ein „Minuten-thermometer" muß 15 *Minuten* in der gut getrockneten und geschlossenen Achselhöhle belassen werden. Während bei Bewegung die Aftertemperatur steigt und erst nach einer halben bis einer ganzen Stunde zu ihrem gewöhnlichen Werte zurückgekehrt ist, steigt die Achseltemperatur nach Bewegung nur wenig und langsamer oder sinkt sogar bisweilen um wenige Zehntel durch Schweiß-verdunstung. Beträgt die Achseltemperatur in der Ruhe nicht über 37°, so können Unterschiede gegen die Aftertemperatur von 1—1,5°, selbst bis zu 2° nach starker Bewegung entstehen. Ein Parallelgehen von After- und Achseltemperatur (mit einer Differenz von 0,2—0,5°) ist darum nur in der Ruhe zu erwarten. Ander-seits werden leichte pathologische Temperatursteigerungen vielfach erst nach Bewegung deutlich. Viel zu oft werden leichte andauernde subfebrile Tem-peraturen der Tuberkulose verdächtigt.

Wenn Kinder nach Bewegung nicht selten im After „leichtes Fieber" (38 bis 38,5°) haben, kontrolliere man stets die Achseltemperatur. Ist diese nicht höher als 37—37,2°, so liegt noch kein Grund vor, die hohe Aftertemperatur als pathologisch anzusehen. Die erhöhte Aftertemperatur nach Bewegungen rührt von der dabei stattfindenden vermehrten Wärmebildung in den Beinen und in der umgebenden Beckenmuskulatur her. Die Bewegungssteigerung der Temperatur ist allerdings bei Kranken mehr ausgesprochen und braucht bei diesen meist mehr Zeit zum Rückgang wie bei Gesunden. *Im allgemeinen kann man sagen, daß erhöhte Aftertemperaturen bei Kindern, die auch in der Ruhe fest-gestellt werden, und die am Morgen im Bett 37,5—37,8°, am Abend ausnahmsweise bis 38,2°, in der Achsel bis 37,5° betragen können, durchaus nicht immer pathologisch sind, sondern vielfach der Ausdruck eines erregbaren, vasolabilen Nervensystems sein können, auch die Folge systematischer Überfütterung.* Reichliche, konzen-trierte, eiweißreiche Kost (z. B. Vollmilch) erzeugt beim Säugling bisweilen erhöhte Temperatur (spezifisch-dynamische Eiweißwirkung; s. auch transitori-sches Fieber S. 426).

*Die* habituelle (konstitutionelle) Hyperthermie ist überraschenderweise gar nicht selten. Wahrscheinlich liegt hier eine Störung der zentralen Wärme-regulation vor, so besonders bei Neuropathen und Vasomotorikern, Asthenikern und Leptosomen, auch bei der seltenen Hyperthyreose. Hierher gehören auch die erhöhten Abendtemperaturen beim vagotonischen Habitus, ebenso die relative Hyperthermie der Orthostatiker, auch diejenige, die Spasmophile manchmal aufweisen. Bei Aufenthalt in großer Höhe (Alpen) sah ich oft die Hyperthermie verschwinden.

Bei großer Hitze (Sonnenbäder), bei schwülem Wetter und überwarmer Kleidung findet eine allgemeine Überhitzung statt, die auch zu erhöhter Achsel-temperatur führen kann, insbesondere wenn dazu noch starke körperliche Bewegung tritt. Unter diesen Verhältnissen können auch gesunde Kinder aus-nahmsweise Temperaturen bis 39° aufweisen.

*Schüttelfröste* sind vor dem Schulalter selten, etwa bei Scharlach, Erysipel (schon vor Auftreten des Exanthems), Pneumonie, Osteomyelitis, Sinusthrombose, Malaria, Sepsis beim Einbruch der Keime ins Blut.

Fieber fehlt oft bei den entzündlichen Affektionen von schwachen Früh-geburten und elenden jüngeren Kindern.

Subnormale Temperaturen finden sich bei Säuglingen sehr häufig, insonder-heit bei kleinen Frühgeborenen und Debilen. Bei Neugeborenen genügt schon der Transport ins Krankenhaus ohne besonderen Wärmeschutz am 1. oder 2. Tag, um die Temperatur auf 35—34° herunterzukühlen, bei Frühgeburten auf 32—30°, wobei sie eine tödliche Bronchitis erwerben können. Hypothyreosen zeigen regelmäßig sehr tiefe Temperaturen. Sonst sind subnormale Temperaturen (36,6—35—34⁰) beim Säugling meist ein Zeichen von Inanition. Dabei steht die Dekomposition als Hauptursache im Vordergrund. Auch Pylorusstenose schweren Grades, sodann ungenügende Oxydation des Blutes infolge angeborener Herzfehler, schwere Ruhr usw. führen zu Untertemperaturen. Ungenügende Nahrungsassimilation ist ein Hauptgrund, vor allem solche der Kohlehydrate bzw. des Zuckers. Bei reichlicher Wärmezufuhr durch Kleidung und Wärmeflaschen kommt die Hypothermie nicht leicht in Erscheinung. Sie zeigt sich aber sofort, wenn diese Wärmezufuhr ausbleibt. Sinken der Temperatur auf subnormale Werte an kühlen Tagen verrät oft die ungenügende Fähigkeit zu ausreichender Wärmebildung, ebenso das Sinken der Temperatur nach einer Spazierfahrt. Es ist sehr nützlich, bei zarten Säuglingen vor und nach dem Spaziergang in der kühlen Jahreszeit die Temperatur zu messen. Sinkt die Temperatur dabei um 0,2⁰, so zeigt dies an, daß das Kind wärmer angezogen werden muß fürs Freie und Wärmekrüge mitbekommen muß. Sinken der Temperatur um mehr wie 0,2—0,3⁰ deutet auf eine ernstliche Ernährungsstörung hin (sehr oft auf eine Dekomposition), so daß besser vom Ausgang Abstand zu nehmen ist.

## Unklare fieberhafte Zustände.

Je jünger das Kind ist, um so eher treffen wir solche. Im Beginn vieler Infektionskrankheiten wird das Bild tagelang von Fieber und Allgemeinerscheinungen beherrscht.

Mangelnde oder irreführende Angaben, ungenügende Anamnese und erhöhte Schwierigkeit der Untersuchung einerseits, starke Reaktion der kindlichen Organe auf geringfügige Reize andererseits bewirken, daß häufiger als beim Erwachsenen die Ursachen fieberhafter Zustände längere Zeit oder bis zum Schluß unklar bleiben können. In solchen Fällen ist mehr noch wie sonst eine erschöpfende und *wiederholte genaue Untersuchung des ganzen Körpers* vonnöten, auch von *Urin, Blut* und *Stuhl.* Nie darf man versäumen bei einem fieberhaften Kinde, auch wenn es nicht klagt, den *Rachen* zu untersuchen, wobei sich oft eine *Angina* als Ursache ergibt. Allerdings ist man nur zu gerne geneigt, einen leicht geröteten Rachen als Ursache von Fieber aufzufassen, wenn man sonst keine Ursache entdeckt. In den ersten 2—3 Jahren besteht diese häufig in einer *Otitis media,* die leicht übersehen wird. Die Fieberursache ergibt sich dann durch die Druckempfindlichkeit des Tragus, die aber nicht immer besteht, oder durch die Spiegeluntersuchung. Bei Säuglingen beruhen fieberhafte Zustände recht oft auf einer *Pyelitis* (Cystopyelitis). Sind solche leicht nachweisbare Ursachen nicht aufzufinden, wozu noch schleimig-eitrige oder blutige Stühle als Zeichen einer *Colitis* anzufügen wären, so ist eine eingehendere Beobachtung erforderlich.

In erster Linie ist festzustellen, ob es sich nicht etwa um physiologisch erhöhte Temperaturen handelte (s. S. 425). Sodann sind folgende Punkte zu berücksichtigen:

Bei *Neugeborenen* zeigt sich bisweilen am 3.—5. Tage, zur Zeit des tiefsten Standes des Gewichtes, eine kurzdauernde Temperaturerhöhung bis 40⁰, die das Befinden wenig stört, aber Unruhe auslöst, wobei Überwärmung (Wärmeflaschen usw.) auszuschließen ist. Man darf dieses *transitorische Fieber,* das sogar zu Krämpfen führen kann, als *Durstfieber* auffassen (unterstützt durch Eiweißzerfall?), Albuminurie, Lactosurie. Auch ältere Säuglinge reagieren mit Durstfieber, wenn sie weniger als 50 ccm Wasser pro Kilogramm im Tag erhalten. Man sieht öfters bei älteren Säuglingen Temperaturerhöhung eintreten, die aus verschiedenen Gründen nur äußerst knappe Flüssigkeitszufuhr erhielten, so bei Ernährungsgestörten, die auf konzentrierte Eiweißmilch gesetzt waren (dynamisches Eiweißfieber, RIETSCHEL). Bei reichlicher Wasserzufuhr verschwinden diese Fieber rasch, was sie unterscheidet von infektiösen und cerebralen Fiebern.

*Gehirntraumen und Gehirnblutungen Neugeborener* sind nicht selten die Ursache erhöhter Temperaturen, die bei Frühgeborenen abwechseln können mit Untertemperaturen.

Bei *Säuglingen* führen der Aufenthalt im Brutschrank, zu warme Bekleidung, heiße Wärmeflaschen, oft zu Temperaturerhöhung infolge *Überhitzung*, die bei Ausschaltung der künstlichen Wärmezufuhr rasch verschwindet. In der heißen Jahreszeit kann es in dumpfen Großstadtwohnungen bei warmer Bekleidung sogar zu einem *Hitzschlag* der Säuglinge kommen (Eklampsie, Hyperpyrexie, Koma, Kollaps, Erbrechen, Diarrhöen, vertiefte Atmung). Im lauen Bade erfolgt rasch Temperaturabfall! *Anhaltendes Schreien* des Säuglings, bis zu 1 Stunde und mehr, kann die Temperatur auf $38^0$ ansteigen machen.

Sonst sind bei *Säuglingen* als Ursache unklarer Fieberzustände neben Pyelitis besonders *grippöse Infektionen* ins Auge zu fassen. Diese können längere Zeit ohne katarrhalische Erscheinungen verlaufen und verschulden auch einen Teil der leicht übersehenen Fälle von fieberhafter *Otitis media*. Diese verläuft mit oder ohne eitrigen Ausfluß, ruft aber meist stärkere Unruhe, Geschrei und Druckempfindlichkeit des Tragus hervor. Fernerhin kommt *Sepsis* in Betracht, die verursacht sein kann durch Strepto- und Pneumokokken usw., *Darminfektionen*, darunter Typhus, Paratyphus und Ruhr, epidemische Hepatitis, die toxische oder nervöse Erscheinungen machen können. Nicht allzu selten bleibt Fieber bei Säuglingen unklar, bis die Lumbalpunktion eine Meningitis aufdeckt.

*Unter den Ursachen leichter Temperatursteigerung beim Säugling sind in erster Linie die Ernährungsstörungen* zu nennen, die zu Dyspepsie und zu Dekomposition führen (Gärungsfieber). Die schlechten Stühle gestatten zwar gewöhnlich leicht die Auffindung der Ursache, die pathologischen Darmvorgänge können aber auch einige Zeit latent verlaufen. Oft handelt es sich hier um ein *alimentäres Fieber*, das nach Aussetzen der Nahrung, auf Teediät mit Saccharin oder auf ein Abführmittel rasch verschwindet. Wenn wir auch pathologische Verdauungsvorgänge als Ursache des alimentären Fiebers anerkennen, so müssen wir doch annehmen, daß dieses unter bakterieller Mitwirkung erfolgt, ebenso wie in den schwersten Graden der Dyspepsie, bei der alimentären Intoxikation, wobei das Fieber bis auf $40^0$ C steigen kann. Ein häufiges und längere Zeit andauerndes Gärungsfieber findet man bei der Coeliakie. Es genügen beim Säugling auch schon vereinzelte kleine Hautabscesse, um tageweise Fieber zu erzeugen.

Starker Eiweißgehalt der Säuglingsnahrung bei ungenügender Wasserzufuhr macht besonders im Sommer Temperatursteigerungen, meist mäßigen Grades. *Trockenmilchernährung* mit Zusatz von zu wenig Wasser kann beim Säugling die Temperatur bis auf $40^0$ steigern.

Sorgfältig ist zu fahnden auf *Retronasalkatarrh bzw. eine Entzündung des adenoiden Gewebes des Pharynx*. Diese Erkrankung wird leicht übersehen, da Nasenausfluß oft fehlt. Dagegen ist ein stenosierendes Atemgeräusch in der Nase wahrzunehmen. Bei der Inspektion ergibt sich eine starke Rötung des Pharynx und eine oft druckempfindliche *Anschwellung der cervicalen Lymphdrüsen*. Diese *Adenoiditis* stellt sich besonders gern bei exsudativen Kindern ein und bietet die Eigentümlichkeit, daß sie bei geringfügigen lokalen Erscheinungen über viele Wochen dauerndes, unregelmäßiges und remittierendes Fieber machen kann. Oft kommt es dabei zu Temperaturen von 38,5—39,5⁰.

Bei Ausbruch der *Lues congenita* und wochenlang vorher erscheinen bisweilen subfebrile Temperaturen. Sie werden leicht mißdeutet, wenn Coryza und Schwellung der Drüsen und der inneren Organe fehlen und auch Exantheme zurücktreten.

*Hirnblutungen* infolge der Geburt und *Hirnsklerosen* können in den ersten Wochen, sogar über Monate rätselhafte Temperatursteigerungen veranlassen. Solche sieht man auch bei chronischem Hydrocephalus. In einem Falle sah ich bei Geburtstrauma des Halsmarkes mit Lähmung der unteren Körperhälfte ein viele Monate anhaltendes Fieber (normales Blutbild!) bestehen mit Verlust der chemischen und physikalischen Wärmeregulierung. Mehrfach beobachtet man Fieber nach größeren Dosen Atropin, z. B. bei Pylorusstenose. Dabei ist allerdings zu berücksichtigen, daß gerade die Pylorusstenose zuweilen an sich unerklärliches Fieber (Durstfieber ?) macht. *Atropinfieber*, bis zu 40⁰, tritt vorwiegend bei wasserverarmten Säuglingen auf.

Öfters werden chronische subfebrile Temperaturen bei endogener Hyperchlorämie beobachtet, die dem Kochsalzfieber gleichzusetzen sind, auch bei Diabetes insipidus.

Endlich sei noch die BARLOW*sche Krankheit* erwähnt, die wochenlang erhöhte Temperaturen erzeugen kann, bis Blut im Urin oder Zahnfleischblutungen oder gar Schmerzhaftigkeit der Glieder auf die richtige Spur führen (vgl. S. 107).

Die *Dentitio difficilis* bildet keine Fieberursache (s. S. 159).

Bei Kindern über 1 Jahr müssen ganz besonders sorgfältig physiologische Ursachen erhöhter Temperatur erwogen werden (s. S. 423f.). Bei unklaren Fieberzuständen, auch jenseits des Säuglingsalters, kann hartnäckige Obstipation den Grund zu leichten Temperatursteigerungen abgeben. Besonders aber besitzen zwei Krankheitsprozesse große Wichtigkeit, die beim Erwachsenen keine Rolle mehr spielen: die *Adenoiditis und die Bronchialdrüsentuberkulose*.

Die *Adenoiditis* schließt sich gerne an Anginen und Grippe an. Sie ist leichter zu erkennen als beim Säugling, da sie eher zu behinderter Nasenatmung, zu kloßiger Stimme, zu deutlicher Rötung des Nasenrachenraumes mit schleimiger, eitriger Absonderung und zu Schwerhörigkeit (Tubenkatarrh oder Otitis media) führt. Oft sind auch die Gaumenmandeln in einem chronischen Entzündungszustande. Retropharyngealabsceß ? Die Cervicaldrüsen und die Submaxillardrüsen sind vergrößert und zeitweise druckempfindlich. Solche katarrhalische Entzündungen sind oft für subfebrile Temperaturen verantwortlich zu machen, die wochenlang Grippe und Anginen überdauern können. Entfernung der Tonsillen und der Adenoiden kann die Temperaturen sofort verschwinden machen. Bei älteren Kindern kommen auch *Nebenhöhlenentzündungen* in Betracht (starker Eiterausfluß aus der Nase. Röntgenaufnahme!). Erwogen werden muß das vielseitige Bild der Influenza, Pneumonie, Typhus, Scharlach, Rheumatismus, Exanthema subitum, Meningitis u. a.

Am meisten Schwierigkeit bietet die sichere Erkennung der *Bronchialdrüsentuberkulose* als Ursache, die bei positivem Ausfall der Tuberkulinprobe (s. S. 211) in Betracht kommt. Ihre Diagnose darf aber nur auf Grund bestimmter Erscheinungen gestellt werden und nicht, wie es heute oft geschieht, wo ihre Existenz auch beim Laien sehr bekannt und populär geworden ist, als Verlegenheitsdiagnose ohne positive Grundlage. Die tuberkulösen Fieber bieten ähnlich wie Rhinopharyngitis die Eigentümlichkeit, trotz längerer Dauer das

Allgemeinbefinden nur wenig zu stören. Die Tuberkulose macht bisweilen 6—8 Wochen nach der Infektion ein länger dauerndes leichtes *Initialfieber* bei beginnender Allergie.

Mehrfach habe ich leichten Hydrocephalus bei älteren Kindern beobachtet, der anhaltend von subfebrilen Temperaturen begleitet war.

Außer den genannten Krankheiten seien hier noch eine Reihe von Lokal- und Allgemeinerkrankungen erwähnt, die einige Tage oder länger Fieber machen können, bis die charakteristischen Zeichen sich äußern.

Von *Lokalerkrankungen* sei auf die *croupöse Pneumonie* hingewiesen. Die Herderscheinungen zeigen sich oft erst nach 3—5 Tagen. Der plötzliche Beginn, das hohe Fieber, die beschleunigte und stoßende Atmung führen aber häufig schon auf den richtigen Weg. Frühzeitig kann eine Röntgenaufnahme die Diagnose sichern. In allen Altersstufen sind kleine und zerstreute Herde von *Bronchopneumonie* ohne Röntgen nicht nachzuweisen. Physikalische Zeichen und Husten fehlen oft bei schwachen Säuglingen im 1. Trimenon. Von Krankheiten, die einige Tage Fieber machen können, bis die Diagnose möglich wird, seien beispielsweise angeführt die *Colitis*, die *Stomatitis aphthosa*, das *Erythema nodosum*, auch *Appendicitis* und Icterus epidemicus. Da man annehmen muß, daß bei solchen Lokalaffektionen, jedenfalls in einem Teil derselben (Stomatitis, Erythema nodosum), eine Allgemeininfektion zugrunde liegt, so erklärt sich das vorgängige Fieber zur Genüge. Krankheiten, die wochenlang Schwierigkeiten machen können, sind: *tuberkulöse Herderkrankungen*, darunter nicht selten *Peritonitis tuberculosa, Peri- und Endocarditis* (Endocarditis lenta), *schleichende Pleuritiden, Drüsen- und Bluterkrankungen, Encephalitis und Hirnabsceß, Otitis, Mastoiditis*, auch Osteomyelitis, die lange ohne Lokalsymptome bestehen kann. Die cerebrospinale Meningitis äußert sich nicht selten eine ganze Woche lang nur durch hohes Fieber (Lumbalpunktion!). Auch bei Fehlen von Lokalsymptomen denke man stets an die Möglichkeit einer Appendicitis (Rektaluntersuchung!) oder einer Pyelitis (Urinuntersuchung), eines paranephritischen Abscesses. Bei Erysipel kann hohes Fieber und bei älteren Kindern Schüttelfrost den Lokalerscheinungen um 1—2 Tage vorausgehen.

Von *Allgemeinerkrankungen* sind zu erwähnen: *Typhus, Sepsis, Miliartuberkulose*, auch *Paratyphus*, Genickstarre, Kinderlähmung, Leukämie, Influenza, Endocarditis lenta, Rheumatismus u. a.

Die *Weilsche Krankheit* beginnt mit hohem Fieber und Erbrechen, wie auch oft die Hepatitis epidemica.

Die *Grippekrankheiten*, speziell die pandemische Form, können das Fieber als einziges Symptom in den Vordergrund treten lassen. Der Genius loci, nachfolgende Respirationskrankheiten, Otitis usw., geben oft die Aufklärung.

Die *Serumkrankheit* kann Fieber ohne Exanthem und ohne Gelenkschmerzen verursachen und 2—3 Wochen dauern mit Temperaturen von 39—40°. Ihr vorzugsweises Auftreten vom 9.—11. Tag (7.—15. Tag) hilft viel zur Diagnose, evtl. die Blutuntersuchung.

*Scharlach* führt in seiner Nachkrankheit (S. 66), in der 3.—4.—6. Woche oft zu langdauerndem Fieber, ohne daß immer eine Lokalerkrankung (Nephritis, Lymphadenitis, Otitis) hervorzutreten braucht.

*Schwere Anämien* (Leukämien, Jaksch-Hayem), auch die Granulomatose können lange dauerndes, unregelmäßiges Fieber erzeugen. Solange keine Drüsentumoren am Hals, im Mediastinum, im Abdomen (Röntgenaufnahme!) vorliegen, bereitet die Diagnose erhebliche Schwierigkeiten. Blutuntersuchung!

*Chronische Fieberzustände* ergeben sich bei Lues, Sepsis, Sarkom, Lymphogranulomatose, Tuberkulose, im späteren Kindesalter bei Basedowoid.

In zweifelhaften Fällen wird oft erst die wiederholte und genaue Untersuchung sämtlicher Organe die Ursache erhöhter Temperaturen und des Fiebers
ergeben. Häufig ist es notwendig, das Laboratorium zuzuziehen, Blutuntersuchung mit Feststellung der Leukocytenverhältnisse, die WASSERMANNsche
Probe, die Lumbalpunktion, Röntgenuntersuchung, von vornherein aber vergleichende Temperaturmessungen zwischen After und Achsel und Tuberkulin-
proben vorzunehmen.

Nicht ganz selten sah ich Kinder plötzlich mit hohem Fieber erkranken,
mit Krämpfen und Bewußtlosigkeit, erhöhten Reflexen, erhöhtem Lumbaldruck (ohne pathologische Bestandteile) und nach 1—3 Tagen sterben, ohne
daß eine Diagnose möglich wurde (Sepsis? Encephalitis?), auch nicht durch
die morphologische oder kulturelle Blutuntersuchung bei der Sektion.

# Konstitution und Diathesen.

Der Abschluß der Untersuchung gestattet im Zusammenhang der Ergebnisse
der Einzelbefunde der Organe und ihrer Funktionen ein Urteil zu gewinnen über
die Körperbeschaffenheit des Kindes und die *Verfassung seiner Organe, über
die sog. Konstitution.* Die Konstitution beruht auf *erblichen Anlagen (Genotypus)*
und gibt das wahrnehmbare Gesamtbild der körperlichen und seelischen Eigenschaften (*Phänotypus*), das beeinflußt ist durch die Einwirkungen der Umwelt
und sich in seiner Leistungsfähigkeit und in seinem Widerstande gegen krankhafte und andere Einflüsse äußert. Der Begriff der Konstitution ist wieder zur
Anerkennung gelangt als wichtige Bedingung von Gesundheit und Krankheit,
ebenso wie die *Diathesen*, die zuerst von der Kinderheilkunde in ihrer großen
Bedeutung wieder geschätzt wurden. Zum Zustandekommen vieler Krankheiten braucht es außer einer eventuellen Anlage und dem Umwelteinfluß
noch eine auslösende Ursache.

Die *Konstitutionsanomalien* geben sich zu erkennen durch gewisse morphologische Störungen und ungewöhnlich gesteigerte Reaktion auf äußere Reize.
Oft sind Stoffwechsel und endokrine Drüsen beteiligt. Die Widerstandskraft
(Resistenz) gegen äußere Schädigungen ist vermindert. Bei stärkeren und
merkbaren Störungen spricht man von *Konstitutionskrankheiten*, zu denen
fließende Übergänge bestehen.

Eine verbreitete Konstitutionsanomalie ist der *Lymphatismus* (s. S. 119)
und die *vegetative Labilität* (s. S. 363).

Am besten faßlich ist die Konstitution da, wo sie sich in bestimmten körperlichen Merkmalen zu einem besonderen *Habitus* äußert. Beim Kinde treffen wir
häufig eine Reihe konstitutioneller Merkmale zu einem Bilde vereinigt, dem *asthenischen Habitus*, der vollständig oder nur in einzelnen Zügen vorhanden ist, aber ein
geläufiges Vorkommnis darstellt, ohne daß man ihn als eigene Krankheit auffassen darf. Als Zeichen einer *universellen angeborenen Asthenie* finden wir beim
Säugling einen langen walzenförmigen Rumpf, weite Zwischenrippenräume,
spitzen epigastrischen Winkel, sehr langen Schädel, vorspringende Protuberantia occipitalis, lange Hände und Füße, Tropholabilität, Neigung zu Erbrechen,
leisen Schlaf, Neuropathie. Das *Bild des schwachen (asthenischen) Kindes* ist in
den folgenden Jahren und besonders im Schulalter ausgesprochen und besitzt
enge Beziehungen zum *leptosomen Typus*, der grazilen, mageren Körperbau,
schmalen Thorax, Tropfenherz, schwache Muskulatur und sensible Nerven aufweist. Großer Hirn- und kleiner Gesichtsschädel, langer, untergewichtiger Körper,
vorgewölbter Bauch, Neigung zu Hernien. Es bestehen ein langer und schmaler
Brustkorb, stark geneigte Rippen, der Thorax ist flach, die Schulterblätter

abstehend, die Knochen sind grazil und neigen zu statischen Difformitäten (Knickfuß, Genu valgum u. a.[1]). Die Muskeln sind dürftig und hypotonisch, das Fettpolster ist gering. Es bestehen eine reizbare Schwäche des Zentralnervensystems, eine psychische und physische Ermüdbarkeit, Glanzauge, Sympathicotonie, Hyperthermie, neuropathische und psychopathische Erscheinungen, Facialisphänomen, Flattern der Lider bei geschlossenen Augen. Das Herz ist klein, seine Tätigkeit labil, es bestehen akzidentelle Geräusche. Das Zwerchfell macht oft unregelmäßige Kontraktionen. Die Blässe und Feuchtigkeit der Haut (Scheinanämie), Neigung zu erhöhten Temperaturen und zu Bronchitiden erwecken fälschlich Verdacht auf Lungentuberkulose. Häufig besteht nervöse Dyspepsie, orthostatische Albuminurie, im Blute Lymphocytose.

Dieser *asthenische Habitus* findet sich nur selten in dieser Vollständigkeit. Er ist angeboren und familiär und stellt eine *Organminderwertigkeit* dar. Neuerdings spricht man auch von *vegetativer Labilität* (*Vagolabilität*), S. 363, bei Kindern, die schlaffe Muskulatur, respiratorische Arrhythmie, Neigung zu Nabelkolik, Asthma, Enuresis usw. aufweisen. Der günstige Einfluß von Atropin bei manchen der genannten Erscheinungen deutet auf solche Störung des vegetativen Nervensystems hin. Das Säuglingsalter ist im allgemeinen vagotonisch eingestellt.

Im Gegensatz zum *leptosomen Körpertypus* steht der *pyknische, untersetzte, eurosome Typus* (Breitwuchs), der durch körperliche Betätigung gefördert wird. Kurzer gedrungener Körperbau, Schultern und Brustkorb breit, großer Bauch, starker Fettansatz, volles Gesicht, starke Glieder. Phlegmatiker mit Neigung zu Vagotonie, Asthma und langsamem Puls.

Tiefgreifend, aber noch unvollständig erforscht ist der *Einfluß der endokrinen Drüsen* auf Konstitution und Habitus. Es bestehen enge Beziehungen zum vegetativen Nervensystem. Verhältnismäßig gut bekannt und auch durch einen charakteristischen Habitus ausgezeichnet ist die Athyreosis und Hypothyreosis, der Kretinismus, die mongoloide Idiotie, die hypophysäre Fettsucht, der Eunuchoidismus u. a.

Mannigfach variierte konstitutionelle und konditionelle Momente führen zum Bilde des *Infantilismus*, wobei viele Organe und Eigenschaften auch jenseits der Pubertät noch auf einer kindlichen Stufe der Entwicklung bleiben, so die Genitalien und die sekundären Geschlechtsmerkmale, Thymus und Lymphapparat, das Knochensystem, die Psyche usw. (universeller Infantilismus). Wo nur einzelne Organe in ihrer Entwicklung gestört sind, spricht man von partiellem Infantilismus. Dazu gehört z. B. der Eunuchoidismus.

Je jünger das Kind ist, d. h. je stärker die normale Wachstums- und Entwicklungstendenz ist, um so stärker ist naturgemäß die Beeinflussung durch konditionale Momente nach der guten und besonders auch nach der schlechten Seite, durch Ernährung und Pflege, Infektion usw.

Die *Diathesen, Krankheitsanlagen* (*-bereitschaften*), stellen eine Sonderform der Konstitutionsanomalien dar, ausgezeichnet durch charakteristische Störungen und funktionelle Schäden, großenteils in Haut und Schleimhäuten (Katarrhe), im vegetativen Nervensystem, die erst durch besondere Reize und Schädigungen manifest werden, zu Wiederholungen neigen und im Laufe der Jahre sich abschwächen. Die wichtigste Form ist die *exsudative Diathese* (CZERNY). In naher Beziehung dazu steht die *allergische, auch die neuropathische Diathese*. Alle drei finden sich häufig beim gleichen Individuum ein in verschiedenen Altersstufen. Ja, sie gehören im weiteren Sinne alle großenteils zu dem weiten Kreis der allergischen Krankheiten (Allergosen).

---

[1] Die fluktuierende zehnte Rippe fand ich auch bei kräftigen Kindern.

# Die exsudative (lymphatische) Diathese.

Sie ist von allen Krankheitsbereitschaften die verbreitetste, so daß man bei der Durchmusterung der Insassen einer Kinderklinik oft mehr als die Hälfte findet, die zu dieser Zeit Äußerungen davon aufweisen oder früher aufgewiesen haben. Zur erblichen Grundlage treten die Umwelteinflüsse, die großenteils das Erscheinen oder Nichterscheinen der Diathese bedingen.

Es handelt sich oftmals um Kinder von neuropathischen Eltern, in deren Familien Diabetes, Gicht, Fettleibigkeit, Asthma oder Heufieber vorkommen. Provozierend wirken in starkem Maße alimentäre Einflüsse (übermäßige und unzweckmäßige Nahrung). Die Erscheinungen sind bunt und wechseln kaleidoskopartig, bald nur vereinzelt und schwach, bald zahlreich neben- oder nacheinander. Bisweilen zeigt sich schon bald nach der Geburt eine *Neigung zu starkem schwammigem Fettansatz* bei dürftiger Muskulatur. Andere bleiben mager. Oft gedeihen die Säuglinge trotz reichlicher Frauenmilch nicht, leiden an *dyspeptischen Störungen und Koliken*, sind unruhig und schreckhaft. Schon zu einer Zeit, wo Haut und Schleimhäute noch frei sein können, kündigt mitunter *Eosinophilie* des Blutes die Diathese an. Eosinophilie und relative Lymphocytose sind später häufige Begleitsymptome. Schon bald nach der Geburt erscheinen starke *Seborrhöe des Kopfes*, später *Milchschorf* der Wangen. An diese schließen sich die verschiedenen Formen von *Ekzem* und *Intertrigo* an, auch schubweise Ausbrüche von *Lichen, Strophulus* (Abb. 79). Diese, wie Asthma, Heuschnupfen, Rhinitis vasomotorica u. a., Migräne, Colitis mucomembranacea sind deutlich allergisch. Auslösend wirken vielfach exogene Reize, chronische, toxische, Antigene. Die Haut zeigt eine gesteigerte Reizbarkeit gegen gewisse differente chemische Stoffe (schon gegen Heftpflaster). Die Schleimhäute beteiligen sich als *Lingua geographica*, als *Vulvitis simplex* und als *Balanitis*. Ungemein häufig entwickelt sich *Neigung zu Katarrhen* der Respirationsschleimhäute, der Nase, des Rachens, des Kehlkopfs (oft mit Pseudokrupp), Bronchitis, Blepharitis, bei Säuglingen auch Desquamativkatarrhe der Harnwege. Die erhöhte Reizbarkeit erstreckt sich auf viele Organe und Systeme und veranlaßt Juckreiz, Schweiße, Hyperthermie. Im Laufe der Zeit stellt sich eine *Hypertrophie der lymphatischen Organe* (s. Status lymphaticus S. 119) ein, der Zungenfollikel am Zungengrunde und der Gaumen- und Rachenmandeln. Sie sind zum Teil Folge, zum Teil Ursache häufiger Infektionen dieser Teile (Tonsillitis, Adenoiditis). Ebenso hypertrophieren Thymus, Milz und Lymphdrüsen und führen zum Bild des **Status thymico-lymphaticus** (s. S. 264), bei dem man vielleicht eine Hypoplasie des chromaffinen Systems annehmen darf. Es handelt sich hier wie beim Status lymphaticus um eine ausgesprochene Konstitutionsanomalie mit verminderter Resistenz gegen Infektionskrankheiten, außer Tuberkulose (s. Skrofulose). Die Genitalien sind oft hypoplastisch, ebenso das Nebennierenmark. Leichte Grade von Dilatation des Herzens sind häufig, schwere, die raschen Tod herbeiführen können, selten. Bei starker Entwicklung des Fettpolsters der Haut und bei gleichzeitiger Blässe und vermindertem Turgor entsteht der *pastöse Habitus*. Im Säuglingsalter macht sich Hydro- und Tropholabilität geltend mit Temperaturschwankungen, später Neigung zu konstitutioneller Hyperthermie. Damit verbindet sich oft spasmophile Diathese und Neigung zu plötzlichem Tod. Der sog. „*Thymustod*", der ganz unerwartet eintreten kann, etwa nach einer Mahlzeit, im Beginn der Narkose, auf Schreck, ist in seiner Genese unklar und verwandt mit dem *Ekzemtod* (S. 434).

In engem Zusammenhang mit der exsudativen steht die *neuropathische Diathese*, zum Teil mit ihr übereinstimmend, die sich öfters erst nach den Erscheinungen der exsudativen Diathese bemerkbar macht. Die Kinder sind mager, ermüdbar, schreien viel, leiden oft an Stimmungswechsel. Sie sind schreckhaft und aufgeregt, schlafen schlecht. Als Säuglinge leiden sie an habituellem Erbrechen, häufig an Ernährungsstörungen. Der Juckreiz bei Ekzem ist besonders quälend. Später stellen sich oft *asthmatische Bronchitis und Heufieber* ein. In vielen Stücken ist die Diathese identisch mit dem *Neuro-Arthritismus* der Franzosen. Unter dieser Bezeichnung umfaßt man außer den genannten Symptomen noch viele Störungen bei älteren Kindern, deren Zusammengehörigkeit aber nur zum Teil sichergestellt ist, so das periodische Erbrechen, Enuresis, starkes Uratsediment im Urin und Kalkariurie, Pavor nocturnus, Migräne, Albuminurie, mucomembranöse Enteritis, Darmkoliken, konstitutionelle Hyperthermie, Facialisphänomen usw. In naher Beziehung stehen Störungen der Vasomotoren und des Zirkulationsapparates, vasomotorische Erregbarkeit der Haut, Neigung zu flüchtigen Erythemen, zu Farbwechsel, kalten Händen und Schweißen, Ohnmachten, Herzklopfen, beschleunigtem Puls usw.

Die exsudative Diathese kann jahrelang latent bestehen, bevor sie durch die genannten Erscheinungen aufgedeckt wird. Durch *Mästung*, vorab mit Milch und Eiern, wird sie zu Äußerungen provoziert, gleichgültig ob dabei starker Fettansatz erzielt wird oder nicht. Durch eine aufgeregte und überängstliche Umgebung werden ihre nervösen Merkmale begünstigt. Knappe und richtige Diät (viel Gemüse und Obst) kann sie latent erhalten, sofern die Diathese nicht übermächtig ist, oder schon vorhandene Erscheinungen mildern oder heilen. Der Erfolg der Behandlung kann damit auch zur Diagnose verhelfen.

Nahe verknüpft, zum Teil identisch, ist die *allergische Diathese*, mit ihrer Neigung zu gesteigerter Antikörperbildung, ihren untrennbaren Beziehungen zur exsudativen und neuropathischen Diathese, mit denen sie gleichzeitig oder zu verschiedenen Zeiten und Altern auftritt. Ihre Hauptformen sind schon genannt: Strophulus, Urticaria, Heufieber, Bronchialasthma, Colitis mucosa. Sie ist gewöhnlich von Eosinophilie begleitet. Von diesen 3 Diathesen gelangt manchmal nur *eine* Teilbereitschaft zur Manifestation. Keine Berechtigung besitzt die Abgrenzung einer *spastischen* und *vegetativ-labilen* Diathese.

# Plötzliche unerwartete Todesfälle

sind bei Kindern, besonders im Säuglingsalter, vor allem bei den Neugeborenen, häufig. Wir sehen von den Fällen ab, wo nach festgestellter Krankheit der Tod unerwartet schnell eintritt, wie z. B. nach Diphtherie, wo oft in der Rekonvaleszenz bei scheinbar gutem Befinden der Tod durch Herzlähmung erfolgt, überhaupt von allen Fällen, wo die Autopsie eine befriedigende Ursache ergibt, etwa durch Verschluß des Kehlkopfes oder der Trachea durch einen Spulwurm, einen Fremdkörper, durch Mageninhalt der Bronchien nach Erbrechen, durch Perforation einer verkästen Bronchialdrüse, Gehirn- oder Lungenembolie. Es sollen auch außer Betracht fallen die zahlreichen Todesfälle, die sich rasch und plötzlich einstellen bei *Bronchiolitis, Pneumonie* und *toxischen Magendarmstörungen der Säuglinge*, infolge von Geburtsblutungen bei Neugeborenen, die auch sonst unerwartet sterben, wo man dann Peritonitis, Perikarditis oder Meningitis findet. Bei Säuglingen berichtet man über postoperativen überraschenden Tod mit Erblassen und Hyperthermie (Gehirnödem?).

Oft erfolgt der Tod unerwartet bei *Dekomposition*, wenn der Säugling seine sämtlichen Reserven aufgezehrt hat. Hier versagt die Herzaktion plötzlich infolge der mangelnden Ernährung des Herzmuskels oder der bestehenden Stoffwechselstörung. Bei *Lues congenita* stellt sich der Tod bei ordentlichem

Befinden ziemlich häufig unerwartet ein. Als Ursache ist in einem Teil der Fälle eine spezifische *Myokarditis* (Gumma) anzuschuldigen. Gerade im Beginn von Neosalvarsan- und Quecksilberkuren sind solche plötzliche Todesfälle beobachtet. Auch sonst führt akute parenchymatöse Myokarditis oder interstitielle Myokarditis mit übersehener Herzhypertrophie zu plötzlichem Tode, wo vorher nur etwas Cyanose und Dyspnoe beobachtet war. Erfolgt bei Hirngliom, das latent verlaufen sein kann, eine Blutung, so vermag sie plötzlichen Tod zu bewirken.

Bei einem älteren debilen Knaben, der plötzlich mit Coma und Fieber erkrankte, trat der Tod schon vor 24 Stunden ein. Die Sektion ergab neben verkästen Bronchialdrüsen nur Hirnhyperämie. Erst mikroskopisch ließ sich eine beginnende *tuberkulöse Meningitis* (toxische Form) nachweisen. Der Liquor bot vor dem Tode ganz normale Verhältnisse.

Nicht selten erlebt man aber plötzlichen Tod, bei dem die genaue Sektion keinen Aufschluß bringt.

Gesundes Brustkind, 5 Monate alt, erkrankt plötzlich mit Coma, ohne Fieber, ohne Erbrechen oder Diarrhöen. Urin, Liquor o. B. Tod nach 1 Tag. Leichte Fettleber, sonst normaler Sektionsbefund.

Sehen wir von allen diesen Todesfällen ab, so verbleiben in der Hauptsache noch zwei häufige Ursachen, wobei die Eltern durch den plötzlichen Tod des scheinbar gesunden Kindes erschüttert werden und wo der Arzt nach dem Tode zum erstenmal gerufen wird. Die meisten Kinder stehen in der 2. Hälfte des ersten Jahres oder im 2. Jahr.

Es sind dies Todesfälle, die *bei der spasmophilen Diathese* auftreten, bei Kindern, die an Spasmus glottidis leiden und die einem solchen Anfalle erliegen. Gewöhnlich vernimmt man dann, daß die Kinder schon öfters „gezogen" haben, d. h. Anfälle hatten, wenn auch leichterer Art.

In anderen Fällen ereilt der plötzliche Tod scheinbar gesunde Individuen, oft sog. Prachtskinder. Entweder trifft man sie kurz nach einer Mahlzeit tot im Bett oder sie sterben rasch nach einem akut auftretenden hohen Fieber, das oft nur wenige Stunden gedauert hat, unter den Erscheinungen von Cyanose, Dyspnoe, Konvulsionen und Erstickung. In beiden Fällen handelt es sich um pastöse Kinder, die mit *Status thymico-lymphaticus* behaftet sind (s. S. 264). Im ersten Falle ist wohl die bestehende, noch unklare Stoffwechselstörung anzuklagen; zum Teil ergibt die Sektion eine Herzvergrößerung mit kleinzelliger Infiltration des Muskels. Im zweiten Falle handelt es sich meist um einen einsetzenden Infekt, dem die labile Konstitution sogleich erliegt, möglicherweise infolge Hyperthymisation (*Thymustod*). Solche Naturen können auch bei einem heftigen Schreck, bei einem starken Schmerz, im Beginn eines operativen Eingriffs plötzlich erliegen. Häufig ist Status thymico-lymphaticus bei Ekzem zu finden und bildet die Ursache des sog. *Ekzemtodes*, wie ich nachweisen konnte. Diese Todesfälle ereignen sich auffällig häufig im Frühjahr. Die fetten, überfütterten Säuglinge mit Ekzem sind ganz besonders labil und bedroht. Sie reagieren auf warme Packungen, reizende Salbenverbände usw. nicht selten mit hohem Fieber und bedrohlichen Zufällen, vereinzelt mit plötzlichem Tode. Früher, als man noch energischer als heute die Ekzeme behandelte und die Säuglinge noch mehr überfüttert wurden, habe ich mehrfach solche Ekzemtodesfälle erlebt, nicht selten bei energischen Krätzekuren. Jetzt sind sie selten geworden.

Beim plötzlichen Versagen des Herzens und plötzlichem Tode bei spasmophiler Diathese und bei Status thymico-lymphaticus handelt es sich im allgemeinen um ein sog. Vagusherz, das in Diastole stillsteht, wie es auch bei Kammerflimmern vorliegt.

# Anhang.

## 1. Stoffwechsel.

Der **Energiebedarf** des Kindes ist gegenüber dem Erwachsenen verhältnismäßig um so größer, je jünger es ist. Nur in den ersten Lebenstagen ist er auffällig klein. Dabei sind innere Faktoren (Wachstumstrieb, endokrine Drüsen) und äußere Faktoren (Nahrungsart, Bewegung, Vitamine und anderes) wirksam. Der Bedarf geht ziemlich parallel der Größe der Körperoberfläche.

So erklärt es sich, daß der *Energiequotient* (E.-Q.) (Kalorienbedarf pro Tag und Kilogrammgewicht) am größten ist beim Säugling. Der E.-Q. beträgt im ersten Halbjahr etwa 100 Kal., im 3. Quartal 90 Kal., mit 1 Jahr 80 Kal., mit 2 Jahren 75 Kal., mit 5 Jahren 60 Kal., mit 10 Jahren 55 Kal., beim Erwachsenen 35 Kal. Damit im Einklang steht der Bedarf des Frühgeborenen in den ersten Monaten von 125—115 Kal.

Das *Brustkind* braucht pro Kilogramm und Tag 1,8—2 g Eiweiß, von dem $^2/_5$ zum Ansatz gelangen, 6 g Fett, 12 g Kohlehydrate. Bei Untergewichtigen (Dystrophikern) ist der Bedarf größer und muß nach dem Sollgewicht bemessen werden (S. 300). Bei anhaltend schreienden neuropathischen Säuglingen kann der E.-Q. auf 200 steigen. Bei Mastnahrung im Schulalter ist der Verbrauch um 10—20% erhöht.

Der *Grundumsatz des Säuglings* wird auf 55—50 Kal. pro Kilogramm berechnet, je beim jüngeren und älteren Säugling. Dazu kommen für Muskelarbeit, Ausscheidungen, spezifisch-dynamische Wirkung je 10 Kal., für das Wachstum 25—15 Kal. Der Grundumsatz beim Knaben von 3 Jahren beträgt 50 Kal., mit 8 Jahren 40 Kal., mit 14 Jahren 30 Kal., wobei für den Anwuchs 15—10 Kal. hinzukommen. Steigernd wirkt die Schilddrüse.

**Eiweißstoffwechsel.** Der Brennwert des Eiweißes der Frauenmilch beträgt nur etwa 10% der Gesamtkalorien, 1,8—2 g pro Kilogramm, bei Flaschenkindern zirka 3 g, beim Kleinkind 2 g, beim Erwachsenen 1 g. Bei viel Eiweißzufuhr und wenig Flüssigkeit kann alimentäres Fieber auftreten (S. 426). Die Qualität des Eiweißes erweist sich als sehr wichtig wegen der verschiedenen nötigen Aminosäuren.

**Fettstoffwechsel.** Das Brustkind erhält etwa 6 g Fett pro Kilogramm und Tag, total anfänglich um die 30 g, das Kleinkind 2 g, der Erwachsene gegen 1 g. Die Edelfette aus Milch, Eigelb, Lebertran, enthalten die Vitamine A und D und Lipoide, die den Depot- und Pflanzenfetten abgehen, die darum für die Kinderernährung besonders minderwertig sind. Das Edelfett der Nahrung stärkt die Resistenz gegen Infekte und sichert eine feste Wasserbindung. Viel Fett und Eiweiß bei wenig Kohlehydraten führt zu Milchnährschaden. Ein gutes Fettpolster spart Energie.

**Kohlehydratstoffwechsel.** Der hohe Bedarf des jungen Säuglings pro Kilogramm und Tag (12 g) sinkt allmählich auf 5—7 g beim Erwachsenen. Bei übermäßigem Gehalt an KH. und Mangel an anderen Nahrungsstoffen entstehen beim Säugling schwere Fehlnährschäden, Mehlnährschaden, Hydrolabilität.

*Spezifisch-dynamische Wirkung der Nahrung.* Die Umsatzsteigerung beträgt bei Eiweißfütterung über 30%, bei Fett 13%, bei Zucker 6% und bedingt vermehrte Wärmebildung.

**Blutzucker.** Seine Menge beträgt beim Säugling nüchtern 76 mg%, beim Kleinkind 85 mg%, im Schulalter 91 mg%, beim Erwachsenen 90—120 mg%. Es zeigt dies an, daß der Zuckerbedarf beim Säugling größer ist als später. Das belegt auch die wichtige Tatsache, daß beim Hungern der Blutzucker beim Säugling nach 16 Stunden schon um 30% erniedrigt sein kann, während beim 4jährigen nach dieser Zeit noch keine Abnahme eintritt. Über Glykosurie und Diabetes s. S. 344, 9, über Hypoglykaemie s. S. 335, 379.

Der **Wasserhaushalt** besitzt beim jungen Kinde allergrößte Bedeutung. Der Wassergehalt des Säuglingskörpers beträgt 72%, später geht er auf 66% zurück. Es besteht also beim Säugling eine gewisse Wasserüberflutung, die notwendig ist zur Quellung der Kolloide und zur Assimilation der festen Substanzen bei dem stark wachsenden Organismus. Der gesunde junge Säugling braucht pro Kilogramm im Tag 135 g Wasser, 3—4mal soviel als der Erwachsene. Von diesem Wasser gehen 50—60% im Urin ab, 30—35% als Perspiratio insensibilis, davon ein Drittel in der Ausatmungsluft, zwei Drittel durch die Haut. 5—10% gehen durch den Stuhl ab.

Bei dem starken *Quellungsbedürfnis* ist es klar, daß bei unzureichender Wasserzufuhr oder großen Wasserverlusten (Erbrechen, Durchfälle) es beim Säugling rasch und leicht zu einer gefährlichen Austrocknung (*Exsiccation*) kommt, mit starkem Gewichtsverlust, Einsinken von Fontanelle und Augen, Cyanose, Kollaps, Koma, Eindickung des Blutes (s. S. 293).

Anderseits zeigt sich bei vielen Störungen, wie locker die Bindung des Wassers beim Säugling ist. So macht sich häufig der Zustand der *Hydrolabilität* (s. S. 56) geltend, wobei den Depots Wasser entzogen wird, später mit Salzen und Kolloiden. Aber auch Wassereinlagerungen erfolgen dabei leicht bei der starken Quellungsfähigkeit der Haut und der Muskeln. Viel leichter wie in den folgenden Jahren entwickeln sich beim Säugling wegen der starken Quellungsfähigkeit der Gewebe *Ödeme* (s. S. 55). Diese sind renal oder extrarenal bedingt, beim Säugling viel häufiger extrarenal. Bemerkenswert ist in dieser Hinsicht die Quaddelzeit: eine intrakutane durch NaCl-Lösung gesetzte Quaddel verschwindet beim jungen Säugling nach 29 Minuten, beim Kleinkind nach 34 Minuten, im Schulalter nach 52 Minuten.

Im **Mineralstoffwechsel** kommt dem *Kochsalz* eine hervorragende Rolle zu. Es besitzt nahe Beziehungen zum Wasserstoffwechsel. Schon eine Extragabe von NaCl (4 g auf 100 g Wasser) bewirkt beim jungen Säugling eine vorübergehende Gewichtszunahme, ja Ödem und Fieber. Eine orale Zugabe von NaCl ist beim Gesunden spätestens nach 24 Stunden ausgeschieden. Da Natrium (dieses wirkt hydropigen) im Gegensatz zu Kalium, das in den Zellen sitzt, in der Körperflüssigkeit liegt, ist eine NaCl-Retention nur möglich bei gleichzeitiger Retention von Wasser, was eben häufig zu Präödem und Ödem führt. Bei der Toxikose des Säuglings entsteht leicht ein Salzfieber, wenn in der Therapie mit dem nötigen Wasser viel NaCl gegeben wird. Die Ernährung des Säuglings mit übermäßig viel Kuhmilch erzeugt Supermineralisation.

Bei gewissen *Salzmangelzuständen*, besonders in Folge von anhaltendem Erbrechen (Pylorusstenose, acetonämisches Erbrechen), kann sich *Hypochlorämie* entwickeln, am ehesten bei kochsalzarmer Kost, wobei Magenspülungen noch verschlimmernd wirken. Die Verarmung an HCl, d. h. an Chlorionen, führt an sich zu Erbrechen, Kopfweh, Schwäche, Azotämie, selbst zu Koma (S. 257). Es besteht also ein Circulus vitiosus. Der Urin wird chlorfrei und enthält überschüssige Basen. Der Anstieg der Alkalireserven kann Tetanie auslösen. Auf Zufuhr von NaCl, nicht von HCl, folgt rasche Besserung.

Die große Bedeutung von *Kalk* und *Phosphor* ist bei der Rachitis und Spasmophilie gewürdigt (s. S. 335). Der Bedarf an diesen Mineralien zum Aufbau der Knochen ist in der Wachstumsperiode sehr groß. Vor der Geburt ist der Bedarf oft nicht ganz befriedigend gedeckt (Ernährung der Schwangeren), so daß Neugeborene oft eine „physiologische" Osteoporose am Schädel aufweisen (s. Kuppenweichheit S. 43). Bei Kalkhunger wird der Knochenkalk angegriffen in der subepiphysären Schicht, was späterhin Osteoporose auslöst, nicht Rachitis.

Das *Eisen* der Frauenmilch wird total resorbiert. Die Kuhmilchnahrung deckt nicht den ganzen Bedarf, so daß sich dabei leicht eine alimentäre Anämie entwickelt, ebenso bei Ziegenmilch.

Das *Ammoniak*, das im Körper entsteht, wird überwiegend in Harnstoff umgesetzt. Das Harnammonium bindet die freiwerdenden Mineralsäuren des Phosphors und des Schwefels, soweit sie nicht durch die Basen Na, K, Ca, Mg gebunden werden, und schützt so den fixen Alkalibestand des Körpers. Bei der Intoxikation im Verlauf schwerer akuter Ernährungsstörungen entstehen infolge der Durchfälle starke Alkaliverluste und toxische Spaltprodukte des Eiweißes (Anstieg der organischen Säuren), daneben Erhöhung des Ammoniakkoeffizienten im Urin, oft dazu Exsiccose mit Eindickung des Blutes durch den starken Wasserverlust. Es besteht eine *Alkalopenie*. Es kommt nicht zu einer vermehrten Ketonbildung, nicht zu einer vermehrten Ausfuhr flüchtiger organischer Säuren. Allgemein bezeichnet man als *Azidose* den Zustand des Blutes, in dem sich ein Überschuß von Säuren (Anionen) befindet oder ein übermäßiger Verlust von Basen (Kationen Na, K, Bicarbonat z. B.). Umgekehrt bedeutet eine *Alkalose* einen Überschuß von Basen oder übermäßigen Verlust von Säuren. Sie entsteht z. B. bei starkem Erbrechen durch den großen Verlust an HCl.

Eine *echte Azidose* besteht bei ausschließlicher oder stark überwiegender Fett-Eiweißnahrung, bei fieberhaften Infektionskrankheiten und Hunger. Ungenügende Zufuhr von Kohlehydraten oder ungenügende Resorption derselben verhindert die vollständige Verbrennung der Fette, so daß eine Azidose sich entwickelt, eine sog. *Ketose*, d. h. übermäßige Bildung von Ketonkörpern (Oxybuttersäure, Acetessigsäure, Aceton), die aus Fett- und Aminosäuren entstehen und ins Blut (Aceton in der Ausatmungsluft) und in den Urin gelangen. Die Erniedrigung der Alkalireserven im Blut bei dieser Säureretention ruft eine gesteigerte Ammoniakausscheidung im Urin hervor. Diese echte Acidose ist ein Symptom des Diabetes mellitus. Charakteristisch ist es, daß es beim Kinde leichter zur Ketose kommt als beim Erwachsenen, daß wir bei ihm leicht und häufig Acetonausscheidung treffen, so beim acetonaemischen Erbrechen und schon bei unbedeutenden Störungen. Zufuhr von Zucker bringt diese echte Acidose bei Hunger, Fieber, acetonaemischem Erbrechen rasch zum Verschwinden, auch bei ähnlichen Störungen mit Hypoglykämie, beim Diabetes nicht ohne Zugabe von Insulin.

## 2. Endokrine Organe.

Diese übernehmen die Aufgabe, durch ihre echten Hormone das Wachstum und die Reifung der Organe anzuregen und zu steuern, wobei der Hypophyse, dem „endokrinen Gehirn" bald das Hauptgewicht zufällt mit dem Zwischenhirn und dem Hypothalamus. Die endokrinen, hormonal und nervös gesteuerten Drüsen stehen in starker Wechselwirkung zueinander, so daß gewöhnlich Störungen nicht bloß e i n e r Drüse zur Last gelegt werden können. Ganz verschiedene Krankheitsbilder entstehen, je nachdem die Drüsen eine *Hypofunktion* oder eine *Hyperfunktion* aufweisen. Je jünger das Individuum ist im Zeitpunkt des Eintrittes der Störung, um so mehr werden Wachstum, Entwicklung und Leistung der Organe geschädigt, so daß die endokrinen Störungen sich beim Kinde besonders auffällig machen.

Beim Neugeborenen führen die von der Mutter stammenden und ungehemmt wirkenden *Follikelhormone* zu Brustdrüsenschwellungen und zu Vaginalblutungen.

Die **Thymusdrüse** ist die Hauptwachstumsdrüse und darum beim Neugeborenen relativ am größten (s. S. 229). Sie befördert die Lymphocytenbildung. Als krankhafte Störungen stehen im Vordergrunde die Thymushyperplasie und der Status thymicolymphaticus.

Die **Schilddrüse** übt ebenfalls einen wichtigen Einfluß auf das Wachstum aus und steigert den Stoffwechsel in nützlichen Grenzen. Das Sekret Thyroxin braucht zu seiner Bildung Jod. Ist das Hormon vermehrt (selten beim Kind), so entsteht Hyperthyreose mit Erregbarkeit, Zittern, Schweißen, Erhöhung der Pulsfrequenz und der Temperatur, schließlich Basedow. Bei mangelhafter Leistung entsteht Hypothyreose mit Verminderung des Eiweiß-, Fett- und Kohlehydratstoffwechsels, Sinken des Grundumsatzes um 30—60%, Untertemperaturen und Verzögerung des Wachstums. Klinisch wirkt sie sich aus in Kropfbildung, in Hypo- und Athyreose, Kretinismus.

Die **Hypophyse** ist eng verbunden mit dem Zwischenhirn, welches das Zentrum des vegetativen Nervensystems bildet. Der Vorderlappen (Adenohypophyse) liefert ein Wachstumshormon, ein gonadotropes und ein thymotropes Hormon. Er reguliert den Stoffwechsel, kann Hyperglykämie hervorrufen (Diabetes). Tumoren vergrößern die Drüse (Röntgenbild: Erweiterung der Sella!) und machen Druck-, Reiz- und Ausfallserscheinungen. Krankheiten: Hypophysärer Zwergwuchs, Akromegalie mit Riesenwuchs, Dystrophia adiposo-genitalis, Adipositas, Gigantismus, SIMMONDSsche Kachexie, Morbus Cushing.

Der Hinterlappen (Neurohypophyse) liefert das Hypophysin (Pituitrin), das blutdrucksteigernd und diuresevermindernd wirkt. Störungen durch Encephalitis, Hydrocephalus, Tumoren erzeugen Diabetes insipidus.

Die **Nebenschilddrüsen** (Epithelkörperchen) bilden das Hauptorgan für den Kalkstoffwechsel. Ihre Schädigung führt zu Hypocalcämie mit Erhöhung des Serumphosphatspiegels und zu Tetanie, zu Osteoporose (Ostitis cystica). Injektionen des Hormons (Parathormon, Colliphormon), macht Hypercalcämie. Die heilende Wirkung des Vitamins D bei Tetanie beweist die nahen Beziehungen: es erniedrigt den Phosphatblutspiegel und erhöht den Kalkspiegel.

Überfunktion vermehrt den Kalkgehalt des Blutes, indem dieser den Knochen entzogen wird, so daß Osteoporose entsteht (s. Ostitis fibrosa, S. 129). Nach Kropfoperationen ist die parathyreoprive Tetanie sehr selten geworden. Sie ist heilbar durch A. T. 10.

**Nebennieren.** Das Hormon des Markes ist das Adrenalin, das der Rinde das Corticosteron. Die Produktion des Adrenalins wird vom Zwischenhirn geleitet, es erhöht den Blutdruck und den Tonus des sympathischen Nervensystems. Ungenügende Leistung der Nebennierenrinde bewirkt Muskelschwäche durch Störung der Phosphorylierung und Hypoglykämie, Hypochlorämie, Hautpigmentierung; erschwert Resorption von Zucker und Fett. Die ADDISONsche Krankheit beruht auf chronischer Rindeninsuffizienz.

**Akute Nebennniereninsuffizienz** führt beim Neugeborenen zu Erbrechen, Durchfällen, Anämie und Hämorrhagien, beim Säugling und Kleinkind zum WATERHOUSE-FRIDERICHSENschen Syndrom. Bei Diphtherie ist sie wohl verantwortlich für die Blutdrucksenkung und Adynamie.

**Pankreas.** Zerstörung oder funktioneller Ausfall der Innensekretion ist die Hauptursache des Diabetes mellitus. Hyperinsulismus durch Hyperplasie der LANGERHANSschen Zellen erzeugt Erregung, Zittern, Schweiße, Koma, also die gleichen Zeichen wie bei zu großen Dosen Insulin.

**Keimdrüsen.** Ovarien und Hoden erzeugen reife Geschlechtszellen und die sekundären Geschlechtsmerkmale. Schädigung in der Entwicklungsperiode verursachen eunuchoiden Hochwuchs, Verkümmerung der Genitalien, Amenorrhoe. Das weibliche Sexualhormon ist das Follikulin, das männliche das Androsteron. Die *Pubertas praecox* beruht auf der Störung verschiedener endokriner Drüsen (s. S. 21).

## 3. Vitamine und Vitaminmangelkrankheiten.

Die **Vitamine** (Ergänzungsstoffe) besitzen enge Beziehungen zu den Hormonen und sind von ihnen nicht scharf zu trennen, so daß man beide als Reizstoffe oder Biokatalysatoren bezeichnet. Sie sind sogenannte Wirkstoffe, entstammen zum mindesten in ihren Vorstufen aus dem Pflanzenreich. Vitamin A und D entstehen erst im Körper aus einer Vorstufe. Alle sind lebenswichtige Nährstoffe, die in kleinsten Mengen (Milligramme und Bruchteile davon) den Stoffwechsel beeinflussen. Bei guter Brusternährung, frühzeitiger Zugabe von Gemüse und Obst bei rationeller Flaschenernährung und richtiger Pflege ist der Bedarf beim Säugling und beim Kleinkind, später ohne weiteres gedeckt, auch bei unserem modernen Kulturleben. Am ehesten wird beim Säugling eine Ergänzung im Winter nötig durch Zufuhr von Vitamin C und von Vitamin D.

Gewiß sind die Vitamine notwendige Nährstoffe. Sie werden aber vom Publikum, angetrieben durch die Reklame der Industrie, maßlos überschätzt und kritiklos verwendet. Der Bedarf ist im Entwicklungsalter relativ viel größer als beim Erwachsenen, so daß auch gesunde Säuglinge und Kleinkinder verhältnismäßig mehr brauchen als ältere Kinder und Erwachsene. Der jugendliche Organismus und wiederum am meisten der Säugling wird durch ungenügende Vitaminzufuhr am ehesten und stärksten geschädigt, und bei Infektionen und bei Darmstörungen (behinderte Resorption) ist der Bedarf stark gesteigert. Im Beginn führt Mangel an Vitaminen zur Beeinträchtigung der Vitalität, zum Zustand der *Dysergie,* wodurch der Eintritt von Infektionen, in erster Linie der Respirationsorgane, besonders bei Mangel an C und D begünstigt wird. Die Entwicklung dieser Hypovitaminosen mit sinkender Widerstandskraft macht sich schleichend geltend. Erst später kommt es zu *Dystrophie,* Störung des Längenwachstums und zu ausgesprochenen deutlich spezifischen Krankheitszuständen (Avitaminosen), so zu Rachitis und Skorbut.

Die wichtigsten Vitamine sind folgende: 1. Die **fettlöslichen Vitamine.** Sie speichern sich in der Leber, sofern die Darmfunktion ungestört ist.

Das **Vitamin A** findet sich besonders im Milchfett, Eigelb, Lebertran (viel reichlicher bei der Heilbutte als beim Dorsch), grünem Gemüse und Obst und bildet sich aus der Vorstufe eines Farbstoffes der Pflanzenblätter (Carotin) in der Leber. Es fördert das Wachstum im allgemeinen und schützt das Epithel. Bei starkem Mangel werden Haut und Haare trocken, das Wachstum läßt nach, es entwickeln sich Hemeralopie und Keratomalacie.

Das **Vitamin D** leitet sich ab von den Sterinen, aus denen es unter dem Einfluß der ultravioletten Strahlen des Sonnenlichtes zum aktivierten Ergosterin wird, künstlich dargestellt als D 2. Reichlich in Lebertran und Eigelb, spärlich im Milchfett. Bei Mangel an D kommt es hauptsächlich im Frühling zu Rachitis (Lichtmangelkrankheit) und Spasmophilie. Die Störung im Knochenbau bewirkt Osteoporose. Bei Mangel an D reicht auch die normale Phosphat-Konzentration im Serum nicht aus zur normalen Ossifikation. Die Zahnkaries der graviden Mutter zeigt diesen Nachteil an. Dieser Zustand begünstigt die Entstehung der Rachitis des Neugeborenen, was zum Fehlen der provisorischen Verkalkungszone führen kann. *Überdosierung,* z.B. wiederholte Stösse in kurzen Abständen kann zu Intoxikation führen: Erbrechen, Anorexie, Verstopfung, Gewichtssturz, Hypertension, selbst zum Bilde der Meningitis, Koma, sogar Exitus.

Wenn die fettlöslichen Vitamine A und D wegen Leberschädigung bei oraler Gabe nicht resorbiert werden, kann A parenteral, D durch ultraviolette Strahlung wirksam gemacht werden.

Fettlöslich ist auch **Vitamin K.** Es entsteht aus grünen Pflanzen und Darmbakterien (Coli-) und bewirkt den Aufbau des Prothrombins in der Leber. Die Resorption ist aber nur möglich bei Anwesenheit von Galle im Darm, so daß es fehlt bei Verschluß der Gallenwege und bei den Neugeborenen in den ersten 2—3 Tagen, solange der Darm steril ist. So erklären sich viele hämorrhagische Diathesen, vorab in den ersten Lebenstagen, bei Morbus haemorrhagicus neonatorum. Es mangelt bei chronischen Diarrhöen (Coeliakie). Der Prothrombinmangel verlängert die Prothrombinzeit (normal nach QUICK 12—15 Sekunden) und verzögert die Gerinnung. Zufuhr von Vitamin K stillt viele Blutungen der Neugeborenen.

2. Zu den **wasserlöslichen Vitaminen** gehören:

**Vitamin B 1** (antipolyneuritisches Vitamin, Aneurin). Reichlich in den äußeren Hüllen der Getreidesamen (Reishäutchen), daher reichlich im Vollkornbrot, im Getreidekeimling, sodann im Eigelb, in der Milch, Hefe, Leber, fehlt im Weißmehl. Es ist wichtig für die Darmflora des Brustkindes. Bei Darmstörung ist der Bedarf erhöht. Mangel äußert sich in Anorexie, Verstopfung, Hypertonien und Dystrophien des Säuglings (Mehlnährschaden, Ödeme, Coeliakie).

**Vitamin B 2** (Riboflavin) ist in der Milch vorhanden (Lactoflavin), auch in der Netzhaut. Es wirkt günstig bei Darm- und Leberleiden, Dystrophie, Coeliakie, Augenstörungen (Hornhautmalacie, Hemeralopie).

**Vitamin C** (Ascorbinsäure). Die Brustmilch bietet dem Säugling mindestens 5mal mehr Vitamin C als die Kuhmilch. Es ist reichlich in frischem Gemüse und Obst, Hagebutten, Tannennadeln, Kartoffeln, Südfrüchten. Durch langes Kochen (Kochkiste!), längere Lagerung nimmt es stark ab. Der Bedarf ist gesteigert im Winter, bei Darmstörungen und Infektionskrankheiten. Bei andauerndem Mangel entwickeln sich Katarrhe, Präskorbut und Skorbut.

Außerordentlich viel häufiger als ausgeprägte Avitaminosen sind **Hypovitaminosen,** leichte und leichteste Formen, die schwer oder lange nicht zu erkennen sind. Es handelt sich um Fälle von Appetitlosigkeit, leichte Störungen der Respirationsorgane (Katarrhe), Anfälligkeit und verminderte Widerstandskraft gegen Infekte, Diarrhöen oder Verstopfung, schlechten Schlaf, Müdigkeit, leichte Anämie, kurz, um unbefriedigenden Gesundheitszustand, dessen Ursache nicht klar ist. Natürlich werden wir nachforschen, ob ein Vitaminmangel zugrunde liegt, speziell bei und nach Infekten und Darmstörungen, langer einseitiger Ernährung, Mangel an Bewegung im Freien. Bei Widerstandslosigkeit gegen Infekte werden wir Vitamin C anwenden, auch Vitamin A, bei Mehlnährschaden Vitamin B 1, bei verspätetem Zahndurchbruch und verspätetem Gehenlernen Vitamin D. Aber vor allem werden wir der Ernährung unsere Aufmerksamkeit schenken und dafür sorgen, daß das Kind frische Fruchtsäfte erhält, mit 5—6 Monaten frische Gemüse und Früchte, auch etwas Butter, sehr bald etwas Vollkornbrot, womit fast immer einem Vitaminmangel vorgebeugt ist. Dabei müssen wir bedenken, daß wir sicher viele Vitamine noch nicht kennen, die sich nur in guter Nahrung vorfinden.

# Sachverzeichnis.

*Die Seiten, auf denen die Merkmale einer Krankheit zusammenfassend aufgeführt werden,
sind durch Fettdruck hervorgehoben.*

## A

A-Avitaminose 301.
Abartungen, multiple 39.
Abdomen, s. auch Bauch **241.**
— Auftreibung **246ff.**
— Einsinken **255,** 272, 273.
— Punktion 250.
— Untersuchung **241.**
Abdominal-Tuberkulose 261.
— -Typhus, s. Typhus.
Abkühlung, Wirkung 311, 425.
Abmagerung **24ff.,** 299.
Aborte bei Syphilis 332.
Absceß, BRODIE- 129.
— extraduraler 150.
— der Lunge 211.
— paranephritischer 254, 353.
— peritonsillärer 166, 169.
— subphrenischer 209, 249.
— tuberkulöser, der Hals-
  wirbelsäule 194.
Abschuppung bei Infektions-
  krankheiten **79f.**
— bei infektiösen und toxi-
  schen Erythemen 81.
— an Schweißhänden 81.
Absenzen 381.
Acetonaemie 153, 272.
— sekundäre 273.
Acetonurie 273, 346.
Achondroplasie 33.
Acidosis 294, 436.
— echte (Ketose) 273, 436.
Acne cachecticorum 88.
— bei Jod- und Brommedika-
  tion 95.
— juvenilis 87.
— neonatorum 87.
— vulgaris 87.
Acnitis 85.
ADDISONsche Krankheit 26,
  437.
Adenoide (Vegetationen) 18,
  154, 176, 191, 192.
Adenoiditis 123, 193, 428.
Adenoma sebaceum 90.
ADIES-Syndrom 148.
Adiponecrosis subcutanea
  neonat. 89.
Adipositas **28.**
— alimentäre 29.
— aus Bewegungsmangel 31.

Adrenalininjektion zur Milz-
  prüfung 263.
Aerophagie 246, 269.
Affektepileptische Krämpfe
  356, 380.
Affektkrämpfe, respiratorische
  380.
Affenfurche 361.
Afibrinogenaemie 109.
After, Prolaps 280.
— Rhagaden 281.
— Temperaturen 311, 423f.
— Veränderungen 280.
Agranulocytose 320.
Agrypnie 363, 412.
Akkomodation 415.
Akkomodationslähmungen
  146, 396, 415.
Akroasphyxie 51, 52.
Akrocephalosyndactylie 39.
Akrocyanose 50, 51.
Akrodynie, s. FEERsche Krank-
  heit.
Akromegalie 39.
Aktinomycosis 124, 247.
Alastrim 95.
Albuminurie durch Dehy-
  dratation 343, 354.
— echte (renale) 343.
— lordotische 350.
— orthostatische 343, **349.**
— — Harnuntersuchung
  351.
— pathologische 343, 352.
— physiologische 343.
— unechte 343.
Aleukaemie 327.
Aleukie, haemorrhagische 105,
  326f.
Alkaptonurie 346.
Allergie, tuberkulöse 224.
Allergosen 431.
Alopecia areata 112.
Alopecie 111.
Altersdisposition 4, 69.
Amindiabetes 346.
Ammoniak im Körperhaus-
  halt 436.
— Vermehrung im Urin 347,
  436.
Amnionnabel 241.
Amoss signe 391.
Amyostatischer Komplex 412.

Anaemia congenita 54, 326.
— pseudoleucaemica
  infantum 326.
Anaemie 54, 105, 154, **324,** 429.
— alimentäre **324.**
— angeborene 54, 326.
— aplastisch-aregenerato-
  rische 105, 326.
— bei Endocarditis lenta 325.
— bei Malaria 325.
— bei Sepsis 325.
— bei Tuberkulose 325.
— durch Blutverluste 326.
— Erythroblasten- (COOLEY)
  326.
— haemolytische (Kugelzel-
  len-) **55,** 326.
— — akute (LEDERER-
  BRILL) **55.**
— infektiöse Formen 325.
— JAKSCH-HAYEM 105, 325,
  **326, 327.**
— konstitutionelle 326.
— bei Milchnährschaden 324.
— perniciöse 326.
— perniciosaartige 326.
— Proletarier- 326.
— Schein- 51, 324.
— Ziegenmilch- 105, **325.**
Anaesthesie 367.
Anamnese 5.
— bei Ernährungsstörungen
  284.
Anaphylaktische Erscheinungen 72.
Anaphylaxie, alimentäre 295.
— gegen Kuhmilch 307.
Anergie, Dysergie, Euergie
  289.
Aneurin 438.
Anfälle, affektepileptische 356,
  380.
— gehäufte, kleine 381.
Angina 130, **165ff.**
— aphtosa 167.
— Bakteriologische Unter-
  suchung 169.
— herpetica 164, 167.
— necrotica 168, 327.
— phlegmonosa 166.
— PLAUT-VINCENT (ulcero-
  membranosa) 167. **168.**
— pustulosa 164.